DICTIONNAIRE

HISTORIQUE

DE LA MÉDECINE

ANCIENNE ET MODERNE.

IMPRIMERIE DE FÉLIX LOCQUIN, R. N.-D.-DES-VICTOIRES, 16.

DICTIONNAIRE

HISTORIQUE

DE LA MÉDECINE

ANCIENNE ET MODERNE,

PAR DEZEIMERIS,

DOCTEUR EN MÉDECINE, BIBLIOTHÉCAIRE-ADJOINT DE LA FACULTÉ DE MÉDECINE DE PARIS, MEMBRE DE LA SOCIÉTÉ D'ÉMULATION.

TOME DEUXIÈME.

PREMIÈRE PARTIE.

A PARIS,

BÉCHET JEUNE,

LIBRAIRE DE LA FACULTÉ DE MÉDECINE,

PLACE DE L'ÉCOLE DE MÉDECINE, N° 4.

BRUXELLES,

AU DÉPÔT DE LA LIBRAIRIE MÉDICALE FRANÇAISE,

CHEZ MM. LEROUX ET PÉRICHON.

1834.

AVERTISSEMENT.

—

La plupart des articles de la lettre D ont été faits par les trois collaborateurs qui ont publié le premier volume de ce Dictionnaire. Le continuateur de l'ouvrage a fait le reste, à l'exception de quatre articles de la lettre E et d'un article de la lettre F.

DICTIONNAIRE

HISTORIQUE

DE LA MÉDECINE

ANCIENNE ET MODERNE.

D

DAIGNAN (Guillaume), né à Lille en 1732, ou, suivant M. Marie de Saint-Ursin, qui fut son ami, dans une des villes du midi de la France, fit ses études médicales, et prit le grade de docteur à Montpellier. Il entra au service en 1757, fut employé dans plusieurs hôpitaux des Côtes-du-Nord, et devint bientôt médecin en chef des armées de Bretagne et de Genève. Il se fixa à Paris vers 1785, et fut médecin ordinaire du roi, consultant des camps, des armées et des hôpitaux militaires. Sous la Convention, il fit partie du Conseil de santé; mais il ne tarda pas à donner sa démission, et vécut depuis lors dans la retraite. Daignan mourut le 16 mars 1812. Ses ouvrages, dans lesquels on remarque des singularités et les écarts d'une imagination un peu trop vive, ne sont pas dénués d'intérêt.

Remarques et observations sur l'hydropisie. Paris, 1776, in-8.

Mémoires sur les effets salutaires de l'eau-de-vie de genièvre dans les pays bas et marécageux. Saint-Omer, 1777, in-4; Dunkerque, 1778, in-8.

Recherches sur les causes des maladies qui ont régné à Gravelines en 1777. Lille, 1777, in-4.

Réflexions sur la Hollande, où l'on considère principalement les hôpitaux et les autres établissemens de charité.

Paris, 1778, in-12; *ibid.*, 1812, in-8.

Topographie médicale du Calaisis. Calais, 1778, in-8.

Mémoires sur l'épizootie de la châtellenie de Bergues. Paris, 1778, in-8.

Précautions générales dans le traitement de la dysenterie qui régna en Bretagne en 1779. Saint-Malo, 1779, 1 feuille in-4.

Remarques sur les fièvres putrides et malignes en général, et en particulier sur celles de l'automne 1780 et 1781 (en français et en latin). Paris, 1782, in-8.

Rapport des épreuves du remède de Godernaux contre les maladies vénériennes. Paris, 1783, in-8.

Ordre du service des hôpitaux militaires, etc. Paris, 1785, in-8.

Tableau des variétés de la vie humaine, avec les avantages et les désavantages de chaque constitution ; et des avis très-importans aux pères et aux mères sur la santé de leurs enfans de l'un et de l'autre sexe, surtout à l'âge de puberté, etc. Paris, 1786, in-8, 2 vol. — La première partie est un traité des maladies de la puberté : il y a beaucoup de faits intéressans. La deuxième partie est physiologique et assez curieuse.

Gymnastique des enfans convalescens, infirmes, faibles et délicats. Paris, 1787, in-8.

Gymnastique militaire, ou Essai sur les moyens de rendre nos soldats sains, robustes et forts, adroits à tous les exercices du corps, etc. Besançon, 1790, in-8.

Nouvelle administration politique et économique de la France. Paris, 1791, in-8.

Mémoire sur la dysenterie qui a régné à l'armée de l'Ouest. Paris, 1792, in-8.

Conservatoire de santé, où l'on trouve réunis tous les secours de l'art de guérir connus ou secrets, etc. Paris, 1802, in-8. — *Supplément. ibid.,* 1802, in-8.

Mémoires sur les moyens d'extirper la mendicité en France. Paris, 1802, in-8.

Plan général des ouvrages et des vues de l'auteur pour remédier aux principales causes qui nuisent à la constitution de l'homme, etc. Paris, 1802, in-8. — Et dans le tome I des *Centuries médicales.*

Relation d'un voyage en Normandie et dans les Pays-Bas. Paris, 1806, in-8.

Centuries médicales du XIXe siècle, ou Recueil de faits d'une longue et heureuse pratique, qui confirment la doctrine d'Hippocrate, et qui sont consignés dans la relation des maladies qui ont régné dans les différentes contrées de la France, et spécialement parmi les troupes, depuis 1757 jusqu'en 1807. Paris, 1807-1808, in-8, 2 vol.

Toilette secrète des dames françaises. Paris, 1808, in-8.

L'échelle de la vie humaine, ou Thermomètre de santé. Paris, 1811, in-8.

On doit encore à Daignan une traduction du *Traité des maladies* de Baglivi.

(Marie de Saint-Ursin, *Notice sur Daignan,* dans *Ann. de la litt. méd. étrang.* de Kluyskens. — Ersch.)

DALECHAMPS (Joseph), médecin et botaniste distingué, naquit à Caen en 1513, et vint étudier la médecine à Montpellier où il reçut le bonnet de docteur en 1547. En 1552 il se fixa à Lyon, et mourut dans cette ville en 1588, après y avoir exercé son art avec la plus grande distinction pendant 36 ans. Malgré les occupations d'une pratique étendue, il se livra jusqu'à la fin de sa carrière, aux études philologiques, et les savans commentaires qu'il a publiés sur divers auteurs grecs et latins, prouvent qu'il joignait à une connaissance approfondie de son art, une vaste érudition. Comme botaniste, Dalechamps mérite d'être cité au nombre des auteurs qui rassemblèrent les premiers, dans un ordre méthodique, les plantes connues jusqu'alors; il est un de ceux qui ont montré le plus de sagacité pour déterminer les espèces indiquées par les anciens, et lui-même a fait connaître une centaine d'espèces nouvelles. Dalechamps a publié les ouvrages suivans :

De peste libri tres in quibus etiam continetur Raymundi Chalin de Vinario liber de peste in latinam linguam conversus. Lyon, 1552, in-12.

Chirurgie française. Lyon, 1570 et 1573, in-8; Paris, 1610, in-4, avec les additions de J. Girault, et plusieurs figures d'instrumens de chirurgie. — Utile compilation dans laquelle on trouve, outre la traduction du seizième livre de Paul d'Égine qui en fait la base, et les traités d'Hippocrate sur les fractures et les luxations, des *annotations* de Dalechamps, dans lesquelles sont rapprochés sur chaque sujet les passages d'Aëtius, Celse, Avicenne, Albucasis, et des auteurs modernes qui y ont rapport.

Historia generalis plantarum in libros XVIII, per certas classes artificiosè digesta, etc. Lyon, 1586, in-fol., 2 vol. : quelques exemplaires portent la date de 1587. — Dalechamps s'était proposé d'établir la concordance de tons les ouvrages de botanique publiés avant lui, et, dans ce but, il avait fait copier le plus grand nombre des figures deja faites. Il s'était associé dès le principe J. Banhin, qui ne put y coopérer long-temps, parce qu'il fut forcé de quitter Lyon. Dalechamps, trop occupé par la pratique de la médecine et par ses recherches d'érudition, pour avoir le temps de coordonner les immenses matériaux qu'il avait recueillis depuis plus de trente années, ne put terminer son travail sur le plan d'après lequel il l'avait commencé. Desmoulins, médecin de Lyon, fut chargé par le libraire Rouillé de cette publication; mais ce médecin n'apporta aucune critique dans la rédaction de l'ouvrage, et transposa souvent les figures. Malgré les erreurs commises par l'éditeur, ce travail n'en fut pas moins d'une grande utilité pendant long-temps. Desmoulins y apporta ensuite des modifications et des corrections nombreuses, et en donna une traduction sous ce titre :

Histoire générale des plantes, sortie latine de la bibliothèque de M. Jacques Dalechamps, puis faite française par M. Jean Desmoulins. Lyon, 1615, in-fol., 2 vol. La même édition a reparu plus tard avec la date de 1653.

On doit encore à Dalechamps une traduction des *Administrationes anatomicæ* de Galien. Lyon, 1566 et

1572, in-12 ; celle des deux livres *De la dissection des muscles,* Lyon, 1564, in-8, et du traité *De l'usage des parties,* par le même. Lyon, 1566, in-8 ; une édition fort estimée du traité *De morbis acutis et diuturnis* de Cælius Aurelianus. Lyon, 1566 et 1567 : ces deux traités n'avaient pas encore été réunis en un seul ; les éditions enrichies de notes des œuvres de Paul d'Égine, trad. lat. de Gontier d'Andernach. Lyon, 1551, 1567, 1589, in-8; une version latine de Dioscoride, à laquelle on avait adapté les figures très-réduites de Fuchs, et qu'il augmenta de douze figures de plantes curieuses qu'il avait découvertes ; une édition très-estimée de Pline. Lyon, 1587, in-fol.; enfin, une version latine d'Athénée, avec texte grec et commentaires. Lyon, 1552, in-fol.; réimprimée avec des notes de Casaubon. Lyon, 1597, in-fol.

(Gouget. — *Biog. univ.*)

DALMAS (Antoine), docteur en médecine de la Faculté de Paris, chevalier de la Légion-d'Honneur, né à Entrevaux (Basses-Alpes) en 1757, et mort à Paris en 1830.

Après avoir étudié la médecine et la chirurgie dans les hôpitaux d'Aix, en Provence, de Toulon et de Marseille, il se destina pour la médecine navale, et fit sa première campagne dans le Levant. A son retour, il fut placé à bord de la flotte de l'amiral Grasse, envoyé dans les mers du Nouveau-Monde ; c'est ainsi qu'il eut occasion, pendant la guerre de l'indépendance, de visiter les nombreuses contrées du littoral américain, et de l'archipel des Antilles. Jeté, par suite des chances de la guerre, dans l'île de Saint-Domingue, il y résida plusieurs années, et ne tarda pas à y rencontrer la fièvre jaune. Placé sur une habitation des plus riches, où les malades abondaient, il put se livrer, dans la campagne comme dans la ville, à l'étude des épidémies successives de cette terrible maladie. L'opinion à laquelle il se trouva peu à peu conduit, et qui, sous le rapport médical, marquera surtout son passage parmi nous, fut que la fièvre jaune, si prompte à se développer sous l'influence de certaines causes locales, n'a rien de contagieux, et ne se transmet point d'individu à individu.

Fixé aux Etats-Unis, après les malheurs de Saint-Domingue, Dalmas eut de nouvelles occasions de confirmer ses idées sur la question importante de la contagion, et à New-York, à Philadelphie, à Elisabethown, il vit la fièvre jaune revêtir toutes les formes, et sévir à tous les degrés. Il la combattit souvent avec succès, à l'aide des antiphlogistiques et des évacuans : mais sa méthode consistait principalement à prévenir les ravages de l'épidémie en prescrivant l'émigration dans les campagnes. Ce moyen, d'une exécution facile aux Etats-Unis, arrachait au fléau son principal aliment, et atténuait de beaucoup son intensité dans les villes, où la population se trouvait de la sorte considérablement diminuée. Cette pratique devint bientôt générale depuis la Nouvelle-Orléans jusqu'à New-York.

Cependant ses idées n'étaient qu'imparfaitement connues en Europe. Ce ne fut qu'après son retour en France, et après avoir été une dernière fois témoin à Saint-Domingue de la terrible épidémie qui enleva la moitié de l'armée commandée par 'Leclerc, que Dalmas publia, en 1805, la première édition de ses *Recherches historiques et médicales sur la fièvre jaune*, postérieurement aux ouvrages de Deveze, autre médecin français, qui, ayant à peu près couru la même carrière, avait puisé à la même source la même opinion. Les Recherches historiques et médicales, favorablement accueillies, acquirent dès-lors beaucoup de partisans à la doctrine de la non-contagion. Réimprimées en 1822 avec quelques additions, c'est là, ainsi que dans plusieurs rapports lus à l'Académie de médecine par le même auteur, qu'on trouve une exposition claire de la théorie de l'infection et de la non-contagion de la fièvre jaune.

Sans discuter ici ce sujet, disons que l'ouvrage de Dalmas est un des plus propres à trancher la question. Il est riche de faits positifs, de détails d'autopsies cadavériques, et de réflexions sur l'effet des causes ou agens physiques qui modifient si puissamment l'organisme dans les latitudes où il observait. Sa doctrine a quelque chose de simple, de conforme à la médecine antique, et plaît comme elle. Ramenant les phénomènes de la fièvre jaune aux phénomènes ordinaires dus à l'influence des agens extérieurs, elle part de ce principe pour donner de la fièvre jaune une explication plus plausible et plus satisfaisante que celle d'un virus ; féconde en applications utiles, elle recommande l'émigration, la dispersion des habitans, interdit, au contraire, les mesures de concentration, les cordons sanitaires, et autres dispositions, dont l'ensemble constitue nos réglemens sanitaires.

Dalmas professait, avec mesure d'ailleurs, que toute cette partie de la législation a besoin d'une révision. L'on se rassure sur les dangers dont ces mots soulèvent l'idée, quand on songe que les médecins qui, comme lui, ont émis cette opinion, furent, comme lui, formés à l'observation en grand, sur les masses, pendant toute une vie employée sur de nombreux points du globe, à observer et à secourir l'espèce humaine, au milieu des circonstances si diverses et si souvent critiques de la guerre, des épidémies des camps, et du séjour à terre qu dans les vaisseaux, et sous l'influence des climats les plus opposés. Ces circonstances font bien vite les bons observateurs. Nul doute qu'aux yeux de la postérité, Dalmas ne doive tenir une place parmi eux, comme son tact médical, ainsi que les autres qualités de son esprit, lui en avaient acquis une des plus honorables dans l'estime et la considération de ses contemporains.

Nommé médecin du roi par quartier lors de la première restauration, il fut associé depuis à plusieurs sociétés savantes; il faisait partie de l'Académie de médecine depuis sa formation. Sa thèse, soutenue en 1808, a pour objet *une espéce particulière de diarrhée observée aux Antilles*. On a encore de lui une *Histoire de la révolution de Saint-Domingue*; mais cet ouvrage, en deux volumes, imprimé en 1814, est étranger à la médecine.

(Article communiqué.)

DAMILANO (Charles-Joseph) naquit en 1732 à la Trinité, province de Mondovi. Après avoir étudié avec succès la médecine à Turin, où il reçut le bonnet doctoral, il revint dans sa patrie, où il exerça son art avec distinction jusqu'à un âge très-avancé. Damilano était membre de l'Académie des sciences de Turin; il est mort en 1810, laissant l'ouvrage suivant :

Nuovo trattato pratico sopra la malattia delle Migliari in Piemonte, ridotto a certi e stabili principi dell' antico sistema della natura, con varie note e riflessioni. Mondovi, 1774, in-8. — L'auteur a fort bien distingué le pourpre critique du pourpre symptomatique.

Damilano avait traduit en italien les œuvres complètes de Boerhaave; mais des circonstances, indépendantes de sa volonté, l'empêchèrent de publier ce travail, qui est resté manuscrit entre les mains de son fils, Vincent Damilano.

Damilano fut un des élèves distingués de Beccaria; il était très-versé dans l'étude des mathématiques, qu'il professa long-temps dans l'université de Turin.

(Bonino, *Biografia Medica Piemontese*, tome 2, fasc. 2.)

DANCE (J.-B.). En inscrivant ici le nom de notre ami, nous ne pouvons nous défendre, avant de faire parler la voix de la science sur son compte, d'exprimer nos regrets personnels. Mais rappeler le souvenir de relations que la droiture et l'aménité de son caractère et l'élévation de son esprit nous rendent si cher; dire combien nous a été particulièrement douloureuse la mort prématurée de Dance, à nous qui avions en quelque sorte le secret de ce qu'il pouvait faire encore, qui étions témoins de son ardeur infatigable, de son amour désintéressé de la science et de l'art, et qui l'avons vu descendre au tombeau avant de s'être produit tout entier, c'est contribuer à faire connaître et apprécier celui dont nous avons à indiquer les travaux.

Dance naquit le 22 février 1797, à Saint-Pal, en Chalençon, petit village du département de la Haute-Loire. Son père, médecin recommandable, lui inspira de bonne heure le goût de l'étude et d'une profession qu'il devait embrasser. Après de bonnes humanités, il vint, en 1818, à Paris, pour étudier la médecine, et tels furent son zèle et son aptitude, qu'il fut en deux ans successivement reçu élève externe et interne des hôpitaux. C'est dans ce vaste théâtre d'instruction que se passa presque entièrement son existence, qu'il se livra avec une ardeur incroyable à l'observation, et amassa les matériaux de nombreux mémoires qu'il publia par la suite. Élève de l'école-pratique, il obtint plusieurs prix dans les concours de cette école. Il se fit recevoir, en 1826, docteur de la Faculté de Paris, et fut nommé la même année, après concours, agrégé près la Faculté. Les travaux que Dance fit paraître à dater de cette époque, forcèrent l'estime générale, que semblaient fuir sa timidité et son extrême modestie. Aussi n'y eut-il aucune réclamation contre la décision qui le nomma, en 1830, médecin de l'hôpital Cochin, pendant qu'il concourait pour une des places de médecin au bureau central des hôpitaux; et lorsque la Faculté eut à désigner parmi les agrégés un suppléant de M. Leroux pour la chaire de clinique interne, fut-il nommé à l'unanimité. Placé jusqu'à présent dans une position qui n'avait pas été sans quelque difficulté, Dance voyait s'ouvrir pour lui une carrière de succès. Sa clientelle s'étendait; mais il avait à peine commencé le service de la clinique de l'hôpital, que le choléra-morbus se déclara à Paris, et qu'il fut une des premières victimes du fléau. Il succomba, après dix jours de souffrances, dans sa trente-sixième année, le 18 avril 1832.

Dance était un des pathologistes les plus distingués de notre époque. Doué du talent d'observation le plus remarquable, d'une extrême sagacité, d'une persévérance et d'une patience à toute épreuve; soutenu par un jugement droit et lucide, par un esprit d'induction qui, dans les limites de la science expérimentale, avait toute l'étendue désirable; sans prévention pour ou contre les doctrines régnantes; possédant cette indépendance et cette bonne foi scientifique si rare, sans laquelle la vérité se soustrait aux meilleures intentions, Dance ne pouvait manquer d'être remarqué dans notre temps, où trop souvent les principes et les opinions ont été mis à la place des faits. On lui doit d'avoir éclairé un des points les plus importans de la pathologie, celui qui concerne l'inflammation des veines. Les conséquences de la phlébite, si habilement déduites par Dance, ont fourni des points de vue tout nouveaux sur l'altération du sang et sur divers états morbides mal conçus ou ridiculement axpliqués avant lui. Voici la liste des travaux de cet auteur que la mort a surpris avant d'avoir pu publier des ouvrages étendus et réguliers, dont il avait conçu le projet.

Essai sur la métrite aiguë puerpérale, précédé de quelques considérations générales sur les maladies des femmes en couche. Dissert. inaug. Paris, 1826, in-4, n° 24. — On trouve déjà dans cette thèse le germe des idées de l'auteur sur la phlébite utérine.

Confert-ne anevrysmati cordis activo antiphlogistica medicatio? confert-ne passivo? Paris, 1826, in-4. Thèse pour l'agrégation.

Mémoire sur les invaginations morbides des intestins. Dans le répertoire d'anatomie et de physiologie, 1826, t. 1. — Observ. curieuses sur le mécanisme des invaginations intestinales et sur leur diagnostic.

Mémoire sur quelques engorgemens inflammatoires qui se développent dans la fosse iliaque droite. Ibid, 1827, t. 4. — Dance a le premier fixé l'attention sur cette affection phlegmoneuse formée dans le tissu cellulaire sous-jacent au cœcum, et différent des abcès de la même région, situés plus profondément, au-dessous du *fascia iliaca.*

Vomissemens opiniâtres survenus au commencement de la grossesse, et paraissant dépendre d'un état morbide de l'utérus et des produits de la conception. Ibid, 1827, t. 4.

Observations pour servir à l'histoire

de l'hypertrophie du cerveau. Ibid, 1828, t. 3, 2° part. — Ce mémoire donne des notions précieuses sur cette maladie peu connue.

De la phlébite utérine et de la phlébite en général, considérées principalement sous le rapport de leurs causes et de leurs complications. Archives gén. de médecine, 1828-1829, t. 18 et suiv., et à part. — Ce travail, l'un des plus remarquables qui aient été publiés dans ces derniers temps, renferme un grand nombre d'observations représentant tous les degrés et toutes les formes de l'inflammation des veines de l'utérus. Quoique un certain nombre de faits de phlébite eussent été publiés avant le mémoire de Dance, c'est à cet auteur qu'on doit d'avoir observé la maladie avec le plus d'exactitude, d'en avoir montré avec le plus de sagacité les rapports avec d'autres maladies. Dance travaillait, lorsque la mort l'a surpris, à un ouvrage complet sur l'histoire de la phlébite. Malheureusement plusieurs parties, achevées dans la tête de l'auteur, sont incomplètes dans le manuscrit.

De l'emploi du tartre stibié à haute dose dans le rhumatisme aigu. Archives gén. de méd. 1829, t. 19 et 20. — L'auteur montre l'inefficacité et le danger de ce remède.

Observations sur plusieurs affec-

tions de l'utérus et de ses annexes. 1829, t. 20 et 21.

Mémoire sur l'hydrocéphale aiguë observée chez l'adulte. Ibid, 1829 et 1830, t. 21 et 22. — Détails curieux et neufs sur cette maladie.

Recherches sur les altérations que présentent les viscères dans la scarlatine et la variole ; inductions qu'on peut en tirer concernant le traitement. Ibid, 1830, t. 23.

Mémoire sur le traitement des fièvres graves connues sous les diverses dénominations de gastro-entérite, dothinenterie, et caractérisées anatomiquement par l'engorgement et par l'ulcération consécutive des follicules intestinaux. Ibid, 1830 et 1831, t. 24 et 25. — L'auteur, à l'aide de nombreuses observations, démontre les mauvais effets du traitement tonique, et l'inutilité des traitemens antiphlogistiques, évacuans et révulsifs dans ces maladies. Ce mémoire est un modèle de thérapeutique ; il en est peu où brille plus de sagacité à grouper les faits, à établir les relations des phénomènes morbides et des médications.

Sur l'emploi du tartre stibié à haute dose dans le traitement de la pneumonie. Ibid, t. 26. — Dans ce mémoire, auquel il n'avait pas mis son nom, Dance fait une revue critique des faits de guérison par ce remède, et montre leur peu de valeur.

Observations sur une espèce de tétanos intermittent. Ibid, t. 26.

Observations sur une invagination intestinale. Ibid, t. 28.

Observations sur une forme particulière de l'apoplexie dans laquelle les foyers sanguins sont multiples et disséminés sur plusieurs points de la périphérie du cerveau. Ibid. t. 28.

Divers mémoires et observations trouvés dans les manuscrits nombreux de Dance, et disposés par lui-même pour l'impression, ont été publiés également dans les *Archives gén. de méd.*, t. 29 et 30, tels sont :

Observations pour servir à l'histoire des maladies des reins ;

Mémoire sur l'odeur stercorale que présentent certains abcès développés dans l'épaiss. des parois abdominales.

Observations de plusieurs cas de guérisons remarquables.

Dance a fourni à la deuxième édition du *Dictionnaire de médecine* divers articles intéressans : *Abcès métastatiques ; Abdomen.* (Considérations de pathologie générale, et articles de pathol. spéciale sur l') : *Acrodynie ; Anasarque.* Les manuscrits de Dance, confiés par sa veuve à l'un de nous (Dezeimeris), renferment, outre la matière de divers articles qui seront insérés dans le *Dictionnaire de médecine*, un précis de séméiotique, qui est actuellement sous presse et paraîtra bientôt, et la plus grande partie d'une monographie de la phlébite, dont la publication ne se fera plus longtemps attendre.

(Chomel, Discours prononcé à la séance publique de la Faculté de méd. de Paris, le 31 décembre 1832.—Notice sur Dance, *Archives gén. de méd.*, 1833, t. 2, deuxième série.)

DANIEL (Chrétien-Frédéric) naquit le 13 décembre 1714, à Sondershausen, où son père était conseiller provincial et premier bourgmestre. Il fit ses études à Iéna et ensuite à Halle, où il fut reçu docteur en 1742. Il pratiqua l'art de guérir dans cette der-nière ville, en fut le médecin pensionné, et obtint le titre de con-seiller et médecin du prince de Schwarzbourg-Sondershausen. Il mourut en 1771, ayant publié :

Diss. inaug. de specialissimá me-dendi methodo omnis felicis curationis fundamento. Halle, 1742, in-4.

Beytráge zur medicinischen Gelehr-samkeit in welchen theils auserlesene und nützliche Materien abgehandelt; theils allerhand merkwürdige Casus vorgetragen werden. Recueils pour la science médicale, etc. Halle, 1746-1755, in-4., 3ᵉ part.

Sammlung medicinischer Gutachten und Zeugnisse, etc. Recueil de con-sultations et de rapports, etc, publié par C. F. Daniel le fils. Leipsick, 1776, in-8, 300 pp. *Præf et ind.* — Suppl., ibid., 1777, in-8. — Ouvrage de mé-decine légale sur les lésions essentiel-lement mortelles, et sur celles qui ne le sont qu'accidentellement; sur l'em-poisonnement, les morts subites ou douteuses, l'infanticide, etc. Le livre est terminé par la description d'un monstre sans cœur ni poumons, et par des considérations sur les sys-tèmes physiologiques de la génération.

(Adelung. — *Comment. de reb. in med. gest.*)

DANIEL (Chrétien-Frédéric), fils du précédent, né à Halle le 30 novembre 1753, et reçu docteur-médecin dans l'Université de cette ville en 177. mourut le 28 septembre 1798. On lui doit les ouvrages suivans

Versuch einer Theo. .   ,-ten Betrachtungen aus der Naturlehre, die man zum Theil durch fixe Luft oder Fett Säure zu erklären bemüht war. Essai d'une théorie des principales observations d'histoire naturelle qu'on a tenté d'expliquer par *l'air fixe* ou l'acidum pirgue. Halle, 1777, in-8.

Institutionum medicinæ publicæ edendarum adumbratio, cum speci-mine de vulnerum lethalitate : acce-dunt aliquot casus medici forenses ad illustrandum argumentum. Leipsick, 1778, in-4.

Commentatio de infantum nuper na-torum umbilico et pulmonibus. Halle, 1780, in-8.

Systema ægritudinum, conditum per nosologiam, pathologiam tam ge-neralem, quàm specialem et symp-tomatologiam ætiologiæ superstructus. Tome I, Leipsick, 1781, in-8; tom. II, Halle, 1782, in-8.

Rudimentorum dialecticæ medicæ specimen : rudimenta dialecticæ ia-trices. Leipsick, 1781, in-8, 60 pp.

Entwurf einer Bibliothek der Staat-sarzneykunde, etc. Essai d'une Biblio-thèque de la médecine politique, ou de la médecine légale et de la police médicale, depuis son origine jusqu'à l'année 1784. Halle, 1784, in-8. — On trouve dans le tome XXVII des *Comment.* de Leipsick un article cri-tique qui fournit à cette Bibliographie de nombreux supplémens.

Analecta metaphysices. Rudimenta vis assimilationis et nosodynamices. Leipsick, 1788, in-8.

F. Boiss. de Sauvages : *Nosologia*

methodica sistens ægritudines, morbos, passiones, ordine artificiali ac naturali. Castigavit, emendavit, auxit, icones etiam ad naturam pictas adjecit. C. F. Daniel. Leipsick, 1790-97, in-8, 5 vol. — Le Système nosolo-gique de Sauvages a subi dans cette édition des modifications considérables, et souvent d'importantes améliorations.

(Meusel. — *Comment. de reb. in med. gest.*)

DANZ (George-Ferdinand), prosecteur d'anatomie et professeur extraordinaire de médecine à l'Université de Giessen, mourut le 1er mars 1793 d'une apoplexie qui le frappa dans la convalescence d'une fièvre *nervoso-pituiteuse.* Quoiqu'il ne fût alors âgé que de vingt-quatre ans, il s'était déjà fait la réputation d'un homme fort instruit et d'un bon médecin. Il la devait aux ouvrages suivans:

Diss. Brevis forcipum obstetriciarum historia. Giessen, 1790, in-4.

Versuch einer allgemeinen Geschichte des Keichhustens. Essai d'une histoire générale de la coqueluche. Marbourg, 1791, in-8. — Compilation remplie de jugement et de faits exacts, suivant Sprengel.

Programma de arte obstetriciâ Ægyptiorum. Giessen, 1791, in-4.

Grundriss der Zergliederungskunde des ungebornen Kindes in den verschiedenen Zeiten der Schwangerschaft. Esquisse de l'anatomie du fœtus dans les différens temps de la grossesse. Tome I, Francfort et Leipsick, 1792; tome II, Giessen, 1793, in-8. — Travail fort utile, quoique ce ne soit qu'une compilation. — Sœmmerring y a mis quelques notes.

Semiotik, oder Handbuch der allgemeinen Zeichenlehre, etc. Manuel de Séméiotique générale à l'usage des jeunes chirurgiens. Leipsick, 1793, in-8.

On trouve quelques observations de Danz dans les *Archives pour les accouchemens,* de Stark, et le *Nouveau Magasin* de Baldinger.

(*Comment. de reb. in med. gest.* — *Medic. chir. Zeitung.*)

DAQUIN (Joseph), né à Chambéry vers le milieu du dernier siècle, fit ses études médicales à l'Université de Turin, où il reçut le bonnet de docteur. Il revint ensuite se fixer à Chambéry, où il exerça la médecine jusqu'au 12 juillet 1815, époque de sa mort. Il occupa la chaire de professeur d'histoire naturelle à l'école centrale du département du Mont-Blanc. Les talens littéraires de Daquin lui avaient valu la place de bibliothécaire de la ville de Chambéry. On a de lui :

Lettre aux amateurs de l'agriculture. Chambéry, 1771, in-4. — Cette lettre donna lieu à la fondation de la Société d'agriculture de Savoie, en 1772.

Analyse des eaux thermales d'Aix en Savoie. Chambéry et Paris, 1773, in-8.

Mémoire sur la recherche des causes qui entretiennent les fièvres putrides à Chambéry. Chambéry, 1774, in-8.

Analyse des eaux P. F. de la Boisse. Chambéry, 1775. in-8.

Réponse à la lettre d'un ecclésiastique français, écrite à Mgr. l'évêque de Chambéry, sous le nom du rabbin de la synagogue d'Amsterdam, à l'occasion des notes du traducteur de Toaldo. Chambéry, 1784, in-8. — Daquin était l'auteur de cette traduction, dont nous parlerons ci-après.

Réflexions d'un Cosmopolite sur celles du solitaire de la Cassine, relatives aux eaux de la Boisse. Chambéry, 1786, in-4.

Topographie médicale de Chambéry et de ses environs. Chambéry. 1787, in-8. — Cet ouvrage fit obtenir à Daquin une médaille d'or de la Société de Médecine de Paris.

Défense de la Topographie médicale contre un article du Journal de Turin, intitulé : Biblioteca oltramontana. Chambéry, 1788, in-8.

Réponse à la lettre de MM. de Saint-Martin et Bellarde, médecins collaborateurs de la Biblioteca oltramontana. Chambéry, 1788, in-8.

Philosophie de la folie, ou *Essai philosophique sur les personnes attaquées de folie.* Chambéry, 1791, in-8. Cet ouvrage eut une seconde édition, sous ce titre :

La philosophie de la folie, où l'on prouve que cette maladie doit plutôt être traitée par les secours moraux que par les secours physiques, et que ceux qui en sont atteints éprouvent d'une manière non équivoque l'influence de la lune. Chambéry, an XII (1804), in-8. 285 pp. — C'est à Daquin qu'appartient l'honneur d'avoir le premier ramené le traitement de la folie, à des principes à la fois plus rationnels et plus humains, quoique toute la gloire de cette réforme salutaire ait été rapportée à Pinel.

L'ouvrage de Daquin prouve évidemment que depuis dix ans il n'employait chez les aliénés qu'une médecine morale, quand le *Traité médico-philosophique sur l'aliénation mentale* fut publié. «On réussit infiniment » mieux et plus sûrement auprès des » malades, dit Daquin en parlant du » titre qu'il a donné à son livre, par la » patience, par beaucoup de douceur, » par une prudence éclairée, par des » soins, par des égards, par de bonnes » raisons, et surtout par des propos » consolans qu'on doit leur tenir, » dans les intervalles lucides dont ils » jouissent quelquefois. C'est à la réu-» nion de tous ces moyens que j'atta-» che ici le mot de *philosophie.* » On trouve dans la seconde édition une observation remarquable de folie, due à une lésion du cerveau produite par une dépression considérable du crâne. Daquin affirme positivement, d'après plus de huit cents visites comparatives, que la lune exerce une influence constante et réelle sur les aliénés, et particulièrement les nouvelles et pleines lunes: les derniers quartiers ont beaucoup moins d'action sur eux.

Lettre du médecin Daquin à ses concitoyens, pour prouver l'utilité de la vaccine. Chambéry, 1801, in-12.

Daquin a encore inséré des *Observations météorologiques* dans les Annales du département du Mont-Blanc, an XII-XIV. — Il a traduit de l'italien l'*Essai météorologique sur la véritable influence des astres,* de Toaldo, et le *Traité de vaccination,* de Sacco.

(Quérard, *la France littéraire.*)

DARAN (Jacques), chirurgien au nom duquel s'attacherait quel-

que honneur, s'il n'avait pris soin de le couvrir d'un vernis épais
de charlatanisme, naquit à Saint-Farjon, le 6 mars 1701. Dès
qu'il eut fini ses études chirurgicales, il voulut visiter les pays
étrangers. Il fut quelque temps chirurgien-major dans les troupes
autrichiennes. Il passa ensuite en Italie et séjourna à Milan, à Turin, à Rome, revint à Vienne, regagna encore une fois l'Italie,
alla jusqu'à Naples, d'où il s'embarqua pour la Sicile. A Messine,
il fut chirurgien-major, et donna de grandes preuves de talent et
d'humanité dans une peste qui désola cette ville. Voulant soustraire aux ravages de l'épidémie tous ses compatriotes, il les fit
embarquer et les ramena tous à Marseille, à l'exception d'un seul.
Les démarches les plus honorables de la part des magistrats de
Marseille et des principaux habitans, le fixèrent dans cette ville.
Mais la célébrité que lui acquirent ses succès dans le traitement
des rétrécissemens de l'urètre, le fit appeler à Paris. En 1754, et
après un nombre infini de cures, au moyen des bougies emplas-
tiques et médicamenteuses dont il était l'inventeur, on lui disputa
cette découverte; mais personne n'avait tiré des bougies grossières
qu'on avait fabriquées jusqu'alors, le parti qu'il tira des siennes,
qui furent, sans contredit, ce qu'on posséda de mieux jusqu'à l'invention de celles de gomme élastique. Daran eut le tort impardon-
nable d'en faire long-temps un secret, et d'en publier sans cesse
des éloges écrits sur le ton ordinaire aux charlatans. Daran mourut en 1784.

Recueil d'observations chirurgicales sur les maladies de l'urètre, traitées par une nouvelle méthode. Avignon, 1745, in-12, 72-222 pp. Paris, 1745, in-12, 429 pp., 1 pl.; *ibid.*, 1750, in-12; *ibid.*, 1758, in-12; *ibid.*, 1768, in-12 — Ce qui a le plus changé dans ces diverses éditions, ce sont les cer-tificats que l'auteur rapporte à l'appui des succès de ses bougies. Il n'y a rien de nouveau dans l'histoire des rétré-cissemens de l'urètre; et, dans le trai-tement, il n'y a que ces mêmes bou-gies dont l'auteur se réserve le secret.

Lettre à M. Rémond de Sainte-Albine, extraite du Mercure *d'octobre 1749, pour servir de réponse à celles* de M. Cantwel, *insérées dans le* Mer-cure *des mois de juin et juillet der-niers.* In-12, 8 pp. — Daran soutient que Cantwel ne peut avoir trouvé le secret de la composition de ses bougies.

Réponse à la brochure portant pour titre : Pour la défense et la conserva-tion des parties les plus essentielles à l'homme et à l'état. Paris, 1750, in-12, 76 pp.

Traité complet de la gonorrhée vi-rulente des hommes et des femmes, où l'on fait voir les différentes ma-nières de la traiter, l'insuffisance de la plupart des méthodes, les dangers qu'il y a de négliger cette maladie, et les moyens de distinguer dans les femmes les gonorrhées d'avec les fleurs-blanches ; suivi d'un Mémoire sur la construction et l'avantage d'un nouvel instrument pour tirer l'urine de la vessie. Paris, 1756, in-12, 43-246 pp.

*Lettre de M. Daran à M***, pour servir de réponse à un article du* Traité des tumeurs, *où l'auteur prétend que les bougies de M. Daran lui sont connues, et en donne la composition,* *extraite du Journal encyclopédique du* 1er *septembre* 1759. In-12, 8 pp. Cette lettre se trouve aussi dans la dernière édition des *Observations chirurgicales.*

Composition du remède de M. Daran, publiée par lui-même. Paris, 1770, in-8 ; *ibid.*, 1780, in-12.

(Lefebure de Saint-Ildefont.)

DARBEFEUILLE (A.), docteur en médecine et en chirurgie, naquit à Nantes en 1756. Il se rendit à Paris en 1779, et y suivit avec ardeur les cours de Desault. De retour dans sa ville natale en 1785, il ne tarda pas à obtenir le diplôme de chirurgien, et fut nommé maître en chirurgie en 1786. Peu de temps après, à la suite d'un brillant concours, il obtint la chaire de professeur de pathologie et de thérapeutique. Ce fut alors qu'il entreprit d'agrandir à Nantes l'enseignement médical. Aidé de ses seules ressources, il forma une école, et y professa l'anatomie, la physiologie, la pathologie et la thérapeutique. Nommé en 1793 chirurgien en chef de l'Hôtel-Dieu de Nantes, il y transporta son école, et ne cessa jamais de s'en occuper avec un zèle digne de tout éloge. Dans la même année, il fut persécuté et mis en prison par Carrier ; mais, sur les réclamations des malades et des blessés, il fut renvoyé à l'hôpital, et y resta prisonnier pendant un mois. A peine rendu à la liberté (1794), il se présenta à Carrier, et sollicita l'honneur de porter des secours aux prisonniers de l'Entrepôt, maison d'arrêt de Nantes qui regorgeait de victimes, et où régnait un typhus extrêmement meurtrier ; il concourut avec MM. Pariset, Noël et Hectot à faire cesser cette épidémie. En 1799, il fut attaché au port de Brest en qualité de chirurgien entretenu de troisième classe, pour faire le service de santé maritime au port de Nantes ; il devint ensuite médecin en chef de la marine à Nantes, et conserva cette fonction jusqu'à sa mort. Il avait été nommé membre du jury de médecine en 1796, et professeur de physique et de chimie à l'école centrale de son département, en 1797. Lors de la fondation d'une école secondaire de médecine à Nantes en 1808, il fut chargé du cours de clinique et de pathologie externe ; il s'était fait recevoir docteur en médecine la même année.

Darbefeuille était doué d'une imagination ardente qui le portait à la contemplation des idées générales plutôt qu'à l'observation des faits de détail. Conformément à l'esprit du temps, et en raison de cette disposition, il s'attacha aux classifications en suivant les idées de Condillac. Il refit ainsi, pour lui et ses élèves, la physique, la chimie, la médecine, la chirurgie et la thérapeutique. Toutes ces sciences sont liées dans ses leçons par un système d'analyse et de méthode qui ne manque ni de clarté ni de vérité. La thèse qu'il soutint à la Faculté de médecine de Paris, sous le titre : *Propositions de médecine*, offre le sommaire de cette méthode analytique. Il a pratiqué à l'Hôtel-Dieu de Nantes, presque toutes les grandes opérations de la chirurgie. C'est à lui que l'école secondaire de Nantes doit ce zèle pour les études anatomiques qui la distingue, et que son habile successeur s'est plu à entretenir.

Darbefeuille était membre de l'Académie royale de médecine et de plusieurs sociétés savantes. Il est mort en 1831.

Propositions de médecine, thèse de Paris, 1808, n° 132.

Notice sur la cause des incendies, et les moyens de les prévenir et d'en arrêter les progrès. Dans les *Annales maritimes et coloniales.* — Extrait dans le *Journ. univ. des Sc. médicales,* t. II, 1816, p 114-121.

Notice sur les pansemens. Nantes, 1821, in-8, 16 pp.

Programme d'un cours de physique chimique appliquée à l'étude de l'anatomie physiologique. Nantes, 1823, in-8, 108 pp.

Un petit mot sur quelques formules pharmaceutiques, etc. Nantes, 1824, in-8, 24 pp.

Nous ignorons la date des discours ou opuscules suivans :

Plusieurs discours et mémoires lus à l'Hôtel-Dieu de Nantes et à la société royale académique de la même ville.

La médecine est-elle une science exacte ou conjecturale? Imprimé à Nantes.

Essai sur l'application des méthodes analytiques et synthétiques à l'étude de la médecine, suivi d'un essai de méthode de clinique chirurgicale. Ibid.

DARCET ou **D'ARCET** (Jean), médecin et chimiste distingué, naquit à Douazit, département des Landes, le 7 septembre 1725. Entraîné par son goût vers l'étude de la médecine et des sciences naturelles, il vint à Bordeaux suivre les cours de l'école de cette ville. Pour suppléer au peu de ressources qu'il trouvait dans sa famille, qui l'avait vu à regret ne pas embrasser la carrière du barreau, il donna des leçons de latin. Telle fut la cause première de ses relations avec Montesquieu, qui lui confia l'éducation de son fils, et l'emmena avec lui à Paris en 1742. Placé dès-lors sur un théâtre où tout favorisait les études de son choix, Darcet s'occupa avec ardeur des sciences médicales, mais surtout de la chimie. Rouelle dominait alors dans cette science; il ne tarda pas à distinguer le jeune Darcet au milieu de ses nombreux auditeurs; et quand le comte de Lauraguais lui demanda un guide pour le diriger dans les travaux chimiques auxquels il se livrait par goût, Rouelle lui présenta son élève, qui trouva dans cette nouvelle position les moyens d'agrandir le cercle de ses études. C'est de cette époque que datent les travaux importans de Darcet sur la fabrication de la porcelaine, qu'il communiqua en 1766 et 1768, à l'Académie des sciences. En 1762 il avait été reçu docteur-régent de la Faculté de médecine de Paris; en 1774 il fut nommé professeur de chimie au Collége de France. A la mort du chimiste Macquer, Darcet obtint sa place à l'Académie des sciences, et celle de directeur de la manufacture de Sèvres. Tous les travaux de Darcet ont eu pour but quelque application utile de la chimie, aux arts ou à l'économie domestique : telles sont, entre autres, l'extraction de la gélatine des os, celle de la soude du sel marin, l'invention d'un alliage métallique fusible, qui porte son nom, etc. Darcet est mort le 13 février 1801. Il avait publié les ouvrages suivans :

Ergò omnes humores corporis tùm excrementi, tùm recrementii ex fermentatione producuntur. Paris, 18 novembre 1762, in-8. — C'est la thèse inaugurale de Darcet.

Ergò a ganglio nervi intercostalis omnium partium consensus? J. Darcet et Mittie. Paris, 1767, in-4.

Mémoires sur l'action d'un feu égal, violent et continué pendant plusieurs jours, sur un grand nombre de terres, de pierres et chaux métalliques, essayées, pour la plupart, telles qu'elles sortent du sein de la terre. Paris, 1766 et 1771, 2 part., in-8.

Mémoire sur le diamant et quelques autres pierres précieuses traitées par le feu. Paris, 1771, in-8.

Expériences sur plusieurs diamans et pierres précieuses. Paris, 1772, in-8. — Darcet démontra l'entière combustibilité du diamant, et l'exactitude de ses expériences fut confirmée par celles que firent postérieurement sur le même sujet, Macquer, Lavoisier, Cadet et Mitouard.

Lettre sur l'anti-vénérien d'Agiroui. Paris, 1772, in-8.

Discours en forme de dissertation sur l'état actuel des Pyrénées, et sur les causes de leur dégradation. Paris, 1776, in-8. — Ce discours est aussi remarquable par le style que par les connaissances physiques dont l'auteur fait preuve.

Histoire de la maladie de M. Dhéricourt. Paris, 1778, in-8.

Rapport sur l'électricité dans les maladies nerveuses. Paris, 1783, in-8.

On trouve encore plusieurs Mémoires de Darcet dans le *Recueil de l'Académie des Sciences;* beaucoup d'articles anonymes, dans l'ancien *Journal de Médecine;* différens rapports dans le *Journal des Mines*. Il a concouru à la rédaction de Mémoires publiés sur les hôpitaux, le mesmérisme, etc. On lui doit les notes du Traité des *Questions naturelles de Sénèque* (dans la trad. de Lagrange), édition donnée par Naigeon. Paris, 1778-79, 7 vol. in-12.

(Michel J.-J. Dizé, *Précis historique sur la vie et les travaux de J. Darcet*. Paris, an {1802), in-8. — *Biog. univ.* — Quérard.)

DARDANA (JOSEPH-ANTOINE), né à Frascinetto en 1743, fut reçu docteur en 1760. Il vint exercer son art à Vercelli, où ses talens et ses succès dans la pratique lui valurent la place de directeur du grand hôpital de Saint-André. Il mourut dans cette ville en 1790, laissant les ouvrages suivans :

Lettera sulla cagione fisica dei sogni. Novara, 1763...

Josephi Ant. Dardana philos. et med. doct., etc., in agaricum campestrem veneno in patriâ infamem. Turin, 1788, in-8.

Memorie intorno alli mezzi di togliere agli appartamenti il fetore comunicato dai luoghi segreti, di migliorare la condizione degli spedali riguardo la salubrità dell' aria, e del modo di espurgar le cloache, più comodo, meno insalubre e meno dispendioso, con un appendice sulla conservazione del pollame. Vercelli, 1790, in-8.

Osservazione medico-pratica intorno al ghiaccio usato internamente, ed applicato esternamente alla testa per il corso di 120 ore continue in una apoplessia critica. Inséré dans le *Giornale scientifico letterario e delle arti*, etc. Turin, 1789, tome IV, part. III, p. 205.

Supplemento alla Memoria del medico Dardana intorno all' apoplessia critica. — Même recueil, supplém. au tom. IV, p. 337.

Lettera del sig. D. Dardana intorno ad un nuovo lambicco chiamato separatore, inventato dal sig. Marazio. Même recueil, même vol., p. 342.

(Bonino, *Biografia medica Piemontese.* Tome II, fasc. 2.)

DARLUC (MICHEL) naquit à Grimaud, près de Fréjus, en 1717. Après avoir long-temps voyagé, en Allemagne, en Italie, en Espagne, il vint continuer à Aix les études médicales auxquelles il avait consacré deux années à Barcelonne. Il retourna dans cette dernière ville, puis vint suivre, à Paris, les leçons de Rouelle, et rentra enfin dans sa province. Il exerçait la médecine à Callian avec la plus grande distinction, quand il fut nommé, à son insu, professeur de botanique à l'Université d'Aix. Il rendit, dans ce poste, de grands services à l'étude des sciences naturelles; et consacra à leur culture son temps, sa fortune, et toutes les forces de son esprit. Darluc mourut en 1783. Il était, depuis 1777, associé régnicole de la Société royale de médecine. On a de lui:

Traité des eaux minérales de Gréoulx en Provence. Aix, 1777, in-8 (anonyme). Darluc avait déjà publié depuis long-temps une analyse de ces eaux, quand il fit paraître cette édition. On trouve cette analyse detaillée dans l'ancien *Journal de Médecine*, tome VI, an. 1757. Le traité de Darluc a été réimprimé, avec une nouvelle Analyse chimique par M. Laurens, pharmacien, et plusieurs Observations de M. Doux, D. M. Paris, 1821, in-12.

Histoire naturelle de la Provence, contenant ce qu'il y a de plus remarquable dans les règnes végétal, minéral, animal, et la partie géoponique. Avignon et Marseille, 1782-86, in-8, 3 vol. — Les deux premières parties de cet ouvrage, adressées successivement à la Société royale de médecine furent couronnées par elle. La topographie de toutes les villes de la Provence y est traitée avec soin, et sous tous les rapports qui peuvent intéresser le médecin.

L'ancien *Journal de méd. chirurg. pharm.* contient aussi les articles suivans de Darluc :—Lettres sur la rage et sur la manière de la guérir.—Nouvelle analyse des eaux minérales de Gréoulx en Provence.—Observations sur quelques maladies épidémiques qui ont régné dans la Provence depuis 1748.— Détail des maladies épidémiques qui ont régné en 1750 et 1751 à Caillan et aux environs.— Détail des maladies épidémiques, et des fièvres malignes pestilentielles qui ont régné dans la Basse-Provence en 1755. — Observations sur plusieurs gangrènes de cause interne. — Observations sur un squirrhe invétéré dans les intestins, guéri par l'usage de la belladone, prise intérieurement. — Observations sur une colique vermineuse, détruite par les martiaux et les sels neutres. — Lettre sur l'usage de l'alcali volatil dans la rage. — Détail de la constitution épidémique qui a régné l'été dernier (1761), dans plusieurs cantons de la Provence. — Sur une hydropisie du péritoine et une tumeur du ventre. — Constitution épidémique de quelques endroits de la Provence, traitée selon les jours critiques des anciens, et la nouvelle doctrine du pouls.

Darluc est encore auteur d'un poème *De l'inoculation*, qui n'a d'autre mérite que celui de faire connaître qu'il prenait à cœur tout ce qu'il croyait pouvoir être utile à l'humanité.

(Éloge dans l'*Histoire de la Société royale de médecine.* An. 1782 et 1783. — *Ancien Journal de Médecine.* — *Dict. des hommes illustres de la Provence.*)

DARWIN (Erasme), célèbre comme poète et comme physiologiste, naquit le 12 décembre 1731, à Elston, près de Newark, dans le comté de Nottingham. Il étudia la médecine aux Universités de Cambridge et d'Édimbourg, et commença à exercer cet art à Nottingham, mais sans succès. Il alla donc, en 1756, se fixer à Lichtfield, où une cure heureuse chez un homme opulent lui procura dès l'abord une vogue rapide et une réputation que son mérite réel consolida et accrut par la suite. Un an après, il se maria avec la fille d'un honorable habitant de cette ville. Il eut de ce mariage plusieurs enfans, dont un seul, Robert Darwin, médecin de réputation à Shrewsbury lui survécut; un autre, Charles Darwin, mourut à vingt ans, pendant ses études à Edimbourg, après avoir donné de grandes espérances. Ce fut quelque temps après la mort de sa femme, en 1770, qu'il commença l'ouvrage qui assure à son nom une longue illustration, la *Zoonomie*, et qui ne commença à paraître qu'en 1794. En 1781, il épousa la veuve du colonel Pole, qui habitait le château de Radbourne, à quatre milles de Derby. Ce mariage lui fit quitter Lichtfield; il alla résider à Derby, où il resta jusqu'à sa mort, arrivée le 18 avril 1802, étant dans sa soixante-onzième année, et laissant six enfans de son dernier mariage.

Darwin était remarquable par sa bienveillance naturelle et l'enjouement habituel de son esprit. Son extérieur était loin d'annoncer le génie qui le caractérisait. Il était de moyenne taille, épais et ramassé; ses traits étaient grossiers et sa figure sans expression; il avait une difficulté d'articuler telle, qu'on ne pouvait le comprendre que difficilement. La mécanique avait beaucoup d'attrait pour lui; il s'occupait avec ardeur de presque toutes les branches de l'histoire naturelle, et cherchait à en inspirer le goût. Il avait fondé à Derby une société philosophique avec une belle bibliothèque.

Malgré son goût et son talent pour la poésie, Darwin fut long-temps sans se faire connaître comme poète. Il avait devant les yeux le sort de ses compatriotes, Akenside et Armstrong, poètes comme lui, et craignit que ses succès littéraires ne nuisissent à sa carrière médicale; ce ne fut que sous le couvert de l'anonyme qu'il fit insérer quelques pièces de poésie dans divers recueils; et le premier poème publié sous son nom, *le Jardin botanique*, ne parut qu'en 1781, alors que sa fortune médicale était assurée. Ce poème, où l'on admire un plan original et hardi, une imagination brillante, une versification harmonieuse, fit quelque temps école en Angleterre; mais il souleva contre son auteur le fanatisme ou la pruderie de quelques gens effrayés de ses sentimens d'indépendance politique et de son système philosophique, qu'ils accusaient de saper les bases de la religion.

Si nous considérons maintenant en Darwin l'auteur de la *Zoonomie*, nous devrons le ranger parmi le petit nombre d'hommes supérieurs qui ont traité des sciences physiologiques. Une conception forte, une expérience et une érudition étendues, une finesse d'observation peu commune, une sagacité extrême à saisir les rapports des faits, le servirent dans le vaste projet qu'il eut de déterminèr les lois qui régissent les corps organisés. Mais aussi, par son esprit systématique, par son imagination brillante, il fut presque toujours entraîné dans des théories hypothétiques, et trop souvent dans des opinions singulières et même bizarres. Toutes les doctrines physiologiques et pathologiques de Darwin ont pour base ce principe, que tous les phénomènes de la nature se rapportent au mouvement; principe qu'il a poursuivi avec rigueur dans toutes ses conséquences, et qu'il applique aux phénomènes sensitifs et moraux, comme à toutes les autres actions organiques. Darwin, qui écrivit quelque temps après Brown, adopta, en l'étendant et en la rendant un peu moins abstraite, la doctrine de ce célèbre réformateur; mais il l'obscurcit peut-être par l'application qu'il en fit à ses distinctions subtiles des phénomènes ou mouvemens organiques primitifs. Quand on lit l'œuvre physiologico-pathologique de Darwin, où, parmi beaucoup d'opinions singulières, se rencontrent tant de vues profondes et neuves, d'observations intéressantes et d'expériences ingénieuses, où l'on découvre enfin plusieurs vérités qui ont cours aujourd'hui, on s'étonne que ce célèbre physiologiste n'ait pas eu plus d'influence sur la médecine; mais l'on s'explique ce fait, en considérant, outre ses opinions systématiques et quelquefois bizarres, l'obscurité que répandit sur les idées de l'auteur la terminologie qui lui est propre. Ce qui frappa davantage dans la *Zoonomie*, ce fut le système matérialiste de son auteur, l'extension qu'il donna à la physiologie, en faisant rentrer dans son domaine les phénomènes de l'entendement, et surtout l'art avec lequel il analysa ces phénomènes et en exposa la coordination. Les ouvrages de Darwin ont pour titre :

Botanic garden, a poem in two parts. Part. I containing the economy of vegetation. Part. II, the loves of the plants, with philosophical notes. Le Jardin botanique, poème, etc. Londres, 1791, in-4, 2 vol., fig. 10, 4e édit.; *ibid.*, 1799, in-4, 2 vol. La 2e partie avait paru sans nom. Lichtfield, 1789, in-4. Cette 2e part. (les Amours des plantes) a été traduite en français par M. Deleuze. Paris, 1799, in-12.

Zoonomia, or the laws of organic life. Zoonomie, ou Lois de la vie organique, Londres, 1794-1796, in-4, 2 vol., 3e édit., augm.; *ibid.*, 1801, in-8, 4 vol., trad. avec notes et additions, en allemand, par J. Brandis; en italien, par Rasori; en français, par J. F. Kluyskens. Gand, 1810-1811, in-8, 4 vol. Un 5e vol., qui devait contenir les notes et observations, n'a pas paru. Thomas Brown a publié, pour réfuter le système de Darwin, l'ouvrage suivant : *Observations on the zoonomia of D. Darwin.* Edimbourg, 1798, in-8.

Plan for the conduct of female edu-

cation in Boarding-Schools. Plan de conduite pour l'éducation des filles. Derby, 1797, in-4. — Cet ouvrage, composé pour deux jeunes filles naturelles que Darwin avait établies dans un pensionnat à Asbourne, n'offre que peu d'intérêt, si l'on excepte les préceptes relatifs à la conservation de la santé, au dire de miss Seward, auteur des Mémoires de la vie de Darwin, avec des anecdotes sur ses amis, et des critiques sur ses ouvrages.

Phytologia, or the Philosophy of agriculture and gardening, with the theory of draining morasses, and with an improved construction of the drill plough. La Phytologie, ou la Philosophie de l'agriculture et du jardinage, etc., Londres, 1800-1801, in-4.

The Temple of nature, or the origin of society; a poem with philosophical notes. Le Temple de la nature, ou l'Origine de la société, poème. Londres, 1803, in-4.—Ce poème, publié après la mort de Darwin, et composé dans les mêmes principes philosophiques que ses autres ouvrages, est, dit-on, inférieur au *Jardin botanique,* sous le rapport littéraire.

Darwin a en outre publié plusieurs Mémoires et Observations pathologiques dans les *Transactions médicales,* tome III, et dans les *Transactions philosophiques,* abrégé, tomes XI, XIII, XIV et XV.

(Chalmers. — Kluyskens, *Préface de sa traduction.* — R. Watt.)

DARWIN (Charles), fils d'Érasme, né à Lichtfield, en 1758, mourut à Édimbourg, en 1778, avant d'avoir fini ses études médicales. L'ouvrage suivant, qu'il laissa manuscrit, et dont son père fut l'éditeur, prouve qu'il eût été un expérimentateur exact, et un physiologiste ingénieux.

Experiments establishing a criterion between mucilaginous and purulent matter, with an account of the retrograde motions of the absorbent vessels of animal bodies in some diseases. Lichtfield, 1780, in-8.

(Rob. Watt.)

DAUBENTON (Louis-Jean-Marie), naturaliste et anatomiste célèbre, dont le nom se rattachera toujours à celui de Buffon, naquit le 29 mai 1716, dans la même ville que cet homme célèbre, c'est-à-dire à Montbar, en Bourgogne. Destiné à l'état ecclésiastique, et envoyé à Paris pour y étudier la théologie, Daubenton s'adonna en secret à l'étude de la médecine, et principalement de l'anatomie. La mort de son père lui laissa la liberté de suivre son goût, et il prit ses degrés à Reims, en 1741. Il retourna à Montbar, où il commença à exercer sa profession de médecin. Mais Buffon, nommé récemment intendant du jardin-du-roi, et méditant d'élever un monument à l'histoire naturelle, choisit Daubenton, qu'il avait su apprécier, pour l'aider dans son entreprise. Il l'attira à Paris en 1742, et lui fit donner, en 1745, la place de garde et démonstrateur du cabinet d'histoire naturelle, qu'il n'a cessé, pendant cinquante ans, d'enrichir et d'ordonner, et qu'il laissa le plus beau et le plus considérable de l'univers. En même temps, Daubenton remplissait la tâche que Buffon lui avait confiée dans son *Histoire naturelle*, et qui concernait la partie anatomique. Le recueil des faits dont il a enrichi la grande *Histoire naturelle des animaux* est immense, a dit M. Cuvier; et le soin avec lequel Daubenton les a observés est tel que l'on y chercherait en vain une erreur. Dans les quinze premiers volumes in-4° de l'*Histoire naturelle*, il a donné la description, tant intérieure qu'extérieure, de 182 espèces, dont plusieurs n'avaient jamais été dessinées, ou même décrites ni observées; travail plus remarquable encore par l'ordre et l'esprit dans lequel sont rédigées ces descriptions. Daubenton, en disposant constamment dans le même ordre les détails descriptifs qui concernent chaque espèce, eut le mérite d'établir le premier une véritable anatomie comparée. Buffon, ayant dans une autre édition de l'*Histoire des Quadrupèdes*, supprimé cette partie essentielle de leur travail commun, Daubenton, lésé dans son amour-propre et ses intérêts, cessa dèslors de contribuer au grand ouvrage, et les secours de Guéneau de Montbeillard et de Bexon, pour la partie des oiseaux, ne suppléèrent que bien imparfaitement aux siens. Cependant il oublia cette injustice de son ancien bienfaiteur, et travailla depuis à plusieurs parties de l'histoire naturelle, quoique son nom n'y fût plus attaché. Leur intimité se rétablit entièrement, et se conserva jusqu'à la mort de Buffon. Daubenton fit un grand nombre d'ouvrages plus ou moins étendus, qui ont pour objet l'histoire naturelle des animaux et des minéraux, la physiologie végétale et l'agriculture. Ce sont, pour la plupart, des mémoires qui furent publiés avec ceux de l'Académie des Sciences ou dans d'autres recueils, et que nous croyons inutile d'énumérer, en raison des rapports peu directs qu'ils ont avec la médecine. Il est le premier qui ait appliqué la connaissance de l'anatomie comparée à la dénomination des espèces de quadrupèdes dont on trouve les dépouilles fossiles. Il a composé un grand nombre d'articles pour les deux Encyclopédies, surtout pour l'*Encyclopédie méthodique*, où il a fait les dictionnaires des quadrupèdes, des reptiles et des poissons. Les mémoires de Daubenton, qui ont trait davantage à la science de l'homme, sont ceux qu'il publia *sur les différences essentielles de l'homme et de l'orang-outang* (*Mém. de l'Ac. des Sc.* 1764), où il dé-

montra que la situation du trou occipital vers le milieu de la base
du crâne, est un des principaux caractères de l'homme, et que
cette disposition rend nécessaires toutes celles qui font de la sta-
tion perpendiculaire une attitude propre à l'espèce humaine ;
sur les indigestions, où il prétend que l'affaiblissement de la plupart des individus commence par l'estomac, et recommande, pour
soutenir cet organe, des pastilles d'ipécacuanha, auxquelles cet écrit
donna dans le temps une grande vogue, et qui furent long-temps
désignées sous son nom.

Daubenton ne rendit pas moins de services à l'histoire naturelle par ses cours que par ses travaux et ses découvertes. Il est
le premier qui ait fait, en France, des leçons sur cette science par
autorité publique, une des chaires de médecine du collège de
France ayant été convertie, à sa sollicitation, en une chaire de
cette science, et lui ayant été donnée en 1778. La convention
ayant érigé le jardin-du-roi en école publique, il y fut nommé
professeur de minéralogie, et a rempli cette place jusqu'à sa mort.
Il avait aussi été nommé professeur d'économie rurale à l'école
d'Alfort, en 1783, et fit à l'école normale des leçons d'histoire
naturelle, qu'il a publiées. Daubenton eut un genre de talent opposé
à celui de Buffon. S'il ne brilla pas par ces grandes vues, par ces
étonnans résultats qui signalent le génie, il s'abstint de ces idées
générales et hypothétiques qui ne sont le plus souvent que d'é-
clatantes erreurs ; il se contenta d'observer avec exactitude et sagacité la nature, sans chercher à la deviner. Un caractère doux,
un genre de vie simple et uniforme, lui procurèrent une
existence heureuse et longue, malgré la faiblesse de son tempérament. Membre de l'Institut, comblé de toutes les distinctions
scientifiques, il venait d'être élu membre du Sénat, lorsqu'il fut
frappé d'une attaque d'apoplexie, qui l'enleva le 31 décembre
1799, âgé de près de 84 ans.

(De Lacépède, Cuvier, Moreau de la Sarthe,
Éloges et *Articles biograph.*)

DAVID (JEAN-PIERRE) naquit à Gex en 1737. Un médecin de
Segssel, chez qui il fut placé, l'initia dans les premiers élémens de
l'art de guérir ; puis il alla à Lyon et à Paris, étudia les diverses
branches de la médecine, dans lesquelles il fit des progrès rapides.
Déjà, ayant d'avoir pris ses degrés, il avait remporté le prix proposé par une société de médecins, et sa carrière fut marquée par

plusieurs succès de ce genre. Il était sur le point d'entrer en licence à la Faculté de médecine, lorsque, séduit par les offres de Lamartinière, il se décida pour la chirurgie. Il se fit donc recevoir maître en chirurgie en 1764. Mais peu de temps après il alla à Reims, prendre le titre de docteur en médecine. Ses succès académiques le firent connaître du célèbre Lecat, qui lui donna sa fille unique en mariage, et qui le destina à lui succéder dans sa place de chirurgien en chef de l'Hôtel-Dieu de Rouen. David, chirurgien habile et écrivain recommandable dans son art, termina prématurément une vie honorable, le 21 août 1784 ; il était occupé à composer un traité d'opérations chirurgicales. On lui doit plusieurs procédés utiles, parmi lesquels on doit citer son instrument pour lier les polypes, et les ouvrages suivans :

Dissertation sur ce qu'il convient de faire pour diminuer ou supprimer le lait des femmes. Paris, 1763, in-12, couronnée par la Société hollandaise de Harlem.

Recherches sur la manière d'agir de la saignée, et sur les effets qu'elle produit relativement à la partie où on la fait. Paris, 1762, in-12.

De Sectione cæsarea. Diss. Paris, 1764, in-4. — Dissert. inaugur.

Sur la manière d'ouvrir et de traiter les abcès dans toutes les parties du corps. 1764; couronné par l'Acad. royale de chirurgie; inséré parmi les prix de cette société.

Dissertation sur le mécanisme et les usages de la respiration. Paris, 1766; couronnée par l'Acad. des sciences, belles-lettres et arts de Rouen.

Dissertation sur la cause de la pe- santeur, et de l'uniformité qu'elle nous présente. Paris, 1767, in-8.

Mémoire sur les contre-coups. Mém. couronné par l'Acad. royale de chirurgie, inséré parmi les prix de cette société.

Dissertation sur la figure de la terre, avec une lettre de La Condamine, et la réplique à cette lettre. Paris, 1771, in-8.

Traité de la nutrition et de l'accroissement, précédé d'une Dissertation sur l'usage des eaux de l'amnios. Paris, 1771, in-8.

Dissertation sur les effets du mouvement et du repos dans les maladies chirurgicales. Paris, 1779, in-12.

Observations sur une maladie des os connue sous le nom de nécrose. Paris, 1782, in-8.

DAVIDSON (Wolf), né à Berlin en 1772, pratiqua l'art de guérir dans sa ville natale, et y mourut le 19 août 1800.

Ueber den Schlaf; eine medicinisch-psychologische Abhandlung. Sur le sommeil; Traité médico-psychologique. Berlin, 1795, in-8.

Schreiben an den Herrn bibliothekar Biester Ueber des herrn. D. Pezold Versuche mit dem thierischen Magnetismus. Lettre à M. le bibliothécaire

Biester sur les Essais du D. Pezold sur le magnétisme animal. Berlin, 1798, in-8.

Ueber den Einfluss der ietzigen Kleidertracht unserer Damen auf die Gesundheit des Körpers. Sur l'influence de la mode actuelle adoptée par nos dames sur la santé. Berlin, 1798, in-8.

Briefe über Berlin. 1ste Samml. Lettres sur Berlin : 1er recueil. Landau (Berlin), 1798, in-8.

Davidson a encore publié plusieurs traductions de l'anglais et du latin, et divers articles de journaux.

(Meusel, *Lexicon der verstorb. Teutsch. Schriftsteller.*)

DAVIEL (JACQUES), dont le nom est attaché à l'histoire d'une des opérations les plus délicates de la chirurgie, était né au bourg de La Barre, diocèse d'Evreux, le 11 août 1696. Quoique son père exerçât l'art de guérir, ce fut sous un oncle nommé Salon, chirurgien à Rouen, qu'il commença ses études. Il vint les continuer à Paris, où il suivit particulièrement la pratique de Boudon à l'Hôtel-Dieu. Il fut de ceux qui s'offrirent les premiers pour aller à Marseille affronter les dangers de la peste. Il s'y distingua par son courage et ses lumières, et reçut divers témoignages honorables de reconnaissance, comme d'être agrégé au corps des maîtres-chirurgiens. Il devint chirurgien-major d'une galère, place qui lui valut une pension, et la faveur, à laquelle il attachait bien plus de prix, de pouvoir disposer des cadavres des sujets morts dans les hôpitaux de Marseille. Il en profita pour faire des recherches, et s'exercer aux opérations, et il ouvrit des cours publics d'anatomie et de chirurgie, qu'il continua pendant vingt années. La célébrité qu'il avait acquise dans le traitement des yeux, le fit appeler en Portugal et en Italie. Il vint s'établir à Paris en 1746, pratiqua pour la première fois l'année suivante l'opération de la cataracte par extraction, et fut nommé quelque temps après (le 1er janvier 1749) chirurgien-oculiste du roi. Depuis lors il se vit appelé de toutes parts, et visita presque toutes les cours de l'Europe. Un fait d'après lequel on peut juger l'étendue et les succès de sa pratique, c'est que, dans le mois de novembre 1752, il pratiqua deux cent six fois l'extraction de la cataracte, et que cent quatre-vingt-deux de ses opérations réussirent. Affecté d'une paralysie de la langue, pour laquelle il avait fait vainement usage des eaux de Bourbon, Daviel alla à Genève se confier aux soins de Tronchin ; mais ils furent inutiles, et il succomba aux progrès de sa maladie le 30 septembre 1762.

Quoique Daviel ne soit point le premier qui ait eu l'idée de la possibilité d'extraire le cristallin pour guérir la cataracte, on peut cependant, à bon droit, lui faire honneur de l'emploi de cette opération. La pratique ne lui laissa pas le temps de s'occuper des travaux du cabinet; aussi n'a-t-il publié que les opuscules suivans :

Lettre de M. Daviel, conseiller, chirurgien ordinaire du roi, en survivance et par quartier, à M. de Joyeuse. Mercure de France de septembre 1748, tirée à part, 24 pp.

Réponse de M. Daviel à la lettre critique de M. Roussilles, imprimée dans le Journal de Verdun, du mois de février, 1749. Dans le Mercure de France, de juillet 1749; tirée à part, 22 pp. — Plus, un Avis au public. Daviel annonce qu'il est fixé pour toujours à Paris, et donne son adresse.

Lettre à l'auteur du Journal, par Daviel. Recueil périodique d'observations de médecine et de chirurgie. Février 1756; tirée à part, 8 pp.

On trouva dans les papiers de Daviel un Traité complet des maladies des yeux, auquel il n'avait pas eu le temps de mettre la dernière main, mais qui, au jugement de Morand, aurait mérité de voir le jour.

Daviel eut un fils qui exerça comme lui la profession de chirurgien oculiste, et dont on trouve dans les journaux quelques lettres relatives à l'opération de la cataracte.

DAWKES (Thomas), chirurgien à Huntington.

The midwife rightly instructed; or the way which women schould take to acquire the true knowledge, of the art of midwifery; c'est-à-dire, Guide des sages-femmes, ou marche que les femmes doivent suivre pour bien apprendre l'art des accouchemens. Londres, 1736, in-8.

Account of the gigantic boy at Willingham near Cambridge; c'est-à-dire, Remarques sur l'enfant extraordinaire de Willingham près Cambridge. Dans les *Transactions philosophiques,* tom. XLIII, p. 249, année 1745.

Prodigium Willinghamense, or memoirs of the life of a boy, who, before he was three years old, was 3 feet 8 inches high, and had the marks of puberty; c'est-à-dire, Prodige de Willingham, ou Histoire d'un enfant qui, avant d'avoir atteint sa troisième année, avait trois pieds huit pouces de haut, et tous les attributs de la puberté. Londres, 1747, in-8. — C'est l'enfant dont il est question dans l'article précédent.

DAWSON (Thomas), médecin de l'hôpital Middlesex, à Londres; mort en 1782.

Cases in the acute rheumatism and the gout; with cursory remarks, and the method of treatment; c'est-à-dire, Observations sur le rhumatisme et la goutte, suivies de quelques remarques sur ces maladies et la manière de les traiter. Londres, 1774, in-8; *ibid.,* 1776, in-8. — L'auteur rapporte un grand nombre d'observations qui prouvent les bons effets de la teinture volatile de gaïac dans les rhumatismes et la goutte; il donne cette teinture à la dose d'une demi-once chaque fois.

An account of a safe and an efficacions medicine in sore eyes and eyelids; c'est-à-dire, Essai sur un moyen sûr et efficace pour guérir les maladies des yeux et des paupières. Londres, 1782, in-8. — Ce moyen consiste dans l'usage d'une pommade composée d'une solution de mercure dans l'acide nitrique, de beurre, d'huile et de camphre. L'auteur conseille de détruire auparavant l'inflammation au moyen des sangsues.

(Rob. Watt. — *Comment. de reb. in med. gestis.*)

DAWSON (Ambroise), membre du Collége des médecins de Londres.

Oratio Harveiana, habita, 1744. Londres, 1745.

Observations on human calculi; shew in them to be of very different kind, c'est-à-dire, Observations sur les calculs humains, dans lesquelles on démontre qu'ils sont de nature diverse (*Medical transactions,* etc.), t, 2, p. 105, année 1759.

Of a very long suppression of urine, c'est-à-dire, Sur une longue suppression d'urine. *Philos. transac.,* t. 41, p. 215, année 1759; *Abridg,* t. 11, p. 376. — Pendant cette suppression d'urine, qui dura plusieurs années, il y eut de fréquens vomissemens urineux; quoique ceux-ci survinssent ordinairement après le repas, aucune substance alimentaire n'était rejetée.

Thought on the hydrocephalus internus, c'est-à-dire, Remarques sur l'hydrocéphale interne. Londres, 1778, in-8.

Observations on hydatides in the head of cattle, c'est-à-dire, Observations sur les hydatides qui se trouvent dans le cerveau du mouton. Londres, 1778, in-8.

(Rob. Watt.)

DAZA ou **DAÇA-CHACON** (Denis). A la même époque où Ambroise Paré relevait la chirurgie en France, l'Espagne possédait un homme recommandable par l'étendue de ses connaissances et de son expérience. Né à Valladolid vers 1510 ou 1512, Daça-Chacon jouissait déjà de quelque réputation, lorsqu'en 1543, il sortit d'Espagne pour aller en Flandre en qualité de principal chirurgien d'une division de trois cents anglais. Il se trouva aux siéges de Laudrecy et de Saint-Dizier, et traversa la France pour regagner l'Espagne en 1545. En 1548, il fut chirurgien de Maximilien, empereur depuis sous le nom de Maximilien II, qui le nomma, en 1557, chirurgien de l'hôpital de Valladolid, en remplacement de Herrera, décédé. Les administrateurs de l'hôpital réclamèrent contre ce choix, et le firent révoquer. Maximilien fit annoncer dans tout le royaume la vacance de la place de chirurgien-principal de l'hôpital de Valladolid, et un concours ouvert pour tous les aspirans qui voudraient la disputer. Quinze concurrens se présentèrent;

mais informés que Daça devait concourir, douze se désistèrent. Outre des leçons publiques et des argumentations, les candidats eurent à subir un autre genre d'épreuves. Le service des malades fut partagé entre eux. Chacun traita les siens à sa manière, et dut rendre compte, devant les juges et le public, des motifs et des particularités de sa méthode de traitement. Daça, sorti vainqueur de toutes ces épreuves, fut mis en possession d'une place à laquelle il dut attacher infiniment plus de prix que s'il ne l'avait due qu'à la faveur.

« En tirant de l'oubli cette anecdote, dit Peyrilhe, à qui nous empruntons cette notice, je goûte la satisfaction de penser qu'un jour peut-être elle pourra devenir utile, en inspirant aux administrateurs des hôpitaux la crainte salutaire de se tromper dans le choix qu'ils osent faire d'un chirurgien-principal de ces maisons de charité. Le désir frivole d'obliger son protégé, ou celui de l'homme qui nous protège ou qui nous sert, peut-il balancer un moment le malheur irréparable d'avoir fait, non pas même un mauvais choix, mais de n'avoir pas fait le meilleur qu'on aurait pu faire. »

En 1573, Daça-Chacon accompagna Jean d'Autriche dans ses expéditions sur la Méditerranée, qui finirent par la bataille de Lepante. Il servit encore dans la guerre de Portugal, et obtint, vers la fin de 1574, la faveur jusqu'alors inconnue d'être nommé vétéran-chirurgien, c'est-à-dire de conserver ses appointemens sans remplir les fonctions de sa place.

Daça-Chacon rendit un service important aux chirurgiens de son pays peu versés dans la langue latine, en composant en langue vulgaire un ouvrage dans lequel les connaissances puisées dans la lecture des anciens sont combinées avec assez de talent à celles qu'il devait à sa propre et longue expérience ; en voici le titre :

Pratica y teorica de cirugia, en romance y en latin. Compuesta por el licenciado Dionisio Daça - Chacon, medico, y cirujano del rey Felipe II. Valladolid, 1605, in-fol. Madrid, 1626. Valence, 1650, in-ful. — L'ouvrage n'est point écrit, comme on pourrait le croire d'après ce titre, et comme l'ont dit plusieurs bibliographes, en espagnol et en latin, mais seulement les passages des anciens écrivains, dans cette dernière langue, sont rapportés dans une grande marge qu'ils remplissent d'une manière presque continue. Les tumeurs, les plaies et les ulcères font la matière de l'ouvrage. La doctrine est celle des bons écrivains grecs ou romains, particularité d'autant plus remarquable, qu'on s'attend à trouver un écrivain espagnol du milieu du quinzième siècle plus imbu de la lecture des Arabes que de celles des Grecs. Parmi les faits répandus dans ce volume, il s'en

trouve de fort intéressans, qui don- | t. 3, manuscrit appartenant à M. Du-
nent une idée avantageuse de la prati- | bois, dont nous avons le plaisir d'an-
que de Daça-Chacon. | noncer comme probable la prochaine
(Peyrilhe, *Hist. de la chirurgie*, | publication.)

DAZILLE (Jean-Barthélemy) fit ses études médicales à Paris,
et fut l'élève particulier d'Antoine Petit. Il entra, en 1755, au service de la marine, parcourut une grande partie des côtes de l'A-
mérique et des Indes orientales, se trouva, en 1759, au bombar-
dement de Québec, et passa près de trente années dans les colonies françaises d'Amérique, en qualité de médecin du gouvernement, inspecteur-général des hôpitaux, ou comme médecin
honoraire à Saint-Domingue. Il revint en France vers 1784, et
mourut à Paris au mois de juin 1812, à l'âge de près de quatre-
vingts ans. Dazille introduisit dans le régime des hôpitaux des colonies d'importantes améliorations. Les ouvrages de ce médecin
tiennent un rang distingué parmi ceux qui ont le mieux fait connaître les maladies des pays chauds, et surtout celles des nègres,
les règles d'hygiène les plus propres à les prévenir, et la thérapeutique particulière qu'elles réclament.

Observations sur les maladies des Nègres. Paris, 1776, in-8; *ibid.*, 1792, in-8, 2 vol. — Entre les particularités intéressantes que nous avons remarquées dans cet ouvrage, nous citerons un cas d'amputation de la cuisse faite à un Nègre par Dazille, sans ligature des artères, sans agaric, et sans autre compression que celle de l'appareil ordinaire de pansement.

Observations générales sur les maladies des climats chauds. Paris, 1785, in-8. — L'un des principaux objets de cet ouvrage, qui fut publié par ordre du gouvernement, est de faire connaître les eaux simples ou minérales des colonies, dont l'auteur avait été chargé de faire l'analyse.

Observations sur le tétanos, sur ses différences, ses causes, ses symptômes, avec le traitement de cette maladie et les moyens de la prévenir; précédées d'un Discours sur les moyens de perfectionner la médecine pratique sous la zone torride; suivies d'Observations sur la santé des femmes enceintes dans ces régions, leurs maladies aux différentes époques de la grossesse, l'accouchement et ses suites, la conservation des nouveau-nés jusqu'à l'adolescence; terminées par le rapprochement des vices et des abus des hôpitaux d'entre les tropiques, et les moyens d'y remédier. *Paris, 1788, in-8; ibid., 1792, in-8, formant le 2ᵉ vol. des* Observations sur les maladies des Nègres.

DEASE (Guillaume), chirurgien des hospices réunis Saint-Ni-
colas et Sainte-Catherine, à Dublin, et accoucheur distingué, est
auteur des ouvrages suivans :

Observations on the treatment of venereal wart; c'est-à-dire, Observations sur le traitement des végétations vénériennes. *Medical commentaries,* tom. IV, p. 435, 1776.

Observations on wounds of the head; with a particular inquiry into the parts principally affected in those who die in consequence of such injuries; c'est-à-dire, Observations sur les plaies de tête, avec des recherches spéciales sur les organes principalement affectés chez ceux qui succombent à de semblables blessures. Londres, 1776, in-8. — L'auteur prouve, par un assez grand nombre d'autopsies, que, dans les blessures de la tête, ce n'est pas la dure-mère qui est le plus souvent affectée, mais bien la pie-mère, et la surface du cerveau; il s'élève avec force contre l'usage du trépan.

Observations on the extirpation of a cancerous ulcer in the lower lip; c'est-à-dire, Observations sur l'extirpation d'un ulcère cancéreux de la lèvre inférieure. *Medical commentaries,* tom. V, p. 299, 1777.

An introduction to the theory and practice of surgery; c'est-à-dire, Introduction à la théorie et à la pratique de la chirurgie. Londres, 1780, in-8. — L'auteur a voulu donner un aperçu des progrès de l'art depuis Heister; mais il s'est trop borné à la chirurgie anglaise; il n'a tenu compte que des travaux des chirurgiens de son pays, et a négligé ceux des étrangers.

Observations on the different methods of treating the venereal diseases; c'est-à-dire, Observations sur les différentes méthodes de traiter les maladies vénériennes. Dublin, 1780, in-8.

*Observations on the different me-*thods made use as for the radical cure of the hydrocele, or watry rupture, and on other diseases of the testicle; to which is added a comparative view of the different methods of cutting for the stone; with some remarks on the medicines generally exhibited as solvents of the stone.* Observations sur les différentes méthodes pour la cure radicale de l'hydrocèle, et sur d'autres maladies du testicule, auxquelles on a ajouté un examen comparatif des diverses méthodes d'extraire les calculs, et des remarques sur les remèdes regardés généralement comme *dissolvans* de la pierre. Dublin, 1782, in-8, 149 p., 3 pl. — L'auteur, pour la cure de l'hydrocèle, combat l'emploi du séton, et préconise, comme plus sûr et moins douloureux, celui des caustiques, parmi lesquels il choisit de préférence le nitrate d'argent : dans les cas d'hydrocèle du cordon, il préfère la ponction. Il rapporte l'observation curieuse d'une tumeur fongueuse de la tunique albuginée, qui avait le volume du poing, et au centre de laquelle il trouva le testicule parfaitement sain.

Observations on midwifery, particularly on the different methods of assisting women in tedious and difficult labour; to wich are added observations on the principal disorders of women and children; c'est-à-dire, Observations sur les accouchemens, principalement sur les différentes méthodes d'assister les femmes dans les accouchemens longs et difficiles; avec des observations sur les maladies principales des femmes et des enfans. Dublin, 1786, in-8, 212 pp. — On trouve dans cet ouvrage un aperçu sur les progrès de l'art obstétrique, depuis Hippocrate jusqu'à l'époque à laquelle il parut. L'auteur rejette, comme inutiles et cruelles, l'opération césarienne et la symphyséotomie.

DECKER (Frédéric), professeur à l'Université de Leyde vers le milieu du dix-septième siècle, qui pratiqua avec succès la médecine et la chirurgie, et dont les ouvrages présentent quelque intérêt sous le rapport-pratique :

Exercitationes practicæ circa medendi methodum, observationibus illustratæ. Leyde, 1673, in-8; *ibid.*, 1694, in-4. Naples, 1726, in-4, avec des remarques par A. de Martino. — L'auteur suit dans cet ouvrage un plan singulier. Il décrit les maladies, et expose les observations particulières d'après la classification des médicamens qui sont propres à les combattre, et qui sont d'abord décrits avec les formules pharmaceutiques. Decker dit avoir employé avec succès des injections dans le traitement de l'angine. Il fait un emploi fréquent du cautère actuel. L'arthritis et des douleurs rebelles ont cédé à ce moyen. La cécité a été guérie par l'application du feu sur le vertex : extirpation de la plus grande partie de la mâchoire inférieure cariée : ponction de la trachée-artère, avec un trois-quart garni d'une canule, pour remplacer l'incision, qui produit des hémorrhagies.

Decker a publié le *Tractatus de peste*, et le *Praxis medica*, de Barbette, avec des notes et des observations.

(Haller, *Biblioth. médic. et chirur.* — Sprengel.)

DEGENER (Jean-Hartmann), né à Schweinfurt le 19 juillet 1687, fit ses premières études dans le gymnase de sa ville natale. Il se rendit à Halle en 1706, et y étudia le droit pendant trois années, pour se conformer aux volontés de son père, qui était un jurisconsulte distingué, et qui voulait avoir en lui un successeur. La mort de ce dernier le laissa libre de suivre ses goûts, et il travailla dès-lors à acquérir le titre de médecin, qu'il reçut à Utrecht en 1717. Il s'établit d'abord à Eberfeld, et une année après, à Nimègue, où les succès de sa pratique ne tardèrent pas à lui procurer une nombreuse clientelle, et la charge de médecin pensionné, et où son mérite lui valut la place de bourgmestre. Il mourut le 6 novembre 1756. Degener était membre de l'Académie des curieux de la nature. On peut lire d'autres détails sur sa vie dans les *Commentaires de Leipsick*. Voici les titres de ses ouvrages :

Diss. de notabili quodam casu febris petechialis cum cholerico-causodeo complicatæ. Utrecht, 1717, in-4.

Diss. de Turfis, sistens historiam naturalem cespitum combustibilium, qui in multis Europæ regionibus, et præcipuè in Hollandiâ, reperiuntur, ac ligni loco usurpatur. Utrecht, 1729, in-4.

*Historia medica de dysenteriâ bi-

lioso-contagiosa quæ 1736 Neomagi et in vicinis ei pagis epidemicè grassata fuit, in quá simul corticis simarubæ et radicis salæ effectus exploratur. Utrecht, 1738, in-8. Inséré dans le tome V des *Acta acad. nat. curios.* Nuremberg, 1740, in-4. Louvain, 1750, in-8. *Editio novissima ab auctore ipso revisa et aucta.* Utrecht, 1754, in-8. — C'est une des meilleures mono-graphies que l'on possède sur ce sujet.

Précis sur les eaux minérales de Ubbergen (en hollandais). Nimègue, 1745, in-8.

Degener a fourni un bon nombre d'observations aux *Actes des Cur. de la nature,* et aux *Actes de méd. de Breslau.*

(Adelung. — *Comment. de reb. in med. gest.*)

DEHNE (Jean-Chrétien-Conrad), né à Celle, exerça l'art de guérir à Schœningen, et fut médecin pensionné de cette ville et du bailliage. Il y mourut au mois de juillet 1791. Dehne était membre de l'Académie électorale de Mayence. Il passait pour fort habile en chimie, et il a publié dans divers journaux une foule de mémoires sur cette science. On lui doit les deux ouvrages de médecine suivans, où la chimie tient encore beaucoup de place :

Versuch einer wollständigen Abhandlung über die scharfe Tinctur des Spiesglaskönigs und ihre grosse Heilkräfte; nebst der Art, an andern Metallen ähnliche Tincturen zu bereiten. Essai d'un traité complet sur la teinture âcre de régule d'antimoine, et sur ses grandes propriétés médicamenteuses, avec la manière de préparer de semblables teintures avec d'autres métaux. Helmstadt, 1779, in-8; *ibid.,* 1784, in-8, 376 pp. — La partie médicale de ce traité occupe un peu moins du tiers du volume. Dehne attribue bien légèrement des vertus presque merveilleuses aux remèdes dont il fait l'histoire.

Versuch einer vollständigen Abhandlung von dem Maywurme, und dessem Anwendung in der Wuth und Wasserscheu. Nebst Bemerkungen über die Natur dieser Krankheit, ihrer Ansteckenden Eigenschaft und Behandlung. Essai d'un traité complet sur le ver de mai (*meloë proscarabæus,* Linn.), et son usage contre la rage et contre l'hydrophobie, avec des remarques sur la nature de cette maladie, le principe de la contagion, et sur son traitement. Leipsick, 1788, in-8; 2 part., ensemble de 942 pp., sans la préf. et l'introd. — Dehne regarde son remède comme un spécifique si assuré, qu'il proscrit la cautérisation des plaies envenimées, comme inutile et dangereuse. Ses preuves sont tirées de cinq observations qui lui sont propres.

(*Comment. de rebus in med. gest.* — Ancien *Journal de méd.,* tom. 81.)

DEIDIER (Antoine), fils d'un chirurgien de Montpellier, étudia la médecine dans cette ville, et y reçut le degré de docteur en 1691. Il gagna au concours, en 1696, la chaire de chimie, et en prit possession en 1697. Il fut choisi pour aller porter des secours à Marseille durant la peste de 1720. Le roi récompensa le zèle qu'il déploya dans cette honorable mission, en lui conférant le cordon de l'ordre de Saint-Michel, et le titre de son médecin. La Société royale de Londres le compta au nombre de ses membres. Il quitta, en 1732, la chaire qu'il occupait avec honneur depuis trente-cinq ans, pour aller remplir à Marseille la place de médecin des galères. Il mourut dans cette ville le 30 avril 1746. Deidier fut un praticien très – répandu. Il était gendre du célèbre anatomiste Vieussens. « Ce professeur avait de l'esprit, du savoir, dit Astruc ; mais, pour ne rien dissimuler, il parait qu'il courait après la nouveauté beaucoup plus qu'après la vérité. » Cependant tout n'est pas à dédaigner dans ses ouvrages, dont voici les titres :

Quæstio medica de motu musculari. Montpellier, 1699, in-4 ; réimprimée dans la Collection anat. de Haller.

Diss. acad. de humoribus. Montpellier, 1708, in-8.

Physiologia tribus dissertationibus comprehensa. Montpellier, 1708, in-8.

Diss. de morbis internis capitis et thoracis. Montpellier, 1710, in-8 ; ibid., 1723, in-8.

Diss. de tumoribus. Montpellier, 1711, in-8 ; *ibid.*, 1714, in-8. Trad. franc., par Devaux. Paris, 1725, in-12 ; *ibid.*, 1732, in-8 ; *ibid.*, 1738, in-12.

Explic..... materiale sensationum. Montpellier, 1715, in-8.

Chimie raisonnée, où l'on tâche de découvrir la nature et la manière d'agir des remèdes chimiques les plus en usage en médecine et en chirurgie. Lyon, 1715, in-12.

Institutiones medicinæ theoreticæ physiologiam et pathologiam complectentes. Montpellier, 1716, in-12. Paris, 1731, in-12. Naples, 1748, in-8. En français. Paris, 1735, in-12.

Ergo non dantur spiritus animales. Montpellier, 1718, in-4.

Temperamenta integrantibus corporis humani partibus unicè debentur. Montpellier, 1726, in-4.

Lettre sur la maladie de Marseille. Montpellier, 1721, in-4. — Expériences sur la bile et les cadavres des pestiférés. *Journal des savans*, 1722. *Transactions philosophiques*, n° 370. — Expériences sur la bile et les cadavres des pestiférés, faites par Ant. Deidier, accompagnées des Lettres de M. Montresse et de J.-J. Scheuchzer. Zurich. 1722, in-8. — *Diss. qua peculiaris de contagio pestilenti opinio adstruitur, etc.* Discours prononcé à l'ouverture des écoles de médecine de Montpellier le 22 octobre 1725, en latin et en français. —Ces divers traités relatifs à la peste se trouvent dans le tome III des *Consultations* indiquées plus bas. Deidier ne nie point la contagion de la peste, comme le prétend l'auteur de l'article consacré à ce médecin dans la *Biographie médicale ;* mais il croit qu'elle ne peut avoir lieu que par un contact immédiat et prolongé, soit avec les malades, soit avec des vêtemens imprégnés de leur sueur. L'auteur ayant injecté de la bile prise dans des cadavres de pestiférés, dans les veines de plusieurs chiens, vit tous ces animaux périr en quatre ou cinq jours, avec tous les accidens des affections charbonneuses, des bubons et des anthrax.

Ergo rabiei caninæ balneum. Montpellier, 1722, in-4.

Diss. de morbis venereis, accedit diss. de tumoribus. Montpellier, 1723, in-8. Londres, 1724, in-8. Traduct. franç., par J. Devaux. Paris, 1735, in-12; 1750, in-12. — Deidier attribue à des animalcules l'origine de la vérole, et la propriété qu'a cette maladie de se transmettre d'un sujet à un autre.

Diss. de arthritide, an arthritidi curandæ quærendum lithontripticum. Montpellier, 1724, in-8.

Abrégé complet d'ostéologie. Avignon, 1737, in-12; *ibid.*, 1759, in-12.

Matière médicale, où l'on traite des médicamens simples, ensuite des médicamens composés artificiels. Paris, 1738, in-12.

Anatomie raisonnée du corps humain, où l'on trouve la manière de disséquer, et où l'on explique les fonctions de l'économie animale. Paris, 1742, in-8.

Consultations et observations médicinales. Paris, 1754, in-12, 3 vol. — C'est ce dernier ouvrage qui conserve encore quelque intérêt.

DEIMAN (JEAN-RODOLPHE), médecin hollandais, naquit à Hagen, en Ost-Frise, le 29 août 1743. Il fit ses études à l'Université de Halle, où il reçut le bonnet de docteur en 1770. Pendant quarante ans Deiman exerça la médecine à Amsterdam avec le plus grand succès, et acquit en même temps la plus haute réputation comme chimiste. Il fut l'un des fondateurs, et l'un des membres les plus distingués de l'association savante, connue sous le nom de *Chimistes hollandais :* on lui doit la découverte du *gaz oléfiant.* Cette société a fait, en outre, des recherches précieuses sur l'action du mercure dans la végétation, sur le gaz hydrogène carboné, sur l'acide nitreux et ses combinaisons avec les alcalis. Deiman était médecin du roi de Hollande, chevalier de l'ordre de l'Union, et membre d'un grand nombre de sociétés savantes. Il est mort à Amsterdam le 15 janvier 1808. La plupart des écrits de Deiman ont été publiés en hollandais, et par cette raison sont peu répandus en France.

De indicatione vitali generatim. Halle, 1770, in-4. — C'est la dissertation inaugurale de l'auteur.

Mémoire sur cette question: Déterminer l'usage et l'abus des cantharides en général, et particulièrement dans la fièvre putride-maligne (en hollandais). Amsterdam, 1776, avec plusieurs autres Mémoires de divers auteurs. — Ce travail de Deiman avait été couronné, en 1775, par la Société d'Amsterdam, ayant pour devise, *Servandis civibus.*

Mémoire sur cette question : Déterminer quels sont les avantages et les dangers du quinquina administré dans le traitement des différentes espèces de fièvres rémittentes. — Ce Mémoire, composé par Deiman et le docteur Mitchel, lui valut une médaille d'or décernée par la Société royale de médecine de Paris, en 1783.

Des bons effets de l'électricité dans différentes maladies (en hollandais). Amsterdam, 1793, in-8. — Cet ouvrage, fort estimé, peut être considéré comme le recueil le plus complet de toutes les recherches et de toutes les observations qui constatent les propriétés médicinales de l'électricité. (Sprengel.)

Traité sur les plaies métalliques (en hollandais). Amsterdam..... in-18.

Observations sur l'hygiène et l'éducation physique (en hollandais). Amsterdam..... in-8.

Traité sur l'esprit de la philosophie critique (en hollandais). Amsterdam, 1805, in-8. — Dans cet ouvrage de Deiman, la doctrine de Kant est approfondie et commentée avec autant de clarté que de talent.

Les expériences nombreuses de Deiman sur la chimie ont été réunies et publiées par la société des chimistes hollandais. Ce recueil fut traduit en français sous ce titre :

Essais physico-chimiques?? in-8, 3 vol.

Deiman a encore inséré des Mémoires nombreux dans diverses collections académiques de la Hollande ; nous citerons entre autres les suivans : *Sur la mort naturelle.— Sur l'influence du climat. — Sur la prééminence de l'hiver sur l'été, sous divers rapports.— Sur les services rendus aux sciences par Lavoisier; etc., etc.*

(Jérôme de Bosch, *Éloge de Deiman*, in-8, 64 pp. — *Biograp. univ. — Biogr. des contemporains.*)

DEISCH (Jean-André), né à Augsbourg en 1713, fit ses études à Strasbourg, notamment sous Fried, l'ancien, professeur d'accouchement, reçut le bonnet doctoral en 1741, revint dans sa ville natale, y fut nommé médecin-physicien, puis examinateur des chirurgiens, et se livra d'une manière particulière à la pratique de l'art des accouchemens. Les travaux de ce médecin nous intéressent moins par leur importance que parce qu'ils caractérisent l'état de l'art à son époque, dans une grande partie de l'Allemagne. L'historien de l'art des accouchemens, Osiander, s'exprime d'une manière assez juste quoique un peu passionnée sur cette époque et ce médecin. Les écrits qui parurent alors, dit-il (vers 1740), outre qu'ils témoignent du peu de connaissance de la plupart des accoucheurs allemands, prouvent que, dans les cas difficiles, l'art d'accoucher présentait encore des traces de la barbarie des siècles précédens.

Deisch se fit remarquer entre tous par l'horrible cruauté de sa pratique, et par ses efforts pour mettre en honneur l'emploi des crochets tranchans et aigus, du perce-crâne, du couteau à démembrement. Dans la dissertation qu'il écrivit en 1741 sur l'utilité des instrumens dans l'accouchement, il a surtout en vue le perce-membranes de Fried, le perce-crâne, la cuiller à vider le cerveau, les tenailles incisives, les ciseaux. Sa pratique prouva bientôt que tout son art consistait dans le grossier emploi de ces divers instrumens.

Il fit la perforation du crâne sur son propre enfant, qui très-probablement vivait encore; plus d'une fois il arracha avec le crochet aigu des enfans qui expirèrent sous ses yeux au milieu des cris et des convulsions. Chez quatre femmes, ses manœuvres déterminèrent la chute du rectum; à la vérité il n'en fit point faire la résection par une sage-femme, comme il est arrivé (dit Osiander) à un accoucheur de notre temps, mais après en avoir fait la réduction avec violence, il abandonna ces malheureuses à leur sort. Le décollement, la perforation du crâne, la mutilation, le morcellement du fœtus étaient sans cesse à l'ordre du jour. Sur cinquante-neuf cas, de sa pratique, qu'il rapporte, il employa vingt-neuf fois le couteau et le crochet; les vingt-neuf enfans et dix mères périrent dans cette boucherie; et quant aux cinquante-neuf accouchemens en général, vingt mères et quarante-un enfans y perdirent la vie. Deisch finit par être surnommé à Augsbourg, l'*accoucheur au couteau et au crochet*, et son livre fut le *Manuel du boucher*. Les plaintes du public suscitèrent plusieurs fois contre lui les poursuites du magistrat; la Faculté de Helmstadt déclara qu'il n'était point innocent de toute faute d'*omission* ou de *commission*, et il finit par lui être interdit de pratiquer ces graves opérations qu'il semblait affectionner, sans l'assistance et le consentement d'un autre médecin. Les titres des ouvrages de Deisch sont les suivans :

Dissertatio de necessariâ in partu præter naturali instrumentorum applicatione. Strasbourg, 1741, in-4.

Kurze und in der Erfahrung gegrundete Abhandlung dass Weder die Wendung, noch englische Zange in allen Gebartsfallen vor Mutter und Kind Sicher, gebrauchet noch dadurch die Scharfe Instrumenten ganzlich vermeidet werden Konnen. Traité concis et fondé sur l'expérience, dans lequel il est démontré que ni la version, ni le forceps anglais, ne peuvent être employés dans tous les accouchemens avec sûreté pour la mère et pour l'enfant, et que ces moyens ne dispensent pas entièrement des instrumens tranchans, etc. (en allemand). Augsbourg, 1754, in-8, fig.; *ibid.*, 1766, in-8, fig. — Cette seconde édition contient beaucoup d'additions. L'auteur rapporte de nombreux exemples où la mutilation du fœtus a été, suivant lui, l'unique moyen de sauver la vie à la mère. Il a vu les intestins sortir par le vagin; il a observé la rupture de la matrice; il a vu la mort à la suite d'une rétention d'urine et de rupture de la vessie. Il donne quelques exemples de hernies crurales formées par le colon et l'appendice cœcale.

Dissertatio de usu cultrorum atque uncinorum scindentium eximio in partu præternaturali, nec versione fœtus, nec applicatione forcipis anglicanæ, vel Levreti terminando, sectionisque cesareæ, matre adhuc vivente, instituendæ securitate atque utilitate. Schwabach, 1759, in-4.

Deisch a traduit en allemand l'*Anatomie de Verdier*.

(Haller, *Bibl. chirurg.* — Meusel. — Osiander.)

DELAROCHE (Daniel), né à Genève en 1743, fit ses premières études et ses humanités dans sa ville natale. En 1763, il en partit avec son ami Vieusseux, pour aller étudier la médecine dans l'université de Leyde, célèbre alors par les grands maîtres qu'elle possédait, Albinus, Gaubius, Sandifort, etc. Il y prit le grade de docteur en 1766, et alla perfectionner son éducation médicale à l'école de Cullen, à Edimbourg. Il était de retour à Genève en 1771, et il y pratiqua la médecine pendant dix années. Au bout de ce temps il vint à Paris comme médecin des gardes suisses. La révolution l'obligea, en 1792, à se retirer à Lausanne. Il en revint plus tard; il fut médecin de la maison de santé fondée par madame Necker, et mourut du typhus contagieux qui régna dans cet hospice, en 1813.

Deux des ouvrages de Delaroche, sur le système nerveux et la fièvre puerpérale, lui assignent un rang distingué parmi les physiologistes et les médecins praticiens; les autres prouvent l'étendue et la variété de ses connaissances. En voici l'indication:

Diss. sistens descriptionem plantarum aliquot novarum. Leyde, 1766, in-4.

Pharmacop. genevensis. Genève, 1780, in-8. — Avec Dunant et Odier.

Recherches sur la nature et le traitement de la fièvre puerpérale. Paris, 1783, in-12.

Analyse des fonctions du système nerveux, pour servir d'introduction à un examen pratique des maux de nerfs. Genève, 1778, in-8, 2 vol. — « Nous tâcherons, dit l'auteur, de rassembler ici tout ce que l'observation a enseigné de plus essentiel, relativement à la physiologie des nerfs, et d'en faire un corps systématique bien lié dans toutes ses parties, où nous déduirons des conséquences générales des faits particuliers. En rassemblant ces faits, nous chercherons à faire connaître les lois du système nerveux, et à montrer ce qui se passe dans ce système plutôt que la manière dont cela se passe; tâchant autant qu'il sera possible d'éviter toute hypothèse. » Dans le cours de son ouvrage, l'auteur reste assez généralement fidèle à cette excellente méthode; mais dans ses derniers chapitres, il se persuade, comme tant d'autres, qu'il est utile de faire des hypothèses, et il disserte sur le fluide nerveux. Au rôle que Delaroche fait jouer au système nerveux dans l'économie animale, aux idées que cet auteur se plaît à développer, sur l'excitement et l'affaissement du cerveau, il est aisé de reconnaître un médecin formé à l'école de Cullen.

Encyclopédie méthodique — chirurgie, par Delaroche et Petit-Radel. Paris, 1790-92, in-4, 2 vol. atlas. — Tout n'est point mauvais, comme on l'a dit, dans ce dictionnaire, car il s'en faut de plus de moitié que Petit-Radel ait tout fait. Sam. Cooper a tiré grand parti des articles de Delaroche, et ses traducteurs se sont donné plus d'une fois inutilement la peine de remettre en français ce qui y était déjà.

Avis aux pères et mères sur l'inoculation de la petite vérole. Paris, an VIII, in-8, 48 pp.

Delaroche a traduit de l'anglais les *Recherches de Haygarth sur les moyens de prévenir la petite-vérole.* — De l'allemand, l'*Essai sur le galvanisme* (Paris, an X, 136 pp., 2 pl.), de Grapengiesser, inséré dans le t. 8 de la *Bibliothèque germanique médico-chirurgicale.* Delaroche était, avec Brewer, le rédacteur de cet excellent journal. On trouve de lui quelques observations dans l'ancien *Journal de médecine.*

(*Biblioth. britann.* — Ouvrages de Delaroche.)

DELAROCHE (Fʀᴀɴçois-E.), fils du précédent, s'était fait connaître comme habile physiologiste-expérimentateur, et comme naturaliste fort instruit, quand il fut enlevé, à la fleur de l'âge, par la même épidémie de typhus à laquelle son père avait succombé. Il avait publié :

Expériences sur les effets qu'une forte chaleur produit dans l'économie animale. Thèses de la Faculté de méd. de Paris. 1806, n. 11, in-4. 91 pp.

Eryngiorum nec non generis novi alepideæ historia. Paris, Deterville, 1808, in-fol., 70 pp., 32 pl.

Observations sur des poissons recueillis dans un voyage aux îles Baléares et Pythiuses dans les *Annales du Muséum d'histoire naturelle, etc.* 1809, t. 13, p. 98-122 et 313-361, fig.

Observations sur la vessie aérienne des poissons. Ibid, 1809, t. 14, p. 184-217 et 245-289.

Mémoire sur l'influence que la température de l'air exerce dans les phénomènes chimiques de la respiration, lu à l'Institut le 11 mai 1812. Paris, 1813, in-4., 12 pp.

DELARUELLE ou **DURUEL** (Jᴇᴀɴ), plus connu sous le nom de *Ruellius*, était de Soissons. Il s'appliqua, dès sa jeunesse, à l'étude des langues grecque et latine, et les apprit, selon Sainte-Marthe, presque sans l'aide d'aucun maître. Il fut reçu docteur à la Faculté de médecine de Paris en 1502, et parvint au décanat dès 1508. Après la mort de sa femme, il entra dans l'état ecclésiastique et devint chanoine de la cathédrale. Il mourut d'apoplexie au mois de septembre 1537, âgé de 63 ans. Duruel tient un rang distingué parmi ces laborieux érudits du seizième siècle qui rendirent de si grands services aux sciences modernes en mettant à la portée de tous les esprits les monumens des sciences de la Grèce et de Rome. Haller a caractérisé en quelques mots le mérite de Duruel : « *Vir græcè et latinè doctus,* dit-il, *eximius interpres, cùjus versionem Dioscoridis suo loco laudavimus, neque ipsarum plantarum ignarus, quarum vulgatiores species dixit, et nonnullis* *nomen suum imposuit, nondum obsoletum. Major tamen et cura fuit librorum, et ex antiquis elegantissime collegit quæ de quaque stirpe reliquissent, Arabum, quos Mauros vocat, etsi nomina tacet, tamen opera legit, et iis utitur, quoties proprii quid habent. »*

Outre les traductions de Dioscoride, des auteurs grecs de médecine vétérinaire et d'agriculture, et des notes critiques sur Celse, Pline, Euclides, etc., on doit à Duruel l'ouvrage suivant :

De naturá et historiá stirpium, libri III. Paris, 1536, in-fol.; Bâle, 1537, in-fol.; Venise, 1538, in-8; Bâle, 1543, in-fol.; *ibid.*, 1573, in-fol.

(Hazon. — Haller, *Bibl. botan.*)

DELEURYE (François-Auguste), né en 1737, était conseiller de l'Académie royale de chirurgie, professeur-démonstrateur des accouchemens aux écoles royales de chirurgie : il a publié les ouvrages suivans :

Traité des accouchemens, en faveur des élèves. Paris, 1770, in-8, 430 pp.; *ibid.*, 1777, in-8, 556 pp. — Cet ouvrage fut pendant long-temps un livre classique.

La mère, selon l'ordre de la nature. Paris, 1772, in-12, 333 pp.

Discours sur l'art des accouchemens, prononcé aux écoles de chirurgie. Paris, 1776, in-8, 32 pp.

Observations sur l'opération césarienne à la ligne blanche, et sur l'usage du forceps, la tête arrêtée au détroit supérieur. Paris, 1779, in-8, 105 pp. — Deleurye imita la conduite suivie d'abord par Guénin, en incisant la ligne blanche, d'après cette opinion que, dans les grossesses extra-utérines, la nature a coutume de diriger vers cette partie les abcès dont elle provoque la formation. Deleurye rejetait la suture, et n'employait que des emplâtres agglutinatifs. La femme Dufay, qu'il opéra de cette manière en 1777, guérit parfaitement, mais après avoir éprouvé les accidens les plus graves. Deleurye prouve par des observations nombreuses les avantages de l'application du forceps sur la tête retenue au-dessus du détroit supérieur. Dans un de ces cas, il a vu une tumeur du cuir chevelu qui avait pris un tel accroissement sous l'influence des douleurs prolongées de l'accouchement, qu'elle empêcha d'appliquer alors le forceps, parce qu'elle s'opposait à ce qu'on pût en rapprocher les branches après avoir saisi la tête. Comme l'enfant était mort, Deleurye incisa longitudinalement cette tumeur, et put ensuite effectuer facilement l'extraction. Ce travail mérite en tous points de fixer l'attention de quiconque s'occupe de l'opération césarienne.

DELIUS (Henri-Frédéric), né le 8 juillet 1720, à Wernigerode, en Saxe, fit ses humanités, et commença l'étude de la théologie dans sa ville natale. Il alla continuer à Altona, en 1738, et se livra, pendant les deux années qu'il passa dans cette Université, à la littérature, aux sciences et à la médecine. Il quitta cette école pour celle de Halle, où il passa aussi deux années. De Halle il se rendit à Berlin, et l'année suivante à Leipsick et à Helmstadt, qu'il ne fit que visiter. En 1743, il revint prendre, à Halle, le bonnet doctoral, et s'établit aussitôt à Wernigerode. Nommé, en 1747, médecin pensionné à Bayreuth, il obtint aussi, en 1749, une chaire à l'université d'Erlang, puis le titre de conseiller en 1750. Il était devenu, en 1742, membre de la société de Halle; il le devint depuis de la société de Gœttingen, et de celles de Montpellier et de Rouen. Membre de l'Académie des Curieux de la nature depuis 1747, il en fut proclamé président en 1788; et comme les attributs de cette place n'étaient pas purement scientifiques, Delius fut en conséquence créé noble de l'empire, conseiller, archiâtre impérial, comte palatin, etc. Il ne jouit que trois ans de ces dignités, et mourut le 22 octobre 1791. Delius passait pour un des médecins les plus savans de l'Allemagne; il fut certainement un des plus laborieux; mais ses œuvres ne consistent qu'en des opuscules académiques, parmi lesquels nous ne pouvons citer que ceux, en très-grand nombre, qu'il réunit dans le recueil suivant :

Adversaria argumenti physico-practici. Erlangen, 1778-90, in-4, 6 part. (*Comment. de reb. in med. gest. — Biogr. étrang.*)

DELPECH (JACQUES), chirurgien célèbre de notre époque, né à Toulouse en 1772, où il fit ses premières études médicales, fut reçu docteur en chirurgie, à Montpellier, le 9 thermidor an IX (1801). Il était à cette époque attaché aux hôpitaux militaires en qualité d'officier de santé. L'année suivante il fut chargé de l'enseignement de l'anatomie à l'école de Toulouse, qui était établie sous le titre de Société de médecine, de chirurgie et de pharmacie. Dès son début dans cette nouvelle carrière, Delpech montra qu'il était doué d'un talent vraiment remarquable comme professeur; ses leçons eurent le plus grand succès. Il prouva que cette réputation était justement acquise, dans le concours brillant à l'issue duquel il fut nommé, en 1812, à la chaire de clinique chirurgicale de la Faculté de Montpellier. Antérieurement, il s'était livré pendant plusieurs années, à Paris, à une étude approfondie de la chirurgie. Placé sur un théâtre où sa supériorité ne s'est pas démentie jusqu'à la fin, Delpech sera toujours compté au nombre des professeurs les plus distingués de l'école de Montpellier; comme praticien, il occupait un rang élevé parmi les chirurgiens de notre siècle : on lui doit divers procédés opératoires importans. Ses écrits renferment beaucoup de préceptes et de remarques utiles ; ils dénotent un observateur très-judicieux. Il est à regretter que son imagination méridionale l'ait entraîné trop fréquemment à tout expliquer : aussi quelques uns de ses ouvrages sont d'une prolixité fatigante , d'un style diffus ; les idées théoriques y abondent, et nuisent souvent à l'intérêt que présentent les faits pratiques qui y sont exposés.

Delpech jouissait depuis quelques années du fruit de ses travaux, il était entouré de l'estime et de la considération publiques, lorsqu'il est mort le 28 octobre 1832, victime d'un assassinat. L'auteur de ce crime, qui se suicida immédiatement après , était un négociant de Bordeaux, que Delpech avait opéré, un an auparavant, d'un varicocèle.

A la place de professeur de clinique chirurgicale de la Faculté de Montpellier, Delpech joignait celle de chirurgien en chef de l'hôpital Saint-Eloi, de la même ville. Il avait fondé un établissement extrêmement remarquable d'orthopédie, et se livrait depuis plusieurs années, avec le plus grand zèle, à la culture de cette branche de l'art médical ; il était correspondant de l'Institut et de l'Académie royale de médecine, membre des Sociétés de médecine de Toulouse, de Marseille, etc., etc. Il a publié les ouvrages suivans :

Possibilité et degrés d'utilité de la Symphysotomie. Essai inaug. Montpellier, an IX (1801), in-4, 36 pp.

Réflexions sur les causes de l'anévrisme spontané. Paris (1813), in-8, 25 pp.

Recherches sur les difficultés du diagnostic de l'anévrisme. — C'est la suite du mémoire précédent ; *ibid.* 27-46 pp.

Mémoire sur la complication des plaies et des ulcères, connue sous le nom de pourriture d'hôpital. Paris, 1815, in-8. — Delpech a décrit trois formes principales, sous lesquelles peut se présenter la pourriture d'hôpital : la première, qu'il nomme *ulcéreuse,* s'observe tantôt sur toute la plaie, tantôt est bornée à un ou plusieurs points de sa surface ; la seconde forme, qu'il désigne sous le nom de *pulpeuse,* se rapproche beaucoup des phénomènes exposés déjà par Pouteau ; la troisième forme est une variété de la seconde, et en diffère en ce que la couche couenneuse est comme ecchimosée, infiltrée de sang. Il considère la pourriture d'hôpital comme une altération locale distincte des diverses espèces de gangrène, et qui consiste dans une transformation des parties affectées en une pulpe tenace, d'un blanc sale, ou en un putrilage sanguinolent. Delpech prouve, par des expériences directes, que la pourriture d'hôpital est contagieuse. Les moyens les plus propres pour la combattre sont la cautérisation par la potasse caustique et par le feu. Le mémoire du professeur de Montpellier est la meilleure monographie que nous ayons sur la pourriture d'hôpital.

—Précis élémentaire des maladies réputées chirurgicales. Paris, 1816, 3 vol. in-8. — La classification adoptée par Delpech est essentiellement vicieuse, elle ne facilite aucunement l'étude, et ne soulage pas la mémoire. Aussi l'ouvrage n'atteignit point le but que l'auteur s'était proposé en le composant; il manque de toutes les conditions qui rendent un livre classique. Les maladies sont divisées en huit sections, dans lesquelles les sujets les plus disparates se trouvent rapprochés. Mais, à part ce vice de méthode, le *Précis élémentaire* contient beaucoup de chapitres importans, d'observations neuves; nous indiquerons seulement ici les parties de l'ouvrage qui méritent d'être consultées sous ces divers rapports. Telles sont celles où il est traité de la nécrose, des plaies des os, des plaies de poitrine, de l'abdomen, des plaies des parties molles avec séjour des corps étrangers, de l'action du mercure dans le tissu cellulaire, de l'élimination des parties gangrénées et des séquestres osseux, de l'histoire des concrétions biliaires, de la rétention d'urine, de l'hydrocèle, de l'hydrarthrose, des varices, de la cataracte, de la carie, de celle des dents et des extrémités osseuses articulaires, des kystes, du fongus hématode, du cancer, des productions ossiformes, du mal vertébral que l'auteur considère comme le résultat d'un développement de tubercules scrofuleux dans le tissu

osseux, des anévrismes, et des fongus articulaires, nom générique sous lequel Delpech a décrit les altérations diverses qu'on nomme *tumeurs blanches.*

Chirurgie clinique de Montpellier, ou Observations et réflexions tirées des travaux de chirurgie clinique de cette école. Paris, 1823-1828, 2 vol. in-4 avec fig. — Recueil de faits pratiques d'un haut intérêt; les sujets que l'auteur traite dans le premier volume sont relatifs à la ligature des principales artères des membres, au traitement des pieds-bots, aux fractures du col de l'humérus, et au traitement des maladies vénériennes. La cause générale des pieds-bots, suivant lui, consiste dans la brièveté congénitale des muscles du mollet : il rapporte une observation de guérison due à la section du tendon d'Achille. Il prouve, par des faits, la possibilité de la fracture du col de l'humérus, et rapporte un exemple de fracture des os de l'avant-bras, dont la consolidation tardive et irrégulière fut définitivement obtenue à la faveur d'un séton passé entre les bouts fracturés. Les considérations sur les maladies vénériennes forment un abrégé pratique et très - instructif de la syphilis et de son traitement. On y trouve les résultats de l'emploi du poivre cubèbe contre la blennorrhagie. Le tome second renferme l'observation d'un éléphantiasis du scrotum qui était devenu énorme, et dont l'ablation fut faite avec succès; celle d'une tumeur analogue développée au devant de la vulve et enlevée aussi heureusement; un mémoire sur les tumeurs formées par des kystes, dans lequel on trouve un grand nombre d'observations, et en particulier, sur les tumeurs enkystées de l'ovaire; un mémoire sur l'opération de la rhinoplastique qu'il a pratiquée plusieurs fois avec réussite complète; des observations sur le trichiasis qu'il traitait en cautérisant par le feu une portion de la paupière affectée, afin d'obtenir une ulcération avec perte de substance, dont la cicatrisation entraîne les cils dans le sens opposé à leur direction vicieuse. Enfin, dans son mémoire sur quelques phénomènes de l'inflammation, Delpech étudie l'organisation des cicatrices qu'il considère comme étant produites par un tissu fibreux particulier, analogue à la membrane fibreuse des artères, doué d'une force de coarctation spéciale, tissu qui n'est produit que par l'inflammation suppurative, qu'on ne trouve pas dans les plaies qui se sont réunies par première intention, tandis qu'il existe dans toutes les cicatrices des plaies qui ont suppuré. C'est dans ce mémoire que Delpech établit en principe que le pus est une matière sécrétée par une pseudo-membrane (membrane *pyogénique*); il développe longuement cette doctrine qu'il regardait comme nouvelle, quoiqu'elle eût été déjà savamment exposée par John Hunter, qui a démontré le premier le mode de formation des membranes pyogéniques.

Ce même volume contient encore une observation intéressante de kyste de l'orbite se prolongeant dans le crâne par le trou optique, un exemple remarquable de débris de fœtus retiré de la vessie, enfin un cas de restauration du canal de l'urètre, de la bouche, etc., par une méthode analogue à la rhinoplastique.

De l'orthomorphie, par rapport à l'espèce humaine, ou recherches anatomico-pathologiques sur les causes, les moyens de prévenir, ceux de guérir les principales difformités, et sur les véritables fondemens de l'art appelé orthopédique. Paris, 1828-1829, in-8, 2 vol. avec atlas petit in-fol. de 78 planches. — L'auteur fait remarquer que les muscles qui entourent les articulations, sont une des principales causes de leur solidité, d'où il suit que les lésions de l'appareil musculaire contribuent puissamment à produire les difformités. Le défaut de rapports exacts entre les surfaces articulaires pendant la période de développement du squelette, est encore une cause qui favorise singulièrement la déformation des membres et du tronc. A ces faits généraux, puisés dans l'étude anatomique des articulations, se joignent les causes suivantes: La débilité musculaire, les effets de certaines attitudes, qui sont néanmoins bien moindres qu'on ne le pense généralement, ceux de la paralysie et de quelques contractures musculaires, les effets de la déformation accidentelle des parties environnantes, de l'inégalité congénitale des deux membres inférieurs, une conformation anormale congénitale de certains os, une affection propre aux fibro-cartilages intervertébraux (leur gonflement avec ou sans injection vasculaire, etc.), les effets du rhumatisme, du ramollissement des os, de leur état tuberculeux: toutes ces causes peuvent se combiner diversement pour déterminer les difformités. Dans une section intéressante de son livre, Delpech examine les effets que les difformités produisent secondairement sur les organes qu'elles n'intéressent qu'indirectement. Il établit ensuite le diagnostic des difformités, et présente à ce sujet beaucoup de réflexions pratiques du plus grand intérêt. Les moyens curatifs qu'il emploie sont variés et ingénieux; tous reposent sur une connaissance exacte des causes énoncées ci-dessus, et consistent dans une gymnastique orthopédique, très-bien indiquée dans les figures que renferme l'atlas. Il recommande surtout l'exercice de la natation, et ne veut pas qu'on se serve de ces longues béquilles dont quelques praticiens conseillent un usage général : il en démontre les inconvéniens. L'auteur montre dans cet ouvrage tout le talent d'un profond anatomiste, uni aux principes d'une médecine vraiment rationnelle.

Étude du choléra-morbus en Angleterre et en Écosse, pendant les mois de janvier et février 1832. Paris, 1832, in-8, 287 pp. Delpech considère le choléra comme contagieux; suivant lui, cette maladie est le résultat de l'inflammation du système nerveux ganglionnaire. Chacun sait que rien n'est moins démontré que ces opinions du professeur de Montpellier.

Mémorial des hôpitaux du Midi et de la clinique de Montpellier. Montpellier, 1829 à 1831, 2 vol. in-4, publié mensuellement par numéro. — Journal fondé par Delpech, et faisant suite à sa *Chirurgie clinique.* Ce recueil renferme un très-grand nombre d'articles et de mémoires de Delpech. Nous indiquerons seulement ici les principaux.

Tome I.—*Sur les résultats de l'amputation tardive.* — *Sur l'artérite et la gangrène momifique.* — *Sur la résection de l'os maxillaire inférieur.*—*Sur des corps organiques contenus dans des vaisseaux sanguins, sans inflammation de ces derniers.* — *De l'emploi de l'émétique dans le traitement des inflammations, et de sa propriété anti-*

phlogistique. — *Mémoire sur l'empyème, ou pleurésie suppurée.* — *Note sur le forceps à pression pour l'écrasement de la tête.* — *Sur la mélanose.* — *Des produits morbides.* — *De la suppuration, de ses sources, et de ses conséquences.* — *Sur l'usage médical des vapeurs.*

Tome II. — *Mémoire sur l'ablation de l'utérus.* — *Observation sur l'anus artificiel, et description d'un procédé nouveau employé pour sa guérison.* — *Des cancers des mâchoires.* — *De l'hypertrophie des vaisseaux rouges.* — *Suite du Mémoire sur la résection du maxillaire inférieur.* — *Sur les perforations du voile du palais, de la vessie, et de la cloison recto-vaginale.* — *Produits organiques morbides.* — *Sur les perforations morbides de l'estomac.* — *Sur la réunion immédiate.* — *Sur l'état tuberculeux des testicules.* — *Du varicocèle.*

Tome III. — *Des rétrécissemens du canal de l'urètre.* — *Produits organiques anormaux.* — Ce journal a cessé de paraître au mois de février 1831, et les matériaux en ont été adressés depuis à la *Revue médicale.*

Delpech a inséré des articles assez nombreux dans divers recueils scientifiques. Nous allons indiquer ici les plus importans :

Dans les *Annales de la Société de médecine-pratique de Montpellier,* on trouve : *Nouveau procédé pour l'opération de la fistule lacrymale* (tom. II). — *Accouchement retardé par l'entortillement du cordon ombilical* (t. III). — *Notice sur une nouvelle forme de forceps* (tom. V). — *Sur un procédé nouveau pour la cure de la fracture de la clavicule* (tom. XXXIII).

Dans la *Revue médicale* : *Mémoire sur l'emploi du copahu dans la go-*

norrhée (tom. VII). — *Mémoire sur l'emploi du piper cubeba dans la gonorrhée* (tom. VIII). — *Opération de ligature de l'artère carotide* (tom. IX). — *Réflexions sur la méthode proposée par Celse pour l'opération de la taille.* — *Observation de désarticulation de la cuisse* (tom. III, 1824). — *Mémoire sur la résection de la mâchoire inférieure.* — *Sur une blessure de la carotide droite guérie par des saignées répétées, l'application de la glace, et l'usage intérieur de la digitale* (t. IV). — *Considérations médico-légales sur l'orthopédie* (tome II, 1827). — *Suite de ces considérations.* — *Observations de pili-mixtion* (tom. IV, 1827). — *Considérations anatomico - médicales sur les difformités de la colonne vertébrale et des membres* (tom. I, 1828). — *Observations sur la taille hypogastrique.* — *Inflammations combattues avec succès par les frictions mercurielles.* — *Cancer de la région de la glande amygdale* (tom. II, 1831). —

Péritonite symptomatique, suite de l'opération de la taille, guérie par la mercurialisation. — *Gangrène sèche de la jambe; amputation.* — *De la pupille artificielle.* — *Cataracte, kératonyxis.* — *Blessure de l'artère occipitale, ligature de la carotide primitive* (tom. III, 1831). — *De la torsion des artères.* — *Du prolapsus linguæ* (tom. IV, 1831). — *Observations sur l'utilité de la section des nerfs, dans certains cas* (tom. I, 1832). — *Mémoire sur un cas de cancer de la langue qui a fourni l'occasion d'étudier la part que prend cet organe à la formation de la parole* (tom. II, 1832).

Delpech est auteur de nombreux articles insérés dans les premiers volumes du *Dict. des sc. méd.*

On doit à Delpech la traduction de l'ouvrage de Scarpa sur l'anévrysme; en voici le titre : *Réflexions et observations anatomico - chirurgicales sur l'anévrisme.* Paris, 1809, in-8, avec atlas.

DEMETRIUS (Pepagomène), médecin grec de la fin du treizième siècle, vécut à la cour de Michel Paléologue. Ce fut à la demande de cet empereur, qu'il composa l'opuscule suivant, sur la goutte, seul ouvrage qui nous reste de lui, et le seul où l'on trouve, sur sa personne, le peu de renseignemens qui précèdent.

Demetrii Pepagomeni liber de podagra græcè et latinè quem ope Ms. Bibliothecæ Lugduno-Batavæ recensuit et notis illustravit Jonh. Steph. Bernard. Leyde, 1743, in-8, 97 pp. Præf. et ind. — C'est l'édition la plus récente de cet ouvrage. Il fut traduit en latin, et publié pour la première fois, sans nom d'auteur, par Marcus Musurus. Rome, 1517. C'est cette traduction que Henri Etienne a insérée dans sa collection des *Artis medicæ principes.* Il en parut une seconde, avec le texte, à Paris, chez Guillaume Morel, 1558, in-8, dont Turnèbe passe pour être l'auteur. Frédéric Jamot mit l'ouvrage en français.. ... et c'est sur cette traduction que Jean Borgesius Belgo fit sa version latine. *Audomari,* 1619, in-8.

René Chartier a inséré l'Opuscule de Démétrius dans le tome X de son édition des *OEuvres d'Hippocrate et de Galien.* Le médecin de Michel Paléologue n'était pas indigne de figuter à côté d'eux. Son ouvrage renferme des préceptes utiles. La goutte est, selon lui, un effet de l'intempérance. Il veut, si on l'attaque dès sa première origine, que l'on pratique une sai-

gnée ; mais, pour ne plus recourir à ce moyen ; c'est sur les évacuans, vomitifs ou purgatifs, et sur la sobriété, qu'il faut compter pour la guérir.

DEMORCY-DELLÊTRE (J.-B.-E.), natif de Montpellier, fit ses études et reçut le bonnet de docteur à l'Ecole de médecine de cette ville en 1800. Il est mort à Sauve, département du Gard, au mois de décembre 1823, laissant les ouvrages suivans :

Essai sur cette question : *Quels sont les cas dans lesquels l'expectoration est la crise naturelle des fluxions de poitrine?* Montpellier, an ix (1800), in-4. — C'est la dissertation inaugurale de l'auteur.

Essai sur l'analyse appliquée aux perfectionnemens de la médecine. Paris, 1811, in-8, 150 pp.

Journal des bains de Fonsache (Extrait des *Annales cliniques de la Société de méd. prat. de Montpellier*). Montpellier, 1818, in-8. — Il n'a paru que deux numéros de ce journal, formant ensemble 116 pp.

Mémoires de médecine. Premier mémoire: Irritation et phlegmasie; causes, caractères, effets, traitement de ces affections; examen des principes d'une nouvelle doctrine à cet égard. Première partie : Irritation. Montpellier et Paris, 1824, in-8, 396 pp.

Demorcy-Dellêtre a donné la seconde (troisième) édition du *Cours de fièvres* de Grimaud ; il y a joint une Notice sur l'auteur, et une introduction de 200 pp. Montpellier, 1815, in-8, 4 vol.

(Mahul, *Annuaire nécrologique.*— Quérard.)

DEMOURS (Pierre), natif de Marseille, fit ses premières études à Avignon, et les termina à Paris. Après avoir suivi quelques cours de médecine dans la capitale, il retourna à Avignon, où il reçut le bonnet doctoral en 1728. Il était revenu à Paris pour y perfectionner ses connaissances médicales, quand Duverney le choisit pour aide dans ses travaux anatomiques. En 1730, la mort de Duverney laissa vacante la place de démonstrateur et de garde du Cabinet d'histoire naturelle du Jardin-du-Roi: Chirac, qui en était alors intendant, nomma Demours à cette place, qu'il n'occupa que jusqu'à la mort de son protecteur, arrivée en 1732. Découragé par un événement qui le privait des moyens de continuer une carrière qu'il commençait à parcourir avec succès, il était décidé à retourner à Avignon pour s'y fixer, quand Petit, qui avait su apprécier le mérite du jeune Demours, se l'adjoignit pour ses recherches anatomiques, et l'engagea à se livrer spécialement à l'étude et au traitement des maladies des yeux. Demours accueillit avec empressement un conseil qui sympathisait avec ses goûts, et pendant deux ans, il concourut aux travaux que Petit communiqua à l'Académie des sciences, de 1733 à 1737, et qui ont pour objet des recherches anatomiques sur la carpe, sur l'œil du coq d'Inde, sur celui de l'Ulula, espèce de hibou, et sur ceux de la grenouille et de la tortue. Pendant son séjour au Jardin-du-Roi, Demours avait déjà publié ses observations intéressantes sur la fécondation de la salamandre, et sur le crapaud accoucheur. Comme praticien, Demours s'acquit bientôt une réputation justement méritée dans le traitement des maladies des yeux, réputation qu'il conserva jusqu'à sa mort, qui eut lieu le 26 juin 1795. On a de lui :

Lettre à M. Petit, en réponse à sa critique d'un rapport sur une maladie de l'œil, survenue après l'inoculation de la petite-vérole, contenant de nouvelles observations sur la structure de l'œil, et quelques remarques générales de pratique relatives aux maladies de cet organe. Paris, 1767, in-8.

Nouvelles réflexions sur la lame cartilagineuse de la cornée, pour servir de réponse à la lettre de M. Descemet. Paris, 1770, in-8.

Observations sur le crapaud mâle accoucheur de la femelle, dans les *Mémoires de l'Acad. royale des sc.,* an 1741, hist. 28.

Observations sur la structure cellulaire du corps vitré. Ibid., an 1741, hist. 60.

Observations sur la cornée. Ibid., 1741, hist. 68.

Extrait d'une dissertation sur la mécanique des mouvemens de la prunelle, et la manière d'agir des fibres droites de l'uvée. Mémoire des savans étrangers, tom. II, p. 586.

Table générale des matières contenues dans l'Histoire et dans les Mémoires de l'Académie royale des sciences, depuis l'année 1731 jusqu'à l'année 1740 inclusivement, y compris le Traité physique et historique de l'aurore boréale, par M. de Mairan, et celui de la méridienne, par M. Cassini de Thury, publiée par ordre de l'Académie. Paris, 1747-176..., in-4, 5 vol. Cette table de Demours est la continuation de celles que Godin avait publiées ; mais elle est plus utile, en ce que Demours y donne un extrait des mémoires et un sommaire des objets les plus intéressans des volumes de cette collection.

Demours a traduit de l'anglais : 1° *Le Manuel du cavalier, par Bardon.* Paris, 1737. 2° *Essais et observations de médecine de la Société d'Edimbourg.* Paris, 1740, in-12, 7 vol. Il a inséré, à la suite de cette traduction, ses recherches sur la fécondation de la salamandre, et plusieurs observations sur les maladies des yeux. — 3° *Essai sur l'histoire naturelle du polype insecte, par M. Backer.* Paris, 1744, in-12. — 4° *Description du ventilateur de M. Hales.* Paris, 1744, in-12. — 5° *Traité des plaies d'armes à feu de J. Ranby.* Paris, 1745, in-12. — 6° *Transactions philosophiques de la Société royale de Londres.* Années 1737 à 1746. Paris, 1759-1761, in-4, 5 vol.

On trouve aussi dans l'ancien *Jour. de méd.,* rédigé par Vandermonde, les articles suivans de Demours : Réflexions sur une maladie des yeux, où l'on indique la véritable cause des accidens qui surviennent à l'opération bien faite de la cataracte par extraction, et où l'on propose un moyen pour y remédier (Tom. XVI, p. 49.) —Sa réponse à M. Descemet, au sujet de la lame cartilagineuse de la cornée (Tom. XXXI, p. 444.) — Nouvelles réflexions sur le même sujet (Tom. XXXIII, p. 427.)

(Portal. — Haller. — *Biogr. univ.*)

DENIS (Jean-Baptiste), né à Paris, étudia la médecine à Montpellier, y prit le bonnet doctoral, et fut agrégé à la chambre royale. De retour à Paris, il fut professeur de philosophie et de mathématiques, et plus tard médecin du roi. Il commença, en 1664, à tenir chez lui des conférences publiques, où l'on s'occupait de physique, de mathématiques et de médecine. Ces conférences durèrent huit années. En 1673, il fit un voyage en Angleterre. Il s'était rendu célèbre à cette époque pour avoir pratiqué non-seulement sur des animaux, mais même sur l'homme, la transfusion du sang. Denis mourut subitement à Paris, le 3 octobre 1704, dans un âge assez avancé. Ses ouvrages sont :

*Lettre de M. Denis à M*** touchant la transfusion du sang, du 9 mars 1667, dans le Journal des savans, du 14 mars de cette année.*

*Lettre à M*** sur le même sujet, du 2 avril 1667, dans le Journal du 25 avril.*

Lettre à M. de Montmor, touchant deux expériences de la transfusion du sang faite sur des hommes. Paris, 1668, in-4.

*Lettre à M**, touchant une folie invétérée qui a été guérie depuis peu par la transfusion du sang, in-4 de 12 pp., datée de Paris le 12 janvier 1668.*

Discours sur l'astrologie judiciaire, sur les horoscopes. Paris, 1669, in-4, 36 pp.

Recueil de mémoires et conférences sur les arts et les sciences, présentées à M. le dauphin, par Jean-Baptiste Denis. Ce recueil sert de supplément au Journal des savans pour les années 1672, 1673 et 1674.

Relation d'un enfant qui est venu au monde le nombril fermé, sans qu'on ait été obligé de le lier; avec la réponse à une difficulté qu'on a faite sur ce sujet. Journal des savans, 1673 et 1674.

Relation curieuse d'une fontaine découverte en Pologne, laquelle, entre autres propriétés, a celles de suivre le mouvement de la lune et s'enflamme, comme fait l'esprit de vin, de guérir diverses maladies, et de prolonger la vie jusqu'à 150 ans; avec l'explication des propriétés de l'eau de cette fontaine. Paris, 1687, in-4.

(Nicéron. — *Journal des savans.*)

DENTISTE (Histoire de l'art du). Celui qui croirait devoir chercher l'éloge de sa profession moins dans les avantages que la société en retire, que dans la haute antiquité à laquelle en remonte la première origine, celui-là pourrait, sur la foi d'Hérodote, se vanter que, à une époque où la médecine était encore au berceau, l'art de soigner les dents était déjà assez avancé en Égypte pour former une profession particulière. Quant à nous, qui n'avons que peu de respect pour des parchemins d'ancienneté, nous n'attachons nulle importance à ce document fourni par le père de l'histoire, et nous ne regardons pas comme prouvé qu'il y ait eu avant le moyen-âge ce que l'on peut appeler de véritables dentistes. Mais bien des siècles avant cette époque, les médecins s'occupaient des maladies des dents, et l'on fait remonter jusqu'à Esculape l'invention de l'une des opérations les plus importantes auxquelles elles donnent lieu. (*Æsculapius primus purgationem alvi dentisque evulsionem, ut ferunt, invenit. Cicero, de nat. Deor., lib. III.*) Toutefois, les monumens écrits de ces temps reculés ont péri depuis long-temps; et ici encore, comme dans les autres sciences médicales, Hippocrate est l'auteur le plus ancien qui nous soit resté. C'est dans ses œuvres qu'il faut lire, pour en reconnaître l'ancienneté, le précepte de consolider les dents ébranlées, en les attachant aux dents voisines au moyen d'un fil d'or ou de soie. Hippocrate propose contre l'odontalgie un gargarisme composé de castoréum, de poivre et de vin chaud; il ne permet l'arrachement que quand la dent est détruite par la carie, ou branlante; mais on lui a attribué un peu légèrement la méthode de cautériser la dent qui peut être encore conservée. (*Cum dentes dolent, si corrosi sint, vel labent, detrahito; si verò corrosi non sint, nec labent, doleant tamen, comburendo dessiccato, quidque mandere prodest. Hipp., de passionibus. lib. I, Vert. Calvo.* p. 327.) Hippocrate s'était borné à dire que l'évulsion des dents est facile, et que tout le monde sait manier les pinces employées à cet usage. Celse donna, sur cette opération, de nombreux et utiles détails. « Si la dent cause de la douleur, dit-il, et si l'on juge à propos de la tirer, parce que les médicamens n'y font rien, il faut auparavant la déchausser et l'ébranler, et continuer jusqu'à ce qu'elle vacille bien; car il y a un danger extrême à arracher une dent qui est ferme dans son alvéole, et on court risque de luxer la mâchoire. Le danger est encore plus grand, si c'est une dent de la mâchoire supérieure qu'on doit arracher: il est à craindre que l'ébranlement ne s'étende jusqu'aux tempes ou aux yeux. Lorsque la dent vacille suffisamment, il faut l'arracher, s'il est possible, avec les doigts, ou avec une pince, si on ne peut en venir à bout autrement. Si la dent est cariée, on doit auparavant en remplir la cavité de charpie ou de plomb préparé pour cet usage, de crainte que la dent ne se brise sous l'instrument (1). Il faut tirer la pince perpendiculairement, de peur que les racines de la dent, venant a s'incliner, ne brisent en quelque point l'os spongieux dans lequel elle est implantée. » *Lib. VII, sect. XII.*

Si les dents sont noires et rugueuses, il faut les nettoyer avec un instrument convenable; puis les frotter avec un opiat composé de feuilles de roses pilées avec un quart de noix de galle et autant de myrrhe. Si quelqu'un de ces organes présente des aspérités qui entretiennent des ulcérations à la langue, il faut les détruire avec la lime. Si les gencives sont molles, gonflées, et les dents peu raffermies, Celse veut qu'on y pratique des mouchetures. L'on reconnaît avec plaisir, en lisant ces préceptes, que l'art avait fait des progrès depuis Hippocrate. On éprouve un tout autre sentiment, en voyant le même écrivain compiler une longue liste de remèdes antiodontalgiques, et attribuer à la graine de poivre écorcée, ou aux baies de lierre, ou bien encore aux épines de la raie calcinées, la propriété presque merveilleuse de faire tomber par fragmens la dent sur laquelle on les applique. C'était le défaut de son temps. L'école empirique avait mis en vogue la profusion des remèdes et la foi dans les spécifiques. Scribonius Largus en a fait connaître un certain nombre, entre lesquels il était sans doute fier de compter les dentifrices dont se servaient Octavie et Messaline.

Nous ne compterons point, avec M. Duval, parmi les inventions dignes des hommages de la postérité, le trépan employé par Archigène pour perforer les dents affectées de violentes douleurs; mais nous voudrions pouvoir citer, comme fort digne de ces hommages, celui qui eut le premier l'idée de remplacer les dents qui venaient à manquer. Le nom de cet artiste ingénieux a péri, et ce n'est probablement que long-temps après lui qu'on a fait, pour la première fois, mention de sa découverte. Martial est l'écrivain le plus ancien qui ait parlé des dents artificielles; mais on a tout lieu de penser qu'on savait s'en servir bien long-temps avant l'époque où vécut le poète épigrammatique.

Cælius Aurelianus, Galien, Aetius, Paul d'Égine traitèrent des

(1) M. Duval conclut de ce passage que ce n'est point une opération nouvelle de remplir avec du plomb, de l'or, ou d'autres substances, les cavités formées par la carie; mais l'habile dentiste aurait dû remarquer qu'il n'y a nulle analogie entre le but que se proposait Celse, et celui qu'on a en vue quand on *plombe* une dent, et qu'il n'y en a pas davantage dans la manière dont se pratiquent les deux opérations.

maladies des dents, sans rien ajouter à ce qu'avaient enseigné leurs
prédécesseurs. Après eux, l'art d'entretenir et de soigner la bouche
disparut, comme tant d'autres arts, sous les coups des Barbares qui
nous subjuguèrent. On le voit reparaître plus tard, exercé par des
mains qui ne sont plus celles des médecins. « Toutes les opérations
particulières qu'on fait sur les dents, dit Guy de Chauliac, appartiennent aux barbiers et aux arracheurs de dents; les médecins et
les grands chirurgiens les leur ont abandonnées. Il est pourtant nécessaire qu'ils en prennent soin, et qu'ils en soient les directeurs. »
Tr. VI, éd. de Mingelousaulx. Ne cherchons point d'inventions
ou de découvertes dans le moyen-âge; nous n'en trouverions que
du genre de celle qui consistait à attribuer la carie ou l'odontalgie
à la présence d'un ver dans la dent malade. La renaissance des arts
fut peu sensible pour celui du dentiste. Arcolani et Jean de Vigo
furent les premiers qui enseignèrent à *plomber* les dents creuses
avec des feuilles d'or battu. Gautier Herm. Ryff publia, au milieu
du xvie siècle, un traité consacré spécialement à la médecine des
yeux et des dents; mais il ne parait pas que cet ouvrage ait fait
avancer l'art qui nous occupe. On en peut dire autant de celui que
publia Urbain Hemard, sur l'anatomie des dents et l'hygiène de la
bouche, quoique l'auteur ait été décoré du titre de père de l'art du
dentiste, par quelqu'un qui songeait plus sans doute à l'époque à
laquelle il appartient, qu'aux services réels qu'il a rendus. Ambroise
Paré est le premier qui ait rapporté un cas par lequel il soit constaté qu'une dent peut quelquefois se consolider lorsqu'elle est replacée dans l'alvéole, aussitôt après avoir été arrachée. Et même,
dans ce cas, la dent qui fut replacée dans la bouche d'une noble
dame à qui on venait d'en arracher une, n'était pas la sienne,
mais la pareille, qu'elle fit prendre à sa femme de chambre. Si ce
fait est réellement le plus ancien qui ait eu lieu, les siècles de la
féodalité doivent porter envie au xvie siècle, car les seigneurs d'a-
lors ne connurent pas tout l'usage qu'ils pouvaient faire des *vilains*
qui leur appartenaient *corps et biens.* Du reste, quoi qu'en aient dit
depuis Paré, Dupont, Pomaret, Verduc, Fischer, Græbner, cette
méthode, non plus que celle de Foreest, rajeunie par Bourdet, qui
consistait à luxer la dent douloureuse, et à la laisser en place, ne
mérite point qu'on s'arrête à en faire connaître les inventeurs ni
les partisans Les dentistes du xviie siècle ne publièrent que peu de
chose, et ce que l'on trouve sur leur art dans les traités de chirurgie, dans celui de Dionis, par exemple, prouve que les auteurs de

ces derniers ne s'en occupaient qu'avec une sorte de répugnance, et qu'ils n'avaient ni les moyens, ni le désir de lui faire faire des progrès. C'était une sorte de préjugé qui ne devait diminuer que dans le siècle qui en a dissipé tant d'autres, et qui a pourtant laissé subsister quelques traces de celui-ci. C'est alors que parurent Fauchard, le premier dont les écrits aient prouvé qu'il cultivait un art fort digne de considération, plus difficile et beaucoup plus étendu qu'on ne pense ordinairement; Bunon, à qui l'on doit la première connaissance de l'érosion des dents; Bourdet, Mouton, L'Écluse, Auseby, le savant dentiste Jourdain, et, à la fin du siècle, Laforgue, etc., etc. C'est alors aussi que furent inventées ou perfectionnées les opérations les plus utiles ou les plus brillantes de l'art. On eut pour le nettoyage des dents des instrumens nombreux et commodes. Le limer, principalement employé jusqu'alors à l'ornement de la bouche, c'est-à-dire à corriger des inégalités choquantes ou incommodes, à séparer des dents trop serrées, servit à arrêter les ravages de la carie. On fit, mais sans succès, des tentatives pour remplacer, dans le plomber des dents, les feuilles d'or ou de plomb par des mastics incorruptibles; aux pinces, aux daviers, au pélican, usités pour l'arrachement des dents, furent ajoutés les tirtoirs de Fauchard, Beaupreau, Bourdet, Laforgue; la clef de Garengeot, instrument si commode, si souvent modifié, mais non pas toujours heureusement; l'élévatoire de L'Écluse; les instrumens imaginés par Simpson, Charpentier, Mortet, pour arracher les dents perpendiculairement, et dont chacun a mérité tout au moins les éloges de son inventeur. On sut préférer le temps à la violence pour le redressement des dents mal rangées. Mais ce qui fit le plus d'honneur aux dentistes, et ce qui mérite une des places les plus distinguées dans le tableau des prothèses chirurgicales, ce fut l'art de remplacer un nombre quelconque de dents manquantes par des dents fabriquées, soit avec celles d'hippopotame ou de cerf, soit avec des porcelaines ou d'autres matières incorruptibles, et l'art de placer d'une manière solide et non gênante des obturateurs et des palais artificiels.

Il n'entre pas dans notre plan de faire l'histoire détaillée des progrès de cette branche de l'art de guérir, qu'on s'est trop habitué à considérer comme entièrement séparée de toutes les autres; mais nous verrions avec bien du plaisir quelqu'un des hommes distingués qui la cultivent parmi nous, s'imposer une tâche dont on ne peut espérer de s'acquitter convenablement, à moins d'avoir fait une étude toute spéciale de la matière.

DENYS (Jacques), natif de Leyde, fut d'abord chirurgien d'un vaisseau hollandais, sur lequel il fit de longs voyages. De retour dans sa patrie, il suivit les plus célèbres professeurs de médecine; mais il s'attacha particulièrement à Rau, qu'il aidait dans ses opérations de taille, et qu'il remplaçait même au besoin. A la mort de cet habile opérateur, Denys hérita de sa réputation comme lithotomiste : il avait aussi celle d'excellent accoucheur. Ses ouvrages prouvent qu'il fut un habile chirurgien.

Observationes chirurgicæ de calculo renum, vesicæ, urethræ, lithotomiâ, vesicæ puncturâ, in quibus lithotomiæ methodum quam celeberrimus Jo. Jac. Ravius exercuit, tutissimam et felicissimam omnium huc usque inventarum methodorum esse, variis experimentis et rationibus probat. Leyde, 1731, in-8.

Verhandelingen over het ampt der vroedmeestres, etc.; Traité de l'office de l'accoucheur, etc. Leyde, 1733, in-4. — Ouvrage trop peu connu, au jugement d'Osiander, et qui renferme beaucoup d'observations propres à l'auteur.

DENMAN (Thomas) naquit le 27 juin 1733, à Bakewell, dans le comté de Derby, où il fit ses premières études. En 1752, il perdit son père, habile pharmacien, et pendant les deux années suivantes il travailla dans l'officine, sous les auspices de son frère aîné. Alors il se rendit à Londres, nanti de la faible somme de 75 liv. sterl., qui composait tout son patrimoine. Il fréquenta très-assidument l'hôpital Saint-Georges. Après avoir servi six ans dans la marine en qualité de chirurgien, il revint à Londres en 1763, et se livra d'une manière toute spéciale aux accouchemens, sous les auspices de Smellie. Les leçons qu'il fit plus tard, de concert avec Osborn, sur cette partie de l'art de guérir, attirèrent un nombreux concours d'élèves. Il publia dans les journaux des mémoires qui furent accueillis de la manière la plus favorable. Il fut nommé médecin-adjoint et accoucheur de l'hôpital de Middlesex, et Denman parvint bientôt à la plus haute réputation à laquelle un habile accoucheur puisse prétendre. Il en jouit long-temps, car il n'est mort qu'en 1815, à l'âge de 82 ans.

Essays on the puerperal fever, and on puerperal convulsions. Londres, 1768, in-8. — Trad. en franç. par Révolat. Lyon, an VI, in-12.

A letter to D° Richard Huck; on the construction and method of using vapour Baths. Londres, 1769, in-8.

Aphorims on the application and use of the forcept in preternatural labours, and in labours attended with hæmorrhage. Londres, 1786, in-8. 5° éd. . . . ., in-12. — Trad. en franç, avec les aphorismes de Blake. Paris, 182..., in-18.

An essay on uterine hæmorrhages

depending on pregnancy and parturition. Londres, 1786, in-8.

An essay on preternatural labours. Londres, 1786, in-8.

An essay on natural labours. Londres, 1786. in-8.

Introduction to the practice of Midwifery. Londres, 1787-89-95, in-8, 2 vol.; 4ᵉ éd., *ibid.*, 1805, in-8, 2 vol. — Trad. en franç. par Kluys-Kens. Gand, 1802, in-8, 2 vol.

Collection of engravings, tending to illustrate the generation and parturition of animals, and of the human species. Londres, 1787, in-fol. — Chaque planche de cet ouvrage a paru séparément. Les suivantes s'y rattachent aussi.

Two plates of a ruptured and in-verted uterus. Londres, 1788, in-4.

Engravings of two uterine polypi. Londres, 1801, in-fol.

Observations on the rupture of the uterus and on the snuffles in infants, and on mania lactea. Londres, 1809, in-8.

Observations on the cure of cancer. Londres, 1810, in-8.

Account of a fact relative to menstruation, not hitherto described. Med. facts, etc., t. 1, p. 108, 1791.

Case of successful extirpation of a polypus uteri; also a case of premature delivery. Med. and phys. journal, 1800, t. 3, p. 1.

(Chaumeton, *Notice sur Denman.* — R. Watt.)

DESAULT (Pierre), né à Arzac en Béarn, en 1675, fit ses premières études à Pau, vint ensuite à Bordeaux pour suivre les cours de médecine, et se rendit enfin à Paris en 1697, où il travailla avec beaucoup d'ardeur, et fut lié d'amitié avec les médecins les plus distingués de l'époque. De retour à Bordeaux, où il passa sa vie, il fut agrégé au Collége des médecins le 25 janvier 1704. Il fut, de 1718 à 1720, syndic de ce collége, et jouit d'une haute considération dans le public et parmi ses confrères. Sa mort arriva en 1737. Les œuvres de Desault obtinrent quelque estime à l'époque où elles parurent; mais elles ne conservent aujourd'hui qu'une bien faible importance.

Dissertation sur les maladies vénériennes, contenant une méthode de les guérir sans flux de bouche, sans risque et sans dépense; avec deux Dissertations, l'une sur la rage, l'autre sur la phthisie, et la manière de les guérir radicalement. Bordeaux, 1733, in-12. — L'auteur attribue à des vers la syphilis et la rage, et croit le mercure presque aussi efficace contre la rage et la phthisie que contre la vérole.

Dissertations de médecine, tome II, contenant une dissertation sur la goutte, et la méthode de la guérir radicalement; avec un recueil d'observations sur les maladies dépendantes du défaut de perspiration. Paris, 1735, in-12; *ibid.*, 1738. — Desault recommande surtout contre la goutte l'usage des bains, du lait et des eaux de Barèges. — On trouve à la fin de ce traité la description d'un *rhume* épidémique qui régna à Bordeaux en 1732, rhume qu'on guérissait par les émétiques, et qui fut mortel pour les malades à qui on pratiqua la saignée.

Dissertations, tome III, contenant une dissertation sur la pierre des reins et de la vessie; avec une méthode simple et facile pour la dissoudre sans endommager les organes de l'urine ; avec une réponse à certains traits de critique contre la dissertation sur les maux vénériens, qui se trouvent dans le livre de M. *Astruc,* De morbis venereis. Paris, 1736, in-12.

(J. Tournon, *Liste chronol. des ouvrages des médecins et chirurgiens de Bordeaux, etc.* Bordeaux, 1799, in-8.)

DESAULT (Pierre-Joseph), l'un des hommes dont s'enorgueillit le plus la chirurgie française, naquit le 6 février 1744, au Magny-Nernoie, village voisin de Lure, dans le département de la Haute-Saône, où son père et sa mère vivaient du produit d'un bien peu considérable pour une famille nombreuse. Cependant P.-J. Desault reçut, comme ses frères, une éducation soignée. Il fit ses études au Collége des jésuites de Lure, et obtint surtout des succès dans les sciences mathématiques, qu'il cultiva long-temps encore après être sorti du collége; et dont l'enseignement lui procura des ressources que le peu de fortune de ses parens lui rendit nécessaires dans les premiers temps de son séjour à Paris. C'est par suite de cette application à ces sciences qu'il put méditer et commenter le célèbre livre *De motu animalium* de Borelli. Le commentaire qu'il y avait ajouté n'a point été publié. Après avoir achevé sa philosophie, Desault, ne se sentant pas de vocation pour l'état ecclésiastique auquel le destinait son père, embrassa celui de chirurgien. Il commença l'étude de la chirurgie dans son village, sous un maître dont il reconnut bientôt l'ignorance; puis il se rendit à Béfort, où il suivit la pratique de l'hôpital militaire. Son propre génie, plus que ses maîtres, lui fit faire alors sur les plaies d'armes à feu des observations qu'il rappelait plus tard dans ses cours lors de sa plus grande célébrité. Après trois ans de séjour à Béfort, Desault vint à Paris, en 1764. Il se rangea parmi les disciples du célèbre Antoine Petit, et suivit les leçons de Louis, de Morand, de Sabatier, dans les cours du Collége de chirurgie et dans la pratique des grands hôpitaux. Bientôt il se livra à l'enseignement de l'anatomie et de la chirurgie. Malgré son extrême jeunesse, Desault, quoique dépourvu des talens brillans de l'élocution, attira un grand nombre d'auditeurs par la méthode nouvelle et ingénieuse qu'il introduisit dans son enseignement, et par le profond savoir qu'il y déploya. Ces succès excitèrent l'envie du corps auquel appartenait le privilége de l'enseignement public, et suscitèrent à Desault d'ignobles tracasseries qu'il ne surmonta qu'avec peine. Le soutien généreux de Louis et de Lamartinière ne lui eût rien servi, s'il n'eût éludé la loi, en mettant ses cours sous le nom d'un médecin qui lui donnait le titre de son répétiteur. Tels sont les tristes effets des priviléges des corporations que l'on a tenté de faire revivre de notre temps. Il y avait plusieurs années que Desault professait l'anatomie et la chirurgie. L'envie, forcée de reconnaître son mérite supérieur dans la carrière de l'enseignement, se plaisait à répandre qu'il n'avait pas les talens qui rendent propre à l'exercice de l'art. Desault confondit ses jaloux rivaux, et prouva par des inventions ou d'heureuses modifications relativement aux instrumens et aux procédés opératoires, que son génie était fait pour les découvertes dans toutes les parties auxquelles il l'appliquerait. C'est ainsi qu'il proposa un nouveau bandage pour le traitement de la fracture de la clavicule, qui remplit avec un succès non encore obtenu jusque-là toutes les indications saisies avec précision; qu'il proposa de substituer, dans les amputations, au couteau courbe, le couteau droit, dont il démontra tous les avantages. Ce fut dans le même temps qu'il conseilla d'employer la ligature immédiate des artères après l'amputation des membres, procédé abandonné depuis Ambroise Paré; qu'il renouvela le mode du traitement de l'anévrisme par la ligature de l'artère au-dessus de la tumeur, méthode due primitivement à Anel, et connue sous le nom de Hunter, qui l'appliquait en même temps et en traçait les conséquences et les règles; enfin qu'il perfectionna le traitement de la fracture du col de l'humérus, par l'emploi d'un bandage construit sur des principes analogues à ceux qui l'avaient guidé dans son bandage pour la fracture de la clavicule. Dès lors, la réputation chirurgicale de Desault égala celle qu'il s'était acquise comme anatomiste, et il obtint, par une exception honorable, la place de professeur à l'école-pratique, quoiqu'il ne fût point encore agrégé au Collège de chirurgie. Ce titre, qui donnait seul le droit de professer à l'école-pratique, il ne l'avait pu encore acquérir à cause de sa pauvreté. La générosité de Louis lui facilita le moyen de l'avoir en 1776, et Desault lui en marqua sa reconnaissance, en prenant pour texte de sa thèse le procédé de Hawkins pour l'opération de la taille, que Louis avait introduit en France et qu'il préconisait. Mais, fidèle à son génie, il avait fait subir au gorgeret d'Hawkins des modifications qui pouvaient être heureuses pour un chirurgien habile, mais qui faisaient disparaître le principal avantage de l'instrument, celui de ne pas être exposé à blesser le rectum et l'artère honteuse. Ce fut à cette époque que Desault forma avec Chopart, son collègue, à l'école-pratique, cette liaison honorable pour

tous les deux, qui ne finit qu'à leur mort, et qu'il publia, de concert avec lui, un traité des maladies chirurgicales, que ses travaux
ultérieurs laissèrent bientôt en arrière, et qui ne se soutint que par les
noms que le livre portait. L'Académie royale de chirurgie voulut
s'attacher un homme tel que Desault, et le nomma même conseiller
de son comité perpétuel. Mais ces réunions convenaient peu à son
esprit raide, et il s'en éloigna même tout-à-fait sur la fin.

Jusque-là Desault, presque étranger à la pratique de la chirurgie,
n'avait puisé ses connaissances que dans ses lectures et les méditations qu'elles lui suggéraient. La place de chirurgien-major de l'hospice des écoles ne lui avait donné que des moyens insuffisans pour
se livrer en grand à l'observation des maladies chirurgicales, et aux
essais de perfectionnement dont leur traitement est susceptible.
Nommé en 1782 chirurgien en chef de l'hôpital de la Charité, il put
donner tout l'essor à son génie pratique, perfectionner les anciens
procédés qu'il avait découverts ou renouvelés; et en ajouter de nouveaux. On vit successivement Desault éclairer l'histoire, jusqu'alors
peu connue, des luxations du radius, porter un nouveau jour sur
celle des fractures de l'olécrane et de la rotule, appliquer et étendre la méthode de Théden, la compression, dans le traitement des
ulcères variqueux, prouver l'efficacité de ce moyen sur le squirrhe du
rectum, perfectionner l'appareil pour l'opération du bec-de-lièvre,
réformer des procédés vicieux employés dans l'opération par incision de la fistule anale, et inventer des instrumens qui, d'impratica-
bles qu'ils étaient dans certains cas, rendirent le procédé par la ligature
l'une des plus simples et des plus sûres opérations de la chirurgie;
enfin rappeler, après les Grecs et les Arabes, et démontrer les avantages de la ligature du sac et des tégumens dans le traitement des
hernies ombilicales.

En même temps que Desault travaillait ainsi aux progrès de la
chirurgie, il ne cessait de se livrer avec ardeur à l'enseignement de
l'anatomie. Appelé bientôt sur un plus vaste théâtre, nommé chirurgien en chef de l'Hôtel-Dieu en 1788, il lui fut permis de réa-
liser dans toute leur étendue les rêves de son ambition et de son
génie. Il fonda la première école de clinique externe qui ait existé
en France, et la mieux combinée qui ait encore été établie en Europe; il parvint à augmenter encore la gloire de la chirurgie française qui avait été élevée si haut par l'Académie royale. Rien n'égalait le zèle et l'activité de Desault pour le perfectionnement de son
art et l'instruction des élèves. Avant lui, l'enseignement de la chi-

rurgie, resserré dans l'école, se traînait sur une suite de théories plus souvent nées dans le cabinet qu'auprès du lit des malades. Desault conçut une route opposée à suivre. Ses leçons étaient moins un traité qu'une démonstration des maladies : chaque description était animée par la présence de l'objet décrit. Les élèves étaient conduits par lui-même dans la voie de l'observation et de la pratique. Sans avoir une élocution élégante ni même facile, Desault cependant attachait fortement ses auditeurs par la solidité et l'intérêt de ses leçons, et par le feu de sa diction. Tout semblait s'animer en lui lorsqu'il enseignait, et il faisait passer chez les autres l'enthousiasme qu'il avait pour son art. L'Hôtel-Dieu devint bientôt le centre de la bonne chirurgie; chaque jour voyait croître le nombre de ses auditeurs, et diminuer celui des établissemens publics. Les nations voisines eurent à Paris des étudians pensionnés, sous l'expresse condition qu'ils suivraient Desault. De son école sortirent une foule de chirurgiens habiles. « On venait y apprendre, dit Bichat, son élève et son digne panégyriste, une doctrine simple, puisée dans la nature, dont elle n'était que le tableau, y voir une pratique dégagée de cet amas de médicamens qui appauvrissent la science de leur funeste abondance, enrichie à chaque instant de quelques faits nouveaux, animée, dans les cas épineux, de ces traits de génie, où l'homme de génie, supérieur à son art, sait le créer lorsqu'il lui manque. » C'est alors que Desault modifia, découvrit ou perfectionna une foule d'instrumens et de procédés opératoires. Le premier, il fait usage du kiotome, dont Heuerman et Brambilla avaient déjà conçu l'idée, pour la destruction des brides du rectum, et il l'étend à la résection des amygdales, de la luette, des kystes de la vessie, etc.; il imagine, pour un cas de ligature de polype de la gorge, où les procédés anciens avaient été insuffisans, un procédé généralement applicable, plus facile et plus simple que ceux de Levret et de Brasdor; son appareil ingénieux pour la ligature des polypes de l'utérus, facilite une opération qui n'était pas praticable dans tous les cas avec les instrumens de Levret; la pince de Hunter lui sert à retirer un corps étranger de la vessie, etc., etc. On connaît son fameux bandage à extension continuelle pour la fracture de la cuisse, dont avant lui on n'obtenait qu'imparfaitement la consolidation. Le traitement des maladies des voies urinaires, dans lequel il déployait une habileté opératoire si supérieure, reçoit de nombreuses et utiles améliorations. L'usage du trépan, dont on faisait un si grand abus pour les plaies de tête, est proscrit : l'efficacité du traitement de ces plaies par l'émétique en lavage est démontrée par un grand nombre de succès. Il serait difficile d'énumérer en détail tout ce que fit Desault pour l'avancement de la science; il n'est guère de points qui n'aient reçu quelque amélioration. Mais quelque importantes qu'aient été ses inventions, c'est moins par elles encore que son nom est recommandé à la postérité, que par l'impulsion toute particulière qu'il donna à la chirurgie. La réforme qu'il opéra dans l'enseignement de l'anatomie, l'ardeur qu'il inspira pour l'étude de cette science, eurent la plus heureuse influence sur les diverses parties de la chirurgie: il présenta des tableaux plus méthodiques de nos organes, en fit mieux connaître l'ensemble et les innombrables particularités. Il indiqua surtout plus exactement leurs rapports, et créa véritablement l'anatomie chirurgicale: par-là il donna une précision presque mathématique à l'exécution des opérations. Les ouvrages de Gavard, et de Boyer surtout, sont des exemples de cette méthode. La même méthode et la même exactitude furent appliquées à l'étude des maladies externes. Tout ce qui, dans ces maladies, se rapporte à la mécanique de nos organes, fut traité avec une supériorité remarquable. L'histoire et le traitement des maladies des os, qui offrent au plus haut degré ce caractère, reçurent dans l'école de Desault des améliorations qui les rapprochèrent de la perfection. Enfin, et ce n'est pas le moindre trait à ajouter à l'éloge de Desault, il sut inspirer pour son art le même amour, le même enthousiasme qu'il avait lui-même; et c'est faire déjà beaucoup pour ses progrès. Il est toutefois une partie de cet art que Desault négligea, qu'il dédaigna même: c'est cette partie qu'on pourrait appeler médicale, qui consiste à surveiller et traiter les maladies des organes internes qui compliquent souvent les maladies externes, et ajoutent tant aux dangers des opérations. Cette négligence provenait du mépris qu'affichait Desault pour la médecine: travers assez commun d'ailleurs chez les chirurgiens célèbres, qui, tout entiers à leur art, jugent et condamnent légèrement, sur des aperçus superficiels, une science des plus difficiles, qu'ils ne connaissent pas.

L'établissement d'une école clinique ne fut pas le seul bien que Desault fit à l'Hôtel-Dieu. Les malades y trouvèrent plus de salubrité par des distributions de salles mieux ordonnées, des secours plus actifs, par un réglement mieux entendu et un régime plus exact, par un mode nouveau de recevoir les alimens. Rien n'égalait l'exactitude de Desault dans les soins donnés aux malades, comme dans son enseignement. Les occupations que sa réputation lui attirait en ville ne l'en firent jamais dévier. Ce n'était qu'après avoir terminé fort tard dans la matinée tout ce qu'il s'était prescrit de devoirs à l'Hôtel-Dieu, qu'il en sortait pour faire des opérations et visiter ses malades de ville ; et il rentrait le soir à l'hôpital, où il couchait, quoique marié, afin d'être plus tôt et tout disposé à reprendre son service le lendemain matin. Malgré les orages de la révolution, dont il eut à souffrir, mais momentanément, son enseignement chirurgical continua avec le même éclat. L'École de santé ayant été créée en 1794, pour remplacer la Faculté de médecine et le Collége de chirurgie, Desault fut nommé professeur de clinique chirurgicale. Cette nouvelle organisation, par laquelle la médecine et la chirurgie étaient confondues dans un même enseignement, l'affecta vivement. Depuis quelque temps on remarquait en lui un état alarmant d'abattement, lorsqu'il fut atteint d'une affection cérébrale qui l'emporta le 1er juin 1795, après trois jours de durée. Desault était alors à peine âgé de 51 ans. La promptitude de cette mort fit soupçonner qu'il avait été empoisonné. Il soignait alors le fils de Louis XVI, détenu au Temple. Cette opinion se fortifia, lorsqu'on vit mourir aussi en très-peu de temps Chopart qui lui avait succédé, et enfin le jeune prince. Mais ces soupçons n'avaient d'autre fondement que les préventions populaires. Desault était bon et généreux, mais brusque et violent. Ses malades et ses élèves purent quelquefois désirer, sinon plus de zèle et de dévouement, du moins plus de douceur. Il n'a rien écrit, car à peine doit-on compter le mémoire qu'il lut à l'Académie royale de chirurgie, et dont nous ignorons le sujet, ainsi que la thèse qu'il composa pour sa réception au Collége de chirurgie, et qui se trouve dans la collection de celles des chirurgiens de Paris ; elle a pour titre :

De calculo vesicæ, eoque extrahendo, prævia sectione, ope instrumenti Hawkensiensi emendati. Paris, 17...., in-4. Il n'eut que peu de part au *Traité des maladies chirurgicales,* publié sous son nom et sous celui de Chopart. Ses élèves rédigèrent sous ses yeux un journal commencé en 1791, qui forme 4 vol. in-8. Ce journal contient l'exposé presque complet de sa doctrine. Les *OEuvres chirurgicales de Desault* (Paris, 1798-1799, in-8, 3 vol.) n'ont pas été composées par ce grand chirurgien, mais bien par Bichat, qui voulut, par ce travail, puisé dans les leçons de son maître et dans le journal précité, consacrer un monument durable à sa gloire. Cet ouvrage ne peut néanmoins remplacer entièrement le *journal de chirurgie.*

(Bichat, *Éloge,* dans le 4e vol. du

Journ. de phys. de Desault, et en 18.. Éloge... Fouisset, dans Biographie des Œuvres chirurg. — M. A. Petit, universelle.)

DESBOIS DE ROCHEFORT (Louis) naquit à Paris, le 9 octobre 1750, de Louis-René Desbois, docteur en médecine de cette Faculté.

Il se livra à l'étude de la médecine avec l'ardeur d'un homme qui se passionne pour tout ce qu'il entreprend, et qui peut choisir, avant d'entreprendre, l'objet de ses travaux de prédilection. Il échoua, à l'âge de vingt-deux ans, au concours où il s'était présenté pour obtenir la réception gratuite au doctorat; mais son heureux compétiteur étant venu à mourir, la Faculté transféra à Desbois le prix qu'elle avait regretté de ne pouvoir lui faire partager. Il fut choisi peu de temps après pour médecin de Sainte-Barbe, institution dans laquelle il avait fait ses humanités, et où l'on avait conservé un souvenir flatteur de son amour de l'étude et de ses succès. Desbois parvint bientôt à la réputation d'un des plus habiles praticiens de la capitale. Il devait être aussi un des professeurs les plus distingués. Nommé, à l'âge de trente ans, médecin de l'hôpital de la Charité, ce fut là qu'il acquit ses plus beaux titres à notre reconnaissance, en ouvrant des leçons cliniques où se formèrent tant d'habiles élèves, et auxquelles nous devons l'illustre Corvisart.

Mort à Paris, le 26 janvier 1786, Desbois de Rochefort vécut trop peu, et au milieu d'occupations trop multipliées pour avoir le temps de composer des ouvrages dans lesquels tout son talent pût se produire. Le seul livre que nous ayons de lui, resté manuscrit parmi ses papiers, fut publié après sa mort, par son élève et son ami Corvisart, qui l'a fait précéder de son éloge. S'il faut juger Desbois sur cet ouvrage, on trouve en lui un esprit imbu de doctrines aujourd'hui vieillies, mais plein de justesse et de solidité, et éclairé par une grande expérience qui lui est propre.

Cours élémentaire de matière médicale, suivi d'un précis de l'art de formuler. Paris, 1789, in-8, 2 vol. Nouv. édition, refondue par Lullier Winslow. Paris, 1817, in-8, 2 vol.

(Corvisart, *éloge de Desbois de Rochefort.*)

DESBORDEAUX (Pierre-François-Frédéric), né à Caen, le 16 mars 1763, fit ses études médicales et reçut le bonnet doctoral à l'ancienne Faculté de cette ville. Peu après sa réception, il devint professeur agrégé de cette Faculté, et, à l'époque de la réorganisation des établissemens universitaires, il fut attaché à l'École secondaire de médecine de Caen, comme professeur de thérapeutique. Desbordeaux était médecin de l'hospice des aliénés, médecin en chef des hospices de la ville de Caen, membre de plusieurs sociétés savantes. Il est mort à Caen le 25 juillet 1821, laissant les ouvrages suivans :

Nouvelle orthopédie, ou *Précis sur les difformités que l'on peut prévenir ou corriger dans les enfans.* Paris, an XIII (1805), in-8. — L'ouvrage est divisé en trois parties, dans lesquelles l'auteur examine successivement les difformités de naissance, celles provenant d'habitudes vicieuses, et celles qui résultent d'accidens. En traitant de chacune de ces difformités, il remonte avec soin à la cause première qui les a produites, et d'après laquelle il indique les moyens curatifs auxquels on doit recourir pour détruire ou corriger ces difformités. Cet ouvrage reçut l'approbation de la Société de médecine de Caen, et celle de la Société de médecine de Paris qui ont considéré ce travail comme très-méthodique, et contenant des vues fort judicieuses sur la thérapeutique des difformités.

Dissertation sur la cause directe des fièvres primitives qui règnent épidémiquement en Europe, et sur les moyens de s'y soustraire. Caen et Paris, 1806, in-12, 226 pp.

(Faucon-Duquesnay, *Notice biogr. sur M. Desbordeaux,* etc. Caen, 1822, in-8, 18 pp. — Mahul, *Annuaire nécrologique.*)

DESBRET, docteur en médecine de l'Université de Montpellier, médecin des camps et armées du roi, conseiller du roi, intendant des eaux de Chateldon, exerça son art à Cusset, près Saint-Gérant, en Bourbonnais. Il ne nous est connu que par les ou · vrages suivans :

Lettre pour et contre l'usage du mercure dans la rage.... 1758, in-8.

Traité des eaux minérales et médicinales de Chateldon. Moulins et Paris, 1778, in-8.

Nouvelles eaux minérales de Chateldon, en Bourbonnais, avec des observations sur leurs effets. Londres, (Paris). 1785, in-12, 152 pp.

Les Nymphes de Chateldon et de Vichy sur mes bords, 1785, in-8. (*Sur mes bords* signifie sur les bords de l'Allier.)

Desbret a encore publié dans l'ancien *Journal de médecine* les articles suivans : Description d'une fièvre miliaire épidémique. — Observation sur une fièvre hémitritée ou demi-tierce, mal traitée, et guérie par une crise inespérée, avec de nouvelles observations sur le pouls nasal. — Observations sur la fièvre miliaire. — Observations sur les maladies épidémiques qui régnèrent à Cusset et dans ses environs sur la fin de l'année 1762, pendant le courant de 1763, et dans le commencement de 1764. — Lettre sur le froid des hivers de 1766 et 1767. — Réflexions sur les naissances prétendues tardives, et sur le terme des accouchemens. — Lettre sur la doctrine du pouls. — Lettre relative à une grossesse de dix-huit mois. — Observation sur une prétendue propriété de la graine de jusquiame appliquée extérieurement. — Réflexions sur la pratique de l'inoculation, et sur le traitement de la petite-vérole

naturelle. — Lettre sur la connaissance du pouls dans les grossesses.— Observations sur différentes sortes de pouls.

(Ancien *Journal de médecine, chirurgie et pharmacie*. — Quérard.)

DESCEMET (Jean), né à Paris, le 20 avril 1732, fut l'élève et l'ami de Duhamel-Dumonceau. Il avait acquis sous ce grand maître des connaissances fort étendues en botanique, lorsqu'il commença, à l'âge de 18 ans, l'étude de la médecine. Sa thèse inaugurale, qu'il soutint le 23 février 1758, le fit connaitre comme un habile anatomiste et un médecin observateur. Il fut successivement docteur-régent et doyen d'âge de la Faculté de médecine de Paris, professeur de botanique, d'anatomie, censeur royal, membre de la Société royale de médecine, et de plusieurs Académies étrangères, médecin du Lycée impérial, etc. Il mourut à Paris, le 17 octobre 1810.

An sola lens crystallina cataractæ sedes? Paris, 1758, in-4. — C'est dans cette dissertation que Descemet soutint pour obtenir le grade de docteur, qu'il fit la première mention de la membrane de l'humeur aqueuse qui tapisse la face postérieure de la cornée. Descemet est le premier qui en ait donné la description.

Catalogue des plantes du jardin de MM. les apothicaires de Paris, suivant la méthode de Tournefort. Paris, 1759, in-8.

Mémoire et observations sur la choroïde, inséré dans les *Mémoires des Savans étrangers de l'Académie royale des sciences*, tome V, an 1768. — Ce mémoire, qui avait été lu à l'Académie des sciences en 1760, contient des développemens étendus sur plusieurs des points dont l'auteur parlait dans sa thèse : il y donne surtout une description très-détaillée de la membrane de l'humeur aqueuse qui tapisse la face interne de la cornée transparente,

et qu'il a décrite le premier. Des expériences comparatives, faites sur des yeux humains et des yeux d'animaux de différens âges, lui ont montré que cette membrane adhère d'autant moins à la cornée, que les individus sont plus âgés. Ainsi, on la trouve adhérente à toute la face interne de la cornée chez le fœtus humain : à vingt-cinq ans, elle est séparée, dans l'étendue d'une ligne, de toute la circonférence de la cornée; à quarante ans, elle est encore plus séparée, et à soixante ans elle est pour l'ordinaire entièrement détachée. Diverses expériences démontrèrent à Descemet que l'organisation de ce feuillet membraneux était différente de celle de la cornée. Il cite ces expériences. Demours ayant publié, en 1767, un écrit dans lequel il parlait de cette membrane particulière, comme d'une partie dont il avait le premier fait la découverte, Descemet en revendiqua l'honneur avec juste raison, et cette polémique donna lieu à plusieurs articles qui furent insérés par lui dans l'ancien *Journal de médecine*, tomes XXX, XXXIII, XXXV. On trouve aussi de lui, dans le même recueil, un *Rapport sur la symphyséotomie* pratiquée par Sigault, tome XLIX.

Desfontaines a donné la nouvelle édition du *Traité des arbres et arbustes*, de Duhamel-Dumonceau, dont il avait été l'élève.

(Ancien *Journ. de méd.*—Quérard.)

DESCHAMPS (JOSEPH-FRANÇOIS-LOUIS) naquit à Chartres, le 14 mars 1740. Destiné d'abord à l'état ecclésiastique, il abandonna une carrière pour laquelle il n'avait aucune vocation, et vint à Paris étudier la médecine : il avait alors 19 ans. Les leçons cliniques et les opérations de Moreau lui donnèrent un goût exclusif pour la chirurgie, qui devint l'objet particulier de ses études. Admis en 1764 à cette école expérimentale, si noblement dotée par Housset, le jeune Deschamps y remporta plusieurs années de suite le premier prix. Il ne tarda pas à être reçu membre du Collége de l'Académie royale de chirurgie. L'année suivante, il obtint au concours la place de chirurgien gagnant maitrise de l'hôpital de la Charité, où il remplaça Désault, quand ce célèbre chirurgien fut appelé à la tête de la chirurgie de l'Hôtel-Dieu. Il était depuis longues années uniquement occupé du service de son hôpital et des travaux de cabinet, quand il fut nommé l'un des quatre chirurgiens consultans de l'empereur. En 1811, il avait remplacé à l'Institut l'illustre Sabatier. Deschamps est mort âgé de 84 ans et huit mois, le 8 décembre 1824, laissant les ouvrages suivans :

Observations sur la ligature des principales artères des extrémités, à la suite de leurs blessures, et dans les anévrismes, particulièrement dans celui de l'artère poplitée, dont deux ont été opérés suivant la méthode de Jean Hunter, chirurgien anglais. Paris, 1793, in-8, 56 pp.; *ibid.*, 1797, in-8, 124 pp. — Ces observations avaient été publiées d'abord en plusieurs articles dans le journal de Fourcroy, *la Médecine éclairée par les sciences physiques*, tom. III et IV. La seconde de ces observations se trouve réunie au *Traité de la taille*, comme nous le dirons ci-après. Deschamps est le premier en France qui ait pratiqué avec succès l'opération de l'anévrisme suivant la méthode de Hunter : il a puissamment contribué à faire adopter chez nous ce mode opératoire que Chopart avait pratiqué quelques jours avant lui, mais, sans succès, le membre s'étant sphacélé. Deschamps employait, pour passer la ligature sous le vaisseau, une aiguille montée sur un manche analogue à celui de Cassamayor. Il comprimait l'artère à l'aide d'un instrument de son invention, qu'il a nommé *presse-artère*, et dont M. Boyer conseilla l'emploi dans les cas où la résistance des parois artérielles s'opposerait à leur froncement par la ligature.

Traité historique et dogmatique de l'opération de la taille. Paris, 1796-97, in-8, 4 vol. — L'ouvrage de Deschamps est sans doute d'une prolixité fatigante; mais c'est incontestablement la monographie la plus complète et la plus utile que nous ayons sur la lithotomie. L'auteur y fait preuve d'une érudition solide, et reproduit avec exactitude les détails les plus minutieux de chaque procédé opératoire. On trouve dans ce traité le principe de certaines découvertes revendiquées plus tard par différens auteurs, ainsi que l'exposé des résultats pratiques fournis à Deschamps par trente années d'expérience à l'hôpital de la Charité. Il a éclairé les questions relatives aux lithontriptiques, à la position à donner au malade dans la taille latérale, au cathétérisme, à l'étendue de l'incision de la prostate dans les cas de calculs volumineux, à l'écrasement de la pierre pour en favoriser l'extraction, etc. A la suite du quatrième volume se trouve la seconde édition des Observations sur la ligature des artères principales des membres, spécialement dans l'opération de l'anévrisme de la poplitée, selon la méthode de Hunter. En 1826, on a reproduit le Traité de la taille de Deschamps en y ajoutant un *Supplément destiné à continuer jusqu'à ce jour l'histoire de cette opération, par J.-L. Begin.* Ce supplément contient l'historique des travaux entrepris ultérieurement sur la taille hypogastrique, la taille recto-vésicale, la taille transversale ou bi-latérale, la lithotritie, etc.

Observations anatomiques faites sur un sujet opéré, suivant le procédé de Hunter, d'un anévrisme de l'artère poplitée, avec pl.; inséré dans le recueil de l'Institut *Mémoires des Savans étrangers,* tome I, an 1805. On trouve dans le *Recueil de la Société de médecine de Paris* beaucoup de rapports de Deschamps sur diverses questions de chirurgie, et l'article suivant : *Observations et réflexions sur un anévrisme vrai de la partie supérieure de l'artère fémorale* (t. V).

(Percy, *Éloge de Deschamps dans le Bulletin des Sciences médicales,* de M. de Férussac, tome IV, an 1824.— Roux, *Discours prononcé sur la tombe de Deschamps.* — Mahul, *Annuaire nécrolog.,* 1824. — Quérard.)

DESCHERNY (David).

Treatise of the causes and symptoms of the stone, and of the chief remedies in use to cure this distemper. Londres, 1753, in-8.; traduit en français sous ce titre : Traité des causes et des symptômes de la pierre et des principaux remèdes en usage pour guérir cette maladie. Dublin, 1755, in-8.—Défense du lithontriptique de mademoiselle Stephens.

An essay on fevers, in which their causes and effects are particularly considered, and two different methods of curing them proposed; c'est-à-dire, Essai sur les fièvres, dans lequel on examine surtout leurs causes et leurs effets, et où l'on propose deux méthodes différentes de les guérir. Londres, 1760, in-8.

An essay on small-pox; c'est-à-dire, Essai sur la petite-vérole. Londres, 1760, in-8.

An essay on the causes and effects of gout; with an examination of the par-

ticular method of treating it; c'est-à-
dire, Essai sur les causes et les effets de
la goutte, avec un examen de la méthode particulière de traiter cette maladie. Londres, 1760, in-8.
(Rob. Watt)

DESESSARTZ (Jean-Charles), né à Bragelogne, département
de l'Aube, le 26 octobre 1729, fit ses premières études au collège de
Beauvais, où son oncle était professeur de philosophie. Il refusa
les offres que lui firent les jésuites d'entrer dans leur ordre, donna
quelques leçons de mathématiques dont le produit suffit à ses besoins
les plus pressans, et se livra à l'étude de la médecine. Sa fortune ne
lui permettant pas d'être admis dans la faculté de Paris, il prit ses
degrés à Reims, et se fixa à Villers-Cotterets. Après avoir pendant
quinze ans exercé la médecine dans ce pays et à Noyon, il vint s'é-
tablir à Paris. Devenu membre de la Faculté de médecine, il fut
nommé deux fois professeur en cinq années, et élevé au poste de
doyen. Ce fut pendant son décannat de 1776 à 1778 que la Faculté
soutint une longue lutte pour empêcher l'établissement de la Société
royale de médecine.

Desessartz succomba à un catharre suffocant, le 13 avril 1811,
à l'âge de 81 ans. Il était membre de l'Institut de France. Outre les
ouvrages particuliers que ce médecin a publiés, on trouve de lui,
dans les collections académiques, un grand nombre d'observations
et de mémoires intéressans.

*Traité de l'éducation corporelle des
enfans en bas-âge ; ou Réflex ons pratiques sur les moyens de procurer une
meilleure constitution aux citoyens.* —
Paris, 1760, in-12. *ibid.*, an VIII, in-8,
avec un avertissement et un supplément. Tout ce qui concerne l'hygiène,
les maladies et l'éducation physique
de l'enfance, est traité avec des détails
qui annoncent combien était grande
l'expérience de l'auteur. Les avantages
de l'allaitement maternel y sont dé-
peints sous des couleurs qui n'ont pas
peu contribué à opérer une réforme
tant désirée à l'époque où parut cet
ouvrage. — Desessartz s'élève contre
l'abus des corps de baleine dont les
femmes se cuirassaient.

*Dissertatio de hydrope, in quâ hu-
mectantia et diluentia hydragogis sunt
præmittenda.* 1768, in-4.

*Discours prononcé à l'ouverture
de la séance publique de la Société
de médecine de Paris.* 1778, in-4.

*Rapport sur les thèses soutenues en
1779. Paris,* 1779, in-4.

*Exposé des jugemens portés sur la
Faculté en 1779. Paris,* 1779, in-4.

Eloge de Hazon. Paris, 1779, in-8.

Eloge de Malouin. Paris, 1779,
in-4.

Eloge de Michel. Paris, 1779, in-4.

*Extrait de la notice sur les mala-
dies de l'an VI. Paris, an VI,* in-8.

*Résultats des observations faites
dans plusieurs départemens de la république sur les maladies qui ont régné
pendant les six premiers mois de l'an

VIII. Paris, an VIII, in-8, 15 pages.

Discours sur les inhumations préci-
pitées, lu à la Société publique du
lycée des arts, le 9 pluviôse an VI.
Paris, an VI, in-8.

Annonce sur les moyens de se pré-
munir contre les dangers de la petite-
vérole. Paris, in-8.

Sur les préparations mercurielles
dans la petite-vérole. Paris, in-8.

Sur les effets de la musique. Paris,
an XI, in-8, 20 p. — L'auteur établit
par le raisonnement et l'expérience,
que la musique peut guérir des maladies graves, surtout les affections nerveuses.

Mémoire sur le croup. Paris, 1807,
in-8; *ibid*, 1808, in-8.

On trouve, de Desessartz, dans les
mémoires de l'Institut :

Observations sur la séparation spon-
tanée de deux os, le tibia et le péro-
né, dans leur partie moyenne, à la
suite d'un sphacèle, t. I, p. 20 (1798).

Mémoire sur l'avantage et la néces-
sité de ne tirer que peu de sang à la
fois aux enfans à grosse tête. Ibid,
p. 234.

Mémoire et observations sur la pe-
tite-vérole, et sur la complication de
cette maladie avec la fièvre scarlatine,
le millet et autres dépravations des hu-
meurs. Ibid, p. 405.

Observations sur la complication
de la petite-vérole avec des dartres, et
sur la continuation des préparations
mercurielles pendant tout le cours de
la maladie, t. II, p. 229 (1779).

Second mémoire sur l'emploi des
préparations mercurielles dans la pe-
tite-vérole, t. III, p. 128 (1801).

Troisième mémoire sur l'utilité des
préparations mercurielles dans le trai-
tement de la petite-vérole naturelle.
Ibid, p. 165.

Dans le journal de Vandermonde,
Roux et Bucher :

Avantages des bains dans les con-
valescences difficiles, t. XLVI, p.
327. Réimprimé avec quelques additions dans son *Recueil de discours.*

Observations sur les enfans à grosse
tête, t. XLVII, p. 114. — Il fait la
remarque que ces enfans sont très-su-
jets aux convulsions, et qu'il a toujours obtenu alors moins de succès
des potions et des poudres antispasmodiques, que des lavemens adoucissans, des pédiluves et des fomentations émollientes entretenues chaude-
ment sur le ventre.

Extrait d'une observation sur la pe-
tite-vérole compliquée avec la scarla-
tine et le millet, communiquée à la
Faculté de médecine, dans son As-
semblée du prima mensis de décembre
1770, t. XLIX, p. 133.

Dans le recueil périodique de la
Société de médecine :

Notice sur les maladies qui ont ré-
gné pendant l'automne et l'hiver der-
niers, et spécialement sur l'affection
catarrhale, t. II, p. 243 (1797).

Mémoire sur l'abus de l'adminis-
tration du tartrite de potasse antimo-
nié (tartre stibié), *par fractions de*
grains, ibid., p. 438.—Desessartz dit
qu'une expérience de trente ans lui a
appris que les maladies traitées par l'u-
sage journalier du tartre stibié en lavage, comme on le faisait encore à l'é-
poque où il écrivait, sont plus longues,
plus opiniâtres, et s'accompagnent de
phénomènes insolites.

Réflexions sur l'usage de la céva-
dille administrée comme vermifuge,
t. III, p. 370 (1798). — C'est une
histoire botanique et médicale de la cé-
vadille.

Sur l'usage et les effets des prépa

rations mercurielles dans la petite-vérole, t. VI, p. 321 (an VII).

Notice sur les maladies qui ont régné à Paris pendant le printemps et l'été de l'an VII, et l'automne de l'an VIII, t. VII, p. 466.

Rapport sur les maladies qui ont régné dans l'armée de Hollande, t. XVI, p. 20 (an XI).

Rapport sur l'histoire médicale de l'armée française à Saint-Domingue, en l'an X, ou mémoire sur la fièvre jaune, ibid, p. 147.

Rapport sur l'épidémie de Livourne (fièvre jaune. Avec Hallé), t. XXIII, p. 3 (an XIII).

Observations tendantes à prouver l'utilité des sangsues à la vulve, dans quelques cas de pertes utérines ; ibid, p. 135. — Les observations que rapporte Desessartz sont des cas de métrorhagies liées à une congestion sanguine vers les organes extérieurs. Il veut que dans certains cas on pratique une saignée avant d'appliquer les sang-sues, qui ne doivent, selon lui, donner qu'une quantité de sang médiocre.

Notice sur l'angustura ; t. XXVII, p. 227.

Extrait de l'histoire d'un somnambulisme qui a duré depuis le 26 novembre 1806 jusqu'au printemps de 1808, et dont les phénomènes ont été accompagnés d'une affection nerveuse très-grave, t. XL, p. 155.

En 1769, Desessartz a donné une édition de la matière médicale de Cartheuser, avec des notes.

La plupart des mémoires indiqués plus haut ont été réunis sous le titre de *Recueil de discours, mémoires et observations de médecine clinique.* Paris, 1811, in-8 de 311 pages. — Outre les mémoires réimprimés, on trouve dans ce recueil :

Discours sur les inhumations précipitées.

Essai sur la topographie médicale du canton de Paris ; salubrité des vents.

Opinion sur la pratique de la vaccine.

Extrait de l'essai sur le gaz animal.

Moyen mécanique de faire la réduction d'une vertèbre luxée. — Ce moyen consiste dans une extension prolongée de la colonne vertébrale.

Variétés des symptômes, d'une même épidémie gastrique verminause, dans trois villages voisins.

Réflexions sur le traitement de l'hydropisie, et observations. — Le but de l'auteur est de montrer par des faits de pratique, qu'il est des hydropisies où les humectans, les délayans, les apéritifs doux, sont préférables à toutes ces compositions que l'on a décorées du nom d'hydragogues. Il cite plusieurs guérisons obtenues au moyen de l'eau seule. C'est la thèse de 1768.

Lettre sur un topique facile dans les entorses. — C'est un mélange de suie, de blancs d'œufs et d'eau-de-vie.

Remède contre les contre-coups. — Ce sont deux gros d'ammoniac dissous dans une pinte de vin, à prendre par cuillerée le matin et le soir.

(Cuvier. *Eloges.* — Desessartz, *Siècles litt. de la France.*)

DESÈZE (VICTOR), né à Bordeaux vers 1760, étudia la médecine à Montpellier, où il reçut le titre de docteur, à l'époque où Barthèz était au début de sa brillante carrière. Desèze fut le disciple de ce grand homme, et contribua aussi, pour sa part, au perfectionnement des doctrines de l'école de Montpellier. Retiré à Bordeaux, où il fut agrégé à la Faculté de médecine, il renonça bientôt à l'exercice de l'art de guérir, pour se livrer à la culture des lettres. L'Institut le compta au nombre de ses associés nationaux. Desèze avait été membre de l'Assemblée constituante. En mars 1814, il fit partie du conseil du duc d'Angoulême, et il était en 1817 recteur de l'Académie de Bordeaux. Outre plusieurs ouvrages étrangers à la médecine, on a de lui :

Recherches physiologiques et philosophiques sur la sensibilité ou la vie animale. Paris, 1786, in-8, 334 pp. — Dans cet ouvrage écrit avec talent et où se reflètent les idées qui dominaient alors à Montpellier, Desèze commence par attaquer le mécanisme et s'élève fortement contre la doctrine brillante de Boerhaave. Dans son enthousiasme pour Hippocrate, il semble admettre que la science médicale a plus à perdre qu'à gagner à toutes les découvertes faites depuis le père de la médecine, en anatomie, en chimie et en physique. Il cite en particulier la découverte d'Harvey, qui n'est suivant lui qu'une *simple vérité physiologique*.

Desèze, partisan du Stahlianisme, qui, à cette époque, faisait tant de bruit à Montpellier, crut devoir toutefois le modifier en admettant un autre principe que l'âme pour diriger toutes nos fonctions, principe intimement uni avec elle, mais qui ne jouit pourtant pas des mêmes attributs. Ainsi, cet auteur qui, au commencement de son ouvrage, tout en attaquant le mécanicisme, s'était élevé contre l'ontologie, y revient quelques lignes plus loin, et en fait, comme on voit, la base de ses doctrines médicales.

Desèze n'avait, lorsqu'il écrivit cet ouvrage, aucune connaissance du système ganglionaire auquel on a attribué les fonctions de la vie végétative; aussi se livre-t-il, pour expliquer ces fonctions, à des idées chimériques qui ne sont plus maintenant susceptibles même de discussion.

DESGRANGES (JEAN-BAPTISTE), médecin distingué, naquit à Mâcon en 1751. Il commença ses études médicales à l'hôpital de cette ville, et fut les continuer à La Rochelle, où l'instruction qu'on y recevait, attirait, à cette époque, de nombreux élèves. Desgranges y avait obtenu du succès, quand il vint à Lyon pour compléter ses études. La place de chirurgien interne du grand Hôtel-Dieu étant devenue vacante, il l'obtint au concours, après des épreuves brillantes, et pendant quatre années il remporta successivement les prix qui se distribuaient à l'École de médecine. En 1779, Desgranges fut agrégé au Collège royal de chirurgie de Lyon, et soutint à cette occasion une thèse sur les tumeurs fongueuses de la dure-mère. En 1788, il se fit recevoir docteur en médecine à l'Université de Valence, et revint se livrer à la pratique à Lyon, où il jouissait d'une grande réputation. Il consacrait à l'étude tous ses instans de loisir, et ses travaux lui avaient déjà mérité de nombreuses palmes académiques. En 1781, l'Académie royale de chirurgie lui avait décerné un prix d'émulation; en 1785, cette compagnie célèbre couronna son mémoire sur la rétroversion de la matrice; et en 1788 et 1789, il obtint encore deux couronnes pour deux mémoires relatifs à la matière instrumentale et à l'art des pansemens. Desgranges fut encore couronné par la Société royale de médecine de Paris, et par celle de médecine pratique de Montpellier. Il était membre correspondant de ces trois compagnies savantes.

Lorsque Lyon, résistant aux ordres de la Convention, soutint un siége contre les armées de la république, Desgranges fut nommé chirurgien-major-général du département, et rendit de grands services en organisant le service de santé. Forcé, après deux mois de siége, de quitter la ville, il se retira en Suisse, dans le canton de Berne, où il exerça la médecine et la chirurgie pendant neuf ans. Rentré à Lyon en 1802, il fut un des fondateurs de la Société de médecine, et depuis cette époque, il partagea son temps entre les soins qu'exigeait une clientelle nombreuse, et l'étude d'une science qu'il cultiva jusqu'à la fin avec toute l'ardeur de la jeunesse. Desgranges est mort des suites d'une altération organique du mésentère, le 23 septembre 1831, âgé de 79 ans. Il est auteur de plusieurs brochures, mais surtout d'un grand nombre d'articles de médecine et chirurgie pratique, insérés dans divers recueils. Nous ferons connaître ici les plus importans.

Lettre à M. Prost de Royer, de l'Académie de Lyon, ancien lieutenant de police, sur les moyens de rappeler à la vie les enfans qui paraissent morts en naissant. Lyon, 1777. — Sue a inséré cette lettre dans ses *Essais hist. littér. et crit. sur l'art des accouchemens*, etc.

Dissertation inaugurale de chirurgie, sur les tumeurs fongueuses et les fongosités de la dure-mère, etc. Lyon, 1779, gr. in-4.

Réflexions sur la section de la symphyse des os pubis, suivies d'observations sur l'emploi de l'alcali volatil dans le traitement des maladies vénériennes. Lyon, 1781, in-8, 59 p. — Ce mémoire, composé à l'occasion d'une opération que pratiqua l'auteur, et qui fut suivie de la mort de la mère, contient une exposition très-lumineuse des circonstances qui peuvent nécessiter cette opération. Baudelocque cite avantageusement ce travail. Desgranges rapporte deux exemples de guérison de syphilis par l'emploi de l'alcali volatil.

Mémoire sur les moyens de perfectionner l'établissement public formé à Lyon, en faveur des personnes noyées, avec des remarques sur la cause de leur mort, et le traitement qui leur convient. Lyon, 1790, in-4, 42 p. — L'auteur pense que l'eau écumeuse dans les bronches a été regardée mal à propos comme un signe univoque et assuré de submersion ; que cette opinion, mal fondée, peut avoir des conséquences fâcheuses dans certains cas de médecine légale. Il admet deux sortes d'asphyxie par submersion : l'une de *saisissement sans matière, per deliquium animi* ; l'autre *avec matière, ou par engouement des voies pulmonaires.* Pour remédier à la première, il conseille de faire une incision entre deux côtes, afin de porter un corps obtus sur le poumon, et même sur le diaphragme, pour agacer ces organes et faire cesser leur état de torpeur. Pour la seconde, il veut qu'on pratique la bronchotomie ; afin de pouvoir faire succéder des insufflations et des aspirations capables de chasser l'écume bronchique. Dans le cas où on ne voudrait pas recourir à ces moyens, Desgranges recommande de porter par les narines une sonde de gomme élastique dans le larynx, et d'introduire de la même manière dans l'estomac, par l'œsophage, des liqueurs irritantes. Dans ce mémoire, on voit que Desgranges a contribué puissamment à détruire plusieurs coutumes nuisibles, qui existaient depuis long-temps à Lyon, et que la ville lui doit des améliorations notables dans divers établissemens publics.

Supplément au mémoire sur les moyens de perfectionner l'établissement public, formé à Lyon en faveur des personnes noyées, etc. : suivi de recherches sur l'emploi des lavemens de fumée de tabac dans les diverses espèces d'asphyxie, notamment dans celle par submersion, et dans le traitement de plusieurs autres maladies, etc. Lyon, 1790, in-4, 108 p. — Ce second mémoire contient quatre-vingt-sept observations relatives à l'asphyxie par submersion et aux divers genres de mort subite. L'auteur revient avec détail sur les moyens de stimuler les organes internes, pour les rappeler à leurs fonctions dans les morts apparentes. Il décrit une sonde de gomme élastique dont le bout extérieur est évasé pour recevoir la canule d'une seringue aspirante, quand la sonde, passée par les narines, est introduite dans le larynx, et pour y substituer un soufflet. Il conseille, contre l'opinion de Portal, l'essai des vomitifs portés dans l'estomac. Sa dissertation sur l'emploi des lavemens de fumée de tabac contient de nombreuses observations sur les avantages de ce moyen que Portal avait rejeté.

Avis sur l'administration des secours aux personnes noyées. Lyon, 1804, in-4, 4 pp.

Observations et remarques pratiques sur l'administration du seigle ergoté, contre l'inertie de la matrice, dans la parturition ; suivies de quelques réflexions sur l'emploi des lavemens mercuriels dans le traitement de la syphilis chez les nouveau-nés. Montpellier, 1822, in-8, 30 p. — Cette brochure, qui est extraite des *Nouvelles Annales cliniques de Montpellier,* 1822, p. 64 à 89, est un second mémoire où l'auteur démontre, par de nouveaux faits, la propriété obstétricale du seigle ergoté, ainsi qu'il l'avait prouvé dans un premier travail qui fut adressé à la Société de la Faculté de médecine en 1817, et sur lequel Chaussier et Percy firent un rapport le 15 janvier 1818. Un extrait de ce mémoire est inséré dans le t. 1,

p. 54 du nouveau *Journ. de méd. chir. et pharm.* C'est à Desgranges que l'on doit la connaissance précise de l'emploi du seigle ergoté dans l'accouchement. Il a contribué à propager l'usage de ce moyen avantageux, en France, où d'abord il n'était guère employé que dans les environs de Lyon.

Desgranges a consigné un grand nombre d'observations et de mémoires dans plusieurs recueils scientifiques : nous allons faire connaître les plus importans.

On trouve dans l'ancien *Journ. de méd. chir. et pharm.* :

Obs. de spina ventosa (t. 48).—*Réflexions sur les épanchemens dans la poitrine, et sur l'infidélité de quelques signes donnés comme pathognomoniques de ces sortes d'épanchemens* (t. 52).—*Obs. sur quelques maladies du genou, tendantes à l'ankylose* (t. 55).—*Hernie compliquée d'étranglement, réduite le sixième jour* (t. 58).—*Sur une convulsionnaire* (t. 59).—*Rétroversion de la matrice* (t. 66).—*Remarques critiques et obs. sur la section de la symphyse des os pubis* (tom. 67, 68 et 75).—*Fistules lacrymales avec carie guéries par la méthode de Méjean perfectionnée* (t. 87).—*Grossesse fausse, suivie de recherches sur les corps membraneux vésiculaires.* (t. 89).—*Mém. sur l'inversion de la vessie* (t. 91).—*Rétention d'urine avec dilatation extrême de l'uretère* (t. 92).

Dans le *Journal de méd. chir. et pharm.* de Corvisart : *Sur un enfant nouveau-né, mort d'une rétention de matières alvines, par défaut de communication des intestins grêles avec les gros intestins.*—*Dysphagie pharyngienne et angine trachéale* (t. 2).—*Abcès enkysté du ventre causé par une arrêt de poisson* (t. 3).—*Dysphagie pharyngo - laryngienne cancéreuse* (t. 4).—*Mort subite occasionnée par le gaz nitreux* (t. 8).—*Histoire d'un abaissement spontané du crystallin* (t. 13).

Obs. et réflexions sur le pouvoir ou l'influence de l'imagination des femmes enceintes sur le fœtus, insérées dans les *Actes de la Soc. de méd. de Lyon*, t. 2, p. 96.

Dans le *Mémorial des hôpitaux du midi et de la clinique de Montpellier*, on trouve :

Obs. d'une double imperforation congénitale de la vulve et de la matrice (août 1830).—*Obs. d'une angine cervicale spasmodique* (novembre 1830).

On trouve dans l'*Hist. de la Soc. de méd. de Montpellier* les articles suivans de Desgranges :

Fait de chirur. légale (t. 2).—*Sur un moyen propre à favoriser l'allaitement des enfans.* (C'est à Desgranges que l'on doit l'usage, en France, des bouts de sein artificiels (ce moyen thérapeutique si utile) avait été oublié depuis que Pierre, Amand ... avait conseillé l'emploi en 1716.)—*Sur l'emploi de quelques plantes fraîches contre la morsure des vipères* (t. 4).

Dans les *Annales de la Soc. de méd. pratique de Montpellier* :

Tumeur urétro-vaginale et obstruction de la rate guérie par les douches d'eau de Plombières factice (t. 4).—*Vaccine hâtive et éruption secondaire de variole sous l'influence de la vaccine* (t. 5).—*Sur la polydipsie, considérée comme maladie essentielle, ou le besoin de boire d'eau habituel et chronique.*—*Empoisonnement par un verre d'encre avalé.*—*Accident d'empoisonnement après un usage immodéré de la pipe.*—*Sur les effets pernicieux des fleurs de soufre prises* avec excès dans le traitement d'une gale (t. 6). — *Remarques sur une cause de fausse vaccine.* — *Mém. sur l'hydrophobie, suite des morsures d'un chien enragé* (t. 8). — *Sur le cancer ulcéré du rectum* (t. 9). — *Néphrite purulente et calculeuse* (t. 11). — *Mémoire sur l'angine de poitrine* (tom. 27 et 28). — *Obs. d'ichtyose nacrée.* (t. 31). *Rapport médico-légal sur un cas de meurtre* (t. 38).

Dans les nouvelles *Annales cliniques de la Soc. prat. de Montpellier : Obs. sur l'empoisonnement par l'opium* (t. 1).

Enfin, le *Journal général de méd.* contient aussi de nombreux articles de Désgranges :

Nouvel exemple d'épi d'orge avalé et passé dans le poumon droit, retiré le quarantième jour, d'un abcès survenu dans un espace intercostal (t. 44). — *Plaie contuse de la* cuisse par un échalas qui a traversé le membre de part en part. (t. 51). — *Sur une fièvre gastrique simple traumatique* (t. 66). — *Perforation spontanée de l'estomac* (t. 76). — *Ophthalmie catarrhale compliquée, etc.* (t. 82). — *Asphyxie par la vapeur du charbon de terre* (t. 82). — *Sur l'hémorrhagie utérine foudroyante après l'accouchement* (t. 85). — *Sur une extroversion vésicale* (t. 108). — *Note sur les propriétés physiques du seigle ergoté, et sur la question de savoir si l'action obstétricale de l'ergot dépend de la présence de la sphacélie* (t. 109).

Observation sur une mort subite causée par la rupture d'un anévrisme de l'origine de l'aorte qui n'avait point donné de signes de son existence (*Transact. médicales*, t. 2).

(Pointe, *Éloge historique de J.-B. Desgranges*, Lyon, 1831. — Quérard.)

DESHAIES-GENDRON (Louis-Florent), natif d'Orléans, reçut le bonnet de docteur à l'Université de Montpellier ; il vint ensuite se fixer à Paris. Il était neveu de Claude Deshaies-Gendron, qui fut médecin du frère de Louis XIV et du régent, et qui jouissait d'une grande réputation comme oculiste. Louis-Florent Deshaies-Gendron devint professeur et démonstrateur royal pour les maladies des yeux aux écoles de chirurgie, et membre-adjoint à l'Académie royale de chirurgie. On a de lui :

*Lettre à M*** sur plusieurs maladies des yeux, causées par l'usage du rouge et du blanc.* Paris, 1760, in-12.

*Lettre à M*** sur un bandage élastique pour guérir l'hydropisie du sac lacrymal.*.......

Traité des maladies des yeux, et des moyens et opérations propres à leur guérison. Paris, 1770, in-12, 2 vol. — Dans une espèce d'introduction, l'auteur traite d'abord de l'anatomie du globe de l'œil et de ses dépendances, qu'il fait suivre de la théorie de la vision. Il divise la pathologie en deux parties : dans la première, il étudie les maladies des parties accessoires du globe de l'œil, et dans la seconde, celles de cet organe. Les maladies de ses membranes, de ses humeurs et de ses nerfs, forment autant de groupes distincts. Il y joint celles des os et du tissu adipeux de la cavité orbitaire, et celles des muscles de l'œil. Cet ouvrage offre un tableau exact des connaissances que les anciens avaient sur ce sujet, et de celles que les modernes y avaient ajoutées à l'époque où Deshaies-Gendron publia son livre; ses remarques prouvent qu'il était un praticien éclairé.

(Ancien *Journal de médecine.* — Quérard.)

DESMARS, médecin pensionné de Boulogne-sur-Mer, membre de l'Académie des sciences et belles-lettres d'Amiens, mort en 1767, fut, avec son contemporain Lepecq de la Clôture, l'un des commentateurs de la doctrine des épidémies, qui entrèrent le mieux dans l'esprit de la médecine hippocratique. Il n'a mis au jour que quelques opuscules de peu d'étendue.

Mémoire sur l'air, la terre et les eaux de Boulogne-sur-Mer et des environs. Amiens, 1759, in-12; nouvelle édition, corrigée et considérablement augmentée, à laquelle on a joint la *Constitution épidémique observée suivant les principes d'Hippocrate, à Boulogne-sur-Mer, en l'année 1759;* avec des *Dissertations sur la maladie noire, les eaux du Mont-Lambert,* et *l'origine des fontaines en général.* Paris, 1761, in-8. — L'auteur avait déjà décrit *l'État des saisons et des maladies observées à Boulogne-sur-Mer en* 1766-67 *et* 1768, en deux articles insérés dans le tome X de l'ancien *Journal de médecine.*

Mémoire sur la mortalité des moutons en Boulonnois, dans les années 1761 *et* 1762. Boulogne, 1762, in-4, et à la suite des *Épidémiques d'Hippocrate :*

*Lettre à M*** sur la mortalité des chiens en* 1763. Amsterdam; et se trouve à Paris, 1764, in-12, 40 pp., et à la suite l'ouvrage suivant :

Discours sur les épidémies d'Hippocrate. Berne; et se trouve à Paris, in-12, 46 pp.

Épidémies d'Hippocrate, traduites du grec, avec des réflexions sur les constitutions épidémiques; suivies des quarante-deux histoires rapportées par cet ancien médecin, et du commentaire de Galien sur ces histoires. On y a joint un *Mémoire sur la mortalité des moutons,* etc., etc. Paris, 1767, in-12.

DESMILLEVILLE, médecin des hôpitaux de Lille, intendant des eaux de Saint-Amand, n'est connu que comme auteur des opuscules suivans, que nous citons moins pour leur valeur qu'à cause du sujet auquel ils se rapportent.

Essai historique et analytique des eaux et des boues de Saint-Amand, où l'on examine leurs principes, leurs vertus, et particulièrement l'utilité des établissemens nouveaux relatifs à leur usage. Valenciennes, 1767, in-12, 128 pp.

Journal des guérisons opérées aux eaux et boues de Saint-Amand en 1767 *et* 1768. Valenciennes, 1769, in-12.

On trouve quelques observations de Desmilleville dans l'ancien *Journal de médecine.*

DESMONCEAUX (l'abbé), né en 1734, avait pris ses degrés à la Faculté de médecine de Paris. Il est mort à Paris le 5 mars 1806, ayant publié les ouvrages suivans :

Lettres et observations à M. Janin, sur son ouvrage sur l'œil, Paris, 1772, in-8.

Lettres et observations anatomiques, physiologiques, etc., sur la vue des enfans naissans. Paris, 1775, in-8.

Traité des maladies des yeux et des oreilles, considérées sous le rapport des quatre parties ou quatre âges de la vie de l'homme ; avec les remèdes curatifs, et les moyens propres à les préserver des accidens ; avec planches gravées en taille-douce. Paris, 1786, in-8, 2 vol. — C'est l'amour de l'humanité et de la religion qui a déterminé l'auteur à publier ses observations ; la structure de l'œil est à chaque instant pour lui un sujet d'extases interminables sur les merveilles de la création. La prolixité des réflexions pourrait faire croire que M. l'abbé était d'un naturel prêcheur. Du reste, plein de confiance dans les ressources de la nature, les moyens curatifs qu'il conseille sont pour la plupart simples ou insignifians : l'auteur pousse la réserve jusqu'au point de craindre que le fil de fer des garde-vues ne comprime et ne blesse les sinus frontaux.

De la bienfaisance nationale ; sa nécessité et son utilité dans l'administration des hôpitaux militaires et particuliers. Paris, 1789, in-8 de 55 pp.

Plan économique et général des administrations civiles des hôpitaux français. (Paris), 1802, in-8.

(Ancien *Journal de médecine.* — Quérard.)

DESMOULINS (Louis-Antoine), anatomiste distingué de notre époque, naquit à Rouen le 1er septembre 1794. Il commença ses études en médecine à l'école secondaire de cette ville, et vint les achever à Paris, où il reçut le bonnet de docteur le 29 août 1818. On lui doit un grand nombre d'observations neuves et importantes sur le système nerveux de l'homme et des autres animaux vertébrés. Irrité par plusieurs injustices dont il fut l'objet, Desmoulins s'éleva avec trop d'aigreur peut-être contre quelques hommes qu'on cite comme autorités dans la science. De là cette polémique, parfois plus qu'amère, qu'on retrouve souvent dans ses écrits, et qui nuit à l'intérêt réel des recherches de cet anatomiste, recherches dans l'exposition desquelles il serait à désirer qu'il eût mis plus de clarté et de méthode. Desmoulins ne fait pas toujours preuve d'une logique bien suivie dans les opinions qu'il a émises ; et son défaut de rectitude dans le jugement contraste singulièrement avec l'exactitude d'observation qu'on remarque généralement dans ses travaux anatomiques. Desmoulins était membre de la Société d'histoire naturelle de Paris, etc. Il est mort à Rouen, au mois de décembre 1828, âgé de 34 ans et trois mois, à la suite d'accès répétés d'hémoptysie. On a de lui :

Exposition du motif d'un nouveau système d'hygiène déduit des lois de la physiologie, et appliqué au perfectionnement physique et moral de l'homme. Thèse inaug. Paris, 1818, in-4, 29 pp.

De l'état du système nerveux, sous le rapport de volume et de masse, dans le marasme non sénile, et de l'influence de cet état sur les fonctions nerveuses. (Journ. de phys., juin 1820.)

Suite des recherches sur l'état de volume et de masse, etc., publié à part. Paris, 1821, in-4, 16 pp. (Même Journ., février 1821.)

Recherches anatomiques et physiologiques sur le système nerveux des poissons; Mémoire couronné par l'Institut en 1822. (Journ. de physiologie expér., avril, 1822. *Extrait.*)

Mémoire complémentaire des recherches anatomiques et physiologiques sur le système nerveux des poissons. (Même Journ., octobre 1822. *Extrait.*) — Ces mémoires ont été réunis en un seul, et insérés dans le *Journ. compl. du Dict. des Sc. méd.*, tomes XXIII, XXIV, XXVI et XXVII.

Mém. sur le rapport le plus probable entre l'organisation du cerveau et ses fonctions (Journ. compl. du Dict., etc.) tome XIII, an 1822.)

Sur l'état anatomique de la peau et du tissu cellulaire sous-cutané dans la fièvre jaune. (Même Journal, tome XII, an 1822.) — D'après quelques autopsies cadavériques, Desmoulins pense que la fièvre jaune n'est autre chose qu'une congestion ou fluxion sanguine simultanée sur la peau et les membranes muqueuses, principalement sur celles des organes digestifs, avec différens degrés d'intensité sur chacune de ces membranes,

dont la perméabilité pour le sang n'est d'ailleurs pas uniforme.

Mémoire sur le rapport entre la dilatation des couches d'air et l'activité des miasmes considérés comme cause de la fièvre jaune, et des autres formes de l'irritation gastro-intestinale. (Même Journ., même vol.)

Mémoire sur le rapport qui existe entre l'étendue des surfaces du nerf optique et de la rétine, et l'énergie de la vision chez les oiseaux. (Journ. de physiol. expér., janvier 1823.)

Exposition succincte du développement et des fonctions du système cérébro-spinal. (Archives gén. de médec., juin, 1823.)

Mémoire sur le rapport qui unit le développement du 4e ventricule à celui de la 8e paire, et sur la composition de la moelle épinière (Journ. de physiologie expér., octobre, 1823). Publié séparément. Paris, 1823, in-8, 14 pp.

Mémoire sur le rapport entre le développement sphérique donné par le plissement des rétines des oiseaux et des poissons, et la sphère de l'œil circonscrite à ces rétines. (Archives gén. de méd., novembre 1823.)

Exposition succincte du développement et des fonctions des systèmes nerveux latéraux (Archives gén. de méd., décembre 1823.)

Mémoire sur la patrie du chameau à une bosse, et sur l'époque de son introduction en Afrique. (Nouveau Recueil du muséum d'hist. nat. pour l'année 1823, tome X.)

Mémoire sur l'usage des couleurs de la choroïde dans l'œil des animaux vertébrés (Journ. de physiol. expér., janvier, 1824.)

Mémoire sur le défaut d'unité de composition du système nerveux, et sur la concordance de ce défaut d'u-

nité avec l'inégalité des facultés des animaux. (Journ. complém. du Dict. des sc. méd., mars 1824.)

Mémoire sur les différences qui existent entre le système nerveux de la lamproie, et celui des animaux vertébrés, sous le rapport des propriétés physiques, du nombre et du mécanisme de réunion des parties. (Journ. de physiol. expér., juillet, 1824.) — Ce mémoire contient les faits les plus importans découverts par Desmoulins.

Mémoire sur le système nerveux et sur l'appareil lacrymal des serpens à sonnettes, des trigonocéphales et de quelques autres serpens. (Journ. de physiol. expér., juillet 1824.)

Lettre à M. le président de l'Académie des sciences sur le système nerveux de deux espèces de petromyzon (lamproies). (Journ. de physiol. expér., octobre 1824.)

Réflexions sur une observation de Béclard relative à une affection tuberculeuse du cerveau, avec destruction des nerfs ethmoïdaux. (Même Journ., avril, 1825.)

Détermination de deux espèces vivantes d'hippopotame, et différences ostéologiques des genres gerboise et hélamys. (Même Journ., octobre 1825.)

Anatomie des systèmes nerveux des animaux à vertèbres, appliquée à la physiologie et à la zoologie; ouvrage dont la partie physiologique est faite conjointement avec M. Magendie, membre de l'Institut de France. Paris, 1825, in-8 de 800 pp., en 2 part., avec atlas in-4 de 13 pl. — Ouvrage important par les observations neuves qu'il renferme, et dans lequel l'auteur a fait rentrer la plupart des mémoires que nous venons de citer.

Histoire naturelle des races humaines du nord-est de l'Europe, de l'Asie Boréale et Orientale, et de l'Afrique Australe, d'après des recherches spéciales d'antiquités, de physiologie, d'anatomie et de zoologie, appliquée à la recherche des origines des anciens peuples, à la science étymologique, à la critique de l'histoire, etc.; suivie d'un mémoire sur la patrie du chameau à une bosse. Paris, 1826, in-8, xxxiv-388 pp. avec pl. — Les recherches historiques que l'on trouve dans cet ouvrage prouvent dans l'auteur beaucoup d'érudition, et une instruction étendue sur une matière si éloignée de l'objet habituel de ses études. Toutefois, moins de prolixité dans les détails, et un enchaînement plus méthodique des faits, eussent fait mieux ressortir ce résultat auquel l'auteur arrive, savoir : que nul souvenir historique ne justifie le passage d'une colonie du nord de l'Asie vers la pointe africaine. Mais c'est surtout par les preuves tirées de la physiologie qu'il a éclairé cette question ; sous ce point de vue, il a fait faire un progrès réel à la science anthropologique, dans ses rapports avec l'histoire primitive du genre humain. C'est par une longue suite d'observations que Desmoulins attaque l'opinion relative à l'unité native ou originelle de notre espèce, opinion qu'on appuie sur le texte de la Genèse, et que les auteurs les plus recommandables ont défendue. Il s'élève avec force contre ce système, et apporte des preuves nombreuses qui démontrent la multiplicité originelle des espèces. Quelque enracinées que soient certaines croyances religieuses, elles devraient disparaître quand on arrive à prouver qu'elles reposent sur une erreur de fait.

Pétition adressée à la Chambre des Pairs contre M. le baron Cuvier, en sa qualité de professeur-administrateur du Muséum d'histoire naturelle. Lille, 1827, in-8, 16 pp.

Lorsqu'il fut atteint de la maladie à laquelle il a succombé, Desmoulins préparait la publication de l'ouvrage suivant :

Système général d'hygiène, déduit des lois de la physique et de la physiologie; ouvrage pour la rédaction duquel l'auteur a eu communication de tous les matériaux rassemblés par M. le baron Desgenettes, 2 vol. in-8.

Desmoulins était l'un des auteurs du *Dictionnaire classique d'histoire naturelle*, dans lequel il a inséré plusieurs articles.

DESNOUES (GUILLAUME), chirurgien français du dix-septième siècle, professeur d'anatomie à Gênes, n'est pas connu comme il mériterait de l'être. Nous ne trouvons que Lassus, parmi les historiens de la médecine, qui ait accordé à Desnoues le tribut d'éloges qui est dû à ses inventions.

L'art d'injecter les vaisseaux avec de la cire, dit cet historien, fut apporté en Italie, vers la fin du dix-septième siècle, par Guillaume Desnoues, chirurgien français, appelé à Gênes pour y remplir la place de professeur d'anatomie. C'est lui qui, le premier, imagina d'imiter avec de la cire la figure et la couleur de toutes les parties du corps humain, afin de rendre par cet artifice l'étude de l'anatomie plus familière et moins dégoûtante. L'abbé Gaetano-Giulio Zumbo, sicilien, qui avait le talent de faire des portraits et des petites figures en cire, copiait fidèlement les parties que Desnoues avait disséquées et préparées sur le cadavre. Cet abbé vint à Paris en 1701 apporter à l'Académie royale des sciences une tête de cire qui représentait parfaitement une tête humaine, préparée pour une démonstration anatomique. Les plus petites particularités s'y trouvaient : muscles, artères, veines, nerfs, glandes, le tout colorié comme nature. L'Académie loua beaucoup cet ouvrage, et jugea que l'invention, dont l'abbé se disait l'auteur, méritait d'être suivie. (*Hist. de l'Acad. r. des sc.*, 1701, p. 57.) Philippe V, roi d'Espagne, étant à Marseille, vit avec plaisir une tête ainsi préparée. Il en témoigna sa satisfaction à Desnoues en lui envoyant un présent considérable, et lui demanda d'autres pièces d'anatomie qui furent transportées à Madrid.

Lettres de G. Desnoues et de Guillelmini, Rome, 1706, in-8.

DESORMEAUX (MARIE-ALEXANDRE), professeur d'accouchement à la Faculté de médecine de Paris, naquit à Paris le 5 mai

1778. Son père, membre de l'ancienne Académie de chirurgie, exerçait et professait avec distinction l'art des accouchemens, mais n'a laissé que le souvenir de ses leçons et de sa pratique. M. Al. Desormeaux, après des études de collége que les temps (1792) ne lui permirent pas d'achever, et qu'il compléta plus tard avec succès, se livra de bonne heure à l'étude de l'anatomie et de la chirurgie sous Desault. Il fut un des premiers *élèves salariés de l'École de santé* de Paris, qui étaient reçus après examen. En 1798, à peine âgé de 20 ans, et au milieu de ses études médicales, il perdit son père, enlevé par une, mort aussi prompte que celle qui le frappa lui-même. Il continua avec succès le cours d'accouchemens commencé par celui-ci. Mais les circonstances l'empêchèrent de suivre long-temps cette carrière. Il fut obligé de suivre en Italie les armées françaises en qualité de chirurgien de troisième classe. Après la paix de Lunéville, en 1802, il obtint un congé définitif et put reprendre sa carrière interrompue. Il fut nommé au concours aide-d'anatomie à l'école de Paris, et obtint gratuitement en l'an XII (1804), le grade de docteur, en remportant le prix annuel fondé tout récemment par Cabanis. Il présenta à cette occasion la thèse suivante : *Précis de doctrine sur l'accouchement par les pieds.* L'auteur annonce son travail comme n'étant presque que le résultat des idées puisées dans les leçons de son père. En 1811, il fut nommé, après un concours brillant, à la chaire que venait de laisser vacante la mort du célèbre Baudelocque. La thèse qu'il soutint pour ce concours a pour titre : *De abortu.* A dater de cette époque, Desormeaux ne se livra qu'aux devoirs de sa place. Ce ne fut que quelques années avant sa mort qu'il reprit l'exercice de la médecine. Il avait abandonné celui des accouchemens qui le fatiguait beaucoup. La place de médecin en chef de l'hospice de la Maternité, à laquelle il avait été nommé récemment, outre son rang de professeur, le mit dans la position la plus favorable ; et, pendant les dernières années de sa vie, il était un des praticiens de la capitale les plus consultés pour les maladies de femmes. La santé de Desormeaux, qui avait été faible pendant un grand nombre d'années, semblait florissante, lorsque le 29 avril 1830 il fut enlevé par une mort subite qu'à défaut des preuves tirées de l'examen des organes internes, on peut attribuer à une rupture du cœur ou à un accès d'angine de poitrine. La noblesse et l'inflexible droiture de son caractère lui avaient acquis l'estime générale, et sa mort inattendue excita les plus vifs regrets.

Desormeaux ne fut pas un professeur brillant. Son élocution peu animée, quoique précise et facile, ôtait beaucoup de prix à ses excellentes leçons; un esprit droit et méthodique, nourri par une saine érudition, le distinguait. Ses divers écrits, peu nombreux, en portent tous le caractère. Ils se bornent aux articles du *Dictionnaire de médecine*, relatifs à l'art des accouchemens et aux maladies des femmes et des enfans nouveau-nés. Les bulletins de la Société de l'École de médecine renferment plusieurs excellens rapports de Desormeaux. Son nom est fixé, ainsi que celui de Destouet, à la traduction française de *Morgagni;* mais il n'a pris aucune part à ce travail.

(Raige-Delorme, *Notice sur Desormeaux. Archiv. génér. de méd.,* t. 23. — Honoré, *Notice historique sur le prof. Desormeaux.* Paris, 1830.

DESPARS (Jacques), en latin *de partibus*, l'un de ces *grands hommes* du moyen âge, dont les écrits, autrefois célèbres n'intéressent plus que l'historien de la science, naquit à Tournai, vers la fin du xive siècle. La réputation qu'il acquit dans l'exercice de l'art de guérir, l'éleva au rang de médecin de Charles VII, roi de France, et ensuite de *Philippe-le-Bon*, duc de Bourgogne. Ce fut apparemment ce dernier qui le pourvut de la place de chanoine et trésorier de la cathédrale de Tournai. Manget dit qu'il mourut dans cette ville vers 1465; d'autres prétendent qu'il vivait encore en 1480. Nous avons de lui :

Glossa interlinearis in practicam Alexandri. Lyon, 1504, in-4.

Explanatio in Avicennam, unà cum textu Avicennæ à se castigato et expolito. Lyon, 1498, in fol. 4 vol. — Ce n'est qu'un tissu de lambeaux pris de Galien, de Rhazes et de Haly-Abbas, entremêlé de subtilités vaines et ridicules, à la manière des scolastiques.

Expositio super capitulis, videlicet de regimine ejus quod comeditur et bibitur VII, et de regimine aquæ et vini VIII, Doctr. II, fen 3, primi Avicennæ: de quibus nulla per Jacobum Foroliviensem inventa est eruditio. A la suite, de Jac. Foroliviensis exposition *in primum Avicennæ canonem.* Venise, 1518, in-fol.

Summula Jacobi de partibus, per alphabetum, super plurimis remediis ex ipsius Mesue libris excerptis. Dans un recueil intitulé: *Divi Mesue vita, Doctorum artis peoniæ cognomina. Canones universales divi Mesue de consolatione medicinarum.* Lyon, 1523, in-12, goth. Réimprimé avec *Jacobi de Dondis promptuarium medicinæ.* Venise, 1576, in-fol.; et avec *Alphonsi Bertocii methodus curativa.* Lyon, 1589, in-12.

Inventarium seu collectorium receptarum omnium medicaminum, confectionum, pulverum, pilularum, em-

plastrorum, unguentorum, oleorum... in-4; sans date, ni lieu d'impression. et aliorum cuivis usui reservandorum, . (Hazon. — Paquot.)

DESPORT (François), né vers la fin du XVIIe siècle, fut un des chirurgiens renommés de son temps, et l'un de ceux qui contribuèrent le plus à simplifier alors la pratique de la chirurgie militaire. Desport était membre de l'Académie royale de chirurgie, et chirurgien ordinaire de la reine. Il est mort en 1760, laissant l'ouvrage suivant dans lequel il se montre à la fois praticien instruit et habile.

Traité des plaies d'armes à feu. Paris, 1749, in-12. — Desport remplaça les topiques irritans, dans le pansement des plaies, par des applications émollientes. Dans les plaies du ventre, il rejette la suture sanglante, et conseille de recourir à la suture fenêtrée faite avec des emplâtres agglutinatifs collés sur les bords de la plaie, et rapprochés ensuite à l'aide de fils qu'on noue ensemble.

DESPORTES (Jean-Baptiste-René-Pouppé), né à Vitré en Bretagne, le 28 septembre 1704, étudia pendant six années la médecine à Paris, fut reçu docteur à Reims, obtint, à vingt-huit ans, la place de médecin du roi à Saint-Domingue. Il arriva au cap Français peu de temps après sa nomination. L'état du service sanitaire y était déplorable; Desportes s'occupa avec le plus grand zèle à y remettre de l'ordre et de l'activité. L'hôpital fut rétabli. Des documens furent recueillis de toutes parts, mais aussi, malheureusement, accueillis de toutes mains, sur les maladies du pays et les traitemens en usage. Les plantes de Saint-Domingue furent étudiées, tant sous le rapport de l'histoire naturelle que sous les rapports économique et commercial. Desportes fit, en un mot, tout ce que peut un homme rempli de zèle, mais qui n'a que de médiocres talens; cela suffit pour lui donner des droits à notre reconnaissance. Il mourut au quartier Morin, île et côte de Saint-Domingue, le 15 février 1748. Il était, depuis 1738, membre correspondant de l'Académie des sciences. Long-temps après la mort de Pouppé-Desportes, on publia l'ouvrage suivant, qu'il n'aurait pas donné au public dans l'état où nous l'avons, et qu'il faut juger par conséquent avec un peu d'indulgence:

Histoire des maladies de Saint-Domingue. Paris, 1770, in-12, 3 vol. — Le premier volume renferme la topographie médicale de Saint-Domingue; et les constitutions médicales que Pouppé Desportes y avait observées de 1732 jusqu'au commencement de 1747. Le deuxième volume est relatif aux maladies chroniques et à des sujets divers; il se termine par la thèse que Pouppé Desportes avait soutenue autrefois à Reims pour sa réception. (*Quæst. physiol. an vita et mors mechanicè fiant?*) Le troisième volume est consacré à l'histoire naturelle médicale de Saint-Domingue et aux eaux minérales. Il renferme en outre un mémoire spécial, économique et médical sur le sucre.

On trouve en tête de tout l'ouvrage une notice sur Pouppé Desportes.

DETHARDING (Georges), le membre le plus connu d'une famille long-temps célèbre en médecine, conseiller de justice du roi de Danemarck, assesseur du consistoire, docteur et premier professeur de médecine à Copenhague, doyen de la Faculté de médecine et du Collége des médecins, membre de l'Académie des curieux de la nature, était né à Stralsund, le 13 mai 1671. Il fit ses études à Rostock et à Leyde, voyagea en Angleterre, en France et en Allemagne, soutint une thèse inaugurale à Altdorf, voyagea encore en Autriche, en Hongrie, en Italie, revint à Altdorf prendre le bonnet doctoral, le 17 novembre 1695, se rendit près de son père à Gustrow, et prit possession, en 1697, de la chaire de médecine de Rostock, qu'il remplit jusqu'en 1732. Il succéda l'année suivante à Frankenau dans la chaire de médecine de Copenhague. Il vécut entouré d'honneurs, et avec la réputation d'un médecin fort savant, jusqu'au 23 octobre 1747. La plus grande partie de ses œuvres, philosophiques ou autres, consiste en des dissertations dont on peut voir la longue liste dans Adelung. Nous n'indiquerons que les ouvrages suivans.

Palaestra medica, exhibens physiologica in almâ Rostochiensi XXX. DD. publicè, ventilata. Rostock, 1720, in-4.

Fundamenta scientiæ naturalis, quibus in rebus naturalibus, et ad oblectamentum et ad utilitatem hactenùs detecta, brevibus aphorismis exponuntur. Rostock, 1735, in-4; *ibid,* 1740, in-4.

Fundamenta physiologica, sive positiones hominis statum sanum ad officia sibi in hoc mundo expedinnda necessarium delineantes, in usum auditorum. Rostock, 1735, in-4.

Fundamenta pathologica, sive positiones hominis statum morbidum, officia sibi in hoc mundo expedinnda impedientem delineantes; in usum auditorum. Rostock, 1739, in-4.

Fundamenta semiologiæ medicæ. Rostock, 1740, in-4.

(Adelung. *Supp. au Dict. de Joecher.*)

DETHARDING (Georges-Christophe), fils du précédent, naquit à Rostock le 10 avril 1699, y commença ses études, et les continua dans les Universités de Leipsick, de Halle, d'Iéna. Il voyagea en Hollande, en Angleterre, et revint dans sa patrie prendre le bonnêt doctoral en 1723. Il succéda à son père quand celui-ci quitta la chaire de médecine de Rostock pour se rendre à Copenhague. En 1760, lors de l'établissement de l'Université de Butsow, il y fut nommé professeur. Sa mort arriva dans cette ville le 9 octobre 1784. Detharding était, depuis 1748, médecin et conseiller du duc de Mecklembourg-Schwerin. Il n'a écrit que des dissertations dont Haller, Hefter et Schweickart donnent la liste. Nous ne citerons que

Centuria aphorismorum, potissimum physiologicorum. Rostock, 1753, in-4.

Diss. de myopiá. Rostock, 1756;

in-4. — Haller fait l'éloge de cette dissertation.

(Adelung, *Sup. au Dict. de Jœcher.*)

DEUSINGIUS (Antoine) naquit à Meurs, dans le duché de Juliers, le 15 octobre 1612. Après avoir étudié quelque temps à Wesel, il alla faire un cours de philosophie à Leyde, où il apprit, sous Jacques Golius, les élémens des mathématiques et des langues arabe, turque et persane. Reçu docteur en médecine dans l'Université de cette ville en 1634, il fut fait, en 1637, professeur de mathématiques à Meurs. L'année suivante, il fut appelé à Harderwyk pour y remplir la chaire ordinaire de physique et de mathématiques. Quelques mois après, il fut nommé médecin ordinaire de la ville, et en 1642 on joignit à cet emploi une chaire de médecine. Malgré les instances des magistrats et des principaux habitans de Harderwyk, il passa, sur la fin de 1646, à Groningue, où on lui offrit la première chaire de médecine, dont il prit possession le 12 janvier 1647. Dans la même année, il prit le bonnet de maître-ès-arts, fut élu, en 1648, recteur de l'Université de Groningue, *ancien* de l'église, en 1649, et choisi, en 1652, par Guillaume-Frédéric, comte de *Nassau,* pour son premier médecin. L'année suivante, il fut promu une seconde fois au *rectorat,* et succomba à une maladie de poitrine, le 30 janvier 1666, à l'âge de 54 ans. Médecin instruit et laborieux, Deusingius a publié un grand nombre d'ouvrages sur la philosophie, les mathématiques, l'astronomie, etc., dont on peut voir la liste dans les *Mémoires de Paquot.* Voici les titres de ceux qui ont rapport à la médecine :

Oratio de rectá philosophiæ naturalis conquirendæ methodo. Harderwyk, 1640, in-4. — Discours qu'il fit en prenant possession de sa première chaire à Harderwyk.

Oratio, quá medicinæ dignitates perstringuntur. Harderwyk, 1642, in-4. — Prononcé lorsqu'il fut fait professeur en médecine à Harderwyk.

Oratio, quá idea medici adumbratur; seu quòd optimus medicus sit idem philosophus. Groningue, 1647,

6.

in-4. — C'est sa harangue d'installation à Groningue.

Synopsis philosophiæ universalis, naturalis et moralis; seu compendium metaphysicæ, physicæ, ethicæ. Groningue, 1648, in-16, pp. 510. — Ouvrage purement scolastique.

Oratio de boni medici officio. Groningue, 1648, in-4. — Prononcé à Groningue le 23 août 1648, après qu'il eut été élu recteur pour la première fois.

Canticum principis Abi-Ali ibn Sinæ, vulgò dicti Avicennæ, de medicinâ; seu breve, perspicuum, et concinne digestum institutionum medicarum compendium; cui adjecti aphorismi medici Joannis Mesuæi Damasceni, ex arabico latinè redditi, accedit ejusdem auctoris (Deusingii) oratio de felicitate sapientum. Groningue, 1649, in-16.

Synopsis medicinæ universalis, seu compendium institutionum medicarum, disputationibus exhibitum ac ventilatum. Groningue, 1649, in-16.

Anatome parvorum naturalium, seu exercitationes anatomicæ ac physiologicæ de partibus humani corporis, conservationi specierum inservientibus. Groningue, 1651, in-4.

Dissertationes duæ: prior, de motu cordis et sanguinis: altera, de lacte ac nutrimento fœtûs in utero. Groningue, 1651, in-4. *Item, Huic secundæ editioni accesserunt: I. Notæ, ad dissertationem de motu cordis et sanguinis, viri alicujus clarissimi. II Commentarius authoris in dissertationem eamdem, adversùs notas prædictas. III. Objectiones viri Cl. D. Johannis Andreæ Schmitzii adversùs dissertationem de lacte, atque responsiones auctoris, aliaque huc spectantia. IV. Dissertatio de lacte, D. Joh. An-*

tonidæ Vander-Linden. V. Exercitatio physiologica de lacte, D. Hermanni Conringii. VI. Dissertatio de venæ sectione in pleuritide, ipsius Deusingii. VII. Ejusdem oratio panegyrica de judicii difficultate. Ibid., 1655, in-12. — La dernière pièce est le discours qu'il fit à Groningue pour son second rectorat.

Generis microcosmi, seu de generatione fœtûs in utero dissertatio...... Groningue, 1653, in-12. *Item. Accesserunt Deusingii curæ secundæ de generatione et nutritione.* Amst., 1663, in-16; 1666, in-12. — La première dissertation renferme beaucoup de choses curieuses, mais prises la plupart de Harvey. Dans la seconde, il réfute de La Courvée, et soutient que le fœtus se nourrit par la bouche.

Idea doctrinæ de febribus, breviter, perspicuè, ac methodicè proposita, publicæ que ventilationi submissa. Groningue, 1655, in-16.

Disquisitio gemina de peste: prior, an contagiosa pestis sit? Altera, an vitanda, et quomodò, illæsâ charitate? Groningue, 1656, in-16.

Tractatus de peste, in quo de pestis naturâ, causis, signis, præservatione, ac curatione agitur. Groningue, 1658, in-16.

Idea fabricæ corporis humani, seu institutiones anatomicæ, ad circulationem sanguinis, aliaque recentiorum inventa, accomodatæ. Groningue, 1659, in-16.

Fasciculus dissertationum selectarum, primùm per partes editarum, nunc verò ab ipso authore collectarum ac recognitarum, cum auctario. Groningue, 1660, in-16.

OEconomia corporis animalis, in quinque partes distributa. Pars I, qui continetur de nutritione animalium, exercitatio physiologico-medica. Groningue, 1660-1661, 5 vol. in-12.

Deusingius ayant maltraité dans cet ouvrage divers médecins, et combattu les opinions de Bartholin sur les fonctions du foie, Olaüs Borch, qui se trouvait alors en Hollande, publia contre lui, sous le pseudonyme de Blottesandæus : *Deusingius Heautontimorumenos.* Hambourg, 1661, in-4.
— Deusingius attribue cet ouvrage à un médecin nommé Vincent Schlegelius, comme le prouvent ses réponses :

Apologeticæ defensionis pro œconomiá corporis animalis prodromus, quo personato cuidam Benedicto Blottesandeo larva detrahitur. Cui additum specimen ingenii, indolis, ac religionis, quibus claret Blottesandeus : necnon vindiciarum hepatis redivivi supplementum. Groningue, 1662, in-16.

Resurrectio hepatis asserta contrà socium larvatum Vincentium Schlegelium, sub personati Blottesandei cohorte furiosâ signiferum. Accessit disquisitio ulterior de chili motu, et officio hepatis. Groningue, 1662, in-16.

OEconomus corporis animalis, ac speciatim de ortu animæ humanæ dissertatio, in quá demonstratur non esse homini simpliciter impossibile per naturale intellectús lumen seipsum nosse, opposita conceptibus Excell. viri, D. Gualteri Charletonis. Groningue, 1661, in-12.

Historia fœtús extra uterum in abdomine geniti, ibidemque per sex propè lustra detecti, ac tandem lapidescentis, consideratione physico-anatomicá illustrata. Groningue, 1661, in-12. *It. accedit Laurentii Straussii resolutio observationis singularis Mussipontanæ, fœtus extra uterum in abdomine retenti, tandemque lapidescentis.* Darmstad, 1661 et 1663 in-4. *It.* avec *Johannis Benedicti Sinibaldi Geneanthropologia.* Francof., 1669, in-4.

Fœtus Mussipontani, extrà uterum in abdomine geniti, secundinæ detectæ. Groningue, 1662, in-16.

Historia partús infelicis, quo gemellorum, ex utero abdominis cavum elapsorum, ossa sensim, multis annis post, per abdomen ipsum in lucem prodierunt; unà cum resolutione. Groningue, 1662, in-12.

OEconomus corporis animalis restitutus, in quo genuinus animæ humanæ ortus, itemque possibilis cognitio seu ipsius asseruntur ac muniuntur. Groningue, 1662, in-12.

Sympathetici pulveris examen, quo superstitiosa, ac fraudibus cacodæmonis implicita, vulnerum et ulcerum curatio in distans, per rationis trutinam, ad ipsas naturæ leges expenditur ; subversis curæ sympatheticæ fundamentis, ab ill. comite Dighbæo, nec non D. Papinio, et Mohyo positis. Groningue, 1662, in-16.

In Sylvam echo, seu Sylvius heautontimorumenos ; cum appendice de bilis et hepatis usu; itemque exercitatione utrùm medicina sit scientia, an ars, sylvianæ vitilitigationi oppositá. Groning., 1663, in-16.

Disquisitio anti-sylviana de calido innato, et aucto in corde sanguinis calore ; quá celeberrimi viri Francisci Sylvii de Le Boe suspiciones, opiniones, ac conjecturæ, ut ab ipso dicuntur, quinimò veræ ineptiæ ejus et nugæ, ad libellam veritatis expenduntur, excutiuntur ac refutantur. Groningue, 1663, in-16.

Disquisitio anti-sylviana de signo febrium pathognomonico, quod fun-

damenti loco habendnm sit pro febrium essentiá investigandá. Cum præfatione epistolam cacologeticam Sylvii concernente, et additamento ad erroneam Sylvii experientiam spectante, quá in febres frigidas cun Helmontio comminiscitur. Groningue, 1664, in-16.

Sylva cædua cadens, seu disquisitiones anti-sylvianæ de alimenti assumpti elaboratione et distributione, quarum: I. de alimentorum fermentatione in ventriculo. II. de chyli a fæcibus alvinis secretione et in vasa mesaraïca propulsione. III, de chyli mutatione in sanguinem, ac circulari sanguinis motu. Groningue, 1664, in-16.

*Vindiciæ fœtûs extrà uterum geniti ; necnon quorumdam scriptorum suorum, fasciculo dissertationum selectarum comprehensorum, de unicornu, lupide bezoar, manná, saccharo, agno vegetabili, anseribus scoticis, pelicano phœnice, contrà Bernardi à Domo furiosos insultus; ut et aliquarum elegantiarum philologicarum examen. seu culonum caterva disjecta, cujus antesignanus An-*tonius Rosinus personatur.* Groningue, 1664, in-16.

Sylva cædua jacens, seu disquisitiones anti-sylvianæ ulteriores, quarum, I. de spirituum animalium in cerebra cerebelloque confectione, per nervos distributione, ac usu varie. II. de lienis et glandularum usu. Addita est dissertatio de naturá. Groningue, 1665, in-16 de 367 pages. — La dissertation *de naturá* roule sur ce que les anciens ont nommé *calidum innatum.*

Disputatio anatomico-medica de chyli a fæcibus alvinis secretione, ic succi pancreatici naturá et usu. Groningue, 1665, in-16.

Examen anatomes anatomiæ Bilsianæ, seu epistola de chyli motu ad excell. virum D. Johannem Casparum Fausium. Groningue, 1665, in-16.

Deusingius avait encore ébauché les ouvrages suivans:

Lexicon medico-arabico-latinum,

Lexicon persico-latinum,

Lexicon turcico-latinum,

Qui sont restés inédits.

(Paquot. — Haller.)

DEVAUX (Jean), né à Paris, le 27 janvier 1649, avait pour père Jean Devaux, un des membres les plus distingués du Collége royal de chirurgie, qui le destina de bonne heure à l'étude de son art. Doué d'une mémoire prodigieuse et d'un esprit juste et pénétrant, le jeune Devaux eut des succès brillans dans ses études; mais sans goût pour la médecine en général, et ayant même de l'aversion pour toute opération de chirurgie, il résista long-temps aux désirs de son père. Il parvint enfin à surmonter cette répugnance, et se livra à l'étude avec assez d'ardeur et de succès pour se placer en quelques années au rang des chirurgiens les plus instruits de son temps. Mais ce ne fut jamais dans la pratique qu'il brilla, et ses seuls titres à notre estime sont ses nombreux travaux littéraires, dont plusieurs y ont des droits incontestables. Devaux succomba le 2 mai 1729, âgé de 80 ans passés, après avoir été deux fois élu prévôt par la corporation des chirurgiens de Paris, pour gérer ses affaires et présider à la réception des candidats. Il a publié :

Le médecin de soi-même, ou l'art de conserver la santé par l'instinct. Leyde, 1682, in-12. — Devaux, qui exprimait librement, dans cet ouvrage, sa façon de penser, et sur la médecine et sur les médecins, ne mit pas son nom à la tête ; mais il ne tarda pas à être connu pour l'auteur. Il y a eu plusieurs réimpressions.

Découverte sans découverte. Paris, 1684, in-12. — Ennemi de toute charlatanerie, Devaux fait ici la critique d'une brochure publiée par de Blegny, sous ce titre : *Découverte du véritable remède anglais pour la guérison des fièvres.*

Factum sur les accouchemens. Paris, 1695, in-4. — Dans cet opuscule, Devaux détruit l'atteinte portée à son honneur et à celui de plusieurs de ses confrères, par Peu, qu'il accuse d'avoir falsifié un fait en le rapportant dans sa *Pratique des accouchemens*, à l'article des cohérences de la vulve et du vagin.

L'art de faire des rapports en chirurgie, où l'on enseigne la pratique, les formules et le style le plus en usage parmi les chirurgiens commis aux rapports, avec un extrait des arrêts, statuts et réglemens faits en conséquence. Paris, 1703, 1730 et 1743, in-12. — Cet ouvrage a été long-temps le seul recommandable qu'on ait eu en ce genre.

Juilex funereus chirurgorum parisiensium, ab anno 1315, ad annum 1714. Trévoux, 1714, in-12, pp. 118. — L'auteur a continué cet ouvrage, fruit de quarante ans de travail, jusqu'en 1729, époque de sa mort. On le trouve à la suite des *Re-*

cherches historiques et critiques sur l'origine de la chirurgie en France.

Dissertation sur l'opération césarienne. Se trouve dans le *Traité des opérations de Verduc*, édition de 1726. — Devaux discute avec sagacité et précision les dangers de cette opération, et conclut, contre l'opinion de son temps, qu'elle peut être pratiquée dans quelques cas sur la femme vivante.

Dissertation concernant la chirurgie des accouchemens, tant sur son origine, que sur les progrès qu'elle a faits en France jusqu'à présent (1727). Se trouve dans la continuation des *Mémoires de littérature et d'histoire*, par le P. Desmolet, t. III, part. 2, p. 462. — Ouvrage d'érudition, qui contient l'histoire de ceux qui se sont distingués dans l'art des accouchemens.

Devaux a traduit les *nouveaux Élemens de médecine*, etc., par Bontekoë ; la nouvelle pratique médicinale de Gladbach ; les traités de la maladie vénérienne, par Ch. Musitan ; de la vertu des médicamens de Boerhaave ; des maladies aiguës des enfans, de Gauthier Harris ; l'abrégé de toute la médecine pratique, par Allen ; les aphorismes d'Hippocrate ; l'abrégé anatomique de Laurent Hélster ; le traité du mal vénérien de G. Cockborn : celui de Vercelloni sur la même maladie ; l'emménologie de Freind ; enfin l'ouvrage de Deidier sur le mal vénérien et les tumeurs. Il a aussi publié, avec notes et additions, les ouvrages suivans : l'art de saigner de Menrisse ; les observations de chirurgie de Saviard ; le traité des accouchémens de Lamotte; le traité de chirurgie du même; l'anatomie de Dionis, et le chirurgien dentiste, de Fauchard. Il a encore laissé inédit une espèce de supplément au *Dictionnaire de Bayle*,

dont Sue, le jeune, a donné un extrait dans son *Éloge de Devaux* (Amsterdam, 1772, in-8.)

(Nicéron. — Sue, *Éloge de J. Devaux.*)

DEVENTER (HENRI), docteur en médecine et célèbre accoucheur, était né à Deventer, dans la province d'Over-Yssel. Après avoir exercé dans sa jeunesse la profession d'orfèvre, il se livra à l'étude de la médecine et à l'art des accouchemens, et acquit bientôt dans la pratique une très-grande réputation. Il exerça à Groningue et dans plusieurs autres villes de la Hollande et fut plusieurs fois appelé en Danemarck par Christian V. Deventer s'occupa avec succès d'orthopédie. Il inventa plusieurs machines pour guérir les boiteux et redresser la colonne vertébrale; mais ses travaux relatifs aux accouchemens le firent surtout jouir d'une grande considération à la fin du xviie siècle et au commencement du xviiie, et forment sans contredit son plus beau titre à l'estime de la postérité.

Novum lumen obstetricantium, quo ostenditur, quâ ratione infantes in utero tam obliquo quam recto pravè siti extrahuntur. Leyde, 1701, in-4; ibid 1724, in-4. — C'est dans cet ouvrage que Deventer s'efforça de démontrer que l'obliquité de la matrice est la cause la plus fréquente des accouchemens difficiles, et qu'il enseigna les moyens d'en opérer la réduction. Quoique Deventer ne soit pas le premier qui ait parlé de l'obliquité de la matrice, il s'est pour ainsi dire approprié cette découverte par la manière dont il l'a décrite, et dont il en explique les causes et en déduit les effets.

Ulterius examen partuum difficilium, lapis lydius obstetricum, et de necessitate inspiciendi cadavera. Leyde, 1725, in-4. — L'auteur insiste sur les moyens de connaître si une sage-femme est instruite, et sur la nécessité d'ouvrir les femmes mortes en couche, pour découvrir si leur mort et celle de l'enfant ne dépendent pas de l'impéritie des matrones.

Operationum chirurgicarum novum lumen exhibentium obstetricantibus, pars secunda. Leyde, 1724, in-4. — Recueil de ce que Deventer a publié sur les accouchemens. Cet ouvrage a été traduit en hollandais, 1701, 1724, 1746, in-4; en français, par Jean-Jacques Bruhier d'Ablaincourt, sous le titre suivant: *Observations sur le manuel des accouchemens, avec des observations sur les points les plus importans.* Paris, 1734, in-4, fig. — Deventer prétend démontrer, par l'examen de plusieurs matrices, que l'épaisseur de cet organe reste la même pendant tout le cours de la grossesse; il ne pensait pas que le relâchement des symphyses du pubis pût beaucoup aider l'accouchement; mais il était persuadé que par la dépression du coccyx on pouvait éviter l'emploi du forceps et des autres instrumens. Il s'est montré partisan de l'opération césarienne, et

a inventé plusieurs espéces de pes-
saires.

Il y encore de lui, sur le rachitis,
un traité posthume qui parut en hollandais sous ce titre :

*Beschryving van de ziekten der
beenderen inzonderheit wan de rachitis.* Leyde, 1730, in-4. — Il regarde

le spina ventosa comme dépendant du
rachitis. Il traite de la carie, parle de
la guérison d'une fente du radius,
d'une fracture du tibia avec perte de
substance, et d'une claudication due
à une brûlure, et qu'il guérit par l'excision de la cicatrice.

(Haller. — Sue.)

DEVÈZE (JEAN), né à Rabastens, département des Hautes-Pyrénées, le 14 décembre 1753, étudia à Bordeaux, fit un voyage à
Saint-Domingue et à la Martinique en 1775, revint en France la
même année, continuer ses étendues, puis alla s'établir au cap Français en 1778. Il y fonda une maison de santé principalement desti-
née au traitement des Européens. Ses études théoriques médicales
n'avaient pas alors été poussées fort loin, mais le sens droit dont il
était doué, le mit à même d'y suppléer par l'observation clinique,
et il s'acquit bientôt la réputation de praticien habile. Déjà elle l'a-
vait mis en possession d'une assez belle fortune, lorsqu'il se vit tout
enlever par la révolte des nègres et par des événemens de mer.
Forcé, à cause de ces revers, de chercher un refuge à Philadelphie,
il y arriva peu de temps avant l'épidémie désastreuse de 1793. Ce
fut pour lui une occasion favorable d'utiliser l'expérience qu'il avait
acquise à Saint-Domingue, lors de son premier voyage, et il le fit
avec un zèle et un dévouement dignes des plus grands éloges, en dirigeant *seul* le service médical de l'hôpital de Bush-Hill.

Dès cette époque, Devèze, qui avait pu constater long-temps
avant la non-contagion de la fièvre jaune, entama sur cette matière
l'active polémique qui fut depuis lors l'objet presque unique de ses
occupations. En effet, étant rentré en France, il soutint sa thèse de
réception sur la fièvre jaune, et continua, dans toutes les occasions, à s'élever contre la doctrine de la contagion de cette maladie.
Dans ce dessein, il entretint une correspondance fort active avec des
médecins espagnols; adressa des mémoires à l'Institut et au roi,
une pétition aux deux Chambres, et enfin publia, sur la fièvre
jaune, un des meilleurs traités que nous possédions, bien que les
commissaires chargés d'en rendre compte reprochent à notre auteur
de ne pas convenablement distinguer la contagion de l'infection.
Quoi qu'il en soit, ses travaux contribuèrent pour beaucoup à répandre les idées généralement goûtées de nos jours, sur la non-contagion de la fièvre jaune; mais ce qui aurait du être avantageux à

Devèze, eut un résultat tout opposé. La place de médecin du château des Tuileries, qu'il remplissait depuis 18...., semblait devoir être inamovible. Malheureusement ses antagonistes étaient bien en cour, ils manœuvrèrent si efficacement contre notre confrère, qu'ils le mirent dans la nécessité de demander son remplacement pour conserver une pension de retraite. Il lui eût fallu, pour se maintenir, sacrifier ses convictions scientifiques; il était honnête homme; il aima mieux mourir pauvre et destitué. Il se retira à Fontainebleau, où il est mort.

Recherches et observations sur les causes et les effets de la maladie épidémique qui a ravagé Philadelphie en 1793, depuis le mois d'août, jusqua vers la moitié de décembre. Philadelphie, 1794, in-8.

Devèze, médecin en chef du gouvernement français à Philadelphie, à son excellence M. Mifflin, gouverneur de l'état en Pensylvanie.

Dessertation sur la fièvre jaune qui régna à Philadelphie en 1793. Paris, an XII, in-8, 99 pp.

Mémoire au roi, en son conseil des ministres, et aux Chambres, ou Protestation contre la commission sanitaire centrale du royaume, etc. Paris, 1821 (1820), in-4 ; 48 pp.

Mémoire adressé à l'Institut sur cette question : La fièvre jaune est-elle contagieuse. Journ. univers. des sc. méd., t. 18, p. 129, 1820 ; Expériences publiques sur la fièvre jaune, proposées par Devèze, et appuyées auprès du gouvernement par M. Hyde de Neuville. *Journ. univ. des sc. méd.,* t. 20, p. 248-254.

Déclaration provisoire contre le travail de la commission sanitaire centrale du royaume. Paris.

Pétition adressée aux deux Chambres.

Traité de la fièvre jaune. Paris, 1820, in-8.

Diverses lettres insérées dans le Diario de Barcelona.

An essay on a new method of treating the effusion which collects under the scall after fractures of the head, in Transact. of the Americ. philos. sec., t. IV, p. 433.

DEZON, médecin ordinaire des hôpitaux et des armées du roi en Italie.

Lettre sur les principales maladies qui ont régné dans les hôpitaux de l'armée du roi en Italie, en 1734-5-6. Paris, 1761, in-12. — L'auteur se montre grand partisan des saignées. Il les employait presque constamment dans les fièvres intermittentes au moment même de l'accès; dans les pneumonies, il en faisait répéter l'application toutes les quatre heures, jusqu'à la disparition ou l'affaiblissement marqué des principaux symptômes. Dans l'érysipèle de la face, si après de fortes saignées du bras et du pied, les accidens ne disparaissaient pas, il pratiquait l'ouverture de la jugulaire, et appliquait sur les tempes des ventouses scarifiées. On ne lira pas sans intérêt ce qu'il dit de l'inflammation du foie, des obstructions de cet organe qu'il combattait par les saignées, de la dysenterie, etc., etc.

DEZOTEUX (François), docteur en médecine, naquit à Boulogne-sur-Mer en 1724. Il fut successivement chirurgien des hôpitaux ambulans de l'armée de Flandre, chirurgien-major du régiment du roi, où il succéda à Garengeot, inspecteur des hôpitaux militaires, médecin des invalides de Versailles, chirurgien consultant des camps et armées, et chevalier de l'ordre de Saint-Michel. Il prit ses grades en médecine à la Faculté de Besançon, et se fit remarquer par ses efforts persévérans en faveur de l'inoculation. Un gentilhomme irlandais, nommé Acton, qui habitait Besançon et s'y livrait à l'inoculation, avait adopté une méthode absurde qui avait donné lieu à des accidens mortels, et avait discrédité la pratique de l'inoculation. Dezoteux s'empressa d'éclairer le public et gagna un premier procès qui lui fut intenté par Acton. Il publia des pièces justificatives où il démontrait en même temps l'innocuité de la variole inoculée, et les dangers de la méthode d'Acton. Celui-ci intrigua, et le parlement de Besançon, intervenant dans la querelle, fit défendre à Dezoteux d'imprimer à Besançon aucun écrit ultérieur. Dezoteux fit alors paraître ses *Pièces justificatives concernant l'inoculation*, à Lons-le-Saulnier, et termina ainsi tout à son avantage ce ridicule débat. A son retour d'Angleterre, où il avait été appelé par le comte de Guerchi, ambassadeur de France, et où il avait suivi pendant long-temps les inoculateurs anglais, il se lia d'amitié avec le docteur Gandoger de Foigny, qui exerçait la médecine à Nancy, et qui lui doit une grande partie de son *Traité pratique de l'inoculation*. En 1767, Dezoteux retourna en Angleterre pour y étudier la nouvelle méthode d'inoculation dite *suttonienne*, et ce fut lui qui, conjointement avec Gandoger, pratiqua, pour la première fois en France, l'inoculation *par piqûres*. Toujours animé du désir de contribuer aux progrès de son art, il imagina de fonder dans le régiment du roi une école de chirurgie. Cette école a été célèbre et a fourni d'excellens sujets aux armées et des professeurs distingués aux Facultés de médecine en France : on y comptait régulièrement soixante élèves. Il mourut à Versailles, le 2 février 1803, âgé de 79 ans. Il a laissé les deux ouvrages suivans :

Pièces justificatives concernant l'inoculation. Lons-le-Saunier, 1765.

Traité historique et pratique de l'inoculation, par les citoyens François Dezoteux et Louis Valentin, avec cette épigraphe : Il n'y a d'exempts de la petite - vérole que ceux qui ne vivent pas assez pour l'attendre. (La Condamine.) Paris, an VIII de la république, in-8, 436 pp. Cet ouvrage n'est, à proprement parler, qu'une seconde édition de celui de Gandoger; le plan en est le même, mais il est plus complet. Dezoteux était convaincu que chaque individu n'est susceptible de contracter la variole qu'une seule fois dans sa vie; ce qui a été démenti par des observations plus récentes. Du reste, par la découverte de la vaccine, son livre a perdu presque tout son intérêt, sauf la partie où il traite l'histoire de la variole et de l'inoculation, qui abonde en détails curieux.

(*Magasin encyclop. — Bibl. universelle.*)

DICKSON (Thomas), médecin d'un hôpital de Londres, est auteur des ouvrages suivans :

Treatise on Blood-Letting, part. I ; with on introduction recommanding a review of the materia medica ; c'est-à-dire Traité de la saignée, avec une introduction sur le besoin de réformer la matière médicale. Londres, 1765, in-4.

On trouve du même auteur, dans les *Medical observations and inquiries :*

Of the use of blitters, applied to the region of the os sacrum, in the cure of incontinence of urine, and palsies of the lower extremities ; c'est-à-dire, de l'usage des vésicatoires appliqués sur le sacrum, pour la guérison de l'incontinence d'urine, et de la paralysie des extrémités inférieures. T. II, p. 311, année 1760.

Letter containing a supplement to his memoire on the use of blitters applied to the region of the os sacrum, in cases of incontinence of urine. T. III, p. 102. — C'est un supplément au mémoire précédent, contenant de nouvelles observations qui prouvent les bons effets du traitement dont il y est parlé.

Cases of the bite of a mad dog. T. III, p. 356, année 1767. — C'est l'histoire de plusieurs personnes qui furent mordues par un chien enragé.

Observations on the cure of an hæmoptoe and upon riding on horseback for the cure of a phthisis; c'est-à-dire, Observations sur la guérison d'une hémoptysie, et sur l'équitation comme traitement de la phthisie. T. IV, p. 206, année 1771. — Le traitement proposé par l'auteur, contre l'hémoptysie, consiste dans l'administration du nitrate de potasse à petites doses répétées.

A defence of Sydenham's method of treating the measles; c'est-à-dire, Défense du traitement de Sydenham dans la rougeole. *Ibid.*, p. 247.

A defence of Sydenham's history of the measles, against Morton, c'est-à-dire, Défense, contre Morton, de l'histoire qu'a donnée Sydenham de la rougeole. *Ibid.*

DIDELOT (Nicolas), maître en chirurgie, membre des sociétés royale et patriotique de Suède et de Hesse-Hombourg, correspondant de l'Académie de chirurgie, associé au Collége de Paris, etc., professa l'anatomie et la physiologie à Nancy, et a publié :

Instructions pour les sages-femmes, ou méthode assurée pour aider les femmes dans les accouchemens naturels et laborieux. Nancy, 1770, in-8, fig.; Yverdon,1771, in-8.—L'auteur conseille de délivrer la femme aussitôt après l'accouchement, et, dans le cas où la matrice ne se contracte pas, d'aller avec la main chercher le placenta. Dans l'inflammation de la matrice, il faisait des injections émollientes dans la cavité de ce viscère.

Lettre sur la cause de l'épidémie de 1771, sa nature, son traitement, et les moyens de s'en préserver. Bruyères, 1771, in-8.

Avis aux gens de la campagne, ou traité des maladies les plus communes. Nancy, 1772, in-12.

Précis des maladies chroniques et aiguës, servant de suite à l'avis aux gens de la campagne. Nancy, 1774, 2 vol. in-12. — Ces deux ouvrages sont des imitations de l'Avis au peuple de Tissot.

Hygiène chirurgicale, ou dissertation sur le sujet proposé par l'Académie de chirurgie pour le prix de 1775: *Quelle est dans le traitement des maladies chirurgicales l'influence des choses nommées non naturelles?* fait en commun avec Saucerotte, etc. (Prix de l'Académie de chirurgie.) T. V, p. 1, in-4.

Examen sur les eaux minérales de la fontaine de Bussang, contenant des observations et des réflexions relatives aux maladies où elles conviennent. Épinal, 1777, petit in-8, 198 pp. — On trouve dans cet ouvrage des observations pratiques dont plusieurs sont très-intéressantes.

Description topographique, minéralogique et médicinale des Vosges. , 1780, in-8 : se trouve dans l'*Histoire de la Société royale de médecine.* T. II, p. 107. — Dans ce mémoire, l'auteur parle des eaux de Lutzbach, de Luxeuil; des bains de Bussang, de Plombières, et indique leur composition et les maladies dans lesquelles elles conviennent.

Avis aux personnes qui font usage des eaux minérales de Plombières, ou Traité des eaux minérales, dans lequel on expose les diverses manières d'user de ces eaux, le régime qu'il convient de suivre, les différentes maladies pour lesquelles elles doivent être administrées, avec plusieurs observations de pratique pour en constater les effets. Bruyères, 1782, in-8, 282 pp.

(Haller. — Suc. — Carrère.)

DIEMERBROECK (Isbrand de) naquit à Monfort en Hollande, le 13 décembre 1609. Il fut envoyé de bonne heure à Utrecht pour y faire ses études, et alla ensuite à Leyde, où il s'adonna à la médecine sous Otton Heurnius. Après avoir terminé tous ses cours, il fit un voyage en France et prit à Angers le titre de docteur en médecine. Aussitôt après sa réception, Diemerbroeck retourna dans sa patrie et se fixa à Nimègue que désolait alors la peste. Il se dévoua au salut des habitans de cette ville pendant les années 1636 et 1637, composa son traité *De peste,* et revint à Utrecht, où on le nomma, le 7 juin 1649, professeur extraordinaire en la place de Guillaume Straten, et le 7 avril 1651, professeur ordinaire. Ses leçons, qu'il continua pendant vingt-quatre ans, attirèrent un concours prodigieux d'élèves à Utrecht. Il mourut le 17 novembre 1674. Nous avons de lui :

De peste libri quatuor. Arnheim, 1646 ; in - 4 ; Amsterdam, 1665, in-4. — C'est l'histoire de la peste qu'il observa à Nimègue, et qui fut très-meurtrière. Beaucoup de femmes enceintes avortèrent et moururent ; les oiseaux périssaient dans les maisons où régnait la maladie. Il reconnut que les purgatifs et les vomitifs doux étaient très-nuisibles ; les saignées n'étaient pas plus avantageuses. Il prétend que le vinaigre, pris pour unique boisson, a préservé de l'épidémie un grand nombre d'individus.

Oratio de reducendâ ad medicinam chirurgiâ. Utrecht, 1649, in-follo.

Disputationes practicæ de morbis capitis, thoracis et imi ventris. Utrecht, 1664, in-12. — C'est un recueil d'observations accompagnées de réflexions.

Anatome corporis humani. Utrecht, 1672, in-4 ; Genève, 1679, in-4 ; *ibid.*, 1687, in-4 ; Leyde, 1683, in-4 ; Passaw, 1688, in-4 ; traduit en français par J. Prast. Lyon, 1688, 2 vol. in-4 ; en anglais, Londres, 1689, in-fol. — Dans cet ouvrage, les objets sont présentés avec clarté et précision, mais peu de choses appartiennent à Diemerbroek. Voici ce qu'on y trouve de plus remarquable : l'histoire d'un homme qui rendit par la bouche un lavement qu'il venait de prendre ; l'indication de plusieurs maladies des vaisseaux lymphatiques ; il attribue les hydatides à la dilatation de ces vaisseaux ; plusieurs plaies du cœur ; il a fait des expériences pour savoir si le sinus longitudinal avait un battement particulier ; et dit avoir observé des pulsations dans ce sinus chez un jeune veau et un jeune pourceau ; il rapporte les mouvemens du cerveau à la dilatation de tous les sinus ; il a vu l'écartement des os pubis dans les accouchemens difficiles, etc., etc.

Opera omnia. Utrecht, 1685, in-folio ; Passaw, 1688, 2 vol. in-4 : Genève, 1687-1721, in-4. Outre les ouvrages dont nous avons déjà parlé, on trouve encore dans ce recueil : *Tractatus de variolis et morbillis,* et *observationes et curationes medicæ centum.* — Dans le premier traité, il recommande la saignée, et rejette les purgatifs comme pouvant faire rentrer l'éruption. Il dit avoir vu la variole deux fois sur le même individu, et en même temps la variole et la rougeole. — Parmi les observations qu'il rapporte, nous remarquerons : une paralysie produite et guérie par la terreur ; une hydropisie qui succéda à une épistaxis très-abondante ; une surdité guérie par les purgatifs ; une épistaxis rebelle arrêtée par des compresses imbibées d'eau froide, et appliquées sur le scrotum.

(Haller. — Portal.)

DIENERT (Alexandre-Louis), docteur-régent de la Faculté de médicine de Paris, mort en 1769, a publié :

An pars fibrosa sanguinis ab ejusdem attritu sobolescat. Paris, 1751, in-4. Resp. Jac. Gourley de Lamotte.

Introduction à la matière médicale, en forme de thérapeutique, dans laquelle on explique la manière d'agir des médicamens internes, et ce qui concerne leur usage, suivant la plus saine pratique. Paris, 1753, in-12 ; *ibid.*, 1765, in-12. — La première édition était anonyme.

Extrait du discours prononcé devant MM. les docteurs régens de la Faculté de médecine en l'Université de Paris, touchant une liqueur fondante, en l'assemblée tenue le 4 novembre 1755 aux écoles de médecine, pour le prima mensis. Paris, 1755, in-12. — C'est un remède contre les scrofules et la vérole que, par suite de l'analyse qu'il en a faite, Navier croit composé de mercure dissous par un acide végétal, tel que celui de l'oseille.

Lettres à l'auteur du mercure, l'une en date du 12, et l'autre du 14 mars 1756; de ces deux lettres extraites du 2e vol. d'avril, pp. 77 et 80, l'une a trois et l'autre cinq pages in-12. L'auteur répond à une lettre de Chomel qui protestait que la Faculté n'avait point donné son approbation à sa *liqueur;* Dienert rapporte la cure, par sa liqueur, d'un gonflement cancéreux au nez avec carie.

An quantùm sanguinis, tantùm lymphæ momentum? Paris, 1757, in-4. Affirm. Resp. Natal. Nicol. Mallet.

Précis de la démonstration de la propriété de la liqueur fondante de M. Dienert, médecin. (Extrait du Mercure de France du mois de mars 1758, p. 8), 8 p. in-12. — Dienert parle ici à la troisième personne, et annonce son petit ouvrage intitulé :

Démonstration d'une nouvelle liqueur fondante pour les maladies de la peau, soit qu'elles viennent de la vérole, soit qu'elles dépendent de tout autre vice de la lymphe. Paris (1757, in-8). — C'est une répétition de ce qu'il a dit dans les extraits précédens. Dans ces diverses productions, Dienert se rabaisse au rôle de charlatan.

Dissertation sur la prédminence réciproque du sang et de la lymphe, avec une exposition de divers moyens de combiner avec le mercure des acides végétaux pour la guérison des maladies de la lymphe. Paris, 1759, in-12, 12 pp.

(Le Fébure de Saint-Ildefont.)

DIMSDALE (Thomas, baron de), célèbre inoculateur, était né en 1712 : son père, chirurgien-apothicaire de Toydon-Garnon, guida ses premiers pas dans l'étude de la médecine, et le confia ensuite aux soins des chirurgiens de l'hôpital Saint-Thomas, dans le Shouhtwark. Il commença à exercer son art à Hertford en 1734, et acquit promptement une grande réputation. Sept ans plus tard, Dimsdale, dont le nom était devenu européen, fut appelé par l'impératrice Catherine, en Russie, pour y propager l'inoculation, à laquelle elle se soumit elle-même ainsi que le grand-duc Paul. Les honneurs dont Dimsdale fut comblé à la cour des czars, le mirent en vogue, et il inocula les enfans des premières familles de Russie. De retour dans sa patrie, il fut admis dans la société royale, et nommé, en 1780, par la ville d'Hertford, membre de la Chambre des communes; dès-lors il renonça presque entièrement à la médecine. En

1781, il fit un nouveau voyage en Russie pour inoculer l'empereur Alexandre et le grand-duc Constantin. Il quitta la Chambre des communes en 1790, et passa le restant de sa vie, loin du monde et des affaires, dans le sein de sa famille, à Hertford, où il mourut le 3o décembre 1800. Tous ses écrits sont relatifs à l'inoculation..

The present method of inoculating for the small-pox: to which are added some experiments, instituted with a view to discover the effects of a similar treatment in the natural small-pox; c'est-à-dire Méthode actuelle d'inoculer la petite-vérole, à laquelle on a joint quelques expériences faites dans la vue de découvrir les effets d'une méthode semblable dans le traitement de la petite-vérole naturelle. Londres, 1766, in-8. ; *ibid.*, 1767, in-8; *ibid.*, 1772, in-8; traduit en français par Henri Fonquet. Amsterdam, 1772, 2 vol. in-12. — La méthode que l'auteur décrit, consiste à prescrire au malade un bon régime, à lui faire prendre quelques purgatifs mercuriels, à se servir du virus frais, à pratiquer l'inoculation par une piqûre et non par incision; enfin à laisser jouir le malade d'un air libre et frais.

Thought on general and partial inoculation; c'est-à-dire, Remarques sur l'inoculation générale et partielle. Londres, 1776, in-8.

Observations on the introduction to the plan of the dispensary for general inoculation; c'est-à-dire, Observations sur l'établissement d'un dispensaire pour l'inoculation générale. Londres, 1778, in-8.

Remark on D. Lettsom's letter on general inoculation; c'est-à-dire, Remarques sur la lettre du Dr Lettsom, relativement à l'inoculation générale. Londres, 1779, in-8.

A review of the Lettsom's observations on the baron's Dinsdale remarks, respecting Dr Lettsom's letter on general inoculation; c'est-à-dire, Revue des observations du Dr Lettsom sur les remarques du baron Dinsdale. Londres, 1779, in-8.

Letter to Dr Lettsom's on his remarks; c'est-à-dire, Lettre au Dr Lettsom sur ses remarques.

Considérations on the propriety of a plan for inoculating the poor of London at their own habitations; c'est-à-dire, Considérations sur un projet d'inoculer les pauvres de Londres à domicile. Londres, 1781, in-8.

Tracts on inoculation. Traité sur l'inoculation. Londres, 1782, in-8. — Relation de son voyage en Russie, et de l'inoculation pratiquée sur *Catherine* et sur *Paul.* Il développe la méthode qu'il avait proposée pour introduire l'inoculation dans l'empire russe.

DIONIS (Pierre), chirurgien célèbre du dix-septième siècle, était né à Paris, où il mourut, le 11 décembre 1718. Chargé en 1673 des démonstrations d'anatomie et de médecine opératoire au Jardin-du-Roi, il occupa cette double chaire avec distinction, et contribua puissamment, par un enseignement à la fois plein de clarté et de méthode, à répandre une instruction solide parmi les nombreux élèves qui assistaient à ses leçons ; on peut dire qu'il a préparé ainsi les élémens qui devaient plus tard servir à la fondation de l'Académie royale de chirurgie. Dionis remplit ces fonctions jusqu'en 1680, époque à laquelle Louis XIV le nomma d'abord chirurgien de la reine, et ensuite premier chirurgien de madame la dauphine et des enfans de France. Il est auteur des ouvrages suivans :

Histoire anatomique d'une matrice extraordinaire. Paris, 1685, in-12. — C'est un exemple de grossesse extra-utérine, très-probablement ovarique (d'après la figure qu'en donne Dionis) ; les rapports intimes du kyste fœtal avec l'utérus lui avaient fait considérer ces deux organes, comme une seule et unique matrice vicieusement conformée, bilobée.

L'anatomie de l'homme, suivant la circulation du sang, et les dernières découvertes. Paris, 1690, in-8, fig. ; *ibid.,* 1695, in-8, fig. ; *ibid.,* 1701, in-8, augmentée d'une dissertation sur la génération, et d'une observation d'anévrisme de l'oreillette droite du cœur ; *ibid.,* 1716, fig. ; *ibid.,* 1723, in-8 ; *ibid.,* 1729, in-8, fig., avec des notes de Devaux ; Genève, 1696, in-8, fig. ; *ibid.,* 1699 (Marsh.) ; Amsterdam, 1696, trad. latin, in-4. Trad. angl. Londres, 1703, in-8. — Cet ouvrage a été traduit en chinois par le P. Parrenin, jésuite-missionnaire, que Cam-Hi, empereur de la Chine, mort en 1723, avait chargé de traduire en cette langue un traité d'anatomie. Ce livre est un exposé succinct et très-exact des démonstrations anatomiques que l'auteur faisait au Jardin-du-Roi. On y trouve des remarques sur les différences qui existent entre le squelette de la femme et celui de l'homme ; plus de précision dans beaucoup de descriptions d'ostéolo-

gie ; sa théorie du mouvement du cœur et de la circulation, s'accorde tout-à-fait avec les calculs de Borelli ; suivant Dionis, des fibres musculaires du cœur, celles du plan externe, se contournent en forme de spirale de droite à gauche, vers la pointe où elles font un demi-cercle, puis elles remontent en spirale de gauche à droite vers la base ; celles du plan interne, ont une direction verticale ; il a bien décrit la situation de l'œsophage ; il soutient l'opinion des ovaristes pour la génération : ce chapitre renferme plusieurs observations de grossesse extra-utérine, entre autres celle qui fait le sujet de l'*Histoire anat. d'une matrice extraordinaire.* Dionis a inséré dans la troisième édition l'exemple très-remarquable d'un anévrisme énorme de l'oreillette droite : une figure est jointe à l'observation.

Cours d'opérations de chirurgie démontrées au Jardin-du-Roi. Paris, 1707, in-8 ; *ibid.,* 1714, in-8 ; *ibid.,* 1736, in-8 ; *ibid.,* 1740, in-8, avec des notes de Lafaye ; *ibid.,* 1751, in-8 ; *ibid.,* 1765, in-8, 2 vol. ; Bruxelles, 1708, in-8 ; l'ouvrage fut traduit en allemand, en anglais et en hollandais. — Cet ouvrage de Dionis a été, comme le précédent, bien long-temps classique : c'est également l'exposé des leçons de chirurgie qu'il faisait au Jardin-du-Roi, dans lequel l'auteur rappelle les résultats d'une pratique de quarante-six années. Dans ce précis élémentaire, qui est écrit avec beaucoup de méthode, Dionis traite de toutes les parties de la médecine opératoire, et donne un grand nombre de préceptes qui sont encore suivis aujourd'hui. Tels sont ceux relatifs à l'arrachement pour les polypes des fosses nasales, à l'opération de la hernie; dans le bec-de-lièvre, il pratiquait la résection des parties divisées avec des ciseaux, et rejetait la cautérisation; il conseillait la bronchotomie dans les inflammations intenses du larynx; il s'éleva avec raison contre l'emploi des dilatatoires mousses pour élargir la plaie, dans l'opération de la taille; il liait toujours les vaisseaux dans les amputations, et blâmait sévèrement l'usage du cautère actuel. Le premier, avec De La Vauguyon et Léger de Goucy, il a conseillé l'application préalable du tourniquet sur le tronc de l'artère, avant d'opérer un anévrisme; il avait reconnu que lorsqu'un œil artificiel est bien adapté, il peut-être susceptible de quelques mouvemens; ses remarques sur les maladies des dents, et les opérations qu'elles réclament, prouvent que de son temps cette partie de la chirurgie n'était pas partout abandonnée aux barbiers et aux charlatans; il donne des règles très-bonnes sur l'opération de l'empyème, sur les anus contre nature, etc., etc.

Dissertation sur la mort subite, avec l'histoire d'une fille cataleptique. Paris, 1709, in-12.

Traité général des accouchemens, qui instruit de tout ce qu'il faut faire pour être habile accoucheur. Paris, 1718, in-8; *ibid.*, 1724, in-8; Bruxelles, 1724, in-8; trad. angl., Londres, 1719, in-8; trad. flam., Leyde, 1735, in-8; trad. allem., Ausbourg, 1723, in-8. — Cet ouvrage est un extrait de celui de Mauriceau, son parent, à l'égard duquel la conduite de Dionis, dans cette circonstance, est digne de blâme. Les additions qui lui sont propres sont peu importantes, et une répétition de ce qu'il avait déjà dit dans son anatomie et sa chirurgie.

(Portal. — Haller, *Bibl. chir.*)

DIOSCORIDES (Pedacius, ou mieux Pedanius), le plus célèbre des médecins grecs qui aient écrit sur la matière médicale, était d'Anazarbe, ville de Cilicie. Les circonstances de sa vie sont peu connues, et l'on dispute jusque sur l'époque à laquelle il a fleuri. Les discussions relatives à ce dernier point ont surtout pour objet de décider lequel, de Pline ou de Dioscorides, s'est donné la liberté de copier l'autre sans le nommer. Mais il est probable qu'ils ne se ressemblent que parce que, écrivant à la même époque, ils ont puisé dans les mêmes sources. Si l'on s'en tient aux données fournies par l'auteur même de la matière médicale, on voit qu'il vécut sous l'empire de Néron; qu'animé dès sa jeunesse du désir d'étudier la nature et de vérifier par lui-même l'histoire de ses productions, comme de constater les vertus qu'on leur attribuait dans l'art de guérir, il voyagea long-temps à la suite des armées romaines. Il parcourut la Grèce, toute l'Italie, l'Asie mineure, peut-être la Grande-Narbonaise, recueillant partout les plantes ou autres drogues qui l'intéressaient, et, sur un plus grand nombre, les traditions reçues dans chaque contrée. L'ouvrage qui résulta de toutes ces recherches était, du temps de Galien, et au jugement de ce médecin, fort compétent pour prononcer en pareille matière, le plus complet, le plus judicieux et le plus utile que l'on possédât. Les compilateurs venus après Dioscorides ne lui ont point enlevé cet honneur. Il est certain qu'il se montre moins disposé qu'eux à accueillir tous les contes de vieilles femmes, et qu'il ne perd pas son temps, comme le philosophe Pline, par exemple, à nous débiter les rêveries des astrologues et des magiciens sur les vertus merveilleuses d'une foule de substances inertes. C'est donc surtout chez Dioscorides qu'il faut étudier la matière médicale des Grecs. Voilà le beau côté de son œuvre. Mais il s'en faut bien que cet ouvrage soit sans défauts; il est même bien éloigné de nous donner une idée juste, précise et complète de l'état de la thérapeutique à cette époque. Il se contenta malheureusement presque toujours de dire, en général, que tel ou tel remède est bon dans telle maladie, ou contre les affections de tel ou tel organe, mais sans spécifier ces affections, et sans déterminer les circonstances de son emploi dans cette maladie, en sorte qu'il ne nous fait point connaître avec précision la pratique des médecins d'alors, seule chose que nous puissions désirer de lui; car il est bien entendu qu'on ne va plus aujourd'hui chercher dans Dioscorides des règles de pratique et de conduite. « Dioscorides, dit fort judicieusement Galien (*de simpl. med. fac.*, lib. 6), a écrit que le polygonum provoque l'urine, et qu'il est utile à ceux qui urinent avec peine; mais il ne marque pas précisément quelle est l'espèce de difficulté d'uriner dans laquelle cette plante est convenable. » Il faut remarquer, d'ailleurs, que les descriptions de Dioscorides, considérées sous le point de vue de l'histoire naturelle, sont tellement imparfaites, et que la nomenclature a tant et si souvent changé depuis, que, malgré les efforts de la critique, et les commentaires sans nombre dont ses œuvres ont été l'objet, on est souvent dans la plus grande incertitude sur les substances dont il parle.

Ce n'est pas ici le lieu de parler du rang que Dioscorides occupe dans l'histoire de la botanique, de *la foi* qu'on eut en ses leçons pendant quinze siècles, des efforts inouïs que firent les botanistes de la renaissance de cette science pour mettre la nature d'accord avec lui, ni de montrer son empire s'écroulant enfin au commencement du dix septième siècle, sous l'amas des découvertes qu'avait accumulées l'exploration d'une foule de pays que Dioscorides n'avait jamais vus.

Nous avons, sous le nom de Dioscorides, cinq livres de *Matière médicale*, deux livres (portant les titres de sixième et septième) sur les *alexipharmaques*, et un traité des *remèdes faciles à se procurer*. Le premier ouvrage est certainement authentique. Divers bibliographes, et Boehmer entre autres accordent, le même titre aux suivans, la plupart des critiques les regardent comme supposés.

Nul médecin n'a été plus étudié, plus commenté que Dioscorides; nul n'a eu un plus grand nombre d'éditions. On en trouve le catalogue et l'examen critique donnés par Ackermann dans la *Bibliotheca græca*, de Fabricius, éd. de Harles, et par Schweiger, dans sa *Bibliographie classique*. Nous nous bornons, avec Choulant, à donner une notice des principales :

Éditions grecques :

Dioscoridis opera Nicandri theriaca et alexipharmaca, cum scholiis.

Venise, 1499, chez Alde Manuce, in-fol. — Édition fort rare et très-précieuse, au jugement de Sprengel, qui y a trouvé pour la sienne un grand nombre d'excellentes *leçons*.

Venise, 1518, chez Alde et André, petit in-4. — Édition due aux soins d'Asulanus et de Rosius, médecin de Padoue. Les bibliographes l'estiment beaucoup; mais Sprengel en fait peu de cas.

Bâle, 1529, in-4 (in-8, Sprengel, par J. Cornarius, d'après celle de 1518, avec quelques corrections.

Éditions grecques-latines :

Colonie, 1529, in-fol. — La traduction, qui est excellente, est de Marcellus Vergilius.

Paris, 1549, in-8. — Le texte est revu par Goupil, et corrigé d'après les manuscrits de la Bibliothèque royale. La traduction est de Du Ruel (Ruellius).

(Francfort-sur-le-Mein), 1598, in-fol.; par J. Ant. Sarazin (Saracenus), médecin de Lyon, auteur de la traduction et d'une partie des commentaires. C'est l'édition à laquelle on donne la préférence, pour les corrections et les notes.

Leipzig, 1829, in-8, 2 vol. (vol. XXV et XXVI des *Medicorum græcorum opera quæ extant. ed. Kühn*).— Cette édition est due aux soins de Sprengel, qui a pris pour base du texte l'édition *princeps* de 1499, qui a corrigé, et quelquefois refait entièrement la traduction, qui a fait un choix des meilleurs commentaires, et qui en a ajouté beaucoup lui-même de fort savans.

Éditions latines :

Colle, 1478, in-fol., édition *princeps* de la version et notes de Pierre d'Abano. Lyon, 1512, in-4.

Venise, 1516, in-fol.; traduction d'Hermolaus Barbarus.

Paris, 1516, in-fol., chez Henr. Étienne. Version de Du Ruel. Strasbourg, 1529, in-fol.; Venise, 1538, in-8; Bâle, 1542, in-8; Francfort et Marbourg, 1543, in-fol; Lyon, 1543, in-12; *ibid.*, 1546, in-12; *ibid.*, 1547, in-12; Francfort, 1549, in-fol.; Lyon, 1550, in-8; *ibid.*, 1552, in-8; *ibid.*, 1554, in-8.

Florence, 1518, in-fol., impr. des Juntes, trad. de Marcellus Vergilius; *ibid.*, 1523, in-fol.; *ibid.*, 1528, in-fol.

Venise, 1554, in-fol., chez Vincent Valgrisius, prem. édit. des commentaires de Matthiole (avec la version, légèrement modifiée, de Du Ruel.)

Venise, 1558, in-fol.; *ibid.*, 1560, in-fol.; *ibid.*, 1565, in-fol.; *ibid.*, 1569, in-fol.; *ibid.*, 1583, in-fol.

Bâle (sous ce titre : *P. and. Matthioli opera omnia. ed. C. Bauhin*), 1598, in-fol.; *ibid.*, 1674, in-fol.

Bâle, 1557, in-fol. La traduction est de Janus Cornarius.

Francfort-sur-le-Mein, 1598, in-8; traduction de J. Ant. Saracenus.

Éditions françaises :

Lyon, 1553, in-fol.. trad. de Mathée; *ibid.*, 1659, in-4.

Lyon, 1561, in-fol., trad. d'Antoine Dupinet, comprenant le texte, et les commentaires de Matthioli. Souvent réimprimée, et pour la dernière fois à Lyon, 1580, in-fol.

Lyon, 1572, in-fol., traduction de J. Desmoulins (Dioscorides et Matthiole); *ibid.*, 1579, in-fol.

Il y a une édition grecque et latine séparée des *Euporista*, Strasbourg, 1565, in-8, par J. Moibanus et C. Gessner.

On peut voir, dans la *Biblioth. hist. nat.* de G. R. Bœhmer, une longue liste de commentaires sur Dioscorides.

(Lambecius, *Comment. biblioth.*, *Vindobon*; lib. II. — Fabricius, *Biblioth. græc.*, ed. Harles. — Sprengel, ed. Dioscoridis. — Choulant, *Handbuch der Bücherkunde für die ältere Medicin.*)

DISDIER (FRANÇOIS-MICHEL) naquit à Grenoble en 1708. Après avoir commencé l'étude de la chirurgie dans sa ville natale, il alla à Montpellier où il passa quatre années, puis à Lyon où il suivit la pratique des hôpitaux, et il vint ensuite se perfectionner à Paris. Il fut chargé par l'Académie de peinture des cours d'anatomie qui se faisaient dans son sein. Dans ses leçons il s'attacha surtout à faire ressortir les différences que l'âge apporte dans la configuration des parties extérieures du corps. Il était membre de l'Académie royale de chirurgie, et mourut le 7 mars 1781. On a de lui :

Histoire exacte des os, ou description complète de l'ostéologie. Lyon, 1732, in-12; *ibid.*, 1745, in-12; *ibid.*, 1750, in-12; *ibid.*, 1759, in-12; Paris, 1767, in-12, fig. — C'est un abrégé de l'ostéologie de Winslow.

Traité des bandages, ou méthode

exacte pour appliquer les bandages les plus usités. Paris, 1741, in-12; ibid., 1754, in-12.

Sarcologie, ou traité des parties molles. Paris, prem. part. (myologie), 1748, in-12; 2° part. (splanchnologie), 1753, 2 vol. in-12; 3e partie (vaisseaux, nerfs, glandes), 1753, in-12. — Winslow a encore servi de guide à l'auteur.

Description succincte des viscères, des vaisseaux, des nerfs et des glandes. Paris, 1753, in-12. Abrégé de l'ouvrage précédent.

Exposition anatomique, ou tableaux anatomiques des différentes parties du corps humain, exécutées par Étienne Charpentier. Paris, 1758, in-fol. — Ces planches, au nombre de trente, destinées aux peintres et aux statuaires, sont en partie copiées d'Eustachi.

Les cinq dissertations suivantes ont été soutenues sous sa présidence:

De abscessibus et fistulis ex urinæ fluxu. Paris, 1760, in-4.

De costarum fracturâ. Paris, 1764, in-4.

De vulneribus cum amissâ substantiâ. Paris, 1768, in-4.

De fracturâ claviculæ. Paris, 1768, in-4.

De diastasi. Paris, 1770, in-4. (Haller. — Portal.)

DIVERSUS, SALIO DIVERSO (Pierre), l'un des bons observateurs du seizième siècle, était de Faenza. Il étudia la médecine à Naples, sous d'Altomare, et revint s'établir dans sa ville natale, où il exerça l'art de guérir avec réputation. Il est de ceux qui écrivirent le mieux sur la peste et les fièvres graves, et la pathologie du cœur lui est redevable de quelques découvertes.

De febre pestilenti tractatus: et curationes quorumdam particularium morborum, quorum tractatus ab ordinariis praticis non habetur; atque annotationes in artem medicam de medendis humani corporis malis, à Donato Antonio ab Altomari, Neapolitana, conditum. Bologne, 1584, in-4; Francfort, 1586, in-8; Harderwick, 1656, in-8; Amsterdam, 1681, in-8. Cette dernière édition, qui est la plus correcte, porte le titre d'*Opuscula medica.* — Remarques nouvelles sur l'encéphalite, l'apoplexie, le somnambulisme. Testa donne beaucoup d'éloges, et avec raison, aux observations de Salius Diversus sur les abcès du mediastin, la péricardite, et les concrétions polypiformes du cœur. On peut aussi lire avec intérêt ce qu'il dit sur l'hydrothorax, la colique, l'iléus, la rétention d'urine et la goutte.

Commentaria in Hippocratis libros quatuor de morbis luculentissima, quibus non solum difficillima artis medicæ capita explicantur, sed Hippocratis quóque obscuriora loca quamplurima ita enarrantur, ut his delibatis, ad reliqua etiam ejusdem scripta facilis lectori pateat aditus. Francfort, 1692, in-fol.; ibid., 1612, in-fol.; ibid., 1666, in-fol.

In Avicennæ librum III. de morbis particularibus corporis humani et eorum curatione. Padone, 1673, in-fol.

DOAZAN (Pierre-Éloy), docteur en médecine de la Faculté

de Montpellier, agrégé au Collége des médecins de Bordeaux, membre de l'Académie de cette ville et de la Société royale des Sciences de Montpellier.

Questiones medicæ pro cathedra vacante: an salubris aer Burdigalensis ?.... utrùm navigatio prosit sanitati. Bordeaux, 1757, in-12.

Réflexions sur la dissertation de M. De Haen, au sujet de la colique de Poitou. (Dans le *Journal de médecine* de Roux, t. XIII, p. 291, année 1760.) — L'auteur a pour but de prouver que le traitement de la Charité est le seul convenable dans la colique de Poitou, et que c'est seulement après le traitement par les émolliens, préconisé par De Haen, que l'on voit survenir la paralysie; sur 150 malades, qu'il dit avoir observés à la Charité de Paris, pas un seul n'est paralysé, 3 sont morts; mais chez ceux-ci

le traitement ordinaire n'avait été commencé que fort tard.

Mémoire sur la maladie épizootique régnante, présenté au Collége des médecins agrégés de Bordeaux. Bordeaux, 1774, in-8. — L'auteur décrit l'épizootie, fait connaître les moyens d'en préserver les bêtes à cornes, et la préparation d'un vinaigre aromatique qu'il donne comme préservatif. On y trouve aussi des détails sur l'autopsie de deux bœufs morts de l'épizootie, et un examen succinct du lait de trois vaches qui en étaient atteintes.

(Tournon, *Liste des ouvrages des méd. et chir. de Bordeaux.* Bordeaux, 1799, in-8.)

DODART (DENIS) était né à Paris en 1634. Ayant terminé de bonne heure, et avec grand succès, ses premières études, il s'appliqua également au droit et à la médecine, et se décida enfin pour cette dernière science. Il fit sa licence en 1660; quelques mois après, il reçut le bonnet de docteur, à l'âge de 25 ans, sous le décanat de Morillet. En 1673, il fut admis à l'Académie des sciences pour la partie botanique, et ce fut lui qui composa la préface du livre que l'Académie fit imprimer en 1676, sous le titre de *Mémoires pour servir à l'histoire des plantes.* Cette préface, dans laquelle il s'efforçait d'encourager la recherche des propriétés des plantes par l'analyse chimique, a été imprimée à part en 1679, in-12. Dodart mourut le 5 novembre 1707, à l'âge de 73 ans. Il a publié un grand nombre de mémoires. Tournefort a consacré à sa mémoire un genre de plante (Dodartia), de la famille des personnées.

Ergò in hydrope mittendus sanguis? Paris, 1660, in-4.

Ergò febribus balneum ? Paris, 1660, in-4.

Ce sont ses thèses de réception.

Les suivantes ont été soutenues sous sa présidence:

Non ergò carnes quovis alio cibo salubriores? Paris, 1677, in-4.

Ergò cancro hydrargyrus? Paris, 1684, in-4.

Ergò febribus acutis è carnibus juscula? Paris, 1700, in-4.

An omnis morbus à coagulatione? Paris, 1703, in-4.

Mémoires pour servir à l'histoire des plantes. Paris, imp. roy., 1676, in-fol.; 1679, in-12. — Dodart a publié, dans les *Mémoires de l'Académie des sciences* (de 1673 à 1707), un grand nombre de travaux intéressans. Nous citerons les principaux :

Lettre sur le seigle ergoté. T. X, p. 562, année 1676. — Description du seigle ergoté, et des accidens que son usage détermine.

Extrait d'une lettre au sujet du mangeur de feu. Ibid., p. 585, année 1677. — C'est l'histoire d'un homme qui tenait dans sa bouche des charbons ardens. Dodart s'attache à prouver qu'il n'y a rien de secret dans ce fait, et il rapporte à la jonglerie et à une disposition innée et surtout acquise, tout ce que présentent d'extraordinaire les cas analogues.

Sur l'affectation de la perpendiculaire, remarquable dans toutes les tiges (année 1700, p. 47). — Dodart recherche la cause de ce phénomène dans l'action des causes extérieures, par exemple, du soleil et de la pluie.

Premier mémoire sur la multiplication des corps vivans, considérée dans la fécondité des plantes. (Ibid., année 1700, p. 137). — Dans ce mémoire, l'auteur ne s'occupe point de la fécondité naturelle des plantes, mais de celle que produit l'art, soit au moyen des marcottes, soit en étêtant ou en coupant près de terre les ar-

bres, etc. Il pose en principe que la fécondité des plantes doit se juger par la multiplication de leurs branches.

Second mémoire sur la fécondité des plantes. Conjectures sur ce sujet. (Ibid., année 1701, p. 241.) — L'auteur se prononce pour l'emboîtement des germes; il dit que tout ce qui paraît dans le cours d'une longue végétation est dans le germe, et par conséquent, que tous les corps vivans étaient dans le premier de chaque espèce, et que tout a été fait ensemble.

Obs. sur les évacuations, la transpiration, sur le temps nécessaire pour réparer leur dissipation, et sur le miel des abeilles, 1666, t. I, p. 163 des *Mém. de l'Acad. r. des sc.* — On trouve encore dans le même volume une *Obs. sur la tête d'un enfant monstrueuse par sa grosseur, et sur l'usage du cæcum.* Le tome II de la même collection renferme aussi une observation de Dodart *sur le crâne d'un jeune homme rempli de tumeurs, en partie dures, en partie molles, et sur un calcul de la vessie pesant deux livres une once.*

Mém. sur les causes de la voix de l'homme, et de ses différens tons. Dans l'*Hist. de l'Acad. r. des Sc.*, année 1700, p. 244. — Voici le résumé des principales conséquences auxquelles les recherches de cet auteur l'ont conduit : 1° La bouche et les narines n'ont aucune part à la production de la voix, mais elles contribuent à la modifier; 2° la bouche ne fait rien à la production des tons, mais elle la favorise en s'y proportionnant; 3° les proportions de la concavité de la bouche avec les tons, sont très-probablement des proportions harmoniques; 4° la glotte seule fait la voix et tous ses tons; 5° la glotte n'est pas une anche, et son action ne peut être expliquée par celle de l'anche de divers instrumens, comme on a voulu en établir la comparaison; 6° tout l'effet de la glotte sur les tons dépend de la tension de ses lèvres et de ses différentes ouvertures.

Nouveau mém. sur la voix et sur les tons, inséré dans l'*Hist. de l'Acad. r. des Sc.*, an. 1706. — Dans ce second mémoire, Dodart applique les résultats de ces premières recherches à l'explication de la voix pleine et de la voix de fausset, de la voix de la parole et de la voix du chant. Dans la *suite du supplément au Mém. sur la voix et les tons* (même vol., p. 388), il s'attache à prouver que les muscles propres des cartilages du larynx ne donnent aucun mouvement à la glotte, qui ne soit contraire à la formation de la voix, ou qui y contribue immédiatement; que les tégumens des lèvres de la glotte sont les organes du rétrécissement gradué de cette ouverture jusqu'à son occlusion complète; que ces cordons de la glotte sont de vrais muscles, quant à leur usage; qu'ils surmontent sans violence, l'effort de plusieurs grands muscles et de l'air, qui tend à s'échapper, non par leur propre force, mais par une adresse de mécanique naturelle qui consiste toute dans la position de ces cordons tendineux, et dans la simplicité d'un sphincter rectiligne. A cette occasion, Dodart rappelle que Galien avait déjà fait cette observation en parlant des efforts, et lui-même entre dans des détails très-circonstanciés sur cette question qui laisse à MM. Bourdon et J. Cloquet peu de droits à la découverte dont ils se sont disputé la priorité.

Supplément au Mém. sur la voix et les tons. Dans l'*Hist. de l'Acad. r. des Sc.*, an. 1707, p. 66. — Dans ce mémoire, Dodart fait remarquer qu'il existe toujours un rapport direct entre la forme et la largeur de l'ouverture de la glotte et celle de l'ouverture de la bouche, de même qu'avec quelques positions particulières de la langue, dans la production de certains sons.

(*Acad. des Sc. Hist.*)

DODOENS (Rembert), connu aussi sous les noms de *Dodonæus* et *Dodonée*, naquit à Malines le 29 juin 1518. Envoyé de bonne heure à Louvain, il fit toutes ses études à l'Université de cette ville, et aussitôt après s'appliqua à la médecine dans laquelle il fit de rapides progrès. Sa licence est du 10 septembre 1535. Il visita ensuite les écoles les plus célèbres de France, d'Allemagne et d'Italie, et revint à Malines en 1546. Quinze ans plus tard, il voyagea de nouveau en Italie, d'où il passa en Allemagne pour être médecin de *Maximilien II*, qui l'appela à cette charge après la mort de Nicolas Biesius. Après celle de l'empereur, il devint le médecin de son fils, *Rodolphe II*, qui l'honora, comme Maximilien son père, du titre de conseiller aulique. Dodoens quitta la cour néanmoins; il s'arrêta quelque temps à *Cologne*, où il se fit beaucoup d'honneur par plusieurs cures singulières. Il se rendit ensuite à Anvers, où il ne fit pas un long séjour, car l'Université de Leyde l'appela dans son sein et lui conféra une chaire de médecine, que sa mort, arrivée le 10 mars 1585, ne lui permit d'occuper que deux années.

Dodoens ne fut pas seulement un savant et habile médecin, il cultiva aussi avec succès les langues, les belles-lettres, les mathématiques et surtout la botanique. Plumier a consacré à sa mémoire un genre de plantes (*dodonæa*) de la famille des térébinthacées. Les ouvrages de Dodoens sont les suivans :

Cosmographica in astronomium et geographiam isagoge. Anvers, 1548, in-12, 65 pp. non chiffrées.

De frugum historiâ, liber unus. ejusdem epistolæ medicæ : una de Farre, Chondro, Trago, Ptisanâ, Crimno et Alicâ ; altera, de Zytho et Cerevisiâ. Anvers, 1552, in-8. — La lettre sur la bière est adressée à *Baldinus Ronssæus*, qui l'a insérée dans ses *Miscellanea*, epist. 39.

Cruydt-Boeck, etc.; c'est-à-dire, Histoire des plantes. Anvers, 1553, in-folio; traduit en français par Charles de L'Ecluse. Auvers, 1557, in-folio; *ibid.*, 1586, 1595, 1600, 1619, in-fol. — Dodoens a traduit le texte de Fuchs pour toutes les plantes dont celui-ci avait parlé, et en a ajouté un de sa façon pour les autres.

Trium priorum de stirpium historiâ commentariorum imagines ad vivum expressæ ; unà cum indicibus græca, latina, officinarum Germanica, Brabantica, Gallicaque nomina complectentibus. Anvers, 1553, in-8.

Posteriorum trium de stirpium historiâ commentariorum imagines ad vivum expressæ, unà cum marginalibus annotationibus. Item ejusdem (Dodonæi), Annotationes in aliquot prioris tomi imagines, qui trium priorum figuras complectitur. Anvers, 1554, in-8. — Seconde partie de l'ouvrage précédent. Une seconde édition des deux volumes parut à Anvers en 1559.

Frumentorum, leguminum, palustrium, et aquatilium herbarum, ac eorum quæ eò pertinent, historia. Anvers, 1566, in-8; *ibid.*, 1569, in-8. — Cet ouvrage est orné de quatre-vingts planches.

Florum et coronariarum, odoratarumque nonnullarum herbarum, ac eorum quæ eò pertinent, historia. Anvers, 1569, in-8; *ibid.*, 1567, in-8. — Les planches sont au nombre de cent huit, et très-belles.

Purgantium, aliorumque eò facientium, tum et radicum, convolvulorum, ac deleteriarum herbarum, historiæ libri quatuor, Anvers, 1574, in-8.

Appendix variarum, et quidem rarissimarum nonnullarum stirpium, ac florum quorumdam peregrinorum elegantissimorumque; et Icones omninò novas, nec antea editas, et singulorum breves descriptionès continens; cujus alterâ parte umbelliferæ multæ exhibentur. Anvers, 1574, in-8.

Historia vitis, viniqne, et stirpium nonnullarum aliarum. It. medicinalium observationum exempla. Cologne, 1580, in-8; Lyon, 1583, in-12. — Outre ce qui a rappor à la botanique, on trouve dans cet ouvrage des faits de médecine très-intéressans. Nous citerons les observations de catarrhes guéris par des frictions sur les membres; des menstrues remplacées par des larmes sanguinolentes; des calculs rejetés par l'expectoration, des gangrènes du poumon, des rétentions d'urine produite par les fèces accumulées dans le rectum, etc., etc.

Apollonii Menabeni tractatus de magno animali, quod Alcen nonnulli vocant, Germani Elendt (en français, *Élan), et de ipsius partium in re medicâ facultatibus.* Item, *Historia Cervi Rangiferi, Gulonis, Filfras* (ou plutôt *Vielfras), vocati. Accessit Remberti Dodonæi de Alce epistola.* Cologne, 1581, in-8.

Medicinalium observationum exempla rara, cum scholiis. Cologne, 1581, in-8; Anvers, 1585, in-8; Harderwick, 1584; *ibid.,* 1621, in-8. — On y retrouve les mêmes observations que l'auteur avait consignées dans son traité *Historia vitis, etc.;* il y en a quelques-unes qui étaient encore inédites.

Physiologices, medicinæ partis, tabulæ expeditæ. Anvers, 1581, in-8; *ibid.,* 1585, in-8.

Stirpium historiæ pemptades sex, sive libri triginta. Anvers, 1583, in-folio, avec 1341 figures en bois; *ibid.,* 1612, 1616, in-fol.; en flamand, Anvers, 1618, in-fol — Trad. en holl., par Just Van-Ravelinghen, Anvers, 1644, in-fol.

Dans cet ouvrage, qui devint un livre populaire dès qu'il eut été mis en hollandais, Dodoens rassembla tout ce qu'il avait écrit sur la botanique depuis 1552, et en fit un traité complet de cette science. Chaque *pemp-*

tade comprend, savoir: la première, beaucoup de plantes dissemblables, rangées par ordre alphabétique; la deuxième, les plantes qui fleurissent dans les jardins, et la tribu des ombellifères; la troisième, les racines employées en médecine, les plantes purgatives, les plantes grimpantes et vénéneuses, les fongères, les mousses, et les champignons; la quatrième, la graine, les légumes, les gazons, les plantes de marais, les aquatiques; la cinquième, les plantes comestibles, les courges, les racines nutritives, les oléracées, les chardons, et les plantes épineuses; la sixième, les arbrisseaux et les arbres. Le choix judicieux de tout ce qui était utile, relativement aux plantes qu'on présumait avoir fait partie de la matière médicale de Dioscorides et des Arabes, l'introduction de nouvelles espèces trouvées depuis L'Écluse, et des autres découvertes du temps, ainsi que l'instruction et l'embellissement résultant des figures, qui surpassent en nombre celles d'aucun auteur précédent, tout cela rendit le livre de Dodoens universellement utile à ceux qui se livraient à l'étude de la médecine. Il conserve encore quelque valeur, parce que Linnée y renvoie pour indiquer et faire connaître les plantes d'Europe.

Consilia medica. Dans le recueil publié par *Laurent Schols.* (Francfort, 1598, in-fol.)

Praxis medica. Amsterdam, 1616, in-8; *ibid.,* 1640, in-8. — Dans la description des maladies, l'auteur suit l'ordre topographique. On trouve dans cet ouvrage quelques observations qui méritent d'être lues. Il parle d'un fœtus mort-né, qui dans le sein de sa mère avait eu la rougeole, etc.

(Haller. — Paquot. — Pulteney.)

DOEBELN (Jean-Jacques de), né à Rostock en 1674, fit ses études dans sa ville natale, puis à Copenhague et à Kœnigsberg. Après avoir pratiqué quelque temps l'art de guérir à Varsovie, il revint à Rostock, où il fut reçu docteur en 1695. Il passa aussitôt en Suède et s'établit à Gothenbourg : il resta dans cette ville, qui lui accorda le titre de médecin pensionné, jusqu'en 1709. Il fut alors nommé médecin provincial en Scanie, et peu de temps après professeur à l'Université de Lund, où il mourut en 1743. Il a laissé :

Valvularum vasorum lacteorum, lymphaticorum et sanguiferorum dilucidatio. Rostock, 1694, in-4; 1695, in-4.

Penis cancrosi feliciter dissecti historia. Leipzick, 1698, in-12.

Dissertatio de fontium origine. Lund, 1711, in-8.

Dissertatio de vitâ absque cibo et potû quâ casus oppido rarus ejusque certitudo considerationi exhibetur. Lund, 1711, in-8.

Discursus academic. de Estheræ norræ Obyensis angel. ila, templo albo et deliquiis. in-8.

Dissertatio de fame naturali. Lund, 1717, in-8.

Dissertatio de fame cæsá. Lund, 1720. in-4.

Theses physico-medicæ, quibus nonnulli errores, circà infantum et puerorum curam ac educationem notantur. Lund, 1721, in-4.

Conclusiones diæteticæ, quibus nonnulla momenta, circà appetitum nec non cibum et potum horumque digestionem notantur. Lund, 1721, in-4.

Doctrinæ de temperamentis emendatæ, et de sanguinis statu naturali in imprimis corporis humani principio vitali. Lund, 1725, in-4.

De cataractæ naturâ et curâ. Lund, 1727, in-4.

Dissertatio de sanguificatione, sine novo chylo perennante in inediâ diuturnâ. Lund, 1730, in-4.

Dissertatio de causâ chymificationis. Lund. 1733, in-4.

Dissertatio de abusu adstringentium in hæmorragiis. Lund, 1734, in-4.

Dissertatio quâ demonstratur, scorbutum Suecis non esse endemium. Lund, 1735, in-4.

Vampiris non vampiris, sed producto quodam morboso, incubi nomine dudùm nato. Lund, 1737, in-4.

Dissertatio de mumiâ ægyptiacâ. Lund, 1739, in-4.

Compendium physiologiæ anatomicis demonstrationibus illustratæ. Lund, 1741, in-4.

Dœbeln a encore publié en latin une histoire de l'Université de Lund, et, en suédois, une description des eaux minérales de Ramlæsa, près de Helsingberg ; il a aussi inséré dans les *Act. litt. maris Balthici*, 1699, plusieurs observations de médecine.

(Haller).

DOEMLING (Jean-Joseph), né à Markershausen, le 13 janvier 1771, fut reçu docteur à Wurzbourg, le 23 juin 1797. Il devint professeur de médecine dans cette Université, et mourut le 7 mars 1803. Ses premières productions annonçaient de la perspicacité et du jugement, il se montra dans les dernières sectaire enthousiaste de la *Philosophie de la nature*.

Dissertatio inaug. (Præs. Car. Casp. Siebold) *sistens morborum gastricorum acutorum pathologiam.* Wurzbourg, 1797; in-4, 110 pag., trad. en allemand et inséré dans le *Journal der Erfindungen*, etc. Gotha, 1798, n. 26, p. 30-118; n. 27, p. 82-150. — Les idées de l'école stollienne sur les impuretés gastriques et la surabondance de bile sont fortement ébranlées dans cette thèse. Après avoir traité de la sécrétion en général, que l'auteur fait consister non en une simple *séparation* d'humeurs toutes formées dans le sang, mais en une élaboration spécifique des matériaux fournis par ce liquide aux organes sécréteurs, l'auteur s'attache à prouver que ce n'est point la présence de la bile, du mucus ou des vers dans le canal digestif, qui constitue la cause prochaine des maladies gastriques, mais que c'est au contraire l'irritation contre nature des organes de la digestion, qui augmente la sécrétion et fait surabonder les humeurs. L'auteur rapporte beaucoup d'observations à l'appui de ses idées. Son ouvrage est intéressant, et mérite également l'attention du physiologiste et du pathologiste. Le rédacteur du journal indiqué ci-dessus fait remarquer judicieusement dans une note l'intérêt historique que cette thèse tire de l'époque où elle a paru. Il y aurait lieu à reproduire aujourd'hui une remarque analogue.

Ist die Leber Reinigungsorgan ? eine physiologisch-pathologische Abhandlung; le foie est-il un organe dépuratoire ? mémoire physiologico-pathologique. Vienne, 1798, in-8, 87 pag. L'auteur répond par la négative, comme il l'avait fait dans sa thèse, dont ce mémoire est le supplément. Le foie n'est point un organe dépuratoire; la bile n'est point un fluide purement excrémentitiel. Si M. . . . . . . Voisin eût connu cet ouvrage, il aurait vu que l'opinion qu'il soutient, et que Dœmling combat, en citant quelques-uns de ses très-anciens partisans, n'est pas aussi nouvelle qu'il le pense. Ce mémoire, comme le titre l'annonce, est autant pathologique que physiologique : l'abus de la médecine évacuante y est fortement combattu.

Gibt es ursprüngliche Krankheiten der Saefte welche sind es, und welche sind es nicht ? Y a-t-il des affections primitives des liquides ? quelles sont de ce genre, et quelles n'en sont pas ? Bamberg et Wurzbourg, 1800, in-8. — Il y en a, et Dœmling les nomme : la syphilis, la variole, les affections éruptives qui ne sont ni purement locales, ni symptomatiques d'un état fébrile, la rage. — Le diabètes, le cancer et le scorbut sont des affections mixtes auxquelles les solides prennent plus ou moins de part ; mais les scrofules, la goutte, le rhumatisme, le rachitis, toutes les fièvres gastriques, putrides, la jaunisse, sont comptés à tort parmi les maladies des liquides : rien ne prouve l'existence d'un virus spécifique scrofuleux, goutteux, rhumatismal, rachitique, etc.

Ueber die Ursache der Bewegungen

der Regenbogenhant; sur la cause des mouvemens de l'iris. *In Reil's Archiv für die Physiologie,* 1802, t. 5, p. 335-356. — Le hasard ayant fait tomber entre les mains de Dœmling l'ouvrage de Fontana sur le même sujet, il fit à son tour de nombreuses observations, dont il donne ici les résultats; il examine en même temps les opinions de Zinn, Toracca, Adams et Blumenbach.

Kritik der vorzuglichsten Vorstellungsarten über Organisation und Lebensprincip, etc.; Critique des principales idées qu'on s'est faites de l'organisation et du principe vital. Wurzbourg, 1802, in-8. — Dœmling avait jusqu'ici pensé avec justesse et écrit avec solidité; le voilà qui se jette dans les rêveries de la philosophie de la nature : il ne parlera plus que d'unité, de duplicité, d'antagonisme, de sphère de l'organisme et de sphère de la nature, etc.

Lehrbuch der Physiologie der Menschen; Traité de la Physiologie de l'homme. Gottingue, 1802-1803, in-8, 2 vol. — Dans les principes de la philosophie de la nature.

Archiv für die Theorie der Heilkunde; Archives pour la Théorie de la médecine, publiées par J.-J. Dœmling et Phil.-Jos. Horsch, t. 1. Nuremberg, 1804, in-8, 399 pag. — Ce volume, qui ne parut qu'après la mort de Dœmling, contient deux mémoires de sa façon; l'un, intitulé : *Idées pour une théorie des maladies contagieuses,* reproduit et développe les opinions déjà indiquées plus haut sur les affections primitives des liquides; l'autre pour objet de prouver *que le système nerveux est, dans toutes les parties de l'économie humaine, l'organe de la sensibilité, et que c'est de lui que toutes les parties tiennent l'activité vitale qui les anime.*

(*Journal der Erfindungen. — Medicinisch-chirurgische Zeitung.*) — *Meusel, das gelehrte Teuschland,* 5e Ausg. IX. XI. B.

DOERING (Michel), le disciple et l'ami de Fabrice de Hilden, né à Breslau, fut professeur de médecine à Giessen, médecin pensionné de sa ville natale, et attaché au prince de Lichtenstein en qualité de premier médecin. Il mourut à Breslau en 1644.

De febrium malignarum curatione in genere. Bâle, 1607, in-4. *De statu neutro morborum in genere et morbis ab intemperie in specie.* Giessen, 1610.

De medicinâ et medicis adversus iatromastigas et pseudomedicos libri duo, in quibus non solum generatim medicinæ origo progressus, dignitas et medici officium prolixè asseritur, sed etiam particulatim tàm hippocraticæ et galenicæ præstantia, quàm empiricæ magicæ, methodicæ et para-celsicæ usus atque abusus excutitur. Giessen, 1611, in-8. — Il y a dans cet ouvrage quelques chapitres qui ne sont pas dépourvus d'intérêt.

De herniæ uterinæ atque hanc justo tempore subsequentis partus cæsarei historia. Wittemberg, 1612, in-4.

Acroama medico philosophicum de opii usu, qualitate calefaciente, virtute narcotica, et ipsum corrigendi modo. Iena, 1620, in-8. — La propriété échauffante de l'opium est prouvée par son goût âcre, son odeur forte, son action diaphorétique, et par la soif, l'ardeur à la gorge et le délire qu'il cause. Ce n'est donc point des échauffans qu'il faut lui associer pour correctifs, mais des calmans et des acides.

Diatribe de opobalsamo syriaco, ægyptio, tolutano et europæo. Iéna, 1620, in-8. — L'objet principal du livre est l'huile du succin. L'auteur compile par occasion tout ce qui a été dit sur les différentes sortes de baumes.

Nicolai Mutoni mithridatotech-niam adnotationibus et controversiis locupletatam edidit Dœring. Iéna, 1620, in-8. — Cet ouvrage et les deux précédens, quoique distincts, parurent ensemble.

Fasciculus quorumdam tractatuum de peste, et lich unterschiedene Tractat von der Pest. Brieg, 1641, in-4.

Les centuries d'obervations chirurgicales de Fabrice de Hilden en renferment plusieurs de Dœring: sur l'anévrisme, la dyssenterie, l'usage de l'eau ferrée. On trouve ordinairement à la suite de la troisième centurie l'opuscule *de herniæ uterinæ,* etc.

DOERNER (Chrétien-Frédéric), né à Duerrmuenz le 15 février 1776, fit ses études et fut reçu docteur à Tubingue en 1798, vint passer quelques temps à Paris, s'établit à Stuttgard, et jouissait déjà d'une réputation méritée par de nombreux travaux, quand il mourut, à la fleur de l'âge, en 1807. Dœrner a traduit en allemand et enrichi de notes le *Traité des membranes* de Bichat; les *Expériences galvaniques sur les muscles,* de Nysten; le *Traité historique et dogmatique de la taille,* par Deschamps père; celui des *maladies des fosses nazales,* de Deschamps fils, et les *Œuvres chirurgicales de Desault.*

Les ouvrages de Dœrner sont les suivans :

Dissertatio de gravioribus quibusdam cartilaginum mutationibus. Tubingen, 1798, in-8. — Thèse excellente, dans laquelle on trouve les résultats de nombreuses expériences sur les animaux.

Genaue Abbildung der Kuhpocken sammt einer richtigen Beschreibung derselben : planche représentant exactement la vaccine, avec une description fidèle de cette affection. . . . . 1803. — Cet opuscule fait parfaitement connaître toutes les modifications successives par lesquelles passe la vaccine, depuis le troisième jour jusqu'au seizième.

Worschlag eines neuen Mittels; hartnackige Harnröhreverengerungen leicht und aus dem Grunde zu heben; nouveau moyen pour guérir facilement et radicalement les rétrécissemens opiniâtres de l'urètre. Dans le *Chiron* de Siebold, 1806, t. 1, p. 259-290. — Ce moyen consiste en une sonde d'argent armée d'une lame en forme de lancette, agissant à volonté, au moyen de laquelle on franchit l'obstacle en le divisant; après quoi on peut y placer sans difficulté une sonde de gomme élastique.

Ueber die Wahl einer Steinschnitts-Methode : sur le choix d'une méthode de lithotomie. Dans le Chiron de Siebold, t. r, p. 302-326. — Mé- moire intéressant pour l'histoire de la lithotomie.

DOEVEREN (Gautier Van), né, en 1730, à Philippine, dans la Flandre hollandaise, étudia la physique et les différentes branches de la médecine à Leyde, où il reçut les leçons de Muschenbroeck, des deux Albinus, de Gaubius, de Van-Royen et de Winter: à Paris, Nollet, Ferrein, Astruc, Petit et Levret furent ses maîtres. Revenu, en 1753, dans sa patrie, Dœveren fut reçu docteur en médecine à Leyde. En 1754, il fut nommé, à Groningue, professeur d'anatomie et de chirurgie, il fut deux fois recteur de l'Université, et en 1771, après la mort de B. S. Albinus, il succéda à ce médecin dans la chaire de médecine qu'il occupait à Leyde. Il mourut dans cette ville le 31 décembre 1783. L'année précédente, il avait accepté le titre de médecin archiâtre du prince d'Orange. Dœveren appartenait à un très-grand nombre de Sociétés savantes. Il a laissé :

Dissertatio physico-medica inauguralis de vermibus intestinalibus hominum. Leyde, 1753, in-4 ; traduit en français, Lyon, 1764, in-12. — L'auteur pense qu'on ingère avec les alimens les germes du tænia. Il avait reconnu qu'un même individu pouvait en avoir plusieurs à la fois. Cet ouvrage expose avec précision et exactitude tout ce qu'on savait alors sur la matière.

Sermo academicus de imprudenti ratiocinio ex observationibus et experimentis medicis. Leyde, 1754, in-4. — Prononcé lors de son installation dans la chaire d'anatomie et de chirurgie.

Disquisitio physiologica, de eo quod vitam constituit in corpore animali. Groningue, 1758, in-4. Resp. Matth. Van Geuns. Se trouve dans Sandifort. *Thesaurus dissertationum,* t. III, p. 528. — Cet ouvrage est plus celui du répondant que de Dœveren.

Sermo academicus de erroribus medicorum suâ utilitate non carentibus. Groningue, 1762, in-4. — Dans ce discours, prononcé lors de son premier rectorat, Dœveren, qui s'était élevé souvent et avec force contre les erreurs des médecins, fait voir que leurs fautes ont quelquefois conduit à des résultats heureux et inattendus.

Specimen observationum academicarum, ad monstrorum historiam, anatomiam, pathologiam et artem obstetriciam præcipue spectantium. Groningue, 1765, in-4, fig. — On trouve dans cet ouvrage des observations intéressantes sur un agneau à deux têtes, des acéphales, l'invagination des intestins, la rupture de la vessie, de la matrice, l'obliquité de ce viscère, la péricardite, etc., etc. Dœveren y a encore consigné des recherches, commencées en 1751, et suivies pendant plusieurs années, sur l'irritabilité et la sensibilité.

Tractatus de variolis veris, eumdem ægrum agressis. — Dans les commentaires de la Société des sciences de Harlem, t. XII, p. 189, année 1770.

Epistolæ ad Cl. Édward Sandifort,

*de felici successu incisionis variola-
rum, Groningæ institutæ.* — Cette
lettre a été imprimée en hollandais en
1770, in-8.

*Sermo academicus de sanitatis Gro-
ninganorum præsidiis ex urbis naturali historiá derivandis.* Groningue,
1770, in-4. — Prononcé lorsque l'auteur fut, pour la seconde fois, nommé recteur de l'Université de Groningue.

*Sermo academicus de recentiorum
inventis medicinam hodiernam veteri
præstantiorem reddentibus.* Leyde,
1771, in-4. — Discours qu'il prononça lorsqu'il prit possession de la
chaire de médecine à Leyde.

*Primæ lineæ de cognoscendis mu-
lierum morbis, in usus academicos.*
Leyde, 1775, in-8; Leipsick, 1787,
in-8. Édition donnée par Schlegel.

*Dissertatio inquirens synchondroto-
miæ pubis utilitatem in partu difficili.*
Leyde, 1781, in-4, 58 pp. Resp.
Petersen Michell. Michell en a donné
une seconde édition : *de Synchondro-
tomiá pubis commentarius.* Amsterdam, 1783, in-8, 260 pp.

*Dissertatio academica sistens obser-
vationes de ano infantum imperforato.*
Leyde, 1781, in-4, fig. Resp. A. Pa-
pendorp. — Cette thèse, de même
que la précédente, est surtout l'ouvrage du répondant.

On trouve encore de Van Dœveren, dans le premier volume des *Actes
de la Société philosophique expérimentale,* un mémoire, *de Nová méthodo
παραχεντήσεως vesicæ.* Enfin, en
quittant le rectorat, Dœveren prononça, le 8 février 1779, à Leyde,
un discours ayant pour titre: *De remedio morbo, sive de malis quæ hominibus a remediis sanandi causá adhibitis sæpè numero accidere solent.* Ce
discours, qui reçut le même accueil
que les autres, n'a pas été imprimé.

(Vicq.-d'Azyr, *éloges.* — Paquot.
— Haller.).

DOGMATISME. Ce mot a deux acceptions très-différentes :
l'une absolue, dans laquelle il désigne une méthode logique, ou
manière de philosopher; l'autre spéciale ou relative, sous laquelle
on l'a appliqué à la désignation d'une école médicale de l'antiquité.
A l'un et à l'autre titre, il peut trouver place dans ce Dictionnaire;
mais il n'y doit figurer, comme on va voir, que pour de courtes
explications. Comme expression philosophique qui peut se rencontrer souvent sous notre plume, la valeur doit en être précisée;
comme nom historique, nous avons à examiner s'il désigne réellement, et s'il désigne d'une manière convenable, une école ou une
doctrine particulière, ou s'il est vague, indéterminé, et s'il ne
convient pas de le rejeter. Peu de mots suffiront pour l'un et pour
l'autre objet.

Deux méthodes philosophiques se disputent éternellement l'empire des esprits. L'une, fondée sur ce principe, que la science
est l'œuvre spontanée de l'entendement travaillant sur les notions
générales ou idées qui lui sont innées, pose avant tout, dans cha-

que science, des principes généraux, les applique aux faits, et en déduit des conséquences: c'est le dogmatisme; l'autre soutenant au contraire, *qu'on ne sait* qu'après *avoir appris*, qu'il n'y a de notions dans l'esprit que celles que l'expérience y a fait pénétrer, que les idées générales ne sont que des formules abstraites par lesquelles s'expriment les rapports saisis entre les faits, va du particulier au général, de l'observation des phénomènes à la connaissance de leurs conditions antérieures et communes, et de là aux conceptions les plus générales: c'est la méthode expérimentale ou inductive, c'est l'opposé du dogmatisme, c'est l'empirisme, en un mot, pour désigner cette doctrine par le nom qui lui a été le plus ordinairement appliqué. Tout système *à priori*, tout système construit en procédant par hypothèse est un dogmatisme; toute doctrine fondée sur les faits individuels, rapprochés selon leurs analogies, et rattachés à des lois générales par une induction plus ou moins rigoureuse, est un produit de la méthode opposée. C'est aux traités de philosophie qu'il faut demander laquelle de ces deux méthodes est la plus appropriée à la nature et à l'étendue des facultés de notre esprit: nous pouvons nous dispenser de dire que ce n'est pas au dogmatisme qu'est assurée notre prédilection.

Ceci posé, sur la valeur d'un mot dont l'acception sera mieux précisée quand nous aurons parlé de l'*éclectisme*, de l'*empirisme* et du *scepticisme*. Passons à la deuxième section de cet article.

Parmi les historiens de la médecine, les uns ont désigné spécialement par le nom d'*ancien dogmatisme* l'école des successeurs immédiats d'Hippocrate; les autres la doctrine médicale des quatre humeurs et des quatre qualités. La dénomination est également mauvaise dans l'une et l'autre de ces deux acceptions. Les successeurs d'Hippocrate, il est vrai, et ses fils, Thessalus et Dracon, tous les premiers, abandonnant la méthode dont il avait si admirablement compris et si bien exprimé les principes, se mirent à dogmatiser, à l'exemple et selon la manière de Platon; mais, en cela, ils n'ont malheureusement rien qui les distingue de l'immense majorité des médecins qui se succédèrent jusqu'au siècle dernier, et qui furent dogmatistes ni plus ni moins qu'eux. D'un autre côté, la doctrine des quatre humeurs, remontant par son origine à une époque plus éloignée que l'école dite dogmatique, ne reçut que plusieurs siècles après, entre les mains de Galien, les développemens, je n'oserais dire les perfectionnemens, dont elle était susceptible. Ce fut toujours un dogmatisme pur, et nul motif n'autorise à réserver cette qualification pour une époque particulière·de son histoire. Nous ne reconnaissons donc ni une école dogmatique proprement dite, ni une doctrine qu'on puisse appeler l'ancien dogmatisme, parmi tant de dogmatismes divers.

Nous n'omettrons point pour cela ce que les historiens ont compris mal à propos sous ce titre. On peut consulter à cet égard les articles Empédocle, Hippocrate (dans la section relative aux ouvrages apocryphes), Polybe et Thessalus.

DOLÉE (Jean), en latin *Dolœus*, médecin du landgrave·de Hesse-Cassel, et membre de l'Académie des Curieux de la nature, sous le nom d'*Andromachus*, naquit à Geismar, dans la Hesse, en 1651. Il fit ses études à Heidelberg; il voyagea en France, en Angleterre et en Hollande, et revint en 1673, à Heidelberg, prendre le titre de docteur. Il mourut en 1707; laissant les ouvrages suivans:

Theatrum theriacæ cælestis Hoffstadianæ. Hanovre, 1680, in-12. — Dans cet ouvrage, il fait connaître l'origine des substances que fournissent à cette composition les trois règnes de la nature, les propriétés et la manière d'employer le thériaque.

Encyclopedia medica theoretico practica. Francfort, 1684, in-4; *ibid.*, 1691, in-4; Amsterdam, 1686, in-4; *ibid.*, 1688, in-8. — C'est une espèce de bibliothèque générale de médecine, où l'on trouve exposés les divers sentimens des médecins anciens et modernes sur la nature et sur les causes des principales maladies. L'auteur compare ces diverses opinions, se déclare pour celle qui lui paraît la meilleure, quelquefois en forme une toute particulière, et adopte le plus souvent les explications cartésiennes, qu'il ne sait pas toujours dégager des rêveries spiritualistes dont on se plaisait alors à les orner.

Encyclopedia chirurgica rationalis. Francfort, 1689, in-4. — Outre les maladies chirurgicales, Dolée traite dans cet ouvrage de l'hydrorachis, des maladies des poils, de la peau, de la salivation, du coryza, de l'épistaxis, des scrofules, etc.

Tractatus de furiâ podagræ lacte victâ et mitigata, propriâ experientiâ conscriptus. Amsterdam, 1707, in-12; *ibid.*, 1708, in-12. Traduit en anglais. Londres, 1732, in-8. — Il place le siége de la goutte dans les glandes de Havers. Il conseille le lait pour toute nourriture et toute boisson, et dit que les effets de cette substance, quoique non constans, sont quelquefois merveilleux.

Opera omnia, exhibentia encyclopediam medicam dogmaticam, et encyclopediam chirurgicam rationalem. Venise, 1696, in-fol.; Francfort, 1703, 2 tom. in-fol.

On trouve de lui un grand nombre d'observations de médecine et de chirurgie dans les *Ephémérides des Curieux de la nature.*

(Haller. — Paquot.)

s.

DONATUS (Marcellus), médecin du prince de Mantoue, exerçait avec distinction la médecine dans cette ville, vers la fin du seizième siècle. Il a publié :

De radice purgante, seu mechoacane liber. Mantoue, 1569, in-4. Traduit en français par P. Teolot, sous ce titre : *De l'admirable vertu de la racine de mechoacan, proprement nommée rhaindice.* Lyon, 1572, in-8.

De variolis et morbillis. Mantoue, 1569, in-4; 1591, in-8; 1597, in-8. — Description d'une épidémie qui régna en 1567; saignée et purgatif au début; rejet de l'ouverture des pustules.

De medicâ historiâ libri VI, opus variâ lectione refertum. Mantoue, 1586, in-4; Venise, 1588, in-4; ibid., 1597, in-4. Augmenté par Grégoire Horstius. Francfort, 1613, in-8; *ibid.*, 1664, in-8. — Malgré la futilité ou le ridicule de quelques observations qu'on trouve dans ce recueil, l'auteur n'a point fait un ouvrage sans utilité. Il faut attribuer ce qu'il y a de bon au goût qu'il avait pour les recherches cadavériques. On peut juger par le passage suivant, extrait de son livre, qu'il en sentait bien l'importance : « *Viderint qui cadaverum sectiones non admittunt, quanto in errore versentur. Cum enim de morbi causâ minimè constat, sectiones medicis interdicentes, cadaveri, proximè vermium esca futuro, nihil proficiunt, ac mortalium generi plurimum obsunt, cum medicis obstent quominùs in eam rerum scientiam deveniant quæ in posterum consimili morbo laboranti maximè ex usu sit futura, nec minus medici quidam reprehensione vacant, qui laboris, impatientes fœtoremque dissecti cadaveris aversantes, delicatuli sanè, in cæcis ignorantiæ latebris quotidiè versari malunt, quam veritatis curioso studio teneri; deùm interim, seipsos, humanumque genus universum, non contemnendâ injuriâ damnoque afficientes.* »

Nous citerons quelques observations de l'auteur : Cécité produite par une blessure à l'occiput; fractures du crâne; luxations de toutes les articulations chez un enfant nouveau-né; calculs couverts de mucosités, et ne pouvant être reconnus par le cathéter; blessure de l'estomac guérie ; empyème guéri par une ouverture naturelle; sueur de sang; canitie spontanée, etc., etc.

(Haller.)

DONDIS (Jacques de) ou **DONDUS**, homme célèbre à plus d'un titre, était né à Padoue en 1298. Il y commença l'exercice de la médecine, et s'acquit une grande réputation. En 1318, il alla s'établir à Chioggia, où l'avaient appelé les sollicitations des habitans. Il en partit en 1333 pour se rendre à Venise, et demeura fixé dans cette ville jusqu'à sa mort, arrivée en 1359. Dondis réunissait, dans un degré éminent pour son siècle, les qualités de philosophe, de médecin, d'astronome et de mécanicien. Le bénédictin Richard Wallingfort avait construit, en Angleterre, les premières horloges mécaniques qui aient été faites ; ce fut le médecin de Padoue qui l'imita le premier et le surpassa. L'horlóge qu'il fit pour sa patrie passa pour une des merveilles de l'époque, car elle marquait, outre les heures, le cours du soleil, celui de la lune et des autres planètes, ainsi que les jours, les mois et les fêtes de l'année.

Promptuarium medicinæ, in quo non solum facultates simplicium et compositorum medicamentorum declarantur, verùm etiam quæ quibusvis morbis medicamenta sint accomodata, ex veteribus medicis copiosissimè et miro ordine monstrantur. Venise, 1481, 1543, 1576, in-fol. — Recueil de tous les remèdes cités par les auteurs grecs, latins et arabes.

Herbolario volgare nel quale si dimostra a conoscer le erbe e le suc virtu. Venise, 1536, in-8 ; *ibid.*, 1540, in-8, fig. — C'est un extrait de l'ouvrage précédent.

On trouve encore, dans la collection chirurgicale de Gesner :

Simplicium ad morbos chirurgicos pertinentium enumeratio.

(Haller. — Montucla, *Hist. des mathem.*)

DONZELLINI (Jérôme), l'une des mille victimes immolées par le fanatisme au seizième siècle, était né à Orzinuovi, petite ville du territoire de Bréscia, et fit ses études sous J.-B. Monti. Il exerça la médecine à Brescia ; mais il fut contraint d'en sortir par suite d'une dispute littéraire qui s'engagea entre lui et Vincent Calzavaglia, qui avait écrit un livre contre son ami Joseph Valdagna. Il se retira à Venise, où il pratiqua avec beaucoup de succès ; mais, ayant été accusé d'offenses envers la majesté divine et la majesté non moins chatouilleuse des grands, il fut condamné à être noyé. L'arrêt barbare des gouvernans et des prêtres fut mis à exécution non pas en 1560, comme le disent par inadvertance Bayle, Kestner, la Biographie médicale, etc., mais probablement en 1580. On a de Donzellini les ouvrages suivans :

Epistola ad Josephum Valdanum de naturá, causis et curatione febris pestilentis. Venise, 1570, in-4.

Libri de naturá causis et legitimá curatione febris pestilentis apologia per Eudoxum Philalethen, *adversùs* Thessalii Zoili, *oppugnationes.* Venise, 1571, in-4.

Eudoxus et Philalethus, adversus calumnias et sophismata cujusdam personati, qui se Evandrophylactem *nominavit, apologia.* Vérone, 1573, in-4.

Adversùs calumnias cujusdam personati pro libro de febre pestilenti Hieron. Donzellini, *apologia.* Vérone, 1574, in-4.

On trouve divers morceaux de Donzellini dans le recueil de Scholzius, imprimé à Francfort en 1598

(*Consilia medica* , et *Epistolæ medicæ*). Il a traduit du grec en latin le Traité sur la tisane, de Galien: on lui doit une édition des commentaires de Léonard Jacchin sur Rhazès , et c'est lui qui publia les consultations (*Consilia*) de son maître J.-B. Monti, avec plusieurs opuscules du même écrivain.

(Kestner, *Med. gel. Lexicon.* — Haller, *Bibl. med. pract.*)

· DONZELLINI (Joseph-Antoine), de Cosenza, exerçait la médecine à Venise au commencement du dernier siècle. Il fut, avec mesure, partisan de l'école iatro-mathématique, et publia l'ouvrage suivant, qui est remarquable par son élégance :

Symposium medicum; sive quæstio convivialis de usu mathematum in arte medica. Venise, 1707, in-8; recus. in *Gulielmini opp.* Genève , 1719, t. II. — Donzellini fait débattre, entre ses interlocuteurs, les avantages et les inconvéniens de l'application des mathématiques à la médecine. Les avantages l'emportent de beaucoup, à son avis, sur les inconvéniens, surtout en ce qui touche à la physiologie, ou médecine théorique.

(Manget, *Bibl. script. med.*)

DOPPET (François-Amédée), soldat, médecin, publiciste, chef de club, député, général et romancier, était né à Chambéry, en mars 1753. Nous ne ferons point ici l'histoire de sa vie politique et militaire. Malgré le plaisir que nous aurions à parler de sa bravoure et de son ardent patriotisme, nous ne le considérerons que comme médecin. Il avait fait ses études médicales et reçu ses degrés à l'Université de Turin. Il exerça quelque temps l'art de guérir à Paris, à Genève, à Grenoble; il écrivit sur divers points de la science médicale, et renonça pour toujours à cette profession. Retiré à Aix en Savoie, vers 1797, il mourut dans cette ville en 1800. Nous ne citerons, parmi ses nombreux écrits, que ceux qui ont rapport à l'objet de ce Dictionnaire.

La Mesmériade , poème burlesque. Paris, 1784 , in-8.

Traité théorique et pratique du magnétisme animal. Turin , 1784 , in-8.

Oraison funèbre de Mesmer, et son testament. Genève, 1785 , in-8.

Le médecin philosophe , ouvrage utile à tout citoyen, dans lequel on trouve une nouvelle manière de guérir, puisée dans les affections de l'âme et la gymnastique. Turin et Paris, 1786 , in-8.

Le médecin d'amour. Paphos et Paris, 1787 , in-8.

Médecine occulte, ou Traité de magie naturelle et médicinale; par M. D***, docteur en médecine. Paris et Lausanne, 1790, in-8.

Aphrodisiaque externe, ou Traité du fouet et de ses effets sur le physique de l'amour ; ouvrage médico-

*philosophique, suivi d'une disserta-
tion sur tous les moyens capables
d'exciter aux plaisirs de l'amour; par
D***, médecin de Genève. 1788 , in-
16.* — Quelques exemplaires portent
pour titre : *Traité du fouet et de ses
effets sur le physique.*

*Des moyens de rappeler à la vie les
personnes qui ont toutes les apparences de la mort.* Chambéry, 1785, in-8.
*Manière d'administrer les bains de
vapeurs et les fumigations.* Turin,
1788, in-12, fig

DORSEY (John), né à Philadelphie le 23 décembre 1783, reçu
docteur au printemps de 1802, nommé professeur - adjoint de
chirurgie à l'Université de Pensylvanie en 1807, et bientôt après
professeur de matière médicale , venait d'être désigné pour la
chaire d'anatomie, quand il mourut, le 12 novembre 1818. C'é-
tait un des médecins les plus savans, et l'un des opérateurs les
plus distingués du Nouveau-Monde.

*An essay on the lithontriptic virtues
of the gastric liquor.* Philadelphie,
1802, in-8.
*Elements of surgery for the use of stu-
dents ; with plates.* Philadelphie, 1813,
in-8, 2 vol. — Le principal mérite de
cet ouvrage élémentaire et fort abrégé est de faire connaître la chirurgie
de l'Amérique , et particulièrement
celle d'un des hommes les plus distingués de ce pays, le docteur Physick.
(*Medic.-chirurgische Zeitung.*)

DORTOMAN (Nicolas), d'Arnheim, dans le diocèse d'Utreght ,
vint étudier la médecine à Montpellier, y fut reçu docteur en 1572,
et succéda, deux ans après, à Antoine Saporta, dans une chaire de
médecine de cette faculté. En 1589, Henri IV le nomma son premier médecin. Dortoman mourut en 1596.

*De causis et affectibus thermarum
Bellilucanarum parvo intervallo à
Monspeliensi urbe distantium, libri
duo.* Lyon, 1576, in-8. — Le premier
traite de la situation, du nom, de l'antiquité de Balarne ; de l'origine des
eaux en général, de la chaleur de
celles de Balaruc, de leur composition. Le deuxième traite de l'usage et
des vertus de ces eaux. Le plus grand
mérite de l'ouvrage est d'être le premier qui ait paru sur ce sujet.

Jœcher, d'après Strobelberger, attribue à Dortoman des consultations
consilia medica, mais il n'indique
point la date de leur publication. Astruc ni Haller n'en disent rien ; et il
est probable qu'elles n'ont point été
publiées séparément.

Dortoman eut un neveu, Pierre,
qui fut, comme lui, professeur à la
Faculté de Montpellier (de 1593 à
1612), et dont les leçons aux garçons
chirurgiens et pharmaciens suscitèrent
entre eux et les élèves en médecine,
des troubles fort singuliers, dont on
peut voir l'histoire dans les Mémoires
d'Astruc sur la Faculté de Montpellier.

DOSSIE (Robert), pharmacien de Londres, mourut en 1777. Il parait avoir beaucoup contribué à la formation de la Société pour l'encouragement des arts, des manufactures et du commerce qui s'assembla pour la première fois en 1754. Cette société, en proposant de nombreux prix, a beaucoup contribué au perfectionnement de la chimie appliquée aux arts.

The elaboratory laid open, or the secrets of modern chemistry and pharmacy reveald ; c'est-à-dire, le Laboratoire ouvert, ou Révélation des secrets de la chimie et de la pharmacie modernes. Londres, 1758, in-8 ; trad. en allemand, 1760, in-8, et 1783, in-8.

Institutes of experimental chemistry ; c'est-à-dire, Instituts de chimie expérimentale. Londres, 1759, 2 vol. in-8 ; trad. en allemand, 1763, 2 vol. in-8.

The theory and pratice of chirurgical pharmacy, comprehending a compleat, dispensatory for the uses of surgeons ; c'est-à-dire, Pharmacie théorique et pratique appliquée à la chirurgie, renfermant une pharmacopée complète à l'usage des chirurgiens. Londres, 1761, in-8.

Memoirs of agriculture, and other œconomical arts ; c'est-à-dire, Mémoires sur l'agriculture et autres arts économiques. Londres, 1768, in-8, vol. I; vol. II, *ibid.*, 1771, 9 pl.—Ce sont les mémoires de la Société d'encouragement qu'il a publiés sous ce titre. (Haller.)

DOUBLET (François), né à Chartres le 30 juillet 1751, avait à peine fait ses premières études qu'il voyagea en Hollande et en Italie. De retour dans sa ville natale, il fit sa philosophie, de 1767 à 1768. Il vint ensuite se perfectionner au Collége Louis-le-Grand, à Paris. Pour obéir aux volontés de son père, il fit son droit, et fut reçu licencié en la Faculté de cette ville le 13 juillet 1773. Mais bientôt entraîné par sa vocation, il prit ses inscriptions à la Faculté de médecine de Paris. Doublet avait trois années d'exercice, lorsqu'il fut nommé médecin de l'*hôpital de charité de Saint-Sulpice,* aujourd'hui *Necker.* En 1780, il obtint la place de médecin de l'*hospice de Vaugirard,* et en 1781 celle de *médecin des vénériens.* En 1786, il fut nommé associé ordinaire de la Société royale de médecine, puis sous-inspecteur des hôpitaux civils du royaume, et en 1794, professeur de *pathologie interne* à l'école de médecine de Paris. Il mourut le 5 juin 1795. Il a laissé :

Mémoire sur les symptômes et le traitement de la maladie vénérienne dans les enfans nouveau-nés, lu à l'assemblée particulière de la Faculté de médecine. Paris, 1781, in-18, 77 pp. — Ce travail est divisé en trois parties; la première est consacrée à l'hygiène et à la thérapeutique des femmes enceintes qui sont infectées de la maladie vénérienne; la seconde renferme un tableau de la syphilis chez le nouveau-né, tracé d'après ce qu'il a observé sur 150 enfans ; dans la troisième, l'auteur parle du traitement direct et du traitement indirect par le lait de la nourrice. On y trouve encore quelques considérations intéressantes sur le muguet.

Observations sur une fièvre maligne pétéchiale, qui a régné à l'hospice de St-Sulpice. Journal de Bacher, t. LVIII, p. 415, année 1782.

Mémoire sur la fièvre à laquelle on donne le nom de fièvre puerpérale ; ou observations faites à l'hospice de santé de Vaugirard, sur les maladies produites par les métastases et les dépôts laiteux dans la cavité abdominale. (*Ibid.*, p. 502.) — Doublet attribue la maladie à *une métastase laiteuse ;* il recommande l'ipécacuanha, la succion du sein, etc. Il cite un cas de guérison obtenue après cinq saignées du bras.

Observations faites dans les départemens des hôpitaux civils. Paris, 1785-88, 4 part. in-8. — Ces observations sont extraites du *Journal de médecine* depuis 1785. On y remarque la topographie des hospices de St-Sulpice et de Vaugirard, des observations intéressantes sur le service, les maladies les plus fréquentes, la mortalité, etc. des hôpitaux.

Nouvelles recherches sur la fièvre puerpérale , ou *Mémoire sur les moyens de connaître le caractère de cette maladie, et les principes sur lesquels on doit se fonder dans son traitement.* Paris, 1789, in-12 ; *ibid.,* 1791, in-12. — L'auteur soutient encore ici que cette *fièvre* n'est produite

que par une métastase laiteuse, quoiqu'elle puisse se compliquer quelquefois avec une inflammation du bas-ventre. Il conseille les émétiques, les sels neutres, quelquefois la saignée, et les toniques quand les malades s'affaiblissent trop.

Conclusion d'un rapport sur l'état actuel des prisons de Paris, et sur les moyens de les rendre salubres. (Fourcroy, *la Médecine éclairée par les sciences physiques,* t. II, p. 237, année 1791, et réimp. à la fin du mémoire suivant :

Mémoire sur la nécessité d'établir une réforme dans les prisons, et sur les moyens de l'opérer. Paris, 1791, in-8, 92 pp. — Dans ce mémoire rempli de vues philantropiques, et qui a tant contribué à la réforme si nécessaire des maisons de détention, Doublet s'occupe du nombre, de l'arrangement, de la garde et de la surveillance des prisons, ainsi que de la nourriture et de l'entretien des prisonniers.

Doublet a fourni différens articles à l'*Encyclopédie méthodique,* parmi lesquels nous citerons: *Air atmosphérique, Armées* (maladies des), *Clinique* (médecine), *Enfans* (maladies des), etc.; il a encore, en commun avec Colombier, publié deux recueils de mémoires sur les épidémies de la généralité de Paris, et une bonne instruction sur la manière de gouverner les insensés, et de travailler à leur guérison dans les asiles qui leur sont destinés.

(Doublet de Boisthibault, *Éloge de Franc. Doublet.* Paris, 1826, in-8.)

DOUGLAS (Andrew), membre du Collége des médecins de Londres, médecin et accoucheur de la maison de charité pour les femmes en couches, instituée en 1757, et l'un des médecins de la maison de refuge.

De variolæ insitione. Londres, 1775, in-8.

Observations on an extraordinary case of ruptured uterus; Observations sur un cas extraordinaire de rupture de l'utérus. Londres, 1785, in-8. — Observation remarquable de rupture, non de l'utérus, comme le pense Douglas, mais du vagin, avec passage du fœtus dans la cavité abdominale. L'accoucheur put, à travers la déchirure, aller chercher l'enfant parmi les intestins, faire la version, et l'amener au-dehors. La même manœuvre fut répétée pour le délivre; et, malgré la péritonite violente qui suivit, la patiente fut rétablie en bonne santé en moins de quarante jours. Douglas y a joint quinze observations empruntées à divers auteurs, dont une, inédite, lui a été communiquée par Denman.

Observations on the rupture of the gravid uterus, with the sequel of Mrs Mannig's case. Londres, 1789, in-8.

DOUGLAS (Jacques), célèbre anatomiste, premier médecin de la reine d'Angleterre, membre du Collége des médecins de Londres, et de la Société royale de cette ville, naquit dans l'Écosse en 1675. Établi à Londres, il y pratiqua l'art des accouchemens, enseigna l'anatomie, et publia un assez grand nombre d'ouvrages. Il était un de ces hommes rares qui savent allier la pratique de l'art à l'étude de la science : il connaissait la botanique et s'occupait beaucoup de l'histoire de la médecine. Il mourut à Londres en 1742.

Myographiæ comparatæ specimen, or a comparative description of all the muscles in a man and in a quadruped, etc. Londres, 1707, in-12; Édimbourg, 1750, in-8. Trad. en latin par J.-F. Schreiber, sous ce titre : *Descriptio comparata musculorum corporis humani et quadrupedis.* Leyde, 1729, in-8; *ibid.,* 1738, in-8, Dublin, 1777, in-8, avec une description des muscles du clitoris et du vagin, et une table dans laquelle on trouve l'étymologie du nom que porte chaque muscle. C'est avec les muscles du chien que Douglas compare ceux de l'homme.

Bibliographiæ anatomicæ specimen : sive catalogus omnium penè auctorum qui ab Hippocrate ad Harvæum rem anatomicam ex professo, vel obiter scriptis illustrárunt; opera singulorum et inventa juxta temporum seriem complectens. Londres, 1715, in-8; Leyde, 1734, in-8. — Cette édition, donnée par Adrien Pellerin Chrouet, contient un petit nombre de notes d'Albinus indiquant quelques ouvrages qui avaient échappé à Douglas. Londres, 1755, in-8.

Index materiæ medicæ, a catalogue of single medicines. Londres, 1724, in-4. — Cet ouvrage est anonyme; mais l'exemplaire de la bibliothèque de Banks porte une note de la main même de Douglas, dans laquelle il s'en déclare l'auteur.

Douglas a donné une traduction anglaise de l'ouvrage de Winslow. On trouve aussi de lui, dans les Essais d'Edimbourg :

Observation sur des vers sortis d'un ulcère dans l'aine, tome I, p. 265.

Description d'un instrument pour arracher les dents, tome V, p. 589.

Dans les *Transactions philosophiques*.

An account of a very large tumour in the fore part of the neck; c'est-à-dire, Remarques sur une énorme tumeur située à la partie antérieure du cou, t. XXV, p. 2214. 1706. — Cette tumeur occupait tout l'espace compris entre le sternum et la mâchoire inférieure ; elle avait une consistance cartilagineuse.

An account of a hydrops ovarii, with a new and exact figure of the glandulæ renales and of the uterus in a puerpera; c'est-à-dire, Remarques sur une hydropisie de l'ovaire, avec une planche représentant fidèlement les glandes rénales et la matrice chez une nouvelle accouchée. (*Ibid.*, page 2317, année 1706.

The dissection of a person, who died of an ulcer in the right kidney; c'est-à-dire, Dissection d'une personne qui succomba à un ulcère du rein droit, t. XXVII, page 32, année 1710.

An extraordinary dilatation or enlargement of the left ventricle of the heart; c'est-à-dire, Observation d'une dilatation extraordinaire du ventricule gauche du cœur, t. XXIX, page 32, année 1714. Abt., tome VI.

Observations on the glands in the human spleen; and on a fracture in the upper part of the thigh-bone; c'est-à-dire, Observations sur les glandes de la rate humaine, et sur une fracture de la partie supérieure du fémur. *Ibid.*, p. 499.

A short account of the different kinds of ipecacuanha; c'est-à-dire, Court aperçu sur les différentes espèces d'ipécacuanha, tome XXXVI, p. 152, année 1729.

Lilium sarnense, a description of the Guernesey Lili, with 3 large figures: and a botanical dissection of the Coffée Berry, with figures; c'est-à-dire, Description du lys de Guernesey, etc. Londres, 1725, 1737, in-fol.

History of the lateral operation for extracting the stone by making a wound near the great protuberam of the os ischium, etc.; Histoire de la taille latérale. Londres, 1726, in-8, trad. en latin : *lateralis operationis historia.* Leyde, 1729, in-4, et en français, Paris, 1734, in-12. — Exposé judicieux de ce que Mery, Lister, Bussière et Albinus avaient écrit sur la manière d'opérer du frère Jacques.

Arbor Yemensis fructum Cafe ferens or a description and history of the Coffetree; c'est-à-dire, Description et histoire du cafier. Londres, 1725. — Supplément. *Ibid.*, 1727, in-fol.

A description of the peritonæum, and of that part of the membrana celluldris which lies on its outside, with an account of the true situation of all the abdominal viscera, containing several new and valuable observations relative to the structure of that membrane. Londres, 1730, in-4. Et en latin, *Descriptio peritonæi et membranæ cellularis.* Helmestad, 1732, in-4, par Elie Heister. Leyde, 1737, in-8, par J. Nelson. — Description fort exacte du péritoine. Douglas est parvenu à extraire cette membrane du bas-ventre, sans y faire aucune ouverture; il s'est convaincu qu'elle n'est point percée, et a ainsi renouvelé la découverte de Nicolas Massa, Fernel, Sylvius et Vidus Vidius. Borden a peu ajouté sous le rapport anatomique, à la description que Douglas a donnée du tissu cellulaire.

Appendix to the history of the lateral operation for the stone, containing M. Cheselden's present manner of performing it; c'est-à-dire, Appendix à l'histoire de la taille latérale, avec la description de la méthode de Cheselden. Londres, 1731, in-4. Traduit en latin. Leyde, 1733, in-4, avec des figures représentant les instrumens dont se servait Cheselden. (Haller. — Portal. — Watt.)

DOUGLAS (Jean), frère de Jacques Douglas, célèbre chirurgien de Londres, membre de la Société royale, et lithotomiste de l'hôpital de Westminster. Il dut cette dernière place à la grande habileté avec laquelle il pratiquait l'opération de la taille. Il est redevable d'une partie de la célébrité qu'il conserve à la méthode lithotomique dont il fut, non pas l'inventeur, mais le rénovateur en Angleterre, la méthode du haut appareil. Il mourut à Londres en 1759, après avoir mis au jour un assez grand nombre d'ouvrages.

Lithotomia Douglassiana or a new methode, etc. ; Nouvelle méthode d'extraire la pierre hors de la vessie, pratiquée pour la première fois par J. Douglas. On y a ajouté ce que le judicieux Rousset et le savant Pietre ont écrit sur le même sujet. Avec figures. Londres, 1719, in-4; *ibid.,* 1723, in-4, traduit en français, sous ce titre : *Nouvelle manière de faire l'opération de la taille.* Paris, 1724, in-12.—Douglas est le premier qui ait remis en vigueur la méthode du haut appareil, tombée en désuétude depuis près de deux siècles. Ce fut en 1719 qu'il tenta pour la première fois cette opération sur le vivant; mais son frère, un an auparavant, en avait démontré la possibilité à la Société royale.

Syllabus of what is to be performed in a course of anatomy, etc.; c'est-à-dire, Index de ce qui doit être fait dans un cours d'anatomie. Londres, 1719, in-4. — On ne trouve guère dans cet ouvrage qu'une simple énumération des parties du corps humain.

Advertissement occasionned by somes passages in Manningham's diary; c'est-à-dire, Avertissement sur quelques passages du journal de Manningham. Londres, 1721, in-8. — Il s'agit d'une femme que l'on disait être accouchée de lapins. L'auteur dément cette fable, et en fait sentir tout le ridicule.

Account of mortifications and of the surprising effects of the bark in putting a stop to their progress; c'est-à-dire, Traité de la gangrène et des effets surprenans du quinquina pour en arrêter les progrès. Londres, 1729, in-8; *ibid.,* 1732, in-8. — On trouve dans cet ouvrage des observations de gangrènes internes et externes guéries par le quinquina.

Animadversions on a late pompous book, intitled: Osteographia, etc.; c'est-à-dire, Remarques sur un nouvel ouvrage ayant pour titre, *Ostéographie.* Londres, 1735, in-8. — C'est une censure amère de l'ostéologie de Cheselden, dont il relève les erreurs. Il promet dans ces remarques une ostéographie anatomico-pratique, qu'il n'a jamais publiée.

A short account of the state of midwifery in London and Westminster; c'est-à-dire, Court aperçu sur l'état de l'art des accoucheurs à Londres et à Westminster. Londres, 1736, in-8. — L'auteur s'élève vivement contre Chamberlayne et Chapmann. Il reproche au premier d'avoir voulu vendre aux Français l'usage de son forceps. Il soutient que les sages-femmes peuvent très-bien exercer l'art des accouchemens; il cite pour exemple Marguerite du Tertre, et conseille de fonder une clinique où des élèves seraient instruites par des accoucheurs habiles.

A dissertation on the venereal diseases. Dissertation sur la maladie vénérienne. Londres, 1737, in-8. — Douglas publia dans la même année deux autres brochures sur le même sujet. Toutes ont pour objet de prouver que la salivation n'est point nécessaire pour la cure complète de la syphilis. Douglas a traduit en anglais le *Traité de la taille au haut appareil* de Morand. 1729, in-8.

(Haller. — Astruc. — Sue.)

DOUGLAS (Jean) chirurgien d'Edimbourg, mort en 1758, n'est pas le même, selon R. Watt, que celui qui précède. Il a inséré quelques observations dans les *Essais d'Edimbourg.*

* *Observations sur des pierres trouvées dans les reins, avec des remarques sur l'opération de la néphrotomie,* t. I, art. XX, année 1733. Douglas essaya de pratiquer sur le malade dont il parle, la néphrotomie; mais il rencontra des difficultés qu'il n'avait pas prévues, d'après ce que disent les auteurs sur cette opération. Le rein contenait trois pierres.

Observations sur un abcès dans le cervelet, accompagné de la rupture du sinus latéral. T. V, art. LIII.

Observations sur une tumeur anormale de la jambe, traitée sans succès. T. I, art. XXII.

Je place ici les deux ouvrages suivans sans avoir la certitude qu'ils soient de J. Douglas d'Edimbourg; du moins ne sont-ils pas du J. Douglas qui précède. L'auteur avait exercé la médecine à la Barbade, ce qui porterait à présumer qu'il est le fils de William Douglas, dont il est question plus bas, ou peut-être ce William lui-même.

A treatise on the hydrocele. Traité de l'hydrocèle. Londres, 1755, in-8. — L'auteur désignant sous le nom d'hydrocèle toute collection d'un fluide quelconque dans les bourses, en reconnaît sept espèces, qui sont, 1. l'œdème, ou l'infiltration urineuse du scrotum; 2. l'œdème du cordon, 3. l'hydropisie de la tunique vaginale, 4. l'hydrocèle enkystée du cordon, 5. l'hydropisie, ou plutôt les hydatides du testicule; 6. la hernie avec complication d'épanchement dans le sac; la collection de sérosité dans le sac sans hernie. La partie originale de l'ouvrage est celle qui se rapporte à l'hydrocèle enkystée , que l'auteur avait observé très-fréquemment à la Barbade, où elle est endémique, et qu'il traitait par l'excision.

An answer to the remarks on a tre- *atise upou the hydrocele.* Londres, 1738, in-8. — C'est une réponse à une critique de Justaumont, chirurgien qui blâmait sa méthode de traiter les hydrocèles. Douglas cite plusieurs chirurgiens qui en ont obtenu des succès. (Haller. — *Essais d'Edimbourg.*)

DOUGLAS (William), médecin à Boston, a publié :

Practical essay concerning the small pox ; Essai pratique sur la variole. Boston, 1730, in-8.

Practical history of an epidemic fever, with an angina ulcusculosa ; Histoire pratique d'une fièvre épidémique avec angine ulcéreuse. Boston, 1736, in-8.

Letter to D. Smellie, etc.; Lettre au Dr Smellie. Londres , 1748 , in-8. — L'auteur blâme l'usage du forceps dont Smellie se servait dans les accouchemens difficiles.

A summary historical, and political, of the first planting progressive improvements and present state of the brittish setlements in North-America ; c'est-à-dire , Abrégé historique et politique sur les premières plantations, les progrès successifs et l'état actuel des établissemens anglais dans l'Amérique du nord. Boston, 1755, in-8; Londres, 1760, in-8. — L'ouvrage avait paru par parties, de 1747 à 1755. — Recueil confus et utile , dit Maty. Ceux qui auront la patience de suivre l'auteur, trouveront dans son ouvrage beaucoup de particularités curieuses sur l'histoire naturelle, civile et politique de ces pays. Douglas paraît en général mieux instruit qu'aucun de ceux qui ont écrit sur le même sujet, et l'on ne peut lui reprocher qu'un défaut total d'élégance et de méthode.

(Sue. — Rob. Watt.)

DOUGLAS (Robert), médecin anglais, sur la vie duquel nous n'avons aucun renseignement, a écrit :

Essai concerning the generation of heat in animals. Londres, 1747, in-8, trad. en français sous ce titre: *Essai sur la génération de la chaleur dans les animaux.* Paris, 1755, in-12.; *Ibid.*, 1760, in 12. — Il attribue le dégagement de la chaleur dans les animaux au frottement qu'exercent sur les parois des vaisseaux capillaires, mais des capillaires seulement, les globules qui y passent un à un.

Le froid resserre ces vaisseaux, d'où formation, tant que ce resserrement ne dépasse pas certaines limites, d'une plus grande quantité de chaleur, le chaud les relâche, d'où formation d'une moindre quantité, et c'est ainsi que s'explique la faculté que possèdent les animaux de se maintenir à la même température, quelle que soit celle du milieu dans lequel ils vivent.

L'auteur étudie les différences relatives de la génération de la chaleur dans les animaux de grandeur différente, dans les diverses parties du corps; les différens degrés de chaleur naturelle dans les différentes espèces d'animaux; les phénomènes contre-nature de la chaleur animale; les limites de cette chaleur. Il termine par des considérations sur la sensation de chaud et de froid.

La méthode géométrique d'exposition adoptée par l'auteur, rend la lecture de son livre désagréable, sans donner à ses doctrines plus de solidité.

DOULCET (Denis-Claude), né à Paris, le 14 août 1722, fut reçu docteur de la Faculté de cette ville en 1747, et nommé médecin expectant de l'Hôtel-Dieu en 1762. Il mourut d'une fluxion de poitrine, le 22 mai 1782. Nous ne le citons ici qu'à cause de la vogue momentanée qu'il donna au traitement de la fièvre puerpérale par l'ipécacuanha.

An tonus partium à spiritibus. Paris, 1747, in-4.

Mémoire sur la maladie qui a attaqué, en différens temps, les femmes en couche, à l'Hôtel-Dieu de Paris. Paris, 1782, in-4, 9 pp. — Le traitement que conseille l'auteur consiste dans l'usage des potions huileuses et de l'ipécacuanha donnés pendant trois à cinq jours de suite.

DRAKE (Jacques), anatomiste, médecin et publiciste célèbre, naquit à Cambridge en 1667, et fit ses études dans l'Université de cette ville. En 1693, il se rendit à Londres, où, encouragé par Thomas Willington, praticien distingué, il se livra à l'étude de la médecine, pour laquelle il se sentit un goût très-prononcé. Trois ans après, il fut reçu membre de la Société royale et du Collège des médecins, où il avait pris ses degrés de docteur. Sa mort, arrivée en 1707, fut due en partie aux persécutions que lui suscitèrent, de la part du gouvernement, quelques écrits politiques et satiriques. Outre ces ouvrages, que nous n'indiquerons pas ici, il a publié :

Dissertatio de febre intermittente. Cambridge, 1690, in-4. — Il attribue les fièvres intermittentes à l'atonie des vaisseaux biliaires, et à la bile qui, arrivant dans l'estomac, irrite cet organe.

Dissertatio de variolis et morbillis. Cambridge, 1694, in-4. — Il trouve une grande analogie entre la variole et les symptômes de l'empoisonnement par l'arsenic.

Dissertatio de pharmaciâ hodiernâ. Cambridge, 1696, in-4. — Dans cet ouvrage, il s'élève contre l'emploi des médicamens composés.

Ces trois dissertations ont été réunies ensemble par Edouard Milward. Londres, 1742, in-4; Amsterdam, 1742, in-4.

A new system of anatomy. Londres, 1707, 2 vol. in-8. En 1717, il en fut publié une seconde édition sous ce titre :

Anthropologia nova, or, a new system of anatomy, describing the animal œconomy, and a short rationale of many distempers incident to human bodies. Londres, 1717, 2 vol. in-8.; *ibid.*, 1737, 3 vol. in-8. — En décrivant les parties, l'auteur fait des réflexions sur les maladies qui les attaquent. Il parle d'une jeune fille dont le clitoris était si long, qu'on la prenait pour un hermaphrodite. Dans les abcès du sinus maxillaire, il conseille l'extraction d'une dent molaire et la perforation de l'alvéole. Il trouve dans la bile un agent propre à déterminer le flux menstruel. Ce qui donne surtout du prix à son ouvrage, ce sont les planches qu'il a copiées de Cowper.

On trouve de lui, dans les *Transactions philosophiques: A discourse concerning some influence of respiration on the motion of the heart, hitherto unobserved;* c'est-à-dire, Discours sur une influence que la respiration exerce sur les mouvemens du cœur, et qu'on n'a pas remarquée jusqu'à présent. T. , p. année.

(Haller. — Portal.)

DRELINCOURT (Charles), fils d'un ministre célèbre de la religion réformée, naquit à Paris le 1ᵉʳ février 1633. Destiné d'abord à l'état ecclésiastique, il commença ses études à Paris, et fut les terminer à Saumur, où il prit les degrés de maître-ès-arts, et le grade de docteur en philosophie le 24 septembre 1650. Dirigé par son goût vers la médecine, il alla étudier à Montpellier, et y reçut le bonnet de docteur le 28 août 1654. Nommé l'année suivante médecin en chef de l'armée du roi, en Flandre, commandée par Turenne, il occupa ce poste avec distinction jusqu'à la paix, qui fut signée en 1659. A son retour, il obtint la place de premier médecin du roi, et pendant dix ans il exerça la médecine à Paris, tout en se livrant avec assiduité à l'étude. En 1668, la mort de Vander-Linden ayant laissé vacante une chaire de médecine à Leyde, les curateurs de cette Université l'offrirent à Drelincourt, qui jouissait alors d'une grande réputation; il l'accepta, et deux ans après il fut chargé en même temps de l'enseignement de l'anatomie : ses leçons eurent le plus grand succès. Il joignait à beaucoup de méthode et de clarté, des commentaires savans sur les écrits des auteurs anciens, dont il exposait d'autant mieux les idées qu'il avait une connaissance approfondie des langues grecque et latine, et qu'il était très-versé dans la littérature. Il est mort à Leyde, le 31 mai 1697, âgé de 64 ans. Pendant les dernières années de sa vie, son état de souffrance ne lui permettant plus de continuer son cours d'anatomie, il avait fait nommer Nuck, son coadjuteur, pour le suppléer dans ses fonctions. Il donna un exemple de modestie bien rare, en recommandant qu'on ne prononçât pas d'éloge funèbre sur sa tombe. Drelincourt avait publié les ouvrages suivans :

Clarissimum Monspeliensis Apollinis stadium currente C. Drelincurti, etc. Montpellier, 1654, in-24, 148 pp. — C'est le recueil des thèses soutenues par l'auteur à l'époque de sa réception de docteur. En voici les titres : *An omnibus putridis febribus venæ sectio et purgatio ? — An arthridi thermæ ? — An apoplexiæ ranularum sectio ? — An in febre biliosus humor expurgandus aliquando ante πεπασμ·; ? — An affectioni hypochondriacæ chalybis usus ? — Oratio doctoralis monspessula, quâ medicos jugi Dei operum consideratione atque contemplatione permotos, cæteris hominibus religioni adstrictiores esse demonstratur; etc., etc.* — Il parait que du temps de Drelincourt, comme du nôtre, les médecins avaient aussi assez généralement une réputation d'impiété, contre laquelle notre auteur, homme très-religieux, s'élève avec force dans ce discours qu'il prononça après sa réception de docteur.

De partu octrimestri vivaci diatriba. Paris, 1662, in-12 ; Lyon, 1666, in-8 ; Leyde, 1668, in-12. — Il démontre combien était peu fondée l'opinion alors dominante, que les enfans qui naissent à huit mois ne sont pas viables.

Oratio, quàm civitatis et Academiæ calamitatibus, generatìm et paucis, tum super Cl. viri Joh. Van Horne natalibus, etc. Leyde, 1680, in 12. — Ce discours, inséré aussi dans le recueil des œuvres de Drelincourt, imprimé à La Haye en 1727, in-4, contient l'historique de la vie de Van Horne, qu'il remplaça dans la chaire d'anatomie.

Anatomicum præludium, quod Lugdunensium in amphitheatro suam ad primam anatomes ἐγχείρησεν adhi- buit. Leyde, 1670, in-12 ; *ibid.,* 1672, in-12. — Discours d'ouverture pour son cours d'anatomie, dans lequel Drelincourt trace un historique de cette science, et fait en passant des remarques intéressantes sur la membrane et les cartilages du larynx, sur les ventricules de cet organe, sur les muscles de la langue, sur l'œil, l'oreille, sur quelques parties du cerveau, etc.

Apologiæ medicæ, quâ depellitur illa calumnia, medicos sexcentis annis Romá exulasse. Leyde, 1672, in-12 : réimprimé dans le recueil des œuvres de Drelincourt.

La légende du Gascon, ou la lettre de Ch. Drelincourt à H. Porrée sur la méthode prétendue nouvelle de tailler la pierre. Leyde, 1673, in-12 ; *ibid.,* 1674 ; *ibid.,* 1680 et 1684, in-12. — Écrit dans lequel l'auteur démasque les impostures d'un charlatan nommé Raoux, qui supposait des calculs à tous ceux qu'il disait tailler. Dans la seconde édition, Drelincourt expose avec soin les signes particuliers de la pierre ; il décrit une vessie pleine de poils, de petites excroissances fongueuses, et d'un amas de graviers. Du reste, la méthode de Raoux consistait à attirer la peau à droite avant de pratiquer son incision, en sorte qu'après l'extraction du calcul il la laissait revenir sur elle-même, et détruisant ainsi le parallélisme des plaies interne et externe, il rendait l'écoulement de l'urine plus difficile par cette voie accidentelle, et ce liquide reprenait plus tôt son cours naturel par l'urètre : mais c'était réellement bien la taille latéralisée qu'il pratiquait.

Libitinæ trophæa pro concione, cum fasces academicos deponeret, compu-

tata, etc... Leyde, 1680, in-8. — Dans ce discours, qui fut traduit en français par Jean de Brisbar, et dans lequel l'auteur montre beaucoup d'érudition, il compare les différens genres de mort auxquels certains hommes remarquables ont succombé, à ceux qui ont fait périr en même temps la plupart des autres hommes. Ces recherches furent amèrement critiquées, et il y répondit dans l'écrit suivant: *Appendix ad libitinæ trophæa.* Leyde, 1680, in-16. — Il y a tout lieu de croire, avec Haller, que les satyres nombreuses de Drelincourt, étaient dirigées contre Sylvius et les médecins de son école. Tous les ouvrages qui viennent d'être indiqués ont été réunis à cette époque sous ce titre : *Opuscula.* Leyde, 1680, in-12.

Experimenta anatomica ex vivorum sectionibus petita. Leyde, 1681, in-12; *ibid.*, 1684, in-12, avec un appendix relatif à des questions sur les sujets suivans: *De semine virili, fœminæis ovis, utero uterique tubis, et humano fœtu.*—Cet ouvrage qui est, suivant Haller, le plus important de ceux que Drelincourt a publiés, prouve qu'il était très-habile dans l'art des vivisections : il a décrit les mouvemens de systole des ventricules du cœur, et constaté qu'ils alternent avec ceux des oreillettes; il a trouvé un liquide gélatineux dans le canal thoracique et dans son réservoir; il a vu qu'en irritant la vessie, elle se contracte sur l'urine qu'elle contient, qu'elle chasse au-dehors. Une épingle enfoncée dans le quatrième ventricule d'un chien par l'intervalle qui sépare l'occipital de la première vertèbre, l'a fait tomber en convulsion, et périr presque aussitôt; la section des deux nerfs récurrens, n'a pas causé l'extinction de la voix chez un chien : il aboyait de même quand on le frappait. Le thymus d'un chien contenait beaucoup de vaisseaux lymphatiques remplis d'un liquide jaunâtre, qui se rendait dans la veine sous-clavière gauche. La ligature des veines lui a démontré l'exactitude des observations et des résultats signalés par Harvey, sur la circulation. La même opération pratiquée sur les lymphatiques et les chylifères lui a fourni de nouvelles preuves à l'appui du cours de ce liquide, tel qu'Aselli, Pecquet, etc., l'avaient indiqué. Drelincourt a décrit les valvules des vaisseaux lactés et du canal thoracique, celle de l'embouchure de ce conduit ; il a vu des vaisseaux lymphatiques s'aboucher dans ce canal. Des expériences directes lui ont fait voir quels sont les mouvemens du diaphragme dans la respiration, et l'action de ce muscle sur les viscères abdominaux.

Les expériences indiquées, qui sont toutes très-intéressantes, sont insérées dans la *Bibliot. anat.* de Leclerc et Manget, tom. II, p. 681. Les observations sur le sperme, les œufs des ovaires, les trompes utérines et le fœtus, sont consignées dans le même recueil, p. 743 et suiv.

De fœminarum ovis tàm intrà testiculos et uterum quam extrà ab an. 1666 ad retrò sæcula. Leyde, 1684, in-12 ; réimprimé sous ce titre : *De fœminarum ovis historiæ atque physicæ lucubrationes. Accedunt de fœminarum ovis curæ secundæ.* Leyde, 1687, in-12, 190 pp. —Recherches nombreuses et importantes sur les ovules des ovaires. C'est par la macération que Drelincourt est arrivé à les bien étudier. Cet ouvrage contient beaucoup de faits curieux. L'auteur indique dans l'appendice de la 2° édition, les maladies des œufs.

De conceptione adversaria. Leyde, 1685, in-12. — Notre auteur expose et combat toutes les hypothèses émises sur la génération, et développe son opinion, qui est celle-ci: l'embryon est entièrement formé par le sperme, l'œuf ne lui sert que d'enveloppe.

De humani fœtus membranis hypomnemata. Leyde, 1685, in-12. — Les diverses membranes de l'ovule existent déjà à l'état rudimentaire dans l'œuf encore contenu dans l'ovaire: elles ne se forment pas secondairement dans l'utérus; l'amnios parait d'abord, le chorion se forme, et l'enveloppe ensuite. Suivant notre auteur, il n'y a pas de membrane allantoïde. Les anciens connaissaient les trompes.

De tunicâ fœtus Allantoïde Melemata. Leyde, 1685, in-12. — Drelincourt réfute les observations de 48 auteurs qui soutiennent l'existence de l'allantoïde, qu'il nie positivement; il dit que l'ouraque ne se continue pas dans le cordon ombilical.

De tunicâ Chorio animadversiones. Leyde, 1685, in-12. — Il ne pense pas qu'il s'accumule un liquide entre le chorion et l'amnios.

De membrana fœtus agnina castigationes. Leyde, 1685, in-12. — Polémique analogue à la précédente, à la suite de laquelle il renouvelle son opinion sur la formation de l'amnios.

De fœtuum pileolo sive galeâ emendationes. Leyde, 1685, in-12. — Il réfute les idées que le vulgaire attachait alors à la présence d'une partie des membranes qui recouvrent quelquefois encore la tête de l'enfant au moment de l'accouchement.

Super humani fœtus umbilico meditationes elenchticæ. Leyde, 1685, in-12. — Il combat les préjugés qui existaient à l'occasion des nœuds et des flexuosités que présente parfois le cordon; il répète qu'il n'a jamais trouvé de trace d'ouraque.

De conceptu conceptus, quibus mirabilia Dei super fœtus humani formatione, nutritione atque partitione sacro velo hactenùs tecta systemate felici reteguntur. Leyde, 1685, in-12. — Sous ce titre, l'auteur a réuni les différens sujets déjà indiqués, et insérés dans le tom. I, page 743 de la *Bibliot. anat.* de Leclerc et Manget.

De variolis atque morbillis dissertatio. Leyde, 1702, in-12, avec une dissertation d'Antoine Sidobre, méd. de Montpellier, sur le même sujet. — La variole était connue des auteurs anciens: une éruption tardive est dangereuse, il faut purger, et même saigner pendant le cours régulier de cette phlegmasie.

Tous les ouvrages de Drelincourt ont été réunis et publiés sous ce titre:

Car. Drelincurtii opuscula medica quæ reperiri potuere omnia, nunc primo simul edita. La Haye, 1727, in-4. — Ce recueil renferme tous les ouvrages indiqués ci-dessus, plus deux dissertations de Drelincourt fils, ayant pour titre, l'une:

Dissertatio anatomico-practica de Lienosis.

L'autre est intitulée: τεϱμιτϱα viriliter impugnanda.

Cette collection des œuvres de Drelincourt renferme une préface de Boerhaave, dans laquelle celui-ci retrace la vie de l'auteur. Ce recueil a été imprimé sans soin, et contient des répétitions assez nombreuses: toutefois il est complet.

(Bayle. — Niceron. — Haller, *Bibl. anat.* et *méd.* — Portal.)

DREYSSIG (Guillaume-Frédéric), né en 1770, était médecin au service de la Saxe, en 1807, médecin de la garnison de la citadelle de Kœnigtein. Il fut nommé, vers cette époque, professeur de pathologie, de thérapeutique et de clinique à l'Université de Charkow, et plus tard directeur de la clinique médicale de cette école. Il en remplit les fonctions jusqu'à sa mort en 1820. Médecin savant, et écrivain judicieux, Dreyssig cherche à combiner ensemble les principes pathologiques de Brown et ceux de Reil, mais il met au-dessus des uns et des autres les résultats positifs de l'expérience, et ses ouvrages se font surtout remarquer par l'esprit pratique qui y domine.

Handbuch der Pathologie der chronischen Krankheiten; c'est-à-dire, Manuel de la pathologie des maladies chroniques. Leipsick, 1797-99, in-8, 2 vol.

Handbuch der medicinischen Diagnostik. Manuel du diagnostic médical. T. I. Erfurt, 1801, in-8, traduit en français, avec de nombreuses additions, par Renauldin. Paris, 1806, in-8. T. II. Erfurt, 1803, in-8. — Dans cet ouvrage fort utile, l'auteur met comme en présence les diverses maladies qui peuvent être confondues les unes avec les autres, et cherche avec le plus grand soin à assigner à chacune d'elle ses caractères propres et distinctifs.

Handworterbuch der medicinischen Klinik oder der praktischen Arzneykunde; nach neuern Grundsatzen and Erfahrungen bearbeitet and mit der schicklichsten und einfachesten Arzneiformeln versehen; c'est-à-dire, Dictionnaire manuel de clinique, ou de médecine pratique, d'après les principes et les observations les plus modernes, avec l'indication des formules médicamenteuses les plus sûres et les plus simples. T. I. Erfurt, 1806. T. II, 1" part., *ibid,* 1807. 2ᵉ part., *ibid,* 1810. T. III, prem. part., *ibid,* 1812. 2ᵉ part., *ibid.,* 1817. T. IV, prem. part., *ibid.,* 1820, in-8 : en tout, 6 vol. — Cet ouvrage, quoique écrit par ordre alphabétique, est moins un dictionnaire proprement dit, qu'un recueil de monographies, dont 6 ou 7, ou 3 ou 4 seulement suffisent pour remplir un volume. La plupart sont faites avec beaucoup de soin, et font vivement regretter que la mort de Dreyssig ait interrompu ce travail à la fin de la lettre E. Il a été repris, en 1824, par H., Schlegel, qui a consacré à l'article *Fièvre* le septième volume tout entier (2ᵉ part. du tom. IV) ; mais il paraît abandonné de nouveau, car rien n'a été publié depuis, malgré la promesse du continuateur.

DUBOIS (Jacques), médecin et anatomiste célèbre, connu généralement sous le nom de *Sylvius,* était né à Louvilly, diocèse d'Amiens, en 1478, de Nicolas Dubois, ouvrier en camelot ; il fut le septième de quinze enfans. Son frère aîné, qui était principal du

Collége de Tournay, à Paris, et qui professait l'éloquence, le fit
venir près de lui, en 1514, pour l'instruire dans les belles-lettres.
Jacques Dubois fit des progrès rapides, devint bientôt le répétiteur d'une partie des élèves de son frère, et ne tarda pas à posséder
une connaissance approfondie du latin, du grec et de l'hébreu : il
cultiva aussi les mathématiques avec succès. Ce fut alors qu'il commença l'étude de la médecine, en s'appliquant surtout à l'anatomie;
et pour qu'aucune branche de la science ne lui fût étrangère, Sylvius fit plusieurs voyages afin d'étudier les plantes et leurs propriétés. De retour à Paris, il ouvrit des cours qui attirèrent la
foule, et son enseignement devenait chaque jour plus brillant, lorsque la Faculté de médecine s'opposa à ce qu'il continuât, attendu
qu'il n'avait aucun titre. Cet obstacle le décida à se rendre en
1530 à Montpellier, pour y prendre ses degrés; mais les frais de
réception lui parurent trop considérables, et il revint la même année à Paris sans avoir subi d'examen. Bayle, Nicéron, Goujet et la
plupart des biographes de Sylvius, attribuent à son avarice ex-
trème l'inutilité de ce voyage à Montpellier. Ranchin, et d'après
lui, Andry, disent, au contraire, que Sylvius y fut reçu bachelier
en médecine, le 30 novembre 1529; mais cette assertion est positivement démentie par les registres de la Faculté de Paris, qui prouvent que la réception de Dubois, au grade de bachelier en médecine, eut lieu au mois de juin 1531.

Il put dès-lors se livrer sans entraves à l'enseignement public.
En 1535, il professait au Collége de Triquet ou Tréguier, pendant
que le célèbre Fernel faisait ses leçons au Collége de Cornouailles.
L'amphithéâtre de Dubois était rempli d'auditeurs, tandis que celui
de Fernel était presque désert, différence de succès que le premier
devait aux démonstrations pratiques d'anatomie humaine et de matière médicale qu'il joignait à ses leçons. La réputation de Sylvius
était depuis long-temps établie, quand, après la mort de François Ier, Cosme de Médicis rappela en Italie Vidus Vidius qui professait la médecine au Collége de France. Henri II jeta les yeux sur
Dubois, et lui offrit cette place. Ce dernier hésita pendant deux années, au bout desquelles il accepta cette chaire qu'il occupa avec
la plus grande distinction jusqu'à sa mort.

Le trait que nous avons cité à l'occasion de sa réception a déjà
fait voir que Sylvius avait le défaut de l'avarice; on en rapporte
beaucoup d'autres qui prouvent que ce vice était porté chez lui au
plus haut degré. Il poussait aussi à l'excès son éloignement pour

les femmes; il mourut célibataire, le 13 janvier 1555. Il était alors âgé de 77 ans.

Sylvius doit être placé au premier rang parmi les restaurateurs de l'anatomie au seizième siècle. Il parait être le premier qui se soit servi de cadavres humains pour les démonstrations publiques, et c'est dans ses écrits qu'on trouve la première mention d'injections faites dans les vaisseaux. A la vérité, sa croyance aveugle en Galien lui fit commettre de grossières erreurs; il poussait cette confiance à un tel point, que, ne trouvant pas certaines parties conformes aux descriptions de l'anatomiste grec, il les considérait comme autant d'anomalies; ce qui le conduisit à admettre l'opinion ridicule que l'espèce humaine avait perdu de sa régularité et de sa perfection premières. Cependant il faut croire, d'après les connaissances positives de Sylvius, que l'exagération qu'il a portée dans sa défense du système établi par le médecin de Pergame, résulta bien moins d'une conviction que ses dissections nombreuses avaient dû détruire, que du sentiment de jalousie que lui inspira Vésale, son disciple. Sylvius préparait un ouvrage sur l'anatomie, lorsque celui de Vésale parut en 1541, et obtint tous les suffrages. Blessé profondément de se voir précéder par un de ses élèves dans la carrière qu'il avait ouverte, il l'attaqua sans mesure; et comme Vésale s'était attaché à démontrer les erreurs que Galien avait consacrées comme autant de vérités, Sylvius soutint que tout ce que Galien avait écrit était l'exacte expression de ce qu'apprend l'étude de la nature. Mais sa haine ne s'arrêta pas là, car il parait qu'il ne fut pas étranger aux intrigues qui préparèrent les persécutions dont Vésale devint plus tard la victime. Dubois a publié les ouvrages suivans:

Quæstio de vini exhibitione in febribus. Lyon, 1530. — C'est le premier ouvrage qu'ait publié Sylvius: il le fit imprimer à Lyon, à la sollicitation de S. Champier et de Jérôme Dumont, médecins, pendant le temps qu'il séjourna dans cette ville en revenant de Montpellier.

In linguam Gallicam Isagoge, una cum ejusdem grammatica Latino-Gallica ex Hæbreis, Græcis, et latinis auctoribus. Paris, 1531, in-4.

Methodus sex librorum Galeni de differentiis et causis morborum et symptomatum. De signis omnibus medicis, hoc est, salubribus, insalubribus, et neutris; de sudore anglico. Paris, 1539, in-fol.; *ibid.*, 1561, in-8; Venise, 1554 et 1561, in-8.

De medicamentorum simplicium delectu, præparationibus, mixtionis modo, libri tres. Paris, 1542, in-fol.; Lyon, 1555 et 1584, in-8. — André Caille a traduit cet ouvrage sous ce titre : *la Pharmacopée de Jacques Sylvius, qui est la manière de bien choisir et préparer les simples, et de bien faire les compositions, départie en trois livres.* Lyon, 1574, in-8.

In Hippocratis elementa commentarius. Paris, 1542, in-fol.; *ibid.*, 1561, in-8; Venise, 1543, in-8; Bâle, 1556, in-8.

Joannis Mesuæ, Damasceni, de re medicâ, libri tres. Paris, 1544, in-fol.; Venise, 1549, in-fol.

Morborum internorum propè omnium curatio, certa methodo comprehensa, ex Galeno præcipuè, et Marco Gattinaria. Venise, 1548, 1555, 1572, in-8; Paris, 1554 et 1561, in-8; Zurich, 1555, in-8; Lyon, 1549 et 1620, in-16; Bâle, 1556, in-12.

Ordo et ordinis ratio in legendis Hippocratis et Galeni libris. Paris, 1549, in-fol.; *ibid.*, 1561, in-8.

Vesani cujusdam calumniarum in Hippocratis, Galenique rem anatomicam depulsio. Paris, 1551, in-8; Venise, 1555, in-8; Paris, 1561, in-8 (Van der Linden). — C'est l'ouvrage dans lequel Sylvius engagea sa polémique avec Vésale. Plusieurs auteurs prirent part à cette querelle qui fut l'occasion d'écrits assez nombreux.

In Hippocratis et Galeni, physiologiæ partem anatomicam isagoge a Jac. Sylvio conscripta, et in libros tres distributa. Paris, 1555, in-fol.; *ibid.*, 1561 et 1587, in-8; Bâle, 1556, in-16; Venise, 1556, in-8. — Guillemin traduisit cet ouvrage sous ce titre : *Introduction sur l'anatomique partie de la physiologie d'Hippocrate et de Galien, distribuée en trois livres.* Paris, 1555, in-8.

De febribus commentarius ex Hippocrate et Galeno selectus. Venise, 1555, in-8; Lyon, 1560, in-8; Paris, 1561, in-8.

De mensibus mulierum, et hominis generatione commentarius, Venise, 1556, in-8; Bâle, 1556, in-8. — Cet ouvrage a été inséré dans les *Gynæciorum libr.* d'Israël Spach. La partie relative à la génération a été traduite par Guil. Chrestian, sous ce titre : *Livre de la génération de l'homme, recueilli des antiques auteurs de médecine et de philosophie.* Paris, 1559, in-8.

De salubri Francisci Primi vivendi ratione. De victus ratione facili et salubri pauperum scholasticorum. De parco ac duro victu. Adversûs famem et victuum penuriam consilium. Paris, 1557, in-16; *ibid.*, 1577, in-12.

De peste et febre pestilentiali libellus. Paris, 1557, in-16.

Commentarius in Galeni libellum de ossibus. Paris, 1561, in-8.

Tous les ouvrages importans de Sylvius ont été réunis par René Moreau, et publiés sous ce titre :

Jacobi Sylvii, ambiani, opera medica, jàm demum in sex partes digesta, castigata, et indicibus necessariis instructa. Adjuncta est ejusdem vita et Icon opera et studio Renati Moræi, doctoris medici parisiensis. Genève, 1630, in-fol. — Nicéron a donné la liste des ouvrages de Dubois, en suivant l'indication des matières contenues dans ce recueil, en sorte qu'on en voit ainsi la table générale.

(Nicéron. — Bayle. — Goujet. — Haller, *Bibl. anat. et med.* — Andry, *Encyclop. méthod.*)

DUBOSCQ DE LA ROBERDIÈRE (J.-F.-G.), docteur en médecine de la Faculté de Câen, associé au Collége royal des médecins de Nancy, et membre correspondant de la Société royale de médecine de Paris, exerça l'art de guérir à Vire, et y fut médecin des prisons. Nous connaissons de lui :

Recherches sur la vaccine et sur la méthode de l'inoculer aux hommes pour les préserver de la petite-vérole. Vire, an XI, in-8.

Lettre sur deux petites-véroles avec récidives. Vire, 1780, in-8, 6 pp. — Ces faits sont rapportés pour soutenir l'inoculation qu'on accusait de ne pas préserver toujours de la variole.

Recherches sur la rougeole, sur le passage des alimens et des médicamens dans le torrent de la circulation, sur le choix des remèdes mercuriels pour les maladies vénériennes. Paris, 1776, in-12.

Recherches sur la scarlatine angineuse, contenant l'histoire de l'épidémie scarlatineuse, qui a régné à Vire, dans les années 1800 et 1801. Vire, 1805, in-8. — Topographie et état statistique de la population de Vire pendant 24 années. L'auteur regarde la maladie comme contagieuse. Emploi des sangsues toutes les fois qu'il y avait forte réaction.

Dans le journal de Vandermonde et Roux :

Observations sur la réplique de M. Peyrilhe, insérée dans le journal d'octobre 1774. (T. XLIII, p. 40, année 1776. — Le but de l'auteur est de prouver que l'emploi de l'*alcali volatil* dans le traitement de la vérole, n'appartient point à Peyrilhe, et que Deleboë l'avait mis en usage avec succès, d'après sa théorie qui faisait dépendre la vérole d'un acide infectant le sang.

Lettre à M. Le Gaudu de Chefdubois sur les suites d'une suppression de règles. T. XXXIX, p. 409, année 1773. — Histoire d'une fille chlorotique qui, après un purgatif, eut une hématemèse abondante.

Observation sur une pleurésie terminée le trentième jour par une expectoration critique. T. XLI, p. 418, année 1774.

Lettre à M. Odier sur la rougeole. T. XLVIII, p. 152, année 1777.

Lettre sur les avantages et les désavantages de l'allaitement maternel. T. LIX, p. 330 et 406, année 1783. — L'auteur se prononce en faveur de l'allaitement maternel, et indique les cas dans lesquels les mères doivent se soustraire à cette obligation.

DUBOUÉIX ( ), docteur agrégé et professeur en médecine de l'Université de Nantes, correspondant de la Société royale de médecine de Paris, membre désigné par le gouvernement pour les épidémies dans la subdélégation de Nantes, médecin à Clisson en Bretagne, a publié dans l'ancien *Journal de médecine :*

Observation sur une épilepsie causée par une suppression de règles. T. XXX, p. 440, année 1766. — Guérison aussitôt après le retour des règles.

Observation sur un entéro-épiplo-

cèle, avec étranglement, suivi de gangrène, guéri sans le secours de l'opération. T. XXXII, p. 458, année 1770.

Observation sur un renversement total du corps de la matrice. T. XXXIII, p, 270, année 1770.

Histoire de l'établissement et des succès de l'inoculation dans la ville de Nantes, suivie de quelques observations qui confirment l'impossibilité ou du moins l'extrême rareté de la récidive après la petite-vérole, tant naturelle qu'artificielle. T. XLII, p, 53, année 1774. — Ce fut en 1772 que l'inoculation fut pour la première fois pratiquée à Nantes. Cette pratique éprouva d'abord beaucoup d'obstacles, et devint ensuite à la mode. Observations qui prouvent que le virus variolique n'a plus d'action sur ceux qui ont eu la variole.

Observation sur un tétanos idiopathique universel, guéri par les frictions mercurielles. Ibid., p. 215.

Réponse à la question de M. Rebière, apothicaire, proposée dans une observation sur la petite-vérole inoculée. T. XLVI, p. 256, année 1776. — On avait demandé si le développement de la fièvre éruptive après l'inoculation, mais sans trace d'éruption générale ou locale, mettait à l'abri de la variole; l'auteur répond par l'affirmative, en s'appuyant sur le raisonnement et sur des faits.

Mémoire sur l'électricité. T. LVIII, année 1782; première partie, sur le perfectionnement des machines électriques, p. 22; deuxième partie, observations sur l'électricité médicale, p. 126. — L'auteur a constaté que le verre ordinaire était tout aussi idioélectrique que les glaces dont on se sert ordinairement : cependant tous ne le sont pas au même degré, ce qui tient sans doute à leur composition diverse. Il préférait aussi la soie pour isoloir, l'expérience lui ayant appris que les isoloirs en verre conduisaient encore trop bien l'électricité. Observations qui prouvent l'efficacité de l'électricité dans l'aménorrhée, les tumeurs blanches, le rhumatisme, les névralgies, la migraine, les paralysies. Il l'a employée une seule fois, mais sans aucun succès dans la chorée; il paraît cependant qu'en Angleterre elle a réussi deux fois dans cette maladie à Underwood.

Topographie médicale de la ville et de l'hôpital de Clisson en Bretagne. T. LXXV, p. 385, année 1788. — Les maladies les plus fréquentes sont les scrofules, les affections vermineuses et les ulcères phagédéniques. Un vieux chirurgien très-instruit a fait la remarque qu'à Clisson la complication vermineuse, dans toutes les maladies, ne domine que depuis une épidémie dyssentérique qui ravagea la ville en 1765. Les vers lombrics sont les plus fréquens; le tænia n'est pas très-rare, Duboueix a presque constamment réussi à l'expulser au moyen de l'huile de ricin.

Histoire d'une phthisie pulmonaire. T. LXXXII, p. 211, année 1789.

DU BREIL (ANDRÉ), natif d'Angers, docteur-régent en la Faculté de médecine de Paris, et *ordonné* (c'est le titre qu'il se donne) pour la ville de Rouen, est un des premiers qui aient écrit sur la police médicale. Son livre ne peut plus être consulté que pour l'histoire de l'exercice de la médecine en France au xvie siècle; mais cela suffit, quelque mince qu'en soit le mérite, pour qu'il puisse être cité ici. Nous donnons tout au long le titre de l'ouvrage; il tiendra lieu d'une analyse :

La police de l'art et science de la médecine, contenant la réfutation des erreurs et insignes abus qui s'y commettent pour cejourd'hui, très-utile et nécessaire à toutes les personnes qui ont leur santé et leur vie en recommandation ; où sont vivement confutés tous sectaires, sorciers, enchanteurs, magiciens, devins, pythoniciens, souffleurs, empoisonneurs, et toute racaille de thériacleurs et cabalistes, lesquels en tous lieux et pays, sans aucun art ni science, approbation ou autorité, font ou exercent impudemment et malheureusement la médecine, au grand intérêt de la santé et vie des hommes, et détriment des républiques. Dédiée au roi. Paris, 1580, in-8.

C'est par erreur que l'historien de la ville d'Angers, M. Bodin, nomme notre auteur Dubreuil au lieu de Du Breil.

Haller cite dans sa *Bibl. med. prat.* un *Discours de Du Breil sur la conservation de la vue.* Rouen, 1580, in-8.; mais ce n'est très-probablement que la reproduction d'une erreur de catalogue qui a défiguré le titre de l'ouvrage indiqué ci-dessus.

DUCAMP (Théodore-Joseph), né à Bordeaux le 10 avril 1793, fit ses premières études médicales dans cette ville. En 1811, il fut commissioné comme chirurgien militaire, et envoyé en cette qualité à l'hôpital de Strasbourg, et l'année suivante au Val-de-Grâce, à Paris. Attaché au service de santé de la garde impériale, en 1813, il conserva cette place l'année suivante, et le 15 avril 1815, il se fit recevoir docteur en médecine. Les premiers écrits de Ducamp n'avaient pu faire supposer la direction particulière qu'il avait suivie dans sa pratique médicale, quand il publia son *Traité des rétentions d'urine,* ouvrage qui l'a placé au rang des hommes dont le nom se rattache à l'histoire des progrès de la chirurgie française au dix-neuvième siècle. La méthode curative de Ducamp, dans le traitement des rétrécissemens de l'urètre, attendait encore de son auteur plusieurs perfectionnemens, lorsque la mort est venue le frapper à l'entrée de la carrière brillante qui s'ouvrait devant lui. Ducamp est mort le 1er avril 1823, âgé de 30 ans. Il avait publié les ouvrages suivans :

Dissertation inaugurale sur les polipes de la matrice et du vagin. Paris, 1815, in-4.

Réflexions critiques sur un écrit de M. Chomel, ayant pour titre: *De l'existence des fièvres.* Paris, 1820, in-8, 82 pp. Cette réfutation, qui montre toute l'indépendance du caractère de Ducamp, est remarquable par une dialectique sévère, un style rapide, entraînant; l'auteur y présente des observations intéressantes, des aperçus physiologiques et pathologiques très-ingénieux à l'appui des argumens pleins de force qu'il adresse à son adversaire. L'écrit de Ducamp est un des meilleurs de ceux qui furent publiés à cette époque pour soutenir la doctrine de M. Broussais.

Traité des rétentions d'urine causées par le rétrécissement de l'urètre, et des moyens à l'aide desquels on peut détruire complétement les obstructions de ce canal. Paris, 1822, in-8, xxix-285 pp., avec pl.; *ibid.*, 1823, in-8, xvi-320 pp., avec pl.—Cette seconde édition renferme une notice sur Ducamp, par M. Nicod. — Lors de sa publication, cet ouvrage produisit une sensation générale; il est écrit avec méthode, clarté; les raisonnemens y sont exposés avec simplicité, il contient des démonstrations presque mathématiques, et des faits concluans à l'appui des idées de l'auteur. Sa méthode curative consiste, comme chacun sait, à détruire par une cautérisation répétée les obstacles qui obstruent ou font dévier le canal de l'urètre. Ce procédé avait bien été déjà employé par Hunter; mais le défaut de précision dans l'application du caustique exposait le malade à des accidens graves. A l'aide d'une sonde exploratrice, Ducamp appréciait d'abord la forme et la situation du rétrécissement; puis, à l'aide de son porte-caustique, il dirigeait avec certitude le nitrate d'argent sur l'obstacle qu'il fallait détruire. Ce procédé opératoire compte aujourd'hui de nombreux succès. M. Lallemand, de Montpellier, a fait subir plusieurs modifications importantes à l'appareil de Ducamp, modifications qui lui ont donné toute la perfection désirable.

Ducamp a traduit de l'anglais l'ouvrage suivant, du docteur Robert Bree: *Recherches pratiques sur les désordres de la respiration, distinguant spécialement les espèces d'asthme convulsif, leurs causes et indications curatives,* traduit de l'anglais sur la 5ᵉ éd., avec additions de notes et d'observations. Paris, 1819, in-8, xxv-388 pp.

Ducamp a inséré de nombreux articles dans le *Journal général de médecine;* nous indiquons ici les principaux: *Peut-on rapporter les symptômes de l'asthme aux anévrysmes du cœur* (t. LXIX, p. 120)? — *Réflexions sommaires sur les signes distinctifs de quelques dyspnées* (t. LXXII, p. 132).—*Notice sur une question élevée en Angleterre, relativement au traitement de la syphilis* (t. LXXIV, p. 394).—*Extrait d'une note sur un nouveau moyen de remédier à l'issue prématurée du cordon ombilical* (t. LXXI, p. 145). — *Note de quelques médicamens dits anglais* (t. LXIII, p. 282).—Ducamp a donné aussi dans ce journal plusieurs extraits d'ouvrages anglais, parmi lesquels nous citerons les suivans: *Analyse d'un mémoire de John Niell, sur la différence qui existe entre la fièvre jaune des Indes occidentales et la fièvre bilieuse rémittente* (t. LXX, p. 96). — *Analyse de l'ouvrage d'Everard Home, sur le traitement des maladies de la glande prostate* (t. LXXIV, p. 113). — *Analyse du mémoire de Balfour sur les effets de la compression et de la percussion dans le traitement du rhumatisme* (t. LXXII, p. 402). Cette analyse a été indiquée à tort dans la notice de M. Nicod comme une traduction publiée à part par Ducamp. — *Extraits de deux observations de Newnham et Windsor sur deux cas de renversement et d'extirpation de la matrice* (t. LXXV, p. 133).—*Analyse de la relation de Wirter sur une résection des côtes* (t. LXIX, p. 421).— *Analyse de l'ouvrage de Johnson, sur l'influence des climats des Tropiques sur les constitutions des Européens*

(t. LXX, p. 249). Enfin, on a aussi attribué à Ducamp la traduction du *Traité de Scudamore sur la goutte et le rhumatisme :* c'est Deschamps fils, et non Ducamp, qui a traduit cet ouvrage.

(Nicod, *Notice sur Ducamp* dans la 2ᵉ édit. du *Traité des rétentions d'urine*.—Mahul, *Annuaire nécrologique*.)

DUCHANOY (CLAUDE-FRANÇOIS), docteur-régent de la Faculté de médecine de Paris, né en 1742, à Vauvilliers, département de la Haute-Saône. Après avoir reçu une éducation solide, il se livra de bonne heure à l'étude de la médecine, et eut pour premier maître le célèbre *Antoine Petit*, dont il devint bientôt l'ami et le collaborateur. Nommé, à la fin du dernier siècle, administrateur des hôpitaux civils de Paris, il quitta la pratique médicale, pour se livrer tout entier à son nouvel emploi : on lui doit un grand nombre des améliorations qui se sont opérées depuis lors dans les hôpitaux. Il fut aussi président du comité de vaccine, et contribua beaucoup à propager cet heureux préservatif de la variole. Duchanoy est mort à Paris, le 4 novembre 1827, ayant publié :

Lettre à M. Portal sur sa critique des ouvrages anatomiques d'Antoine Petit. Amsterdam, 1771, in-8, 79 pp. — Cette violente critique de l'histoire de l'anatomie de Portal fut une source de désagrémens pour Duchanoy. Son antagoniste eut assez de crédit près de la Faculté de médecine, pour obtenir que ce corps exigeât de Duchanoy une rétractation publique des critiques trop vives que renfermait sa lettre.

Mémoire sur l'utilité d'une école clinique en médecine. Paris, 1778, in-4, 12 pp. (de concert avec Jumelin). — Dans cet écrit, les auteurs font ressortir tous les avantages que l'art peut retirer d'une semblable école, et posent les bases d'après lesquelles elle devrait être instituée.

Essai sur l'art d'imiter les eaux minérales, ou de la connaissance des eaux minérales, et de la manière de se les procurer, en les composant soi-même, dans tous les temps et dans tous les lieux. Paris, 1780, in-12.

Mémoire sur l'usage des narcotiques dans les fièvres intermittentes, ou nouvelle méthode de traiter les fièvres d'accès. Paris, 1785, in-12, 35 pp. — Le but de l'auteur est de prouver que quand on peut s'opposer au frisson, on prévient l'accès, et que le remède qu'il propose a cette propriété. Ce mémoire était déjà connu avant la date qu'il porte, comme le prouve la dernière *Lettre* indiquée plus loin.

Extrait d'un projet d'organisation médicale. Paris, 1800, in-8 29 pp.

— Il ne s'occupe ici que de ce qui concerne les écoles cliniques : il en voudrait voir établir une dans chaque hôpital de chef-lieu.

Projet d'une nouvelle organisation des hôpitaux, hospices et secours à domicile de Paris ; avec le plan d'un hôpital à construire, son explication et le développement de ses diverses parties. Paris, 1810, in-8.

On trouve de lui dans l'ancien *Journal :*

Lettre en réponse à M. Portal sur sa prétendue découverte des vaisseaux pulmonaires, insérée dans le Journal de septemb. 1770. T. **XXXV**, p. 119, année 1771.

Observation sur l'abus de l'eau en topique et à l'intérieur. Ibid., p. 482. — Exposé des accidens survenus à une dame à qui on faisait prendre chaque matin *seize à dix-huit pintes d'eau.*

Lettre sur la rupture du tendon d'Achille, et observation sur le même sujet. T. **XLIII**, p. 271 et 443, année 1775.

Lettre aux auteurs du Journal de Médecine, *relative au jugement qu'ils ont porté sur un mémoire concernant l'usage des narcotiques dans.les fièvres intermittentes.* T. **LV**, p. 256, année 1781.

Observations sur les bons effets des eaux sulfureuses d'Enghien dans une fièvre hectique, précédée de déjection de pus et de sang. T. **LXXI**, p. 246, année 1787.

(*Bulletin des Sciences médicales,* 1827.)

DUCHESNE (Joseph), conseiller et médecin du roi, plus connu sous le nom de *Quercetanus*, était d'Armagnac en Gascogne, et mourut à Paris, en 1609, âgé d'environ 63 ans. Sous le nom de Duchesne, Du Verdier parle d'un seigneur De La Violette, Lacroix du Maine d'un baron et seigneur de Morencé et Lysérable, Baillet d'un baron de Morencé, qui était poète ; Bayle fait voir qu'il s'agit toujours du même homme, et que notre Joseph Duchesne était seigneur, poète et baron. Il y aurait plus de mérite à avoir été un grand médecin. Or il serait bien loin d'avoir possédé celui-là, si l'on en croyait l'opinion, plus que suspecte de Guy Patin, exprimée d'ailleurs, comme on va voir, en termes fort grossiers : « Cette même année, dit le satirique, il mourut ici un méchant pendard et charlatan, qui en a bien tué pendant sa vie et après sa mort par les malheureux écrits qu'ils nous a laissés sous son nom, qu'il a fait faire par d'autres médecins chimistes deçà et delà. C'est Josephus Quercetanus, qui se faisait nommer à Paris le sieur De La Violette. Il était un grand ivrogne et un franc ignorant, etc. » (Lettre **XXXI**, pag. 142 du t. I., éd. Genève, 1691.) Ces injures ne surprennent pas, de la part de Guy Patin, quand on sait que Duchesne fut le principal promoteur en France de l'école paracelsico-chimique, et qu'il était partisan de l'antimoine. Sprengel indique les diverses pièces relatives à la dispute que Duchesne et la chimie eurent à soutenir contre la Faculté de Paris et les fidèles adorateurs de Galien. Voici les titres des ouvrages de Duchesne:

Ad Jacobi Auberti, Vindonis, de ortu et causis metallorum contrà chymicos explicationem, brevis responsio. Lyon, 1575, in-8.

De exquisita mineralium animalium, et vegetabilium medicamentorum spagyrica præparatione et usu perspicuè tractatis. Lyon, 1575, in-8.

L'antidotaire spagyrique pour préparer et conserver les médicamens. Ibid., 1576, in-8.

Sclopetarius sive de curandis vulneribus, quæ sclopetorum et similium tormentorum ictibus accipiuntur. Lyon, 1576, in-8., traduit en français; *ibid.,* 1576, 1600, in-8.

Diæteticon polyhistoricum. Leipzig, 1601, in-8; 1607, in-8; Paris, 1606, 1608, 1615, in-8. Trad. en français, Paris, 1606, in-8, 1620, in-8; Saint-Omer, 1608, 1618; Lyon, 1692.

De priscorum philosophorum veræ medicinæ materiâ, præparationis modo, atque in curandis morbis præstantiâ. Accedunt consilia medica quatuor, de arthritide, nephritide, lue venereâ, morbo complicato. Genève, 1603, in-8.; *ibid.,* 1609, in-8.; Leipzig, 1613, in-8. — Trad. en franç. sous ce titre : *Conseils des médecins et la médecine balsamique des anciens.* Paris, 1626, in-12.

Ad veritatem hermeticæ medicinæ ex Hippocratis, veterum decretis, adversus cujusdam anonymi phantasmata responsio. Paris, 1603, in-8.; *ibid.,* 1604, in-8.; Francfort, 1605, in-8.

Ad brevem Riolani excursum brevis incursio. Strasbourg, 1605, in-8.

Tetras gravissimorum totius capitis affectuum. Marbourg, 1606, in-8.; 1608, in-8.; 1609, in-8.; 1617, in-8. Trad. en français. Paris, 1625, in-8.

Pharmacopœa dogmaticorum restituta, pretiosis selectisque hermeticorum flosculis illustrata. Leipzig, 1607, in-8.; Paris, 1607, in-4.; Francfort, 1607, in-4; Paris, 1613, in-4.; Venise, 1614, in-4.; Genève, 1620, in-4.; *ibid.,* 1628, in-4.; Hanau, 1631, in-4. Trad. en français, Rouen, 1639, in-8.; Lyon, 1648, in-8.

Pestis alexicacus, luis pestiferæ fuga auxiliaribus selectorum utriusque medicinæ remediorum copiis procurata. Paris, 1608, in-4; Leipzig, 1609, in-8: *ibid.,* 1615, in-8.; Paris, 1624, in-4. Trad. en français, Paris, 1608, in-8.; *ibid.,* 1631, in-8.

Recueil des plus rares secrets touchant la médecine métallique et minérale. Paris, 1641, in-8.; *ibid.,* 1648, in-8.

Des collections plus ou moins complètes des œuvres de Duchesne ont paru à Francfort, 1602 et 1612, in-8.; Lyon, 1600, in-8.; Leipzig, 1614, in-8.

DUCLOS (Samuel Cottereau), né à Paris, devint médecin du roi, abjura la religion de ses pères pour embrasser le catholicisme, entra dans un couvent de capucins en 1685, et mourut en 1715. L'ancienne Académie des sciences l'admit dans son sein en 1666, peu de temps après sa fondation. Duclos cultiva surtout la chimie; et il est un des premiers qui cherchèrent à fonder la matière médicale sur l'analyse chimique. Il a publié:

Observations sur les eaux minérales de plusieurs provinces de France, faites en l'Académie des sciences, en 1670 et 1671. Paris, 1675, in-12; *ibid.*, 1731, in-4; se trouve dans le tome quatrième des *Mémoires de l'Académie royale des sciences.* Trad. en latin, 1685, in-12. — Dans un discours préliminaire, l'auteur traite des principes qui entrent dans la composition des eaux minérales, dont il fait huit classes. En parlant de chacune en particulier, il en expose succinctement l'analyse, et en fait connaître les propriétés.

Dissertation sur les principes des mixtes naturels. Amsterdam, 1680, in-12.

(Carrère.)

DUFAU (M.-A.-J.), docteur en médecine de la Faculté de Montpellier, inspecteur des eaux minérales de Barbotan, correspondant de l'Académie royale des sciences de Bordeaux et de la Société royale de médecine de Paris, médecin ordinaire de la ville de Mont-de-Marsan, a publié:

Essai sur les eaux minérales de Dax. Dax, 1746, in-12.

Observation sur la nature et les propriétés des eaux thermales de Tercès. Dax, 1747, in-8, 45 pp.— L'auteur reproche à Bordeu d'avoir parlé de ces eaux sans les connaître: d'après lui, elles contiennent un sel alcali volatil, une substance onctueuse très-subtile, et une très-petite quantité de sel marin; elles sont légèrement purgatives. Il indique les maladies dans lesquelles elles conviennent.

Remarques critiques sur la dissertation touchant la rage, de M. François de Sauvages. La Haye, 1780, in-8.

Dissertation sur la rage, lue à l'Académie de Bordeaux. — Extrait dans le *Mercure* de janvier 1750, p. 22.

Observation sur les eaux thermales de Dax, où l'on donne une idée juste de leur nature et de leurs propriétés. Dax, 1759, in-12, 96 pp. — Elles doivent leurs propriétés à une substance spiritueuse; utiles dans les maladies qui dépendent d'une suppression subite de la transpiration, et dans quelques affections de l'estomac, mais surtout à l'extérieur; huit observations particulières sont destinées à constater les bons effets de ces eaux.

L'ouvrage est terminé par trois lettres écrites à M. Dufau par MM. Dupont, Maupuy et Larrontare, médecins, sur l'efficacité des mêmes sources.

Abrégé des propriétés des eaux minérales de Prechac. Dax, 1761, 1 feuil. in-fol. — Pas d'analyse; recommandées dans les douleurs, rhumatismes,

tremblemens des membres, emphy-
sèmes, œdèmes.

*Nouvelles remarques sur le paral-
lèle des eaux de Sedlitz et de Pouillon,
de M. Raulin*, ou *Justification des
premières remarques faites sur ce parallèle, où l'on réfute les objections et
les imputations contenues dans la réponse de M. Raulin, et où l'on tâche
de repousser les traits satiriques publiés par M. Massie, dans sa prétendue réponse*. Dax, 1779, in-12, 46 p.
— L'auteur s'élève surtout contre le
peu de connaissances chimiques de
son adversaire.

*Recherches théoriques et pratiques
sur les eaux minérales de Barbotan,
ses bains et ses boues; sur les différentes maladies auxquelles ces secours
conviennent, et sur les remèdes qui
doivent leur être associés*. Bergerac,
1785, in-12.

*Mémoire sur une maladie épizooti-
que*, ou *Lettres écrites à M. L..., contenant des observations sur l'épizootie
qui ravage les provinces méridionales
de la France; avec des remarques sur
les ouvrages de quelques auteurs qui
ont traité de cette maladie, où l'on
démontre que les conséquences qui
résultent de leur système, par rapport à l'administration, sont préjudiciables à l'État et aux particuliers*.
Genève, 1783, in-8. — Paru avec
un nouveau titre en 1787.

*Vues nouvelles sur la médecine
pratique*, ou *Résultat sommaire des
recherches faites sur les maladies observées dans le département des Landes, et dans quelques parties des départemens voisins*. Mont-de-Marsan
an III, in-8.

On trouve de lui, dans l'*ancien
Journal de médecine* :

*Lettre au sujet d'une observation
sur un tétanos essentiel*. T. XXVII,
p. 326, année 1761.

*Observation sur une hystérie vermi-
neuse*. T. XXIX, p. 120, année 1768.
— La malade n'était âgée que de neuf
ans.

*Remarques sur le parallèle des
eaux minérales d'Allemagne, que l'on
transporte en France, avec celles de
la même nature qui sourdent dans le
royaume*, par M. Raulin. T. XLIX,
p. 408, année 1778. — M. Massie
a fait une réponse. Amsterdam, 1778,
in-12.

*Observation qui prouve que l'usage
des sangsues appliquées sur la partie
malade, est, dans certaines occasions, de la plus grande utilité*.
T. LIII, p. 24, année 1780. — Il s'a-
git d'une inflammation rhumatismale
de l'articulation scapulo-humérale.

*Observations générales et particu-
lières sur les maladies qui règnent
dans l'hôpital de Dax*. T. LXXII,
p. 95, année 1787.

DUFIEU (JEAN FERAPIED), né à Tence, petite ville du Velay, fit
ses études médicales à Montpellier, et devint chirurgien en chef du
grand Hôtel-Dieu de Lyon. Il mourut en 1769 à l'âge de 32 ans. On
a de lui :

*Manuel physique pour expliquer
les phénomènes de la nature*. Lyon,
1758, in-8; *ibid.*, 1760, in-8.

Traité de physiologie, dans lequel,
après avoir établi des thèses sur le
mécanisme de nos fonctions, on donne
une explication courte des phénomènes
du corps humain. Lyon, 1763, 2 vol.

in-12. — Extrait en grande partie de Haller.

Dictionnaire raisonné d'anatomie et de physiologie. Paris, 1766, 2 vol.

in-12. (sans nom d'auteur.) — Même remarque que pour l'ouvrage précédent. L'un et l'autre renferment un assez grand nombre de bons articles.

DUFOUART (PIERRE), chirurgien-militaire fort distingué, naquit à Castelnau-Rivière-Basse, dans les Hautes-Pyrénées, le 9 juin 1737. Il commença l'étude de la chirurgie à Paris, sous la direction de ses oncles, et de son frère aîné, praticien éclairé qui était membre de l'Académie royale de chirurgie. Dufouart était à peine âgé de 22 ans, quand il obtint la place d'aide-major à l'armée d'Allemagne. Les talens dont il fit preuve dans l'exercice de ses fonctions pendant la guerre de sept ans, lui valurent la survivance de Faget, son oncle, à la place de chirurgien-major des Gardes-Françaises. C'est à cette époque (1763) qu'il soutint sa thèse, et fut reçu membre du Collége de chirurgie. Plus tard, il prit ses degrés en médecine. Sur son avis, on créa un hôpital particulier pour les Gardes-Françaises, et il en fut nommé médecin et inspecteur en chef. En 1791, Dufouart avait été appelé aux fonctions d'inspecteur-général des hôpitaux de Paris, et de chirurgien-major-général des troupes parisiennes; quand on fonda, en 1796, un enseignement à l'hôpital militaire du Gros-Caillou, il y occupa une place de professeur et celle de chirurgien en chef. En l'an XII, son âge avancé ne lui permettant plus de se livrer à la pratique, il abandonna le service de l'hôpital, en conservant le titre de chirurgien en chef honoraire et consultant. Dufouart est mort le 21 octobre 1813, à Sceaux, près Paris. Il s'occupait beaucoup de littérature, et jusqu'à la fin cette étude fut son délassement. Il avait traduit en vers français les *Bucoliques* de Virgile, et cinq de ces églogues ont été imprimées à Paris, 1810, in-8°. On a de lui :

De intumescentiâ partium in primis vulnerum sclopetarium instantibus. Paris, 1763, in-4. — C'est la dissertation inaugurale de l'auteur. Ce sujet continua d'être l'objet de ses méditations, qu'il publia plus tard dans l'ouvrage suivant :

Analyse des blessures d'armes à feu et de leur traitement. Paris, an X (1801), in-8, xv-425 pp. — Cet ouvrage, écrit dans un style un peu singulier, renferme beaucoup de remarques pratiques. L'auteur a suivi une marche très-méthodique dans l'exposition des sujets qu'il étudie successivement. A côté d'observations judicieuses on est étonné de le voir soutenir des opinions dont l'expérience avait fait justice depuis long-temps. Ainsi, suivant Dufouart, la lésion des tendons et des aponévroses est la source d'accidens nerveux très-graves ; la répulsion violente de l'air par un boulet de canon est l'explication véritable d'une foule de désordres profonds qui ne sont accompagnés d'aucune trace de contusions extérieures : il cite gravement, comme exemple, une fracture des deux jambes chez le même individu. Dufouart blâme avec raison la pratique qu'on suivait encore assez généralement de son temps, de passer un séton dans l'articulation ouverte par une plaie d'arme à feu ; il montre par des exemples qu'on doit s'abstenir de l'amputation des membres quand les individus sont dans cet état particulier de stupeur qui accompagne souvent les plaies considérables avec fracture des os, la mort ayant toujours lieu après l'amputation ; il a sollicité artificiellement, et obtenu des ankyloses, en injectant dans l'articulation du baume de Fioraventi, de l'huile de térébenthine, du vin sucré et camphré, etc. ; il a constaté que le crachement de sang est presque aussi commun dans les plaies non pénétrantes de la poitrine, que dans celles qui sont pénétrantes ;

il cite l'exemple d'une commotion cérébrale suivie de guérison, causée par le choc d'une balle qui vint s'aplatir sur l'os frontal, en enfonçant la table externe de l'os, sans pénétrer plus avant : il dit avoir observé que les abcès du foie consécutifs aux plaies d'armes à feu de la tête, ne se développent que lorsque les blessures n'ont pas été le siége d'une tuméfaction inflammatoire notable.

Dufouart cite dans cet ouvrage son *Éloge de la gangrène :* nous ignorons l'époque de cette publication.

DUFOUART AÎNÉ, conseiller de l'Académie royale de chirurgie, chirurgien-major des Gardes-Françaises, et chirurgien de Bicêtre, a inséré dans le tome I. des *Mém. de l'Acad. R. de chirurgie,* édit. in-4, p. 271 : « *Mé-* « *moire sur une tumeur énorme, dans* « *lequel on recherche par diverses ex-* « *périences à déterminer la nature des* « *humeurs dont cette tumeur était for-* « *mée, et les remèdes qui auraient* « *pu la résoudre.*

(Fournier, *Biog. univ.*)

DUFOUR (JEAN-FRANÇOIS), maître-ès-arts en l'Université de Paris, étudia dans les Écoles de chirurgie et de médecine des Facultés de Paris et de Montpellier. Il a publié un ouvrage intitulé :

Essai sur les opérations de l'entendement humain, et sur les maladies qui les dérangent. Amsterdam et Paris, 1770, in-12, 456 pp. — Dufour a en pour but de rapprocher ce que les philosophes, d'une part, et les médecins, de l'autre, avaient dit de plus intéressant sur ce sujet jusqu'à l'époque où il écrivait, et de former une espèce de physiologie pathologique de l'entendement humain. Le mécanisme, le chimisme, l'irritabilité de Haller,

et l'existence du principe immatériel appelé *âme,* admise comme une chose qui n'a même pas besoin de discussion, telles sont les bases de la physiologie et de la psychologie de Dufour. Les passages suivans sont propres à donner une idée de l'esprit qui règne dans tout l'ouvrage : « Les efiets de la mollesse des nerfs sont un affaiblissement du sentiment et du mouvement : aussi les sensations légères sont comme perdues pour l'âme, parce qu'elles ne l'affectent et ne la déterminent qu'avec peine; elles ne lui donnent pas une exacte connaissance de ce qui se passe sur les organes des sens; et pour l'acquérir, il faut que dans ces circonstances l'âme ait beaucoup de désirs, et qu'elle se fasse plus de violence pour [faire exécuter au corps ses délibérations, afin de suppléer par l'énergie de la volonté à la mollesse naturelle des parties......, etc. » « Si Adam n'avait pas eu des idées innées, dit, quelques pages plus loin, l'auteur (qui rejette les idées innées, mais seulement *depuis le péché*), il n'aurait pas donné un nom à toutes les espèces d'animaux, ni su lier le cordon ombilical à Caïn, à Abel, etc. »

Dufour, après avoir traité des sensations, des idées, de la viciation des sens externes comme source de dérangemens pour l'âme, enfin des sens internes, passe à l'étude de ce qu'il appelle les maladies de ces derniers. Ce sont : la démence, la mélancolie, la manie ou folie, et l'hypochondrie. Il s'efforce de prouver par deux observations empruntées à Meckel, et par des citations de Meckel, de Senac, de Fornuey et de Lecat, qu'on peut trouver les causes et le siége de ces maladies dans tous les viscères, mais principalement dans ceux du bas-ventre. On voit, à la manière dont il présente cette opinion, qu'elle était nouvelle et loin d'être généralement admise.

DUHAMEL DU MONCEAU, membre de l'Académie des sciences de Paris, et de la plupart des Sociétés savantes de l'Europe, ne fut point médecin; mais, par la multitude et la variété de ses travaux, il prit rang parmi le petit nombre d'hommes dont l'histoire se rattache à celle des progrès de l'esprit humain dans la plupart des sciences positives et des arts utiles. Nous croirions pouvoir nous regarder comme dispensés par-là de faire remarquer que l'article suivant ne peut faire connaître que très-imparfaitement Duhamel, et ne doit indiquer que la moindre partie de ses travaux.

Duhamel (Henri-Louis) naquit à Paris en 1700. Il montra de bonne heure le goût le plus vif pour l'étude des sciences physiques. Ses parens exigèrent qu'il fît son droit; il fut reçu licencié; mais il ne s'était guère occupé, pendant son séjour à Orléans, que de l'étude des arts et des procédés des manufactures. Revenu à Paris, il s'appliqua au dessin; il étudia les mathématiques, et fit construire un laboratoire de chimie, et il disposa tout dans ses terres pour servir aux nombreux essais qu'il avait projetés. Ainsi préparé par de fortes études et par des expériences multipliées, il mit au jour un premier travail, qui lui ouvrit les portes de l'Académie des sciences en 1728, et depuis lors, jusqu'à sa mort, arrivée le 23 août 1782, il publia une immense quantité d'écrits sur des matières très-variées; mais principalement sur le commerce, les arts et métiers, la marine, la physiologie végétale et l'agriculture, dont plusieurs étonnent par la multiplicité des expériences qu'a exigées leur composition. Nous n'indiquerons ici que ceux qui intéressent particulièrement la médecine.

Essai sur l'usage de la plante nommée par C. Bauhin Polygala vulgaris, *pour la guérison des maladies inflammatoires de la poitrine.* Acad. des sc., 1739, Mém., p. 135.

Observations sur la réunion des fractures des os. Mem. I et II, dans les *Mem. de l'Acad. roy. des sc. de Paris*, 1741, pp. 97-222. — Expériences nombreuses sur des animaux dont on fracture les os. Peu de jours après la réduction d'une fracture, on aperçoit, par la dissection, que le périoste s'est gonflé sur le lieu de la fracture. Elle est couverte par une tumeur qui tient de la nature du cartilage : si on dissèque cette tumeur, on voit qu'elle diminue d'épaisseur, et qu'elle aboutit au périoste, qui, à une certaine distance de la fracture, n'a que son épaisseur naturelle. On aperçoit dans l'intérieur de cette tumeur une lymphe sanguinolente. En poursuivant depuis lors jour par jour l'endurcissement du cal, Duhamel donne l'histoire presque complète de la virole osseuse qui réunit les bouts d'un os fracturé, et décrit toutes les phases du développement, puis de l'amincissement et de la disparition de cette virole.

Mémoire (3) *sur le développement et la crue des os des animaux. Mémoire* (4) *sur les os,* dans lequel on se propose de rapporter de nouvelles preuves, qui établissent que les os croissent en grosseur par l'addition de couches osseuses qui tirent leur origine du périoste, comme le corps ligneux des arbres augmente en grosseur par l'addition des couches ligneuses qui se forment dans l'écorce. *Acad. des sc.*, 1742, pp. 354 ; 1743, pp. 87.

Mémoire (5) *sur les os*, dans lequel on se propose d'éclaircir, par de nouvelles expériences, comment se fait la crue des os suivant leur longueur, et de prouver que cet accroissement s'opère par un mécanisme très-approchant de celui qu'observe la nature pour l'alongement du corps ligueux dans les bourgeons des arbres. *Acad. des sc.*, 1743, pp. 111.

Mémoire (6) *sur les os.* Acad. des sc., 1743, pp. 288.

Mémoire (7) *sur les os.* Détail d'une maladie singulière pendant laquelle une fille a perdu à différentes fois presque tout l'humérus, sans que son bras se soit accourci, et sans qu'elle en ait été estropiée. *Acad. des sc.*, 1743, pp. 367.

Lettres à M. Bonnet sur la formation des os dans les animaux, et du bois dans les arbres dans le *Journal de médecine.* Septembre, 1757. — Duhamel déclare qu'il n'a pas prétendu que toutes les lames du périoste fussent également propres à produire des couches osseuses. Il se peut faire que quelques-unes soient destinées à former des feuillets osseux, pendant que d'autres, différemment organisées, seraient destinées à rester toujours périoste.

Mémoire sur la réunion des plaies des arbres. Acad. des sc., 1746.

Mémoire sur l'accroissement des cornes des animaux. Acad. des sc., 1751.

Moyens de conserver la santé aux équipages de vaisseaux, avec la manière de purifier l'air des salles des hôpitaux, et une courte description de l'hôpital Saint-Louis à Paris, avec figures. Paris, 1750, in-12.

De la physique des arbres, de l'anatomie des plantes et de l'économie végétale, avec une dissertation sur l'utilité des méthodes de botanique. Paris, 1758, in-4., 2 vol. — Nobile opus, dit Haller, cujus merita non possumus in nostram brevitatem contrahere. Duhamel a répété toutes les expériences de Mariotte, de Malpighi, de Hales, de Grew, et il en a fait beaucoup de nouvelles.

(Vicq-d'Azyr, *Éloges.*)

DUJARDIN (Fᴙᴀɴçᴏɪꜱ?) né le 13 janvier 1738, à Neuilly-Saint-Front, petite ville du Soissonnois, de parens livrés au commerce, mais peu favorisés de la fortune, fit ses premières études, d'abord en particulier dans la maison paternelle, ensuite chez les Oratoriens de Soissons, et il les termina par un cours de philosophie et la maîtrise-ès-arts dans l'Université de Paris. Il fut quelque temps incertain sur le choix d'un état. Des mœurs douces, un goût décidé pour l'étude, et par conséquent pour la retraite, lui firent embrasser l'état ecclésiastique; il pensa même à se consacrer à la religion d'une manière plus spéciale en se dévouant au cloitre; mais son goût pour la littérature profane, devenu plus vif par la privation, fit évanouir ce projet. Ce fut alors que, pressé de faire choix d'une profession, il passa, comme Boërhaave, de l'état ecclésiastique à l'art de guérir. Après trois années d'études sous un chirurgien distingué de Soissons, M. de La Barre, Dujardin revint dans la capitale, où il se livra avec ardeur aux études anatomiques et cliniques. La modicité de sa fortune mettait obstacle à son entrée dans le Collége des chirurgiens de Paris. Un concours fondé par La Martinière pour deux réceptions gratuites se présenta, et Dujardin sortit vainqueur de cette lutte honorable, dont il partagea le prix avec un homme qui devait continuer plus tard l'œuvre qui lui coûta la vie. A peine sorti de la licence, Dujardin entreprit de parcourir les anciens monumens de la chirurgie, la plume à la main. Il notait ou recueillait les inventions et les perfectionnemens à mesure qu'ils se présentaient, et rassemblait ainsi, sans autre dessein que sa propre instruction, les matériaux de l'histoire de la chirurgie. Il en communiqua des fragmens à l'Académie des curieux de la nature, qui l'encouragea vivement dans ses travaux, et l'admit au nombre de ses membres. La Martiniere et l'Académie royale de chirurgie adoptèrent en quelque sorte l'ouvrage de Dujardin, et le premier volume de l'*Histoire de la chirurgie* parut. Mais Dujardin y avait épuisé ses forces. On peut dire qu'il mourut à la peine, le 3 février 1775, fort peu de temps après que son livre eût vu le jour. Nous pourrions nous dispenser de porter un jugement sur le mérite d'un ouvrage aussi connu; mais nous croyons aussi pouvoir nous permettre de dire à ceux qui veulent adjuger à une autre nation que la France la palme de l'histoire des sciences, que nul pays ne peut nous opposer, pour cette branche des connaissances, ni peut-être pour beaucoup d'autres, une histoire aussi complète, aussi exacte, et puisée aussi consciencieusement dans les sources.

Nous ne saurions dire jusqu'à quel point est fondée l'assertion de quelques bibliographes, d'après laquelle le littérateur Querlon aurait eu une grande part à la *rédaction* de l'ouvrage.

Histoire de la chirurgie, depuis son origine jusqu'à nos jours. Paris, imprimerie royale, 1774, in-4, 19-528 et 29 pp., fig. — Le volume finit avec l'histoire de la chirurgie de Celse.

Nous parlerons de la suite de cet ouvrage dans l'article de ce Dictionnaire consacré au continuateur. *Voy.* Peyrilhe.

(Peyrilhe, *Hist. de la chir., t.* II.)

DULAURENS (André), médecin, que ses écrits font placer parmi les anatomistes, vivait dans la seconde moitié du seizième siècle. Il naquit à Arles en Provence, et vint en 1583 étudier la médecine à Montpellier, où il reçut le bonnet de docteur. Gui-Patin et Astruc ne sont pas d'accord sur les circonstances de la vie de Dulaurens, postérieures à sa réception. Le premier fait voyager Dulaurens de Montpellier à Paris, pour perfectionner ses études, l'y fait résider sept années, au bout desquelles il s'en va exercer à Carcassonne, d'où il revient à Paris avec la comtesse de Tonnerre, dont la protection puissante lui fait obtenir la place de médecin du roi, et celle de professeur à la Faculté de Montpellier. Suivant Astruc, tous ces détails sont autant d'inexactitudes, car Dulaurens ne vint pas alors à Paris, et fut nommé en 1586 à la chaire vacante dans la Faculté de Montpellier par la mort de Laurent Joubert. Dans les deux années qui suivirent son installation, il fit en français des leçons publiques sur la goutte, la lèpre, et la vérole, leçons que Théophile Gelée publia, en 1613, dans sa traduction française des œuvres de Dulaurens. Quoi qu'il en soit de ces versions différentes, nous voyons toujours ce médecin appelé à la cour en 1600 pour y occuper une place qu'on crée tout exprès pour lui (Astruc) celle de médecin ordinaire du roi Henri IV; en 1603, il est nommé chancelier de la faculté de Montpellier, quoique résidant à Paris; et en 1606, le roi le choisit pour son premier médecin, après le décès de Ribbits de la Rivière, place dont il remplit les fonctions jusqu'à sa mort, arrivée le 16 août 1609. Les ouvrages de Dulaurens sont ceux d'un écrivain très-médiocre, et viennent à l'appui d'une partie des assertions de Gui-Patin : en effet, si l'on juge ce médecin d'après ses œuvres, on peut croire avec raison qu'il dut les honneurs dont il était investi, et le crédit dont il jouissait, bien moins à son mérite qu'à la faveur et à l'intrigue.

Apologia pro Galeno et impugnatio falsæ demonstrationis de communicatione vasorum cordis in fœtu. Tours, 1593, in-8.

Admonitio ad Simonem Petrœum, necnon Simonis Petræi censura in admonitionem Andreæ Laurentii. Tours, 1593, in-fol.

Discours de la vue, des maladies mélancoliques, des catarrhes, et de la vieillesse. Paris, 1597, in-16, Rouen, 1600, in-8; Trad. latine de J. Théod. Schoenlin, *de visûs nobilitate et conservandi modo.* Munich, 1618, in-12 ; Trad.-angl. Londres, 1599, in-4. — Ouvrage rempli de conjectures absurdes ou ridicules.

Historia anatomica humani corporis et singularum ejus partium, multis controversiis et observationibus novis illustrata. Paris, 1598, in-fol, av. pl ; Francfort, 1600, gr. in-4; *ibid,* 1602, in-8; *ibid,* 1615, in-8 et in-fol: Leipsick, 1602, in-8; Lyon 1605, in-8, sans pl.; Venise, 1606, in-8. Les planches de cet ouvrage, avec leur description, ont été publiées plus tard sous ce titre : *L'anatomie universelle de toutes les parties du corps humain, représentée en figures et exactement expliquée; par le célèbre André du Laurens; revue par* M. H***, *chirurgien-juré de St-Côme.* Paris, 1741 et 1781, petit in-fol. de 55 pp. — L'anatomie de Dulaurens n'est qu'une compilation faite sans critique, et dans une ignorance complète de plusieurs des travaux antérieurs les plus remarquables. L'auteur répète des erreurs grossières sans savoir qu'elles avaient été signalées. Ses explications physiologiques sont, pour la plupart, des hypothèses surannées, ou dénuées de tout fondement. Les planches sont très-mal gravées et fort incorrectes.

De mirabili strumas sanandi vi, solis Galliæ Regibus concessa, liber I. Et de strumarum natura, differentiis, causis, curatione quæ fit arte medica, liber. Paris, 1609, in-8. On voit que Dulaurens, en courtisan maladroit, proclame comme une vérité cette absurdité que quelques ignorans accueillaient encore, savoir : Que les rois de France avaient le privilége particulier de guérir les écrouelles ; *ab uno disce omnes.* Tous les écrits de Dulaurens ont été réunis et publiés sous ce titre :

Opera omnia anatomica et medica. Francfort, 1627, in-fol.; Paris, 1628, in-4, 2 vol.; Trad. franç. de Th. Gelée, Rouen, 1613, in-fol; *ibid.*

1621 et 1660, in-fol., Paris, 1646, (Astruc.—Portal.—Haller.) in-fol.

DUMAS (Charles-Louis) naquit le 8 février 1765, à Lyon, où son père pratiquait la chirurgie. Dès l'âge de 17 ans, il se rendit à Montpellier, où Barthez et Grimaud se distinguaient entre tous les médecins de cette école. Dumas se pénétra des principes enseignés par ces hommes illustres, et en fit le sujet de la thèse qu'il soutint en 1785, pour obtenir le grade de bachelier. Après avoir reçu le bonnet de docteur, il passa encore deux ans à Montpellier, et se rendit à Paris, où il se lia d'amitié avec Vicq-d'Azyr, qui réunissait alors tous ses efforts pour imprimer à la science anatomique le mouvement salutaire qu'elle n'a reçu complétement que de nos jours. Dumas sentit toute l'importance des sciences physiques pour le médecin, et se livra à l'étude de la chimie et de l'anatomie humaine; il s'occupa aussi de l'anatomie comparée auprès de Daubenton. Lorsque la mort de Sabatier laissa vacante une place de professeur à Montpellier, il quitta Paris, et se présenta au concours qui fut ouvert pour cette place en 1790. Quoique le choix des juges se fût porté sur un de ses compétiteurs, cependant il soutint l'épreuve avec un talent qui ne permit pas de douter qu'il ne dût une autre fois obtenir un succès plus complet. Sa réputation date de ce concours. Ce fut alors qu'il fit des cours particuliers, qu'il accepta le service d'un hôpital, qu'il s'occupa de la rédaction d'un Journal sur l'instruction médicale, qu'il publia le *Traité des fièvres* de Grimaud, auquel il ajouta une excellente introduction, qu'il traduisit de l'anglais l'ouvrage du docteur Reid, sur la phthisie pulmonaire. Ces travaux furent remarqués, et, en 1791, Dumas fut nommé vice-professeur en remplacement de Vigaroux, qui venait de mourir. Les troubles politiques le ramenèrent dans sa patrie en 1792. Il fut nommé professeur à l'école centrale de cette ville, et médecin suppléant du grand Hôtel-Dieu. Après le siége de Lyon, il fut proscrit, et ne dut la vie qu'au dévoûment d'un ami. Alors il se rendit à Paris, et obtint avec peine un brevet d'officier de santé de dernière classe à Toulon, d'où il passa à l'armée d'Italie. Lorsque, en 1795, on composa la nouvelle école de Montpellier, il fut chargé de l'enseignement réuni de l'anatomie et de la physiologie. Quelques années après, il fut appelé à la chaire de clinique de perfectionnement établie à Montpellier comme à Paris. En 1798, il fut élu président de l'école de Montpellier, et fut nommé successivement correspondant de l'Institut, membre de la Légion-d'Honneur, conseiller ordinaire de l'Université, recteur de l'Académie de Montpellier, et doyen de la Faculté de médecine de cette ville.

L'école de Montpellier revendique à juste titre Dumas comme un des plus fermes soutiens de sa gloire. Lorsqu'il parut dans le monde scientifique, à Bordeu et à Barthez, qui avaient restreint les écarts hypothétiques du stahlianisme, avait succédé Grimaud, qui était rentré dans les idées de spiritualisme du professeur de Halle; Dumas, riche d'érudition, reprit les travaux, et fut le digne successeur de Barthez, dont il étendit et simplifia la doctrine. Sous lui, toutefois, la doctrine de l'école de Montpellier perdit quelque chose de sa tournure abstraite et métaphysique; il l'écarta un peu des voies assignées par Barthez, et négligea le principe d'unité vitale, pour considérer les forces isolées des divers organes. Quoique Dumas appartienne certainement par ses doctrines à l'école de Montpellier, on doit tenir compte de l'influence évidente qu'ont eue sur ses travaux le séjour qu'il avait fait à Paris et les relations amicales et scientifiques qu'il avait eues alors avec les hommes qui faisaient la gloire de l'école de Paris, et en particulier avec Vicq-d'Azyr.

Dumas travaillait à un éloge de Grimaud et à celui de M.-A. Petit; qu'il devait réunir à ses discours et à ses autres éloges, sous le titre de *Tribut académique*, et achevait d'autres écrits, lorsqu'il fut entraîné au tombeau, le 28 mars 1813, âgé seulement de 47 ans, au milieu de sa gloire et de ses travaux. Il a publié les ouvrages suivans:

Essai sur la vie, ou *Analyse raisonnée des facultés vitales*, *pour servir d'explication aux thèses sur le même sujet, soutenues dans l'Université de médecine de Montpellier, le 14 janvier 1785.* Montpellier, 1785, in-8, 84 pp. — Principes empruntés à Grimaud et consistant en une combinaison de la force digestive de Galien et de la force tonique de Stahl, avec l'action de l'âme.

Mémoire sur cette question: *Déterminer dans quelles espèces et dans quel temps des maladies chroniques,* la fièvre peut être utile ou dangereuse, et avec quelle précaution on doit l'exciter ou la modérer dans leur traitement. Montpellier, 1787, in-8.

Utrùm ex recentioris chemiæ detectis, verisimilior assignari queat caloris animalis origo? Præside Lanigan, respond. Jac.-Jos. Audirac. Paris, 1788, in-4. — Cette thèse sur la théorie de la chaleur animale, fut composée par Dumas pour M. Audirac; on y voit l'expression des changemens qui s'étaient opérés en lui, à cette époque, par suite des études auxquelles il se livrait à Paris.

Essai sur la nature et le traitement de la phthisie pulmonaire, par Thomas Reid, traduit de l'anglais par Dumas et Petit-d'Arsson. Lyon, 1792, in-8. — Dumas y a joint un discours préliminaire, où il développe les causes physiques et morales qui ont affaibli ou vicié nos tempéramens, et rendu les maladies chroniques communes de nos jours.

Dissertation sur la nature et le traitement des fièvres rémittentes qui compliquent les grandes plaies. (Mém. de la Société méd. d'émulation, 4e année.)

Mémoire sur l'action altérante des cantharides. (Recueil des actes de la Soc. de santé de Lyon, 1er vol.)

Observation sur une imperforation de l'anus. (Recueil de la Société de médecine de Paris, n. XIII.)

Observation sur une fièvre gastrique, et observation sur une plaie de tête, etc. (Actes de la Soc. de santé de Lyon.)

Aperçu sur les maladies qui ont régné à l'armée. (Recueil périodique, 1799.)

Système méthodique de nomenclature et de classification des muscles du corps humain. Montpellier, 1797, in-4. — Dumas, en se livrant à ce travail, pensait comme Condillac et Chaussier, qu'un des moyens de perfectionner une science est d'en perfectionner le langage; mais il n'a pas senti que l'introduction d'une nomenclature nouvelle dans une science aussi répandue que l'anatomie, ne pouvait offrir d'avantages réels qu'à la condition expresse d'offrir une simplicité extrême et une justesse rigoureuse. Sans ces qualités, elle ne

peut qu'engendrer la confusion, et rendre l'étude de l'anatomie plus pénible.

Discours sur les progrès futurs de la science de l'homme. Montpellier, 1804, in-4, 100 pp.

Eloge de Fouquet. Montpellier, 1807, in-4, 92. p.

Eloge historique du professeur Dorthès. Montpellier, 1808, in-8. 30 pp.

Aperçu physiologique sur la transformation des organes. (Journal de physique, 1805 — 1806.)

Observation d'épilepsie rendue intermittente, ensuite guérie par le quinquina. (Journal de médecine et de chirurgie, par Sédillot.)

Principes de physiologie, ou Introduction à la science expérimentale, philosophique et médicale de l'homme vivant, Paris, 1800, in-8, 4 vol., dont le dernier n'a été imprimé qu'en 1803. — Nouvelle édition. — Montpellier, 1806, in-8, 4 vol. — Cet ouvrage entrepris d'abord sur un plan trop vaste, dans la première édition, qui est restée incomplète au quatrième volume, fut réduit à la partie élémentaire et complété dans la seconde édition.

Dumas commence par établir les moyens que nous avons pour acquérir des connaissances : ce sont l'expérience, l'analyse et l'induction. L'expérience embrasse tous les faits. L'analyse décompose les objets, et, remontant à leur origine, elle les livre à la réflexion. L'induction rapproche les faits travaillés, épurés par l'analyse, les compare, saisit leurs traits de similitude et de dissemblance, en déduit des conclusions rigoureuses. L'application de ces trois instrumens de l'intelligence donne à

Dumas la division de la physiologie en partie expérimentale ou historique, en partie philosophique ou raisonnée, et en partie médicale ou pratique. — Il reconnaît des phénomènes physiques et chimiques, des phénomènes organiques et des phénomènes hyperorganiques ou vitaux. — Aux forces sensitive et motrice, admises par les vitalistes, il ajouta la force assimilatrice, sur laquelle Barthez n'avait donné que quelques idées, et la force de résistance vitale. Ces quatre forces, propres à la matière vivante, répondaient, selon lui, aux quatre propriétés de la matière morte: l'impulsion, l'attraction, l'affinité et l'inertie. Toutefois, dans ses derniers cours, il avait réduit à trois phénomènes principaux tous les phénomènes de l'économie animale: la réaction, l'assimilation, et la résistance vitales. Enfin Dumas qui suivait en général la manière de philosopher de Barthez, mais qui sentait aussi le danger des abstractions réalisées, au lieu de considérer les propriétés vitales comme les actes divers du principe vital, les étudie dans les organes qui les récèlent et les appliquent; il ne fait plus de la vie une simple abstraction, c'est l'action vitale des différens organes; toutes les propriétés que la matière organisée nous offre, telles que la vie, le sentiment et la pensée, sont attachées à cette matière et sont une dépendance de sa nature essentielle: de là, le reproche qui lui est adressé par Bérard, de soumettre la physiologie au matérialisme.

Cet ouvrage renferme les changemens opérés en physiologie depuis Haller jusqu'à l'époque où il fut publié. Dumas a su profiter des progrès qu'avaient faits les sciences physiques depuis près d'un demi-siècle, et notamment de l'anatomie comparée, qui lui a fourni quelques lumières sur le mécanisme de nos fonctions.

Doctrine générale des maladies chroniques, pour servir de fondement à la connaissance théorique et pratique de ces maladies. Montpellier, 1812, in-8. — Deuxième édition, publiée et accompagnée d'un discours préliminaire, et de notes, par L. Rouzet, et augmentée d'un SUPPLÉMENT sur l'*application de l'analyse à la médecine-pratique*, par F. Bérard, et de l'*Éloge de Dumas*, prononcé à la Faculté de médecine de Montpellier, par le professeur Prunelle. Paris et Montpellier, 1824, 2 vol. in-8. — Cet ouvrage est, de tous ceux de Dumas, celui qui doit occuper le premier rang. Mais de même que dans son *Traité de physiologie*, il a su s'aider de la philosophie régnante, et profiter des découvertes de son époque, de même ici il a travaillé évidemment sous l'influence des idées qui dominaient de son temps, surtout dans son école, et il n'a pas toujours résisté à l'appât des hypothèses, malgré la précision avec laquelle il commence par exposer sa méthode d'observer et d'étudier les maladies chroniques. Cette méthode est consignée dans le discours préliminaire qu'il a mis en tête de cet ouvrage. Il l'a réduit à six règles principales: 1° considérer chaque malade comme formant un sujet d'observation isolé, et voir dans son état présent l'exemple d'une affection individuelle, plutôt que celui d'une espèce déterminée de maladie; 2° ne point s'attacher à quelques phénomènes isolés, mais saisir l'ensemble et la collection de tous les phénomènes qui e.1 dépendent; 3° afin de comprendre exactement tous les phénomènes, et de former par leur ensemble des signes certains auxquels on puisse reconnaitre les caractères essentiels de chaque maladie, les recueillir tous, l'un après l'autre, à mesure qu'ils se présentent; 4° lorsque, par une sévère analyse, on a connu tous les phénomènes et déduit tous les caractères d'une affection chronique, les comparer et déterminer leurs rapports; 5° la méthode d'exclusion, d'après Bacon; 6° enfin, l'analogie, en se tenant en garde contre les erreurs grossières auxquelles elle peut conduire.

L'ouvrage de Dumas sur les maladies chroniques est divisé en quatre parties : la première contient l'exposition des phénomènes essentiels des maladies chroniques. Il procède à l'étude de ces phénomènes par la comparaison des maladies aiguës avec les maladies chroniques; il trace le tableau historique de ces dernières, leur marche, leurs périodes, leur durée, leurs révolutions, leurs crises, leurs terminaisons naturelles, et leur succession, soit à des maladies aiguës, soit à d'autres maladies chroniques antérieures. La seconde partie comprend la théorie de leur formation. Il parvient à l'aide de l'analyse, à connaître les affections simples qui sont les élémens des maladies; il les rapporte aux altérations des forces et de l'action vitales, par accroissement, par affaiblissement, et par mauvaise distribution ; aux altérations générales des solides et des fluides, et aux vices spécifiques de la constitution. La troisième partie renferme l'exposition des circonstances générales qui concourent à produire et à modifier les maladies chroniques,

comme l'âge, le sexe, les passions, les saisons, etc. La quatrième partie offre les principales sources d'indications pour le traitement des maladies chroniques. Dumas y a exposé les méthodes générales de ce traitement considérées relativement, 1° aux mouvemens naturels et aux déterminations spontanées qui surviennent dans ces maladies; 2° aux différentes affections élémentaires qui les composent; 3° à l'ensemble des affections inconnues ou connues qui en déterminent la nature et la forme. — Viennent ensuite les méthodes générales de traitement appliquées aux différentes périodes des maladies chroniques ; l'étude et le traitement de celles qui sont héréditaires, et de celles qui sont incurables.

En posant en principe, au commencement de cet ouvrage, que la réaction vitale déterminée par une maladie, et conséquemment la fièvre qui en est l'expression, constitue elle-même un principe essentiel de cette maladie auquel les autres phénomènes sont subordonnés, et en généralisant cette proposition, Dumas ne distingue pas les cas où la fièvre est manifestement symptomatique, ne cède à aucun traitement direct, et ne disparaît qu'avec l'aide des moyens qui agissent sur la lésion locale et primitive qui lui a donné naissance et l'entretien; cette manière de considérer la fièvre dans les maladies est encore celle des partisans de l'école de Montpellier où le stahlianisme n'a pu être entièrement déraciné, et a laissé des traces profondes, en dépit de Barthez et de Dumas lui-même. Ces deux médecins entendent par *élément* d'une maladie, les *affections simples* que la différence de ses phénomènes comparés y démontre, et qui sont assez dominantes pour y produire divers ordres de symptômes constans et déterminés. Ces *affections simples* étant considérées comme des altérations particulières des forces vitales, il en résulte qu'analyser une maladie, c'est établir la distinction des différentes altérations vitales qui la constituent. Mais la physiologie pathologique, de nos jours comme du temps de Dumas, est loin d'être assez avancée pour donner les moyens de déterminer la nature des modifications vitales qui caractérisent chaque affection élémentaire; cette détermination est, d'après l'aveu même de Dumas, tout-à-fait impraticable à l'égard des maladies spécifiques.

La mort a empêché Dumas de compléter cet ouvrage par un dernier volume où il devait faire l'application de sa doctrine à un grand nombre d'observations.

(*Éloge de Dumas*, par Pronelle. — *Biographie universelle.* — *Doctrine de l'école de Montpellier*, par F. Bérard. — *Éloge de Dumas*, par Parat.)

DUNCAN (Daniel), fils de Pierre Duncan, docteur en médecine, et petit-fils de Guillaume Duncan, gentilhomme écossais, aussi médecin, et professeur de philosophie de l'Académie de Montauban, naquit dans cette ville en 1649. Orphelin dès le berceau, il dut son éducation aux soins d'un conseiller au parlement de Toulouse. Il étudia la médecine à Montpellier, et fut le disciple particulier de Barbeyrac. Reçu docteur en 1673, il vint à Paris, où il demeura sept ans, au bout desquels il alla s'établir dans sa ville natale. Les fureurs religieuses l'en chassèrent en 1690, car il était protestant; il se réfugia à Genève : les jalousies de ses confrères ne lui permirent pas de s'y fixer. Il exerça huit ou neuf ans la médecine à Berne, suivit ses coréligionnaires à Berlin quand ils furent évincés des cantons suisses, y obtint le titre de professeur en médecine, alla en Hollande, et s'établit à La Haye, en 1703, puis enfin passa en Angleterre, et se fixa pour toujours à Londres, où il demeura depuis 1715 jusqu'à sa mort, le 30 avril 1735.

Duncan jouit de son temps d'une réputation fort honorable et fort étendue; il la méritait par son caractère. Pour ce qui est du talent dont on lui faisait honneur, c'était assurément un homme instruit et fort laborieux, mais aussi un esprit fort médiocre, dont les œuvres n'ont rien ajouté à la science.

Explication nouvelle et mécanique des actions animales. Paris, 1678, in-12.

La chimie naturelle, ou explication chimique et mécanique de la nourriture de l'animal. 1re part., Paris, 1681; 2e et 3e part. *ibid.*, 1687, in-12; traduit en latin par l'auteur, avec quelques changemens. Amsterdam, 1707, in-12.

*Histoire de l'animal, ou la connaissance du corps animé, par la *mécanique et par la chimie.* Paris, 1682, in-8; *ibid.,* 1687, in-8. Trad. lat. Amsterdam, 1683, in-8.

Avis salutaire à tout le monde contre l'abus des choses chaudes, et particulièrement du café, du chocolat et du thé. Rotterdam, 1705, in-8.

(Bayle , *Dict. hist.,* art. Cerisantes; *Bibliothèque britannique,* 1735, t. 5.)

DUPIN, membre du Collége des chirurgiens de Montpellier, mort vers 1806, est auteur de l'ouvrage suivant :

Dissertation chirurgico-légale, dans laquelle l'auteur, en justifiant la médecine et la chirurgie du reproche d'incertitude et d'insuffisance, discute d'après l'histoire des découvertes et des vicissitudes de l'une et l'autre science, et surtout la pénurie, ou les dangers, l'impuissance ou la cruauté de quelques moyens curatifs, s'il ne serait pas nécessaire de rendre la condamnation des malfaiteurs plus utile à la société, en faisant subir à certains de ces malheureux des épreuves de physique, de médecine, de chirurgie, etc., etc., etc. Tribut patriotique présenté à la Société royale de médecine de Paris, le 27 avril 1789, par un citoyen de Montpellier. Montpellier, 1790, in-8, 31-330 pp. — L'auteur propose de tenter sur des criminels beaucoup d'opérations hardies et dangereuses, comme l'infusion et la transfusion dans les veines. «Mon projet, dit-il dans son discours préliminaire, doit scandaliser l'insouciant et le faible, révolter le fanatique, soulever le vieux routinier et le jeune raisonneur; autant au-dessus des préjugés qu'au-dessous de toute ambition qui ne serait pas celle de rechercher et d'obtenir l'*utile,* je mépriserai le persiflage de la médiocrité et les clameurs de l'ignorance et je prétends tirer vanité et des sifflets du jaloux et des outrages du calomniateur. »

DUPLANIL (J.-D.), né en 1740, et mort à Argenteuil, près Paris, le 7 août 1802 , avait été reçu docteur à l'Université de Montpellier. Nous ne connaissons aucun détail sur sa vie, si ce n'est qu'il fut médecin honoraire du comte d'Artois. En le voyant plus tard citer comme un titre sa qualité de *citoyen français,* on peut croire qu'il embrassa avec enthousiasme les principes de la révolution de 89; mais nous ignorons quel rôle il a joué au milieu des événemens si divers qui accompagnèrent notre régénération politique. On a de lui :

Médecine du voyageur, ou avis sur les moyens de conserver la santé, et de remédier aux accidens et aux maladies auxquels on est exposé dans les voyages, tant par terre que par mer; suivie d'un Essai de médecine pratique sur les voyages, considérés comme remèdes. Paris, an IX (1801), in-8, 3 vol.—Cet ouvrage renferme beaucoup de remarques utiles, et l'indication, un peu trop minutieuse peut-être, des précautions dont on doit s'entourer quand on entreprend de longues excursions, indications que bien des personnes ne trouveront pas cependant trop détaillées. L'auteur a écrit son livre pour les gens du monde, et l'on reconnaît l'esprit qui a présidé à la composition de la *Médecine domestique* de Buchan, dont Duplanil a été le traducteur. Sans doute un grand nombre de ces préceptes ne seraient plus admis aujourd'hui; mais en général ils sont dictés avec cette sage réserve qu'il convient surtout de garder quand on cherche à éviter les inconvéniens des ouvrages de médecine populaire. On trouve dans l'*Essai de médecine pratique sur les voyages*, qui termine l'ouvrage, des observations intéressantes. Tout ce qui est relatif à l'influence thérapeutique des voyages par mer est extrait du traité de Gilchrist sur cette matière.

Duplanil a traduit de l'anglais la *Médecine domestique* de Buchan, et cette traduction en cinq volumes a eu cinq éditions de 1775 à 1789. Indépendamment de notes assez nombreuses dans les quatre premiers volumes, Duplanil a composé le cinquième, qui contient, sous forme de dictionnaire, la définition des termes de médecine, une description anatomique des diverses parties du corps humain, l'exposé des fonctions principales, les caractères des plantes médicinales, les différens symptômes des maladies, etc. Duplanil a aussi traduit de l'anglais l'ouvrage de Clare, *sur une méthode nouvelle et facile de guérir la maladie vénérienne*. Paris, 1785, in-8.

Il a laissé manuscrit, en deux vol. in-fol., un travail curieux, intitulé: *Clé des ouvrages qui composent ma bibliothèque, ou livre de renvois à chacun d'eux, au moyen duquel on peut aller sur-le-champ au volume et souvent à la page*, etc. Ce manuscrit renferme près de trois cent mille citations, dont cinquante mille articles environ, classés par ordre alphabétique. Le libraire Lamy était propriétaire de cette bibliographie raisonnée : nous ignorons dans quelles mains elle se trouve aujourd'hui.

(Renauldin, dans la *Biog. univ.*)

DUPRÉ DE L'ISLE, médecin du comte de Provence, du département de la marine, et de la prévôté de l'hôtel du roi, est auteur des ouvrages suivans :

Traité des maladies de la poitrine, connues sous le nom de phthisie pulmonaire, où l'on développe les causes qui concourent à les produire, les accidens qui en résultent, et la manière de les traiter dans les différens degrés. Paris, 1769, in-12, 14-335 pp. — Quelques observations intéressantes, avec beaucoup d'explications hypothétiques et des théories surannées.

Traité des lésions de la tête par contre-coup, et des conséquences pratiques. Paris, 1770, in-12, 16-150 pp.

Traité sur le vice cancéreux, où l'on développe les causes qui concourent à déterminer sa nature, ses effets dans les différens degrés, et la manière de le prévenir et de le combattre, avec un traitement particulier sur les tumeurs squirrheuses et chancreuses de tous les viscères internes, mais surtout des tubercules du poumon. Paris, 1774, in-12, 2 vol. — Sur l'exemplaire de la Faculté de médecine, je trouve les deux notes manuscrites suivantes, de Lassus et de Peyrilhe.

« Si la postérité daigne jeter les yeux sur ce livre, elle croira qu'on s'est trompé sur le titre, et qu'au lieu de 1774, on a voulu mettre 1574. Il est impossible de rassembler dans un volume plus d'inepties qu'il y en a dans celui-ci.

» Ce livre, chassé de la bibliothèque de M. Lassus, s'est réfugié dans la mienne, et de la mienne est passé dans celle du Collége de chirurgie, où, pour parler dans le genre de M. Las-sus, on peut dire que doivent se trouver *Stercora* et *Gemmæ*. »

Il y a pourtant quelques faits inté-ressans dans cet ouvrage, et un petit nombre d'observations sur les tuber-cules, qui étaient assez neuves quand il parut.

Dissertation académique sur la fièvre miliaire des femmes en couches, cou-ronnée par le premier accessit au juge-ment de la Faculté de médecine en l'Université de Paris. Paris, 1779, in-12, 8-102 pp. — L'auteur avait vu assez fréquemment la maladie; il en donne quelques observations.

DURAND, ancien chirurgien-militaire, major de l'hôpital royal et militaire d'Arras, juré et pensionné de cette ville, y exerçait la chirurgie avec distinction pendant la seconde moitié du dix-hui-tième siècle. Les observations nombreuses qu'il a publiées dénotent un praticien habile; la hardiesse de ses opérations fut souvent justi-fiée par le succès. Il avait compris toute l'importance de l'anatomie chirurgicale dont il a le premier essayé de tracer un aperçu dans l'ouvrage suivant :

Anatomie générale et particulière du corps humain, avec des obs. chi-rurgicales sur chaque partie. Lille, 1774, in-8. 2 vol. — Sous ce titre, l'auteur veut indiquer qu'il a décrit les différentes parties du corps hu-main dans leur ensemble, de ma-nière à présenter les rapports res-pectifs de tous les organes qui entrent dans la composition de chacune d'elles. C'est un abrégé trop superficiel sans doute pour les élèves auxquels Du-rand destinait son ouvrage, mais qu'on doit considérer comme une ébauche imparfaite de l'anatomie appliquée à la pratique des opérations. L'auteur cite beaucoup de faits intéressans dont nous allons rappeler les prin-cipaux : *Nævus* de la joue, guéri par l'ablation. — Grenouillette énorme guérie par l'incision et la suppu-ration du sac. — Extirpation d'une loupe du cou d'un volume con-sidérable. — Cas de psoïtis, abcès, symptômes de luxation spontanée de la cuisse, ouverture de l'abcès; guérison. — Abcès enkysté de l'o-vaire ; évacuation du pus par une incision pratiquée sur la tumeur, et cicatrisation sans accident. — Em-pyème du côté droit, que l'auteur dé-crit comme abcès du foie; incision entre la seconde et la troisième fausses côtes : guérison. — Exemple très-remarquable de l'extirpation d'une tumeur squirrheuse de la prostate, suivie de guérison. — Ablation d'un kyste énorme dans un cas d'hydro-

cèle. — Gangrène et chute spontanée d'une portion d'intestin.—Guérison sans accident d'une plaie du
coude, qui ouvrait largement l'articulation. — Abcès de la cuisse
causé par la présence d'une longue aiguille. — Réunion immédiate du
tendon d'Achille divisé, à l'aide d'un

simple appareil contentif, guérison
sans claudication.

Durand avait consigné dans l'*ancien journal de médecine* quelques-
unes des observations que nous venons de citer, et qu'il a de nouveau
rapportées dans son livre.

DURANDE (Jean-François), médecin distingué de Dijon, où il
était né au commencement du dix-huitième siècle, occupa long-
temps la chaire de chimie et de botanique de l'Académie de cette
ville. Ses recherches sur la Flore de Bourgogne témoignent de ses
connaissances et de sa passion pour l'étude des plantes. Durande
était médecin des états de Bourgogne, associé régnicole de la Société
royale de médecine de Paris, agrégé honoraire au Collége royal
des médecins de Nancy, membre des Académies de Dijon, de Montpellier, de Clermont. Il est mort à Dijon le 23 janvier 1794, ayant
laissé les ouvrages suivans :

*Elémens de chimie rédigés dans un
nouvel ordre.* Paris, 1778, in-8.

*Notions élémentaires de botanique,
avec l'explication d'une carte composée pour servir aux cours publics de
l'Académie de Dijon.* Dijon, 1781,
in-8, 368 pp. — Durande essaie de
fondre ensemble les méthodes de Linnée et de Jussieu; il donne des instructions utiles sur la culture des
plantes, la manière de les acclimater,
etc. Il termine en parlant de leurs diverses propriétés.

Flore de Bourgogne, ou *Catalogue
des plantes naturelles à cette province,
et de celles qu'on y cultive le plus communément, avec l'indication du sol où
elles croissent, du temps de leur flo-
raison et de la couleur de leurs fleurs;
ouvrage rédigé pour servir aux
cours publics de l'Académie de Dijon.*
Dijon et Paris, 1782, in-8, 2 vol.—
Cet ouvrage est une statistique bota-

nique, qui n'est pas sans intérêt encore aujourd'hui.

*Observations sur l'efficacité du mé-
lange d'éther sulfurique et d'huile volatile de térébenthine, dans les coliques hépatiques produites par des
pierres biliaires.* Strasbourg, 1788,
in-8, 166 pp. — Le remède de Durande se compose d'une mixture de
trois parties d'éther et de deux parties d'essence de térébenthine, qu'on
administre à la dose de deux scrupules.
l'emploi de ce moyen thérapeutique,
qui a été si fort vanté par Sœmmerring, Richter et d'autres auteurs, reposait sur les idées théoriques qu'avaient
fournies à Durande quelques expériences sur les calculs biliaires, qu'il
considérait comme étant tous de nature résineuse, et conséquemment
très-solubles dans l'éther. La vogue
du remède de Durande est depuis long-
temps oubliée, l'expérience ayant dé-

montré que la mixture de ce médecin n'est rien moins que spécifique, comme il le supposait (*voy. des remarques pratiques à ce sujet, dans le tome IX des Mém. de la Soc. méd. d'émulation de Paris*, par M. Bricheteau), aucune des observations de Durande n'est concluante pour ce qu'il veut prouver; elles manquent généralement des détails nécessaires. Le fils de M. Durande avait déjà soutenu sa thèse à Montpellier, le 21 février 1784, sur cette question : *Peut-on regarder l'esprit de térébenthine comme le dissolvant des concrétions biliaires ?* Rép. affir.

Durande a inséré dans les *Nouveaux Mémoires de l'Académie de Dijon* des mémoires assez nombreux, parmi lesquels nous citerons celui qui est relatif à la coraline articulée dés bontiques, et celui qui a pour objet l'usage d'ensevelir les morts, et les dangers des inhumations précipitées. Ce dernier a été consigné par extrait dans l'ancien *Journal de méd.*, etc., tome 67, p. 597. On l'indique aussi comme publié à part sous le titre de *Mém. sur l'abus de l'ensevelissement des morts.* Strasbourg, 1780, in-8.

DURET (Louis), naquit à Baugé-la-Ville, en 1527. Il vint de bonne heure à Paris, et passa sa jeunesse à apprendre les langues savantes. Il possédait le grec si parfaitement, que peu de critiques peuvent se flatter d'avoir rétabli avec autant de bonheur que lui les passages des anciens, perdus, ou altérés par les copistes. Il connaissait également l'arabe, et lisait Avicenne dans sa langue. Élevé le 30 juin 1552 au grade de licencié, et le 12 septembre suivant à celui de docteur dans la Faculté de médecine de Paris, il se livra presque aussitôt à l'enseignement. Il fut médecin des rois Charles IX et Henri III, professeur au Collége de France depuis 1568 jusqu'en 1586, et mourut le 22 janvier de cette dernière année, âgé de 59 ans. Duret avait une mémoire prodigieuse; il savait par cœur toutes les œuvres d'Hippocrate, et aimait à rapprocher ses observations de celle de ce prince de la médecine pour lequel il professait une grande vénération. Il fut observateur profond, ennemi de la polypharmacie des Arabes, et aussi éloigné de l'aveugle empirisme que des vaines subtilités qui dominaient de son temps dans les écoles. Avec une telle manière de voir, le zèle qu'il mettait à professer ses doctrines médicales, et la grande réputation dont il jouissait, il est facile de voir quelle influence il a dû exercer sur la pratique et l'enseignement de la médecine, par l'intermédiaire des nombreux auditeurs qui suivaient ses leçons.

Duret doit être considéré comme un des principaux chefs de cette école hippocratique de la fin du seizième siècle, qui, non contente d'étudier les médecins grecs et de les expliquer par la critique littéraire, comme avaient fait les premiers restaurateurs des lettres, cherche dans la nature même des lumières nouvelles pour éclairer et agrandir la science des anciens. Profond critique et grand médecin, il tient à ces deux époques et possède les qualités de l'une et de l'autre. Le fait suivant qui lui appartient mérite d'être noté, à cause du succès extraordinaire qui couronna une pratique audacieuse, que ne pouvait justifier aucune théorie raisonnable : Un homme souffrait depuis un an d'un violent mal de tête qu'aucun moyen n'avait pu calmer. Louis Duret, après l'avoir fait raser complétement, fit placer sur sa tête un large cataplasme qui la couvrit entièrement. En retirant ce cataplasme, il jugea que le point qui avait été le plus desséché correspondait au siége de *l'humeur morbifique*, et il n'hésita point à faire appliquer en cet endroit une couronne de trépan. Lorsqu'on eut scié la table externe du crâne et qu'on fut parvenu au diploé, il s'écoula aussitôt une grande quantité d'un pus semblable à du miel pour la couleur et la consistance. Dès ce moment la douleur fut calmée, et le malade fut bientôt guéri.

Duret avait fait un *Commentaire sur les six premières sections des aphorismes d'Hippocrate*, et un *Traité des maladies des femmes;* mais ces deux ouvrages ont été perdus. Les trois suivans ont été publiés après sa mort :

Adversaria in Jac. Hollerii libr. de morbis internis. Paris, 1587, in-8, avec une préface de René Chartier, qui en est l'éditeur, et qui affirme que tout ce qui a été dit ou écrit de bon sur la médecine depuis la mort de Louis Duret, vient entièrement de lui. A la fin de cet ouvrage sont des espèces de maximes ou sentences semblables aux aphorismes d'Hippocrate, modelées sur eux et réunies sous le nom de *Théorèmes.* Cette dernière partie se ressent manifestement des théories qui régnaient au seizième siècle.

Interpretationes et enarrationes in magni Hippocratis coacas prænotiones, gr. lat. Paris, 1588, in-fol. ; Strasbourg, 1633, in-8; Genève, 1665, in-fol.; Leyde, 1737, in-fol., excellente édition ; Lyon, 1784, in-fol. — Cet ouvrage occupa son auteur pendant trente ans. Duret y range la totalité des observations d'Hippocrate en trois livres : le premier parle des pronostics tirés des fièvres en général; le second, des pronostics des maladies particulières à chaque partie du corps; et le troisième, des pronostics tirés des accidens ou symptômes communs à toutes les maladies, et il est terminé par une suite d'observations sur les *excrémens*, c'est-à-dire, les vomissemens, les sueurs, les urines, les déjections alvines.

In magni Hippocratis librum de humoribus purgandis, etc., commentarii, editi à Petro Girardet, gr. Lt. Paris, 1631, in-8. *Iterum recensuit Justus Godofredus Günz.* Leipzig, 1745, in-8. — Ce volume renferme une traduction du livre d'Hippocrate sur la *Purgation*, trois livres de *la diète ou du régime dans les maladies aiguës*, auxquels Duret a ajouté une traduction et une explication du second livre des *Épidémies* d'Hippocrate, première constitution.

(Chomel, *Éloge de L. Duret.* — Gouget, *Mémoires sur le Collége de France.*)

DURET (JEAN), fils du précédent, naquit à Paris en 1563, et fut élevé en grande partie par les soins de son père, auquel il succéda dans la chaire de médecine au Collége de France en 1586; il se démit de cette place quatorze ans après, en faveur de Pierre Séguin. Il fut nommé premier médecin de la reine Marie de Médicis, en 1610, et mourut à Paris, d'une attaque d'apoplexie, le 31 août 1629, à l'âge de 66 ans. Nous avons seulement de lui:

Commentaire sur les cinquante-huit dernières prénotions coaques, qui termine le grand ouvrage de son père, dont il fut aussi l'éditeur, et qu'il dédia au roi Henri III.

Advis sur la maladie régnante. Paris, 1619 et 1623, in-8. — Petit ouvrage concernant les préservatifs et la curation de la peste, et entrepris à l'occasion des maladies contagieuses qui ravageaient assez souvent la capitale.

(*Biogr. univ.*)

DU RONDEAU (JEAN-BAPTISTE), médecin du duc Charles de Lorraine à Bruxelles, membre de l'Académie impériale et royale des sciences et belles-lettres de cette ville, est resté ignoré de tous les biographes, et n'est pas même indiqué dans les bibliographies, pour le sujet sur lequel il a produit un ouvrage considérable. Il ne faut sans doute attribuer cet oubli qu'à ce que Du Rondeau n'a pas mis son nom en tête de son livre, car il avait assurément autant de droits que bien d'autres à figurer sur ces listes des savans, dans lesquelles on est obligé d'admettre bien des hommes de science médiocre. Du Rondeau était mort probablement dès les premières années du XIXe siècle, car son nom ne figure point parmi ceux des membres des Sociétés de médecine qui se formèrent alors à Bruxelles, quoiqu'on y trouve celui de plusieurs de ses anciens collègues à la Société des sciences. Du Rondeau remporta le prix proposé par l'Académie de Bruxelles pour une dissertation sur les peuples belges avant le VIIe siècle; elle est imprimée dans les:

Mémoires sur les questions proposées par l'académie impériale et royale des sciences et belles-lettres de Bruxelles, qui ont remporté le prix en 1773, in 4.

Les mémoires de l'académie de Bruxelles en renferment plusieurs de Du Rondeau. Nous citerons celui *Sur les effets pernicieux des moules*, t. II, p. 213; et un autre *Sur une pierre ayant toutes les qualités du vrai bézoard, trouvée dans un abcès à la tête d'une femme*, t. IV, p. 239.

Le principal ouvrage de Durondeau est le suivant :

Traité de la dysenterie, précédé d'un mémoire sur les signes infaillibles de la Mort, etc., par D***. Bruxelles, 1789, in-8., 2 vol. — Cet ouvrage n'est pas un bon livre; mais il ne pouvait être fait que par un homme de beaucoup d'instruction. Il renferme beaucoup d'explications tirées d'une théorie humorale surannée; mais on y trouve aussi beaucoup de recherches d'observation sur les épidémies en général, sur les causes de ces maladies, et sur celles de la dysenterie en particulier. La partie nosographique de l'ouvrage a principalement pour objet les dysenteries observées en 1779, 80, 81, 82 et 83 à Bruxelles, où elles régnaient épidé-

miquement, et faisaient beaucoup de ravages.

Le mémoire académique, placé en tête de l'ouvrage, n'a pas une grande valeur. Adoptant les idées de Winslow sur l'incertitude des signes de la mort, l'auteur n'en reconnait qu'un seul d'incontestable : la putréfaction. Mais il distingue deux sortes de putréfaction : l'une qui commence peu de temps après la mort, et dont le caractère essentiel est l'exsudation à la surface du corps d'une sueur *acide* et gluante; l'autre donnant lieu au dégagement d'un gaz *alcalin*. C'est cette dernière que Winslow avait en vue, et qu'il voulait qu'on attendit pour prononcer sur la certitude de la mort; Du Rondeau regarde celle - ci comme étant dangereuse à attendre, et regarde l'autre comme suffisante; car, selon lui, elle est facile à reconnaître, et toujours infaillible.

DUROY, DE ROY, ou **LE ROY** (Henri), plus connu sous le nom de Regius, philosophe distingué, l'un des premiers partisans et le premier martyr du cartésianisme, était né à Utrecht le 29 juillet 1598. Reçu docteur en médecine à Franeker, il pratiqua l'art de guérir, d'abord dans la Frise orientale, ensuite à Naeder en Hollande, et enfin dans sa patrie. Initié à la philosophie de Descartes par le professeur Renerius, et devenu bientôt le disciple et l'ami du grand réformateur, il ne perdit pas une occasion de faire pénétrer les nouveaux principes dans les leçons qu'il fit en qualité de professeur de médecine et de physique à l'Université d'Utrecht, et dans les thèses qu'il y fit soutenir. Les fougueux adversaires du cartésianisme, Stratenus, Ravensberg, et surtout Voetius, persécutèrent De Roy, lui firent interdire la liberté de parler de philosophie, et même d'enseigner les opinions nouvelles en médecine, comme la circulation du sang. Descartes prêta son appui à Regius, et lui prodigua des témoignages d'affection tant que celui-ci ne fut que l'écho des idées de son maitre: mais le disciple s'étant donné la liberté de penser par lui-même, Descartes l'accabla de son courroux, et parla de lui de la manière la plus méprisante. Tous les chefs de secte se ressemblent.

Le mérite de Regius lui fit surmonter les persécutions. Le 11 décembre 1661, il fut nommé premier professeur en médecine. Sa mort arriva le 19 février 1679. Remplis de l'esprit de la philosophie de Descartes, les ouvrages de De Roy ne sont pas, on le pense bien, dégagés d'hypothèses; mais ce sont des hypothèses nouvelles qui, à défaut d'autre avantage, ont du moins celui d'ébranler les faux systèmes consacrés par quinze siècles de durée. Ces ouvrages sont d'ailleurs écrits avec simplicité et avec beaucoup de méthode. En voici les titres :

Spongia pro aluendis sordibus animadversionum Jacobi Primerosii in theses ipsius de circulatione sanguinis. Leyde, 1640, in-4; *ibid,* 1656, in-4.

Physiologia, sive cognitio sanitatis, tribus disputationibus in academiâ trajectinâ publicè proposita. Utrecht, 1641, in-4.

De hydrophobiâ. Utrecht, 1644, in-4.

Fundamenta physices. Leyde, 1647, in-4; *ibid.,* 1661, in-4.

Fundamenta medica. Utrecht, 1647, in-4.—Les éditions ultérieures portent le titre suivant: *De arte medicâ et causis rerum naturalium.* Utrecht, 1657, in-4; *ibid.,* 1664, in-4; *ibid.,* 1668, in-4.

Hortus academicus ultrajectinus. Utrecht, 1650, in-8.

Philosophia naturalis. Amsterdam, 1651, in-4; *ibid.,* 1654, in-4; *ibid.,* 1661, in-4 : traduction en français. Utrecht, 1686, in-4.

Praxis medica medicationum exemplis demonstrata. Amsterdam, 1657, in-4; Utrecht, 1668, in-4.

Nous n'indiquons pas quelques opuscules polémiques sur la philosophie cartésienne.

Explicatio mentis humanæ, sive animæ rationalis. 1647, in-4.

(C. Barmann, *Trajectum eruditum.* —Chauffepié, *Dict. hist. art. Regius.*)

DUSSAUSOY (André), chirurgien en chef de l'hôpital général et grand Hôtel-Dieu de Lyon, était né le 30 novembre 1755; il est mort le 12 décembre 1820, laissant les ouvrages suivans :

Cure radicale de l'hydrocèle par le caustique. Amsterdam, 1785, in-8. 223 pp. — L'auteur donne une préférence exclusive au caustique pour la cure de toutes les hydrocèles simples; il regarde les autres moyens comme infidèles ou dangereux. Suivant lui, l'épaississement de la tunique vaginale résulte moins de l'ancienneté de la maladie, que de causes internes, ou de l'abus des acides minéraux à l'intérieur. Il pensait que les caustiques, échauffaient la sérosité épanchée de telle sorte qu'elle pouvait ramollir la tunique vaginale et la membrane albuginée. Aussi recommandait-il de ne pas trop se hâter d'évacuer le liquide après l'application du caustique.

Dissertation et observations sur la gangrène des hôpitaux, avec les moyens de la prévenir et de la combattre. Genève, 1787, in-8. 93 pp. — Le bon air, le régime, la diète végétale, les émétiques et les purgatifs, sont les moyens proposés par l'auteur pour prévenir la gangrène des hôpitaux. Il dit en avoir arrêté les progrès en couvrant la surface des plaies de poudre de quinquina et de térébenthine, mélange qui forme une espèce de mastic qu'il faut renouveler toutes les vingt-quatre heures. Dans plusieurs cas où ce traitement avait été sans effet, il a réussi à guérir ses malades en cautérisant les surfaces altérées avec le nitrate acide de mercure. Le cautère actuel était le moyen auquel il avait recours en dernier lieu, quand les autres avaient échoué. Le traitement intérieur conseillé et employé par Dussausoy est une conséquence de sa théorie humorale, mais il n'en est pas moins très-rationnel sous plusieurs rapports.

Dussausoy a inséré plusieurs articles dans l'ancien journal de médecine. Nous allons les indiquer :
Obs. sur la rétroversion de la matrice. (T. 67, pp. 283). *Observations médico-chirurgicales sur quelques-unes des maladies les plus communes dans l'hôpital de Lyon.* — Ces observations sont relatives aux inflammations articulaires, aux érysipèles, aux ophthalmies, dans le traitement desquelles Dussausoy recommande de laisser les yeux exposés à l'air, et non couverts, pendant toute la durée du traitement ; il conseille l'insufflation d'un mélange d'os de seiche et de sucre candi finement pulvérisés, et à parties égales, dans les ophthalmies rebelles ; il en a retiré les plus heureux résultats. (Tom 68, p. 395). — *Suite des obs. médico-chirurgicales.* L'auteur traite du phlegmon, du charbon, du panaris, des entorses, dans le traitement desquelles il blâme l'emploi immédiat de l'eau froide et des répercussifs (Tom 69, p. 3 et suiv.). — *Obs. sur une fracture du col du fémur, compliquée de celle de la partie supérieure de cet os, et celle du grand et du petit trochanters.* (Tom 72, p. 334).

DUVERGÉ ( ), inspecteur des hôpitaux militaires de la généralité de Tours, agrégé au Collège des médecins, et membre de la Société d'agriculture de la même ville.

Précis de l'éducation des vers à soie. Tours, 1763, in-8.

Analyse chimique des terres de la province de la Touraine. Tours, 1763, in-8.

Mémoire sur les moyens de reconnaître les contre-coups dans le corps humain, et d'en prévenir les suites, 2e édit. Tours, 1774, in-8., 199 pp., 2 pl. — L'auteur traite en trois sections des contre-coups à la tête, au tronc, et aux extrémités. Il rapporte quinze observations particulières, et résume avec beaucoup de soin et de précision les résultats de ses recherches dans la nature et dans les livres.

On trouve dans la *Nature considérée sous ses divers aspects,* de Buchoz, 1771, t. VII, p. 235, et dans on *Dictionnaire minéralogique et hydrologique*, t. II, 250 pp. une lettre de Duvergé sur les eaux minérales de Joannete.

DUVERNEY (JEAN GUICHARD), célèbre anatomiste, naquit à Feurs en Forez, le 5 août 1648. Son père, Jacques Duverney, qui était médecin, le destina à la même carrière, et lui fit faire ses études à Avignon, où il reçut le bonnet de docteur en 1667. L'anatomie avait été dès le principe son étude favorite, et il dut aux connaissances qu'il avait acquises dans cette branche de la science les succès qu'il obtint bientôt à Paris quand il s'y rendit, peu de temps après sa réception. Ses leçons, bornées d'abord à un petit nombre d'auditeurs, devinrent tellement à la mode, que l'enseignement de l'anatomie cessa d'être renfermé dans l'enceinte de Saint-Côme; les gens du monde vinrent écouter le jeune Duverney, que son talent remarquable comme professeur fit goûter de plus en plus. Pendant qu'il augmentait ainsi chaque jour sa réputation, il se livrait avec ardeur aux recherches anatomiques, et en 1674 ses travaux lui valurent la place de membre de l'Académie royale des sciences, où il remplaça Pecquet et Gaillant. Vers la même époque, il avait été appelé aux fonctions de professeur d'anatomie du Dauphin. En 1679, Duverney fut nommé à la chaire d'anatomie du Jardin-du-Roi, et la même année, l'Académie le chargea, conjointement avec M. De la Hire, d'explorer les côtes de la Basse-Bretagne, pour étudier la structure et l'organisation des poissons qu'on rencontre dans cette partie du littoral de l'Océan. C'est là qu'il fit plusieurs découvertes anatomiques importantes sur cette classe de vertébrés. Dans ses leçons au Jardin-du-Roi, il avait été pendant plusieurs années professeur et démonstrateur; en 1673, il chargea Dionis de cette dernière fonction, place à laquelle celui-ci dut plus tard sa réputation et sa fortune. Duverney fut constamment occupé d'anatomie et de recherches d'histoire naturelle jusqu'à la fin de sa carrière. Il travaillait avec Winslow, son élève, à une seconde édition de son *Traité de l'organe de l'ouïe*, lorsque la mort vint le frapper à l'âge de 82 ans, le 10 septembre 1730.

Duverney occupe un rang distingué dans l'histoire de l'anatomie; c'est lui qui releva cette science du discrédit où elle était tombée depuis Riolan. Dionis, Winslow, Sénac, Petit, etc., se sont formés à son école. Il a enrichi l'anatomie comparée d'un grand nombre d'observations importantes, et ses travaux, ainsi que ceux de Claude Perrault et de J. Pecquet, ont donné à l'étude de cette partie fondamentale de la zoologie, l'impulsion qui s'est soutenue avec une activité toujours croissante dans le dix-huitième siècle et dans le dix-neuvième. Duverney a laissé les ouvrages suivans :

Traité de l'organe de l'ouïe, contenant la structure, les usages, et toutes les maladies de l'oreille. Paris, 1683, in-12; *ibid.*, 1718, in-12; traduction latine, Nuremberg, 1684, in-4; Leyde, 1731, in-12; traduction allemande, Berlin, 1732, in-8; traduction anglaise, Londres, ..., in-8. — Ouvrage classique, qui eût suffi pour fonder la juste célébrité de l'auteur, et dans lequel il a répandu un nouveau jour sur les diverses parties de l'organe de l'ouïe, par des recherches où il montre la plus grande habileté comme anatomiste. Duverney a décrit le premier la communication de la caisse du tympan avec les cellules mastoïdiennes; il montra que la corde du tambour est un nerf provenant de la cinquième paire, qui traverse la caisse, et s'anastomose ensuite avec la portion dure de la septième paire. Il a donné une description parfaite des canaux demi-circulaires et du limaçon, de même que de la distribution de la portion molle du nerf acoustique dans ces cavités, et de la membrane qui les tapisse; il n'a pas reconnu le muscle supérieur du marteau.

Duverney a exposé avec beaucoup de précision les différences de structure de ces diverses parties chez le fœtus et l'adulte. C'est dans le labyrinthe que Duverney place l'organe immédiat de l'ouïe. Il a démontré la présence de l'organe de l'ouïe chez plusieurs poissons. Son histoire des maladies de l'oreille renferme des considérations dignes d'intérêt. Les planches sont très-exactes.

Cet ouvrage est le seul que Duverney ait publié; les suivans l'ont été après sa mort.

Traité des maladies des os. Paris, 1751, in-12, 2 vol. — Cet ouvrage, qui fut publié par les soins de Sénoc, prouve que Duverney n'était pas seulement profond anatomiste, mais qu'il joignait à ces connaissances celles d'un chirurgien habile.

OEuvres anatomiques. Paris, 1761, in-4, 2 vol. — Bertin fut l'éditeur de ce recueil important, dans lequel on trouve les recherches de Duverney sur un grand nombre de points de physiologie et d'anatomie. Il y décrit fort en détail le cerveau et ses enveloppes, et y donne le premier une exposition exacte des différens sinus de la dure-mère : il soutient à tort que cette membrane est très-sensible. Il a très-bien indiqué l'entrecroisement des fibres médullaires dans la moelle alongée, entrecroisement que Varole avait signalé, et dont on a plus tard attribué très-gratuitement la découverte à Petit de Namur. Duverney a décrit le premier avec précision et d'une manière complète le plexus solaire : ses observations anatomiques sur les nerfs sont généralement exactes. On retrouve le même mérite dans ses recherches sur l'œil. Duverney donne une bonne description des fosses nasales et de leur organisation. Il a étudié avec le même soin les organes qui président au sens du goût; enfin, ses remarques sur la peau et sa structure, sont également dignes d'intérêt. Nous devons citer aussi ses observations sur les os, sur la graisse médullaire qu'ils renferment, sur les proportions reletives des diverses parties du corps dans l'accroissement, sur le péritoine et ses replis, où il décrit l'ouverture particulière à laquelle Winslow a plus tard donné son nom, etc., etc.

Duverney a inséré dans les *Mémoires de l'Académie royale des Sciences* de nombreux articles. Nous citerons seulement ici ceux qui ont plus particulièrement rapport à l'anatomie et à la physiologie de l'homme.

On trouve dans le tome I: *Observations sur l'organe de la vue et de l'odorat* (p. 161). — *Observations anatomiques sur un enfant à deux têtes* (p. 260).—*Sur le cerveau d'un homme et sur l'organe de l'odorat* (p. 237). — *Sur les ventricules du cerveau qui contenaient trois demi-setiers d'eau* (p. 238).—*Comparaison des nerfs olfactifs dans l'homme et dans les animaux* (p. 238). Dans le tome II: *Observations sur la salive, sur la liqueur qui se trouve dans les animaux ruminants, sur la présure, sur le chyle* (p. 14). — *Observations sur l'effet de l'injection de l'eau froide dans la veine crurale d'un chien, sur une portion de la dure-mère, qui était osseuse, et sur un enfant desséché dans une des trompes de la matrice* (p. 15).—*Sur une apoplexie causée par une éruption de sang du côté de la moelle épinière* (p. 28).—*Observations sur la situation des conduits de la bile et du suc pancréatique* (p. 88). — *Observations anatomiques sur les effets du tonnerre tombé sur un jeune homme* (p. 111).—*Sur un calcul qui fermait le canal de l'urètre* (p. 132).—*Sur un fœtus double, joint par la poitrine* (p. 132).—Dans le tome X: *Réflexions sur la situation des conduits de la bile et du suc pancréatique* (p. 18).—*Nouvelle découverte touchant les muscles de la paupière interne* (p. 427).—*Nouvelles observations touchant les parties qui servent à la nutrition* (p. 429).—*Sur la circulation du sang dans le fœtus*, etc. (p. 227, H. 34). — *Sur un ver trouvé dans le cerveau d'un enfant qui souffrait beaucoup à la racine du nez* 1700, Hist. 39). — *Observations sur une grenouille qui prouveraient que les nerfs ne sont que des tuyaux* (1700, hist. 40). — *Des vaisseaux omphalo-mésentériques* (1700, p. 169, hist. 14). — *De la structure et du sentiment de la moelle des os* (1700, p. 202, h. 14). — *Observations anatomiques faites sur les ovaires de vaches et de brebis* (1701, p. 184, hist. 43).—*Mém. sur la circulation du sang des poissons qui ont des ouïes, et sur leur respiration* (1701, p. 218, h. 46). — *Sur deux enfans joints ensemble* (1706, p. 418). — *Sur deux estomacs dans un sujet humain* (1719, hist. 42).

(Fontenelle, *Eloge de Duverney* dans l'*Hist. de l'Acad. des Sc.*, année 1730, p. 123.—Portal.—Haller.)

DYRSEN (JEAN-HENRI); fils d'un marchand de Riga, commença à Berlin, en 1788, l'étude de la médecine; il alla à Gottingue deux ans après, et y reçut le bonnet doctoral en 1791. Il partit alors pour un long voyage médical. Il visita Francfort, Strasbourg, Lyon, Marseille, s'embarqua pour Gênes, alla à Florence, à Rome, à Naples, passa par Venise et le Tyrol, traversa la Suisse et les Provinces Rhénanes, et rentra à Riga en octobre 1792. Ses qualités et son savoir le firent distinguer bientôt, et il ne tarda pas à avoir une pratique étendue. Il mourut à la fleur de l'âge, le 6 avril 1804; il était né le 29 septembre 1770. Il laissa un fils (Ludwig), né le 26 août 1797, qui étudia la médecine, depuis 1814, à Dorpat, à Gottingue, à Würzbourg et à Vienne, qui fut reçu docteur en médecine à Moscou en 1821, et se fixa à Riga. Il vivait en 1827; Callisen ne le cite point dans son dictionnaire; j'ignore si c'est par oubli, ou s'il aurait trouvé quelque part l'indication de sa mort depuis cette époque. Sa thèse de réception a pour titre : *De scabie, imprimis vero de ejus curatione.* Moscou, 1821, in-8., 69 pp.

Dyrsen (Jean-Henri) n'a mis au jour que les ospuscules suivans :

Diss. exhibent primæ lineas systematis morborum ætiologci. Gottingue, 1791, in-8., 60 pp. — L'auteur partage les maladies en deux grandes classes : 1° celles qui naissent sous l'influence des stimulans du dehors, et qui sont de deux ordres, sthéniques ou asthéniques; 2' celles qui reconnaissent pour cause quelque matière morbillique. Ne se rapprocherait-on pas beaucoup aujourd'hui d'une pareille division'

Noth-und Hülfstafel, enthaltend die Rettungsmittel in plotzlichen Lebensgefahren und andern Zufallen zum gebrauch des Landvolk; Tableau des secours à administrer dans les dangers de morts subites et autres accidens, à l'usage de ses compatriotes, inséré dans les *Mémoires de la Société économique de Livonie.* 1802, t. 11, p. 161-177.

Das alte und neue Riga. Riga ancienne et nouvelle. Dans l'ouvrage de Storchs, intitulé : *Russland unter Alexander I*, t. 2, p. 299-308.

Bemerkungen über das Schwefel-Wasserstoff-Ammoniak; remarques sur l'eau hépatique ammoniacale, dans *Russ. Jahrb. der Pharmacie.* 1803, t. 1, p. 85-93.

(Recke und Napiersky, *allg. Schrifts. und Gelehrten Lexikon der Provinzen Livland, Estland und Kurland. — Medic. chir. Zeitung.*)

EARLE. (Sir James), célèbre chirurgien anglais, était né en 1755. Patent de Percival Pott, il fut élevé par ce grand chirurgien, qui lui transmit l'amour et le zèle dont il était animé pour notre art. Earle acquit de bonne heure, par ses talens, son habileté pratique, et les qualités de son caractère, la réputation la plus honorable. Il était depuis un quart de siècle chirurgien extraordinaire du roi d'Angleterre et doyen des chirurgiens de l'hôpital Saint-Barthelemy, et depuis long-temps directeur du Collége des chirurgiens de Londres, quand il mourut, en 1817.

Quelques circonstances recueillies à la mort de M. James Earle, dit William Wadd, ont beaucoup d'analogie avec celles qui précédèrent les derniers momens du docteur Hunter. Le biographe de ce dernier dit qu'il donna un exemple de philosophie, de calme et de force d'âme qui mérite d'être rapporté. Se tournant vers le docteur Combe, son ami, il lui dit: « Si j'avais assez de force pour tenir une plume, j'exprimerais combien les approches de la mort me paraissent douces et aisées à supporter. » La dernière action de M. James Earle fut de se démettre de la charge honorable de directeur du Collége des chirurgiens; ce qu'il fit la veille de sa mort. Ayant donné sa démission, il investit M. Norris de ses pouvoirs, et lui ayant fait connaitre tout ce qui concernait ses affaires, il dit: « Maintenant j'ai rempli ma vie, il ne me reste plus qu'à attendre patiemment l'heure de ma mort, qui, je le sens, n'est pas bien éloignée: si Dieu m'appelle cette nuit, je me soumettrai sans regret. »

Le titre principal d'Earle est d'avoir introduit dans la pratique, comme méthode générale, le traitement de l'hydrocèle par l'injection du vin. Son *Traité sur la lithotomie* n'a pas été sans utilité; mais son habileté dans la pratique de cette opération est surtout démontrée par un rapport où il fait connaitre ses succès. « Ce fut en 1770, dit M. Earle, que je fis à l'hôpital Saint-Barthélemy une première opération, après laquelle j'opérai, par occasion, pendant l'absence des principaux chirurgiens, jusqu'en 1776. Alors, vu l'inhabileté accidentelle de M. Crane, je fus chargé de la partie de ses travaux qui regardait les opérations, et depuis ce temps j'ai opéré un tiers des calculeux qui ont été reçus à l'hôpital, outre plusieurs dans ma pratique particulière. Ne prévoyant pas à cette époque qu'un jour je serais désireux de connaitre le nonbre des cures que j'ai faites, je négligai d'en faire exactement le relevé. D'après mes notes, je pourrais en compter quarante-sept; mais malheureusement je n'ai pas en main les preuves nécessaires pour en donner la certitude. Cependant j'ai la plus grande satisfaction qu'un opérateur puisse éprouver, celle de déclarer que parmi tous les malades que j'ai vus, soit en public, soit en particulier, il n'y en a eu qu'un qui ait succombé. »

Earle a mis au jour les ouvrages suivans:

A treatise on the hydrocele; containing an examination of all the usual methods of obtaining relief in that disease: the radical cure by injection particularly described, and illustrated with cases: Traité de l'hydrocèle, contenant un examen de toutes les méthodes employées pour guérir cette maladie, une description spéciale du traitement par l'injection, et des observations particulières. Londres, 1791, in-8, 163 pp.; Appendix,

1793, in-8; 40 pp.; 3e édition, *improved*, 1805, in-8. — Le diagnostic de l'hydrocèle et les diverses méthodes du traitement, celle par le séton en particulier, sont exposés avec beaucoup de soin; mais l'auteur s'étend beaucoup plus sur sa méthode, qui est celle des injections, et c'est pour la faire prévaloir, qu'il rapporte 27 cas dans lesquels il a pratiqué cette opération. (Il est bon de noter que plus d'un siècle et demi avant Earle, un chirurgien français, Lambert, avait proposé cette méthode de traitement.)

L'appendix indiqué plus haut, contient de nouvelles observations.

Pratical observations on the operation for the stone : Observations pratiques sur l'opération de la pierre. Londres, 1793, in-8; *ibid.*, 1796, in-8. — Remarques d'un praticien qui a beaucoup vu. Deux cas dans lesquels on avait trouvé tous les *signes* de l'existence d'une pierre dans la vessie, et où l'autopsie montra que cette pierre n'existait pas. Un troisième, dans lequel on pratiqua la taille et où il se trouva que ce qu'on avait pris pour un calcul était une exostose du sacrum. Earle employait le gorgeret, modifié par Blicke.

Observations on the cure of the curved Spine, in which the effect of mechanical assistance is considered; also an essay on the means of lessening the effect of fire in the human body : Observations sur le traitement des courbures de l'épine, dans lesquelles on examine l'effet des appareils mécaniques : suivies d'un essai sur les moyens de diminuer les effets du feu sur le corps humain. Londres, 1799, in-8. — C'est de la maladie décrite par Pott, et qui a reçu le nom de ce chirurgien, qu'il s'agit principalement dans cet ouvrage. Earle regarde les appareils mécaniques au moyen desquels on peut fournir un appui qui supplée la faiblesse de la colonne vertébrale, comme un puissant auxiliaire des moyens de traitement. Il place les fonticules au premier rang parmi ces derniers, et donne la préférence au séton sur les cautères.

L'opuscule sur les brûlures a été aussi publié séparément. Le traitement proposé par Earle n'est autre que l'application de l'eau froide, ou d'une plaque de fer souvent refroidie.

An account of a new method of operation for the removal of the opacity in the eye, called cataract : Essai d'une nouvelle méthode d'extraire la cataracte. Londres, 1801, in-8. — Cette méthode consiste à faire l'extraction du cristallin à travers une incision à la sclérotique, en laissant la cornée intacte. Earle prétend trouver dans cette méthode les avantages réunis de celles par abaissement et par extraction, sans les inconvéniens de l'une ni de l'autre. Il rapporte trois cas de succès. Quadri aussi a souvent réussi depuis.

Letter, containing some observations on fractures of the Lower Limbs; to which is added an account of a contrivance to administer cleanliness and conforts to the bed-ridden, or persons confined to bed by age, accident, sickness, or any other infirmity. plates. Lettre contenant quelques observations sur les fractures des extrémités inférieures, etc. Londres, 1807, in-8, 3e édit.

Observations on hæmorrhoidal excrescences : Observations sur les tumeurs hémorrhoïdales. Londres, 1807, in-8; 2e édit. *ibid.* 18.., in-8.

An account of a calculus, from the human bladder, of uncommon magnitude. In philos. transact. 1809. p.303.

Earle a publié en outre, en 1790 et 1808, deux éditions des *OEuvres chirurgicales de Pott*, enrichies d'une notice sur ce grand chirurgien, et augmentées de notes d'Earle, et de son *Traité de l'hydrocèle.*

(W. Wadd, *nugœ chirurgicœ.* — *Allgem. med. Annalen.* — Richter, *Bibliothek.* — Rob. Watt.)

ÉBEL (J. Godef.), né à Francfort-sur-l'Oder en 1768, et reçu docteur-médecin à l'Université de cette ville en 1788, se fixa peu de temps après à Zurich, fut naturalisé suisse et obtint le titre de bourgeoisie en 1801. Nous ne l'admettons ici que parce qu'il ne figure point dans le Dictionnaire des médecins vivans de Callisen: nous n'avons pas d'autres preuves de sa mort, et à plus forte raison en ignorons-nous l'époque. Il a écrit :

Observationes nevrologicæ ex anatome comparata. Francfort-sur-l'Oder 1788 (Döring.) 1790 (*Gazette de Salzbourg*), in-8., 38 p., 2 pl., 2 tabl. *Recus. in Ludwigii collect. scriptorum nevrologicorum minorum*, t. III. — *Adcuratissimæ observationes*, dit Sœmmerring en parlant de cet opuscule d'Ebel. L'auteur entreprit ses recherches dans le but de vérifier la loi établie par Sœmmerring, sur la supériorité de volume du cerveau chez l'homme, non pas relativement au volume du corps, mais à celui du système nerveux cérébral. Ebel a étudié ces rapports sur un grand nombre d'espèces d'animaux, comme aussi le rapport de développement du cerveau et du système nerveux organique. Il trouve d'ailleurs l'occasion de semer beaucoup de remarques neuves ou intéressantes sur divers points de l'anatomie du cerveau ou des nerfs.

Instructions pour un voyageur qui se propose de parcourir la Suisse, etc. Trad. de l'allemand; par l'auteur du *Socrate rustique* (Frey des Landres) avec des corrections et additions. Bâle, 1795, 2 part., in 12. — *Manuel du voyageur en Suisse,* ouvrage où l'on trouve les directions nécessaires pour recueillir tous les fruits et toutes les jouissances que peut se promettre un étranger qui parcourt ce pays-là. Tad. de l'allemand. 3ᵉ éd. originale, Zurich, 1818, 4 vol. in-12, dont un de planches. — Même ouvrage, trad. abrégée de l'allemand, 6ᵉ édit. française, etc. Paris, 1826, in-12, 1 pl. et 1 carte.—Édition dans laquelle on a supprimé la géologie, la minéralogie, la botanique, etc.

Ueber den Bau der Erde in dem Alpen-Gebirge; nebst einigen Betrachtungen über die Gebirge und dem Bau der Erde überhaupt: De la structure de la terre dans les Alpes, avec quelques réflexions sur la conformation de la terre en général. Zurich, 1808, in-8, 2 vol., fig.

Schilderung der Gebirgsvoelker der Schweitz : Description des peuples montagnards de la Suisse. Leipsig, 1802-1803, in8, 2 vol., 7 pl.

(Meusel. — Ersch.)

ÉBELL (GEORGES-AUGUSTE), de Hoya, né à Brême en 1745, jurisconsulte, conseiller aulique, etc., vivait encore il y a peu d'années. Il mérite, quoique étranger à la médecine, une place dans ce Dictionnaire, comme auteur de l'ouvrage suivant :

Die Bleyglasur des irdenen Küchengeschirrs, etc.; le vernis de plomb de la poterie de cuisine, dévoilé comme une source principale, et non connue d'un grand nombre de nos maladies, comme une des causes qui concourent à l'affaiblissement des forces corporelles de l'homme, particulièrement des classes élevées, d'après un examen judiciaire et des preuves de divers ordres. Hannover, 1794, in-8., 708 pp.; réimprimé sans changemens, *ibid.* 1825, in-8. « Ebell ayant perdu un ami par un accident des plus tristes, fit analyser le vernis dont on se sert ordinairement pour les poteries, et trouva qu'on prenait de la litharge faiblement, ou même point du tout vitrifiée, au lieu d'oxide de plomb réduit à l'état de verre parfait; de sorte que non seulement les acides, mais encore d'autres liquides conservés dans des pots ainsi nouvellement vernissés, se chargent d'une assez grande quantité de litharge pour pouvoir empoisonner les animaux auxquels on les fait prendre, ainsi qu'il le constate par plus de deux cents expériences. Or, comme suivant son opinion ce mauvais usage est répandu généralement, et que les personnes riches surtout renouvellent fréquemment leur batterie de cuisine, il en conclut que la débilité de la génération actuelle, l'état valétudinaire habituel des grands, mais principalement l'hypochondrie, la goutte et les hémorroïdes, qui s'observent si communément, sont les suites de cet empoisonnement par le plomb, auquel nous sommes tous plus ou moins exposés, et que l'on ne connaissait pas avant le 15e siècle. » (Sprengel)

Marx (*Geschiht Darst. der Giftlehre*), qui copie le passage que je viens de rapporter, sans citer Sprengel, indique les nombreux ouvrages dont la question soulevée par Ebell provoqua la publication.

On trouve une analyse assez étendue de cet ouvrage dans la *Gazette de Salzbourg* (*Med. chir. Zeitung*, 1794, t. I, no 15, pp. 257-270); dans le *Journal des Découvertes*, etc. (*Journal der Erfindungen*) 6e cahier, pp. 58-65, des remarques et additions de l'auteur, et, dans le même journal (7e cahier, pp 81-99), des remarques critiques de Aug.-Fr. Hecker.

Les archives de police médicale de Seberf renferment plusieurs articles de Ebell, qui a publié en outre d'autres ouvrages, sans rapport avec la médecine

(Meusel. — Journaux cités.)

ÉBERHART (J.-P.), né à Altona le 2 décembre 1727, commença à faire des cours particuliers à Halle, en 1749. Il fut nommé professeur extraordinaire de médecine et de philosophie dans cette Université en 1753, professeur ordinaire de médecine en 1766, de mathématiques dix ans plus tard, et de physique en 1769. Il mourut le 17 décembre 1779. Éberhart est un des derniers soutiens de cette école, autrefois célèbre, dont les adeptes, ayant plus de savoir que de sévérité de jugement, lançaient la médecine dans des hypothèses qui pouvaient séduire le pédantisme, mais qui faisaient perdre en réalité de sa certitude à notre science, en prétendant lui fournir l'appui de la certitude mathématique. Tous les ouvrages d'Éberhart portent le même caractère, et un bon nombre d'entre eux sont même exclusivement relatifs à la physique ou aux mathématiques.

Diss. (præs. A.-E. Büchner) de sanguificatione. Halle, 1749, in-4.

Versuch einer naeheren Erklaerung von der Natur der Farben : Essai d'une explication de la nature des couleurs. Halle, 1749, in-8. ; *ibid.*, 1762, in-8.

Gedanken von der Wirkung der Arzneimittel im menschlichen Körper : Pensées sur l'action des médicamens dans le corps de l'homme. Halle, 1750, in-8. — L'action des médicamens est toute mécanique.

Gedanken von Feuer, dem Licht und der electrischer Materie : Pensées sur le feu, la lumière et la matière électrique. Halle, 1750, in-8.

Abhandlung von dem Ursprunge der Perlen, etc : Mémoire sur l'origine des Perles. Halle 1750, in-8., fig.

Diss. I et II de mutationibus fluidorum à qualitatibus vasorum in corpore humano dependentibus. Halle, 1751, in-4.

Diss. de legibus physices cautè in medicinâ applicandis ; ibid., 1751, in-4. — L'auteur a plus que personne oublié les principes qu'annonce le titre de cette thèse.

Diss. sensationum theoriam physicam geometricè demonstratam exhibens ; ibid., 1752, in-4.

Betrachtungen über einige Materien aus der Naturlehre : Considérations sur quelques sujets de physique, etc. Halle, 1752, in-8.

Erste Gründe der Naturlehre : Principes élémentaires de physique.

Conspectus physiologiæ et diaeteticæ tabulis expressus. Halle, 1753, in-8. — Ouvrage dans les idées de Fred. Hoffmann.

H. Boerhaaven's *Physiologie übersetzt und mit Zusaetzen Vermhrte ;* Physiologie de Boerhaave, traduite et augmentée de supplémens. Halle, 1753. — Éberhart a traduit une partie du commentaires de Haller, et extrait les autres.

Methodus conscribendi formulas medicamentorum, tabulis expressa. Halle, 1754, in-8.

Sammlung der ausgemachten Wahrheiten in der Naturlehre : Recueil des vérités établies en physique. Halle, 1755, in-8.

Beytraege zur Mathesi applicata. Halle, 1756, in-8., fig. ; *ibid.,* 1773, in-8. ; *ibid.,* 1786, in-8.

Diss. de motu cordis aucto, ab auctâ vasorum resistentiâ ; adversus Cl. de Sauvages. Halle, 1758, in-4.

Conspectus medicinæ theoreticæ, in tabulas redactus ; pars I : physiologia et diætetica ; pars II : pathologia. Halle, 1757-1761, in-8., 2 vol.

Vermischte Abhandlungen aus der

Naturlehre , Arzneygelahrheit und Moral : Mélanges de physique, de médecine et de morale. Halle, 1759, 1766, 1779, in-8., 3 parties.

Diss. de necessario usu vesicatorio-rum in febre castrensi. Halle, 1761, in-4.

D. de ortu febris quartanae è podagrâ retropulsâ ; ibid., 1761, in-4.

Diss. de actione narcoticorum in fluidum nerveum. Halle, 1762, in-4.

D. de doloribus partum promoventibus. Halle, 1762, in-4.

D. de æquilibrio virium in corpore humano. Halle, 1762, in-4.

D. de aeris actione in chylum. Halle, 1764, in-4.

D. de morte subitaneâ absque ullo manifesto læsionis in corpore signo. Halle, 1764, in-4.

D. de Caussis auctæ sensibilitatis generatim. Halle, 1764, in-4.

D. de Caussâ caloris in corpore animali. Halle, 1766, in-4.

D. de pulsu ut signo fallaci. Halle, 1766, in-4.

Vorschlæge zur Verbesserung der Kriegsbaukunst : Vues pour le perfectionnement de l'art des fortifications. Halle, 1766, in-8.

Diss. Submersorum vita restituenda. Halle, 1767, in-4.

Versuch eines neuen Entwurfs der Thiergeschichte, nebst einem Anhange von einigen seltenen und noch wenig beschriebenen Thieren : Essai d'une nouvelle esquisse de l'histoire naturelle des animaux, avec un supplément sur quelques animaux rares et peu connus. Halle, 1769, in-8.

Gedanken von dem Einfluss des Mathematik und ihrem Einfluss in den Staat : Pensées sur l'influence des mathématiques, etc. Halle, 1769, in-8.

Vorschlæge zur bequemern und sichern Anlegung der Pulvermagazine : Conseils sur une situation plus utile et plus sûre à donner aux magasins à poudre. Halle, 1770, in-8.

Diss. de nucis vomicæ et corticis hyposastani virtute medica. Halle, 1770, in-4.

Abhandlungen vom physikalischen Aberglauben und der Magie : Traité des superstitions physiques et de la magie. Halle, 1778, in-8.

Eberhart a donné une édition corrigée et augmentée de l'*Onomatologia medica completa, oder Medicinisches Lexicon,* etc. Ulm, Francfort et Leipzig, 1772, in-8, divers mémoires insérés parmi ceux de l'Académie des Curieux de la nature, et des extraits dans la *Gazette littéraire* de Halle.

(Meusel.—Haller.)

EBERMAIER (Jean-Erdwin-Christophe), fils de Henri-Christophe, pharmacien à Melle, naquit dans cette ville en 1767. Il exerça d'abord la pharmacie dans celle de Heyer, à Brunswick, puis alla pratiquer la médecine à Osnabruck, en 1797, et prit le grade de docteur à Gottingue, la même année. Il fut nommé en 1806, conseiller du comte de Bentheim et chirurgien pensionné de Rheda, en 1810 médecin au département de la Roër ; il était médecin-conseiller du roi de Prusse, quand il mourut, à Dusseldorf, le 9 mars 1825.

Les ouvrages d'Ebermaier sont nombreux et utiles ; et, par leur diversité, ils dénotent dans leur auteur des connaissances variées qu'on trouve rarement réunies à un haut degré chez un même homme. En voici les titres :

Herbarium vivum plantarum officinalium oder Sammlung von Arzneygewachsen. fascicul. Fig. Brunswick, 1790, in-fol.; *Zweite im Text hin wieder vermehrte Auflage. Ibid.*, t. I-II, 1791, in-fol. — Chaque volume contient cinq fascicules, et chaque fascicule dix planches. Dans chacun, les planches sont précédées par une courte description. Les propriétés médicinales sont indiquées d'après les observations de Hildebrandt.

Ueber die nothwendige Verbindung der systematischen Pflanzenkunde mit der Pharmacie, und ueber die Bekanntmachung der giftartig wirkenden Pflanzen : Sur la nécessité de joindre l'étude systématique des plantes à celle de la pharmacie, et sur la connaissance des plantes vireuses. Deux mémoires couronnés par la Société botanique de Regensbruch. Hannover, 1796, in-8., 118 pp.

Diss. inaug. de nimiâ pelvis muliebris amplitudine ejusque in graviditatem et partum influxu. Gottingue, 1797, in-8., 72 pp. — *Recus. in Schlegel Syllog. opusc. ad. art. obstetr.* — Thèse fort estimée.

Commentatio de lucis in corpus humanum vivum præter visum efficaciâ, præmio ornata. Gottingue, 1797, in-4.

Physikalisch-chemische Geschichte des Lichts und dessen Einfluss auf dem menschlichen Körper : Histoire physico-chimique de la lumière et de son influence sur le corps humain. Osnabruck, 1799, in-8.

Heilung einer Glossitis : Guérison d'une glossite. Obs. insérée dans le *Journal de Hufeland,* t. V, n° 3, 1798.

Pharmaceutische Receptirkunst, oder Anleitung für Apotheker, die von den Aerzten vorgeschriebenen Arzneyformeln kunstmæssig zubereiten : Formulaire pharmaceutique, etc. Leipzig, 1801, in-8.

Tabellarische Uebersicht der Kennzeichen, der Rechtheit und Güte, so sæmmtlicher einfachen und Zusammengesetzten Arzneymittel; zum bequemen Gebrauche für Aerzte Physici und Apotheker. Leipzig, 1804, in-fol.; 4° édit., *ibid.*, 1820, 196 pp., in-fol. Traduit en français sous ce titre : Manuel des pharmaciens et des droguistes, ou traité des caractères distinctifs, des altérations et sophistications des médicamens simples et composés. Traduit et approprié à la nouvelle pharmacopée française par J.-B. Kapeler et J.-B. Caventou. Paris, 1821, in-8., 2 vol.

Museum für Aerzte und Wundaerzte; ein Sammlung vermischter Aufsaetze für die gesammte Arzneywissenschaft, aus den Schriften der Reisebeschreiber und andern nicht medicinischen Werken : Muséum pour les médecins et les chirurgiens; recueil de mémoires divers sur les sciences médicales, tirés des relations de voyages, et d'autres ouvrages non médicaux, t. I, n° 1. Leipzig, 1805, in-8., 183 pp. — L'idée d'un pareil recueil est une idée heureuse, et l'ouvrage que promet ce titre, s'il était bon, ne serait pas moins utile qu'intéressant; mais l'exécution de celui d'Ebermaier ne répond pas à ce qu'on devait attendre de lui; aussi ce recueil n'a-t-il pas été continué.

Taschenbuch der Geburtshülfe für angehende Geburtshelfer : Manuel d'obstétrique, t. I-II. Leipzig, 1805-1807, in-8., 2ᵉ édit. du t. I, *ibid.*, 1815, in-8.; ensemble 816 pp. — Ce manuel forme la 8ᵉ section de l'Encyclopédie générale de médecine et de chirurgie pratique, publiée par Consbruch et Ebermaier.

Vergleichende Beschreibung derjenigen Pflanzen, welche in den Apotheken leicht mit einander verwechselt werden, nebst ihren unterscheidenden Kennzeichen und einer Einleitung über diesen Gegenstand : Description comparative des plantes qui peuvent être confondues entre elles dans les pharmacies, avec leurs caractères distinctifs, et une introduction sur ce sujet. Brunswick, 1794, in-8., 211 pp. La préface est de J.-P. Pott.

Taschenbuch der medicinisch-chirurgischen Receptirkunst; oder Anleitung zum Verschreiben der Arzneyformeln : Formulaire manuel médico-chirurgical, ou introduction à l'art de formuler. Leipzig, 1808, in-8., 382 pp. — Ce manuel forme la 6ᵉ

section de l'Encyclopédie médicale de Consbruch et Ebermaier. La *Gazette de Salzbourg* donne un extrait étendu et fait l'éloge de cet ouvrage.

Pharmaceutische Bibliothek für Aerzte und Apotheker : Bibliothèque pharmaceutique pour les médecins et les apothicaires, t. I, nᵒ 1, 2, 3 et 4. Lemgo, 1806-1807, in-8., 388 pp., t. II, nᵒ 1, 2; *ibid.*, 1808, in-8.

Taschenbuch der Chirurgie, t. I. Leipzig, 1802, in-8.; 2ᵉ édit., *ibid.*, 1810, in-8; t. II, *ibid.*, 1811, in-8.; 3ᵉ édit., *ibid.*, 1818-19, t. I, XXVI 866 pp., t. II, XXIV 919 pp., in-8. (Encyclopédie médicale.) — Ouvrage moins superficiel et plus travaillé que ne sont en général les résumés qui ont la prétention de faire entrer une vaste science dans un petit volume.

Taschenbuch der Pharmacie. Leipzig, 1809, in-8. (Encyclopédie indiquée.)

Practische Anweisung zu einem Zweckmæssigen Verfahren bei den Visitationen der Apotheken, nebst einem Verzeichnisse der gebrauchlichsten Reagentien. Leipzig, 1820, in-fol., 30 pp.

(Meusel et Ersch.— *Allgem. med. Annalen.* — *Med. chir. Zeitung.*)

ECKNER (Charles-Christophe), médecin du prince de Schwarzbourg-Rudolstadt, médecin pensionné de la ville de Rudolstadt et de la garnison, était né en 1743; il mourut à Rudolstadt le 13 mai 1807. Il était depuis 1790 membre de l'Académie des Curieux de la nature. On lui doit la relation de deux épidémies, qui offrent assez d'intérêt pour lui faire accorder une place dans ce Dictionnaire.

Beytrag zur Geschichte epidemischer Gallenfieber, nebst beygefügter Beschreibung eines medicinisch-gerichtlichen Falles, wo ein gefahrliches gallicht-schleimightes Fieber nach erlittener gewaltthaetigkeit entstanden ist : Documens pour l'histoire de la fièvre bilieuse épidémique, avec l'exposition d'un cas médico-légal, dans lequel une fièvre bilioso - muqueuse dangereuse suivit des violences faites à l'individu. Leipzig, 1790, in-8 , 92 pp. — Cet ouvrage ne contient rien de bien neuf; mais on voit que l'auteur décrit d'après nature. Dans le lieu où Eckner observa cette épidémie, qui régnait alors sur un grand nombre de points de l'Allemagne, à peine la 10e partie des hommes qui l'habitaient échappa-t-elle à son atteinte. Il en mourut un peu moins que le 20e de ceux qui en furent pris.

Observatio de morbo melancholico, quem lichen , in capite et facie primùm obortus, deindè vero ad encephali nobiliores partes retrogressus produxit, feliciter sanato. in Nov. act. Acad. natur. Curios. T. VIII, p. 108.

Beytrag zur Geschichte der Ruhr im Jahre 1800; nebst einem medicinisch gerichtlichen Falle, dass eine Zwetschge in welcher Pillen eingenommen worden im Speisekanale stecken ge- blieben ist und bald darauf den Tod nach sich gezogen ist : Mémoire pour l'histoire de la dysenterie qui a régné en 1800, avec un cas médico-légal : un pruneau dans lequel on avait mis des pilules, s'arrêta dans l'œsophage, et causa la mort en quelques instans. Gotha, 1801, in-8. — Cette épidémie dysentérique se distingue par la violence et la longue durée de la maladie, et particulièrement par la fréquence des selles, qui étaient de couleur verte.

Le moyen qui se montra le plus efficace contre les tranchées, qui étaient très-violentes, fut l'application de vésicatoires à la partie interne des cuisses. A peine les vésicatoires avaient-ils pris, que les tranchées cessaient comme par enchantement, et pour ne plus revenir.

(Meusel. — *Allgemeine medicinische Annalen.* — *Med. chir. Zeitung.*)

ECKOLDT (Jean-Gottlieb), chirurgien distingué de Leipzig, était né en 1746, il mourut en 1809. Il n'a écrit qu'un mémoire; mais divers ouvrages, publiés de son temps, renferment des idées qui lui appartiennent, ou font connaître des instrumens de son invention. La traduction allemande de la chirurgie de Bell donne son aiguille pour la suture du bec-de-lièvre, sa pince à polypes pour les fosses nasales, un instrument pour la ligature des mêmes polypes, etc.

Ueber das Ausziehen Fremder Körper aus dem Speisecanal und der Luftrohre : Sur l'extraction des corps étrangers de l'œsophage ou de la trachée-artère. Leipzig, 1799, in-4. — Fort bonne monographie dans laquelle l'auteur ne se borne pas à exposer avec clarté les connaissances acquises jusqu'à lui, mais y joint ses propres idées, et décrit une méthode particulière d'opérer l'œsophagotomie. Il forme un pli transversal sur le milieu du muscle sterno-cleido-mastoïdien , et l'incise dans une direction légèrement oblique, de manière qu'il met à découvert l'espace triangulaire compris entre les deux portions de ce muscle. Si ce muscle se bifurque trop bas, de manière à ne pas laisser assez de jour, Eckoldt le fend un peu à la partie supérieure de la plaie. Alors il divise le tissu cellulaire qui se trouve dans cet esdroit, avec le manche du bistouri et les doigts, en creusant sur le côté de la thyroïde; puis, tandis que les aides écartent les bords de la plaie avec des crochets, il incise l'œsophage dans le milieu de cet espace, et agrandit l'incision avec des ciseaux.

Nous pouvons placer sous le nom d'Eckoldt le mémoire suivant :

Ueber eine sehr complicirte Hasens-charte oder einen Sogenannten Wolfs-rachen u. s. w. operirit von D. J. G.

Eckoldt, abgebildet und Beschrieben von D. Franz Heinrich Martens : Sur un bec-de-lièvre très-compliqué, opéré par Eckoldt, dessiné et décrit par F.-H. Martens. Leipzig, 1804, in-fol., 4 pl. — Le bec-de-lièvre était double; il fallut détacher une pièce de l'os maxillaire, et réunir par la suture les deux côtés de la lèvre avec le lobe moyen.

(*Médic. chir. Zeitung*, 1799, t. III, pp. 225. — Sprengel. — Bernstein.)

ÉCLECTISME, d'εκλεγω je choisis, je recueille. Si ce mot avait réellement l'acception qu'indique son origine, il n'y aurait, ni en médecine, ni dans aucune autre science pas un seul homme qui ne fût éclectique, hors celui qui se croirait capable de la créer avec sa seule expérience et ses seules idées; et celui-là encore serait un fou; car c'est une des conditions de notre nature, destinés que nous sommes à vivre en société et pour la société, de ne rien pouvoir qu'avec l'appui de nos semblables et le secours de nos prédécesseurs. La faiblesse des facultés individuelles de chaque homme, les bornes de son entendement lui font une nécessité de *recueillir* non-seulement les observations, mais encore les expériences et les idées des autres; l'indépendance, qui fait le caractère essentiel de sa raison, ne consent à subir cette nécessité qu'à la condition de *choisir* ce qui lui plaît, de rejeter ce qui lui répugne. Ainsi, recueillir et choisir sont deux actes de notre esprit qui se retrouvent dans tous ses travaux, qui se lient· presque inséparablement à tout exercice de ses facultés, à tel point qu'on pourrait presque dire que l'homme est un animal éclectique, comme on dit qu'il est un animal raisonnable. Mais en ce sens, ce nom, qui conviendrait à tout le monde, est un nom parfaitement inutile. Aussi cette acception n'est-elle point celle que les éclectiques ont prétendu lui donner, et celle par laquelle il entre dans le domaine de l'histoire de l'esprit humain. Et si l'on considère le caractère des hommes qui, à diverses époques, se sont arrogé le droit exclusif de le porter, il est facile de reconnaître que ce qui les choquerait le plus dans ce nom serait d'imaginer que *le vulgaire*, ou seulement le *peuple* des savans, pût le partager avec eux. Ne consultons donc point le bon sens, qui nous dirait qu'être éclectique, étudier avec éclectisme, est, et à dû être en tout temps le bon esprit de prendre *le bon, le vrai* partout où on le trouve; mais consultons l'histoire pour qu'elle nous dise ce que fut l'éclectisme entre les mains de ceux qui se qualifièrent d'éclectiques par excellence, ou seulement d'éclectiques, quand personne ne songeait à se décorer d'un pareil titre.

Ce n'est guère que dans l'histoire de la philosophie, où l'on voit si souvent la vanité humaine élever les prétentions les plus gigantesques sur les bases les plus futiles, que l'on voit figurer le nom d'éclectique avec des titres suffisans pour autoriser une dénomination propre à ceux qui le portèrent; et c'est là qu'il faut d'abord étudier l'éclectisme, quoique, en réalité, il commence déjà un peu auparavant à se montrer dans l'histoire de la médecine. Comme le pédantisme de la première coterie médicale éclectique ne fit d'ailleurs que copier le pédantisme des philosophes, il convient de dire quelques mots de ces derniers, de produire aux yeux de nos éclectiques d'à présent les hommes qu'ils doivent reconnaître comme leurs patrons et leurs guides.

Nous nous bornerons à citer le jugement que porte sur cette école, en général, un historien de la philosophie, dont nous adoptons ici pleinement l'opinion. « Telle fut, dit-il, l'origine de l'éclectisme; mais par quel travers inconcevable arriva-t-il, qu'en partant d'un principe aussi sage que celui de recueillir de tous les philosophes, *Tros, Rutulusve fuat*, ce qu'on y trouvait de plus conforme à la raison, on négligea tout ce qu'il fallait choisir, on choisit tout ce qu'il fallait négliger, et l'on forma le système d'extravagances le plus monstrueux qu'on puisse imaginer; système qui dura plus de quatre cents ans, qui acheva d'inonder la surface de la terre de pratiques superstitieuses, et dont il est resté des traces qu'on remarquera peut-être éternellement dans les préjugés populaires de presque toutes les nations.

» Il s'en faut bien que les idéalistes de nos jours aient poussé leur extravagance aussi loin que les éclectiques du troisième et du quatrième siècle : ceux-ci en étaient venus à admettre exactement l'existence de tout ce qui n'est pas, et à nier l'existence de tout ce qui est. »

Ce n'est pas ici le lieu de faire connaître d'une manière plus particulière la doctrine de Potamon, d'Ammonius Saccas, de Plotin, Porphyre, Jamblique, etc.; qu'il nous suffise de dire que dans leur prétendu choix entre tous les dogmes des philosophes leurs prédécesseurs, ils n'avaient trouvé autre chose à recueillir que les idées les plus exagérées de spiritualisme. Et nous citons ce résultat parce

que c'est exactement ce qui eut lieu de la part des éclectiques en
médecine. Il y avait eu une école qui, pour s'épargner le déplaisir
d'avouer que la cause première des phénomènes de la vie lui était
inconnue, avait imaginé un principe substantiel, différant, par son
activité spontanée, de la matière, que cette école supposait inerte,
principe qu'elle gratifiait d'ailleurs de toutes les propriétés, de
toutes les vertus nécessaires pour produire tous les phénomènes
qui se passent dans le monde animé, et pour donner de tout, par
conséquent, une explication facile. Ce principe était le *pneuma*, et
l'école celle des pneumatistes. En fait de théories médicales, le
pneuma et ses vertus furent tout ce que les éclectiques trouvèrent à
recueillir. Ils enrichirent cette doctrine de subtilités qu'eux-mêmes
étaient hors d'état de comprendre, et, dans la pratique, ils adoptèrent sans examen toutes les recettes de l'empirisme le plus
aveugle.

On peut affirmer hardiment que l'éclectisme des anciens ne fit
rien, absolument rien pour la science médicale, et que l'art de
guérir n'en reçut que du dommage.

Les prétentions de l'éclectisme moderne sont-elles mieux fondées que celles de l'ancien? Il n'a fait jusqu'ici que disserter magis-
tralement pour prouver sa possibilité et son excellence; mais en
réalité il n'a rien produit. Il a dit, il a répété sur tous les tons que
chaque système médical, ancien ou moderne, quel qu'il soit, contient
une parcelle du système parfait et définitif que l'on recherche, un côté
de la vérité dont il faut connaître toutes les faces; mais il n'a point
encore tenté d'allier entr'eux et de combiner ces élémens contradictoires. Or s'il l'eût tenté, il serait mort à la peine, ou il se serait
aperçu qu'un pareil alliage est impossible, et que par conséquent
le principe fondamental qui lui sert de base est radicalement faux.
Il eût été forcé de reconnaître que la médecine n'a qu'une base,
l'observation; qu'une voie d'être érigée au rang de science, *l'induction*; qu'une seule méthode, en un mot, par laquelle elle a été
constituée ce qu'elle est, et qui a suffi et suffira toujours à ses progrès, *la méthode expérimentale*. Il se serait vu contraint d'avouer
que jamais une hypothèse ne procura la moindre découverte à la
médecine, ne lui fit faire un progrès quelconque; que cette science
ne trouva jamais que dommage et que ruine dans les systèmes *a
priori*, et que, bien loin qu'il y ait dans chacun de ces systèmes
une parcelle de vérité qu'on doive s'attacher à recueillir pour la
combiner *éclectiquement* avec les parcelles fournies par tous les

autres, on ne saurait, au contraire, les répudier avec trop de force; on ne saurait secouer avec trop de soin la rouille qu'ils ont déposée sur la médecine, et dont elle portera long-temps les traces.

ÉCLUSE (François de L'), en latin *Clusius*, médecin et botaniste célèbre, naquit à Arras le 18 février 1526. Il fit ses premières études à Gand, et fut les continuer à Louvain, en 1546. Destiné au barreau, le jeune L'Écluse se dégoûta bientôt d'une science pour laquelle il n'avait aucune disposition, et, en 1548, il quitta Louvain pour voyager en Allemagne; dans cette excursion, il abandonna tout-à-fait le droit pour se livrer à la philosophie. Il séjourna à Marbourg, puis à Wittemberg, où il fréquenta le célèbre Melanchton, et après avoir visité Francfort, Strasbourg, la Suisse et Lyon, il se rendit à Montpellier. Là, pendant trois ans, il s'appliqua à l'étude de la botanique et de la médecine, sous les yeux de Rondelet; il prit ses degrés de licencié en médecine, et revint dans son pays en 1555, en passant par Genève, Bâle, Cologne et Anvers. De L'Écluse y resta cinq ans, au bout desquels il se rendit à Paris: d'où, après deux années de séjour, il retourna à Louvain, repartit pour l'Allemagne en 1564, et parcourut successivement les Pays-Bas, l'Espagne et le Portugal. Ses voyages dans ces deux derniers pays, furent très-profitables à l'histoire naturelle, qu'on y avait encore peu étudiée. En 1571, sa passion pour la botanique le conduisit en Angleterre, et peu après son retour de ce pays, en 1573, il se rendit à Vienne, sur l'invitation de l'empereur Maximilien II, pour occuper la place de directeur du Jardin des plantes de cette capitale. Il conserva cet emploi pendant près de quatorze ans, et dans cet intervalle il fit un second voyage en Angleterre, qui le mit en rapport avec les amiraux Sydney et Fr. Drake, dont il reçut des communications intéressantes sur les productions des pays qu'ils avaient visités. Dégoûté du séjour de la cour, De L'Écluse quitta Vienne en 1587, et se retira à Francfort-sur-le-Mein, où il vécut dans une solitude presque complète jusqu'en 1593, époque à laquelle les curateurs de l'Université de Leyde l'appelèrent à la chaire de botanique, qu'il occupa pendant les seize dernières années de sa vie, contribuant, par ses savantes leçons, à augmenter l'éclat de cette Université. De L'Écluse mourut le 4 avril 1609, âgé de 83 ans.

L'Écluse est un des naturalistes du xvie siècle dont les travaux ont le plus favorisé les progrès de la botanique. La connaissance approfondie qu'il avait des langues anciennes et de la plupart des langues vivantes, a rendu ses travaux précieux. Ses descriptions sont remarquables par une précision, une élégance et une méthode qui n'ont pas été surpassées. Les figures qui les accompagnent sont très-bonnes, relativement à l'époque où elles ont paru. L'Écluse a publié les ouvrages suivans :

Histoire des plantes, en laquelle est contenue la description entière des herbes, leurs espèces, formes, noms, tempérament, vertus et opérations, par Rambert Dodoëns, etc., trad. du bas allemand en français par Charles de l'Ecluse. Anvers, 1557, in-fol.

Les vies d'Annibal et de Scipion l'Africain, traduites du latin de Donat Acciaïoli en français, avec les vies des hommes illustres de Plutarque, traduites par Amyot. Paris....., in-fol. et in-8.

Antidotarium florentinum, sive de exactâ componendorum medicamentorum ratione libri tres, ex Græcorum, Arabum et recentiorum medicorum scriptis à medicinis florentinis collecti, et à Carolo Clusio ex italico sermone latini facti. Anvers, 1561, in-8.

Aromatum et simplicium aliquot medicamentorum apud Indos nascentium historia, primum quidem lusitanicá linguá per dialogos conscripta à D. Garcia ab horto, Proregis Indiæ medico, deinde latino sermone in epitomen contracta, et iconibus ad vivum expressis, locupletioribusque annotatiunculis illustrata à Car. Clusio. Anvers, 1567, 1574, 1579, in-8.

Simplicium medicamentorum ex novo orbe delatorum, quorum in medicina usus est, historia, hispanico sermone a D. Nic. Monarde, medico hispalensi descripta, latio deinde donata, et annotationibus iconibusque affabre depictis illustrata a Car. Clusio, atrebate. Anvers, 1574 et 1579, in-8. Cette traduction ne contient que les deux premiers livres de l'ouvrage de Monardès, qu'il publia en espagnol, en 1596, in-8. Le troisième livre ayant paru en 1580, L'Écluse le traduisit aussi sous ce titre : *Liber tertius, hispanico sermone nuper descriptus à Nicolao Monarde ; nunc verò primum latio donatus, et notis illustratus a Car. Clusio.* Anvers, 1582, in 8.

Christophori à Costa, medici et chirurgi, aromatum et medicamentorum in orientali Indiá nascentium liber ; plurimum lucis afferens iis quæ a doctore Garcia de Orta in hoc genére scripta sunt, Car. Clusii opera ex hispanico sermone latinus factus. Anvers, 1574 et 1582. Cet ouvrage, et les deux précédens, furent réunis et réimprimés ensemble sous ce titre : *Garciæ ab Horto, Christophori a Costa, et Nicolai Monardis aromatum et simplicium medicamentorum apud Indos nascentium historia, etc., cum figuris.* Anvers, 1593, in-8.

*Caroli Clusii aliquot notæ in Garciæ aromatum historiam, ejusdem descriptiones nonnullarum stirpium et aliarum exoticarum rerum, quæ a generoso viro Francisco Drake, equite anglo, et his observatæ sunt, qui eum in longá illá navigatione, quá proximis annis universum orbem circumivit, comitati sunt; et quorum-

dam peregrinorum fructuum, quos Londini ab amicis accepit. Anvers, 1582, in-8.

Nicolai Monardi libri tres, magna medicum secreta et varia experimenta continentes, à Car. Clusio latio donati. Lyon, 1601, in-8.

Petri Belloni, Cenomani, plurimarum singularium et memorabilium rerum in Græcia, Asia, Ægypto, Judæa, Arabia, aliisque exteris provinciis ab ipso conspectarum tribus libris expressæ. Accedit ejusdem de neglecta stirpium cultura, atque earum cognitione libellus, edocens qua ratione sylvestres arbores cicurari et mitescere queant. Carolus Clusius è gallico latinum faciebat. Anvers, 1589, in-8.; *ibid*, 1605, in-fol., avec les *exoticorum libri decem.*

Rariorum aliquot stirpium per Hispaniam observatarum historia, duobus expressa libris. Anvers, 1576, in-8.

Rariorum aliquot stirpium per Pannoniam, Austriam et vicinas provincias observatarum historia, quatuor libris expressa. Anvers, 1583, in-8.

Rariorum plantarum historia. Cui accesserunt ejusdem commentariolum de fungis ; Honorii Belli, medici doctissimi, aliquot ad Carolum Clusium *epistolæ de variis stirpibus agentes ; alia item Tobiæ Roëlsii, medici, de certis quibusdam plantis epistola ; præterea accurata montis Baldi in agro veronensi descriptio, autore Joanne Pona Veronensi, descriptio à Carolo Clusio ex italico in latinum sermonem versa.* Anvers, 1601, in-fol.

Exoticorum libri decem : quibus animalium plantarum, aromatum aliorumque peregrinorum fructuum historiæ describuntur. Item Bellonii observationes, eodem Car. Clusio interprete. Anvers, 1601, in-fol.; Leyde, 1605, in-fol.

Curæ posteriores seu plurimarum non antè cognitarum, aut descriptarum stirpium, peregrinorumque aliquot animalium novæ descriptiones ; quibus et omnia ipsius opera, aliaque ab eo versa augentur, aut illustrantur. Anvers, 1611, in-fol.; Leyde, 1611, in-4. — Avec un éloge historique, d'Everhard Vorstius.

Galliæ belgicæ chorographica descriptio. Leyde, 1619, in-8.

Tabula chorographica Galliæ Narbonensis, insérée par Ortellius dans son *Theatrum orbis terrarum.*

(Nicéron.—Paquot.—Haller.)

EHRHART (BALTHASAR), docteur en médecine, et physicien ordinaire du duc de Memmingen, mort vers 1757.

De Belemnitis succicis Diss., quâ imprimis in obscuri hactenus fossilis naturâ inquiritur, dein et haud paucæ observationes universum marinoterrestrium centum itemque lithographiæ modernæ historiam spectantes exhibentur. Leyde, 1724, in-4. ; *éd.* 2ª, *auctior cum novâ præfatione.* Augsbourg, 1727, in-4., fig.

Herbarium vivum recens collectum, in quo centuriæ V plantarum officinalium, tum et nonnullarum sacris litteris, auctoribus classicis et usu œconomico celebratarum magnâ diligentiâ exsiccatarum, et methodo hactenus probatâ, durabilium redditarum, in naturâ, quod vocant, repræsentantur, concomitatur hoc herbarium mantissa Botanologiae juvenilis, in qua de necessitate herbaria viva bono publico tradendi deque ea conficiendi methodo agitur. Ulm, 1732, seqq., in-8.

Continuatio I. sylloges plantarum incremento scientiae herbariae et materiae medicae destinatarum, quarum plurimarum exemplaria sicca, nonnullarum vivi radices et semina botanophilis offeruntur. Memmingen, 1745, in-fol.

Physikalische Nachricht von einer neuen gegründeten Meinung, welche den Ursprung derer aus der Erde kommenden versteinerten Sachen betrifft, wie solche in L. Moro Buche enthalten; nebst Anmerkungen. Memmingen, 1745, in-4.

OEconomische Pflanzenhistorie; nebst dem Kern der Landwirtschaft-Garten-und-Arzneykunst. Part. 1 à 12, Ulm, et Memmingen, 1753-1762, in-8 — L'édition de six dernières parties est due aux soins de Kœlderer.

(Adelung.—Meusel, *Lexikon*).

EHRHART (Josse), né à Memmingen, le 2 juin 1740, devint médecin pensionné ordinaire de cette ville, et mourut en 1805. La *Biographie médicale* lui donne deux fils, médecins, qu'elle fait naître en 1763 et 1764. Il n'en a eu qu'un, Théophile, qui a mis au jour un assez grand nombre d'ouvrages, et qui vit encore. On doit à Josse Ehrhart :

Sammlung von Beobachtungen zur Geburtshülfe : Recueil d'observations pour l'art des accouchemens. Francfort et Leipzig, 1773, in-8. — C'est l'ouvrage d'un accoucheur habile et exercé. Haller indique les faits les plus remarquables contenus dans ce recueil. Nous ne citerons qu'un cas de rupture de l'utérus causée par la pression qu'avait exercée sur le pubis le bras droit du fœtus, qui y fut fracturé.

(Haller. — Meusel. — Callisen.)

EHRMANN (Jean-Chrétien), né à Strasbourg en 1710, mort dans la même ville le 16 août 1797, y avait été reçu docteur en 1733. Professeur extraordinaire de médecine depuis 177..., il fut nommé professeur ordinaire en 1782, et ouvrit la même année son cours de clinique par un programme sur la rare édition de Galien, de Venise 1490. Il fut plus tard nommé médecin pensionné de la ville et élevé au décanat du Collége des médecins.

Diss. de fœniculo præs. Boecler. Strasbourg, 1732, in-4. — Hesler, Boehmer et Meusel attribuent cette thèse à Ehrmann ; elle est de Hermann, selon Haller

Diss. de cumino. Strasbourg, 1733, in-4.

Marci Mappi historia plantarum alsaticarum posthuma, operâ et studio J. Chr. Ehrmann. Strasbourg, 1742, in-4.

C'est à Ehrmann aussi qu'est due l'édition de l'ouvrage suivant :

Pharmacopœia argentoratensis, incl.

magistratus jussu revisa et ad usum hodiernum accommodata, à collegio medico. Strasbourg, 1757, in-fol.

C'est à tort que Meusel, et M. Jourdan après lui, attribuent à J. Ch. Ehrmann une thèse sur l'action du mercure; elle est de Spielmann et de J.-Frédérick Ehrmann, l'un des fils de celui dont nous parlons.

(*Comm. de reb. in med. gest.* — Meusel, *Lexikon.*)

EHRMANN (J.-Chrétien), fils du précédent, né à Strasbourg en 1740, reçu docteur en médecine à la Faculté de Bâle en 1772, se fixa quelques années après à Francfort-sur-le-Mein, où il fut, plus tard, médecin de la garnison. L'Académie royale des Sciences de Paris lui donna, en 1779, le titre de correspondant. Une partie de ses ouvrages se rapporte à la médecine vétérinaire; nous croyons devoir les indiquer.

Diss. de Colchico auctumnali. Bâle, 1772, in-4. — *Recus. in Baldinger sylloge opusc. med. pract.*; t. 5, p. 61-81. — Bon résumé de ce qui avait été fait sur ce sujet.

Praktische Versuche in der Darmgicht der Pferde : Essais pratiques sur l'iléus des chevaux. Strasbourg, 1778, in-8.

Praktische Versuche in der Maulsperre oder Hirsch - Krankheit der Pferde : Essais pratiques sur le   des chevaux. Francfort-sur-le-Mein, 1779, in-8.

Praktische Versuche in Dampf der Pferde : Essais pratiques sur la pousse des chevaux. Francfort-sur-le-Mein, 1780, in-8.

Beitraege zur Aufklaerung des Trippers : Matériaux pour l'histoire de la gonorrhée. Francfort, 1780, in-8. — Ouvrage que Girtanner juge d'une manière très-défavorable.

Versuch einer Geschichte verschiedener Kenntnisse aus der Naturlehre und Physik : Essai d'une histoire des différentes connaissances physiques et naturelles. Vienne, 1783, in-8.

Psycologische Fragmente zur Macrobiotic, oder der Kunst sein Leben zu verlangern : Fragmens psycologiques sur la macrobiotique, ou l'art de prolonger la vie. Francfort-sur-le-Mein, 1797, in-8., 64 pp. — Compilation insignifiante au jugement du rédacteur de la *Gazette de Salzbourg,* 1799, t. III., pp. 479.

Ueber den Kuhpockenschwindel, etc.: Sur le vertige de la vaccine, pour servir de défense au docteur Ehrmann contre le docteur conseiller Soemmerring et le docteur Lehr. Francfort-sur-le-Mein, 1801, in-8, 3 cahiers.

Rhapsodien in Bezug auf Technische Heilkunde Chirurgie und gerichtliche Arzneywissenschaft : Mélanges de médecine, de chirurgie et de médecine légale, par J.-C. Ehrmann et J. Valentin Müller. Francfort - sur - le-Mein, 1805, in-8., 192 pp. — L'ouvrage se compose de deux mémoires: l'un sur l'empoisonnement en général et sur la question de savoir s'il est bien d'instituer des expériences sur les criminels; le second sur la rage et l'hydrophobie.

La *Biographie médicale,* d'après

Mensel, attribue à Ehrmann le mémoire suivant :

Untersuchung der Frage : ob der Tripper eine Krankheit eigener Art, oder ein venerische Zufall sey? Recherches sur cette question : Si la gonorrhée est une maladie *sui generis,* ou un symptôme vénérien. Francfort-sur-le-Mein, 1808, in-8.

Mais si la date et le lieu d'impression sont favorables à cette opinion, deux considérations, déjà indiquées par Hacker (*Litterat. des syphil. Krank.*) portent à penser que cet ouvrage est d'un autre auteur; la première, c'est que le titre de ce mémoire ajoute au nom d'Ehrmann le surnom de Stellwag, qu'on ne lui connaît pas; la seconde, que la doctrine qui y est soutenue consiste à regarder la go-norrhée comme une maladie particulière, non syphilitique, ce qui est l'opposé des idées soutenues par Ehrmann en 1780, dans le mémoire indiqué plus haut, et en 1783 dans des observations publiées parmi celles de l'Acad. des Curieux de la nature. (*Nov. act.,* t. VII, pp. 154-155.)

D'après de nouvelles recherches, je trouve que les doutes de Hacker étaient bien fondés. Les *recherches* indiquées plus haut sont de EHRMANN Stellwag, médecin de Spire, mort en 1827, qui a publié une topographie de la ville où il exerçait sa profession, sous ce titre :

Essai d'une topographie médicale sur la ville de Spire. Mayence, 1808, in-8, 24 pp.

EHRMANN (J.-FRÉDÉRIC), frère du précédent, né à Strasbourg en 1739, ne nous est connu que comme auteur des deux dissertations suivantes, qui sont l'une et l'autre remplies d'érudition, et d'une traduction allemande de la médecine de Home.

Diss. de hydrargiri præparationum internarum in sanguinem effectibus. (Præs. Spielmann) Strasbourg, 1761, in-4. — Recus. in Witwer, *Delect. diss. medicarum argentoratensium,* t. I., p. 175, *et in Sandifort, thesaur. diss.,* etc., t. I, n° XX.

Diss. de morbo catarrhali benigno apud nos epidemico. Strasbourg, 1762, in-4.

EICHHORN (HENRY), médecin distingué, mort à la fleur de l'âge, était né à Nuremberg en 179... Selon Callisen, il fut reçu docteur en médecine à Gottingue, et pourtant sa thèse inaugurale, qui ne porte ni date ni lieu d'impression, paraît être de Nuremberg. Eichhorn était professeur particulier de médecine à Gottingue depuis deux ans, quand il est mort en 1832. Entre tous les auteurs qui ont écrit depuis un quart de siècle sur les exanthèmes, et particulièrement sur la variole et la vaccine, Eichhorn doit être compté parmi les plus originaux et les plus remarquables. C'est à ces divers sujets que se rapporte presque tout ce qu'il a écrit.

Von der Zurückbeugung der nicht-schwangeren und Schwangeren Gebær-mutter. Inaugural Abhandlung : De l'obliquité postérieure de la matrice dans l'état de vacuité et dans celui de grossesse. Sans date (Nuremberg), 1822, in-8, 55 pp., 1 pl. gr. — Bonne monographie. L'auteur prétend, avec El. de Siebold, et contre Naegelé, que l'état de vacuité de l'utérus n'exclut point la possibilité de cette dislocation de l'organe, et même que ce déplacement n'est point une maladie rare hors de l'état de grossesse. Observation empruntée à d'Outrepont, d'une obliquité de ce genre, qui avait causé deux fois l'avortement en trois mois, et que ce professeur réussit à réduire et à maintenir dans une troisième grossesse, qui parvint heureusement à son terme. La réduction doit être faite en relevant le fond de l'utérus, et non en abaissant sa portion vaginale.

Ueber das primaere Fieber und seine Bedeutung bei den Kuhpocken; nebst einigen vorlaufigen Andeutungen über die Verhütung der Blattern: Sur la fièvre primitive, et sa signification dans la vaccine; avec quelques remarques sur la prophylactique de la petite-vérole : *In Horn's Archiv für medic. Erfahrung,* 1826, t. I, pp. 213-333, trad. en franç. dans le *Journal complémentaire,* etc. (sans indication de la source), 1826, t. XXVI-XXVII.

Ueber medicinische Erfahrung und über practische Medicin im allgemeinen; nebst den Bestimmungen einigen anderen Begriffe, die für practische Medicin wichtig sind, insbesondere der Haupter-und Gründformen der Hautkrankeiten : Sur l'observation médicale et sur la médecine pratique en général, etc. : *In Horn's Archiv,* 1827, t. I, p. 101-12, 246-258, 432-447; et séparément, Berlin, 1827, in-8.—Ces deux articles remarquables sont comme un premier aperçu de l'ouvrage suivant :

Neue Entdeckungen über die praktische Verhütung der Menschenblattern bei vaccinirten, und in der empirischen Patho-physiologie d r Pocken. Nebst Andeutungen über das Wesen und die Behandlung der übrigen fieberhaften Exantheme : Nouvelles découvertes sur les moyens de prévenir la variole chez les personnes vaccinées, et sur la physiologie pathologique empirique de la variole, avec un aperçu sur la nature et le traitement des autres exanthèmes fébriles. Leipzig, 1829, in-8, 26. 1030 pp. — Ouvrage rempli d'expériences, de vues ingénieuses, entremélées de propositions hasardées. On y trouve non-seulement des idées et des observations neuves sur les conditions requises pour que l'inoculation d'un virus exanthématique préserve pour l'avenir le sujet qui y est soumis; mais l'auteur fournit une multitude de données qui pourront servir à fonder quelques principes sur le rôle des altérations des humeurs dans les maladies.

Massregeln, welche die Regierungen Deutschlands zur ganzlichen Verhütung der Menschenblatter zu ergreifen haben, wobei die Hauser-Sperre zu entbehren ist. Nebst den praktischen Regeln für die Aerzte, um die bisher vaccinirte Bevœlkerung gegen die Menschenblattern auf die ganze Lebenszeit zu schützen : Mesures que doivent adopter les gouvernemens d'Allemagne pour prévenir complétement la variole, etc. Berlin, 1829, in-8, 14-144 pp.

Handbuch über die Behandlung und Verhütung der contagiœs fieberhaten Exantheme, als der Blattern, der Scharlach und petechial Fiebers, der Masern und Rotheln; nach den

Grundsaetzten der empirischen Patho-physiologie : Manuel sur le traitement et la prophylactique des exanthèmes fébriles contagieux, tels que la variole, la scarlatine, la fièvre pétéchiale, la roseole et la rougeole ; d'après les principes de la physiologie-pathologique empirique. Berlin, 1831, in-8, 24,518 pp., 1 pl., in-fol. Le titre adopté par Eichhorn promet plus que ne tient l'ouvrage ; car tout ce qui a rapport à la scarlatine, à la fièvre pétéchiale est laissé de côté ou à peine indiqué. C'est surtout à la variole que le livre de M. Eichhorn est consacre. Il abonde en raisonnemens hasardés, en spéculations incertaines ; mais il contient aussi beaucoup de recherches neuves, d'aperçus ingénieux et d'expérimentations dignes d'être répétées. On y remarque surtout ses expériences concernant l'action du vaccin sur le sang, concernant la compression des pustules vaccinales qui, quoique ne se développant pas, n'en préservent pas moins de l'infection variolique, concernant la production de pustules vaccinales secondaires chez les enfans sur qui on fait une piqûre avec une lancette *non* chargée, au moment où la pustule commence à se développer, concernant l'utilité de faire un grand nombre de piqures et d'introduire beaucoup de vaccin dans l'économie ; enfin, ses recherches sur le retour de la variole chez les vaccinés et sur la ré-vaccination.

Ueber die Aussonderungen durch die Haut, und über die Wege durch welche sie geschehen; nebst einer Einleitung ; in Meckel's Archiv für Anat. und Physiol. 1826, n° 3, art. 7, p. 405-486 ; trad. franc. dans le *Journal des progrès des sciences et des institutions médicales,* 1827, t. III, p. 88-108 t. IV, p. 58-87.

Bemerkungen über die Anatomie und Physiologie der ausser Haut des Menschen, in Meckel's Archiv, 1827, n° 1, art. 5, p. 27-129. *Journal des progrès des sciences et institutions médicales,* t. VII, 1828, p. 79-95 ; t. VIII, 1828, 61-74.; t. IX, 1828, p. 55-78 ; *Journal complémentaire des sciences médicales,* t. XXVII et XXVIII.

(*Allgem. med. Zeitung.* — Casper, *Kritisches Repertorium.* — Callisen.)

EISENMANN (Georges-Henri), professeur d'anatomie et de médecine à l'Université de Strasbourg, naquit dans cette ville le 18 novembre 1693; il y commença ses études médicales, puis il alla visiter les Universités de France, de Hollande et d'Allemagne, et y puiser de nouvelles connaissances. De retour à Strasbourg en 1719, il reçut le bonnet de docteur. Le 6 mars 1733, il fut nommé à la chaire de physique et de mathématiques, et le 6 octobre de l'année suivante, à celle d'anatomie et de chirurgie, qu'il occupa pendant vingt ans avec beaucoup de succès. En 1756, il se démit de cette place, et passa à celle de professeur de pathologie, dont il remplit les fonctions jusqu'à sa mort, arrivée le 16 septembre 1768. Eisenmann était chanoine de Saint-Thomas. Il a publié :

Theses medico anatomicæ. Strasbourg, 1741, in-4. Eisenmann et Morader. — Recherches sur le lait qui existe chez les filles : expériences relatives à la supernatation des poumons.

Quæstiones medicæ varii argumenti. Strasbourg, 1742, in-4. — Eisenmann et Lauth. — Expériences sur l'excitabilité des nerfs; observations sur la circulation du sang dans le foie.

De glandulâ thyreoideâ. Strasbourg, 1742, in-4., avec Lauth.

Tabulæ anatomicæ quatuor, uteri duplicis observationem rariorem sistentes, ex decreto facultatis medicinæ argentoratensis in lucem editæ. Strasbourg, 1752, in-fol., et en français, *ibid.* — On trouve dans cet ouvrage : 1° La figure d'un utérus unique dans la cavité duquel existe une masse triangulaire, partant des deux angles supérieurs de cette cavité, et se rendant à son orifice inférieur, d'où résulte qu'elle est partagée en deux cavités longitudinales incomplètes ;

2° Utérus double avec deux vagins, pourvus chacun d'un hymen bien conformé, vulve unique. Chaque utérus n'était accompagné que d'un ovaire et d'une trompe.

3° Cas de superfétation. La femme, sujet de cette observation, accoucha le 30 avril 1748 d'un enfant vivant, qui mourut deux mois et demi après sa naissance; le 17 septembre de la même année, cette femme accoucha d'une fille vivante et à terme. D'après le contenu de cet ouvrage intéressant, que signifie cette opinion des auteurs de la *Biographie médicale ?* « Que ce travail n'a pas contribué à l'avancement de l'anatomie, » parce que l'auteur se borne toujours » à suivre pas à pas Winslow, dont » le manuel servait de texte et de canevas à ses leçons » Evidemment cette réflexion est ici sans application comme sans motif.

(Portal. — Haller.)

EISFELD (Jean-Frédéric-Auguste), professeur extraordinaire de médecine, mort à Leipzig le 30 novembre 1822. Il était né à Heldrungen le 30 novembre 1767. Il se livra d'abord à la théologie, et s'y serait probablement fixé; mais ayant émis quelques propositions qu'on jugea n'être point orthodoxes, il se vit forcé de donner une autre direction à ses travaux : il se tourna vers la médecine, qu'il étudia à Wittemberg pendant six mois, et ensuite à Leipzig. Le docteur Kapp l'introduisit dans la pratique de l'art de guérir. Il obtint, en 1802, la chaire extraordinaire de médecine de Leipzig, qu'il occupa jusqu'à sa mort.

Eisfeld n'a écrit que les opuscules suivans :

Specimen physico-medicum meletamata quædam ad historiam naturalem typhi acuti, Lipsiæ aestivo tempore anni 1799 grassantis, pertinentia. Leipzig, 1800, in-4. — Une circonstance remarquable de ce typhus est sa coïncidence avec celui qui régnait alors en Angleterre et en Italie.

Diss. inaug. de curatione typhi

acuti, Lipsiæ aestivo tempore anni 1779, grassantis, pertinentia. Leipzig, 1801, in-4.

Beytrag zur Geschichte des Gallensteins : Recherches pour l'histoire des calculs biliaires, dans les *H.-F. lienflam's und J.-C. Rosenmüller's Beytragen zur Geschichte der Zergliederungskunt.* 1800.

Ueber Ernst Platner's Leben : Sur la vie d'Ernest Platner, dans *Zeitung für die elegante Welt.* 1819, n° 30 et suiv.

(*Allgemeine, medicinisch. Zeitung. — Meusel.*)

ELBEN (Ernest) de Stuttgart, reçu docteur en médecine à Berlin en 1821, est mort à Silistria, le 17 novembre 1829, à l'âge de 31 ans. A peine rétabli d'une grave maladie, il partit de Kalnick, où il remplissait les fonctions de médecin dans un hôpital militaire russe, pour se rendre à Silistria, où il fut pris, au bout de quelques semaines, d'une fièvre nerveuse, causée par les fatigues, qui l'enleva en peu de jours. Ce fut une perte pour la science, car il avait long-temps étudié la peste, et avec d'autant plus de soin qu'il en avait été lui-même atteint. Il préparait sur ce sujet un ouvrage qui aurait eu certainement de l'importance, à en juger par le mérite du suivant, qui est le seul qu'Elben ait mis au jour :

De acephalis, sive monstris corde carentibus. Diss. academica anatomico-physiologica. Berlin, 1821, 143 pp. in-4. — *Tabulæ ad dissertationem anatomico-physiologicam de acephalis, sive monstris corde carentibus. Ibid.,* 1821, 22 pl., in-4. — Monographie savante et complète de l'acéphalie vraie. L'auteur a donné la liste de tous ceux qui avaient traité avant lui la même matière, ou qui avaient publié quelques observations. Il a pu rassembler 62 cas d'acéphalie, auxquels il en a lui-même ajouté dix. Le résultat principal qui ressort du rapprochement de tous ces faits, et que l'auteur signale dans le titre de son ouvrage, c'est que l'absence du cœur est une conséquence nécessaire de l'absence de la tête. Le recueil de planches qui accompagne la dissertation réunit un grand nombre de cas dont il serait fort difficile de rassembler, même à grands frais, les originaux.

(*Allgemeine medicinische Annalen.*)

ELLER (J.-Théodore), conseiller-privé et premier médecin du roi de Prusse, directeur du Collége médico-chirurgical de Berlin, membre de l'Académie des sciences de la même ville, était né à Plesken, dans la principauté d'Anhalt-Bernbourg, en 1689. Il mourut le 13 septembre 1760.

Gazophylacium sive catalogus rerum mineralium et metallicarum. Bernbourg, 1723, in-8.

Nützliche und ausserlesene medicinische und chirurgische Anmerkungen und verrichtete Operationen indem Lazareth zur Charite in Berlin : Remarques médico-chirurgicales et opérations pratiquées à l'hôpital de la Charité à Berlin. Berlin, 1740, in-8., fig. — Histoire de l'hôpital, qui était nouveau à cette époque. Bubon ulcéré, avec lésion de l'intestin. guéri ; fistule à la poitrine avec carie, guérie ; hoquet opiniâtre dans un cas d'abcès de la poitrine ; lithotomie par la méthode de Rau, taille hypogastrique. etc.

Neue Versuche mit dem menschlichen Blute. Dans la 22e partie des *physicalischen Belustigungen.* Berlin, 1741, in-8.

Physiologia et pathologia medica. seu philosophia corporis humani sani et morbosi ; das ist grundliche, etc. — *Nebst Einem Anhange einiger ad medicinam forensem et clinicam gehœrigen Abhandlungen. u. s. w. in 2. Theilen herausgegeben und vermehrt von D. Joh. Zimmermann.* Schneberg, 1748, in-8. ; 3e édit. Altembourg, 1770, in-8. — Elle réclama contre la publication de cet ouvrage, qui n'est qu'un résumé incorrect des leçons qu'il avait faites au collège médico-chirurgical, de 1710 à 1734.

Observatio de ingenti maristă, seu sycosi intrà sinum pudoris, enatâ. in Miscellan. Berolinens. T. IV, p. 237. — Le même article contient plusieurs autres observations sur les calculs, etc.

Observationes de cognoscendis et curandis morbis, præsertim acutis. Kœnisberg et Leipzig, 1762, in-8 ; Amsterdam (Genève), 1766, in-8. Traduit en français par Agathange Le Roi. Paris, 1774, in-12. — C'est l'ouvrage d'un praticien judicieux et éclairé, mais auquel l'auteur n'a pas mis la dernière main. L'intention d'Eller paraît avoir été de traiter de toutes les maladies ; mais la mort a interrompu son travail, et il n'a parlé que d'une partie des maladies aiguës seulement.

Les mémoires de l'Académie des sciences de Prusse en renferment un grand nombre de Eller. En voici l'indication :

Dissertations sur les élémens ou premiers principes du corps. Année 1746.

Exposition anatomique de l'origine et de la formation des ganglions. Ibid.

Dissertations physico-chimiques sur la séparation de l'or d'avec l'argent, qu'on nomme séparation sèche, 1747.

Essai sur la formation des corps en général, 1748.

Recherches sur la fertilité de la terre en général. 1749.

Sur la nature et les propriétés de l'eau commune, considérée comme un dissolvant. 1750.

Sur les phénomènes qui se manifestent quand on dissout toutes sortes de sels dans l'eau commune séparément. 1750.

Nouvelle expérience sur le sang humain. 1751.

Nouvelles expériences et observations sur la végétation des graines, des plantes et des arbres. 1752.

Réflexions philosophiques sur un cas singulier d'un jeune garçon de douze ans à qui l'aile d'un moulin à vent avait enfoncé le crâne, en avait fait sortir une quantité consisidérable du cerveau, et qui cependant a été entièrement guéri sans le moindre dérangement des facultés de l'âme. 1752.

Sur l'origine et la génération des métaux. 1753.

Recherches sur l'usage prétendu dangereux de la vaisselle de cuivre dans nos cuisines. 1754.

Description d'un monstre cyclope mis au monde à Berlin le 19 février 1754. Année 1754.

Recherches sur la formation des pierres ou concrétions graveleuses dans le corps humain, à l'occasion d'une pierre sortie par un abcès percé dans les hypochondres. 1755.

Recherches sur la force de l'imagination des femmes enceintes sur le fœtus, à l'occasion d'un chien monstrueux. 1755.

Expériences sur la conservation du sang et d'autres corps liquides, sans corruption, dans le vide pendant plusieurs années. 1757.

Ces divers mémoires ont été réunis, traduits en allemand par Charles Abraham Gerhard, et publiés sous ce titre :

Joh. Theodor Eller's physikalisch chemisch-medicinische Abhandlungen, aus den Gedenkschriften der Kœniglichen Akademie der Wissenschaften. Berlin, 1764, in-8, fig.

Après la mort d'Eller, on a publié de lui :

Wolstændige Chirurgie, oder gründliche Anweisung, aller und jede ausserliche Krankheiten der menschlichen Kœrpers zu heilen : Chirurgie complète, ou principes du traitement des maladies externes du corps humain. Berlin, 1763, in-8.

Ausübende Arzneywissenschaft, oder praktische Anweisung zu der gründlichen Erkenntniss und Cur aller innerlichen Krankheiten der menschlichen Kœrpers : Introduction pratique à la connaissance et au traitement de toutes les maladies internes. Berlin et Stralsund, 1767, in-8.

Adelung. — Meusel. — *Comment. de reb. in med. gest.*

ELLIOTT ou **ELLIOT** (John), né en 1747 à Chard, dans le comté de Somerset, fut mis, à 14 ans, en apprentissage chez un apothicaire à Londres. Il ouvrit lui-même une pharmacie vers 1777, et s'occupa de recherches scientifiques et d'expériences chimiques. Ayant cru reconnaître qu'une certaine préparation saline de magnésie était un remède contre quelques genres de fièvre, il répéta, pour s'en assurer, de nombreux essais sur des pauvres de son voisinage, et, encouragé par ses succès, il se procura un diplôme de médecin, et commença, vers 1780, à exercer la médecine dans un local particulier, en se bornant d'abord à l'administration de son remède, et sans abandonner son premier état. Elliot s'était toujours fait remarquer par la douceur de son caractère et par son assiduité à l'étude des sciences, lorsqu'à l'âge de 40 ans une passion malheureuse vint détruire le repos dont il jouissait. Épris d'un amour insurmontable, dont l'aveu fut reçu avec dédain, il tomba dans une mélancolie profonde, et résolut de mettre fin à ses jours, après avoir arraché la vie à la cruelle qui faisait son malheur. Il lui tira un coup de pistolet qui ne fit que la blesser. Il fut arrêté avant d'avoir pu se frapper lui-même. Mis en prison, il refusa de prendre aucune nourriture, et mourut le 22 juillet 1787.

Les ouvrages d'Elliot renferment des expériences nouvelles, des vues ingénieuses, et sont écrits avec clarté et simplicité. En voici les titres :

Philosophical observations on the senses of vision and hearing. To which is added a treatise on hermonic sounds, and an essay on combustion and animal heat : Observations philosophiques sur les sens de la vue et de l'audition ; avec un traité sur l'harmonie et un essai sur la combustion et la chaleur animale. Londres, 1780, in-8.

Essays on physiological subjects : Essais sur divers sujets de physiologie. Londres, 1780, in-8.

Adress to the public on a subject of the utmost importance to health : Avis au public sur un sujet de la plus grande importance pour la santé. Londres, 1780, in-8. — Contre les charlatans.

An account of the nature and medicinal virtues of the principal mineral waters in Great-Britain and Ireland, and those most in repute on the continent, etc. : Traité de la nature et des propriétés médicinales des principales eaux minérales de la Grande-Bretagne et de l'Irlande, et de celles du continent qui sont le plus en réputation, etc. Londres, 1781, in-8. — Cet ouvrage, qui est par ordre alphabétique, est précédé du traité de Priestley sur la manière de faire des eaux gazeuses.

Observations on the treatment of fever : Observations sur le traitement de la fièvre. Londres, 1782, in-8.

The medical pocket book, contai- ning a short but plain account of the symptoms, causes and methods of cure, of the diseases incident to the human body, including such as require surgical treatment; together with the virtues and doses of medicinal compositions and simples extracted from the best authors, and digested into alphabetical order. Le Manuel du médecin, etc. Londres, 1781, in-12.

Elements of the branches of natural philosophy connected with medicine, viz : chemistry, optics, sounds, hydrostatics, electricity and physiology ; including the doctrine of the atmosphere, fire, phlogiston, water, etc. : Élemens des branches de la philosophie naturelle qui se lient avec la médecine, savoir : la chimie, l'optique, l'acoustique, l'hydrostatique, l'électricité et la physiologie, renfermant la doctrine de l'atmosphère, du feu, du phlogistique, de l'eau, etc. Londres, 1782, in-8, 2e édition, avec un appendice. — On devine aisément qu'un livre qui embrasse tant de choses, et qui ne forme qu'un volume de 300 pages, ne peut être qu'un ouvrage très-superficiel.

Experiments and observations on light and colours, to wich is prefixed, the analogy between heat and motion : Expériences et observations sur la lumière et les couleurs, précédées de considérations sur l'analogie qu'il y a entre la chaleur et le mouvement.

Observations on the affinities of substances in spirit of wine : Observations sur les affinités des substances dans l'esprit de vin. *In philos. Transact.* 1786. Abridg. T. XVI, p. 79. 1786.

Elliot a publié une édition des œuvres de Fothergill, avec une vie de l'auteur et des notes. Londres, 1781, in-8.

Il a paru une relation de la vie et de la mort de J. Elliot. Londres, 1787, in-4.

(Rob. Watt. — Suard dans la *Biogr. univ.*)

ELLIS (William), apothicaire de Londres, y exerçant la chirurgie, est, avec Balfour, le premier qui ait soutenu que la gonorrhée est une maladie complétement différente de la vérole, et sans liaison avec elle. Ses idées sont consignées dans l'ouvrage suivant :

An essay on the cure of venereal gonorrhea in a new method, with some observations on gleets : Essai sur le traitement de la gonorrhée vénérienne par une nouvelle méthode, avec quelques observations sur le suintement blennorrhéique Londres, 1771, in-8. — Le baume de copahu et les injections astringentes sont les seuls moyens que l'on doive employer.

J'ignore si ce William Ellis est différent du William Ellis qui accompagna le capitaine Cook, dans son troisième voyage, en qualité d'aide-chirurgien. Quoique Robert Watt et d'autres biographes en fassent deux chirurgiens de Londres contemporains, ce pourrait bien être le même homme, dont il est question deux fois à différens titres. Quoi qu'il en soit, quelque temps après son retour du voyage dans lequel il avait accompagné Cook, Ellis en publia une relation, que l'on préfère à deux autres qui l'avaient précédée. Elle est intitulée :

An authentic narrative of a voyage performed by captains Cook and Clarke, in the years, 1776-7-8-9 et 1780, in search of a north-west passage between the continents of Asia and America; including a faithful account of their discoveries, and the infortunate death of captain Cook. Plates : Relation authentique du voyage fait par les capitaines Cook et Clarke dans les années 1776-80, à la recherche d'un passage nord ouest entre les continens d'Asie et d'Amérique; contenant un exposé fidèle de leurs découvertes et de la mort déplorable du capitaine Cook; avec des planches. Londres, 1782, 2 vol. in-8.

Les talens d'Ellis l'avaient fait appeler, en 1785, en qualité de chirurgien, par l'empereur Joseph II, pour un voyage de découvertes; mais il fit une chute sur le navire qu'il devait monter, et mourut.

(Rob. Watt. — Girtanner, *venerische Krankheit.*)

ÉLOY (Nicolas-François-Joseph), jusqu'ici l'auteur de la Biographie médicale la plus étendue que l'on possède, est mort il y a près d'un demi-siècle. Nous empruntons une notice sur sa vie à un auteur auquel il n'a fait lui-même que trop d'emprunts, sans le citer comme il l'aurait dû.

Éloy naquit à Mons le 20 septembre 1714, d'un négociant de cette ville, Pierre-Joseph Éloy. Ayant perdu son père en 1724, et sa mère moins de trois ans après, il trouva des ressources dans ses oncles, qui prirent soin de son éducation. Après avoir fait ses premières études dans sa ville natale, et sa philosophie à Louvain, il se livra à l'étude de la médecine dans cette dernière Faculté, y prit le grade de licencié le 3 septembre 1736, et vint se perfectionner à Paris. Au bout d'un an, il fut de retour à Mons, où il se livra à l'exercice de sa profession. La régence de la ville lui confia l'emploi de médecin-pensionnaire, le 16 décembre 1752, et, en 1754, la duchesse de Lorraine et de Bar le choisit pour médecin-consultant. Il conserva *toujours* le premier de ces deux titres, et y joignit plus tard celui de conseiller-médecin ordinaire du duc Charles de Lorraine et de Bar. Éloy mourut le 10 mars 1788. Il avait publié les ouvrages suivans :

Réflexions sur l'usage du thé. (Anonyme) Mons, 1750, in-12, 56 pp. — L'objet de l'ouvrage est de montrer l'abus que l'on faisait de cette boisson. Un anonyme ayant attaqué l'écrit d'Éloy dans un opuscule intitulé : *Apologie du thé.* 1750, in-12; il répondit par le suivant :

Réflexions sur une brochure intitulée : APOLOGIE DU THÉ. Mons, 1751, in-12, 73 pp — La dispute n'en resta pas là, car l'adversaire d'Éloy mit au jour un *Supplément à l'apologie du thé,* et le thé resta la boisson favorite des Flamands et des Hollandais.

Dictionnaire historique de la médecine, contenant son origine, ses progrès, ses révolutions, ses sectes, et son état chez les différens peuples; ce que l'on a dit des dieux ou des héros anciens de cette science, l'histoire des plus célèbres médecins, philosophes ou personnes savantes de toutes nations, et qui ont concouru à son avancement. Les fameux anatomistes, chirurgiens, botanistes et chimistes, avec l'exposition de leurs sentimens et de leurs découvertes, et le catalogue de leurs principaux ouvrages; le tout d'après ce que les meilleurs auteurs ont écrit sur cette matière. Liége, 1755, in-8, 2 vol. — Ce premier dictionnaire n'était qu'un bien faible essai, compilé sans critique des histoires de Daniel Leclerc, Freind, Clifton, Legendre, et des bio-bibliographies de Moreri, Vanderlinden, James, Manget, Ladvocat, Foppens, Astruc, etc. Ce fut moins une édition nouvelle de cet ouvrage qu'un ouvrage nouveau qu'Éloy publia plus de 20 ans après sous le titre suivant:

Dictionnaire historique de la médecine ancienne et moderne, ou Mémoires disposés en ordre alphabétique pour servir à l'histoire de cette science et à celle des médecins, anatomistes, botanistes, chirurgiens et chimistes de toutes les nations. Mons, 1778, in-4, 4 vol. — Pour ne parler que des avantages de ce dictionnaire, dont le sort a été d'être amèrement critiqué par ceux qui le copiaient avec le moins de scrupule, on peut affirmer qu'à l'époqne où il parut peu de sciences en possédaient un meilleur, et qu'il est encore aujourd'hui, sous plusieurs rapports, le moins incomplet que la médecine possède.

Cours élémentaire des accouchemens, distribué en 40 leçons, avec l'exposition sommaire de la matière qu'on doit expliquer dans chacune d'elles, rédigé pour l'instruction des élèves, par ordre des états du pays et comté d Hainaut. (Anonyme.) Mons, 1773, in-12. — Manuel tiré de Levret et de Deleurye.

Mémoire sur la marche, la nature, les causes et le traitement de la dysenterie. Mons, 1780. in-8. — Mémoire publié à l'occasion de l'épidémie dysentérique qui régnait à Bruxelles et dans la Belgique en 1779 et qui se prolongea jusqu'en 1783.

Question médico-politique : si l'usage du café est avantageux à la santé, et s'il peut se concilier avec le bien de l'état, dans les provinces belgiques, Mons, 1781, in-8.

(Paquot.)

ELSE (JOSEPH), chirurgien anglais distingué, mort le 10 mars 1780, avait occupé long-temps la place de chirurgien de l'hôpital Saint-Thomas à Londres. La *Biographie universelle*, et, depuis, la *Biographie médicale*, ont donné a Else le titre de membre de l'Académie royale de chirurgie de Paris Il n'y a point de traces de cette nomination dans l'histoire de cette société savante. Else a peu écrit. Voici les titres des opuscules qu'on lui doit:

Essay on the cure of the hydrocele of the tunica vaginalis testis : Essai sur le traitement de l'hydrocèle de la tunique vaginale du testicule. Londres, 1770, in-8. 68 pp. — La méthode de traitement qu'il préféra est celle par le caustique. Selon lui, celle par la ponction est très-infidèle, l'incision est souvent suivie d'accidens : le caustique manque rarement son effet, et est sans danger quand il est appliqué d'une manière convenable. Else expose avec soin cette manière.

Of tumours formed by ruptured veins, sometimes mistaken for aneurisms : Des tumeurs formées par la rupture des veines, qu'on prend quelquefois à tort pour des anévrismes. Dans les *Medical observations and inquiries.* T. III. 1767. p. 169. — Else rapporte trois cas de ce genre, dans

lesquels la nature du mal ne fut connue qu'après la mort d'un des sujets, et après l'amputation chez les deux autres.

An account of a successful method of treating sore legs : Exposé d'une méthode efficace de traiter les ulcères aux jambes. *Med. obs. and inquir.* T. IV, p. 347. — Else recommande beaucoup l'application d'une lame de plomb sur l'ulcère, et un bandage roulé, un peu serré, dans toute la longueur de la jambe.

An uncommon case of fatal crural hernia : Cas rare d'une hernie crurale mortelle. *Med. obs and inquir.* T. IV, p. 355. — Hernie incomplète, ne faisant point saillie au devant du ligament de Poupart, et qui avait été méconnue.

Of an encysted tumour in the scro-

tum which took its origin from the urethra, and contained a number of calculous concretions as well as urine. D'une tumeur enkystée du scrotum, tirant son origine de l'urètre, et dans laquelle existaient un grand nombre de calculs urinaires. *Med. obs. and inquir.* 1776.

Histoire d'une carie interne de l'omoplate dans les *Medical transactions published by the college of physicians in London. T.* III. — Obs. fort remar-

quable. Il y avait de grands abcès au bras, et beaucoup de chirurgiens, dit Richter, auraient vu là un cas d'amputation. Else reconnut le véritable siége du mal, trépana le scapulum et conserva le membre.

Jos. Else whole works. To which is added an appendix by George Vaux, surgeon. Londres, 1782, in-8.

(Reuss, *gelehrte England.* — Roh. Watt. — Richter, *Bibliothek.*)

ELSHOLTZ (Jean Sigismond), né à Francfort sur-l'Oder, en 1623, étudia d'abord dans sa ville natale, puis à Wittemberg et à Kœnigsberg; il voyagea ensuite en Hollande, en France et en Italie, prit le grade de docteur en médecine à Padoue, en 1653, et fut nommé, quelque temps après son retour, en 1656, médecin aulique et botaniste de Frédéric-Guillaume, électeur de Brandebourg. Il mourut à Berlin en 1688, dans sa 65e année. Nous avons de ce médecin, qui fut fort célèbre en son temps, les ouvrages suivans:

Anthropometria, sive de mutuá membrorum corporis humani proportione, et nervorum harmoniá, libellus. Accessit doctrina nœvorum. Padoue, 1654, in-4; Francfort - sur - l'Oder, 1663, in-8; éd. fort augmentée, avec des figures, Stade, 1672, in-8. — *Doctus libellus,* dit Haller, *neque absque propriá in mensuris industriá natus.* L'auteur croit trouver dans certaines proportions des parties, des indices pour reconnaître le caractère moral. Il parle des pygmées et des géaus, et fait beaucoup d'emprunts à Durer.

Clysmatica nova, sive ratio quá in venam sectam medicamenta immitti possint, ut eodem modo, ac si per os assumpta fuissent, operentur; additá etiam omnibus seculis inauditá sanguinis transfusione. Editio secunda, variis experimentis per Germaniam,

Angliam, Galliam atque Italiam factis, necnon iconibus aliquot illustrata. Berlin, 1667, in 8. La 1re édition (allemande) est de 1665. L'ouvrage a paru de nouveau dans le *Collegium anatomicum* avec des opuscules de Severini, Jasolin, Cabrol, etc., à Francfort, 1668, in-4. — Ouvrage curieux, et qui renferme beaucoup d'expériences d'injections médicamenteuses dans les veines, faites non-seulement sur des animaux, mais même sur des hommes.

Flora Marchica, sive Catalogus plantarum, quæ, partim in hortis electoralibus Marchiæ Brandenburgicæ primariis, Berolinensi, Auragiburgico et Postamensi, excoluntur, partim suá sponte passim proveniunt. Berlin, 1663, in-8. — Selon Haller, Elsholtz n'indique que la moindre partie des plantes indigènes, et non pas même

tontes celles qu'avait déjà fait connaître Menzel. Il y en a quelques-unes
qu'il indique à tort comme venant
spontanément dans la Marche de Brandebourg.

*Neu angelegter Gartenban, oder
Unterricht von der Gartnerei, auf
das Clima der Mark Brandenburg ge-
richtet, in VI Bücher verfasst.* Berlin,
1666, in-4; 1672, in-4; 1684, in-4;
Leipzig, 1715, in-fol. — Ce traité de
jardinage, ou plutôt de la culture des
plantes et des arbres, est un ouvrage
estimable. Le sixième livre traite des
plantes médicinales. L'auteur parle de
leurs vertus avec concision, simplicité
et jugement. Il y a quelques planches.

*Destillatoria curiosa, sive ratio du-
cendi liquores coloratos per alembicum,
hactenus si non ignota, certe minus observata atque cognita. Accedunt Utis
Udenii et Guernerii Rolfinckii non en-
tia chimicæ.* Berlin, 1674, in-8.

*Historia steatomatis resecti et feli-
citer sanati.* Berlin, 1666, in-4, et dans
les *Ephém. des cur. de la nature.* Dec. 1.
in 4-5. — Le même volume de ces

Ephémerides renferme: *De conceptione
tubariâ Vassalii, qua humani fœtus
extra uteri cavitatem, in tubis quan-
doque concipiuntur; item de puellâ
monstrosâ, Berolini nuper natâ, epistolæ.* Elsholtz a encore fourni au *Recueil de l'Académie des Curieux de la
nature* d'autres observations dont on
peut voir l'indication dans Manget ou
Haller.

*De phosphoris observationes qua-
tuor.* Berlin, 1676, 1681, in-8.

*Diæteticon, das ist neues Tischbuch
von Erhaltung guter Gesundheit durch
eine ordentliche Diæt, in VI Büchern :*
Diæteticon, ou nouveau livre de table
pour l'entretien d'une bonne santé par
le regime de vie, en 6 livres. Berlin,
1682, in-4, 466 pp., fig. — Dans cet
ouvrage, écrit avec beaucoup d'érudition, il est traité de toutes les substances alimentaires sous le rapport de la
diététique et de l'histoire naturelle,
ainsi que de leur préparation. La partie de l'ouvrage à laquelle Haller donne
la préférence, est celle qui traite des
poissons.

ELSNER (Christophe-Frédéric), né à Kœnigsberg en 1749,
fit ses études dans l'Université de cette ville, y fut reçu docteur en
1773, obtint la chaire ordinaire de médecine en 1785, et mourut le
19 avril 1820. Elsner fut un des professeurs distingués de cette faculté.

Diss. de magnesiâ Edinburgensi.
Kœnigsberg, 1773, in 4.

*Diss. analecta de methodis deter-
minandi medicamentorum virtutes.*
Kœnisberg, 1774, in-4.

*Diss. disquisitionem exhibens num
sulphur internè adhibitum jurè medi-
camentum habeatur.* Kœnigsberg,
1774, in-4.

*Abhandlung über die Brustbräune
Erster Versuch :* Mémoire sur l'angine de poitrine, premier essai. Kœnigsberg, 1778, in-8., 84 p. — Après
avoir exposé les résultats fournis jusqu'alors par les recherches anatomico-
pathologiques, l'auteur déclare que
des ossifications, soit des cartilages
costaux, soit de diverses parties situées au voisinage du cœur, ou au
cœur même, ne lui paraissent pas rendre suffisamment compte des phénomènes. Il aime mieux y voir une af-

fection de nature arthritique, et appuie cette opinion de deux faits observés par lui. Le traitement de l'angine de poitrine doit être celui de la goutte anomale en général. Le mémoire d'Elsner est un des ouvrages intéressans qu'on ait sur ce sujet obscur. On en trouve un court extrait dans le Journal de medecine, t. 61, pp. 539.

Beyträge zur Fieberlehre, Stück I-III : Mémoires pour servir à la doctrine des fièvres, cahiers I-III. Kœnigsberg, 1782, in-8.; *ibid.*, 1789, in-8. — Les commentaires de Leipzig donnent un court extrait de la première édition de cet ouvrage, t. 25, et un extrait beaucoup plus étendu de la seconde se trouve dans la *Gazette de Salzbourg*, 1790.

Medicinisch - Gerichtliche Bibliothek : Bibliothèque medico-légale. Kœnigsberg, 1784-86, in-8., 2 vol. — Journal fait à l'imitation de la *Bibliothèque chirurgicale* de Richter, et de la *Bibliothèque de médecine*, de Murray. On y trouve des extraits étendus d'un assez grand nombre d'ouvrages.

D. pro loco sist. de dysenteriæ differentiis commentarium primum. Resp. K. F. Schulz. Kœnigsberg, 1786, in-4. — Description d'une épidémie à Kœnigsberg.

Progr. varium febris statum exponens. Kœnigsberg, 1789, in-4., 12 pp. — C'est comme un résumé de l'ouvrage pyrétologique indiqué plus haut. L'auteur partage les fièvres en cinq classes. qui sont : la fièvre simple, l'inflammatoire, la putride, la nerveuse et la maligne.

Spicilegium ad anginam maxillarem. Kœnigsberg, 1787, in-4., 12 pp.

Ein Paar Wörte über die Pocken und über die Inoculation derselben : Quelques mots sur la petite-vérole et sur l'inoculation. Kœnigsberg, 1787, in-8., 80 pp. — Un cas de variole survenu chez une personne inoculée, la comtesse de Keiserlingk, ayant fait du bruit, l'auteur, zélé partisan de l'inoculation, cherche à établir que le pus dont on s'était servi pour inoculer la jeune comtesse avait été pris sur un sujet atteint d'une variole fausse. On sait aujourd'hui, mieux qu'à cette époque, quelle est la valeur d'un pareil subterfuge.

Elsner lectionem præcursoriam Wiedlei indicit, etc. etc. *Præfatio complectitur colli curvi atque inclinati historiam, quæ sit testulæ meæ suffragium de magnetismo animali.* Kœnigsberg, 1787, in-8. — Histoire d'une affection nerveuse remarquable qui était, selon l'expression de l'auteur, *compendium quasi et confluxus omnium calamitatum quæ ex nervis male adfectis oriri solent.* — Les maladies nerveuses peuvent donner lieu à tous les phénomènes attribués au magnétisme animal. Elsner condamne les pratiques des magnétiseurs. *Mores offendit,* dit-il, *manipulationum encheiresis, et concupiscentiam facile potest excitare, quæ ut longè à filiabus atque uxoribus, quivis optet parens atque maritus.*

Programmata duo de lichene islandico. Kœnigsberg, 1790-91, in-4. — Pour des theses soutenues le 13 août et le 5 avril. Le premier sur les bons effets du lichen dans les affections catarrhales, la phthisie, le deuxième sur son emploi dans les fièvres bilieuses, putrides et nerveuses.

Diss. de pneumoniâ putridâ def. Jos. Sam Acdork. Kœnigsberg, 1796, in-8., 20 pp. — L'auteur donne ce

nom à toute inflammation de quelque organe de la poitrine que ce soit,
compliquée de la fièvre putride, qu'il
considère comme une espèce morbide
distincte.

*Programmata. Animadversionum de
morbis exanthematicis, particul. I-II.*
Kœnigsberg, 1793, in-8. — Pour des
thèses du 15 mars et du 1er octobre.
Le second de ces programmes a pour
objet principal une épidémie de scarlatine qui regna à Kœnisberg en 1792
et 1793.

*Ueber die Verhältniss zwischen
dem Arzt, dem Kranken und dessen
Angehörigen :* Sur les rapports entre
le médecin, le malade et ses proches,
1er cahier. Kœnigsberg, 1794, in-8.,
27 pp.

Opuscula academica. Kœnisberg,
1800, in-8. — Les opuscu'es contenus dans ce recueil sont : *De anginâ
putridâ. — Animadversionum in
Brownii systema particula 1 et 2. —
De medicinae per hoc sæculum fatis.*

*Pr. Historia litteraria anginæ ca-
tarrhalis externæ.* Kœnigsberg, 1788,
in-4., 16 pp. — Résumé bien fait.

*Bericht über den Gesundheitszu-
stand der Kœniglichen Provinz Ost-
Preussen und Lithuanen im Jahre
1801 :* Rapport sur l'état sanitaire de
la province royale de la Prusse orientale et de la Lithuanie durant l'année
1801. Kœnigsberg, 1802, in-8., 37 p.
— Extrait dans la bibliothèque d'Ha-
feland, 1804, t II., pp. 300-304.

*Oratio de novæ pestis americanæ
ortu.* Kœnigsberg, 1804, in-8.

Nous citerons encore deux thèses
soutenues sous la présidence d'Elsner,
et à la composition desquelles il paraît
avoir eu part.

*Diss. resp. F. Boh. Luttermann, ani-
madversiones in febres pituitosas.* Kœnigsberg, 1789, in-4., 32 pp. — Thèse
fort bonne.

*Diss. resp. D. Günther de glossitide,
seu linguæ inflammatione.* Kœnisberg,
1788, in-4., 19 pp.

(Meusel. — *Comment. de reb. in
med. gest. — Medic. chir. Zeitung.* —
Dœring.)

EMMERT (Charles? Frédéric), né à Gœttingue en 1777, fut
reçu docteur en médecine à Tubingen en 1805, après avoir soutenu,
sous la présidence de Kielmeyer, une thèse intitulée: *De venenatis
acid. Boruscici in animali effectibus*, in-8, 28 pp. Il fut nommé
peu de temps après professeur de médecine vétérinaire à Berne. En
1812, il remplaça Schifferli dans les chaires réunies de chirurgie
et d'accouchement. Il les quitta pour aller occuper celle d'anatomie
de Tubingue, à la fin de 1815 ou en 1816 : il n'occupa pas long-temps
celle-ci, car il mourut le 22 août 1819. Sa santé avait été ruinée par
les expériences toxicologiques multipliées qu'il avait faites sur lui-
même. Il était membre de la Société physico-médicale d'Erlang, depuis 1814, et de la Société des sciences de Gœttingue depuis 1816.
Comme médecin-praticien, Emmert fut un bon observateur; comme
physiologiste, un expérimentateur ingénieux; et comme toxicolo-
giste, il tient rang parmi ceux qui ont su tirer les résultats les plus

positifs des expériences faites sur les animaux. Emmert n'a publié aucun ouvrage de quelque étendue; mais il a enrichi différens journaux de Mémoires excellens que nous allons indiquer, et dont le plus important sera donné presque au long, parce qu'il présente les résultats d'une multitude d'expériences, et parce que c'est tout ce qui nous reste d'un grand ouvrage que préparait l'auteur, et que ses occupations ne lui ont pas permis d'achever et de mettre au jour.

Bemerkungen über die Wirkungs-art und chimische Zusammensetzung der Gifte: Sur l'action des poisons, etc. dans *Meckel's Deutscher Archiv für die Physiologie*, t. I, p. 176; *Tubinger Blätter*, t. II, p. 88. — Emmert a vu, dans de nombreuses expériences, que la rapidité et la violence de l'action des poisons, qui se manifeste constamment par l'intermède de la circulation, sont toujours en proportion de la quantité de sang contenue dans la partie sur laquelle on opère; de sorte que les os, les tendons et les nerfs n'ont pas la faculté de propager l'action des poisons. Il prouva que les lymphatiques ne jouent ici aucun rôle, en faisant voir qu'on peut les détruire tous dans la partie mise en contact avec le poison, sans que l'action de celui-ci soit affaiblie.

Ueber die Unabhængigkeit des Kleinen Kreislauf, von den Athmen: Sur l'indépendance où est la petite circulation de la respiration. Dans *Archiv für die Physiologie*. Von J.-C. Reil, 1802, t. V, p. 401-446 . . . . .
. . . .
. . . .

Archiv für die Physiologie, t. IX, p. 380. — D'après des expériences faites sur des lapins, Emmert se croit autorisé à conclure que la digestion stomacale n'est point supprimée par la section du nerf pneumo-gastrique.

Untersuchungen über das Nabel-blæschen : Recherches sur la vésicule ombilicale. *In Reil's Archiv für Physiol.* 1811, t. X, p. 42-83.

Untersuchung über die Entwickelung der Eidechsen in ihren Eyern, von D. Emmert und D. Hochstetter, Professoren zu Bern : Recherches sur le développement des lézards dans leurs œufs. *In Reil's Archiv für Physiol.*, t. X, p. 84-122. — *Nachtrag zu den beiden Abhandlungen über das Nabelblæschen und über die Entwickelung der Eidechsen in ihred Eyern, von Proff. Emmert und Hochstetter. Ibid.*, p. 370-73. Supplément aux deux Mémoires sur la vésicule ombilicale et sur le développement des lézards dans leurs œufs.

Beobachtungen über einige anatomische Eigenheiten der Vœgel: Observations sur quelques particularités anatomiques des oiseaux. *In Reil's Archiv für Physiol.*, t. X, p. 337-92.

Nachtrag zu den Beobactungen über den Einfluss der Stimmnervens auf die respiration; nebst einigen Bemerkungen über den sympatischen Nerven bey den Saugethieren und Vœgeln : Supplément aux observations sur l'influence du nerf laryngé sur la respiration, avec quelques remarques sur le nerf sympathique des mammifères et des oiseaux. *In Reil's*

Archiv für die Physiol., t. XI, p. 117-130.

Ueber die Unterbindung der Gekrösblutader : Sur la ligature de la veine mezaraïque: extrait d'une lettre au prof. Meckel. *In Reil's Archiv für die Physiologie*, t. XII, p. 255-57.

Ueber Gifte aus einen Briefe : Sur les poisons. Extrait d'une lettre. *Medicinisch-chirurgische Zeitung*, 1813, t. III, n° 61, p. 162-169.—Cette lettre, qui a été reproduite dans les archives de Meckel, dans le Journal d'Hufeland et dans plusieurs autres, indique les résultats généraux déduits d'ongrand nombre d'expériences faites avec le plus grand soin sur l'action des poisons les plus énergiques: j'en donnerai ici un long extrait, car c'est comme un résumé de toutes les recherches, et, pour ainsi dire, de la vie scientifique de l'auteur.

Emmert s'occupe depuis plus de dix ans (1813) de recherches sur la manière d'agir des poisons. Il a fait un grand nombre d'expériences, particulièrement avec l'acide prussique et les huiles essentielles qui le contiennent, avec l'opium, la belladone, la noix vomique, les divers poisons qui servent à empoisonner les flèches, le venin de la vipère, l'arsenic, le sublimé corrosif, le phosphore, etc. En attendant qu'Emmert puisse publier la série d'expériences qu'il a entreprises sur ce sujet, il en expose ici les résultats généraux.

L'action délétère de ces différens poisons peut partir des parties les plus diverses de l'économie animale, mais particulièrement des membranes muqueuses, de celles surtout des poumons et du canal intestinal, des membranes séreuses de la poitrine et du bas-ventre, de la peau blessée, des muscles, du cerveau et des vaisseaux sanguins. Introduits dans la cavité de ces derniers, ils tuent le plus promptement, et par la plus petite quantité. L'intensité de leur action est alors en même temps en rapport direct avec la vivacité de la circulation et la quantité du sang des parties auxquelles on les applique, soit que les applications aient lieu dans l'état de santé, soit qu'elles aient lieu dans celui de maladie.

Les parties blanches, telles que le tissu cellulaire, les tendons, les aponévroses et les nerfs de la vie organique et animale, ne sont pas susceptibles d'être conducteurs de l'action délétère des poisons, quoique ces parties puissent être impressionnées par l'irritation qu'ils produisent.

Plusieurs de ces poisons exercent leur action délétère indistinctement sur tous les animaux, et même sur les végétaux: mais tel animal succombe plutôt sous telle action que sous telle autre, et, quoique l'action vénéneuse soit plus énergique chez les individus d'une taille petite, que chez ceux d'une taille grande, lorsque les uns et les autres appartiennent à la même espèce, cette règle n'est plus applicable quand il s'agit d'espèces différentes.

Chaque poison, quelle que soit la partie à laquelle on l'applique, donne toujours lieu aux mêmes phénomènes. Par exemple, le phosphore, introduit dans une plaie, détermine une gastrite; mais, de ces phénomènes, les symptômes nerveux sont les seuls essentiels et constans; les autres sont secondaires, inconstans, et ne dépendent que de la quantité du poison introduit, et de quelques autres circonstances. Ce qui vient d'être dit s'applique notamment aux changemens de composition et de texture que quelques poisons déterminent dans certaines parties ; la prédominance du système veineux (*la veinosité*) qui a lieu dans beaucoup d'empoisonnemens, n'est qu'une suite du trouble que le système nerveux occasionne dans le mécanisme de la respiration : car si, lorsque ce mécanisme a été interrompu, on l'entretient artificiellement, on empêche cette prédominance d'avoir lieu, quoique par ce moyen on ne puisse pas, ainsi que le prétend Brodie, empêcher la mort de l'animal qui a reçu une dose de poison.

La division des poisons en narcotiques et en âcres, n'est que relativement juste, et s'applique seulement à certaines doses de poisons, comme aussi à certaines espèces d'animaux. Toutefois, les poisons appartenant à ces deux classes agissent dans un ordre inverse quant à l'intensité de leurs effets sur la série des animaux.

Le même poison peut exercer son effet délétère sur un certain nombre ou sur plusieurs espèces d'animaux. Après la mort de l'animal, le poison n'a perdu que très-peu de son poids ; mais ce qui a été perdu, alors même que le poison a été introduit par infusion dans les vaisseaux, ne peut être retrouvé ni dans les liquides, ni dans les solides, si on en excepte néanmoins le cerveau et la moelle alongée.

Plus la surface animale sur laquelle le poison a été appliqué est considérable, plus le poison est soluble ; plus il a été mis immédiatement en contact avec les parties douées de la vie, plus son action est prompte et intense. Aussi, les poisons introduits par une plaie agissent-ils avec beaucoup plus d'énergie que ceux dont l'action part des membranes muqueuses.

Plus la quantité de poison introduit est grande, plus, quelle qu'en soit l'espèce, son effet est prompt et constant : en même temps, les changemens organiques, que certains poisons produisent sont beaucoup moins remarquables. Moins au contraire la quantité introduite est considérable (lorsque toutefois la dose n'est pas insignifiante), plus le cours de la maladie qui en résulte est lent, et l'action spécifique du poison distincte. En outre, les altérations organiques qu'elle détermine sont beaucoup plus sensibles. Ainsi, lorsque de grandes quantités d'arsenic ou de sublimé ont été introduites, la mort a lieu, dans beaucoup de cas, subitement et sans qu'on trouve de traces d'inflammation ; de petites quantités d'arsenic introduites par une plaie déterminent des érosions sphacéleuses de l'estomac ; enfin, un empoisonnement lent par l'opium occasionne un ramollissement de ce même viscère.

Les poisons ne produisent pas d'effets différens des autres irritans, lorsqu'ils sont appliqués sur les parties vivantes, mais séparées du reste du corps ; ils n'en produisent pas d'autres, non plus sur les membres séparés en entier, mais qui communiquent encore par des nerfs avec le corps. Quoique Crampe prétende le contraire à l'égard de l'opium, ses expériences n'offrent pas les résultats qu'il en déduit ; et l'isolement d'une partie empoisonnée ne préserve pas non plus le corps de l'animal de la propriété destructive du poison.

Le système absorbant n'a aucune part à l'affection mortelle du corps, au moyen du poison qui y a été introduit par un point quelconque. Du moins cela est-il ainsi à l'égard des poisons animaux et végétaux, leuquels sont au contraire modifiés par le système absorbant, de manière à ne pas lui nuire. Aussi de petites quantités de ces poisons, introduites continuellement, n'exercent-elles pas d'action délétère sur le sang et la chair des animaux qui les reçoivent, parce que le poison est sans cesse résorbé.

Si l'on intercepte la circulation dans une partie quelconque du corps, soit que cette interception ait lieu par les artères, soit qu'elle ait lieu par les veines, on peut y introduire toute espèce de poison et ne produire aucun effet sensible à la santé; mais, lorsqu'une partie sur laquelle le poison a été appliqué est en communication avec le reste du corps, seulement par la circulation sanguine, les effets mortels du poison se font bientôt généralement ressentir : d'où il résulte que la circulation est une condition de rigueur pour l'action des poisons.

Tout ce qui favorise ou empêche la pénétration des poisons dans ou sur les parois vasculaires, favorise ou empêche également l'action destructive qu'ils exercent sur l'organisation. Au surplus, ni la destruction, ni la neutralisation des parties qui ont été en contact avec le poison, ne préservent toujours le reste de l'économie animale de son influence mortelle.

Toute espèce de neutralisation ne détruit pas, sans exception, ainsi que cela s'observe à l'égard de l'acide prussique, la propriété délétère des poisons. Ainsi, l'acide arsénique conserve, dans sa combinaison avec la terre calcaire, cette propriété.

Nous ne connaissons pas de contre-poisons, proprement dits, et dans lesquels on puisse avoir une confiance absolue. La plupart des poisons animaux et végétaux paraissent avoir pour base une combinaison analogue à celle de l'acide prussique, et les substances simples dont se compose l'acide prussique paraissent entrer en une série de combinaisons qui sont à peu près à cet acide ce que sont les acides végétaux à l'acide acétique.

Les amers rentrent dans la classe des poisons, ainsi que le prouvent les propriétés du *quassia amara* et de la fève de Saint-Ignace.

Semblables aux matières contagieuses avec lesquelles les poisons en général ont plus de rapport qu'on ne le pense, les poisons animaux et végétaux résistent souvent aux réactifs les plus énergiques.

Ils pénètrent les parois vasculaires à peu près comme l'air inspiré pénètre les cellules pulmonaires, se mêlent au sang, et, en parvenant par le torrent de la circulation jusqu'au cerveau et à la moelle épinière, ils affectent, au moyen de ces organes, et particulièrement de la moelle épinière, le corps entier. Leur action locale est subordonnée à cette action générale.

Ces résultats et plusieurs autres donnent lieu à diverses considérations neuves sur plusieurs objets appartenant à toutes les branches de la médecine. En voici quelques-uns :

Si les veines ne résorbent pas précisément, elles sont néanmoins susceptibles d'être imprégnées des parties actives des substances que l'on met en contact avec elles.

Comme des substances aussi contraires à la nature animale que le sont les poisons, peuvent passer dans la masse du sang, il faut regarder celle-ci comme un mélange de substances les plus diverses, surtout si nous considérons que l'air atmosphérique dans lequel nous vivons, est chargé de tous les corps susceptibles d'adopter la forme de liquide aériforme, ou de se mêler à l'eau ainsi qu'à l'air. La formation, dans le corps animal, de composés dont les principes ne se rencontrent pas dans nos alimens grossiers, ne doit donc pas plus nous étonner que la formation de pierres dans l'atmosphère.

Comme les poisons se mêlent au sang avant d'affecter les points centraux du système nerveux, et qu'ils lui communiquent une propriété nuisible à tout le reste des organes, on peut assurer qu'il existe des affections primitives des liquides ; qu'il y a des déplacemens de matières morbifiques, et que ces matières sont souvent et réellement éliminées par des crises ; que le vin monte réellement à la tête ; que, lorsque les effets d'une matière morbifique continuent encore après son élimination, celle-ci n'a été que partielle, c'est-à-dire qu'il en est resté une partie dans la masse du sang : de sorte que bien des phénomènes réputés consensuels ne sont qu'une irritation idiopathique, laquelle a lieu au moyen de la circulation. Les observations nouvelles sur les effets du tartre stibié, qui, introduit par infusion, détermine des vomissemens alors même que l'on remplace l'estomac par une vessie, viennent à l'appui de ce qui vient d'être dit.

Plan zu einer Bearbeitung und Beobachtung der Krankheiten : Plan d'étude et d'observation des maladies. Dans *Hufeland's Journal der pract. Heilkunde.* Septembre 1811, p. 3. — Ce plan est conçu dans un excellent esprit.

Ueber das amerikanische Pfeilgift: Sur l'upas, ou poison américain, dans *Meckel's deutscher Archiv fü die Physiol.*, 1818, t. IV, p. 165-212 ; tiré des *philosophical Transactions*, 1814, p. 94.

Bemerkungen über die Hornhaut: Remarques sur la cornée. Dans *Meckel's Archiv für Physiologie*, t. IV, p. 537-38.

Bemerkungen über die Ab-und Aussonderung der Milch : Remarques sur la sécrétion et l'excrétion du lait. Dans *Meckel's deutscher Archiv*, etc., t. IV, p. 538-40.

Bemerkungen über giftige Wirkung der unæchten Angusturarinde: Remarques sur la propriété toxique de l'écorce de fausse angusture. Dans *Hufeland's Journal der pract. Heilkunde*, 1815, t. I, n° 3, p. 3. — Emmert a fait trente expériences sur des mammifères, des oiseaux, des amphibies et des poissons ; sur les membranes muqueuses, séreuses, sur l'épiderme, sous la peau, dans les muscles, sur les tendons et les nerfs. Il faut voir dans son mémoire le tableau des phénomènes de cet empoisonnement ; il ne peut trouver place ici à cause de son étendue. Ce mémoire est terminé par l'histoire d'un cas de coxalgie. Le sujet qui en était affecté, enfant de 5 ans 1/2, fut empoisonné par suite de l'erreur du pharmacien, qui lui avait fait administrer de l'angusture fausse au lieu d'une décoction d'angusture. On peut lire un extrait du travail d'Emmert dans la *Bibliothèque médicale.* Ce travail a eu une suite :

Fernere Beobachtungen von Emmert, etc. *Hufeland's Journal.* Novembre 1817. *Bibliothèque médicale*, t. LIV., p. 99; t. LV, p. 244.

Ueber die Veranderungen, welche einige Stoffe in dem Kœrper, sowohl *hervorbringen als erleiden, wenn sie in die Bauche lebender Thiere gebracht werden. In Meckel's Archiv für die Physiologie.* B. 4, 1818. Heft. 4. — La rapidité de l'absorption des diverses substances est en rapport direct avec leur propriété irritante.

Ueber einen die hintere Gliedmasse eines Lammes vorstellenden Acephalus: Sur un acéphale représentant les membres inférieurs d'un agneau. Dans *Meckel's deutscher Archiv für die Physiologie*, t. 6, 1820, p. 1-9. — Publié après la mort d'Emmert, d'après ses manuscrits, par le professeur Bauer, qui y a fait des additions.

C'est sous la présidence d'Emmer[t] qu'ont été soutenues, et probablement avec son secours, qu'ont été faites les thèses suivantes :

SCHADEL (A.) *D. de effectibus veneni radicum veratri albi et hellebori nigri.* Tubingen, 1817.

EMMERT (J.-P.) *D. de veneno americano.* Tubingen, 1817.

(Reil, *Archiv.* — Meckel, *Archiv.* — *Medicinisch-chirurgische [Zeitung.* — *Allgemeine medicinische Annalen.* — *Bibliothèque medicale.*)

EMPIRIQUE (ÉCOLE). Entre toutes les sectes qui se disputèrent l'empire des esprits dans l'antiquité, deux écoles se font remarquer par la supériorité des méthodes logiques qui dirigèrent leurs travaux, par l'attention scrupuleuse et soutenue qu'elles portèrent dans l'observation des maladies, par l'exactitude de leurs descriptions nosographiques, et par l'importance des résultats pratiques qu'elles obtinrent : ce sont les écoles *empirique* et *méthodique*. Elles vécurent assez long-temps contemporaines ; mais l'empirique était plus âgée que sa rivale, et lui survécut. Nous ne nous arrêtons point à examiner si ce fut justice ou partialité. Quand viendra l'histoire du méthodisme, nous pourrons hasarder ce parallèle ; mais il faudra donner auparavant un tableau de cette dernière doctrine, tiré des véritables sources ; car si on la prenait telle qu'elle est présentée dans les historiens de la médecine, l'empirisme aurait trop d'avantage. Ils ont traité celui-ci avec une prédilection marquée, tandis qu'ils se sont rendus l'écho des anathèmes lancés par Galien contre l'école méthodique. Mais laissons cette école et ne nous occupons que de celle dont l'histoire doit faire l'objet de cet article.

Prétendre remonter jusqu'à l'origine première de l'empirisme, ce serait vouloir remonter à l'origine même de la médecine, car elle ne consista long-temps qu'en l'emploi, dans un cas donné, du remède qu'on avait vu guérir dans un cas pareil. Or c'est là ce qui constitue essentiellement l'empirisme ; mais *l'école empirique* proprement dite n'eut d'existence que quand *l'empirisme* se fut constitué systématiquement, et eut proclamé ses procédés logiques, en opposition avec le dogmatisme.

Acron et Hippocrate, en un sens, pourraient être considérés comme les chefs de l'école empirique; mais, d'une part, la chaîne des doctrines se trouverait interrompue après eux, et, d'un autre côté, Hippocrate, quoique empirique par rapport aux philosophes, des mains desquels il arracha l'art de guérir, ne l'est plus par rapport aux sectateurs de l'école que nous allons faire connaître; car pour ceux-ci l'observation était tout: la médecine n'était qu'un art d'application, les sens et la mémoire trouvaient seuls à s'y exercer; tandis que la logique d'Hippocrate laissait sa place au raisonnement. Pour lui, l'observation de l'homme malade et des effets des traitemens employés était la base de l'art de guérir: mais il voulait y joindre l'observation de la marche spontanée des maladies abandonnées à elles-mêmes; mais il voulait pénétrer les procédés par lesquels la nature les guérit, c'est-à-dire en reconnaître les conditions et les lois; mais il voulait s'élever à la connaissance de toutes les influences par lesquelles la vie et la santé de l'homme sont modifiées, et induire de toutes ces notions des principes pour le traitement des maladies; il voulait, en un mot, par l'expérience et l'induction, élever la médecine au rang de science, et les plus grands efforts des empirique, tendaient à ruiner cette prétention.

D'après ces considérations, il convient de placer l'origine, non de l'empirisme, mais de l'école empirique, à l'époque où furent proclamés par un chef, et soutenus par des sectaires, les principes de logique médicale qui reconnaissaient l'expérience pour unique base de la médecine, ou plutôt pour la médecine tout entière, et qui repoussaient toute intervention non-seulement des hypothèses philosophiques, mais de l'induction et du raisonnement. Or, ce chef, ou ces chefs, c'est Philinus de Cos et Sérapion d'Alexandrie, cette époque, le 3ᵉ siècle avant l'ère chrétienne, ces sectateurs, les deux Apollonius d'Antioche, Menodotus, Sextus, Criton, Theutras, Cassius, Pyrrhonius, Manteias, Cratevas, et par-dessus tous Héraclide de Tarente.

Mais, avant d'aborder l'exposition des principes de cette école, avant de pénétrer dans son intérieur, il convient de jeter un coup d'œil sur les circonstances qui amenèrent sa fondation et favorisèrent son développement.

Ces conditions se trouvent soit dans l'état des sciences en général, à cette époque, soit dans quelques circonstances relatives à la médecine elle-même.

La philosophie grecque, égarée dès ses premiers pas à la poursuite de questions à jamais insolubles, cherchant dans ses propres conceptions la vérité qu'on ne peut trouver que dans l'étude de la nature, avait poussé au dernier degré l'audace des hypothèses. Chacun, donnant libre carrière à son imagination, avait créé son système à part, et le champ de l'imagination n'a point de bornes. Dans ce chaos d'opinions hétérogènes, il devenait impossible à un esprit droit d'en choisir une et de l'adopter; et leur mutuelle contradiction donnait le droit de sommer chacune d'elles, de légitimer les bases sur lesquelles elle se fondait en opposition avec toutes les autres. C'était non-seulement prononcer leur ruine à toutes, mais encore contester à l'esprit humain le droit de faire des hypothèses et d'imaginer des systèmes. Or comme c'était jusqu'alors la seule faculté qu'il se connût, ou du moins presque la seule qu'il eût exercée, c'était lui nier la possibilité de connaître la vérité, c'était saper toute sorte de dogmatisme. Voilà l'histoire de Pyrrhon et de l'école sceptique dont il est le chef.

Rien n'est contagieux comme l'esprit de critique. Il ne pouvait tarder de porter ses investigations sur la science médicale; et certes la matière ne lui manquait pas. Il n'avait qu'à opposer l'école de Cnide à celle de Cos, Aristote à Platon, Erasistrate à Hérophile, etc., et après avoir renversé les dogmes des uns par ceux des autres, à nier la possibilité de tout dogme; et après avoir montré les écarts du raisonnement, à repousser tout emploi du raisonnement en médecine. Et c'est là précisément ce que fit l'école *Empirique*. D'ailleurs, ainsi que nous l'avons déjà fait entendre, quelques circonstances particulières à l'art de guérir favorisaient singulièrement toute tentative qui avait pour but d'entraîner les esprits dans cette direction. Les incursions d'Alexandre dans l'Inde, les rapports qui s'étaient ouverts pour les Grecs dans tout l'Orient, avaient fait connaître une multitude de substances naturelles ignorées auparavant, et mis à la disposition des médecins un nombre infini de drogues, la plupart plus actives que celles qu'ils avaient possédées jusqu'alors. L'étude et l'administration de ces nouveaux moyens médicinaux, attirait à elle toute l'attention des praticiens; la manière d'agir toute spéciale d'un bon nombre de ces remèdes échappait à toute explication tirée des dogmes reçus, et dans la nécessité de faire un choix entre les doctrines qui expliquaient les maladies et les remèdes qui les guérissaient, on doit peu s'étonner qu'un grand nombre de médecins s'empressassent de déclarer que la médecine n'est que l'art de guérir. Aussi le nombre des empiriques ne tarda-t-il pas à être considérable.

Quoique le désir d'éviter un excès les ait jetés dans un excès opposé, il faut leur rendre cette justice, que ce ne fut ni paresse, ni ignorance de leur part. Leurs principes étaient fort bien réfléchis, comme on va le voir par l'exposition que nous en allons faire.

L'école empirique, qu'on nommait aussi mnemoneutique, n'admettait d'autre source de connaissances en médecine que l'expérience, *ιμπιιρια*; et c'est de là qu'elle voulut tirer son nom. Elle entendait par expérience l'observation et le souvenir des choses que l'on avait vues souvent, et toujours de la même manière, particulièrement dans l'emploi des remèdes. Theutas, prenant les choses de plus haut, sous un point de vue plus *général* et *plus philosophique*, définissait l'expérience, l'observation d'une chose évidente. L'évidence, ou la *compréhension*, était la connaissance vraie, solide, incontestable de quelque chose. L'explication des choses non *compréhensibles* était tout l'opposé, et cette explication était la source de toutes les disputes, de toute diversité d'opinions sur les choses obscures. L'expérience était de deux sortes: ou propre, particulière, *αυτοπσια*; ou *historique*, empruntée à un observateur, de l'attention et de la fidélité duquel on fût sûr comme de soi-même.

L'observation était, ou *naturelle*, ou *fortuite*, ou *intentionnelle*, *artificielle*. Naturelle, quand elle consistait dans la connaissance de ce qui rend l'homme malade, ou de ce qui le guérit naturellement sans l'intervention de l'art, comme quand un épistaxis met fin à une fièvre. Fortuite, quand elle recueillait des données fournies par le hasard: par exemple, un homme éprouve un mal de tête violent, il marche d'un pas mal assuré, tombe et se fait une plaie au front, qui saigne beaucoup, et le guérit: voilà l'expérience fortuite. L'*intentionnelle* ou *artificielle*, est celle qu'on acquiert par l'essai qu'on fait dans un cas donné, mais sans être dirigé par aucune idée théorique ou préconçue, et souvent sous l'inspiration d'un songe, d'un remède non encore essayé en cas pareil.

C'était à cela que se bornaient d'abord, pour les empiriques, les sources légitimes de toute connaissance médicale. Toute autre voie d'instruction était répudiée comme infidèle et conduisant à l'erreur.

Mais l'expérience ainsi définie n'a point toute l'étendue que comporte sa nature, et qu'elle peut se donner sans perdre sa certitude. Les moyens admis jusque-là par les empiriques sont insuffisans pour les besoins de l'art; car que faire, par exemple, en présence d'une maladie non encore observée ni par soi ni par d'autres ? Menodotus sentit cette insuffisance, et agrandit le domaine. de l'expérience en y ajoutant *l'épilogisme*, ou l'observation transportée des cas sur lesquels elle a été faite d'une manière directe, aux cas qui paraissent avoir avec ceux-là la plus grande ressemblance. L'*autopsie*, l'*histoire* et la *comparaison*, ou bien *les sens, la mémoire* et *l'analogie*, furent dès-lors les colonnes de la médecine, le trépied de l'art médical , selon l'expression de Glaucias. La même observation répétée un grand nombre de fois donnait un théorème; la collection des théorèmes ainsi vérifiés et reçus constituait la médecine; le médecin était celui qui en possédait bien tout l'ensemble dans sa mémoire.

Tout l'art de guérir des empiriques reposant sur la possibilité de reconnaître le cas qu'ils avaient actuellement sous les yeux, pour être identique à celui qui avait été guéri par l'emploi d'un remède déterminé, ils durent se mettre en garde contre le danger d'appliquer à une maladie le traitement qui n'aurait réussi que dans un cas qui n'aurait eu que de fausses ressemblances avec elle. Or, ils ne tardèrent point à remarquer qu'un symptôme ne suffisait point pour caractériser une maladie, et pouvait figurer dans plusieurs affections assez différentes. Ils établirent qu'une maladie n'était spécifiée et ne se comparait avec une autre que par un *concours* de symptômes naissant et se succédant dans le même ordre, présentant le même aspect aux diverses phases de sa durée.

Par suite des mêmes motifs, les empiriques s'attachèrent avec le plus grand soin à tracer le tableau le plus exact qu'il leur était possible des maladies qu'ils observaient, soit pour rendre plus sûre la comparaison qu'ils en feraient eux-mêmes avec les cas qu'ils auraient occasion de revoir dans un autre temps, soit pour procurer les mêmes avantages à leurs successeurs, et contribuer aux progrès ultérieurs de l'art.

Après la nosographie, ou même avant elle, la matière médicale fut, de toutes les branches de la médecine, celle qu'ils cultivèrent avec le plus de soin.

Quant à la partie scientifique de la médecine: la physiologie, la pathologie et la thérapeutique générales, elle n'existait pas pour eux; et quant à l'anatomie, qui en est la base, elle ne vaut pas le dégoût qu'elle inspire, si on l'étudie sur le cadavre; elle n'est qu'une barbarie qui fait horreur, si on pense à l'étudier en ouvrant des hommes vivans.

Ce qui précède résume d'une manière très-sommaire les principes généraux de l'école empirique. Ce qui importerait maintenant serait de pouvoir présenter un tableau de leur médecine, considérée dans les détails; car c'était essentiellement une science de détails. Mais tous les ouvrages sortis de leur école sont perdus depuis long-temps, et à peine en retrouve-t-on quelques fragmens dans Celse, Galien, Cœlius Aurelianus.

Ce qui précède n'est relatif qu'à la manière de philosopher de l'école *Empirique*. Nous allons emprunter à Celse, un long fragment qui fait pénétrer plus avant dans la connaissance des opinions principales qu'elle professa, qui explique d'une manière plus détaillée les motifs de son aversion pour l'étude des causes cachées des maladies, et qui rappelle les controverses agitées entre les empiriques et les dogmatistes, et les plus forts argumens produits de part et d'autre dans une dispute qui s'est si souvent renouvelée depuis.

Comme les opinions sont partagées, dit Celse; que les uns prétendent que l'expérience seule est nécessaire; que les autres soutiennent qu'elle est insuffisante sans la connaissance intime du corps et des choses naturelles, nous allons rapporter ce qu'on a dit de part et d'autre pour pouvoir exposer ensuite notre propre sentiment. Ceux qui veulent, en médecine, joindre le raisonnement à l'expérience, exigent du médecin la connaissance de toutes les causes, soit cachées et prochaines, soit évidentes, des maladies; de plus, il doit savoir le mode des actions naturelles et la structure des parties intérieures. Ils appellent causes cachées ou prochaines celles qui concernent les élémens de notre corps, ce qui constitue la santé et la maladie; ils croient impossible de traiter convenablement une maladie dont on ignore la source. Peut-on douter, disent-ils, que le traitement ne doive être tout différent, selon que les maladies viennent du défaut ou de l'excès d'un des quatre élémens, comme l'ont pensé quelques philosophes, ou selon que tout le vice est dans les humeurs, ainsi qu'Hérophile l'a prétendu, ou bien dans les esprits, comme Hippocrate le soutient; selon qu'elles naissent de ce que le sang, porté dans les vaisseaux destinés au passage des esprits, fait naître l'inflammation et produit un mouvement semblable à celui de la fièvre, comme Erasistrate l'a supposé, ou de ce que les corpuscules exhalés ferment les pores imperceptibles, comme l'avance Asclépiade? D'après cela, il est évident que le mé-

decin qui connaîtra la cause première de la maladie, la traitera avec
plus de succès. Les dogmatiques ne nient point la nécessité des expériences; mais ils soutiennent qu'elles n'ont jamais pu se faire sans
le secours du raisonnement. Les anciens médecins, ajoutent-ils ,
n'ont pas commencé par administrer au hasard des médicamens à
leurs malades; mais ils ont réfléchi à ce qui était le plus convenable; ensuite ils ont essayé le traitement auquel ils avaient été
conduits par leurs conjectures. Peu importe, d'ailleurs, que l'expérience ait eu part à tout ce qu'ont fait les médecins, pourvu qu'i
soit démontré que le raisonnement l'a précédée. N'est-ce pas la
marche que l'on observe le plus souvent? Ne se montre-t-il pas
souvent des maladies d'une espèce nouvelle, et sur lesquelles l'expérience n'a encore rien appris? Il est donc nécessaire de rechercher
leur origine, sans quoi personne ne pourra dire pourquoi il
prescrit un remède plutôt qu'un autre. Tels sont les motifs qui
excitent les dogmatiques à la recherche des causes cachées.

Ils nomment causes évidentes celles où l'on examine si la maladie
provient de la chaleur, du froid, de la faim ou de l'intempérance ,
et pensent que celui qui connait l'origine du mal pourra dès l'abord
en prévenir les suites.

Ils appellent actions naturelles du corps, la respiration, la déglutition, la digestion, la nutrition ; ils recherchent également les
causes de la dilatation et de la contraction alternative de nos artères, celles du sommeil et de la veille, persuadés que, sans une
connaissance parfaite de ces fonctions, il est impossible de prévenir ou de guérir les maladies occasionnées par leur dérangement. Comme la digestion leur parait de la plus haute importance,
c'est à elle qu'ils s'attachent spécialement; les uns, prenant pour
guide Erasistrate, la considèrent comme une simple trituration ; les
autres avec Plistonicus, disciple de Praxagoras, croient qu'elle se
fait par putréfaction; d'autres, suivant Hippocrate, admettent la
coction; viennent enfin les disciples d'Asclépiade, qui, regardant
toutes ces théories comme fausses et inutiles, soutiennent qu'il ne
se fait point de coction, et que la matière toute crue se répand dans
les corps telle qu'on l'a prise. Ils ne s'accordent guère sur ce point,
et la seule chose dont ils conviennent tous, c'est qu'il faut aux malades des alimens différens, selon la manière dont s'accomplit la
digestion: si c'est par trituration, il faut choisir ceux qui sont facilement broyés; si c'est par putréfaction, ceux qui se décomposent
promptement sont préférables; si c'est par coction, on doit chercher

ceux qui développent le plus de chaleur ; au contraire aucun de ces alimens n'est convenable s'il ne se fait point de coction, et il faut conseiller ceux qui subissent le moins de changemens. Par la même raison ils pensent que pour remédier à la gène de la respiration, à l'assoupissement ou à l'insomnie, il faut connaître les causes de ces diverses affections ; enfin la douleur et différentes espèces de maladies attaquant les parties extérieures, ils prétendent qu'on ne peut, sans une connaissance exacte de la structure de ces parties, porter un remède à leurs dérangemens ; qu'en conséquence, il est nécessaire d'ouvrir les corps morts, d'examiner soigneusement leurs viscères et leurs entrailles ; qu'Erasistrate et Hérophile ont mérité des éloges en disséquant tout vifs les criminels qu'ils avaient obtenus des rois, en considérant dans ces corps palpitans les parties que la nature tient cachées, en observant leur situation, leur couleur, leur forme, leur grandeur, leur disposition, en appréciant leur dureté et leur mollesse, leur poli ou leur rugosité, leurs saillies et leurs enfoncemens, enfin en constatant quelles sont les parties qui s'insinuent entre les autres, et qui en reçoivent d'autres au milieu d'elles.

En effet, lorsqu'une douleur se fait sentir à l'intérieur, comment savoir quelle est la partie souffrante, si l'on ne connaît pas la position exacte des viscères et de toutes les parties intérieures ? Peut-on guérir un organe malade, lorsqu'on ne sait pas ce qu'il est ? Et lorsque les viscères sont mis à découvert par une blessure, serait-il possible à celui qui ne connaît pas la couleur naturelle des parties, de distinguer ce qui est sain d'avec ce qui ne l'est pas, et de remédier aux altérations survenues ? Enfin, n'est-il pas nécessaire de connaître la position, la figure et la grandeur des parties internes, pour appliquer convenablement les topiques à l'extérieur. Il en est de même pour tout ce dont il vient d'être question. Il n'y a point de cruauté ainsi que plusieurs l'avancent, à chercher dans le supplice d'un petit nombre de criminels, des lumières qui peuvent servir dans tous les âges à la conservation d'une infinité d'innocens. Ainsi parlent les dogmatistes.

Ceux au contraire qui se bornent uniquement à l'expérience, et qui s'appellent *empiriques*, admettent à la vérité comme nécessaire la connaissance des causes évidentes ; mais ils considèrent comme inutile toute recherche sur les causes cachées, et sur le mécanisme des actions naturelles, parce que la nature est incompréhensible. Ce qui le prouve, c'est la diversité des sentimens de ceux qui disputent sur cette matière. Puisque ni les philosophes, ni les médecins eux-mêmes, ne sont d'accord. Car pourquoi croirait-on Hippocrate plutôt qu'Herophile, ou celui-ci plutôt qu'Asclépiade? Si l'on s'en rapporte aux raisonnemens, les uns et les autres en fournissent d'également vraisemblables; si l'on a égard aux guérisons, on voit que tous les médecins ont ramené des malades à la santé. On n'est pas plus fondé à refuser sa confiance aux raisons qu'à l'autorité des uns ou des autres. Si le raisonnement faisait des médecins, les philosophes devraient être regardés comme les plus habiles; mais ils n'ont que des paroles à donner, et ils ignorent l'art de guérir. De plus, les méthodes de traitement doivent varier suivant les climats, et celle qui réussit à Rome ne conviendrait ni dans l'Egypte, ni dans la Gaule. Si les maladies étaient produites en tous lieux par les mêmes causes, les remèdes devraient être aussi partout les mêmes. Souvent les causes de la maladie sont évidentes comme dans l'ophthalmie et les blessures, sans que pour cela on connaisse les remèdes convenables; or, si une cause évidente ne donne pas cette connaissance, comment peut-on l'attendre d'une cause douteuse? Les causes cachées étant incertaines et impénétrables, il vaut mieux s'appuyer sur ce qui est certain et constaté; c'est-à-dire sur le résultat de l'expérience dans le traitement des maladies, comme cela s'observe dans tous les autres arts; c'est la pratique et non la théorie qui fait le laboureur et le pilote. Ce qui prouve que toutes ces recherches ne sont d'aucune utilité en médecine, c'est que les médecins, malgré la diversité de leurs sentimens à cet égard, sont également parvenus à rendre la santé à leurs malades, et y ont réussi, parce qu'ils ont basé leur traitement, non sur les causes cachées et la connaissance des actes naturels, points sur lesquels ils ne s'accordaient pas, mais sur ce qu'ils avaient essayé précédemment avec succès. Ce n'est pas à des questions de ce genre, mais aux expériences, que la médecine doit ses premiers progrès. En effet, parmi les malades qui étaient sans médecins, les uns pressés par la faim, ont pris des alimens dès les premiers jours, les autres, au contraire, éprouvant du dégoût, ont gardé l'abstinence, et ces derniers se sont trouvés soulagés; de même les uns ont mangé pendant le temps même de la fièvre, les autres un peu avant, d'autres enfin, après l'accès terminé, ce qui leur a complètement réussi; de même encore, les uns ont mangé beaucoup dès le commencement de leur maladie, et les autres fort peu, et l'état de ceux qui s'était gorgés d'alimens s'est considérablement aggravé. Des faits semblables se répétant chaque jour, ont été observés par des hommes attentifs, qui conseillaient aux malades ce qui avait le mieux réussi. Ainsi naquit la médecine, qui apprit par la guérison des uns, et par la mort des autres, à distinguer les choses pernicieuses de celles qui sont salutaires. C'est après avoir découvert les remèdes qu'on a commencé à raisonner sur leur manière d'agir ; ainsi donc la médecine n'a point été inventée après le raisonnement, mais le raisonnement après la médecine. D'ailleurs, ou les choses qu'enseigne le raisonnement sont conformes à l'expérience, ou elles y sont contraires ; dans le premier cas il est inutile, dans le second il est nuisible. A la vérité, dans les commencemens il a fallu constater avec le plus grand soin les vertus des médicamens ; mais aujourd'hui elles sont bien connues, et comme on n'observe point de nouvelles maladies, on n'a pas besoin de nouveaux remèdes. Maintenant, s'il se présente quelque affection inconnue, le médecin n'aura pas besoin de se livrer à la recherche des choses obscures, il lui suffira de voir de quelle maladie connue elle se rapproche davantage, d'essayer les remèdes qui auront été employés avec le plus de succès dans celle-ci, et l'analogie lui fournira les secours nécessaires.

Les empiriques ne prétendaient pas cependant que le raisonnement fût inutile en médecine, ou qu'un animal sans raison pût exercer cet art, mais ils regardaient toutes les conjectures relatives aux causes cachées comme ne conduisant à rien ; car il importe moins de connaître ce qui fait la maladie que ce qui la guérit. L'essentiel n'est point de savoir comment se fait la digestion, mais quels sont les alimens les plus digestibles, quelle que soit la cause de cette fonction, soit qu'il y ait coction ou simplement dissolution. De même, il est moins utile de rechercher les causes de la respiration, que les moyens de remédier à la gêne et à la lenteur de cet acte ; de connaître ce qui fait battre les artères, que les signes fournis par leurs mouvemens. Tous ces documens sont les résultats de l'expérience ; sur tous ces points on peut soutenir deux opinions opposées ; aussi l'avantage est-il du côté de l'esprit et de l'éloquence. Cependant les maladies ne se guérissent pas par de beaux discours, mais par des remèdes. Un homme sans facilité pour s'exprimer, mais qui connaîtrait bien les préceptes consacrés par l'expérience, serait bien plus grand médecin que celui qui, négligeant cette connaissance, aurait exclusivement cultivé l'art de la parole.

ÉNAUX (. . . . .), chirurgien distingué de Dijon, pensionnaire de l'Académie des sciences et belles-lettres de cette ville, professeur du Cours d'accouchement des États de Bourgogne, lieutenant du premier chirurgien du roi, chirurgién-major de l'hôpital de Dijon, jouit d'une réputation méritée pendant la seconde moitié du dernier siècle. Nous ignorons l'époque de sa naissance; mais quelques-unes des observations qu'il rapporte dans l'ouvrage qu'il a publié de concert avec Chaussier, prouvent que déjà il étudiait la médecine quand son collègue n'était encore qu'un enfant. On a de lui :

Méthode de traiter les morsures des animaux enragés et de la vipère; suivie d'un précis sur la pustule maligne, publié avec Chaussier. Dijon, 1785, in-12, de XLVI-275 pp. — Cet ouvrage fut composé d'après la demande des élus généraux des États de Bourgogne, imprimé au frais de la province, et envoyé aux curés et aux syndics des communautés, afin de répandre dans les campagnes une connaissance précise des moyens à la fois les plus rationels et les plus efficaces pour combattre les accidens indiqués. Pour répondre à ces intentions philantropiques, les auteurs ont rédigé leur ouvrage avec l'ordre, la clarté et la simplicité désirables, tout en évitant les inconvéniens des livres de médecine populaire. Ainsi, pas de discussion théorique sur la nature et la marche de la maladie, mais indication des faits les plus essentiels, méthode curative exposée avec les détails les plus circonstanciés. Chaque partie est terminée par une série de propositions qui résument les points principaux des symptômes et du traitement. Dans les morsures d'animaux enragés et de la vipère, cautérisation exacte et profonde des blessures avec le fer rouge, pratiquée immediatement; application d'un large vésicatoire sur la plaie après la cautérisation, suppuration entretenue à l'aide de pois, et de digestifs animés ; les remèdes internes ne sont qu'accessoires. Le traitement de la pustule maligne doit consister localement dans les incisions et les caustiques; à l'intérieur, toniques et antiseptiques. Cet ouvrage, très-méthodique, est encore aujourd'hui le meilleur écrit que nous ayons sur ces différens sujets.

On trouve dans l'ancien *Journal de méd.* t 36. p. 439, une *observation extraite d'une lettre écrite à M. Levret par M. Enaux, au sujet d'un accouchement de jumeaux, terminé heureusement avec le forceps.* C'est un exemple fort rare de position vicieuse de deux enfans, d'où résultait un « enclavement d'une espèce extraor- » dinaire, chaque tête étant appuyée » réciproquement sur le cou de l'au- » tre. » L'un des enfans était sorti par les pieds, et sur sa poitrine se trouvait placée en travers la tête de l'autre jumeau. Ce dernier fut d'abord extrait avec le forceps, et le premier fut ensuite extrait facilement Levret, en publiant la lettre d'Enaux, dit comme lui, qu'il n'a point connaissance d'un fait semblable.

Enaux a inséré dans les *nouveaux Mémoires de l'Académie de Dijon* plusieurs articles importans que nous allons faire connaître.

Observations sur différentes tumeurs polypeuses. — C'est l'histoire d'une tumeur pédiculée du rectum, qui causait des accidens généraux fort graves, et qu'il enleva par la ligature. Un autre polype semblable s'étant développé six mois plus tard, la même opération fut pratiquée ; mais le malade succomba au bout de six semaines. A l'autopsie, faite par Hoin, on trouva la cicatrice des deux pédicules qui avaient été liés, et un lipôme pesant onze livres, adhérant au lobe droit du foie. Il lia les tumeurs à l'aide d'une corde à violon (la 4ᵉ) passée dans la double canule de Levret. Enaux rapprocha ce fait de deux cas de polypes utérins (tom. II. 1ᵉʳ semest. 1783).

Observations sur l'opération du bec-de-lièvre. — Il préfère le bistouri aux ciseaux, et pour fixer les bords de la scissure, il emploie, au lieu de la palette de bois ou de carton, deux morceaux de liége qu'il fixe en arrière de chacun des bords du bec-de-lièvre, à l'aide de deux épingles qui traversent à la fois la lèvre et le liége dans lequel on les fixe. De la sorte, l'incision de chaque bord est beaucoup plus facile, plus prompte et surtout plus régulière. Enaux rapporte trois observations comme exemples de cette manière d'opérer (Tom. II. 2ᵉ semest. 1783).

Observations sur la luxation des os du bassin. — Exemple très - remarquable d'une luxation complète, ou ,

comme dit Enaux, une désarticulation de l'os innominé, d'une symphise à l'autre, à la suite d'une chute de quarante pieds de haut. Douleurs très-vives s'étendant de l'anus à la symphise sacro-iliaque, et traversant le bassin ; jambe rétractée, la pointe du pied tournée en dehors, ecchymose de la face interne de la cuisse ; l'extension du membre le ramenait facilement à sa rectitude naturelle avec crépitation dans la région du bassin ; le membre reste ainsi étendu sans tendre à se rétracter de nouveau ; pubis du côté gauche excédant celui du côté droit de deux travers de doigt au moins, et de bas en haut ; en fléchissant la jambe sur la cuisse et cette dernière sur le bassin, le pubis redescend au niveau de l'autre ; mais la douleur qui se manifesta alors obligea à replacer le membre dans l'extension. Si l'on portait une main sur la symphise sacro-iliaque et l'autre sur le pubis, pendant qu'on faisait fléchir la cuisse, on sentait alors très-bien la crépitation dans les deux articulations. Guérison avec abaissement notable du pubis, et claudication légère.

ENGEL (Charles-Chrétien), médecin, littérateur et poète, frère de J.-J. Engel, qui fut long-temps directeur du théâtre de Berlin, était né le 12 août 1752 à Parchine. Il mourut le 4 janvier 1801. Il a écrit en allemand des fables, des élégies, des romances, des vaudevilles, des comédies, et un ouvrage intitulé : *Nous nous reverrons*, qui a eu trois éditions en quelques années. On trouve l'indication de tous les écrits d'Engel dans l'*Allemagne littéraire* de Meusel ; nous ne citerons ici que ses écrits relatifs à la médecine.

Diss. inaug. de explicandis generalioribus vesicantium effectibus, eorum- *que speciali in inflammationibus usu.* Halle, 1774, in-4.

Specimina medica. Berlin, 1781, in-8.

Le Tome II des *Vermischte medicinische Schriften* de Metzger (p. 219-25), contient une observation curieuse d'absence de l'utérus et du vagin, publiée par Engel.

ENT (George), fils d'un négociant flamand, qui avait fui en Angleterre pour se soustraire à la tyrannie du duc d'Albe, fut élevé à Cambridge, alla étudier la médecine et prit ses degrés de docteur à Padoue. A son retour, il fut admis dans le Collége de médecine de Londres, et fut l'un des premiers membres de la société royale. Il fut créé chevalier par Charles II, à l'issue d'une de ses leçons publiques, à laquelle ce prince avait assisté. Ent fut pendant six ans président du collége des médecins. Il mourut à Londres, le 13 octobre 1689, il était né à Sandwich, dans le comté de Kent, en 1603.

Ent posséda l'amitié de Harvey. Il soutint la découverte et la doctrine du grand physiologiste avec le zèle d'un ami, mais aussi avec l'indépendance d'un philosophe, et quelquefois, malheureusement, avec la liberté d'un homme qui se réserve le droit de faire des hypothèses, tout en défendant une doctrine qui n'admet que des faits et ne s'appuie que sur l'expérience. Voici sa profession de foi à cet égard : Sedulo operam dedi, ut nullius auctoritati adstrictus, veritati uni militarem : quantùmque potui, naturæ ductum sequutus, quod res ipsa suasit, fidenter asserui. Atque in pauculis minoris momenti, ipsi Harvæo, quem defendendum susceperam, sum refragatus....... quinetiam datâ occasione, paradoxa quædam, à præsenti controversiâ aliena, proposui, etc.

Ent a écrit les ouvrages suivans :

Apologia pro circuitione sanguinis, qua respondetur Æmylio Parisano medico veneto. Londres, 1641, in-18; *id. multo auctior.* Londres, 1685, in-8.

Antidiatribe, *sive animadversiones in Malachiæ Trustoni, M. D. diatribam de respirationis usu primario.* Publiées avec la *Diatribe* de Truston. Londres, 1670, in-8 ; Leyde, 1671, in-8 ; et depuis séparément, Londres, 1679, in-8, 1682, in-8.

Ces deux ouvrages ont été réunis sous ce titre :

Georgii Entii opera omnia medico-physica, observationibus curiosissimis, ratiociniisque solidissimis, ex solidiore et experimentali philosophiâ petitis, nitidè superstructa, orationisque elegantiâ famigeratissima. Nunc primum junctim edita, ac plurimis mendis repurgata, ac indice capitum rerum et verborum accuratissimo aucta et ornata. Leyde, 1687, in-8.

ERASISTRATE, le plus grand anatomiste grec, après Hérophile, et le premier médecin solidiste, occupe une place importante dans l'histoire de notre science, et demande un article étendu dans ce dictionnaire. Il était né, selon le témoignage de Strabon, à Julis, dans l'île de Céos, près de l'Attique, et non à Cos, ou à Sicyone, ou à Samos, comme d'autres l'ont prétendu. Il était de la famille d'Aristote; mais il n'est pas sûr qu'on doive adopter le témoignage de Pline, qui le dit fils de la sœur du philosophe de Stagyre, car ce témoignage est contredit. Il reçut les leçons de Chrysippe, célèbre médecin de Cnide, si l'on s'en rapporte à Pline, à Galien et à Diogène de Laerce, ou bien celles de Métrodore, disciple de Chrysippe, si l'on préfère le témoignage de Sextus Empiricus. Il dut avoir aussi des liaisons avec Téophraste; mais les idées des maîtres indiqués plus haut, qui dérivaient du pythagorisme, furent celles auxquelles il resta toujours attaché. Après avoir fait des études suffisantes, il se livra tout entier, et pendant long-temps, à la pratique de l'art de guérir. Un grand nombre de témoignages se réunissent pour établir qu'il gagna les faveurs de Seleucus, roi de Syrie, en sauvant son fils Antiochus d'une maladie consomptive, dont il reconnut la cause (l'amour qu'il avait pour la reine Stratonice), avec une perspicacité et une justesse qui font le plus grand honneur à son tact médical. Galien nous apprend qu'Erasistrate, quand il fut avancé en âge, et qu'il eut renoncé à la pratique, se mit à s'occuper de la théorie de la science et à cultiver l'anatomie. Il résulta de ces études tardives qu'il eût à rétracter beaucoup de ses anciennes opinions. Il le fit avec beaucoup de franchise, comme on le voit dans Galien, qui nous dit qu'après avoir enseigné pendant long-temps que les nerfs tiraient leur origine de la dure-mère et non du cerveau, Erasistrate déclara plus tard qu'il s'était trompé, et que des recherches plus exactes lui avaient démontré le contraire.

Aucun renseignement direct ne nous apprend positivement en quel lieu Erasistrate avait pu se livrer à ses recherches anatomiques sur des cadavres humains; mais cette circonstance qu'il est presque toujours cité avec Hérophile, autorise à penser que ce fut à Alexandrie qu'il disséqua, ce que démontre peut-être l'impossibilité de le faire ailleurs à cette époque. Il y a lieu de croire qu'Hérophile et lui durent avoir quelques liaisons et travailler ensemble, car ils sont cités l'un et l'autre pour les mêmes observations: pour avoir vu, par exemple, les vaisseaux chylifères sur des chèvres tuées peu de temps après avoir mangé. Il est probable néanmoins qu'Hérophile lui est un peu antérieur.

Galien cite de lui un fragment qui prouve qu'il avait bien connu et observé chez l'homme même les ventricules cérébraux, l'origine des nerfs dans le cerveau, et leur distribution par tout le corps. Il reconnut que c'était du cœur que partaient les vaisseaux; il découvrit les valvules qui existent aux orifices de ce viscère; il trouva qu'elles étaient parfaitement disposées pour favoriser l'entrée ou l'expulsion de ce qu'il reçoit ou de ce qu'il émet, et il leur donna les noms, qu'elles ont conservés, de tricuspides et de sigmoïdes. Ce qui l'empêcha de découvrir le véritable usage de ces valvules et le mécanisme des mouvemens du cœur et du sang, c'est la fausse persuasion où il était que les veines seules contenaient du sang, et que les artères étaient pleines d'esprit, c'est-à-dire d'air; opinion dont les conséquences s'étendirent sur plusieurs parties de la doctrine et de la pratique d'Erasistrate, et qui fut la source d'une foule d'erreurs. Il y avait été conduit par une série de raisonnemens dont voici les principaux. Selon lui, la nature ne fait rien en vain: or, il ne comprenait pas pourquoi elle aurait formé deux réceptacles de nature différente, pour contenir une seule et même chose; il ne voyait point comment l'air que nous attirons intérieurement en respirant, pourrait s'introduire par tout le corps, si les artères contenaient du sang, ni comment, s'il ne s'y introduisait pas, il pourrait se faire que nous exercions des mouvemens à volonté, le transport de l'esprit dans les membres étant nécessaire pour cela, et celui-ci ne pouvant passer librement dans des vaisseaux où il y aurait du sang, l'esprit et le sang se faisant mutuellement opposition. Si on lui objectait qu'une blessure d'artère donnait lieu à l'issue d'une grande quantité de sang qui s'échappait avec violence, il se tirait d'embarras en disant qu'aussitôt que la plus petite artériole était ouverte, l'air s'en échappait, et faisait place au sang qui y affluait des veines voisines, et que la peau étant toute pénétrée d'artérioles, la moindre incision n'y pouvait avoir lieu sans produire cet effet: d'où la raison pour laquelle on trouvait, dans toutes les dissections, du sang dans les artères. Cet air ou esprit, auquel Erasistrate faisait jouer un si grand rôle, pénétrait dans le corps de la manière suivante: La respiration en remplissait le poumon; du poumon il allait dans le cœur, et les artères le puisaient dans le ventricule gauche, pour le distribuer partout. C'est de ce dogme qu'il tirait l'explication des fièvres, et la pathogénie de l'inflammation; c'est là-dessus qu'il avait fondé la proscription de la saignée, c'est de là qu'il déduisait les méthodes thérapeutiques qui lui étaient propres. Ainsi, la fièvre s'allumait si le sang, faisant irruption dans les artères, s'amassait près de quelque organe important; c'était l'inflammation , si le sang introduit dans ces vaisseaux était repoussé par l'air, et se condensait dans les dernières divisions des artérioles. Sur le même principe toute sorte d'évacuation sanguine devait être proscrite, car la peau ne peut être divisée que quelque artère ne le soit en même temps, que l'esprit ne s'échappe, et n'appelle le sang à le remplacer.

Erasistrate est le premier inventeur de l'hypothèse de l'*attrition* pour expliquer la manière dont les alimens sont digérés. L'estomac les pétrit et les divise, et c'est en cela que consiste leur digestion. Il releva l'erreur de Platon, qui avait prétendu qu'une partie des boissons qu'on avale passe dans la trachée; mais il avait été précédé en cela.

Le caractère essentiel de la pathologie d'Erasistrate est le solidisme absolu qu'il professa. Tout au contraire de Praxagoras et d'Hérophile, qui avaient dit que toute maladie est dans les humeurs, il soutint que les solides étaient seuls susceptibles de devenir malades. Il rejeta tout ce qu'on avait débité sur les cacochymies pituiteuses, bilieuses, atrabilaires, etc. Sa théorie, indiquée plus haut, de la fièvre et de l'inflammation, ne fait point exception à ses principes, car ni le sang ni l'esprit ne sont altérés, il y a seulement erreur de lieu dans leur distribution. Erasistrate admettait aussi, et sans cesser encore d'être conséquent avec lui-même, que la pléthore était une des principales causes des maladies. Galien a cité comme une contradiction de sa part d'avoir attribué la paralysie à une irruption faite dans les vaisseaux du poumon par le fluide des nerfs, qui est d'une nature lente et tenace, et difficile à être excrété; mais ce n'est là qu'une hypothèse absurde, et point contradictoire avec les idées de l'auteur; car ce qu'il accuse, ce n'est point l'altération du fluide nerveux, mais son irruption en un lieu où il ne devrait pas être.

La pratique d'Erasistrate se distinguait principalement de celle des anciens, en ce qu'il n'admettait ni l'usage de la saignée, ni celui des purgatifs: de la saignée, par les motifs qu'on a vus plus haut; des purgatifs, parce qu'ils n'ont point le privilége de choisir parmi les humeurs celle qu'il faudrait évacuer, parce que les matières qu'ils entraînent sont bientôt remplacées par d'autres, parce qu'ils dérangent toujours plus ou moins l'organisme. Toutefois, il permettait l'usage d'un régime propre à relâcher le ventre, et l'emploi des clystères laxatifs, remède qu'il admettait d'autant plus volontiers que l'école pythagoricienne, dont il avait sucé les principes, en avait emprunté l'usage aux Égyptiens. Dans les cas qui semblaient exiger la saignée d'une manière impérieuse et pressante, il la remplaçait, à l'exemple de son maître Chrysippe, par la ligature des membres. Il était d'ailleurs partisan d'une diète rigoureuse, de l'exercice, des frictions et des bains, des ventouses, des fomentations et des cataplasmes; il avait une prédilection marquée pour les médicamens les moins recherchés, et détestait la polypharmacie.

De toutes les opinions d'Erasistrate sur des maladies particulières, qui nous ont été conservées, je ne citerai que celle qu'il avait sur la cause de l'anasarque qui accompagne certaines affections chroniques du foie : il l'attribuait au rétrécissement qui en résulte pour les veines qui passent dans ce viscère, et à la difficulté qu'éprouve le sang à le traverser. (Cœl. Aurel.)

Erasistrate avait écrit un grand nombre d'ouvrages : aucun n'est parvenu jusqu'à nous; mais Galien nous en a conservé de nombreux fragmens.

(Galien. — Barchusen. — Fabricius. — Schulze.)

ERASTE (Thomas), célèbre en son temps, non-seulement comme médecin, mais encore comme théologien et comme philosophe, était né en 1523, à Auggener, dans le marquisat de Baden-Dourlach. Une infirmité qui consistait en une impotence de la main droite, et la pauvreté de sa famille, s'opposaient à ce qu'il cultivât les dispositions que la nature lui avait données pour la culture des lettres. Un ami pourvut à ses besoins, et il exerça sa main gauche de manière à devenir un écrivain fort habile. Il commença l'étude de la médecine à Bâle, en 1540. Il faillit y périr de la peste. Il passa ensuite en Italie, séjourna 9 ans à Bologne, où il prit le grade de docteur, et rentra en Allemagne. L'électeur palatin, Frédéric III, lui donna la chaire de médecine de la Faculté d'Heidelberg. Comme il n'était pas moins versé dans la théologie que dans la médecine, il fut envoyé au colloque de Maulbrun avec les théologiens du palatinat. Il vint en 1578 occuper la chaire de médecine de la Faculté de Bâle, qu'il remplit avec beaucoup de réputation jusqu'à sa mort, en 1581. Eraste n'était point le véritable nom du médecin dont nous parlons; il s'appelait Lieber avant d'avoir échangé, selon l'usage des savans d'alors, son nom *vulgaire* en un mot équivalent tiré du grec.

Haller a bien caractérisé le mérite et les défauts d'Eraste. *Magnus paracelsicæ sectæ adversarius, non ignarus homo, neque obtusi ingenii ; ut tamen in experimentis parcior, nimium daret aucto-ritati et ratiocinio.* Ce jugement général nous dispense de rien dire sur chacun des ouvrages d'Eraste, qu'on ne lit plus aujourd'hui que pour y chercher des renseignemens sur l'histoire de la médecine, et particulièrement sur la médecine de Paracelse.

De dyssenteriâ theses. Heidelberg, 1570.

Disputationum de medicina novâ Philippi Paracelsi pars prima : in qua, quæ de remediis superstitiosis et magicis curationibus ille prodidit, præcipuè examinantur, etc. Bâle, 1572, in-4. — *Disput. de nova Phil. Paracelsi med., pars altera, in qua philosophiæ paracelsicæ principia et elementa explorantur,* etc. Bâle, 1572, in-4. — *Disp. de nov. Phil. Parac. med. pars tertia, in qua dilucida et solida veræ medicinæ assertio, et falsæ seu paracelsicæ confutatio continetur. Accedit tractatus de causa continente.* Bâle, 1572, in-4. — *Disp. de nov. Phil. Parac. med., pars quarta, in qua epilepsiæ, elephantiasis seu lepræ, hydropis, podagræ et colici doloris vera curandi ratio demonstratur, et paracelsica solidissimè confutatur.* Bâle, 1573, in-4.

Explicatio quæstionis famosæ illius, utrum ex metallis ignobilibus aurum verum et naturale arte conflari possit.. declarantur in hac quæstione omnia ferme quæ ad naturam, ortum, generationis modum, species et materiam metallorum pertinent. Bâle, 1572, in-4.

De occultis pharmacorum potestatibus, quot et quotuplices eæ sint, quibus in morbis, quomodo, quando, quem in curationibus usum habeant. Acced. Disp. de purgantium medicamentorum facultate, tribus quæstionibus absoluta. Bâle, 1574, in-4.

Disputatio de auro potabili, in qua accuratè admodum disquiritur, utrum ex metaliis, opera chemicæ, concinnata pharmaca tute utiliterque bibi possint. Adjectum est ad calcem libri judicium ejusdem authoris de indicatione cometarum, ex veris fundamentis et naturæ principiis erutum. Bâle, 1578, in-8.

Theses de contagio. Heidelberg, 1574, in-4, et dans la collection de 1595.

Disp. de putredine, in qua natura, differentia et causæ putredinis ex Aristotele et rerum evidentiâ clarè exponitur, etc. *Acc. Disp. de febribus putridis, in quâ tria de febribus paradoxa Laurentii Jouberti excutiuntur.* Bâle, 1580, in-4, et dans la collection de 1595. — *T. Erasti ad Archangeli Mercenarii disputationem de putredine responsio.* Bâle, 1583, in-4.

Comitis Montani novi medicorum censoris, quinque librorum de morbis nuper editorum viva anatome, in quâ multa artis medicæ capita accuratissimè declarantur. Acced. Theses de melancholiâ, — de morbis totius substantiæ. — de convulsione. Bâle, 1581, in-4.

Theses de lethargo. Bâle, 1582, in-4.

Defensio libri Hieronymi Savonarolæ de astrologiâ divinatoriâ adversus Christ. Stathmionem, 1569, in-4.

Theses de lienteriá. Bâle, 1583, in-4.

Theses de pleuritide. Bâle, 1583, in-4.

Varia opuscula medica, quæ Erastus morte præventus in lucem edere non potuit. Francfort, 1590, in-fol.

Disputationum et epistolarum medicinalium volumen doctissimum studio Theophili Mader editum. Zurich, 1595. in-4.

Examen de simplicibus quæ ad compositionem theriacæ Andromachi requiruntur. Conradi Hofman analysis ejus compositionis, qua ostendit summum artificium, quo Andromachus in hac compositione usus est. Item J. B. Sylvatici tractatus de compositione theriacæ Andromachi. Lyon, 1606, in-4.

Il y a des consultations et des lettres d'Eraste dans le recueil de Scholz, et des lettres dans les *Miscellanea de contagio* de Smetius.

Eraste a écrit en outre divers autres ouvrages sur la theologie et l'astrologie qui ne peuvent être indiqués ici.

(Melchior Adam, *vitæ med.* — Teissier, *éloges.* — Haller.)

ERNDTEL (Chrétien-Henri), savant médecin et botaniste, né à Dresde, étudia la médecine à Leipzig, fit, en 1706 et 1707, un voyage en Hollande et en Angleterre, fut nommé en 1710 médecin à la cour de Pologne, et plus tard premier médecin du roi Frédéric Auguste. Il vécut long-temps à la cour, et mourut à Dresde le 17 mars 1734. Erndtel était membre de l'Académie des Curieux de la nature. On a de lui :

Diss. de usu historiæ naturalis exotico-geographicæ in medicinâ. Leipzig, 1700, in-4.

Relatio ad amicum de itinere suo anglicano et batavo. Leipzig, 1710, in-8.; Amsterdam, 1711, in-8.

Epistola de florá Japonicá, codice bibliothecæ regiæ berolinensis rarissimo. Dresde, 1716, in-4.

Plantarum circa sedlicenses thermas elenchus. Nuremberg, 1723, in-8.

Warsavia physica illustrata, sive de aere, aquis, locis et incolis Warsaviæ eorundemque moribus et morbis tractatus cui annexum est viridarium Warsaviense, sive catalogus plantarum circa Warsaviam crescentium. Dresde, 1730, in-4.

ERNSTING (Arthur-Conrad), né à Sachtenhagen dans le comté de Schaumbourg, en 1709, fit ses études à Helmstadt, y reçut le bonnet doctoral en 1737, pratiqua assez long-temps l'art de guérir à Brunswick, puis se fixa dans sa ville natale, devint médecin pensionné des bailliages de Sachtenhagen et de Stadthagen, et mourut le 11 septembre 1768. On a de lui :

Diss. inaug. præs. P. Gerike, de materiá perlatá. Helmstadt. 1737, in-4.

Der for kurzer Zeit entsprungene Bordfelder Gesundbrunnen. La source minérale de Bordfelden, qui jaillit depuis peu. Brunswick, 1737, in-4.

Phellandrologia physico-medica, seu exercitatio physico-medica de medicamento novo, vulgo Pasr - Saut *dicto, et multis in morbis tam hominum quàm animalium celebrato, experimentis et observationibus illustrato.* Brunswick, 1739, in-4.

Nucleus totius medicinæ quinquepartitæ, oder vollkommener Apotheker-Schatz continens : 1° *Lexicon et dispensatorium pharmaceuticum;* 2° *Lexicon practico-chymicum;* 3° *Lexicon theoretico-medicum;* 4° *Lexicon chirurgicum;* 5° *Lexicon theoretico-anatomicum.* Helmstadt, 1751, in-4 — *Zweite sehr vermehrte und durchgehends neu ausgearbeitete Auflage.*

T. I, Lemgo, 1770, t. II, part. I et II, ibid., 1771, in-4.

Prima principia botanica, in quibus omnia ad hanc scientiam spectantia, in usum discentium traduntur, ordine alphabetico. Wolfenbuttel, 1743, in-8.

Historische und physikalische Beschreibung der Geschlechter der Pflanzen; welcher der Linnæus systematiches Verzeichniss von den Geschlechtern der Planzen beygefügt. Worden, t. I-II; Lemgo, 1761-1762, in-4, fig.

Ernsting a inséré deux notices sur les eaux sulfureuses de Rodemberg dans les *Rintelische Anzeige*, 1763.

ERXLEBEN (Dorothée-Chrétienne), femme célèbre, la première, en Allemagne, qui ait été élevée aux honneurs du doctorat en médecine, était née à Quedlimbourg le 13 novembre 1715. Son père, Chrét.-Polycarpe Leporin, ayant connu de bonne heure les heureuses dispositions de sa fille, et son goût pour les études sérieuses, l'appliqua a la philosophie et aux sciences médicales. Son mariage, en 1742, avec J.-Chrét. Erxleben, diacre de l'église Nicolas, à Quedlimbourg, l'engagea et la retint pendant douze années dans des occupations d'un autre espèce; mais en 1754, elle subit les examens d'usage, à l'Université de Halle, sous le décanat de J. Junker, elle soutint une thèse, et reçut le bonnet doctoral. Depuis lors, elle pratiqua l'art de guérir avec beaucoup de succès, dit-on, jusqu'à sa mort, arrivée par l'effet d'une hemorragie, suivant Adelung, ou d'un cancer au sein, selon M. Jourdan, le 13 juin 1762. Elle avait publié :

Gründliche untersuchung der Ursachen, die das weibliche Geschlecht vom studirem abhielten : Recherche des causes qui écartent le sexe féminin des études. Berlin, 1742, in-4.; réimprimé sous ce titre : *Vernünftige Gedanken vom studiren der schœnen Geschlechts.* Francfort et Leipzig 1749, in-8.

Diss. inaug. quod nimis cito ac jucundè curare sæpius fiat causa minus tutæ curationis. Halle, 1754, in-4. Augmentée et traduite en allemand par l'auteur même, sous ce titre :

Abhandlung von der gar zu gesch-   *Krankheiten.* Halle. 1755, in-8.
winden und angehnehmen, aber eben   (Adelung, *supp. a Jœcher.* — Meu-
deswegen öfters unsichern Heilung der   sel's Lexikon etc.)

ERXLEBEN (JEAN-CHRÉTIEN-POLYCARPE), fils de Dorothée Chretienne, naquit à Quedlimbourg le 22 juin 1744. Il commença l'étude de l'art de guérir en suivant la pratique de son grand-père, Christ-Polyc. Leporin, dans l'hôpital militaire de Verda. En 1763, il alla poursuivre à l'Université de Gottingue ses études, qui s'étendirent avec un égal succès à un grand nombre de sciences à la fois. Pour obtenir le grade de docteur en philosophie, il soutint, en 1767, une thèse dans laquelle il apprécie avec justesse et profondeur les divers systèmes zoologiques, sorte de prodome des élémens d'histoire naturelle qu'il publia l'année d'après. Après avoir mis au jour un premier ouvrage sur la vétérinaire, il fit, aux frais du gouvernement, un voyage, dans le but d'étudier d'une manière plus approfondie cette branche des connaissances, qu'il enseigna à son retour. La chimie, la physique, la minéralogie, la zoologie surtout l'occupèrent successivement ou à la fois, et dans toutes ces sciences, il fit briller la justesse et la solidité de son esprit, l'étendue de ses connaissances, et l'art de résumer d'une manière concise, sans être superficielle, l'ensemble des notions qu'il est le plus nécessaire d'acquérir et de conserver dans sa mémoire. *Studii sui limites alios non noverat,* dit Kæstner, *quam quos habet rerum natura.*

Erxleben fut membre de l'Académie des sciences de Gottingue, et de plusieurs autres sociétés savantes. Il mourut d'un abcès au foie, le 18 août 1777, à l'âge de 33 ans et 2 mois.

Diss. (præs. A. G. Kæstner) sistens dijud'cationem systematum animalium. Gottingue, 1767, in-4.

Anfangsgründe der naturgeschichte Principes d'histoire naturelle. Gottingue, 1768, in-8.; *ibid.,* 1773, in-8; 3ᵉ édit. corrigée et augmentée par J.-F. Gmelin, *ibid.* 1782, in-8.; 4ᵉ édit. par le même, *ibid.,* 1791 (1790), in-8. — L'histoire naturelle n'est point, pour Erxleben, un simple catalogue, mais la *physique* des animaux, des plantes et des minéraux. Elle comprend la structure de ces êtres, leur analyse, leurs propriétés, leurs usages. Si Erxleben ne regarde pas comme suffisante la connaissance des caractères qui servent aux classifications, il ne dédaigne point pour cela l'étude de ces caractères, et suit surtout dans cette partie les traces de Linnée.

Betrachtungen über die Ursachen der Unvollstændigkeit der mineral Systeme, etc. : Considérations sur les causes pour lesquelles les systèmes minéralogiques sont incomplets, avec un prospectus de ses leçons. Gottingue, 1768, in-4.

Betrachtungen über das Studium der Wicharzneykunst, etc. : Considérations sur l'étude de l'art vétérinaire, avec un prospectus de ses leçons. Gottingne, 1769, in-4.

Einleitung in die Wicharzney-kunst : introduction à l'art vétérinaire. Gottingue, 1769, in-8.

Praktischer Unterricht in der Wicharzneykunst : Instruction pratique sur l'art vétérinaire, Gottingue. 1771, in-8.

Prog. de dubiis a Bergio contra insitionem luis bovillæ nuper propositis. Gottingne, 1771, in-4.

Anfangsgründe der Naturlehre : Principes de physique. Gottingue, 1772, in-8.; *ibid.*, 1777, in-8.; 3ᵉ édit. avec des additions de G.-C. Lichtenberg, *ibid.*, 1785, in-8., 9 pl.; 4ᵉ édit. par le même, *ibid.* 1787, in-8.; 5ᵉ et 6ᵉ édit. par le même, *ibid.* 1791 et 1794, in-8.

Betrachtungen über den Unterricht in der Naturgeschichte an Academien, etc. : Considérations sur l'enseignement de l'histoire naturelle dans les académies, avec un prospectus de ses leçons. Gottingue, 1773, in-4.

Physikalische Bibliothek : Bibliothèque physique, 4 vol. in-8. de 4 cahiers chaque, publiés à Gottingue de 1776 à 1779.

Anfangsgründe der Chemie : Principes de chimie. Gottingue, 1775, in-8.; 2ᵉ édit. augmentée de supplémens, par J.-C. Wiegleb, *ibid.*, 1784, in-8.; *ibid.*, par le même, 1790, in-8.

Physikalische chemische Abhandlungen : Mémoires physico-chimiques,

t. I, Leipzig, 1777, in-8. — C'est la réunion de quatre mémoires insérés parmi ceux de la société de Gottingue ayant pour titres : *Super purpurá minerali obs. Chim.*, 1774. — *Aluminis rosci, etc. Examen. Chem.*, 1775. — *Experimenta non nulla, Blackianam de aere fixo doctrinam spectantia,* 1776. — *De lege secundum quam calor corporum certo temporis intervallo crescit vel decrescit.*

Systema regni animalis, per classes, ordines, genera, species, varietates cum synonimiá et historiá animalium. Classis I. Mammalia. Leipzig, 1777, in-8. — L'une des difficultés que présente l'étude de l'histoire naturelle, comme si ce n'était pas assez de l'étendue de la matière, tient à la multitude prodigieuse de mots qui surchargent sa nomenclature, et qui exigent de l'homme qui veut la cultiver d'une manière approfondie, la connaissance d'une foule de langues, et un nombre effrayant de volumes. Non-seulement Erxleben satisfait à ces conditions, mais il sait recueillir partout avec critique et discrétion tous les renseignemens utiles ou curieux qu'on peut désirer sur les animaux. Il avait préparé pour les parties de cet ouvrage qui devaient suivre, de nombreux matériaux qui n'ont point vu le jour. Erxleben est encore auteur de plusieurs traductions; il a aussi travaillé à divers journaux, et laissé plusieurs ouvrages manuscrits.

(*Kæstner, elogium. Ch. Erxleben. In nov. comment. soc.sc. Gotting.* t. VIII.)

ESCHENBACH (Christian Ehrenfried), né à Rostock le 21 août 1712, fit ses études dans sa ville natale. Il entreprit en 1734 un voyage en Russie, pendant lequel il reçut en 1735, de la Faculté de Rostock, le diplôme de docteur en médecine. Il exerça l'art de guérir à Dorpat en 1736 et 1737, et à Rostock durant les trois années suivantes. En 1740, il vint en France perfectionner ses études en chirurgie. De retour dans son pays, en 1742, il se serait donné tout entier à la pratique, s'il fallait en croire Meusel; mais le titre seul de ses premiers ouvrages prouve qu'il dut se livrer dès-lors à l'enseignement, et qu'il professa la chirurgie, la médecine légale, et peut-être l'anatomie. L'Université de Rostock lui conféra, en 1756, la chaire de mathématiques. Il fut, dix ans après, professeur ordinaire de médecine et médecin pensionné de la ville. Il mourut le 23 mai 1788.

Diss. gratulatoria de morborum in morbis pluralitate. Rostock, 1744, in-4.

Anfangsgründe der Chirurgie, zum Gebrauch seiner Vorlesungen : Principes de chirurgie à l'usage de ses leçons. Rostock, 1745, in-8. — Cet ouvrage a reparu 9 ans plus tard sous un autre titre, et considérablement augmenté.

Medicina legalis, brevissimis comprehensa thesibus, in usum auditorii conscripta. Rostock, 1746, in-8 ; *ibid,,* 1775, in-8. — Ouvrage estimable.

De suppuratione et pus moventibus, avec la trad. française. Mémoire qui obtint l'accessit au concours ouvert en 1744 par l'Acad. roy. de chirurgie. *Prix de l'Acad. roy. de Chir.* T. II.

Commentatio, vulnerum ut plurimum lethalium dictorum nullitatem demonstrans. Rostock, 1748, in-4 — L'auteur distingue les plaies en celles qui sont mortelles par elles-mêmes, et en celles qui ne le sont que par accident (*absolute lethalia, per accidens lethalia*), mais il ne pense pas qu'on puisse établir d'une manière absolue des classes de plaies mortelles ou non mortelles. Chaque plaie doit être examinée en elle-même, et jugée d'après les conditions qui lui sont propres.

Anatomische Beschreibung des menschlichen Kœrpers : Description anatomique du corps humain. Rostock, 1750, in-8, fig., de 81 feuilles. — L'auteur avait eu d'abord le projet de traduire Winzlow en latin, en y faisant seulement quelques additions. Mais il changea d'avis et se décida à faire un ouvrage nouveau, dans lequel, à la vérité, il a beaucoup profité de celui du grand anatomiste français. Les planches sont tirées du recueil de Kulm.

Gegründeter Bericht von dem Erfolge der Operationen des englischen Oculisten Ritters Taylor, in verschiedenen Stædten Teutschlands, besonders in Rostock : Relation des suites des opérations faites par l'oculiste anglais chevalier Taylor, en Allemagne et particulièrement à Rostock. Rostock, 1751, in-8. — Eschenbach assure que Taylor donnait comme guéris par lui des malades qui ne l'étaient point Ses méthodes de traitement pour les maladies des yeux n'avaient rien de particulier.

Observata quædam anatomico-

chirurgico-medica rariora. Rostock, 1753, in-4; *ed. auctior.* Rostock, 1769, in-8. *Observationum rariorum continuatio.* Ibid., 1769, in-8, fig. — Beaucoup de faits curieux, parmi lesquels je ne citerai qu'un exemple d'extrophie de la vessie, et un cas d'ouverture spontanée des parois de l'abdomen qui permettait d'observer le mouvement péristaltique des intestins.

Chirurgie. Mit Kupfern : Chirurgie avec des planches Rostock, 1754, in-8, vol de 78 feuilles. — Traité de chirurgie fait dans un bon esprit, avec beaucoup de soin et d'erudition. Les planches, qui sont au nombre de 7, représentent des bandages ou appareils qui n'avaient point été figurés par Heister ou Bass.

Novæ pathologiæ delineatio. Rostock, 1755, in-8.

Grundlage zum Unterricht einer Hebamme : Fondemens pour l'instruction d'une sage-femme. Rostock, 1765, in-8 : *ibid.,* 1767, in-8.

Bedenken von der Schædlichkeit des Mutterkorns, und von den Mitteln zur Rettung der Ertrunkenen : Avis sur les effets nuisibles du seigle ergoté, et sur les moyens de rappeler les noyés à la vie. Tiré des *Rostock. gemeinnütz. Aufsætzen.* Rostock, 1771, in-8.

Outre ces ouvrages, Eschenbach a publié un grand nombre d'articles dans le receuil que je viens d'indiquer, dans la *Rostock-sch. grl. Zeitung*, et beaucoup de programmes dont une partie a été réunie en collection sous ce titre :

Christiani Ehrenfried Eschenbachii M. D... scripta medico-biblica. Rostock, 1779, in-8, 134 pp. — Les opuscules que renferme ce recueil sont. *De gemellorum partu, ad illustrandum locum.* Genes. XXXVIII, 27-30 — *de judæorum lepra.* Levit. XIII et XIV. — *de obsessis.* — *de piscina bethesda.* Joh. V, 2-4. — *de sudore sanguineo,* Luc. XXII, 44. — *de sanguinis et aquæ e latere Salvatoris crucifixi perfosso effluxu.* Joh. XIX, 33-37. — *de Salvatore non apparenter, sed verè mortuo.* Joh. XIX, 33, 34.

(Mensel. — *Comment. de rebus in med. gestis.* — Haller.)

ESSICH (Jean-Godefroy), compilateur plus fécond que judicieux, né à Augsbourg le 24 septembre 1744, docteur en médecine et agrégé au Collège des médecins de cette ville, y mourut en 1806. Il commença à écrire en 1778, et depuis lors il trouva le temps de fabriquer plus de trente volumes en douze années, sans compter d'assez nombreuses traductions. Les justes critiques et les sarcasmes de la *Gazette d'Hartenkeil* furent peut-être la cause qui mit un terme à cette effrayante-fécondité. Les ouvrages d'Essich consistent en des Manuels à l'usage des étudians, et en des Traités de médecine populaire, dont les meilleurs s'élèvent jusqu'à la médiocrité. Nous avons balancé longtemps si nous donnerions place à cet écrivain dans notre Dictionnaire, et nous ne nous y sommes déterminés que parce qu'on aurait pris pour une lacune l'absence

d'un nom à la suite duquel on voit figurer dans d'autres ouvrages
du même genre une longue suite d'écrits dont on laisse ignorer la
valeur.

Medicinisch - pharmaceutischer Handbuch für junge Anfanger der Arzneykunst und Chirurgie, etc. : Manuel médico-pharmaceutique pour les élèves en médecine et en chirurgie, sur les médicamens les meilleurs et les plus sûrs, tirés des trois règnes de la nature. Augsbourg, 1778, in-8.

Medicinisch-therapeutischer Handbuch, oder Gründliche Anleitung zur Praxi clinica, etc. : Manuel médico-thérapeutique, ou introduction élémentaire à la clinique, par laquelle un médecin ou un chirurgien débutant dans la pratique, est mis en état de connaître les signes pathognomoniques des maladies, leurs causes et leur traitement. Augsbourg, 1778, in-8.

Bildung eines Wundarztes nach dem Muster der besten und neuesten chirurgischen Schriftsteller : Le chirurgien formé sur le modèle des meilleurs et des plus nouveaux écrivains en chirurgie. Augsbourg, 1779, in-8., 2 vol.

Praktischer Unterricht für Stadt- und Landhebammen: Instruction pratique pour les sages-femmes de la ville et de la campagne. Augsbourg, 1780, in-8.

Diætetisch-medicinische Anleitung in der Præservation und Kur der auf dem Lande am meisten vorfallenden Krankheiten: Guide médico-diététique pour prévenir et guérir les maladies les plus fréquentes à la campagne. Augsbourg, 1781, in-8.

Welche Arzneimittel sind die besten? etc. : Quels sont les meilleurs médicamens? Quelles en sont les parties constituantes, et quelle est leur manière d'agir sur le corps humain? Augsbourg, 1783, in-8.

Medicinisch - chirurgischer Katechismus zum Nutzen derienigen welche sich der Arzneywissenschaft und Wundarzneykunst widmen wollen : Catéchisme medico-chirurgical à l'usage de ceux qui veulent se livrer à la médecine et à la chirurgie. Augsbourg, 1783, in-8.

Kleine medicinisches Taschenbuch für ladige schœne Geschlecht : Petit manuel médical à l'usage des filles. Augsbourg, 1784, in-8.

Auswahl der besten aus auserlesesten diaetetischen Mittel zur Vorbauung oder Kur der Krankheiten : Choix des moyens diététiques les mieux éprouvés pour prévenir et guérir les maladies. Augsbourg, 1784, in-8. — C'est une sorte d'hygiène therapeutique, pour ce qui touche au régime de vie. L'idée est bonne, mais l'exécution laisse à désirer plus d'ordre et de méthode, et surtout une détermination plus précise des maladies pour lesquelles l'auteur recommande l'usage de tel ou tel aliment. Analysé dans les Commentaires de Leipzig, t. 27, pp. 415-422.

Vernünftige Anweisung zu einem Langen und gesunden Leben. Méthode rationnelle pour se procurer une saine et longue vie. Augsbourg, 1784, in-8., 144 pp. — C'est une récapitulation de la plupart des causes des maladies, avec des avis pour se mettre à l'abri de leur action.

Abhandlung von der gehörigen

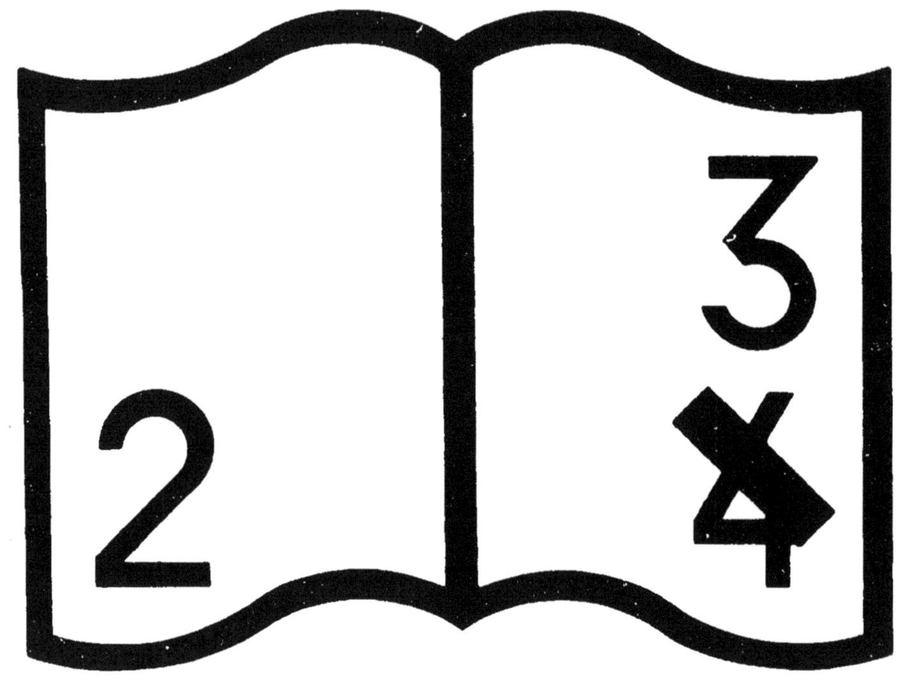

Pagination incorrecte — date incorrecte

NF Z 43-120-12

physischen Erziehung der Kinder von ihrer Geburt an bis in ihren 16 ten, Lebensalter, etc. : Sur l'éducation physique des enfans depuis leur naissance jusqu'à l'âge de 16 ans. Augsbourg, 1784, in-8., 240 pp. — Quoique ne contenant rien de neuf, cet ouvrage n'est pas mauvais, et renferme des conseils qui pouvaient être fort utiles alors, sur les dangers des maillots trop serrés, sur le régime des enfans, sur les exercices gymnastiques.

Kleines medicinisches Kochbuch für Frauenzimmer : Petit manuel médical de cuisine pour les dames. Augsbourg, 1785, in-8.

Dispensatorium chirurgicum, oder auserlesene Sammlung der neusten und besten Heilmittel, welchen zur rechten Kur ausserlichen Gebrechen erfordet werden : Dispensaire chirurgical, ou recueil choisi des remèdes les plus nouveaux et les meilleurs, employés dans le traitement des lésions extérieures. Augsbourg, 1785, in-8.

Lehre von den Verrichtungen der beseelten Körpers : Doctrine des fonctions des corps animés. Augsbourg, 1786. in-8.

Chemischer Handbuch für junge angehende Aerzte Apotheker und andere Liebhaber der Chemie : Manuel de chimie pour les jeunes médecins, les apothicaires et autres amateurs de cette science. Augsbourg, 1786, in-8.

Medicinischer Lexikon zur grundlichen Kenntniss, etc. : Dictionnaire médical qui donne une connaissance claire et succincte des remèdes officinaux et magistraux des trois règnes de la nature, avec les termes pour les médecins, les chirurgiens et autres amateurs de l'histoire naturelle. Augs-

bourg, 1787, in-8., 2 vol. de 486 et 497 pp.

Lesebuch für angehende Zukünftig Mutter. Augsbourg, 1787, in-8.

Praktische Anleitung zur grundlichen Kur aller nur möglichen Gattungen venerischer Krankheiten. Augsbourg, 1787, in-8.

Medicinische Taschenbuch für Teutschlands Töchter : Manuel médical à l'usage des filles d'Allemagne. Augsbourg, 1787, in-8 ; *ibid.* 1788, in-8.

Kurzer Unterricht für die Landwundaerzte : courte instruction pour les chirurgiens de campagne. Augsbourg, 1787, in-8.

Bewahrte Rettungsmittel für Selbstmörder und andere Gattungen schnell verunglückter Personen. Augsbourg, 1788, in-8.

Von den chirurgischen Krankheiten, und der dabey erforderlichen Operationen : Des maladies chirurgicales et des opérations propres à les guérir. Augsbourg, 1788, in-8., 408 pp.

Unterricht für Mütter und Kinderwarterinnen Kinde in gesunden und kranken Tagen gehörig zur bekandeln : instruction pour les mères et nourrices, pour soigner convenablement les enfans en santé et en maladie. Augsbourg, 1788, in-8.

Abhandlung von Krankheiten der weiblichen Geschlechts : Traité des maladies du sexe féminin, d'après les principes, et tiré des écrits du célèbre Tissot. Augsbourg, 1789, in-8., 16 pp. — Œuvre insignifiante au jugement de la *Gazette de Salzbourg.*

Ueber die Gebrechen der Füsse sammt ihrer Behandlungsart; wie auch über den Nutzen und Schaden der Ergötzlichkeiten. Augsbourg, 1789, in-8., 264 pp. — Le même journal porte sur cet ouvrage, comme sur le précédent, et en général sur tous ceux d'Essich, un jugement fort défavorable. Il dit de toutes ces compilations : « C'est un travail qui coûte plus de peine aux doigts de l'auteur qu'à sa tête. »

Gesundheits Wörterbuch für das Landsvolk und den gemeinen Mann. Augsbourg, 1789, in-8., 384 pp. — Même jugement porté par le même journal.

Naturgeschichte für Jünglinge, welche sich den Wissenschaften wehen, wie auch für andere Liebhaber dieser Geschishte, in alphabetischer Ordnung : Histoire naturelle pour les enfans qui se destinent aux sciences, et pour les autres amateurs de cette histoire. Augsbourg, 1790, in-8.

Vorbereitungslehre zum Kranken-bett, für Angehende Aerzte und Hundaerzte...... nach dem Stoll's Heilungs Methode bearbeitet. 1791, in-8., 288 pp. — Ouvrage composé de lambeaux pris à Stoll, à Hecker et à quelques autres.

Der Landarzt, oder Archiv für das Landsvolk bey allen möglichen Ereignissen, sich Selbst rathen, und helfen zu Können. Augbourg, 1794, in-8.

Tout en écrivant ces nombreux ouvrages, Essich trouva encore le temps d'en traduire beaucoup d'autres en allemand.

ESTIENNE (CHARLES), anatomiste célèbre, en même temps que médecin et botaniste distingué, naquit à Paris au commencement du xvie siècle; il était frère de François et de Robert Estienne, imprimeurs renommés de cette époque. L'art de la typographie était alors au berceau, et ceux qui s'y livraient cultivaient les sciences et les lettres. La famille d'Estienne, qui se distinguait par ses connaissances, donna au jeune Charles une brillante éducation. Après avoir étudié la médecine avec succès, il reçut le bonnet de docteur le 20 juin 1542. Pendant que Charles Estienne ajoutait chaque jour à sa réputation par de nouveaux travaux, Paris, comme toute la France, était en proie aux troubles suscités par les obstacles qu'on opposait à la réforme religieuse. Ses frères, partisans de Luther, devinrent l'objet de persécutions d'autant plus vives qu'ils étaient des gens éclairés. En 1551, Robert ayant été forcé de fuir, Charles Estienne fut obligé de prendre la direction de l'imprimerie de son frère, et devint ainsi à la fois médecin et imprimeur. Il ne conserva pas long-temps ces nouvelles fonctions, car il fut à son tour poursuivi, jeté dans un cachot, où il mourut à l'âge de 60 ans, en 1564. Charles Estienne a publié de nombreux ouvrages, parmi lesquels il en est plusieurs sur l'histoire et la littérature; nous n'indiquerons ici que ceux qui ont trait à la médecine ou aux sciences naturelles.

De re hortensi libellus selectus, cum nomenclaturá latiná ad gallicam accommodatá, pro iis qui illam ex hac addiscere cupiunt. Paris, 1535, in-8; ibid., 1536, in-8; ibid., 1539, in-8; ibid., 1542, in-12; ibid., 1545, in-8.

Seminarium sive plantarum earum arborum quæ post hortos conseri solent, quarum nomina, fructus, item etiam conserendi vocabula, apud authores bene recepta hoc libello declarantur. Paris, 1536, in 8; ibid., 1540, in-8; ibid., 1548, in-8.

Vinetum, in quo varia vitis et uvarum, vinorum antiqua latina, vulgariaque nomina; item ea quæ ad vitium consitionem et culturam ab antiquis rei rusticæ scriptoribus expressa sunt, ac bene recepta vocabula, nostræ consuetudini præsertim commoda, brevi ratione continentur. Paris, 1537, in-8.

Arbustum, fonticulus, spinetum. Paris, 1538, in-8; ibid., 1542, in-8.

Sylva, frutetum, collis. Paris, 1538, in-8.

Pratum, lacus, arundinetum. Paris, 1543, in-8. — Tous ces ouvrages ont été réunis, et publiés sous le titre suivant:

Prædium rusticum in quo cujusvis soli, vel culti, vel inculti, plantarum vocabula ac descriptiones, earumque conserendarum atque excolendarum instrumenta suo ordine describuntur. Paris, 1554, in-8; ibid., 1629, in-8. — Estienne publia ensuite ce recueil sous le titre de l'*Agriculture et Maison rustique.* Jean Liébaut, son gendre, a fait de nombreuses additions à cette traduction qui fut réimprimée un grand nombre de fois à Paris et à Lyon in-4.

De dissectione partium corporis humani libri tres, à Carolo Stephano, doctore medico, editi, unà cum figuris, et incisionum declarationibus a Stephano Riverio, chirurgo compositis. Paris, 1545, in-fol.; les figures sont gravées sur bois. Trad. franç.: *La dissection des parties du corps humain, divisée en trois livres, avec les figures et déclarations des incisions, par Estienne de la Rivière, chirurgien.* Paris, 1546, in-fol. — Quoique Charles Etienne se montre grand admirateur de Galien, et qu'il adopte souvent comme vérités les erreurs que le nom du médecin de Pergame avait consacrées, cet ouvrage prouve que l'auteur fit de nombreuses recherches sur le cadavre, et justifie le rang que l'histoire lui a assigné parmi les restaurateurs de l'anatomie. Il a connu et décrit les glandes synoviales, dont la découverte est attribuée à Clopton Havers; il a démontré, contre l'opinion de Galien, qu'il n'existe pas au-dessous de toute la peau de l'homme de panicule charnu analogue à celui des animaux. Estienne a vu les valvules de l'orifice des veines hépatiques, et si l'on remarque qu'il écrivait dès 1535, on peut croire qu'il fut avec Berengario l'un des premiers anatomistes qui aient entrevu la véritable fonction de ces replis membraneux, et soupçonné le mécanisme réel de la circulation. Malgré la description assez obscure qu'il en donne, on voit qu'Estienne, comme Berengario, avait observé les vésicules séminales, dont la découverte est attribuée à Fallope. Il a remarqué qu'il existe quelquefois au centre de la moelle épinière un canal d'étendue variable; suivant lui, les nerfs qui se rendent aux muscles perdent leur nature médullaire en y pénétrant, pour prendre une forme membraneuse. Il ne connut pas l'entrecroisement des nerfs optiques, qu'il ne considérait que comme simplement accolés; mais il avait très-bien observé les connexions de l'hypoglosse avec les deux premières paires cervicales. Il est presque le seul des anatomistes de son époque qui ait considéré le grand-sympathique comme un nerf distinct des autres paires cérébrales; tandis que la plupart des auteurs l'envisageaient comme une continuation de la huitième, de la sixième ou de la cinquième paire de nerfs. En recherchant l'époque des diverses découvertes d'Estienne, il faut ne pas perdre de vue qu'il dit que, dès 1539, il avait déjà composé la moitié de son ouvrage, et que la publication n'en fut autant retardée que par suite de différends

qu'il eut très-probablement, ainsi que Haller le suppose, avec Estienne de la Rivière, chirurgien, qui l'avait aidé dans ses dissections, et qui dessina les figures jointes à l'ouvrage. Les nerfs du bras sont assez bien représentés, de même que les branches postérieures des nerfs sacrés. L'angéiologie n'est pas aussi bien rendue. Il se servait de l'insufflation pour préparer les vaisseaux.

De nutrimentis ad Baylïium, libri tres. Paris, 1550, in-8. — L'auteur y traite du régime des gens bien portans et des malades, des alimens en particulier, et il les classe d'après leurs propriétés et leurs usages.

(Nicéron. — Haller. — Portal. — Andry, *Encycl. méthod.*)

ETTMULLER (MICHEL), l'un des plus célèbres professeurs de l'Allemagne au 17° siècle, naquit à Leipsig le 26 mai 1644. Il fit ses études partie dans sa patrie, et partie à Vittemberg. Il parcourut ensuite l'Italie, la France, la Hollande et l'Angleterre. Revenu à Leipsig, il y prit le degré de docteur, et devint assesseur de la Faculté de médecine, professeur ordinaire en botanique et professeur extraordinaire en chimie et en anatomie. Il fut aussi chargé de l'enseignement de la chirurgie après la mort de Horne. En 1680, Ettmuller fut atteint d'une fièvre grave, puis de scorbut et d'hypochondrie; il éprouva assez de soulagement au bout de quatre ou cinq mois pour reprendre l'exercice de sa profession; mais il ne tarda pas à retomber; la poitrine s'affecta, aussi bien que les viscères de l'abdomen, et il mourut phthisique au mois de mars de l'an 1683. Ces renseignemens, fournis par son propre fils, ne sont point d'accord avec l'assertion d'un grand nombre de biographes, qui font mourir Ettmuller des suites d'un accident qui lui serait arrivé dans quelque opération chimique dangereuse.

Ettmuller était membre de l'Académie des Curieux de la nature depuis 1670. Il paraît avoir possédé à un haut degré tous les talens qui font le grand professeur: aussi sa réputation s'était-elle étendue rapidement dans toute l'Europe, et amena-t-elle une grande affluence d'élèves à la Faculté de Leipzig. Ses leçons furent recueillies avec soin; et quoique publiées sans sa participation, elles obtinrent tout le succès des productions littéraires les plus recherchées. Leur mérite réel ne justifie point, aux yeux de la postérité, la faveur dont elles jouirent; mais, pour l'honneur d'Ettmuller, il ne faut pas oublier qu'il n'avait mis à aucun de ses ouvrages la dernière main, qu'il mourut à 39 ans, et qu'il n'est pas même certain qu'il ait jamais eu l'intention de publier un jour les ouvrages qui ont paru après sa mort. On doit encore tenir compte de l'étendue de ces ouvrages; car rien n'est plus faux que l'assertion de Chaumeton, répétée dans la *Biographie médicale*, que ces œuvres ne consistent qu'en de minces opuscules, et ne contiennent aucun ouvrage de longue haleine. Elles forment au contraire toute une encyclopédie des sciences médicales, et remplissent de vastes volumes in-folio. C'est même à titre d'encyclopédie, et comme formant un système complet et assez régulier des connaissances médicales, que ces œuvres offrent encore quelque intérêt; car on y peut voir un tableau assez exact de l'état de la médecine à l'époque qui précède immédiatement l'apparition d'Hoffmann, de Stahl et de Boerhaave, et des écoles qu'ils fondèrent.

Les seuls écrits qu'Ettmuller ait publiés ou fait publier lui-même se bornent à un petit nombre de dissertations ou programmes, dont voici les titres :

Diss. inaug. de singularibus. Leipsig, 1663, in-4.

Diss. coralliorum tincturæ examen. Leipsig, 1665, in-4.

Diss. de morsu viperæ. Leipsig, 1666, in-4.

Diss. de iliacâ passione. Leipsig, 1667, in-4.

Diss. de rachitide anglorum. Leipsig, 1668, in-4.

Diss. de chirurgiâ infusoriâ. Leipsig, 1668, in-4.

Diss. de abortu. Leipsig, 1669, in-4.

Medicina hippocratico-chimica. Leipsig, 1670, in-4; Leyde, 1671, in-12; Leipsig, 1673, in-4; *ibid,* 1679, in-4; *ibid,* 1684, in-4.

Diss. de dolore hypochondriaco, vulgò, sed falsò putato splenitico. Leipsig, 167..., in-4.

Valetudinarium infantile. Leipsig, 1675, in-4.

Diss. de cerebro orcæ vulgare supposititium spermatis ceti larva develatum. Leipsig, 1671, in-4.

Diss. de medicis balneis artificialibus. Leipsig, 1672, in-4.

Diss. de malo hypochondriaco. Leipsig, 1676, in-4; *ibid,* 1684, in-4.

Diss. de epilepsiâ. Leipsig, 1676, in-4.

Diss. de respirationis negotio, exulantis vacui fugâ ex genuinis causis pleniùs eruto. Leipsig 1676, in 4.

Diss. parva magnorum morborum initia. Leipsig, 1676, in-4.

Diss. de temulentiâ. Leipsig, 1678, in-4.

Vis opii diaphoretica. Leipsig, 1679 in-4; Iena, 1682, in-4; *ibid*, 1696, in-4; Venise, 1727, in-4.

Diss. de præcipitantium vero usu feroque abusu. Leipsig, 1681, in-4.

Idea præscribendarum formularum Leipsig, 1682, in-4.

Oratio ad inaugurationem cathedr. botanicæ. Leipsig, 1682, in-4.

Après la mort d'Ettmuller on a publié :

Chymia rationalis ac experimentalis curiosa, secundam principia recentiorum adornata, variisque ac propriis experimentis, tam chymicis, quam practicis, ut et medicamentis nobilioribus referta, comite semper ratione. Leyde, 1684, in-4; *ibid*, 1689, in-4. — Publiée par J. Christophe Aussfeld de Hambourg.

Medicus theoriâ et praxi instructus, hoc est fundamenta medicinæ veræ, privatim tradita, luci publicæ nunc primum donata. Francfort, Leipsig et Dresde, 1685, in-4.; Lyon, 1685, in-4; Francfort, 1696, in-fol.; *ibid*, 1708, in-fol.

Opera omnia theoretico-practica, morborum omnium dilucida descriptio et curatio perselec issima. Acc. chirurgia medica, methodus consultatoria, tùm tractatus aliqui particulares. Londres, 1683, in-4; Lyon, 1685, in-4; Leyde, 1685, in-4. Lyon, 1686, in-4; *ibid*, 1690, in-fol. — ...... Cette dernière édition, meilleure que les précédentes, est de Pierre Chauvin.

Opera pharmaceutico-chymica, Scilicet : Schroederus dilucidatus, seu commentarius in Jo. Schræderi pharmacopœam medico - chirurgicam ; commentarius in Danielis Ludovici dissertationem de pharmaciâ moderno sæculo applicandâ; pyrotechnia rationalis, seu collegium chymicum experimentale. Quibus, pro appendice annexæ sunt ejusdem dissertationes selectæ academicæ multum hactenus expetitæ Lyon, 1686, in-4.

Opera omnia : institutiones medicæ: adnotationes practicæ ad institutiones medicas ex prælectionibus anni 1670; collegium practicum de morbis humani corporis ; chirurgia medica; collegium consultatorium ; Schræderus dilucidatas ; commentarius in Schræderum et Morellum, inque eorum methodum præscribendi formulas et præparationem medicamentorum compositorum ; commentarius in D. Ludovici pharmaciam moderno sæculo accomodatam; pyrotechnia rationalis. Francfort, 1686, in-fol. — édition due aux soins de Georges Frank de Frankenau.

Opera medica theoretico-practica. Francfort, 1676, in-fol., 2 vol. — publ. par J. Gasp. Westphal.

Opera medica theoretico - practica, etc., edente Mich. Ern. Ettmuller, Michaelis filio, etc. Francfort, 1708, in-fol., 3 vol. — Cette édition est la première et la seule qui ait été faite sur les manuscrits de l'auteur.

Opera omnia in V tomos distributa; editio novissima, Lugduensi locupletior, Francofurtensi auctior, Venetâ emendatior, omnium completissima, et emaculatissima; Textus Schræderi, Morelli et Ludovici integer adjectus ; accesserunt notæ, consilia, dissertationes Nicolai Cyrilli, primarii medicinæ professoris. Naples, 1728, in-fol. —Michel-Ernest Ettmuller, peu flatté de voir paraître une édition des œuvres de son père, qu'on présentait comme préférable à celle qu'il avait donnée, inséra, sous le voile de l'anonyme, dans les *acta eruditorum* de Leipsig, un article où, après des éloges pompeux et emphatiques adressés à Cyrillo, il lançait contre cet éditeur des critiques fort vives, sur de légères erreurs, et de sanglans reproches sur la liberté qu'il s'était donnée de relever quelques fautes dans les ouvrages dont il publiait le recueil. Cyrillo se défendit avec beaucoup d'avantage, dans une lettre que les éditeurs des *Acta eruditorum* refusèrent d'insérer dans leur journal, mais qui fut publiée dans le tome XVIII de la *Bibliothèque italique*. — L'édition de Cirillo fut réimprimée à Genève en 1736, par les soins de Manget.

Les œuvres d'Ettmuller ont été réduites en abrégé et publiées sous ce titre :

Mich. Ettmulleri opera omnia in compendium reducta, in quo continentur : I. Institutionum medicarum synopsis, ab ipso autore Concinnata. II. Pyrotechnia rationalis seu, Collegii chymici epitome. III. Commentarius in Schrœderi pharmacopœium Contractus. IV. Universa praxis medica in angustum coacta. V. Chirurgia medica summatim perstricta. Amsterdam, 1702, in-8.

Quelques-uns des ouvrages d'Ettmuller ont été traduits en français :

Nouvelle pratique de chirurgie médicale et raisonnée, avec divers remèdes, et une dissertation sur l'infusion des liqueurs dans les vaisseaux. Lyon, 1691, in-12; Amsterdam, 1691, in-12.

Nouveaux instituts de médecine. Lyon, 1693, in-8.

Pratique spéciale de médecine, sur les maladies propres des hommes, des femmes et des enfans, avec des discours sur l'épilepsie, l'ivresse, le mal hypochondriaque, la douleur hypochondriaque, la corpulence et la morsure de la vipère. Lyon, 1698, in-8.

Traité du bon choix des médicamens de Daniel Ludovic, commenté. Lyon, 1710, in-8, 2 vol.

(Mich. Ern. Ettmuller, *epist. ad L. Schrœckium (de vitâ patris)*. — Manget — Kestner. — *Biblioth. ital.* – Haller. — Hefter.)

ETTMULLER (MICHEL-ERNEST), fils du précédent, naquit le 26 août 1673. Il avait à peine atteint l'âge de 10 ans quand il perdit son père. Son éducation n'en fut pas moins très-soignée. Après des premières études faites à Zittau et à Altenbourg, il alla à Wittemberg en 1692. Il s'occupa dans cette Université de philosophie et de mathématiques, et y soutint des thèses sur les taches apparentes du soleil. Il revint ensuite à Leipzig, sa patrie, y prit le grade de maître-ès-arts, puis s'appliqua à la médecine. En 1693, il obtint la licence et partit aussitôt pour un voyage scientifique en Allemagne, en Angleterre et dans les Pays-Bas, qui dura deux années, au bout desquelles le conseil de Leipzig le nomma, peu après son retour, médecin du lazaret. Il devint, en 1702, professeur extraordinaire en médecine, et en 1706 en anatomie et en chirurgie. Il fut, à la même époque, nommé médecin de l'hôpital et chargé de faire des leçons de clinique. On lui conféra en 1709, après la mort de Bohn, la chaire ordinaire de physiologie, et en 1724 celle de pathologie. Il avait été recteur de l'Université en 1723; il fut nommé en 1730 directeur des actes de l'Académie des Curieux de la nature. Ettmuller mourut le 25 septembre 1732. Il eut de son vivant la réputation de savant médecin et d'excellent professeur; mais il n'a laissé, pour la soutenir après sa mort, que de minces opuscu es académiques, ou thèses soutenues sous sa présidence, dont voici les titres :

Dissertatio de tactu sensuum exter-norum moderatore. Leipsig, 1695, in-4.

Epistola anatomica ad Ruyschium de ovario mulierum à Martino Nabotho invento. Leipsig, 1699, in-4.

Diss. de variolis. Leipsig, 1700, in-4.

Diss. de corpore humano sympathe-tico. Leipsig, 1701, in-4.

Diss. de irâ. Leipsig, 1701, in-4.

Programma de lectione auctorum in medicinâ. Leipsig, 1702, in-4.

Epist. pertexta operum paternorum historia novam eorum editionem signi-ficat. Leipsig, 1703, in-4.

Diss. de vigiliis involuntariis. Leipsig, 1705, in-4.

Diss. de monstro hungarico. Leipsig, 1707, in-4.

Programma de medico mendace. Leipsig 1709, in-4.

Diss. de asthmate. Leipsig, 1710, in-4.

Diss. de tormentis et pœnis susti-nendis. Leipsig, 1711, in-4.

Diss. de effectibus musicæ in homi-nem. Leipsig, 1714, in-4.

Diss. de circulatione sanguinis in fœtu. Leipsig, 1715, in-4.

Diss. de crisi et tumoribus criticis. Leipsig, 1717, in-4.

Diss. de vitiis circa somnum vigi-liasque. Leipsig, 1720, in-4.

Propempticum invitatorium diligen-tiam Hippocratis continuendam esse. Leipsig, 1719, in-4.

Diss. de naturâ medicâ. Leipsig, 1721, in-4.

Programma de ventriculi situ mu-tato. Leipsig, 1721, in-4.

Diss. de cerebri membranis. Leipsig, 1721, in-4.

Diss. de divinationibus medicis. Leipsig, 1723, in-4.

Diss. de spasmo vesicæ et aliis ve-sicæ morbis. Leipsig, 1725, in-4.

Diss. de scroti tumore dubiæ indo-lis. Leipsig, 1723, in-4.

Diss. de radice ireos nostratis. Leipsig, 1725, in-4.

Diss. de curando hydrope medica-mentis specificis. Leipsig, 1725, in-4.

Diss. de secundinarum exclusione. Leipsig, 1726, in-4.

D. de veneni propinati dubii indi-ciis. Leipsig, 1727, in-4.

D. de origine animæ. Leipsig, 1728, in-4.

D. de vulneribus diaphragmatis. Leipsig, 1730, in-4.

Programma de vulnere ventriculi. Leipsig, 1730, in-4.

Diss. de ægro prægrandi pedum in-flammatione laborante. Leipsig, 1730, in-4.

Programma de vesiculis vegentibus

de recto erumpentibus. Leipsig, 1731, in-4.

Ettmuller communiqua à l'Académie des Curieux de la nature quelques observations qui ont été insérées dans les actes de cette société; il fournit long-temps aux *Acta erudito-rum* de Leipsig des extraits des ouvrages de médecine.

(*Vita M. E. Ettmuller in act. Acad. nat. Curios. T. V. Append.* — De la Roche, *Suppl. au Dict. hist.* —Hefter. — Haller.

EUGALENUS (Séverin), médecin, né à Dockum en Frise, exerçait la médecine à Hambourg et à Emden. L'ouvrage qu'il a publié sur le scorbut donna pendant long-temps beaucoup de crédit à son nom. Mais Lind, bon juge dans cette matière, a réduit l'ouvrage à sa juste valeur, et a démontré qu'il est plus propre à induire en erreur qu'à éclairer. Voici le titre de ce livre :

De scorbuto morbo liber, cum observationibus quibusdam, brevique et succinctá cujusque curationis indicatione. Brème, 1588, in-8; Leipsig, 1604 et 1662, in-8; Iena, 1624 et 1634, in-8; La Haye, 1658, in-8; Amsterdam, 1720, in-8. — L'auteur a confondu un grand nombre de maladies avec le scorbut, et n'a pas décrit, à proprement parler, cette affection. En outre, l'ordre dans lequel il a exposé son sujet, est confus, sans méthode. Brendel, dans l'édition qu'il en donna à Iéna en 1624, a classé les différentes espèces de scorbut dans quarante-neuf sections. Malgré toutes les modifications et corrections apportées à l'ouvrage, il est depuis long-temps oublié. Mais nous devions le mentionner ici à cause de la vogue et de l'importance qu'il a eues pendant une grande partie du xviie siècle.

EUSTACHII (Barthélemy), l'un des plus savans et des plus habiles anatomistes du xvie siècle, naquit à San-Severino, dans la Marche d'Ancône, dans les dernières années du xve siècle ou au commencement du siècle suivant. Il étudia la médecine à Rome, où il se distingua bientôt entre tous ses condisciples. Entraîné par goût vers l'étude de l'anatomie, il s'y livra avec passion, et cette science qu'il devait enrichir de découvertes importantes, devint presque l'unique objet de ses travaux. Peu de temps après sa réception de docteur, Eustachi fut nommé professeur à l'école où naguère il était élève, et l'éclat qu'il ne tarda pas à répandre sur l'enseignement de l'anatomie, fixa sur lui les regards des Universités voisines. Cette réputation méritée lui valut la place de médecin du cardinal d'Urbino, qui, plus tard, fut élu pape. — Il mourut en 1570.

Eustachi ne sut pas, comme Vésale, s'affranchir des erreurs et des préjugés antiques, consacrés par Galien; on voit qu'il cherche à concilier les connaissances approfondies qu'il possède avec les opinions du médecin de Pergame ; mais sa croyance est telle, que souvent il se défie en quelque sorte de ce que la raison et l'observation lui montrent, pour sacrifier sa propre conviction à l'autorité du maître. Néanmoins, Eustachi ouvrit une voie fertile en résultats importans, par l'application qu'il fit de l'étude de l'anatomie des animaux à celle de l'organisation de l'homme ; bien plus, il comprit aussi les ressources que fournit l'anatomie pathologique pour éclairer le mécanisme des fonctions ou la structure normale des organes : il en a donné des preuves dans ses recherches sur le reins. Nous ne pouvons donner une idée plus exacte du talent et du mérite éminent d'Eustachi, qu'en rapportant ici le jugement de Haller sur lui :

« *Vir acris ingenii, parcus laudator, sed ad inveniendum et ad subtiles labores a natura paratus, omnium incisorum ad nostra usque tempora maximum in sua arte ambitum suis laboribus complexus est, omniumque, quos ego novi, plurima inventa, plurimasque correctiones ad perficiendam artem adtulit.* » (*Bibl. anat.*) On a d'Eustachi :

De renibus libellus. Venise, 1563, in-4. — On trouve dans cet ouvrage le premier exemple de l'étude des organes faite comparativement sur un certain nombre de cadavres : il est accompagné de planches gravées sur cuivre. Parmi les nombreuses remarques d'Eustachi, nous signalerons les suivantes : Le rein droit est situé plus bas que le gauche. L'opinion contraire avait été professée de tout temps ; il confirma par des expériences, que la ligature appliquée sur un uretère empêche l'urine de descendre dans la vessie ; il démontra que ces conduits ne sont point fermés par une valvule particulière à leur entrée dans cet organe. Il a découvert les capsules surrénales, et la substance corticale des reins : il a donné une excellente description des mamelons du rein, du bassinet, et des canaux urinifères. Ses planches représentent un grand nombre de variétés de distribution des vaisseaux du rein. La disposition de ces organes chez les animaux est souvent différente de ce qu'elle est chez l'homme. En injectant l'artère rénale, il vit l'air pénétrer jusque dans l'uretère, et il conclut de cette expérience que l'urine est séparée du sang artériel. Enfin ses dissections lui apprirent que le tissu des reins reçoit un grand nombre de nerfs. Dans cette étude des reins, Eustachi examina les différences et les analogies de structure de cet organe aux différens âges, dans les divers animaux, relativement à l'homme. La comparaison de leur état sain à leur état morbide lui fournit les moyens de mieux reconnaître leur organisation : il rapporte plusieurs observations intéressantes, et entre autres celle d'un jeune homme qui mourut après des douleurs néphrétiques très-vives, et dont l'un des reins contenait dans la bassinet un calcul oblong, traversé d'un trou par où l'urine passait dans l'uretère. Enfin, il a vu l'inflammation du rein terminée par de petits abcès multiples à la surface de l'organe, et qu'il nomme tubercules purulens.

De dentibus libellus. Venise, 1563, in-4. —Recueil plein de faits intéressans et d'observations qui montrent toute la sagacité d'Eustachi. Il a disséqué et observé les germes des dents chez le fœtus ; il a vu le double rang de ces germes qui correspondent à la 1re et à la 2e dentition. Il recommande d'étudier ces follicules sur le jeune bouc, si l'on ne peut en examiner sur le fœtus humain. Il trace une histoire très-complète du développement des dents, et donne avec détail les moyens de répéter ses recherches sur le cadavre. Ce travail est un chef-d'œuvre d'observation et d'habileté anatomique.

Ces deux ouvrages, réunis à plusieurs autres, parurent l'année suivante sous ce titre :

Opuscula anatomica, nempè de renum structurâ, officio et administratione; de auditus organo; ossium examen; de motu capitis; de vænâ quæ azygos dicitur, et de aliá, quæ inflexu brachii communem profundam producit; de dentibus. Venise, 1564, in-4 ; *ibid.,* 1574, in-4, *cum annotationibus Pini; ibid.* 1653, in-4., Leyde, 1707, in-8., édition de Boërhaave; Delphis (Delft), 1726 in-8. L'édition de 1574 est préférable à celle de Leyde, à cause des annotations de Pini, qui indiquent les ouvrages dans lesquels Eustachi a puisé sans citer l'auteur. — Dans ses recherches sur l'organe de l'ouïe, Eustachi a décrit parfaitement les muscles interne et antérieur du marteau, celui de l'étrier, les trompes qui portent son nom et dont il rapporte la découverte

à Alcméon, la cavité du limaçon ; il revendique la découverte de l'étrier, dont Ingrassias et Colombo s'attribuent l'honneur; il fit mieux connaître le vestibule et la corde du tympan. — Dans l'*examen ossium* comme dans les écrits précédens, le but d'Eustachi est de soutenir les opinions de Galien; et, pour prouver que ce dernier n'a pas étudié le squelette seulement sur le singe, il fait une description comparative très-détaillée des os de cet animal avec ceux de l'homme. Toutefois, trop préoccupé de la défense de l'anatomiste grec, il a soutenu que dans l'espèce humaine il y a huit os au tarse, et que l'os sacrum n'en a que trois. A côté de ces erreurs, il décrit avec beaucoup d'exactitude les os palatins, l'ethmoïde, le sphénoïde, etc.; il nie l'existence de l'ailanthoïde chez l'homme. — Dans le chapitre *de motu capitis*, il donne la description de muscles qui n'étaient pas*, ou qui n'étaient que peu connus, comme le sternomastoïdien, les grands et petits droits antérieurs de la tête, etc. — La veine azygos, *vena sine pari*, n'était qu'imparfaitement connue avant Eustachi ; il l'a très-bien fait connaître, ainsi que ses ramifications. En l'étudiant comparativement dans plusieurs animaux, il découvrit le canal thoracique sur un cheval. Il a représenté la valvule de la veine-cave inférieure, qu'on désigne sous son nom, quoique Sylvius l'eût décrite avant lui; il a vu et figuré les valvules des veines coronaires du cœur. Enfin il décrit les veines du bras et du pli du bras d'après le singe et le chien, pour montrer que ce n'est pas d'après ces animaux que Galien les a décrites.

Erotiani, græci scriptoris, vetustissimi, vocum, quæ apud Hippocratem sunt collectio, cum annotation-

bus. Eustachii Libellus de Multitudine. Venise, 1566, in-4. Le livre *de multitudine seu de Plethorâ* a été imprimé séparément. Leyde, 1746, in-8.; *ibid.*, 1765, in-8.; Strasbourg, 1783, in-8., 38 pp. — Eustachi relève plusieurs erreurs de Galien, qui a composé un chapitre sur le même sujet; il définit la pléthore, en recherche les causes, examine les substances solides, liquides ou gazeuses qui peuvent la produire; il parle des différences qui proviennent de la quantité des humeurs, de leurs diverses proportions, de l'augmentation variable de la masse du sang, de la cacochymie, etc. Ce qu'il dit des organes est remarquable.

Dans ce dernier écrit, Eustachi reconnaît enfin qu'il a sanctionné souvent des erreurs en soutenant les opinions de Galien. Il rapporte aussi quelques-unes de ses recherches sur les artères du nerf optique et de la rétine. Il parle de plusieurs nerfs sous-cutanés.

Tabulæ anatomicæ Cl. viri Bartholomæi Eustachii, quas è tenebris tandem vindicatis, et Sanct. Dom. Clementis XI, Pont. Max. munificentin dono acceptas, præfatione notis que illustravit Jo. Maria Lancisius intimus cubicularius, et archiater pontificis. Rome, 1714, in-fol.; *ibid.*, 1728, in-fol ; *ibid.*, 1740. in-fol.; *ibid.*, 1783, in-fol.; Genève, 1717, in-fol.; Amsterdam, 1722, in-fol. . à la suite du *Théât. anat.* de Manget; Leyde, 1744 et 1762, in-fol. — Ces planches remarquables faisaient partie d'un grand ouvrage qu'Eustachi avait entrepris sur l'anatomie, et qui était accompagné de 39 planches. Cet ouvrage a été perdu. Les planches, gra-

vées sur cuivre, en 1552, restèrent, après la mort d'Eustachi, entre les mains de Pini, son ami. Elles avaient été conservées depuis dans la famille de Rubei jusqu'à l'époque de 1712, où elles furent retrouvées, publiées ensuite par les soins de Lancisi, d'après les conseils de Morgagni et de Fantoni.

La première édition renferme trenteneuf planches originales, plus huit autres qui avaient été publiées antérieurement dans les *Opuscules anat.* L'édition de Genève est très-incorrecte; celle qui fut publiée à Rome en 1728 est très bonne, mais on préférera toujours les deux éditions de Leyde, publiées par Albinus : dans ces dernières, les figures sont accompagnées d'un texte explicatif très-détaillé. Ce recueil curieux contient la représentation de la plus grande partie de l'anatomie de l'homme : ces planches sont en général fort exactes, quoique les figures pèchent souvent par le dessin, mais il est aisé de reconnaître qu'elles sont copiées sur la nature. On peut en voir l'explication sommaire dans la *Bibl. anat.* de Haller et dans l'*Hist. de l'anat.* de Portal.

Louis Frank, dans une notice publiée sur Flajani, dans les *Annali universali di med.*, Milan, juin 1823, dit que parmi les manuscrits renfermés dans la bibliothèque de ce médecin, on en a trouvé un, resté inédit, d'Eustachi, ayant pour titre : *de Instrumentis et Officiis medici.* Ce manuscrit est actuellement entre les mains de l'un des fils de Flajani, chirurgien, qui sans doute le publiera.

(Haller.—Portal.—Goulin, *Encycl. méth.*—Sprengel.)

EVERS (Otto-Justus), chirurgien allemand d'une grande réputation, était né à Iber, dans le diocèse d'Eimbeck, le 28 août 1728. Il étudia la chirurgie à Berlin durant les années 1750-53. Quatre ans après, il fut nommé chirurgien d'hôpital, et chirurgien d'un régiment de Hanovre, en 1759. Après la guerre de sept-ans, il obtint la permission de visiter les hôpitaux étrangers. Il vint à Paris, à Rouen, où il fut pendant sept mois pensionnaire de Lecat, et où il se livra avec beaucoup de zèle à des recherches suivies d'anatomie pathologique. Il devint membre de l'Académie des curieux de la nature en 1788, et mourut le 17 janvier 1800 à Luchon.

Evers a publié un grand nombre d'observations dans les *Recueils méd. chir.* de Henkel, dans le *Magasin de Hanovre*, dans les *Mélanges de chirurgie* de Schmucker, dans la *Bibliothèque chirurgicale* de Richter, les *Nouveaux actes* de l'Académie des curieux de la nature, etc. On en trouve l'indication dans le *Lexikon* de Meusel, ou dans les *Nachrichten* d'Elwert. Nous ne donnerons les titres que des opuscules suivans, qui ont été publiés à part :

Neue Vollstændige Bemerkungen und Erfahrungen zur Bereicherung der Wundarzneikunst und Arzneigelahrtheit; Nouvelles remarques et expériences pour le perfectionnement de la chirurgie et de la science médicale. Gottingue, 1787, in-8, 123 pp., 5 pl.

Practische Anleitung, wie der heilende Wundarzt bei einer gerichtlich angeklagten Kur an Criminell verwundeten Personen zu verhalten habe. Stendal, 1791. in-8, 62 pp.

Ueber die Infarctus. Stendal, 1791. in-8.

(Elwert. — Meusel.)

EYEREL (Joseph) laborieux compilateur et traducteur, né à Kaysersheim en Souabe, vers 1740, exerça la médecine à Vienne. Il fut le disciple et l'ami de Stoll, et c'est à lui que l'on doit la publication des ouvrages de ce grand maître, qui virent le jour après sa mort. L'Allemagne lui est particulièrement redevable de la publication d'un grand nombre d'ouvrages latins, français ou italiens qu'il fit passer dans sa langue.

Annalen der Oesterreichischen Literatur. 1 Heft : Annales de la littérature autrichienne, premier cahier. Vienne, 1781, in-8.

Observationes medicæ varii argumenti. Præmittitur methodus examinandi ægros. Sylloge. Vienne et Leipzig, 1786, in-8, en six parties de 70, 84, 75, 83, 79 et 68 pages. — Observations recueillies à l'Institut clinique de Vienne, sous la direction de Stoll. Le but de l'auteur a été non de offrir des cas rares ou singuliers, mais de décrire avec un soin particulier les maladies qui se présentent souvent; de fournir en quelque sorte au modèle de bonnes observations.

Commentaria in Maximiliani Stoll Aphorismos. Vienne, 1788 — 93, in-8, 6 vol.— Compilation faite sans goût, et composée de lambeaux empruntés sans beaucoup de scrupule à Fred. Hoffman, Van-Swieten, Brendel, Stoll, Borsieri, Frank, et quelques autres.

Dissertationes medicæ in universitate Vindobonensi habitæ, ad morbos chronicos pertinentes, et ex Max. Stoll prælectionibus potissimum conscriptæ. Edidit et præfatus est Eyerel. Vienne, 1788; 1792, in-8, 4 vol.

*Max. Stoll Briefe an die Frau von ***..... uber die Pflicht der Mütter, ihre Kinder zu stillen. Herausgegeben mit Zusätzen :* Lettres de Max. Stoll, à la femme de *** sur le devoir des mères de nourrir leurs enfans, publiées avec des add., par Eyerel. Vienne, 1785, in-8.

Commentar über Stoll's Fieberlehre : Commentaire sur la pyrétologie de Stoll. Vienne, 1790, in-8.

Medicinische Chronik : Chronique médicale. Vienne, 1793, 1794, in-8, tomes I à III, et le premier numéro du tome IV. — Ce journal n'eut qu'un succès médiocre ; Eyerel s'était adjoint Sallaba pour le rédiger, depuis la publication du troisième cahier du deuxième tome.

Praktische Beytræge zur Geschichte der Kinderpocken und Kuhpocken : Observations pratiques sur la variole et la vaccine. Vienne, 1800, in-8. — Compilation très-superficielle, au jugement du rédacteur du *Journal der Erfindungen.* etc., n. 33, p. 70.

Darstellung der neuesten Theorie und Erfahrungen über die Natur und Heilart der syphilitischen Krankheiten : Exposé des théories et observations les plus récentes sur la nature et le traitement des maladies syphilitiques. Vienne, 1802, in-8. — Ce n'est guère qu'une traduction des *observations* de Swediaur; il n'y a rien dans l'ouvrage qui appartienne à Eyerel.

Die Pfuscherei in der Arzneikunst, und die Bildung der meister deutschen Aerzte beleuchtet : Le rapiéçage en médecine, et portrait de la plupart des médecins allemands. Breslau et Leipzig, 1801, in-8.

(Meusel. — *Journ. de médec.* — *Med. chir. Zeitung.*)

EYSEL (JEAN-PHILIPPE), né à Erfurt en 1652, étudia à Iéna et dans sa ville natale, fut reçu docteur en médecine dans la dernière de ces universités en 1680, et proclamé poète lauréat. Il se rendit de là à Bocken en Westphalie, en qualité de médecin pensionné de la ville; revint à Erfurt trois ans après; y fut professeur extraordinaire de médecine; obtint la chaire ordinaire de pathologie en 1693 et le titre d'assesseur de la Faculté; devint professeur d'anatomie et de chirurgie en 1694, et de botanique quelque temps après. L'Académie des Curieux de la nature le compta parmi ses membres en 1715. Il mourut le 30 juin 1717. Eysel a composé des manuels sur presque toutes les parties de la médecine, et fait soutenir un très-grand nombre de dissertations. Voici les titres des premiers; nous renverrons, pour l'immense liste de ses dissertations, au *museum* de Hester et aux bibliothèques de Haller.

Compendium de formulis medicis præscribendis. secundum methodum Gasparis Crameri concinnatum. Erfurt, 1698, in-8; *ibid*, 1710, in-4.

Compendium physiologicum, modernorum dogmatibus accommodatum, per quæstiones et responsiones distinctum, corporis humani fabricam, quoad omnes partes, concinnè describens. Francfort, 1698, in-8; Erfurt, 1710, in-8.

Compendium pathologicum, modernorum dogmatibus accommodatum per quæstiones et responsiones distinctum, corporis humani statum præter naturalem, nempè morbos, causas et symptomata, concinnè describens. Erfurt, 1699, in-8; *ibid*, 1712, in-8.

Compendium semiologicum modernorum dogmatibus accommodatum, per quæstiones et responsiones distinctum, corporis humani sanitatis morborum et symptomatum signa exhibens. Erfurt, 1701, in-4.

Compendium practicum, modernorum praxi clinicæ accommodatum, morborum et symptomatum corporis humani curationem succinctè complectens. Erfurt, 1710, in-8.

Compendium chirurgicum, modernorum dogmatibus accommodatum, per quæstiones et responsiones distinctum, in quo morborum ad chirurgiam spectantium sanationes, multis observationibus et medicamentis longo usu et sedulitate probatis, proponuntur, atque-permultæ encheireses in operationibus chirurgicis perquam necessariæ demonstrantur. Erfurt, 1714, in-4.

Appendix operationum chirurgicarum nonnullarum quæ in compendio chirurgico ob penuriam temporis sunt omissæ. Erfurt, 1715, in-4.

Ces divers manuels ont été réunis sous le titre suivant :

Opera medica et chirurgica, sue compendium physiologicum, pathologicum, de formulis medicis præscribendis, chirurgicum, et appendix operationum chirurgicarum ; cum præfationibus et indicibus necessariis. Francfort et Leipsig, 1718, in-8.

(*Motschmann, Erfurdia litterata. — Suppl. au Dict. hist. de Bâle. — Haller. — Kestner*).

EYSSON (HENRI), anatomiste distingué du xviie siècle, était professeur à l'Université de Groningue. Depuis vingt ans on n'y enseignait plus l'anatomie, lorsqu'il y rappela le goût de cette science. D'après ses sollicitations, on construisit un amphithéâtre, où il démontra pendant plusieurs années les diverses parties de l'anatomie. L'époque de sa naissance ne nous est pas plus connue que celle de sa mort. Il a publié :

De officio omenti. Disput. Groningue, 1658, in-4.

Tractatus de ossibus infantis cognoscendis et curandis. Groningue, 1659, in-12. — L'auteur n'avait pour base de ce travail qu'un seul squelette de fœtus, et néanmoins ses descriptions sont d'une grande exactitude, ainsi que Haller l'a fait remarquer. La thèse de Coiter est réunie à cette monographie que Manget a insérée dans son *Théat. anat.*

Observationes rariores in nupero subjecto anatomico. Groningue, 1660, in-4 — Réimprimées dans la collection des thèses anatomiques de Haller.

Dissertatio de fœtu lapidefacto, in quâ ejusdem in utero generatio, in abdomen irruptio, ultra 20 annos retentio, ac lapidescentia explicantur et confirmantur. Groningue, 1661, in-12.

Collegium anatomicum, seu omnium humani corporis partium historia exa-

minibus triginta brevissimè comprehensa. Groningue, 1662, in-12. — En publiant cet ouvrage, Eysson justifia l'attente des curateurs de l'Université, autant que par le zèle avec lequel il remplit ses fonction de professeur d'anatomie. Ce manuel fut composé principalement à l'usage des étudians.

Haller indique sous le nom d'Eysson, une dissertation intitulée : *De functionibus microscomicis.* Groningue, 1704, in-4. Elle est de son fils, Rodolphe Eysson.

(Haller, *Bibl. anat.*)

F.

FABER (Jean-Matthias), premier médecin du duc de Wurtemberg, membre de l'Académie des Curieux de la nature, sous le nom de Platon I, médecin pensionné de la ville d'Heilbronn, né à Augsbourg, y mourut le 21 septembre 1702. Il est auteur des ouvrages suivans.

Beschreibung des wilden Heilbrunnen zu Rogheim : Description de la fontaine minérale sauvage de Rogheim. Francfort, 1669, in-4.

*Strychnomania explicans strychnomanici antiquorum, vel solani furiosi recentiorum, historiæ monumentum, indolis documentum, antidoti documentum, quam occasione stragis quâ crebritate, quâ celeritate, quâ gravitate, mirabiliter nociferæ ac miserabiliter neciferae, in Ducali Wurtembergicâ sede, quæ est Neustadii ad Cocharum, obortae 1667, pridis kal. sept. styl. Jul. memoriæ cautelae medicae publico bono dedicat. Augustae Vindelicorum 1677, in-4. 138 pp. 12 pl.; ibid. 1683, in-4. — Histoire de 13 personnes empoisonnées par des baies de balladona; une partie moururent; les autres souffrirent une série d'accidens redoutables Faber a rapproché de ces cas quinze observations puisées à diverses sources, et donne ainsi une histoire médicale assez complète, pour le temps, des principales solanées.

Pilæ marinæ anatome botanologica. Nuremberg, 1692, in-4. fig., et dans *les Ephémérides des Curieux de la nature.* (Déc. II, an x, app. p. 197 et déc. III, an I, p. 313).

Le recueil des mémoires de la même académie renferme plusieurs articles de Faber.

(George Matthiæ. — Manget. — Haller. — Boehmer.)

FABRE (Pierre), né à Tarascon, vint faire ses études chirurgicales à Paris. Il entra, en 1741, en qualité d'élève, chez le célèbre J.-L. Petit. Il jouit pendant 8 années de l'avantage de recevoir les leçons particulières d'un tel maitre. Il attira sur lui, en 1746 et 1747, l'attention de l'Académie royale de chirurgie, par les mémoires qu'il présenta au concours ouvert devant elle. Aussi, dès qu'il fut maitre en chirurgie, elle l'appela pour être adjoint à son comité. Il fut plus tard conseiller, et enfin commissaire pour les extraits dans ce conseil. Il était en 1765 prévôt de la compagnie des chirurgiens : il devint vers 1770, professeur au collège royal de chirurgie. Il est mort vers la fin du siècle dernier. Fabre fut un chirurgien distingué, un des bons écrivains sur les maladies vénériennes, et un physiologiste à vues assez étendues. Il n'a pas été suffisamment connu sous ce dernier rapport, car son nom aurait dû figurer beaucoup plus qu'il n'a fait dans l'histoire des doctrines organiques modernes.

Essai sur les maladies vénériennes, où l'on expose la méthode de feu M. Petit dans leur traitement, avec plusieurs consultations du même auteur sur ces maladies. Paris, 1758 (Girtanner, Lefebure de Saint-Ildefont et d'autres, se trompent en indiquant la date de 1748), in-12, 16-344 pp. — Vandermonde ayant donné dans le *Journal de médecine* une notice peu favorable sur l'ouvrage de Fabre, cet ouvrage fut défendu dans la lettre suivante, qui est sans date, mais qui doit être de 1759, et non pas de 1749, comme le dit Lefebure de Saint-Ildefont. — *Lettre sur les différens jugemens que quelques médecins ont portés sur le livre de M. Fabre, intitulé : Essai sur les maladies vénériennes, etc., à un chirurgien de province,* in-8 de 24 p. — Quoique cette lettre soit anonyme, il est probable que Fabre en est l'auteur. Depuis l'époque où parut son *Essai,* Fabre fit des cours particuliers sur les maladies vénériennes, et sept ans après, il publia l'édition qui va être indiquée, ou plutôt l'ouvrage suivant, qui était le résumé de ses leçons : *Traité des maladies vénériennes; nouvelle édition, corrigée et considérablement augmentée par l'auteur.* Paris, 1765, in-12, 2 vol. de 19-400 et 8-422 p. L'ouvrage a reparu sous le même titre, 3e éd. revue, corrigée et augmentée par l'auteur : on y a joint une table analytique des matières contenant le précis de chaque chapitre. Paris, 1773, in-8, 12-586 p. — *Nouvelles observations sur les maladies vénériennes, par Fabre, etc., pour servir de supplément à son traité des mêmes maladies.* Paris, 1779, in-8, 8-119 p. — *Réflexions sur divers ouvrages de M. Mittié, touchant les maladies vénériennes; par Fabre, etc.; nouveau supplément à son traité des mêmes maladies.* Paris, 1780, in-8, 64 p. — *Traité des maladies vénériennes, etc,* 4e éd. Paris, 1782, in-8. — C'est ici le lieu de s'expliquer sur le mérite de cet ouvrage, qui n'a plus été retouché depuis cette édition. La partie consacrée à l'histoire et au traitement de la gonorrhée et de ses suites est aussi bien faite qu'en aucun autre ouvrage que ce soit de la même époque. Quant au traitement de la vérole, on a reproché à l'auteur d'être resté trop fortement attaché aux habitudes prises sous son maître J.-L. Petit, et d'avoir montré trop de prédilection pour l'emploi des frictions, poussé jusqu'à la salivation. Le dernier supplément publié par Fabre a pour objet principal de combattre le traitement par l'alcali-volatil, proposé par Peyrilhe, et porte le titre suivant : *Lettres à M. D***, étudiant en chirurgie, par M. Fabre, pour servir de supplément à son traité des maladies vénériennes.* Édimbourg (Paris), et se trouve à Paris, 1786, in-8, 130 pp.

Essais sur différens points de physiologie, de pathologie et de thérapeutique. Paris, 1770, in-8, 15-413 p. — *Recherches sur différens points de physiologie, de pathologie et de thérapeutique, pour servir de base à un cours de pathologie.* Paris, 1783, in-8, 2 vol. de 11-462 et 15-242 p. — *Réflexions sur la chaleur animale, pour servir de supplément à la seconde partie des recherches sur différens points de physiologie,* etc. Paris, 1784, in-8, 31 p. — Dans cet ouvrage, Fabre jette les bases d'un système de médecine qui contient en germe les doctrines organiques qui se sont développées depuis. Agrandissant les vues de Haller, il considère l'irritabilité comme une propriété inhérente à toute matière organique, et comme le principe de toutes les actions vitales qui se passent dans les végétaux et les animaux. C'est là qu'est le rudiment de la doctrine de l'irritation. Il y a un fort bon extrait de cet ouvrage et des suivans dans les tomes 32 et 46 du *Journal de médecine de Roux.*

Recherches sur la nature de l'homme considéré dans l'état de santé et dans l'état de maladie. Paris, 1776, in-8, 530 pp. Portrait de l'auteur. Ce sont les mêmes idées que dans l'ouvrage précédent, mais plus développées, relativement à quelques points, comme l'empire de la sensibilité, et l'influence du système nerveux sur l'exercice des facultés intellectuelles et affectives, que Fabre attribue du reste essentiellement à une cause particulière, à un principe substantiel, à l'âme.

Essais sur les facultés de l'âme considérées dans leurs rapports avec l'irritabilité et la sensibilité de nos organes. Amsterdam, 1785, in-12, 212 p.

Recherches des vrais principes de l'art de guérir. Paris, 1790, in-8, 37-588 p. — Cet ouvrage est en quelque sorte le dernier mot de l'auteur sur la physiologie et la pathologie générales. C'est son système achevé et tel qu'il veut le soumettre au jugement de la postérité. « Tel est, dit-il, le système qui m'occupe depuis plus de vingt ans : je commençai à le développer en 1770 dans des *essais sur différens points de physiologie,* etc. Ces essais furent suivis, en 1776, des *Recherches sur la nature de l'homme considéré dans l'état de santé et de maladie.* Enfin j'ai mis au jour un *Essai sur les facultés de l'âme.* Voilà les sources où je vais puiser les principes que je soumets aujourd'hui au jugement des vrais philosophes qui exercent l'art de guérir, plus pour le bien de l'humanité, que pour leur propre intérêt.

On trouve dans le *Recueil de l'Académie royale de chirurgie* les mémoires suivans de Fabre :

Mémoire sur cette question : Déterminer ce que c'est que les remèdes anodins, expliquer leur manière d'agir, distinguer leurs différentes espèces, et marquer leur usage dans les maladies chirurgicales. Prix de l'Acad. roy. de chirurgie. t. II p. 177, éd. in-8.

Mémoire sur cette question : Déterminer ce que c'est que les remèdes détersifs, expliquer etc., etc. ibid., t. II, p. 424.

Mémoire où l'on prouve qu'il ne se fait point de régénération de chair dans les plaies et les ulcères avec perte de substance. Mém. de l'Acad. roy. de chirurgie, t. 4, p. 181, éd. in-8.

Ce n'est point à Pierre Fabre, mais à Fabre, chirurgien d'Avignon, qu'appartient l'ouvrage suivant :

Traité d'observations de chirurgie, qui conduit un praticien en certain cas, par des moyens nouveaux, l'art d'opérer et de panser méthodiquement les plaies et les ulcères. On a joint à cet ouvrage une dissertatation et une conduite, pour les femmes en couche, très-intéressante, et un abrégé peu l'inoculation de la petite vérole, aussi aisé à administrer qu'efficace dans le succès. Avignon, 1778, in-12, 216 pp.

FABRICE (Guillaume), appelé communément Fabrice de *Hilden*, du nom d'un village voisin de Cologne, où il naquit le 25 juin 1560, fut un des chirurgiens les plus célèbres du xvie et du xviie siècles. Il étudia la médecine et la chirurgie sous Jean Griffon, chirurgien de Lausanne, fort habile et très-heureux dans sa pratique, ainsi que Fabrice nous l'apprend lui même, et qui s'exerçait toujours sur le cadavre aux opérations qu'il devait pratiquer sur le vivant. En 1590, Griffon fit avec succès une restauration du nez, d'après la méthode de Tagliacozzi, qu'un médecin italien lui avait fait connaître. On sait que l'ouvrage du chirurgien italien ne parut qu'en 1597. Fabrice exerça son art à Lausanne, puis à Payerne, qu'il quitta en 1615, pour se fixer à Berne, en qualité de médecin-chirurgien pensionné par la ville. Il y mourut le 17 février 1634, à la suite d'accès de goutte dont la brusque guérison fut suivie d'un asthme aigu qui l'emporta.

Fabrice de Hilden peut être considéré comme le restaurateur de la chirurgie en Allemagne. Ses ouvrages sont encore aujourd'hui une source féconde d'instruction, et contiennent une immense quantité de faits importans sur toutes les branches de l'art de guérir. A l'exemple de son premier maître, il s'attacha surtout à perfectionner ses connaissances en anatomie, science qu'il envisageait avec raison comme la base principale sur laquelle on doit s'appuyer en pratiquant la médecine ou la chirurgie. Observateur profond, doué d'un génie vraiment chirurgical, il improvisa souvent un procédé opératoire en présence de la maladie qui s'offrait à lui; il a aussi inventé ou perfectionné un grand nombre d'instrumens, dont il a, à la vérité, trop multiplié le nombre. Nous ne donnerons ici que l'indication des observations les plus intéressantes qu'il a rapportées : leur énumération complète dépasserait les bornes que nous impose la forme de ce dictionnaire.

De gangrenâ et sphacelo d. i. vom heissen und kalten Brande, oder wie es etliche nennen H. Antoni and Martialis Feuer, desselben Unterscheid, Ursache und Heilung. Kurze Anzeigung aus Hippocrate, Galeno, and andern fürnehmen Authoren zusammengetragen. Cologne, 1593, in-8; Bâle, 1603, in-8; *ibid*, 1615, in-8; trad. lat. Herne ou Genève, 1598, in-8; Bâle, 1600, in-8; Oppenheim, 1617, in-4; réunis à la *Practica medica* de Denys Fontanon, Francfort, 1611, in-8; Lyon. 1658 et 1696, in-16. trad. franc. (Paris ?) 1597, in-8; Genève, 1669, in-4. Dans l'édit. de Genève de 1598 on trouve réuni au traité *de Gangrenâ,* vingt-cinq obs. chirurgicales qui parurent plus tard dans la *première centurie* des obs. de l'auteur. Nous y reviendrons tout à l'heure.—Fabrice rapporte des cas de gangrène née de causes différentes, d'une plaie d'artère, du froid, à la suite d'application d'arsenic sur une tumeur carcinomateuse, des scarifications de la peau des pieds chez les hydropiques ; il est le premier, suivant Haller, qui ait rejeté absolument l'amputation dans les parties mortes. Il arrêtait le sang avec un cautère rougi à blanc : Il a vu une désarticulation du poignet suivie alors de guérison. Il décrit les accidens qui peuvent suivre l'amputation, les douleurs qu'elle fait naître, les inconvéniens des mouvemens imprimés au membre, etc.

Traité de la Dysenterie, c'est-à-dire

Cours de ventre sanguinolent. Payerne 1602, in-8; Oppenheim, 1617, in-12; trad. lat. Oppenheim, 1610, in-8; *ibid*, 1666, in-12. — Il prescrit des tisannes émollientes, des émulsions, des décoctions d'orge, des lavemens opiacés et astringens ; mais il fait vomir.

De Ambustionibus, quæ oleo et aqua servidis, ferro candente, pulvere tormentario, fulmine et quavis aliâ materiâ igniiâ fiunt. Bâle, 1607, in-8; Oppenheim, 1614, in-8. — Il admet trois degrés dans la brulure, et décrit le traitement qui est applicable dans chacun d'eux. Il a guéri une gangrène développée chez un vieillard par suite d'une brûlure. Il indique les moyens de combattre les différens symptômes qui peuvent survenir, et ceux qui sont propres à corriger les cicatrices vicieuses.

Observationum et curationum chirurgicarum Centuria I. Bâle, 1606, in-8. — Parmi ces nombreuses observations, nous citerons les suivantes : Cancer de l'œil, extirpation à l'aide d'un scalpel en forme de cuiller tranchante. — Commotion cérébrale mortelle. — Extraction d'une boule de verre du conduit auditif. — Ablation de portions de cerveau et guérison. — Mort à la suite de l'application d'alun en poudre sur un fongus du cerveau. — Chute suivie inopinément de la mort quand aucun accident ne s'était manifesté ; épanchement de sang dans le crâne.— Œil traversé par une flèche :

écoulement des humeurs de l'œil; rétablissement de la vue. — Réunion de la langue qui était presque entièrement coupée. — Corps étrangers dans l'œsophage; leur extraction à l'aide d'une éponge fixée sur une tige flexible. — Des avantages du séton. — Carie des vertèbres. — Expectoration de charpie qui était entrée dans la poitrine par le pansement d'une plaie pénétrante du thorax. — Exemple d'hydropisie dont le liquide est sorti par l'ombilic et par le scrotum détruit en partie par la gangrène : guérison. — Sortie des fèces par l'ombilic dans un cas de squirrhe du pylore et de tumeur comprimant le rectum. — Rupture de l'intestin; sortie des fèces par la plaie du ventre: guérison. — Même accident et même terminaison à la suite d'une hernie gangrénée. — Sortie de la moitié d'une lame (trois pouces de long) de couteau d'une plaie des lombes faite deux ans auparavant : guérison. — Volvulus à la suite d'un cancer du cœcum. — Rupture de l'utérus dans un accouchement. — Sortie de calculs vésicaux par le vagin, au travers d'une ouverture fistuleuse. — Abcès du muscle psoas ouvert et guéri. — Syphon qu'employait un malade pour se donner des lavemens. Les *inventeurs* des clyssoirs et des clysso-pompes pourront s'assurer que leurs procédés ne sont pas nouveaux. — Renversement des doigts sur la main à la suite d'une brûlure; leur redressement et leur flexion à la suite de l'application d'un appareil. — Tirefond fixé dans une canule pour l'extraction des balles. — Mauvais effets des topiques émolliens sur les tumeurs cancéreuses, etc.

Observationum et curationum chirurgicarum, Centuria. II. Bâle, 1611, in-8. — Balle restée six mois dans le cerveau sans avoir causé d'accidens. — Diastasis des sutures du crâne à la suite d'une violente douleur. — Hémicranie guérie par l'extraction d'une dent. — Suppression d'hémorrhoïdes, hématurie et paralysie, guérison. — Fongus, squirrhe et tumeurs de la luette; son ablation; son traitement quand elle est relâchée. — Ozène avec destruction des os palatins. — Exemple de productions cornées sur différentes parties du corps. — Plaie de poitrine avec ablation d'une portion de poumons: guérison. — Sur les tumeurs fongueuses des diverses parties du corps. — Abcès intermusculaire des parois abdominales, ouvert dans la cavité du ventre. Mort. — Exemple d'abstinence prolongée. — Concrétions tophacées (tuberculeuses?) dans presque tous les organes, chez une jeune fille. — Brièveté extrême du cordon considérée comme cause d'accouchement avant terme. — Môle d'une forme et d'une grosseur remarquable. — Hydromètre avec grossesse. — Maladies de l'utérus, dérangement des règles. — Fracture du bras sans cause extérieure. — *Tænia lata*. — Brûlures étendues suivies de la mort. — Gangrène du scrotum, des aines et des cuisses, survenue en 24 heures à la suite d'une contusion. — Somnambulisme naturel. — Cas de gangrène, suite de morsure, du froid. — Traitement des morsures d'animaux enragés. — Hernies guéries spontanément, etc.

De vulnere quodam gravissimo et periculoso ictu sclopeti inflicto observatio et curatio singularis. Oppenheim, 1614, in-8. — Histoire détaillée de blessures du bassin et de la cuisse dans lesquels trois balles avaient pénétré. Guérison après sortie d'esquilles nombreuses.

Observationum et curationum chirurgicarum, centuria III. Bâle, 1614, in-8. — Fungus du conduit auditif extirpé. — Cécité à la suite d'un coup sur la tête. — Cas de catarrhe suffocant. — Apoplexie, suite de la suppression d'une épistaxis habituelle. — De l'illusion des amputés. — Dépression du crâne, idiotie. — Dangers de l'excision du frein de la langue. — Paralysie, suite d'une extension forcée des vertèbres du cou. — Hémorrhagie ombilicale chez un homme. — De l'anévrysme causé par la blessure de l'artère dans une saignée du bras. — Gangrène du pied après une hémicranie violente. — Adhérence du prépuce avec le gland. — Forme rare de pied-bot. — Exemples d'imperforation de l'utérus: l'ouverture de son orifice par l'instrument tranchant. — Hernie ombilicale d'un grand volume. — Double veine émulgente d'un rein. — Calculs vésicaux, leur traitement. — Énorme cancer du pénis, etc.

Von Geschossenen Wunden und derselben Gründlichen Curen und Heilung. Bâle, 1615, in-8. — Du traitement des plaies d'armes à feu, trad. en latin par J. Henri Lavater, dans le recueil des œuvres de Fabrice. A la suite de ce traité; on trouve celui de l'hydropisie des articulations, sous le nom de *ichore et meliceriá* (Celsi).

Reiskastenverzeichniss der Arzneyen und Instrumenten, mit welchem ein Wundarzt im Feldlager soll versehen seyn. Bâle, 1615, in-8; réuni avec l'ouvrage précédent, *ibid*, 1633 et 1636, in-8; trad. lat. sous ce titre : *Cista militaris*. Genève, 1633, in-8; Bâle, 1634, in-8. — C'est un catalogue des médicamens internes et externes les plus usités, avec l'indication des instrumens les plus nécessaires dans la pratique.

Observationum et curationum chirurgicarum centuria IV. Bâle, 1619, in-4. Plaies graves de la tête et du crâne suivies de guérison. — Ophthalmie grave traitée avec succès par la saignée de la jugulaire. — Avantages du séton dans la fistule lacrymale. — Cardialgie et épilepsie à la suite d'une saignée maladroitement faite. — Boulimie. — Vomissement presque quotidien durant trente ans. — Accident dû à la ponction de l'ombilic dans un cas d'ascite. — Évacuation d'une grande quantité de graisse. — Obs. de plusieurs calculs énormes. — Fausse membrane expulsée de la vessie. — Variole congénitale chez un enfant né d'une femme qui avait elle-même cette maladie. — Rougeole congénitale. — Eléphantiasis de l'avant-bras. — Piqûre d'une guêpe, suivie de graves accidens. — Altération du prépuce.

Kurze Beschreibung der fürtreflichkeit der Anatomie. Berne, 1624, in-8. — Dans cet ouvage, Fabrice signale plusieurs exemples de mort causée par l'ignorance et l'impéritie des chirurgiens qui avaient ouvert l'artère brachiale dans la saignée. Il parle d'une suffocation due à l'ouverture des veines ranines. Il s'élève avec force contre la torture qu'on faisait souffrir aux criminels. Il a déposé dans la bibliothèque de Berne les omoplates fracturées d'un malheureux qui fut ainsi mutilé.

Gründlicher Bericht von dem blasenstein. Bâle, 1626, in-8. trad. latine: *Lithotomia vesicæ, hoc est accurata descriptio calculi vesicæ ejusdemque causæ, et methodi, qua tam in feminis, quam in viris sit extrahendus;* par Henri *Schobinger.* Bâle, 1628, in-4. Dans cet ouvrage, Fabrice rapporte l'observation d'un citoyen de Berne qui rendit plus de mille calculs dans l'espace de deux ans, sans éprouver d'ailleurs la moindre altération dans sa santé Les goutteux sont prédisposés à la pierre. — Calcul ayant une balle pour noyau central. — Squirrhe pris pour un calcul. — Extraction d'une pierre pesant 22 onces: mort pendant l'opération. Il s'élève contre le haut appareil, qu'il n'admet que dans le cas de calcul très-volumineux : il employait un demi-spéculum, qui est à peu près le gorgeret dont on a fait usage plus tard. Il veut qu'on taille les femmes par le vagin. Il rejette la suture. — Exemple de gangrène par suite de l'enchatonnement d'un calcul dans un uretère. — Observations nombreuses de calculs expulsés par l'urètre. — Pinces étroites pour écraser la pierre. Dans l'instrument de Fabrice, pour extraire les calculs de l'urètre, on trouve en quelque sorte le modèle de celui qu'on a inventé dans ces derniers temps pour broyer la pierre. — Lettres sur l'usage et l'abus des mèches de charpie dans le pansement qui suit l'opération de la taille (appendice au traité de la lithotomie).

Observationum et curationum chirurgicarum centuria V. Francfort, 1627, in-4. — Calculs rejetés par la bouche. — Accidens graves dus à des causes très-légères (piqûres d'épine et de fragmens de verre). — Hydrocéphale congénitale. — Cerveau non détruit après cinquante ans d'inhumation. — Paraplégie avec gibbosité. — Cécité, suite de commotion cérébrale. — Tétanos et trismus. — Sur la léthalité des plaies du sinciput. — Cataracte traumatique. — Ophthalmie grave. — Amaurose produite par l'effet d'un vomitif, et guérie par le même remède. — Parcelle de fer implantée dans la cornée et extraite à l'aide d'un barreau aimanté. — Guérison de fistule lacrymale. — Extirpation d'une tumeur cancéreuse des gencives. — Abstinence prolongée seize ans. — Déglutition des liquides presque impossible. — Fragment d'os implanté dans l'œsophage : mort. — Vomissement revenant tous les six mois. — Tubercules cutanés congénitaux; leur traitement. — Vomissement et évacuations d'urine. — Ovaire rempli de poils avec ascite. — Môle accompagnée d'une masse de cheveux. — Exemple de piliuliction. — Hématurie après l'inspiration de l'essence de térébenthine. — Diabètes. — Phymosis et paraphymosis. — Rétention d'urine après l'administration de la térébenthine. — Fongus de l'ombilic. — Carie des vertèbres et dénudation de la moelle épinière. — Gibbosité guérie — Luxation des vertèbres. — Emphysème sous-cutané et musculaire. — Gangrène du scrotum et du périné. — Appareil extensif pour les fractures du fémur. — Fracture de la rotule. — Fragilité des os. — Traitement mercuriel de la syphilis.

De conservanda valetudine, item de thermis valesianis, et acidulis griesbachensibus, corum facultatibus et usu, succinctè agitur. Francfort. 1629, in-4. — C'est une consultation dans laquelle Fabrice expose des détails d'hygiène très-étendus. Il montre que le scorbut est une maladie rare en Suisse, tandis que l'opinion contraire existait généralement. Enfin, il parle de l'usage des bains.

Observationum et curationum chirurgicarum Centuria VI. Elle ne paraît pas avoir été publiée séparément. Haller pense qu'elle fut imprimée pour la première fois et réunie aux centuries précédentes à Lyon, 1641, in-4. —Prolapsus de l'œil et extirpation.— Avantage du séton sur le cautère à la nuque. —Épistaxis suivi de cécité. — Adhérence de la paupière supérieure au globe de l'œil, détruite avec succès. — Guérison d'une surdité ancienne. — Aphonie dans la variole.— Ablation d'un stéatome énorme, situé à la partie postérieure du cou. — Tumeur, analogue à l'occiput d'un nouveau-né. — Compresses et tentes de charpie rendues par l'expectoration. — De l'enrouement et de son traitement par le séton. — Obstruction des orifices de l'estomac.—Aiguilles dans la profondeur des parties. — Écartement des os pubis dans l'accouchement. — Calculs rénaux. — Ulcère du rein avec abcès sous-péritonéal.—Hémorrhagie abondante par le pénis. — Décoction de baies de genièvre comme excellent diurétique chez les calculeux. — Appareil pour l'incontinence d'urine. — Calcul formé dans le scrotum. — Fistule de l'ouraque. — Impuissance à la suite d'un coup sur la tête et sur les lombes.—Impuissance causée par la brièveté et l'induration du frein du gland. — Stérilité et coït douloureux par suite d'un excès de longueur du pénis.— Avortement dû à la constipation. — Occlusion du col de l'utérus après un accouchement laborieux. — Uretère s'ouvrant dans la veine-cave. — Sueur de sang. — Appareil pour les pieds-bots.—Luxation de la hanche.

Dans ces six centuries d'observations, il en est un certain nombre qui ont été communiquées à Fabrice de Hilden par des médecins avec lesquels il était en relation. Cette collection importante a été traduite en français, par Th. Bonnet, Genève, 1669, in-4. — On trouve parmi les traités particuliers qui sont réunis dans les *OEuvres complètes*, une lettre de Michel Dœring, relative à une hernie de l'utérus et à l'opération césarienne. Fabrice a répondu à cette lettre par une autre dans laquelle il approuve cette opération et rapporte l'observation d'un fœtus expulsé par parties à travers l'ombilic. Haller indique comme publié à part un petit traité sur l'esquinancie.

Von der Bräune. Stutgard, 1661, in-8. — Fabrice conseille l'application de sangsues sous la langue. — Mort causée par l'ouverture d'une tumeur dans l'œsophage.

Epistolarum ad amicos, eorumdemque ad ipsum Centuria I, in quibus passim medica, chirurgica, aliaque lectione digna continentur. Oppenheim, 1619, in-4. — Ce recueil renferme encore beaucoup de faits intéressans. Tels sont les suivans : Rupture de l'utérus dans l'accouchement. — Atrophie causée par la réduction incomplète d'une luxation et la compression des artères du membre. — Inconvéniens de la cautérisation des squirrhes. — Avantage du séton dans les maladies des yeux et le catarrhe pulmonaire. — Fœtus porté pendant quatre ans avant son expulsion.—Imperforation de l'anus guérie par l'incision. — Vagin s'ouvrant dans le rectum, etc.

Fabrice de Hilden avait réuni tous ses écrits ; il se préparait à en publier le recueil, et il en avait composé la dédicace dès 1633, lorsque la mort l'empêcha de mettre ce projet à exécution. La collection précieuse de ses œuvres a été publiée par J. Bayer sous ce titre : *Opera omnia.* Francfort, 1646, in-fol; trad. allem., *ibid,* 1652, in-fol.; Hanau, 1652, in-fol; Francfort, 1682 , in-fol., édit. publiée par Jean-Louis Dufour sous ce titre : *Opera'ob-servationum et curationum medico-*

chirurgicarum quæ extant omnia. L'éditeur a réuni à ce recueil le traité *de efficaci medicina* de Marc Aurèle Severin.

(Haller *Bibl. anat.* — *Bibl. chirurg.* — *Bibl, med.*)

FABRICIUS (Philippe-Conrad), fils de Jacques Fabricius, médecin pensionné de la ville de Busbach, étudia la médecine à Giessen et à Strasbourg. Il fut nommé en 1748 professeur d'anatomie, de physiologie et de pharmacie à Helmstadt, élevé en 1750 au titre de conseiller à la cour de Brunswick-Wolfenbuttel, plus tard, élu président de la société de médecine de Helmstadt, et enfin doyen de cette Faculté. Né le 2 octobre 1714, il mourut le 19 juillet 1774, ayant mis au jour un grand nombre d'opuscules académiques, dont la plupart ont de l'intérêt.

Diss. de ægro epilepsiâ saltatoriâ laborante. Giessen, 1737, in-4.

Idea anatomiæ practicæ, exhibens modum cadavera humana rite secandi. Wetzlar, 1741, in-8. Ed. alt. auctior, Halle, 1774, in-8. — Guide pour les dissections, fait par un prosecteur exercé. On y trouve par occasion des observations curieuses. Fabricius a vu plusieurs cas de prolapsus complet de la matrice sans inversion.

Primitiæ Floræ Rutisbacensis, s. sex decades plantarum rariorum inter alias Rutisbacum sponte nascentium, cum observationibus, methodos plantarum Tournefortianam, Rivianam, Raianam , Knautianam et Linnæanam potissimum concernentibus, etc. Wetzlar, 1743, in-8.—Ouvrage d'un habile observateur sur lequel Haller porte le jugement que voici : *Proprio studio, nemine jubente aut remunerante, plantas suæ civitatis vicinas accuratè perquisivit, multas detexit, quæ fugerant perspicaces Dillenii oculos; in difficilioribus characteribus*

naturam curiosissimè speculatus est. Linnæanos characteres passim emendat, involucrorum incertitudinem ostendit, inconstantiam staminum in plurimis demonstrat.

Sciagraphia historiæ physico-medicæ Rutisbaci ejusque viciniæ, cum sylloge observationum anatomico-chirurgico--medicarum minus vulgarium. Wetzlar, 1746, in-8. — L'auteur énumère les plantes vénéneuses ou médicinales des environs.—On trouve parmi les observations un cas de blessure mortelle de l'artère vertébrale entre l'atlas et l'occiput. —Un cas de détroncation du fœtus. — Fabricius nie la luxation des vertèbres chez les pendus. — Il regarde l'opération du trépan comme fort dangereuse.

Oratio de autopsiæ in medicinâ utilitate et præstantiâ. Helmstadt, 1748, in-4. — On ne peut apprendre l'anatomie avec des planches, quelque bonnes qu'elles soient.

Progr. quo facilitatem insignem extractionis fœtus vivi et incolumis in parturientibus procidentiâ uteri sine inversione laborantibus tempestivè tentatur notabili quodam casu clinico-practico et argumentis anatomicis declarat. Helmstadt, 1748, in-4. — thèse remarquable, réimprimée dans la collection de Haller.

Commentatio historico-physico-medica de animalibus quadrupedibus, avibus, amphibiis, piscibus et insectis Wetteraviæ indigenis. Helmstad, 1749, in-8.

Progr. invitator. ad sectionem anatomicam cadaveris sexûs feminei. Helmstadt, 1749, in-4.

Progr. singularia quædam in tribus cadaveribus infantilibus nuper adnotata. Helmstadt, 1749, in-4. — 26 côtes et 26 vertèbres dans un sujet.

Progr. quo morbum et curationem juvenis prægrandi musculorum abdominis inflammatione et periculosa puris in cavum illius effusione laborantis paracentesi in integrum restituti, anatomicè et medicè considerat. Helmstad, 1749, in-4.

Prolusio academica, quâ disquiritur utrum secundum opinionem vulgarem assidua tractatio studii medici et anatomici cum primis, plus tædii et molestiarum, quam amænitatis conjunctum habeat, ac an illa cultores suos ad præmaturam mortem disponat. Helmstadt, 1749, in-4.

Oratio solemn. de insignibus incrementis et culturâ quæ scientia medica fundationi academiarum accepta refert, quum Acad. Jul. Carol. suum natalem 1748, idib. octobris celebravit. Helmstadt 1749, in-4.

Diss. de præcipuis cautionibus in sectionibus et perquisitionibus cadaverum humanorum pro usu fori observandis. Ibid, 1756, in-4. — Tableau des plaies mortelles et des plaies non mortelles.

Diss de cognitionis anastomoseos vasorum insigni usu. Helmstad, 1750, in-4. — Utilité de cette connaissance en physiologie et en médecine légale.

Progr. quo sectionem et demonstrationem publicam cadaveris hominis adulti sexûs virilis decollati indicat. Helmstadt, 1750, in-4.

Progr. quo observationes nonnullas anatomicas in tribus præcedentibus cadaveribus adultis factas succinctè recenset, et sectionem anatomicam indicit. Helmstadt, 1750, in-4. — Glandes de Brunner développées. — Appendice intestinal. — Adhérence du cœur avec le péricarde.

Diss. observationes quasdam circa constitutionem epidemicam anni 1750 adnotatas sistens. Helmstadt, 1750, in-4.

Diss. de paralysi brachii unius et pedis alterius lateris dysentericis familiari. Helmstadt, 1750, in-4.

Diss. de lethalitate vulnerum ventriculi, secundum principia anatomica et medica expensa. Helmstad, 1751, in-4. — Recus. In J.-C.-F. Schlegel, Collet. opusc. select. ad. med. forens T. II, n° 12.

Diss. de noxiis ex cibis oriundis effectibus. Helmstadt, 1751, in-4.

Oratio de præcipuis Germanorum in rem herbariam meritis. Ibid. 1751, in-4.

Prolusio anatomica dubia quædam circa novum systema evolutionis vasorum cutaneorum naturalis in morbo variolarum contingentis exponens. Helmstadt, 1751, in-4.

Prolusio sistens non nullas observationes anatomicas. Helmstadt, 1751, in-4.

Oratio sol. de officiis prorectoris

academici, salutis publicæ academiæ custodis, cum functione medici insigni analogiá et convenientiá. Helmstadt, 1751, in-4.

Progr. quo caussæ infrequentiæ vulnerum lethalium præ minus lethiferis ex fabricá corporis humani anatomicá et situ partium eruuntur. Helmstadt, 1753, in-4. — *Recus. in Schlegel, coll. opusc. med. for. spect.* T. iv, n° 23.

Progr. quo observationes nonnul-las anatomicas superis sectionibus collectas recensere pergit. Helmstadt, 1754, in-4.

Sammlung einiger medicinischer Responsorum und Sectionsberichte; Recueil de quelques consultations et rapports d'ouvertures cadavériques. I. Sammlung Helmstadt, 1754. — II. Samml Ibid, 1760, in-8. Nou-velle éd. augmentée. Halle et Helmstadt, 1772, in-8.— *Egregiam collectionem dit Wachsmuth quam partim Heistero, partim Fabricio debemus inter primaria scripta refero.* Plusieurs cas d'accusation d'infanticide. Plaies de poitrine.

Observationes variæ anatomicæ. In act. Acad. nat. Curios. T. x. et dans le *Rec. périod. d'obs. de méd.* 1759. T. vi. Détail des maladies les plus remar-quables, observées à Helmstadt, dans les années 1754 et 1755.

Diss. de hujus sæculi emendationibus studii medici practici. Helmstadt, 1755, in-4.

Diss. de suppressæ transpirationis caussis, morbisque præcipuis ex eadem ortis. Helmstadt, 1756, in-4.

De fonte martiali medicato helmstadiensi commentatio. Helmstadt, 1756, in-4. Trad. en français dans le *Recueil périodique d'observations de méd.*, etc. 1757. T. vi, p. 203.

Diss. de ichthyocollá. Helmstadt, 1756 in-4.

Diss. de alcali fixo minerali. Helmstadt, 1756, in-4.

D. distinguendo certo a probabili in medicina. Ibid, 1756, in-4.

D. sistens genuinam calculi renalis genesim. Helmstadt, 1757, in-4. Mauvaise théorie basée sur des faits insuffisans. Observation curieuse.

Enumeratio methodica plantarum horti medici Helmstadiensis. Helmstadt, 1759, in-8; editio IIa auctior. Ibid, 1763; ed., IIIa posthuma aucta. Ibid, 1776, in-8.

Programma responsionem ad dubia contra analysin fontium martialium sistens. Helmstadt, 1757, in-4.

Programma quo Syllogen observationum anatomicarum ab anno, 1751 ad annum, 1759, in theatro anatomico Helmstadiensi factarum communicat et novas suas lectiones hybernas indicit. Helmstadt, 1759, in-4. — Brièveté et étroitesse du canal intestinal chez une femme octogénaire. — Vaste dégénération carcinomateuse dans tous les environs d'un cancer ulcéré de la mamelle, chez une vieille femme. — Intussusception de l'intestin causée par des vers. — Poumon droit hépatisé tout entier, allant au fond du vase quand on le mettait dans l'eau. — Fractures multipliées des os de la tête, sans blessure apparente au dehors.

Diss. de Sulphuris antimonii aurati eximio usu in arthritide non nullis casibus illustrato. Helmstadt, 1759, in-4.

Diss. de oleis destillatis æthereis. Helmstadt, 1759, in-4.—Dissertation remarquable (Haller).

Observationes in puellá varioli defunctá. Helmstadt, 1760, in-4.

D. de nephritide. Helmstadt, 1760, in-4.

D. de motibus convulsivis. Helmstadt, 1763, in-4.

Animadversiones varii argumenti ex scriptis Fabricii minoribus collegit, notisque adjectis edidit Geo. Rud. Lichtenstein. fasciculus I. Helmstadt, 1785, in-4. 140 pp. — Ce recueil, qui n'a malheureusement pas été continué, renferme sept des opuscules indi-qués précédemment. — Obs. d'anat. — Connaissance des anastomoses. — Blessures de l'estomac. — Autopsies cadavériques médico - légales. — In-flamm. des muscles de l'abdomen. — Accouchement, la matrice étant en prolapsus sans inversion. — Discours sur la vie bien réglée.

(*Comment. de reb. in med. gestis.*— Haller. — *Journ. de med.*— Meusel's *Lexikon.*)

FABRIZIO D'ACQUAPENDENTE (JÉRÔME), l'un des plus illustres anatomistes et des plus savans chirurgiens de la fin du XVI siècle, était né vers 1537, d'une famille noble mais peu fortunée de la ville d'Acquapendente. Envoyé à Padoue pour y faire ses études, il eut l'avantage d'être accueilli dans la maison de quelques patriciens de la famille Lorédano, avantage qui lui procura celui de pouvoir se livrer selon ses gouts à l'étude des sciences. Ce ne fut pas un moindre bonheur pour lui de rencontrer pour maitre le célèbre Falloppio. Préparé comme il l'était par la connaissance des lettres, doué d'un esprit vif et pénétrant, et de la mémoire la plus heureuse, il ne pouvait manquer de profiter sous un pareil maitre. Aussi, fut-il chargé après la mort de ce dernier, en 1562, de faire des démonstrations anatomiques, à sa place, tant que sa chaire serait vacante. Il fut nommé en 1565 professeur de chirurgie, avec la charge de continuer ses démonstrations anatomiques, et avec un traitement de cent ducats, qui reçut plusieurs augmentations successives; jusqu'à ce que, en 1571, la chaire d'anatomie qui n'avait été qu'une dépendance, un accessoire de celle de chirurgie, fut érigée en première ligne, et que Fabrizio fut chargé de faire au printemps des leçons et des démonstrations sur l'anatomie, et d'enseigner la chirurgie pendant le reste de l'année. Pour cela son traitement fut fixé d'abord à 600 ducats, puis successivement jusqu'à 1100, et enfin quand il eut occupé cette chaire pendant 36 ans, il lui fut alloué à vie mille écus par an, à condition de ne point sortir des états de la république, mais avec l'autorisation de pouvoir se décharger, après 40 ans d'enseignemens, de celui de la chirurgie, sur un candidat de son choix, ce qu'il fit en 1609, en faveur de Jules Casserio. Des émolumens extraordinaires ne furent pas les seuls témoignages donnés à Fabrizio par la république de Venise, de la

satisfaction qu'elle éprouvait à voir le succès et la célébrité de ses
leçons. Partageant tous les privilèges et les honneurs qui étaient ré-
servés avant lui aux professeurs ordinaires de médecine, il eut la pré-
séance sur les lecteurs en philosophie, il fut fait citoyen de Padoue, et
chevalier de Saint-Marc. Ce ne fut pas une des moindres satifactions
que Fabrizio retira de tous ses travaux, de voir, sur ses instances,
la république de Venise bâtir, en 1594, un vaste amphithéâtre anatomique, avec l'inscription qui y est gravée en son honneur. Il acquit de
grandes richesses, tant par l'élevation de ses émolumens que par
les cures nombreuses qu'il opéra, et parmi lesquelles il pouvait
compter les personnages les plus importans de l'Italie et de l'é-
tranger. Le refus même qu'il fit fréquemment des honoraires qui
lui étaient dus, lui valut les plus riches et les plus précieux cadeaux.
Il en orna un cabinet sur la porte duquel il écrivit *lucri neglecti
lucrum.* Fabrizio n'était point un sordide amasseur de richesses; il
usait de sa fortune avec la plus grande libéralité. Dans une riche
campagne qu'il possédait près de la Brenta, dite de la Montagniola,
il recevait, et traitait avec une singulière munificence, ses amis et
tous ceux qui cultivaient les sciences ou les lettres. Fabrizio d'Acquapendente mourut à Padoue le 21 mai 1619, laissant une fille de
son frère héritière de sa fortune qui montait à deux cent mille ducats.

Digne successeur de Vesale et de Falloppio, Fabrizio d'Acquapendente est une des gloires de cette école italienne dont Haller et
tous les historiens de l'anatomie ont porté si haut les louanges. Nul
autant que Fabrizio n'appela autour de lui, de toutes les parties de
l'Europe, l'affluence de tous ceux qu'animait le véritable amour de
la science de l'homme. Ce n'est pas un médiocre honneur pour lui
que le grand Harvey se soit formé à ses leçons. Ses travaux ont
été du plus grand intérêt pour l'anatomie considérée surtout dans
ses rapports avec la physiologie. Ses écrits sont composés d'après
une méthode qui était alors nouvelle. Elle ne consistait pas à
prendre les organes des animaux pour suppléer à ce qu'on ne
pouvait observer sur des cadavres humains, comme avaient fait
Galien et Vesale lui-même; mais à examiner à la fois l'organe correspondant dans l'homme et dans les divers animaux, afin de déterminer ce qu'il y avait de commun dans toutes les espèces, et les
différences qui le distinguaient. C'était l'anatomie comparée appliquée
à l'étude des fonctions des organes de l'homme.

*Pentateuchos chirurgicum , publicis   authore propositum : Jam verò con-
in academiâ patavinâ lectionibus ab   tractiore paulo formâ capitibus dis-*

tinctum, lucique datum operâ Joh. Hartmanni Beyeri. Francfort, 1592, in-8.; *ibid,* 1604, in-8. — C'est le traité de chirurgie le plus complet et le plus régulier qui ait paru jusqu'alors. Les matières y sont exposées avec beaucoup de clarté, d'ordre et de méthode. L'auteur montre une grande connaissance de tous les écrivains de l'antiquité; mais il professe une prédilection marquée pour Celse. Le célèbre Marc Aurele Severino, tout en rendant justice au mérite éminent de Fabrizio, lui reproche une thérapeutique trop timide. Ce reproche s'adresse moins à l'auteur qu'à son siècle; et ce qui en diminue encore la gravité c'est qu'il vienne du *plus que hardi* Severino.

De visione, voce, auditu, tractatus. Venise, 1600, in-fol.; Padoue, 1603, in-fol.; Francfort, 1605, in-fol.; *ibid,* 1614, in-fol. — La méthode adoptée dans ce traité et dans la plupart des suivans, consiste à exposer d'abord l'anatomie de l'organe, puis son action, et enfin son utilité. Fabrizio donne sur l'œil 48 figures en trois planches fort belles, mais peu exactes. Le livre de *Larynge, vocis instrumento,* contient d'assez belles fig. (33 en 6 planches,) du larynx de l'homme et de quelques animaux, de ses cartilages, de ses muscles et de ses ventricules. L'anatomie de l'oreille est inférieure, sous quelques rapports, à celle de Falloppio et d'Eustachi. Ce dernier traité est orné d'une seule planche contenant 19 figures.

De formato fœtu. Padoue, 1600, in-fol.; *ibid,* 1603, in-fol.; Venise, 1620, in-fol.— *Splendidum opus,* dit Haller, *in quo humana anatome cum animalium Fabricâ comparatur, numerosissimis ornatum iconibus, in qui-*

bus præcipuum operis decus est, quæ ad naturam factæ sint etsi non minutum valdè in ipsis studium est. L'arc de l'aorte est bien rendu ainsi que le valvule du trou ovale, le canal artériel, les vaisseaux du placenta, le cordon, les nombreux rameaux hepatiques de la veine ombilicale, les vaisseaux omphalo - mesenteriques du chien. L'ouvrage contient un recueil nombreux et varié de fœtus de mammifères.

De venarum ostiolis liber. Padoue, 1603, in-fol.; *ibid,* 1625, in-fol. — Fabrizio avait commencé à parler dans ses leçons des valvules des veines dès l'an 1574, au rapport de Gaspard Bauhin; mais Etienne et Cannani les avaient vues avant lui. S'il fallait en croire l'auteur anonyme de la vie de Fra Paolo Sarpi, et le témoignage de Peiresc, rapporté par Gassendi, ce serait au célèbre historien du concile de Trente, et non à l'anatomiste de Padoue, que serait due cette découverte qui a tant d'importance dans l'histoire de celle de la circulation; mais on peut opposer à ces témoignages de fortes objections que Tiraboschi a rassemblées avec soin. Quoiqu'il en soit, il faut remarquer que quoique Fabrizio ait décrit fort exactement les valvules des veines, quoiqu'il en ait donné de belles figures, il n'en a connu qu'imparfaitement les usages, et leur en a attribué qu'elles n'ont pas.

De locutione et ejus instrumentis tractatus. Venise, 1603, in-4.

De brutorum loquelâ. Padoue, 1603, in-fol.

Opera chirurgica in duas partes divisa; quarum prior operationes chirurgicas per totum corpus humanum a vertice capitis usque ad imos pedes peragi solitas, plurimis rarisque obser-

vationibus, et novis inventis chirurgiæ dexteritatem et jucunditatem spectantibus refertas comprehendit : altera libros quinque chirurgiæ jam antè in Germaniâ impressos, et sub nomine pentateuchi chirurgici divulgatos complectitur. Padoue, 1617, in-fol.; Venise, 1619, in-fol.; Francfort, 1620, in-8; Lyon, 1628, in fol. *Accesserunt instrumentorum, quæ partim auctor, partim alii invenerunt enumeratio. Item de abusu cucurbitularum, in febribus putridis dissertatio. quæ postrema editio est.* Padoue, 1647, in-fol.; *ibid,* 1666, in-fol.; Leyde, 1723, in-fol. — En français, Lyon, 1649, 1666, 1670, 1729, in-8; Rouen, 1658, in-fol. — Nous avons parlé plus haut du mérite du pentateuque; la partie des opérations chirurgicales n'est pas moins importante. C'est comme un commentaire perpétuel de la chirurgie de Paul d'Égine, enrichi des découvertes ou des perfectionnemens des modernes, que Fabrizio connaissait très-bien. Portal a fait, dans son histoire, un très-long extrait des œuvres chirurgicales de Fabrice d'Acquapendente; mais sans avoir égard à ce qui appartient à l'auteur, ou à ce qu'il n'a fait que reproduire; Haller a été plus bref, mais plus judicieux. La manière de Portal n'est point historique, et si on veut la considérer comme dogmatique elle est dépourvue d'intérêt, car un pareil extrait ne saurait remplacer pour personne la lecture de l'original.

De musculi artificio, ossium de articulationibus, etc. Vicence, 1614, in-4.—C'est un des ouvrages les plus faibles de Fabrizio.

De respiratione et ejus instrumentis libri duo. Padoue, 1615, in-4. — La partie anatomique de ce traité est confuse et peu détaillée, en revanche les hypothèses y sont longuement développées. On n'y reconnaît plus le disciple de Falloppio.

De motu locali animalium secundum totum. Padoue, 1618, in-4. — Haller et Portal donnent beaucoup d'éloges à cet ouvrage de Fabrizio; mais M. Gerdy, dont l'opinion est grave en cette matière, en juge fort différemment. Fabrice d'Acquapendente, dit-il, m'a toujours semblé au dessous de lui-même dans son ouvrage sur le mouvement des animaux. Il perd un temps infini à des discussions ridicules et des distinctions frivoles, en parlant de la locomotion en général. Mais il inspire plus d'intérêt quand il traite des mouvemens progressifs des animaux.

De gulá, ventriculo, intestinis, tractatus. Padoue, 1618, in-4. — *Senile opusculum, plenum galenicarum sententiarum, ratiociniorum et repetitionum. Habet tamen satis bene intestinorum valvulas, et hominem ruminantem. Valdè commendat animalium anatomen. Avibus duos præter ingluviem ventriculos, quatuor ruminantium animalium ventriculos describit, et notas ex quibus intestina distinguntur.* (Haller).

Hieronymi Senis de totius animalis integumentis, opusculum. Padoue, 1618, in-4. — *Depositi senis opusculum, anatomes subtilioris experti.* (Haller).

De formatione ovi et pulli, opus posthumum, curante J. Prevot, Padoue, 1621, in-fol.

Opera anatomica. De formato fœtu. De formatione ovi et pulli. De locutione, et ejus instrumentis. De brutorum loquelá. Francfort, 1623, in-fol.

Tractatus quatuor, quorum. I De

formato fœtu. II De formatione ovi et pulli. III De locutione et ejus instrumentis. IV De loquelâ brutorum. V De venarum ostiolis loquitur: figuris œneis ornati. Padoue, 1625, in-fol.; Francfort, 1648, in-fol.

Hieronymi Fabricii ab aquapendente opera omnia anatomica et physiologica, hactenùs variis locis et formis edita, minus verò certo ordine digesta, et in unum volumen redacta. Accessit index rerum et verborum, cum præfatione Johan. Bohnii. Leipsig, 1687, in-fol., fig. — Les traités contenus dans ce recueil, sont les suivans, et et dans l'ordre que voici : *De formatione ovi et pulli; de formato fœtu; de gulâ et ventriculo; de omento; de varietate ventriculi; de intestinis; de mesenterio; de venarum ostiolis; de respiratione; de musculis thoracis; de diaphragmate; de musculis intercostalibus; de pulmone; de oculo; de aure; de larynge; de locutione; de brutorum loquelâ; de motu locali; de musculi fabricâ, utilitate et actione; de articulorum structurâ; de integumentis totius animalis.* — On reproche à l'éditeur d'avoir supprimé les préfaces ou dédicaces de ces divers traités, dont la plupart contiennent des choses intéressantes. Le même recueil a été publié plus tard par Bern. Sig. Albinus, qui l'a enrichi d'une préface contenant la vie de l'auteur et de diverses remarques critiques, édition dans laquelle ont été reproduites les préfaces de Fabrizio. Cette édition a paru à Leyde, 1737, in-fol., fig.

Fabrizio avait projetté de publier un grand ouvrage intitulé : *Totius animalis fabricæ theatrum*, et avait fait exécuter pour cela plus de 300 planches. Les manuscrits ont été perdus. Une partie des planches passa en Belgique ; quelques-unes se trouvaient dans la bibliothèque de Boerhaave. T. Bartholin avait les planches des myologie.

P. Bourdelot publia sous le nom de Fabrizio, un ouvrage de médecine pratique dont le manuscrit avait été conservé dans la bibliothèque de J. Bourdelot; mais T. Bartholin le déclare apocryphe, en voici le titre :

Medicina practica, nec non Æmilii Campolongi tractatus de vermibus : de uteri affectibus : deque morbis cutaneis, utrumque opus nunc primum prodit in lucem, singulari studio atque operâ petri Bourdelotii, ex bibliothecâ Joh. Bourdelotii. Paris, 1684. in-4.

(Tiraboschi. — *Lindenius renovatus.* — Manget. — Haller.

FAHNER (J. Christophe) naquit le 8 novembre 1758, à Buttstadt, dans le duché de Weimar. A l'âge de 16 ans, ses parens l'envoyèrent à l'Université d'Iéna pour étudier la théologie; mais il avait un penchant décidé pour la médecine, et son goût l'emporta sur la volonté de ses parens. Il fut reçu docteur le 25 mai 1780, et trois jours après on lui remettait le titre de médecin pensionné de sa ville natale, avec promesse d'un poste plus avantageux. Des cabales mirent obstacle à son avancement. Il fut successivement médecin pensionné à Frankenhausen, à Northeins, a Ilefeld.

Fahner est mort le 7 janvier 1802, ayant publié les ouvrages suivans :

Epistola de dissentione medicorum quoad malignitatis notionem. Iéna, 1779, in-8.

Diss. inaug. de causis et signis malignitatis specimen secundum. Iéna, 1780, in-4, 28 pp.

Magazin für die gesammte popular-arzneikunde, besonders für die sogenannten Hausmitteln. Magasin universel pour la médecine populaire, particulièrement pour les remèdes dits domestiques. Frankenhausen, t. I, n° 1-6, 1785. Nouv. éd. des cahiers I et II. 1787. T. II, n°° 7-11. Erfurt, 1785-86.

J. P. Frank's System einer Vollstaendigen medicinischen Polizei, etc. Système complet de police médicale de J. P. Frank, librement abrégé, avec des additions et une introduction particulière. Berlin, 1792.

Vollstaendiges System der gerichtlichen Arzneikunde ; Système complet de médecine légale, à l'usage des magistrats et des médecins légistes. T. I. Stendal, 1795, in-8, 292 pp. T. II. 1797, 12-414 pp. T. III. 1800. — On trouve une analyse critique fort bien faite de cet ouvrage dans la *Gazette de Salzbourg* (*Med. chir. Zeitung.* 1796, t. 1, p. 417-430. 1798, t. 111, p. 117-124).

Lancisius, etc. Von den Verchiedenen plœtzlichen Todesarten, etc. Des différentes espèces de mort subite, leurs causes, signes et traitement, par Lancisi : ouvrage refondu par le docteur J. Chret. Fahner. Leipsig, 1790, première partie. in-8, 190 pp. *ibid*, 1791, deuxième partie, in-8.— Il y a une notice sur la première partie de cet ouvrage dans l'ancien *Journal de médecine*, t. LXXXVIII.

Beitraege zu einer Vollstaendigen Abhandlung uber die Jezt ost vorkommenden Missfaelle und Frühgeburten. Sur les avortemens et accouchemens précoces qui sont maintenant si fréquens. Dans *Stark's Archiv fur die Geburtshülfe.* T. 1 et IV. 1788, 1790.

Beytraege zur praktischen und gerichtlichen Arzneykunde. Mémoires de médecine pratique et de médecine légale. Stendal, 1799, in-8.

Fahner a fait plusieurs traductions allemandes, et inséré quelques articles dans divers journaux.

(Elwert, *Nachrichten*).

FALCK (N.-D.), docteur en médecine et chirurgien à Londres, dans la seconde moitié du dernier siècle, fut probablement chirurgien de la marine, si l'on en juge par la nature de quelques-uns des ouvrages qu'il a publiés. Nous n'avons d'autres renseignemens sur son compte que ceux que ces ouvrages nous fournissent.

The ready observator; or an infailible method of determining the latitude at sea, by altitudes of the sun at any time of the day, independent of a meridianal observation. Londres, 1771, in-4. L'observateur toujours prêt, ou méthode infaillible de déterminer la latitude à laquelle on se trouve en mer, par la hauteur du soleil à chaque heure de la journée, méthode indépendante de l'observation du méridien.

Treatise on the venereal disease; en three parts. illustrated with copperplates. Traité de la maladie vénérienne, avec cinq planches. Londres, 1772, in-8., trente-une feuilles. — La première partie contient la description des parties génitales et l'histoire de la génération ou de l'*animalation*, selon l'expression de l'auteur; dans la deuxième il soutient que les maladies vénériennes sont aussi anciennes que l'abus des plaisirs, et il explique le développement de ces affections par l'action des fluides âcres qui s'exhalent de la surface des organes génitaux trop vivement excités. La partie de l'ouvrage consacrée à la pathologie et à la thérapeutique des maladies syphilitiques n'est pas exempte d'erreurs déjà vieillies à l'époque où il fut écrit. Le traitement auquel il donne la préférence, est celui par le mercure doux et le sublimé. On trouve un extrait d'une partie de l'ouvrage dans le T I, n° 1, de la *Bibliothèque médico-chirurgicale de Tode.*

The seemans medical instructor; or lectures on accidents and diseases incident to seamen, in various climates of the World. L'instructeur médical du marin; ou leçons sur les accidens et les maladies auxquelles sont exposés les gens de mer dans les différens climats.—Londres, 1774, in-8°.

A philosophical dissertation on the diving Vessel projected by M. Day, and Sunk in Plimouth Sound, etc. To which is added an appendix sheving the various methods of weighing ships in general. Illustrated with two plates. Londres, 1775, 1776, in-4.

A treatise on the medical qualities of mercury. In three parts. I. On the natural properties of mercury and its operation in the animal œconomy. II On the principa¹ preparations of mercury. III. On the medical qualities of mercury in various diseases. Traité des propriétés médicales du mercure, etc. Londres, 1776, in-12.—L'action que l'auteur attribue au mercure sur l'économie, indépendamment de toute maladie qui en rende l'emploi nécessaire, est fondée sur des idées théoriques et non sur des expériences. Les maladies quelque diverses qu'elles soient, ont presque toujours, pour condition commune d'introduire dans l'économie quelque âcreté qui trouble le système nerveux et qui contribue à les entretenir. Le mercure peut être employé avec avantage contre cette condition commune de beaucoup de maladies; dans presque toutes les maladies de la peau, par exemple, dans la plupart des inflammations, dans presque toutes les fièvres, qui constituent la classe la plus nombreuse de toutes les maladies. Le mercure convient aussi dans les scrofules, et même dans le scorbut. On voit que la prédilection des Anglais pour le mercure n'est pas une mode d'origine récente.

Account and description of an improved steam Engine. with a plate. Londres, 1776, in-8.

Guardian of health; or an anatomical and physical Description of the human body; the animal economy, in health and disease; regimen, diet, and rules of preserving health. Le gardien de la santé; ou description anatomique et médicale du corps humain; l'économie animale en santé et en maladie; régime de vie, diète et préceptes de conduite pour conserver sa santé. Londres, 1779, in-8.

Falck a publié l'ouvrage de Rich. Wilke: *Historical essay on the dropsy.* Londres, 1777, in-8.

(Reuss. — Rob. Watt. — *Comment. de reb. in med. gestis*).

FALCONER (William), l'un des médecins célèbres de l'Angleterre à la fin du dernier siècle, fit ses études médicales à Édimbourg, et y fut reçu docteur en 1766. Fixé à Bath, peu de temps après, il fut nommé médecin de l'hôpital général de cette ville, et occupa cette place au moins pendant une quarantaine d'années. Il écrivait encore en 1805 : nous ignorons l'époque de sa mort. La plume de Falconner ne s'exerça pas toujours sur des sujets de médecine. Il avait fait un poème dans sa jeunesse ; il fit, depuis, quelques excursions dans le champ de la littérature, de la géographie et de l'histoire. Néanmoins ses productions médicales sont fort nombreuses. Elles ont eu de la célébrité dans le pays de l'auteur, mais il n'y en a aucune qui soit d'une bien haute portée. En voici les titres :

Diss. de nephritide verá. Edimbourg, 1766, in-8.

An essay on te Bath Waters ; in four parts. With a prefatory introduction to the study of mineral Waters in general. Londres, 1770, in-12 ; 2e ed. *greatly improved and enlarged,* ibid, 1772, in-8 ; vol. II, *on their external uses ; in two parts,* 1775 ; in-8. — Considérations sur les eaux minérales en général ; sur les perfectionnemens à apporter dans leur étude ; sur les eaux de Bath ; analyse de ces eaux ; leur action physiologique ; leur emploi dans la plupart des maladies. Emploi à l'extérieur des eaux minérales en général, puis des eaux de Bath. Il y a un extrait étendu de cet ouvrage dans les *comment. de rebus in med. gestis.* suppl. à la 3e décade, p. 288.-309.

Observations on the Dr. Cadogan's Dissertation on the gout and all chronic diseases : Observations sur la dissertation du Dr. Cadogan sur la goutte, et sur toutes les maladies chroniques. Londres, 1771, in-8 ; 2e ed. *With corrections and additions. Ibid.* 1772, in-8.

Observations and experiments on the poison of copper : Observations et expériences sur le poison du cuivre. Londres, 1774, in-12. — *Observations on the poison of copper and brass and the very great danger attending the use of the ustensils made of these metals, and other mixter metals, wherein copper and brass make a part, especially in the preparing and keeping of food and physic.* Columbia Magazine, 1789, mai, p. 286.

An essay on the waters commonly used in diet at Bath : Essai sur l'eau employée à Bath pour l'usage ordinaire de la vie. Londres, 1776, in-12.

Experiments and observations ; in three parts ; Expériences et observations ; en trois parties. Londres, 1777, in-8. — Elles ont principalement pour objet les effets de l'eau chargée d'acide carbonique, employée comme dissolvant de la pierre.

Observations on some articles of diet and regimen usually recommended to valetudinarians : Observations sur quelques points du régime ordinairement recommandé aux valétudinaires. Londres, 1778, in.12. — Production insignifiante.

Remarks on the influence of climate,

situation, nature of country, population, nature of food, and way of life; on the disposition and temper, manner and behaviour, intellects, laws and customs, forms of government and religion of mankind : Remarques sur l'influence du climat, de la situation géographique, de la nature du pays, de la population, de la nature des alimens et de la manière de vivre; sur les dispositions, le tempérament, les mœurs et les habitudes, l'intelligence, les lois et coutumes, les formes des gouvernemens et la religion de l'espèce humaine. Londres, 1781, in-4. — Voilà un titre qui promet beaucoup, et un sujet fort digne d'exercer les talens d'un médecin philosophe; mais il faudrait, pour le traiter d'une manière convenable, et plus d'observations positives, et plus de connaissances générales, et plus de profondeur de génie que n'en avait Falconer.

Account of the epidemic catarrhal fever commonly called the influenza, as it appeared at Bath in 1782 : Sur la fièvre catarrhale épidémique, nommée vulgairement l'influenza (la grippe) qui a paru à Bath en 1782. Londres, 1782, in-8.

Dobson on fixed air ; with an appendix on the use of the solution of fixed alkaline salts in the stone and gravel : Dobson, sur l'air fixe, avec un appendice sur l'usage de la solution des sels fixes alcalins contre la pierre et la gravelle. Londres, 1785, in-8, 4e edit. 1792 — *An account of the efficacy of the aqua mephitica alkalina, a solution of fixed alkaline salt, saturated with fixible air in calculous disorders, and other complaints of the urinary passages.* 3e ed. Londres, 1789, u-8; *the fourt edition, with additions,* alterations, and several new and remarkable cases, not inserted in any former edition. Londres, 1792, in-8 14 feuilles. — L'auteur appuie les propriétés lithontriptiques qu'il attribue aux carbonates alcalins en rapportant trente observations tirées ou de sa pratique, ou de celle de Cowper, de Bentley, et particulièrement de celle de Colborne. C'est à ce dernier que Falconer attribue d'avoir découvert les vertus de ces moyens médicinaux. Outre ces observations, l'auteur donne les résultats d'expériences sur la dissolution des calculs. Extrait dans la *Gazette de Salzbourg*, 1793, t. I, p. 113.

A dissertation upon the influence of the passions upon the disorders of the body : Dissertation sur l'influence des passions sur les maladies. Londres, 1788, in-8; Londres, 1796, in-8, trad. franç., par de Lamontagne, Paris, 1788 — A la suite de quelques réflexions générales, de quelques faits et de quelques propositions préliminaires, l'auteur cherche à déterminer l'influence des passions sur chaque espèce de maladie; sur les fièvres, la phrénésie, l'odontalgie, la goutte, les hémorragies, l'apoplexie, la syncope, l'hypochondrie, la chlorose, l'épilepsie, la crampe, le hoquet, l'hystérie, la mélancolie, la manie, le scorbut, l'ictère spasmodique et la nostalgie. De là l'auteur passe à la description des mœurs qui, de la part du médecin, peuvent lui assurer la confiance des malades, et il termine par un éloge de Fothergill.

An essay on the preservation of the health of persons employed in agriculture; and on the cure of diseases incident to that way of life : Essai sur l'hygiène des ouvriers agriculteurs, et sur le traitement de leurs maladies.

Londres, 1789, in-8. — Cet opuscule écrit avec simplicité et solidité, a été traduit en italien par Brugnatelli et inséré dans son Journal de médecine. Il y en a aussi une traduction allemande (par Michælis.) Divers ouvrages avaient déjà paru sur la santé des artisans et leurs maladies; mais celui-ci est le premier qui ait eu pour objet la santé des cultivateurs. Ce mémoire fut inséré parmi ceux de la Société d'agriculture de Bath, (t. 4, p. 341.)

A practical Dissertation on the medical effects of the Bath waters: Dissertation médicale sur les effets des eaux de Bath. Londres, 1790, in-8, 188 pp. — Analyse des eaux, doses à en prendre, manière d'en user; maladies dans le traitement desquelles ces eaux ont le plus d'efficacité.

Miscellneous tracts and collections relating to natural history; selected from the principal writters of antiquity on that subject: Mélanges relatifs à l'histoire naturelle, tirés des principaux écrivains de l'antiquité. Londres, 1793, in-4.

An account of the use application and success of the Bath wathers in rheumatic cases: Mémoire sur l'usage, l'application et le succès des eaux de Bath dans des affections rhumatismales, Bath, 1795, in-8, 72 pp.

Observations respecting the pulse, intended to point out with greater certainty the indications which it signifies especially in feverish complaints: Observations sur le pouls, pour donner plus de certitude aux indications qu'il fournit, particulièrement dans les maladies fébriles. Londres, 1796, in-8.— La plupart des écrivains sur le pouls avant Falconer semblaient avoir eu pour but principal en publiant leurs observations, de faire admirer la finesse de leur tact et leur perspicacité. Falconer suit une voie nouvelle. Convaincu que le pouls ne peut fournir de données positives sur la maladie qu'autant qu'il est parfaitement connu dans l'état de santé, il commence par donner sur ce point les résultats des observations de Floyer, Robinson, Heberden et des siennes propres, et détermine les conditions qui donnent au pouls plus de fréquence ou plus de lenteur : le sexe, le tempérament, la longueur du corps, l'âge, l'heure de la journée, le sommeil ou la veille, les exercices du corps, ceux de l'esprit, la température, la nourriture et les repas. Ce n'est qu'après ces préliminaires que Falconer cherche à déterminer avec plus de précision la valeur du pouls comme signe dans les maladies.

An essay on the plague; also a sketch of a plan of internal police, proposed as a means of preventing the spreading of the plague, should it be introduced into this country. Bath, 1801, in-8.— Essai sur la peste; esquisse d'un plan de police intérieur proposé pour prévenir la propagation de la peste, si elle s'était introduite dans le pays. — Falconer ne dit rien de neuf sur la peste, et les moyens qu'il propose pour en arrêter la propagation n'ont qu'un intérêt local.

An account of the epidemical catarrhal fever commonly called the influenza, at is appeared at Bath in the winter and spring of 1803. Bath, 1803, in-8.

An examination of D. Herbenden's observations on the increase and decrease of different diseases and particularly on the plague. Bath, 1801, in-8.

A dissertation on ischias, or the disease of the hip joint, commonly called *a hip case ; and on the use of Bath waters as a remedy in this complaint:* Diss. sur la sciatique et sur l'usage des eaux de Bath dans cette maladie. Londres, 1805, in-8.

Les mémoires de la société de médecine de Londres contiennent plusieurs articles de Falconer.

On the efficacy of the application of cold water to the extremities in a case of obstinate constipation; with remarks. Mem. of med. soc. of London, 1789, t. II, p. 73.

Observations on the palsy. Ibid, p. 201.

Influenza descriptio uti nuper comparebat in urbe Bathonica. Mem. of med. soc. of. London, 1792, t. III, p. 25.

Observations on the lepra græcorum. Ibid. p. 368.

Case of a man who took by mistake two ounces of nitre instead of Glauber's salt. Ibid. p. 527.

Sketch of a similarity of ancient to modern opinions and practice concerning the morbus cardiacus. Mem. of med. soc. of London, 1805, t. VI, p. 1.

On the use of Bath waters in ischias, or *the disease of hip joint, commonly called a hip case. Ibid.* p. 174.

Dans le tome III, (art. 15°.) des *Memoirs of the litterary and philosophical society of manchester, etc.*, on trouve de Falconer des observations sur la connaissance que les anciens avaient de l'électricité. — Ce n'est pas par la critique que brillent ces observations. Falconer y avance que Numa Pompilius connaissait la méthode de décharger les nuées du fluide électrique à l'aide des conducteurs, et que Tullus Hostilius fut tué par la foudre, qui mit le feu à son palais, parcequ'il avait voulu répéter cette expérience et qu'il s'y était mal pris, ou que la nuée était trop chargée,

Examination of two parcels of english rhubarb, with expriments of its comparative effects with the foreing rhubarb. In Bath agricult. society. Vol. 3, p. 391.

Sketch of the history of sugar, in the early times and through the middle ages. Mem. of soc. of Manchester, t. 4, p. II, p. 191.

(Reuss, *das gelehrte England.* — Rob. Watt. — *Comment. de rebus in med. gestis. — Med. chir. Zeitung — Medical commentaries.*)

FALCONER (Magnus), chirurgien et professeur d'anatomie à Londres, est peu connu. Son nom s'est sauvé de l'oubli à la faveur d'un nom plus digne de célébrité auquel il se trouve en quelque sorte attaché. Falconer ayant vécu pendant trois ans dans la plus intime amitié avec Hewson, recueillit après sa mort les matériaux qu'il avait laissés pour la troisième partie de ses recherches sur l'appareil lymphatique et sur le sang, et publia l'ouvrage suivant, dont les quatre derniers chapitres ont été entièrement rédigés par lui.

Experimental inquiries, containing a description of the red particles of the blood in the human subject, and in other animals. With an account of the structure and offices of the lymphatic glands, of the thymus glands, and of the spleen. Londres, 1776, in 8. — *Guilielmi Hewson opus posthumum, sive rubrarum sanguinis particularum et fabricæ ususque glandularum lymphaticarum, thymi et licnis descriptio, iconibus illustrata, anglicè edidit magnus Falconer, latinè vertit et notas addidit Jacobus Thiensius van de Wynpresse.* Leyde, 1785, in-8. 126 pp. —Voy. *Hewson.*

Synopsis of a course of lectures on anatomy and surgery. Londres, 1779, in-8. — Nous n'avons point vu cet ouvrage, et nous n'en trouvons d'extrait dans aucun des nombreux journaux qui sont à notre disposition.

(Reuss. — Rob. Watt.)

FALCUCCI (Niccolo), plus connu sous le nom de Nicolas de Falconiis, et Nicolaus Florentinus, l'un des médecins célèbres du xive siècle, et l'un des premiers arabistes qui n'aient pas tout emprunté de leurs prédécesseurs, mais qui aient tiré quelque chose de leur propre expérience, a été passé sous silence par la plupart des historiens de la médecine. Beaucoup d'auteurs, et Eloy, entre autres, ont confondu Nicolas Falcucci avec Niccolo Niccoli de Florence, et lui ont attribué des ouvrages qui ne sont pas les siens. Nicolas Falcucci était aussi de Florence, et y passa sa vie. Il mourut en 1411, comme le prouve Tiraboschi; d'autres avaient dit en 1412, et Eloy dit en 1430; ce qui vient de la confusion que nous venons d'indiquer. Une partie des ouvrages de Niccolo Falcucci sont restés manuscrits; mais le grand ouvrage que nous allons citer, et qui a eu plusieurs éditions, est plus que suffisant pour le faire connaitre. En voici le titre, ou plutot les différens titres particls, car il n'y en a point de général pour tout l'ouvrage.

Sermonum liber scientiæ medicinæ Nicolai Florentini doctoris excellentissimi: qui continet octo sermones. Sermo primus hujus libri est de subjecto medicinæ et ejus conservatione. Sermo secundus de Febribus. Sermo tertius de membris capitis. Sermo quartus de membris spiritualibus. Sermo quintus de membris naturalibus. Sermo sextus de membris generationis. Sermo septimus de cyrurgia et de decoratione. — La préface annonce un huitième discours, qui n'existe point dans l'édition que j'ai vue: *Octavus erit* (dit l'auteur), *de medicinis simplicibus et compositis.* Venise, 1494, in-fol., 4 vol.; 1507, in-fol., 4 vol.; Venise, 1533, in-fol., 4 vol. — C'est un vaste système de médecine, comprenant l'anatomie, la physiologie, l'hygiène, la médecine pratique et la chirurgie. Cette compilation est faite avec beaucoup d'ordre; c'est Galien qui fournit le fond de l'ouvrage, dans presque toutes ses parties, puis les opinions des médecins arabes les plus célèbres, ou plutôt les développemens qu'ils ont donnés aux œuvres du médecin de Pergame, viennent ensuite l'enrichir. S

Falcucci n'était pas un homme d'un grand génie, c'était au moins un homme d'un grand travail.

Commentum super aphorismos Hippocratis completum a J. B. Theodosio. Bologne, 1522, in-8.

FALLOPPIO (Gabriel), le plus illustre disciple de Vesale et l'un des plus grands anatomistes des temps modernes, naquit en 1523, à Modène. Giulio Giraldi et Tommasini font à tort remonter sa naissance à l'année 1490. Falloppio fit ses études médicales, partie à Ferrare, où il entendit les leçons d'Antoine Musa Brasavola, partie à Padoue où il eut pour maître le grand Vesale, selon le témoignage de Tiraboschi, contesté par Guinguené, d'après un passage de Falloppio lui même. Il avait eu auparavant un canonicat à Modène, selon le témoignage de Muratori, rejeté d'abord, puis confirmé plus tard par Tiraboschi. A peine âgé de 24 ans, en 1547, il occupa une chaire d'anatomie à Ferrare, et celle de Pise durant les trois années suivantes; il passa de là à Padoue, où il fut professeur de chirurgie, d'anatomie et de botanique, et chargé en outre de l'inspection du jardin botanique. Il continua son enseignement dans cette université jusqu'à la fin de ses jours; mais il trouva le temps néanmoins de faire divers voyages, soit en Italie, pour visiter de hauts personnages qui réclamaient ses soins, soit en France, avec des ambassadeurs vénitiens, soit même jusque dans la Grèce. Falloppio mourut en 1562, n'ayant pas encore accompli sa trente-neuvième année. Son caractère, dit Ginguené, d'après Tiraboschi, et d'accord avec tous ses historiens, son caractère était aussi modeste que ses talens étaient supérieurs. Dans ses ouvrages, il parle toujours avec simplicité de ses propres travaux, avec justice de ceux de ses contemporains, avec admiration de ceux de son prédécesseur et de son maître *Vesale*, et avec vénération de sa personne. S'écarte-t-il de ses opinions; se trouve-t-il dans la nécessité de le combattre? C'est avec des ménagemens pour lui et une défiance de soi-même qui lui concilient non seulement l'estime, mais toute la confiance du lecteur. On lui a cependant reproché, comme des preuves d'un caractère féroce, d'avoir obtenu du duc de Toscane des hommes condamnés à mort, et de les avoir fait mourir de la manière la plus convenable aux opérations anatomiques qu'il faisait ensuite sur eux. La mort à laquelle ces malheureux étaient condamnés n'ôterait pas, en effet, à de pareils actes, toute l'horreur qu'ils inspirent; mais à l'exception de ses *observations anatomiques*, les ouvrages de Falloppio ne furent publiés par ses disciples qu'après sa mort, tels qu'ils les avaient recueillis de vive voix, par conséquent avec une infinité d'altérations dans le style et dans les idées; enfin l'ouvrage où il est parlé de ces opérations (*de Tumoribus*, chap. 14) est, dans le recueil général de ses œuvres, tout différent de ce qu'il était dans l'édition donnée pas ses élèves, et ce passage ainsi que plusieurs autres ne s'y trouvent pas; circonstance dont Tiraboschi s'autorise pour le déclarer interpolé.

Quoique la célébrité de Falloppio comme anatomiste ait éclipsé celle dont il jouit de son vivant à d'autres titres, il est certain qu'il occupa un rang fort distingué parmi les chirurgiens, les médecins praticiens, et même parmi les botanistes. De tous les ouvrages que nous avons de lui, le premier est le seul auquel il ait mis la dernière main et qu'il ait publié lui-même. Les autres, quoique inachevés, et incorrects comme le sont des ouvrages posthumes, imprimés sur les cahiers des élèves de l'auteur, ne sont pourtant pas sans mérite et sans intérêt. Voici les titres de ces ouvrages :

Observationes anatomicæ. Venise, 1561, in-8; Paris, 1562, in-8. — *Obs. anat. in systema redegit, et in quinque libros digessit et illustravit J. Siegfried Margulensis*. Helmstadt, 1588, in-8. — *Eximium opus*, dit Haller, *et cui nullum priorum comparari potest*. Falloppe est le premier qui ait écrit d'une manière un peu exacte sur l'ostéologie du fœtus; car il est le premier qui ait observé des os de sujets de cet âge; le premier qui ait connu les cartilages destinés à s'ossifier et à devenir partie des os sur lesquels ils reposent, ou les épiphyses. Il indique de combien de pièces se compose dans le fœtus l'os qui n'en doit plus former qu'une dans l'adulte. Falloppe étudia avec plus de soin qu'on n'avait fait, l'organe de l'ouie; il décrivit le vestibule, les canaux demi circulaires, l'anneau du tympan, la corde du tympan (mais d'une manière imparfaite), les fenêtres ovale et ronde, le limaçon, et l'aqueduc, auquel il a donné son nom. En décrivant l'étrier, qu'on n'avait point encore décrit, il fit honneur à Ingrassia de la découverte de cet os. L'os ethmoïde n'avait été décrit que fort superficiellement par Vesale, Falloppio l'étudia avec beaucoup plus d'attention, il en décrivit les apophyses, les anfractuosités, les cavités. Il en fit autant pour le sphénoïde, et pour tous les sinus des cavités nasales chez le fœtus. Il fit connaître avec précision la cavité des dents, leurs artères et leurs veines, leurs nerfs et leur double origine, le canal des neufs dentaires supérieurs. Il travailla la myologie d'une manière particulière, et découvrit plusieurs muscles : les occipitaux, les trois muscles de l'oreille externe, le releveur de la paupière supérieure, le ptérygoïdien externe, le genio-hyoïdien et le trachelomastoïdien, le droit latéral de la tête, le cervical descendant, les muscles du voile du palais et la plupart de ceux du pharynx, le pyramidal de l'abdomen, déjà entrevu par Vesale. Il décrivit plus exactement les intercostaux, et montra que les internes viennent seuls jusqu'au sternum. Il décrivit avec beaucoup plus d'exactitude que Vesale, les muscles de la face et ceux des yeux, particulièrement les obliques et la trochlée. Les muscles de l'os hyoïde, du larynx. Il reconnut l'insertion du stylopharyngien à l'os hyoïde, et releva des erreurs de Vesale sur le sphincter de la vessie. Il étudia les vaisseaux avec un soin minutieux, et avec assez de succès pour être parvenu à reconnaître des anastomoses difficiles à apercevoir, comme celles des veines diaphragmatiques avec les mammaires, de celles-ci avec les épigastriques et les intercostales, de l'azygos avec les émulgentes et les lombaires. Il découvrit les veines et les sinus veineux de la moelle épinière, les artères méningées moyennes et ethmoïdales, il suivit dans leur distribution les rameaux cérébraux des artères carotides. Il décrivit bien les veines jugulaires et la vertébrale; il reconnut le premier, que la veine ombilicale était unique, et il montra qu'il existe des anastomoses entre les veines droites et gauches de la face, de la région mammaire, des hypochondres et de l'abdomen. Il parla des valvules des veines à l'occasion de l'azygos, mais pour en nier l'existence. Il fit connaître le volume et l'importance du canal artériel. Il décrivit bien mieux que Vesale, l'artère carotide, et fit voir, contre l'opinion de ce grand maître, qu'elle ne s'ouvrait point dans les veines de la dure-mère. Il releva une autre erreur du même anatomiste, en montrant que l'artère vertébrale s'introduit dans le crâne par le grand trou occipital. Il énuméra tous les nerfs de l'œil, décrivit la quatrième paire, exposa l'histoire des trois branches de la cin-

quième paire, parla le premier du rameau nasal récurrent, et du nerf glosso-pharyngien. Il connut mieux que ses prédécesseurs la structure de l'œsophage, la tunique villeuse de l'estomac et des intestins, les valvules conniventes, les conduits de la bile, la structure des reins. Il constata d'une manière positive l'existence des vésicules séminales, décrivit d'une manière beaucoup plus exacte le clitoris, l'hymen, les trompes utérines et les ligamens ronds de la matrice. On lui doit la connaissance des cornets lacrymaux et du canal nasal, etc. L'ouvrage précédent est le seul qui ait été publié par Falloppio, les suivans n'ont vu le jour qu'après sa mort.

De corporis humani anatome compendium. Venise, 1571, in-8.; Padoue, 1585, in-8. Inséré dans la collection des *Opera posthuma* sous le titre d'*Institutiones anatomicæ.* — C'est l'œuvre superficielle et incorrecte d'un élève de Falloppio.

Gabrielis Fallopii opuscula, accedit Guil. Rondeletii tractatus de fucis. Item arcanorum liber I. Omnia hæc Petri Angeli Agathi operâ atque diligentiâ edita; a quo passim insertæ sunt annotationes quædam, etc. Padoue, 1566, in-4. — Les opuscules compris dans cette collection sont les suivans : *de morbo-gallico liber absolutissimus, inque hac tertiâ editione multo castigatior. — De bubone pestilenti tractatus. — Quæstio de principio venarum, ubi defenduntur medici et philosophorum solvuntur rationes. — De balsamo. — De asphaltho. — De sandalis. — De musco. — De moscho. — De ambrá. — De zibetto. — De decoratione. — G. Rondelet de fucis. — Gab. Fallopii de caloribus tractatus, in quo agitur de* concoctione — *Petri Angeli Agathie arcanorum liber primus.* L'opuscule *de decoratione* traite de la réparation du prépuce et du nez, suivant la méthode des *Norsini*, de Calabre.

Expositio in librum Galeni de ossibus. Huic accesserunt observationes anatomicæ ejusdem, etc. A Francisco Michino nunc primum fidelissimè in lucem edita. Venise, 1570, in-4.

De compositione medicamentorum, cui accesserunt tabulæ ejusdem de cauteriis. Venise, 1570, in-4.

De simplicibus medicamentis purgantibus, tractatus non minus elegans quam utilis. In quo proponuntur medicis cognoscenda medicamenta purgantia simplicia omnia, eorum conditiones falsitates, et specierum diversitates; daturque modus illa præparandi, exhibendi, ac corrigendi. Nunc recens exactissimâ curâ ab Andreâ Marcolino collectus et in lucem editus : unâ cum epistolâ, in qua agitur de utriusque asparagi in medicamentis utilitate ; et quisnam eorum conservari debeat in officinis. Venise, 1566, in-4.

De thermalibus aquis, libri septem. De metallis et fossilibus libri duo. Nunc primum editi per Andream Marcolinum fanestrem, qui epistolam præfixit, quâ utilitas, docendi modus, et totius rei, quæ in hoc ipso opere continetur, summa, breviter explicatur. Venise, 1564, in-4.; *ibid,* 1569. — L'auteur déduit la chaleur des eaux thermales, d'un feu qu'il suppose produit et entretenu dans le centre de la terre par une substance sulfureuse. Il indique la manière de découvrir les principes contenus dans ces eaux; mais il ne se dirige que par leurs qualités extérieures, et par leurs effets dans le corps. Il examine leurs effets dans l'usage intérieur, leur emploi dans la préparation des alimens, et l'usage des bains de vapeur et des boues en général. Il traite ensuite de quelques sources minérales d'Italie.

Lectiones de partibus similaribus humani corporis, ex diversis exemplaribus a Volchero Coitero collecta. 1575, in-fol.

Libri duo, alter de ulceribus, alter de tumoribus præter naturam. Venise, 1573, in-4.

De ulceribus liber, nunc primum emendatior, magnáque acc ssione auctus et integer editus operâ studio que Brunonis Seidelii, etc., etc. Erfort, 1577, in-4.

De parte medicinæ quæ chirurgia nuncupatur, de vulneribus in genere, de vulneribus capitis, nasi, oculorum, colli, etc. — Necnon in librum Hippocratis de vulneribus capitis, dilucidissima interpretatio. Venise, 1571, in-4. — Falloppio cite un cas de plaie de l'estomac guérie par lui; deux cas de plaies de tête, avec perte de substance du cerveau, perte qui, dans l'un des deux s'élevait jusqu'à six onces et qui furent guéries. Même succès dans une plaie de la vessie par arme à feu ; oreille externe presque entièrement détachée ne tenant plus que par un mince pédicule cutané, parfaitement réunie; plaies réunies malgré la présence de corps étrangers volumineux; enfoncement du temporal par un soufflet; réunion d'un doigt presque entièrement détaché; Falloppio admet la possibilité de la réunion des parties complétement détachées et déja refroidies. Accidens très-tardifs des plaies de tête (cas obs. au quarantième jour). Ventouses scarifiées à la nuque, efficaces contre les douleurs violentes des yeux. T[...]

moignage en faveur de la méthode de réparer les nez ; dans les plaies artérielles, ligature du vaisseau, d'après Galien ; les plaies par armes à feu ne sont point des plaies avec brûlure.

De morbo gallico tractatus. Padoue, 1584. in-4; Venise, 1585. in-8.—L'un des meilleurs ouvrages de l'époque. Falloppio admet l'origine américaine de la maladie. Elle fut transportée en Espagne par les soldats de Christophe Colomb, et de là en Italie. Elle fit de grands progrès à la prise de Naples. Falloppio tient ces détails de la bouche de son père, qui s'était trouvé à Naples à cette époque. Il décrit avec soin les symptômes et la marche du mal. Les personnes dont le gland est habituellement recouvert par le prépuce, sont infiniment plus exposées à le prendre que celles qui l'ont découvert. Le traitement par le gaïac et la salsepareille est le meilleur.

Gabrielis Fallopii opera genuina omnia, tàm practica, quàm theorica, in tres tomos distributa. Venise, 1584, in-fol.; *ibid*, 1606, in-fol., 3 vol.; Francfort 1606, in-fol. *Cum operum appendice. Ibid*, 1606. — Il y a dans ce recueil quelques traités qui n'avaient pas encore paru. Voici l'indication de tout ce qu'on y trouve. — T. I. *Ins itut. anatomicæ.* — *Observationes anat.* — *Obs. de venis.* — *De partibus similaribus.* — *De medicamentis simplicibus.* — *De materiá medicinali in librum primum Dioscoridis.* — *De thermalibus aquis.* — *De metallis atque fossilibus.* —. *De medicamentis . purgantibus simplicibus.* — *Epistolæ ad Mercurialem de asparagis.* — T. II. *De ulceribus et eorum speciebus : de morbo gallico : de ulceribus singularum partium.* — *De vulneribus in genere : de vulneribus capitis : oculorum, etc., etc.* — *Commentarius in Hippocratis Coi librum de vulneribus capitis.* — *De cauteriis.* — T. III. *De tumoribus præter naturam. De decoratione.* — *Expositio libri Galeni de ossibus.* — *De luxatis et fractis ossibus.* — *Methodus consultandi.* — *De compositione medicamentorum.*

(Tiraboschi. — Haller. — Astruc. —Girtanner.)

FANTONI (Jean-Baptiste) naquit à Turin vers le milieu du xviie siècle. Il fut reçu docteur en médecine le 16 juin 1571; peu d'années après, il fut nommé professeur d'anatomie, et médecin ordinaire de l'hôpital de Saint-Jean; en 1685, il fut promu à la chaire de médecine-pratique, et enfin à la première chaire de médecine-théorique; il joignit à ces titres celui de bibliothécaire du duc de Savoie, et de médecin ducal et conseiller. Lors de la guerre avec la France, en 1692, Fantoni accompagna ce prince en Dauphiné. Pendant le siége de Chorges, il fut atteint de la fièvre maligne, et mourut le 27 août, ayant à peine atteint sa quarantième année. Fantoni passait pour un des hommes les plus savans de son temps. Il ne publia rien lui-même; mais son fils tira de ses papiers l'ouvrage suivant, qu'il mit au jour :

Jo. Baptistæ Fantoni, R. C. Victo-rii Amedei II Sabaudiæ Ducis et me-dici et bibliothecarii observationes ana-tomico-medicæ selectiores, editæ, et scholiis illustratæ a Jo. Fantoni filio. Turin, 1699, in-12; Venise, 1713, in-4. — *Ad amplissimum virum Jo. Mariam Lancisium Clementis XI, pon-tificis Max. archiatrum etc. Acce-dunt ejusdem Lancisii dissertationes II, quarum prior est de physiognomia, posterior de sede animæ cogitantis.* Genève, 1738, in-4. (avec les opus-cules de J. Fantoni). — Les observa-tions de J.-B. Fantoni sont au nombre de trente-sept, et la plupart fort cu-rieuses; les commentaires qui accom-pagnent chaque observation sont de J. Fantoni. Nous citerons quelques-unes de ces observations. Anévrysme de l'aorte un peu au-dessus des artères iliaques, sang épanché entre les lames du mésentère et autour des reins. — Crâne d'une épaisseur remarquable. — Tumeur *cartilagineuse* occupant le pylore et la partie supérieure du duo-dénum. — Plaie du cœur, traversant le ventricule gauche et pénétrant dans le droit, à laquelle le blessé survécut dix-sept jours. — Ulcérations du cœur. — Rupture du diaphragme, hernie de l'estomac dans la cavité thoracique, mort au bout d'un an. — Plaie du foie et du diaphragme, mort au septième jour. — Plaie du cerveau, mort au quinzième jour.

(Bonino, *biografia medica piemon-tese.*)

FANTONI (JEAN), fils de Jean-Baptiste, naquit à Turin le 22 mars 1675. A vingt ans, il enseignait l'anatomie dans l'Université de sa ville natale, et il publia à vingt-sept des ouvrages qui sont encore estimés. C'était l'époque où l'Université de Turin, autrefois féconde en hommes distingués, mais alors déchue de son ancienne splendeur, était menacée d'une ruine complète. Fantoni, choisi pour faire partie d'une réunion de savans qui avaient pour mission de visiter, aux frais du trésor public, les Universités les plus renom-mées de l'Europe, voyagea en France, en Hollande, en Allema-gne, où fleurissaient les lettres et les sciences. Il ne put visiter l'An-gleterre, comme il l'aurait désiré, à cause de la guerre; mais il passa une année entière à Paris, où il suivit avec assiduité les leçons de Méry et de Duverney. A son retour, il fut nommé professeur d'a-natomie le 25 mai 1697, conseiller et médecin de Charles-Emma-nuel. Au rétablissement solennel de l'Université royale des études, en 1720, Fantoni fut nommé premier professeur de médecine-pra-tique, et en 1719, il fut nommé réformateur de l'Université avec le titre de président de la Faculté de médecine. Ce dernier titre lui fut confirmé deux fois, en 1732 et en 1735. Et quand cette prési-dence fut abolie, en 1738, après la nomination de Fantoni à la place de médecin du roi, on lui conserva toutes ses pensions à titre de rémunération pour les services qu'il avait rendus. Fantoni jouit d'une haute considération dans le monde, et de l'estime des savans, dont un grand nombre furent en correspondance suivie avec lui, tels que Lancisi, Morgagni, Pacchioni, Jussieu, Astruc etc. Il mourut à Turin, en 1758, à l'âge de 84 ans. Les ouvrages de Fantoni se font remarquer par une érudition solide et par une latinité pure et élégante.

Brevis manuductio ad historiam anatomicam corporis humani. Turin, 1699, in-4.

Dissertationes anatomicæ. Turin, 1701, in-8.

Anatomia corporis humani ad usum theatri accomodata. Pars prima in qua infimi et medii ventris hi toria exponitur. Turin, 1711, in-4. — Les deux ouvrages précédens ont été refondus dans celui-ci. Il se compose de treize leçons : la première sur des généralités ; la deuxième sur les tégumens communs ; la troisième sur les organes de la mastication et de la déglutition, et sur le mécanisme de leur action ; la quatrième sur les intestins et l'épiploon ; la cinquième sur le mésentère et les vaisseaux lymphatiques et chilifères ; la sixième sur le foie, le pancréas et la rate, et sur l'usage de ce dernier viscère que Fantoni extirpa fréquemment chez des chiens qui se rétablirent et vécurent parfaitement ; la septième, sur les reins, les uretères, la vessie, et sur quelques particularités controversées de la structure de ce sac membraneux ; la huitième sur les organes génitaux de l'homme ; la neuvième sur les organes génitaux de la femme, et sur quelques points de physiologie relatifs à la génération ; la dixième leçon est consacrée à l'histoire de l'utérus dans l'état de grossesse, à celle du fœtus et de ses dépendances ; il y a beaucoup de physiologie dans cette leçon ; la onzième traite des mamelles, du médiastin, du péricarde et de ses usages, du thymus et de ceux qu'on lui suppose, etc. ; la douzième contient la description du cœur, des conjectures sur l'usage de quelques-unes de ses parties, et sur le principe de ses mouvemens ; la treizième et dernière leçon a pour objet l'appareil respiratoire. Je termine, avec Bonino, l'indication du contenu de cet ouvrage en rapportant le jugement de Haller : *sed omnino eruditi viri et modesti totum opus præstiterit legisse.*

Jo. Fantoni opuscula medica et physiologica. Geneve, 1738, in-4. — Ce recueil contient sept opuscules dont la plupart avaient déjà vu le jour. En voici le détail :

1 *De structurá et motu duræ matris ; de glandulis ad superiorem ejus sinum, et de lymphaticis vasis piæ meningis ; dissertationes duæ, ante hac editæ, nunc ab auctore emendatæ, ad clar. virum Antonium Pacchionum, etc.* P. 1-24. — La première de ces deux dissertations avait été publiée à Turin en 1712, la seconde en 1718. Réfutation victorieuse des idées émises par Pacchioni et soutenues par Baglivi, Santorini, Lancisi, et Fred. Hoffmann, sur la structure musculaire de la dure-mère, et sur les fonctions attribuées à cette membrane, considérée par les auteurs qui viennent d'être nommés, comme la source

et le principe de tous les mouvemens contractiles du corps.

II. *Animadversiones in opuscula viri ill. Antonii Pacchioni, de structurâ, motu et glandulis duræ matris, ac de lymphæ ductibus in piâ distributis.* P. 25-122. — Nouveaux faits, nouvelles observations et expériences, produits contre les idées de Pacchioni. La solidité des argumens s'unit à l'urbanité des manières dans cette dispute scientifique.

III. *Observationes medicæ et anatomicæ quas ex adversariis parentis sui J.-Bapt. Fantoni, med. regii, quondam edidit Joh. Fantonus, novissimeque recensuit.* P. 123-194. (*Voy.* l'art. J. Bapt. Fantoni.)

IV. *De observationibus medicis et anatomicis epistolæ olim ab auctore inscriptæ viro J.-J. Mangeto.* — Histoire d'une fille chez laquelle l'extirpation de la rate fut pratiquée en 1711 et qui non-seulement se rétablit, mais devint mère. Le docteur Butini doutait que la rate eût été réellement enlevée, mais cette femme mourut en 1716, et l'autopsie dissipa tous les doutes. Maladies diverses et remarquables de l'estomac. Beaucoup de faits curieux dont Haller donne l'indication suivante: *Post febrem acutam intestina in unum corpus per tunicam externam conglobata. — In dysenteriâ duo ampla ulcera intestini coli. — In alio tumor de filo ex membranâ internâ intestini pendulus, libræ pondere. — Cephalæa, sopor, convulsio, mors, tumor durus corpori calloso imminens. — Fœtus ex utero prope umbilicum eductus cum multâ sanie. — Tumor colli exulceratus, in quem œsophagus patebat, ut ex tumore deglutita exirent, tabe consecutus est. — Supra vasa renalia cavæ venæ duo corpora fere ossea adhærentia,*

et loco venæ ipso rupta, aorta arteria et ipsa callosa. — Tabes, pulmo parvus, durus, cartilagineus. — Rauciditas cum primus annulus asperæ arteriæ præcrassus esset. — Sopor, alteri nervo optico globus fibrosus adhærebat. — Cum perpetuus in faucibus ardor perceptus fuisset, epiglottis erosa, larynx ulcerosus, perangustus. — Tumor enormis mesenterii glandulosus, sero in suis sinubus farctus; pancreas cartilagineum; hepar grande farctum acinis. — In varice venæ spermaticæ duo calculi. Asthma a thymo mole aucto pulmonem comprimente.

V. *De aquis Gratianis vulgò d'Aix dictis.* P. 202-260.

VI. *Observationes de aquis Maurianensibus, ad fanum S. Genesii, et Statiellis.* Page 260-282.

VII. *De aquis Valderianis dissertationes duæ, hâc alterâ editione diutius recognitæ.* P. 283-322. — C'est par ces deux dissertations, que l'auteur avait dédiées à Lancisi, en 1713, que sont terminés les opuscules de Fantoni.

Dissertationes anatomicæ septem priores renovatæ. Turin, 1745, in-8.

Commentariolum de quibusdam aquis medicatis, et historica dissertatio de febribus miliariis. Turin, 1747, in-8. — Les eaux dont il est traité dans cette dissertation sont les eaux sulfureuses de Vinadio, les eaux acidules de Courmajeur, et les eaux ferrugineuses d'Ansione. Il y a de l'érudition dans la dissertation historique sur la miliaire. Fantoni croit cette maladie plus ancienne qu'on ne pensait alors généralement. Il cherche à déterminer la marche qu'elle avait suivie pour se répandre dans les diverses contrées de l'Europe, il a mis à profit pour cela les documens qui lui avaient été fournis, à sa demande, par les médecins les plus célèbres d'Espagne, d'Italie, de Hollande, d'Allemagne et d'Angleterre. C'est une sorte de statistique européenne sur la miliaire. Description de l'épidémie qui régnait à Turin vers 1715, et qui atteignit avec une prédilection marquée, les femmes de la classe la plus élevée de la société.

Specimen observationum de acutis febribus miliariis. Præmissa est dissertatio de antiquitate et progressu febrium miliarium ex recensione auctoris iterum edita. Nice, 1762, in-8. — Description soignée de la maladie ; variétés et anomalies des pustules ; fièvres miliaires sans éruption ; causes et prédispositions, la maladie atteignait rarement les vieillards, souvent les jeunes sujets, plus souvent les femmes en couches et particulièrement celles qui menaient une vie molle et sédentaire ; pronostics, nécroscopies, putréfaction rapide des cadavres, odeur très-fétide; taches livides, ou lividité générale ; emphysème; écoulement de sang fluide par les narines et les autres ouvertures naturelles ; épanchemens sanguinolens , séreux ou purulens dans les plèvres , le péricarde, le peritoine ; abcès ; traces fréquentes d'inflammation à l'estomac, au foie, à l'utérus, au jéjunum, à l'iléon, au colon ; adhérences péritonéo-intestinales; engouement des poumons , etc. Maladies souvent coexistantes avec la miliaire : furoncles, tubercules suppurés; trouble des fonctions cérébrales, perte de mémoire ; dérangement des écoulemens périodiques; tumeurs internes ou externes, comme scrofuleuses et difficiles à résoudre ; fièvres lentes, torpeurs, paralysie ; miliaires chroniques. Traitement , proscription des échauffans , des irritans, des stimulans, etc. Emploi modéré de la saignée, boissons acidules, laxatifs doux, assez souvent emploi de l'ipécacuanha comme émétique , application répétée des vésicatoires.

Le tome III du *Recueil d'opuscules du Calogera* contient de Fantoni la relation suivante :

Innondazione improvvisa fatta dalla Dora a ciel sereno e tempo d'estate, nata de subito dall' improvviso scioglemento di neve e ghiacci sui monti, che conferma l'origine delle Fontane, dei fiumi. Al. cav. Vallisnieri. Turin, 22 juillet 1728.

(Haller — Bonino, *Biografia medica Piemontese.*)

FARMER (John), chirurgien de l'hôpital Saint-Barthélemy, à Londres, au milieu du dernier siècle, ne nous est connu que comme auteur d'un recueil d'observations que nous allons indiquer. Il était mort probablement avant 1770, car il ne figure point dans l'ouvrage de Reuss (das Gelehrte England), où se trouvent indiqués les écrivains postérieurs à cette époque. Au reste, nous n'accordons ici une place à Farmer, que parce que l'opuscule dont il est l'auteur est un recueil de faits.

Select cases in surgery collected in St Bartolomew's hospital. Londres , 1758, in-4, 40 pp.—Ces observations sont au nombre de 12 :— Brûlure des pieds.— Contusion à la tête.— Doigts presque complétement séparés, et dont on a obtenu la réunion.— Carie du tibia. — De la lithotomie. — Epanchement purulent dans la poitrine, suite d'une pleurésie ; opération de l'empyème ; guérison.— Plaies d'arme à feu au bras. — Collection de pus dans l'antre d'Higmore ; extraction d'une dent molaire ; guérison. — Excroissances aux grandes lèvres, extirpées par la ligature. — Fractures des deux cuisses ; menace de gangrène ; scarifications : guérison. — Abcès à la suite d'une saignée du pied.

(Comment. de rebus in med. gestis.)

FARR (Samuel.), né à Taunton en 1741, commença son éducation à Warington, d'où il alla étudier la médecine à Edimbourg. L'université de Leyde, alors fort célèbre, attirait beaucoup d'étrangers; Farr y vint achever ses études, et fut élevé au doctorat en 1765. Il s'établit aussitôt après dans sa ville natale, et y jouit bientôt de la réputation de médecin fort savant et d'habile praticien. Farr mourut en 1795, après avoir mis au jour les ouvrages suivans :

De animo ut causâ morborum. Leyde, 1765, in-4.

An essay on the medical virtues of acids. Londres, 1769, in-12, 139 pp. — Considérations générales sur les acides; action immédiate de ces substances sur la fibre animale, considérée comme irritable, considérée comme élastique ; action sur les fluides animaux. L'action générale sur l'économie est une action excitante. En vertu de la sympathie de l'estomac et de la peau, l'administration à l'intérieur d'une très-petite dose d'acide, détermine une abondante diaphorèse. La colique des peintres est le résultat d'une action trop forte des substances acides, action astringente à l'extérieur. Les acides conviennent dans les fièvres inflammatoires, en qualité de sédatifs, qualité qui procède de celle qu'ils ont de stimuler, car tous les sédatifs stimulent très-vivement, l'opium par exemple. Les acides conviennent dans les fièvres putrides, comme antiputrides ; mais il faut les donner alors à grandes doses. Leur utilité est douteuse dans la fièvre lente; ils conviennent mieux dans l'asthme et la toux des vieillards : on les emploie et à l'intérieur, et en fumigations et sous forme de cataplasmes. C'est aux acides minéraux qu'il faut avoir recours dans la diarrhée et la dysenterie. Bon moyen d'arrêter certaines hémorragies.

A philosophical inquiry into the nature, origin, and extent of animal motion; deduced from the principles of reason and analogy. Londres, 1771, in-8. — Haller donne en quelques lignes une analyse complète de l'ouvrage : *Absque experimento metaphysicis fere ratiociniis nititur. Materiam ad motum producendum ineptam esse: ut omnino, etiam in plantâ, in quæ animale, a spiritu aliquo motum proficisci necesse sit: plantarum animam demonstrari per imperium quod luci in eas est a Sthalio dissentit, quod fines prævisos animæ non admittat. Unicam irritationem nullam cogitationem excitare, multas utique. Cuique parti corporis suum stimulum esse, cui*

*præ aliis eadem obsequitur. Resisten-
tiam, quam pars irritata opponit,
sensum facere, et dolorem, si conti-
nuata fuerit. In irritatione non quidem
conscientiam locum habere, sensum
utique, neque perceptionem fieri cum
conscientia. Tres tantum sapores esse,
acidum, amarum, dulcem. Somnia.
In somno circuitum sanguinis celerio-
rem esse: animam in somno potentius
operari, animi passiones.*

*Aphorismi de marasmo, ex summis
medicis collecti.* Londres, 1772, in-12.
— Sur la consomption, la phthisie,
la fièvre hectique et le marasme. L'auteur a puisé dans beaucoup d'ouvrages; mais il n'en indique point les titres, et il est difficile de remonter aux
sources; il ne distingue pas assez les
diverses maladies qui amènent le marasme à leur suite. Une 2ᵉ édition de
l'ouvrage de Farr, publiée à Altembourg en 1774 (par *Kœnigsdorfer*) contient quelques additions.

*Inquiry into the propriety of the
Blood-letting in consumption.* Bristol,
1775, in-8.

*Observations on the character and
conduct of a physician.* Bristol, 177..

*The history of epidemics, by Hip-
pocrates, in seven books, translated
into english from the greek, with
notes and observations, etc., a preli-
minary discourse on the nature and
causes of infection:* Les épidémies
d'Hippocrate, en sept livres, traduites du grec en anglais, avec des
notes, des observations et un discours
préliminaire sur la nature et les causes de l'infection. Londres, 1781,
in-4.

*The elements of medical jurispru-
dence; to wich are added directions
for preserving the public health.* Londres, 1788, in-8 ; 2ᵉ éd., Londres,
1811, in-12. — C'est une traduction
de la médecine légale de Faselius, avec
de nombreuses additions de Farr.

On trouve quelques articles de Farr
dans des recueils académiques.

*On the use of cantharides in drop-
sical complaints. Mémoirs of med.
soc. of London,* 1789, t. II, p. 132.

C'est à tort que quelques bibliographes, et Reuss en particulier, ont
attribué les ouvrages suivans à Samuel Farr; ils sont de Guillaume Farr,
médecin à Plymouth, puis à Bristol.

*Case of the locked-jaw, and opis-
thotonos:* Observation de trismus et
d'opisthotonos, dans les *Medical observations and inquiries, etc.* 1771,
t. IV. — Guérison par l'opium. Ce
médicament doit être donné à très-
grandes doses. Farr l'employa d'abord
à 12 et 14 grains par jour : il ne pro-
curait qu'un peu d'amendement : il
porta la dose à 36 grains, et obtint
un succès complet.

Richard Farr a recueilli pendant
plusieurs années des observations météorologiques qui ont été publiées
dans les *Transactions philosophiques.*

*Extract of a meteorological journal
for the year 1767, kept at Plymouth.
Philos. trans.,* 1768, p. 136; *For the
year,* 1774, *kept at Bristol; Philos.
transact.,* 1775, p. 194; *For the year,*
1775, *ibid.* 1776, p. 367; *For the
year,* 1776, *ibid.,* 1777, p. 363; *For
the year,* 1777, *ibid.,* 1778, p. 567;
For the year, 1778, *ibid.,* 1779,
p. 551.

(Chalmers. — Reuss. — Rob. Watt.
— *Comment. de rebus in med. gestis,*
— Haller. — Richter.)

FASANO (Thomas), médecin italien du milieu du dernier siècle, exerçait sa profession à Naples en 1764, à l'époque ou régna dans cette ville l'épidémie, fameuse par les ravages qu'elle exerça, mais devenue plus fameuse encore par l'histoire médicale qu'en a tracée Sarcone. C'est comme auteur d'un ouvrage sur le même sujet que Fasano s'est fait connaître; du moins n'est-ce qu'à ce titre qu'il est connu de nous. Son livre n'est point sans intérêt, même après celui du médecin célèbre qui vient d'être nommé; et quoiqu'il lui soit inférieur sous plus d'un rapport, il est bon qu'il lui soit comparé par les personnes qui veulent prendre une connaissance exacte et complète de l'épidémie en question. Voici le titre de cet ouvrage :

Della febbre epidemica sofferta in Napoli, l'anno 1764, libri III. Tommaso Fasano. Naples, 1765, in-8 de 465 p. sans la dédicace, la préface et la table. — Le premier livre traite des causes communes ou présumées de l'épidémie. Le deuxième trace la description de la maladie, 1° par ses symptômes, 2° par ses analogies avec les épidémies décrites antérieurement 3° par les résultats des ouvertures de cadavres. L'auteur cherche ensuite à déterminer quelle est la nature prochaine, le caractère essentiel de la maladie. Le livre troisième est consacré à tracer les règles du traitement général de la maladie et de chacun des symptômes les plus graves qui peuvent prédominer.

FASELIUS (J. Frédéric), né à Berka, dans le duché de Weimar, le 24 juin 1721, mourut le 16 février 1767, il avait fait ses études médicales à Iéna ; il fut professeur extraordinaire de médecine dans cette Université de 1758 à 1761, et professeur ordinaire depuis cette dernière époque.

Dissertatio de sanguam in veninis portarum congesti variâ naturâ. (Præs. Kaltschmidt). Iena, 1751, in-4.

Dissertatio de pulmonibus organis humores ad futuras secretiones præparantibus, nec non sanguificationis atque nutritionis primariis. Iéna, 1752, in-4.

Diss. an fœtus in utero materno transpirat? Iéna, 1755, in-4.

Diss. de obstructione sanguinis menstrui. Iéna, 1757, in-4.

Diss. de morbis arteriarum, cum suis causis, effectibus, atque signis tam diagnosticis quam prognosticis. Iéna, 1757, in-4.

Programma de usu clysterum et febrium exanthematicarum curatione. Iéna, 1758, in-4.

Diss. de circulo Willisii. Iéna, 1759, in-4.

Progr. I-VIII de uracho. Iéna, 1762, in-4.

Diss. de absorbtione. Iéna, 1760,

Diss. de nervis exhalantibus. Iéna, 1761, in-4.

Diss. de saponibus quibusdam mineralibus. Ibid., 1763, in-4.

Progr. de vasis corporis animalii aereis. Iéna, 1764, in-5.

Diss. de arteriis non sanguiferis. Iéna, 1763, in-4.

Diss. de causis flexelitatis partium solidarum corporis humani. Iéna, 1763, in-4.

Diss. de vero adipis ad basin cordis circumfusi usu. Iéna, 1763, in-4.

Diss. de saccis Lowerianis. Iéna, 1763, in-4.

Diss. de corpusculis Arantii. Iéna, 1763, in-4.

Diss. de profluvio aquarum spuriarum in gravidis. Iéna, 1763. — Faselius a vu deux cas d'écoulement de ce genre, non suivis d'accidens. Ces eaux doivent être contenues ou dans quelque duplicature du chorion, ou entre le chorion et l'amnios.

Diss. de medicamentis refrigerantibus. Iéna, 1764, in-4.

Diss. de morbis ex impeditâ absorbtione. Iéna, 1765, in-4.

Diss. de singulari topicorum temporibus applicandorum præstantiâ. Iéna, 1765, in-4.

Diss. de causis sternutationis ejusque effectibus. Iéna, 1765, in-4.

Progr. III de medicamentis cardiacis. Iéna, 1765, in-4.

Progr. de hydrope uteri. Iéna, 1766. in-4.

L'ouvrage suivant parut après la mort de Faselius.

Elementa medicinæ forensis, prælectionibus accomodata edidit Christianus Rickmann Iéna, 1767, in-4. — Christ. Gottfr. Lange en donna une traduction allemande, Leipzig et Budissin, 1768, in-8; Wurtzbourg, 1770, in-8. — *Voy.* l'art. FARR.

(Adelung.—Meusel.—Haller.)

FATTORI (SANTO), anatomiste distingué de ce siècle, mériterait une notice détaillée dans ce Dictionnaire; mais nous n'avons aucun renseignement sur sa vie. Tout ce que nous apprend son principal ouvrage, que nous possédons, c'est qu'il fut professeur d'anatomie à l'Université de Pavie.

Fattori est mort vers 1819. Nous connaissons de lui les ouvrages suivans :

Discorso sulla natura dei nervi. Paric, 1791, in-8.

Guida allo studio della anatomia umana per servir d'indice alle lezioni di S. Fattori. Pavie, 1807. — 1812, in-8, 3 vol.

Edward von Loder indique de Fattori, des *Recherches sur l'intussusception des intestins*, qu'il dit pleines d'observations et de remarques profondes, mais il n'en donne point le titre, et il n'indique ni le lieu, ni la date de l'impression.

FAUCHARD (PIERRE), l'un des dentistes les plus distingués du xviiie siècle, et l'un de ceux qui ont enrichi la chirurgie de la bouche des observations les plus importantes et les plus nombreuses, était élève d'Alexandre Poteler. Il exerça son art pendant plus d'un demi-siècle à Paris avec une grande célébrité. Sa mort arriva le 22 mars 1761. Fauchard avait eu le titre de chirurgien-

major des vaisseaux du roi. L'ouvrage que nous avons de lui tient
encore une place distinguée dans la bibliothèque du dentiste. J. Devaux paraît avoir eu quelque part à la rédaction de l'ouvrage; mais
ce qui est bien de Fauchard, ce sont les observations, neuves alors,
et en assez grand nombre, qu'il renferme: comme l'histoire du ramollissement ou des abcès de la pulpe dentaire sans altération de
la substance corticale, et l'application du trépan pour les évacuer;
beaucoup de particularités dans l'art de remplacer quelque portion
d'une dent en partie détruite ou un nombre indéterminé de dents
manquantes; l'art de remédier aux défectuosités du palais par l'application d'obturateurs appropriés au cas qui les réclament; l'usage
beaucoup plus étendu du plombage des dents, etc. L'ouvrage de Fauchard a pour titre :

Le Chirurgien dentiste, ou Traité des dents, où l'on enseigne les moyens de les entretenir propres et saines, de les embellir, d'en réparer la perte, et de remédier à leurs maladies, à celles des gencives et aux accidens qui peuvent survenir aux autres parties voisines des dents, avec des observations et réflexions sur plusieurs cas singuliers; ouvrage enrichi de quarante planches en taille-douce. Paris, 1728, in-12, 2 vol; 2e édit. Paris, 1746, in-12, 2 vol. Cette deuxième édition renferme des additions importantes.

FAUDACQ (C. Franc.), de Namur, avait fait ses études chirurgicales à Paris. Il fut cinq ans attaché à l'Hôtel-Dieu, et suivit avec
assiduité les cours de Saint-Côme. Il se fixa ensuite à Namur.
Faudacq aimait à prendre le titre de disciple de Morand et de J.-L.
Petit, et il n'était pas indigne de ces grands maîtres. Les ouvrages
qu'il a publiés ne sont point des ouvrages d'un mérite supérieur;
mais c'étaient de bons livres à l'époque où ils parurent, et l'on y trouve
des observations qui ne sont pas encore aujourd'hui dénuées de
tout intérêt. Voici les titres de ces ouvrages :

Réflexions sur les plaies, ou la méthode de procéder à leur curation, suivant les principes modernes, la structure naturelle des parties, et leurs mouvemens méchaniques; fondés sur l'expérience la plus certaine. Avec des remarques des plus grands maîtres de l'art, et leurs observations les plus curieuses et les plus instructives, touchant les plaies des trois ventres. Imprimé à Namur et se vend à Paris, 1735, in-8, 577 pp. préf.
Nouveau traité des plaies d'armes à feu, avec des remarques et des observations. Namur, 1746, in-8.

FAUKEN (Jean-Pierre-François-Xavier), né à Vienne, le 9
mars 1740, mort dans la même ville le 19 juin 1794, y avait été

reçu docteur en médecine en 1767. Il fut médecin ordinaire de l'hôpital Saint-Marc et de l'hospice des enfans-trouvés.

Diss. de solutione reguli et vitri antimonii in diversis vinis hic loci cognitis. Vienne, 1767, in-8.

Das in Wien im Iahre 1771 und 1772 sehr fiele Menschen anfallende fäulungsfieber ; sammt einem Anhange einer bösartigen Krankheit , welche im Iahr 1770 unter den Kindbetturinnen in Spital zu S. Mark gewütet hat. Sur la fièvre putride qui a atteint une grande quantité de monde à Vienne, en 1771 et 1772; avec un appendice sur l'affection maligne qui a exercé ses ravages sur les femmes en couches de l'hôpital St-Marc, en 1770. Vienne, 1772, in-8, 70 pp. et préf. — La fièvre était compliquée d'inflammation : aussi la saignée, et la saignée répétée y était aussi nécessaire qu'elle est dangereuse quand cette complication n'existe pas. Après la saignée , le camphre était le moyen le plus utile. — La maladie des femmes en couches était une épidémie de fièvres puerpérales. *Abdomine aperto reperiebatur pseudomembrana ex caseosá lacteá materiá, quæ omnia omnino viscera abdominalia eodem modo, quo omentum, obtegebat. Serum lactis autem in abdomine diffusum erat. In quibusdam et illud spectabatur in thorace. Alia atque alia viscera erant inflammata, et uterus in non nullis sphacelo tactus.* — Au commencement de l'épidémie, on traitait la maladie comme inflammatoire, par les saignées, etc. D'après les conseils de Storck , on changea cette méthode de traitement qui n'avait point de succès , pour une autre qui sauva une quarantaine de malades, et qui consistait dans l'usage intérieur à grande dose du camphre et du quinquina. On donnait aussi des lavemens composés de 1 gros de camphre , broyé avec 2 gros de gomme arabique et suspendus dans 8 onces d'un bouillon léger.

Anmerkungen über die Lebensart der Einwohner in grossen Staedten. Remarques sur la manière de vivre des habitans des grandes villes. Vienne, 1779, in-8.

Entwurf zu einer allgemeinem Krankenhause : Plan d'un hôpital général. Vienne, 1784, in-8.

Entwurf zu einer Einrichtung der Heilkund. Gottingue, 1794 (1793) in-8. — En latin : *Diagramma de studio medico.* Gottingue, 1794 , in-8 , 102 pp. — Fanken signala les abus et les vices principaux de l'enseignement dans l'université de Vienne. Malgré l'autorisation qu'il avait obtenue de l'empereur de lui dédier son ouvrage, Fauken eut avec la censure des démêlés qui l'obligèrent à le faire imprimer hors des domaines de l'empire. Une partie des exemplaires en furent saisis. Le plan proposé par Fauken présente lui-même de graves défauts. (Mensel. — *Med. chir. Zeitung.*)

FEARON (Henri), chirurgien d'un dispensaire de Londres, mort depuis peu d'années, qui passait pour un des chirurgiens distingués de son pays, est connu sur le continent comme auteur des ouvrages suivans :

A treatise on cancers; with a new, and succesful mode of operating, particularly in cancers of the breast and testes, etc. : Traité sur les cancers, avec l'exposé d'une nouvelle méthode heureuse de les opérer, principalement les cancers aux seins et aux testicules, au moyen de laquelle les malades souffrent considérablement moins ; on abrége beaucoup la guérison, et l'on évite la difformité. Londres, 1784, in-8; *ibid*, 178., in-8 ; 3ᵉ édition, considérablement augmentée et enrichie de nouvelles observations, Londres, 1790, in-8, 230 pp.; nouv. édit., *ibid*, 1795, in-8. — L'ancienne doctrine était qu'il fallait entretenir longtemps, et faire suppurer abondamment les plaies occasionnées par l'extirpation des cancers, afin d'évacuer cette portion de la matière morbifique qui aurait pu être absorbée, et introduite dans le sang, comme aussi pour détruire les restes imperceptibles qui auraient échappé au tranchant de l'instrument. Fearon au contraire propose la réunion immédiate de la plaie, et en démontre les avantages par de nombreuses observations.

Observations on cancers, in Memoirs of med. soc of London, 1789, t. II, p. 473.

A narrative of a journey of 5000 miles through the Eastern and Western states of America. Contained in eight Reports addressed to the 39 english families, by whom the author was deputed in june 1817, to ascertain whether any and what part of the United-States would be suitable for their residence; with remarks on M. Birkbeck's Notes and Letters. Londres, 1818, in-8.

(Reuss. — Rob. Watt. — *Journal de médecine.*)

FEHR (JEAN-MICHEL), l'un des premiers membres de l'Académie des Curieux de la nature, naquit le 9 mai 1610 à Kitsingen en Franconie. Il étudia la médecine à Leipzig, à Wittemberg, à Dresde et à Altdorf. Il partit ensuite pour un voyage scientifique. Il visita Venise, et alla poursuivre ses études à Padoue, où il fut reçu docteur le 18 février 1641. A son retour en Allemagne, il se fixa à Schweinfurth. Sa réputation s'étendit. En 1666, il fut élu président de l'Académie des Curieux de la nature, en remplacement du premier président de cette société, Laurent Bausch qui venait de mourir. Frappé d'apoplexie en 1686, il se demit de cette présidence. Il mourut deux ans après, le 15 novembre 1688. Fehr a inséré beaucoup d'observations dans les Ephémérides des Curieux de la nature, et publia les ouvrages suivans, qui sont faits sur un plan tracé par cette Académie pour tous les travaux de ses membres; plan qui consistait à ramasser sur chaque substance médicamenteuse, considérée sous le point de vue de l'histoire naturelle et de la médecine pratique, tout ce qui avait été dit d'intéressant depuis l'antiquité.

Anchora sacra vel scorzonera. Iéna, 1666, in-8. — Recueil de toutes les formules dans lesquelles entre cette substance, et indication des maladies dans lesquelles elles conviennent. L'ouvrage contient en outre quelques faits d'un intérêt plus général. Exemple du caractère éminemment contagieux d'une fièvre maligne, cinq médecins et un chirurgien qui avaient été appelés près d'un évèque atteint de cette fièvre, périrent tous jusqu'au dernier. Par occasion, l'auteur parle du traitement de la peste, de la fièvre pétéchiale, de la pourpre miliaire. Après l'épidémie de rougeole de 1644, un grand nombre de sujets restèrent affectés de toux, et moururent phthysiques. Une fille dont on croyait ainsi la vie menacée échappa par la rupture d'un abcès dans la poitrine. Affections diverses des os après la variole. Sur les poisons.

Hiera picra seu de absynthio analecta. Leipzig, 1667, in-8. — Ou-

vrage fait sur le même plan que le précédent.

De naturâ tincturæ Bezoardicæ. etc. Ed. God. Schultz. Halle, 1678, in-8, 197 pp.

Scrutinium cinnabarinum seu triga cinnabriorum Halle, 1680, in-8, 192 pp.

De unicornu fossili. Iéna, in-8, 204 pp. fig. ind.

Fehr entretint avec Welsch une correspondance qui a été publiée. Elle est écrite sous les noms qu'ils avaient reçus comme membres de l'Académie des Curieux de la nature:

Epistolæ mutuæ ARGONAUTÆ (c'est Fehr) *ad* NESTOREM. *Augustæ-Vindelicorum.* 1677, in-4.

(Lochner, *Memor. Fehriana ; In Misc. Ac. nat. curios.*— Haller.)

FELLER (CHRISTIAN-GOTTHOLD) étudia à Leipzig, d'abord la théologie, puis la médecine. Il fut reçu bachelier en cette dernière Faculté, l'an 1780, et docteur en 1785. Il avait été déjà auparavant nommé médecin pensionné de la ville de Budissin. Il était né à Lœbeau le 1er mai 1755. Il mourut le 14 septembre 1788.

Diss. de utero canino. Leipzig, 1780, in-4.

Epistola gratulatoria, quædam de enematibus atque nova fumum tabaci inflandi methodus. Leipzig, 1781, in-4, 12 p. 1 pl. — Quelques observations d'abord sur les clystères en général; histoire des injections de fumée de tabac, proposées pour la première fois par Cumme, en 1667. Instrumens divers inventés pour les pratiquer; enfin, description d'un instrument inventé à cet effet par Feller.

Diss. de methodis quibus Casaamata et Simon cataractæ operationem celebrârunt. Leipzig, 1782, in-8, 72 p. 1 pl. — Au mois de mai de

l'année 1779, Casaamata, oculiste italien, arriva à Leipzig, pour donner des preuves de son habileté à opérer la cataracte. Il avait amené avec lui un Calabrois aveugle, qu'il annonça devoir opérer trois jours après son arrivée. Il invita tous les médecins et les chirurgiens à se trouver à l'opération. En effet, devant un grand concours de spectateurs, Casaamata rendit la vue à cet homme: Dès-lors une infinité de malades vinrent s'adresser à lui, et cet oculiste pratiqua très-souvent cette opération avec beaucoup de succès. Feller qui eut occasion de le voir plusieurs fois, décrit ici sa méthode en détail; il y joint la description et la figure des instrumens dont se servait Casaamata. Deux ans avant l'apparition de cet oculiste à Leipzig, on y avait déjà vu un Français nommé Simon, qui se donnait pour très-habile à enlever la cataracte. Il avait aussi amené avec lui un aveugle, triste victime du charlatanisme. Simon voulut faire l'opération en présence des médecins et des chirurgiens les plus distingués; mais la crainte de ne pas réussir le saisit, ses mains tremblèrent, il se tira fort mal d'affaire, et partit secrètement le lendemain de l'opération. Feller, qui s'y était trouvé, estimant qu'un habile oculiste pourrait tirer parti de sa méthode, l'a décrite aussi, et a donné la figure des instrumens dont Simon avait fait usage.

Vasorum lacteorum atque lymphaticorum anatomico-physiologica descriptio, fasciculus I. Leipzig, 1784, in-4., pl. En commun avec son prosecteur Ch. Werner. Les figures sont très-soignées.

Diss. inaug (*præs. Haase*) *exhibens quædam de therapia per electrum.* Leipzig, 1785, in-4, 24 pp. non compris la dédicace aux magistrats de Budissin, ni le programme de 16 pp. de Gehler. — Après avoir donné le précis historique de l'électricité médicale, et rappelé différens exemples d'électricité animale, Feller, pour prouver l'influence de l'électricité atmosphérique sur le corps humain cité, ces sensations particulières qu'éprouvent plusieurs personnes avant, pendant et après les orages. C'est de l'ac-

tion stimulante de ce fluide sur les cadavres que l'auteur part pour conclure son activité sur le vivant. Nous ne le suivrons point, dit l'auteur du *Journal de médecine*, dans le détail des propriétés qu'il en déduit; car, quoique nous le trouvions très-sage sur cet article, nous ne pouvons pas nous dissimuler que les adversaires de l'électricité appliquée aux maladies lui contesteront encore bien des propositions. Ils ne manqueront point par exemple, de sourire à cette assertion que l'électricité introduite dans un lit conjugal, l'a rendu fécond, après avoir été stérile durant dix ans; qu'il a suffi pour produire ce miracle de l'isoler et d'y faire passer un conducteur électrique au moment où les deux époux s'unissaient; ils souriront également de voir rapporter au même secret les fécondations artificielles de Graham dont toute l'Angleterre retentit aujourd'hui (1786). Feller rapporte l'histoire de la guérison qu'il a opérée sur un homme atteint d'une paralysie si complète des extrémités inférieures, que le malade n'y sentait pas même les plus profondes piqûres; les jambes étaient d'ailleurs excessivement enflées. Le programme de Gehler roule sur l'inutilité et les inconvéniens du bandage de corps dont on a l'habitude de serrer fortement le ventre des nouvelles accouchées.

(Meusel, *Lexikon.* — *Journal de médecine.*)

FERDINANDI (Epiphane), né à Misagna, dans la terre d'Otrante, le 2 octobre 1559, fit de bonnes études dans sa patrie, et cultiva même la poésie grecque et latine. Il alla à Naples en 1583, où il se livra pendant plusieurs années à l'étude de la philosophie et des mathématiques; il commença ensuite celle de la médecine, qu'il fut forcé d'interrompre momentanément à cause d'un ordre du vice-roi qui chassait de Naples tous les étrangers; mais après la révocation de cet ordre, au bout de six mois, il y revint, pour n'en plus partir jusqu'à sa réception au doctorat, qui eut lieu en 1594. Il se fixa ensuite dans sa ville natale, où il partagea son temps entre l'exercice de l'art de guérir et la culture des hautes sciences. Il passa à Rome, à Padoue et à Parme, à la suite de la princesse Farnèse qui l'avait pris pour médecin; mais il refusa les offres qui lui furent faites d'occuper la chaire de médecine de Parme ou de Padoue; il retourna à Misagna, et n'en sortit plus jusqu'à sa mort, en 1638. Baglivi a donné beaucoup d'éloges à Ferdinandi pour quelque chose qu'on jugerait aujourd'hui n'en mériter guère, pour la description qu'il donne des accidens extraordinaires qui suivraient la morsure de la tarentule.

Theoremata medica et philosophica, mirâ doctrinæ varietate, novoque scribendi genere donata, et in tres libros digesta. Venise, 1611, in-fol.

De vitâ prorogandâ, seu juventute conservandâ, et senectute retardandâ. Naples, 1612, in-4.

Centum historiæ, seu observationes et casus medici, omnes ferè medicinæ partes, cunctosque corporis humani morbos continentes, quæ non minus ob theorium, et praxin, quam ob variam eruditionem, aureasque digressiones enunt philosophis et medicis, aliarumque bonarum artium studiosis apprimè utiles, necessariæ, ac perjucundæ, lectuque dignissimæ. Venise, 1621, in-fol. — Quoique ce titre cherche à faire valoir le mérite littéraire de l'ouvrage, le style en est fort mauvais. Chaque observation est accompagnée de l'indication et du rapprochement des faits analogues, d'une explication étiologique, et de l'exposé et des motifs du traitement employé. Le roman de la Tarentule se trouve là tout entier. Du reste, l'auteur ne cache point ses insuccès. Cas de diabètes. Hydrocéphale volumineuse opérée; mort; autopsie.

Aureus de peste libellus, variâ, curiosâ et utili doctrinâ refertus, atque in hoc tempore, unicuique apprimè necessarius. Naples, 1631, in-4.

(Niceron.—*Lindenius renovatus.*—)

FERMIN (PHILIPPE), né à Berlin vers 1730, fut acteur avant de devenir médecin. Il alla à Surinam en cette dernière qualité vers 1754, et revint, au bout de dix ans, se fixer à Maestricht. Il devint conseiller juré de cette ville, et membre de l'Académie des Curieux de la nature et de la Société zélandaise des sciences. Fermin s'est fait connaître avantageusement par ses relations sur la colonie de Surinam; mais ses productions médicales sont fort médiocres. Voici les titres des unes et des autres:

Histoire naturelle de la Hollande équinoctiale. Amsterdam, 1765, in-8.

Description générale, historique, géographique et physique de la colonie de Surinam, contenant ce qu'il y a de plus remarquable touchant sa situation, ses rivières, ses forteresses, son gouvernement et sa police; avec les mœurs et les usages des habitans naturels du pays, et des Européens qui y sont établis, ainsi que des éclaircissemens sur l'économie générale des esclaves nègres, sur les plantations et leurs produits, les arbres fruitiers, les plantes médicinales, et toutes les diverses espèces d'animaux etc. qu'on y trouve. Enrichie de figures et d'une carte topographique du pays. Amsterdam, 1769, in-8, 2 vol.

Tableau historique et politique de l'état ancien et actuel de la colonie de Surinam, et des causes de sa décadence. Maëstrich, 1778, in-8. — Ouvrages intéressans pour la topographie et la statistique, et même pour l'histoire naturelle, quoique les descriptions zoologiques et botaniques manquent de précision et d'exactitude.

Traité des maladies les plus fréquentes à Surinam, avec une dissertation sur ce fameux crapaud nommé Pipa. Maëstricht, 1764, in-8; Amsterdam, 1765, in-8. — La chaleur et l'humidité du climat, et le régime des habitans, font régner à Surinam de graves maladies. Les substances médicamenteuses qu'on y apporte d'Europe sont altérées par la chaleur, perdent leurs propriétés, et doivent être employées à très-grandes doses. La fièvre éphémère, particulière aux nègres, quoique accompagnée de symptômes très-violens, cède facilement à la saignée et aux évacuans : mauvaise méthode des médecins du pays de traiter la fièvre ardente par des échauffans, tandis que c'est la saignée et les antiphlogistiques qui y conviennent: maladie très-violente, à laquelle sont sujets les habitans du pays, et qu'ils nomment *beilalc,* et qui ressemble à la colique des peintres, tant par ses symptômes que par la paralysie qui la suit assez fréquemment. Les médecins de Surinam la traitent par les drastiques. Fermin préfère la saignée, et les lavemens antispamodiques aux purgatifs, dont on fait plus souvent usage dans le pays. Les négresses sont souvent prises de tétanos à la suite d'un accès de colère, et elles succombent presque toujours; un cas de guérison par l'opium. Enfans extrêmement sujets aux affections vermineuses. Espèce d'herpès nommée ring-worm, siégeant ordinairement dans la région des parties génitales, disparaissant quand on vient en Europe, pour reparaître dès qu'on est revenu à Surinam. Description de l'yaws. L'éléphantiasis est fréquent et incurable chez les négresses.

Instruction importante au peuple sur l'économie animale, pour servir de suite à l'Avis au peuple de Tissot. Lahaye, 1767, in-8. — *Instructions sur les maladies chroniques, pour faire suite à l'Avis au peuple de Tissot.* Yverdun, 1768, in-12, 2 vol. — Tode a fait une critique sévère, mais juste, de cet ouvrage (*Med. chir. Bibliothek,* l.i.) en rendant compte de la traduction allemande qui en fut faite en 1773.

Dissertation sur la question, s'il est permis d'avoir des esclaves en sa possession. Maestricht, 1770, in-8. — C'est une apologie de l'esclavage.

(Ersch — *Comment. de rebus in med. gestis.* — Haller.)

FERNEL (Jean) naquit en 1497 à Clermont, petite ville du département de l'Oise. Il ne reçut, jusqu'à l'âge de 19 ans, que l'éducation qu'on pouvait puiser chez le maître d'école de sa ville natale. En 1506, il obtint de son père d'être envoyé au collége de Sainte-Barbe à Paris. Il y fit de rapides progrès, et il obtint le grade de maître-ès-arts vers 1519. Au lieu d'accepter les offres qui lui furent faites dans divers colléges, par suite de la renommée qu'il avait acquise dans la dispute, de professer la dialectique, il se mit à travailler sans maître, à lire Platon, Aristote et Cicéron, et il ne tarda pas à reconnaître qu'avec toute sa science de collége, son éducation était encore à faire. Il y travailla avec une incroyable ardeur. La matinée était employée par lui à l'étude des mathématiques, l'après-diner à la philosophie, et le soir à la lecture des écrivains latins, et à des observations réfléchies sur le génie de leur langue. Il commença bientôt l'étude de la médecine; et pour subvenir aux frais qu'entrainait son séjour à Paris et auxquels sa famille ne pouvait suffire, il se chargea du cours de philosophie au collége de Sainte-Barbe. Décoré du titre de docteur en médecine en 1530, il se fixa dans la capitale. La passion qu'il avait pour les mathématiques lui fit négliger quelque temps l'art de guérir et la lecture des médecins; mais les remontrances de sa famille l'y ramenèrent: il se livra à la pratique et il commença à faire des cours de médecine au collége de Cornouailles, qui acquirent en peu de temps une grande célébrité. Celle que Fernel eut bientôt comme praticien ne fut pas moindre. Appelé à la cour en 1545 pour soigner Diane de Poitiers, qu'il guérit d'une maladie grave, il fut choisi, en dépit de ses refus, pour premier médecin du dauphin Henri, et il fut obligé de simuler une maladie sérieuse pour échapper à cet honneur, qui n'était pas de son goût, parce qu'il n'aurait pu l'accepter sans être obligé de renoncer à ses études favorites. On l'obligea toutefois à conserver le traitement de six cents livres attaché à cette place. Henri, en montant sur le trône, en 1547, désira que Fernel fût son premier médecin; mais Fernel eut assez de délicatesse et assez d'influence sur l'esprit du roi pour l'engager à ne pas dépouiller Louis de Bourges de cette place qu'il occupait sous François Ier. A la mort de Louis de Bourges, en 1556, Fernel lui succéda dans cette place. Il se vit forcé presque aussitôt de quitter Paris pour suivre le roi dans tous ses voyages à la tête de ses troupes. Il était avec lui au plus fort de l'hiver le plus rigoureux, quand il reprit sur les Anglais le port de Calais dont ils s'étaient emparés depuis un siècle. De retour de cette expédition . Fernel suivit la cour à Fontainebleau, emmenant avec lui sa femme, accoutumée à une vie paisible et sédentaire. Le chagrin qu'elle ressentit de se voir séparée de sa famille, la rendit malade : elle fut prise d'une fièvre aiguë puis d'une frénésie qui l'enleva au 20ᵉ jour de sa maladie. Fernel ne put supporter, lui-même la perte de son épouse : il ne lui survécut que quelques semaines, et termina sa carrière le 26 avril 1558, à l'âge de 61 ans.

.Voici comment s'exprime sur le compte de Fernel un homme qui juge toujours avec sagacité, si ce n'est avec une rigoureuse justesse, et à qui l'on peut reprocher quelquefois de manquer de goût, mais jamais de manquer d'esprit. « Après avoir long-temps resté dans l'enfance, la Faculté de Paris produisit un phénomène auquel il n'était guère possible de s'attendre. Fernel parut comme l'éclair qui perce les nuages les plus épais : il naquit dans l'école, et s'éleva bientôt jusqu'aux cieux. Jamais auteur si élégant n'orna nos chaires; jamais génie si aisé et si agréable ne traita notre médecine. Tout le monde lui a donné un rang distingué parmi les médecins; je le place à côté de Celse, de Themison, d'Avicenne, presque de niveau avec Galien, et un peu plus bas qu'Asclépiade et qu'Hippocrate. J'accorde à la Faculté de Montpellier qu'elle peut opposer ses Rondelet, ses Ranchin, ses Dulaurens, et surtout ses Joubert, à nos Duret, à nos Houllier, à nos Bailleu, à nos Riolan; mais, elle doit en convenir, elle n'a personne à mettre en parallèle avec Fernel. Fernel mourut trop tôt pour le complément de sa gloire et pour l'avancement de la médecine. Il méditait un ouvrage sur l'usage et l'administration de tous les remèdes domestiques, empiriques et autres. Ses autres ouvrages auraient eu besoin d'être renforcés de ce dernier; on les a trouvés trop laconiques et un peu maigres pour la pratique : le reproche est assez bien fondé. Quel malheur qu'un homme qui paraît avoir été propre à marier le dogme à l'empirisme, n'ait pas eu le temps de remplir cet important objet! Mais quel dommage que Fernel ait paru dans un siècle aussi peu favorable à l'éclat, ou du moins à la durée que méritaient ses ouvrages! A peine virent-ils le jour qu'ils furent éclipsés par le tourbillon impétueux des chimistes, qui vint bouleverser la médecine. Quoi qu'il en soit, Fernel ne fut point un génie créateur, inventeur, destiné à réformer l'art; il l'embellit de l'ouvrage le mieux fait qui ait paru. Il fût un peu trop enfoncé dans l'école : il en éclaira les dogmes, jusqu'à lui obscurs, traînans , mêlés de toutes les inutilités et de toutes les fadeurs de la dialectique. Il joua un rôle tout opposé à celui du fameux Cœlius-Aurelianus. Celui-ci écrivit de la manière la plus barbare; mais il copia d'excellens modèles. Fernel s'attacha au char pesant des Arabes et des sectateurs corrompus de Galien; mais il fit un corps élégant de leurs doctrines fastidieuses. Les modernes ont pris de lui l'ordre et la clarté: il n'en est point qui aient pu en saisir le style et l'expression.»(Bordeu). Goulin a donné une bibliographie très-détaillée des œuvres de Fernel.

Monalosphærium partibus constans quatuor. Prima generalis horarii et structuram ac usum, in exquisitam monalosphærii cognitionem præmittit. Secunda mobilium solemni atum criticorumque dierum rationes, multâ brevitate complectitur. Tertia quascumque ex motu primi mobilis depromptas utilitates elargitur. Quarta geometricam praxin breviusculis demonstrationibus dilucidat, etc. Paris, 1526, in-fol.

De proportionibus libri duo, etc. Paris, 1528, in-fol.

Cosmotheoria libros duos complexa. Prior mundi totius et formam et compositionem, ejus subindè partium (quæ elementa et cœlestia sunt corpora) situs et magnitudines: orbium tandem motus quosvis solerter reserat. Posterior ex motibus, siderum loca et passiones disquirit: interspersis documentis haud pænitendum aditum ad astronomicas tabulas suppeditantibus, etc Paris, 1528, in-fol.

On peut consulter sur le mérite de ces ouvrages l'histoire des mathématiques de Montucla.

De naturali parte medicinæ libri septem. Paris, 1542, in-fol; Venise, 1547, in-8; Lyon, 1551, in-16.

De vacuandi ratione liber. Paris, 1545, in-8; Lyon, 1548, in 16; Venise, 1548, in-8; Lyon, 1549, in-16; Hanau, 1603, in-8; Francfort, 1612, in-12.

De abditis rerum causis libri duo ad Henricum Franciæ regem, etc. Paris 1548, in-fol; Venise, 1550, in-8. Paris, 1551, in-fol.; Paris, 1552, in-fol.; *ibid*, 1560, in-8; Francfort, 1574, in-8; *ibid*, 1575, in-8 (même édition que la précédente; le frontispice seul est changé) *ibid.*, 1581, in-8; *ibid.*, 1593, in-8; Lyon, 1597, in-8; *ibid*, 1604, in-8; Francfort, 1607, in-8; Leyde, 1644, in-8.

Jo. Fernelii medicina. Paris, 1554, in-fol. Ce volume contient trois traités. Le premier est intitulé: *Physiologiæ libri septem.* Le 2e *Thérapeuticæ, seu medendi ratio.* Le 3e *De purgandi ratione.* Autres éditions; Lyon 1554, in-8; Venise, 1554, in-4; Venise, 1566, in-4.

Jo. Fernelii Ambiani universa medicina, tribus et viginti libris absoluta. Ab ipso quidem authore ante obitum diligenter recognita, et quatuor libris nunquam antè editis, ad praxim tamen perquam necessariis aucta, nunc autem studio et diligentiá Guil. Plantii cenomani postremum elimata, et in librum therapeutices septimum, scholiis illustrata. Paris, 1567, in-fol.; Francfort, 1574, in 8, 2 vol; *ibid.*, 1575, in-8. 2 vol; *ibid.*, 1577. in-fol.; *editio postrema, apud Jacobum Stoer,* 1578, in-fol. (sans nom de lieu); *apud eumdem* (Genève), 1580, in-fol. Francfort, 1581, in-8, 2 vol.; Lyon, 1586, in fol. (La même que celle de 1578, et probablement que celle de 1580); Francfort, 1592, in fol. Francfort, 1593, in-8 ; Lyon, 1597 in-8 ; 2 vol. Lyon, 1602, in-fol. Francfort, 1603, in-8; Orléans, 1604, in-8; Lyon, 1605, in-8 ; Francfort, 1607, in-8; 2 vol.; Hanau, 1610, in-fol.; Genève, 1619, in-4; Genève, 1627, in-8 ; Genève, 1637, in-4 ; Genève, 1638, in-8 ; Leyde, 1645, in-8, 2 vol. Utrecht, 1656, in-4, en deux parties (avec des notes de Jean et Othon Heurnius); Venise, 1664, in-4; Genève, 1679, in-fol. Des exemplaires portent la date de 1680.

Therapeutices universalis, seu medendi rationis libri septem : quam totius medicinæ tertiam fecit partem ad praxim perutilem et necessariam, Lyon, 1569 in-8 ; Lyon, 1571, in-8; Lyon, 1574, in-16; Francfort, 1575, in-8; *ibid,* 1581, in-8; Francfort, 1593, in-8. — Traduction française par Duteil. Paris, 1648, in-8. Traduction nouvelle. Paris 1668, in-8. (C'est la même traduction légèrement modifiée.)

Jo. Fernelii consiliorum medicinalium liber, ex ejus adversariis quadringentarum consultationum selectus. Paris, 1582, in-8; *ibid,* 1585, in-8.

Francfort, 1585, in-8. Turin, 1589, in-8. Francfort, 1593, in-8.

Jo. Fernelii febrium curandarum methodus generalis, nunquam antehac edita. Francfort, 1577, in-8. (Ce traité posthume a été publié par Jean Lamy, médecin, de Paris.) Il a été traduit en français par Charles de St-Germain. Paris, 1655, in-8.

De luis venereæ curatione perfectissimâ liber, nunquam antehac editus. Anvers, 1579, in-8. (Publié par Victor Giselinus.) Padoue, 1580, in-8. Traduction française par Michel Lelong. Paris, 1633, in-12.

Jo. Fernelii pathologiæ libri septem. Nova editio emendatissima, etc. Paris, 1638, in-12. Traduction française par A. D. M. Paris, 1655, in-8; *ibid,* 1660, in-8.

La chirurgie de Fernel, translatée de latin en français, illustrée de brièfves annotations et d'une méthode chirurgique par Siméon de Provanchières, etc. Paris, 1579, in-12.

Pharmacia Jo. Fernelii cum Guill. Plantii et Fr. Saguyerl scholiis : in usum pharmacopœorum nunc primum edita. Hanau, 1605, in-12. (7e livre de la thérapeutique de Fernel.)

(Goulin, *Mémoires hist. bibliogr.,* etc. — *Encyclop. méth. part. méd.*)

FERRARA (Pasqali), médecin à Naples au milieu du siècle dernier. Nous n'avons aucun renseignement sur sa vie, et il ne nous est connu que comme auteur de l'ouvrage suivant :

Delle morti e malattie subitanee ove spezialmente de' polipi del cuore e del male terribile dell' apoplessia, dissertazione medico-pratica, in cui si esaminone le vere cagioni delle morti, e malattie subitanee, spezialmente in Napoli frequentissime ; e si proponosono i mezzi a prevenirle, per quanto fia umanamente possibile. Questi vengono compresi principalmente nel giusto uso, e governo delle cose chiamate da' medici non naturali, e ne' tanti abusi del secolo odierno, di cui sene scuoprono le imposture. Si comprova poi tutto colle osservazioni degli uomini estinti, e sparati in tal congiuntura. Ope-

*ra utilissima à tutti e specialmente a' me-
dici, consecrata nella prima edizione à
signori del Real Consiglio di stato e di
reggenza. Edizione II*, ricorretta, ed
accresciuta con nuove osservazioni dell'
autore e d'altri illustri medici Napoli-
tani. Naples, 1767, in-4. 96 p., sans la
dédicace et la préface.*—Ce long titre
est presque une analyse de l'ouvrage.

Nous ajouterons qu'on y trouve quelques observations intéressantes, entre
antres, un exemple fort rare de ruptures vasculaires arrivées à la fois dans
plusieurs parties, dans le crâne, dans
le péricarde, etc. — Vésicules hydati-
ques sur le corps calleux.

(*Comment. de rebus in med. gestis.*)

FERREIN (Antoine), naquit à Frespech en Agénois, au mois
d'octobre 1693. Il fit ses études à Agen, au collége des Jésuites, depuis 1706 jusqu'en 1712. Après son cours de philosophie, il alla à
Cahors, y passa l'année suivante, et y suivit les leçons des professeurs
de droit, de médecine et de théologie. Dès l'âge de 9 ans, il avait
montré un goût dominant pour le dessin, les mathématiques, la
mécanique, et ensuite pour la physique. Depuis, son goût pour la
médecine l'emporta. La lecture des ouvrages de Borelli avait pour
lui un attrait singulier; et comme, pour les bien entendre, la connaissance de l'anatomie est indispensable, il étudia cette science, et,
faute de cadavres humains, il se mit à disséquer des animaux. C'est
ce penchant décidé pour l'anatomie qui le détermina à embrasser
la médecine, malgré l'opposition de son père, qui le destinait au
barreau. En 1715, Ferrein se rendit à Montpellier, et se livra avec
ardeur aux études dont il avait fait choix. Il fut reçu bachelier
en 1716. Il partit aussitôt après pour la Provence. A la prière des
médecins et des chirurgiens les plus distingués de Marseille, et du
bailli de Langeron, il accepta de faire des cours d'anatomie, de
physiologie et de médecine, pour les chirurgiens de l'hôtel des
forçats, cours qui attirèrent une affluence de curieux. En 1728,
Ferrein revint à Montpellier : il y reçut le bonnet doctoral, et fut
chargé peu de temps après de suppléer Astruc, dont la chaire était
alors vacante par l'absence de ce professeur. Astruc et Deidier ayant
donné leur démission en 1731 et 1732, les deux chaires furent
mises au concours, et Ferrein fut sur les rangs pour les disputer.
Il réunit tous les suffrages dans les épreuves, et fut nommé à l'unanimité le premier. Des trois candidats présentés au roi, il fut le seul
que le roi ne nomma pas. Ferrein, sensible à cette injustice, quitta
aussitôt Montpellier et vint à Paris. On lui proposa de créer une
chaire pour lui, et de réparer une injustice par un acte arbitraire,
s'il voulait retourner à Montpellier. Il refusa la faveur qu'on lui

offrait, et ne voulut rien devoir qu'à son talent. Il fit à Paris des cours d'anatomie qui furent extrêmement suivis. Vers la fin de 1733, il partit pour l'Italie en qualité de médecin en chef des hôpitaux de l'armée. Il opéra beaucoup de réformes utiles dans le service. Rappelé à Paris en 1735, il fut envoyé par le gouvernement dans le Vexin français, où régnait une fièvre très-meurtrière : il la reconnut pour la suette et en arrêta bientôt les ravages. Décidé à se fixer définitivement à Paris, Ferrein se présenta à la licence en 1736, et y eut le premier rang : il fut reçu docteur le 26 août 1738. En 1741, il fut admis à l'Académie des sciences; et l'année suivante il succéda, au collége de France, à Nicolas Andry qui venait de mourir. La même année, la Faculté le nomma professeur de chirurgie, et en 1745, il fut nommé pour professer la pharmacie. Enfin, en 1758, Winslow ayant demandé un successeur pour le remplacer au Jardin-du-Roi, Ferrein fut nommé à cette place. Ses cours publics et particuliers, sur toutes les parties de la médecine, furent extrêmement suivis. On vante beaucoup l'ordre et la solidité de ses leçons. Deux ans avant sa mort, il perdit la mémoire, et ses facultés commencèrent à s'affaiblir. Il mourut le 28 février 1769, âgé de 76 ans, à la suite d'une attaque d'apoplexie. Son buste en marbre, sculpté par Lemoine, est à la Faculté de Paris.

Quæstiones medicæ duodecim...... propositæ..... pro cathedrâ vacante.... quas propugnabit Ant. Ferrein, 1732, in-4. — Dans la première de ces questions, Ferrein examine si l'on peut guérir les muets de naissance, et conclut négativement. Dans la deuxième, il essaye de prouver la possibilité et l'utilité de la transfusion du sang dans les animaux de diverses espèces. Dans la troisième, il prouve que dans les douleurs de colique, les anodins sont préférables aux purgatifs. Il traite dans la quatrième des bons effets de la saignée souvent répétée dans l'ophthalmie. Il examine dans la cinquième si le rétrécissement morbide de l'artère pulmonaire et celui de l'aorte sont accompagnés des mêmes symptômes, et il en examine la cause. Dans la sixième il prouve l'utilité du laudanum pour exciter une prompte et louable suppuration dans les plaies récentes. Il prétend dans la septième que toutes les maladies malignes ou contagieuses ne peuvent être guéries par aucune méthode certaine sans employer les spécifiques. Il examine dans la huitième quels sont les signes qui peuvent servir à faire prédire une crise, sa nature bonne ou mauvaise, et ses suites; et il conclut que tous les signes que l'on peut avoir n'ont qu'un caractère conjectural. Il examine dans la neuvième si l'on peut s'en rapporter à la pulsation de la tumeur pour distinguer l'anévrisme de la varice, et il conclut affirmativement. Dans la dixième, il explique le mécanisme de la fréquence du pouls dans les fièvres, et détruit les principales

hypothèses reçues. Il examine dans la
onzième les effets des ligatures, des
ventouses, et des autres dérivatifs et
révulsifs, et il détermine le choix que
l'on doit faire de ces moyens. Enfin
dans la douzième, il traite des principales maladies du cristallin, de leurs
causes et de leur traitement. Cette
dernière thèse a été insérée par Haller
dans le t 5 de ses disputat. chirurgie.

Ferrein fit soutenir la thèse suivante le 13 novembre 1738 : *An ac-
tio mechanica pulmonum in fluida,
tempore expirationis.* — Recus. in
Haller, disp. anatom.

Les principales productions de Ferrein sont les mémoires qu'il a fournis à
l'Acad. des sciences.

*Sur la structure du foie et de ses
vaisseaux. Mém. de l'Acad. des sc.,*
1733.

*Observations sur de nouvelles ar-
tères et veines lymphatiques. Acad.
des sc., mém., 1741.*

*De la formation de la voix de
l'homme. Acad. des sc., mém., 1741.*
—L'organe de la voix est un instrument à cordes et à vent. L'air qui
sient des poumons, et qui passe par
la glotte y fait l'office d'un archet sur
les fibres tendineuses de ses bords. Le
ton qu'elles rendent est proportionné
à leurs vibrations, elles produisent un
son aigu lorsque les vibrations sont
fréquentes, et un son grave lorsqu'elles sont peu nombreuses dans
un temps donné. Ces vibrations
sont relatives à la tension, à la té-
nuité et à la brièveté des cordes voca-
les.

*Sur les mouvemens de la mâchoire
inférieure. Acad. des sc., mém. 1744.*

*Sur le mouvement des deux ma-
choires. Acad des sc., mém., 1744.*

Sur la structure des viscères nom-

*més glanduleux, et particulièrement
sur celle des reins et du foie. Acad.
des sc. mém.,* 1749.

*Mémoire sur l'inflammation des vis-
cères du bas-ventre. Acad. des sc.,
mém.* 1766. — Ferrein soutient que
l'inflammation du foie est une maladie
plus commune qu'on ne pense, et il
est surpris qu'on ait refusé la sensibilité à ce viscère. Dans le même mémoire, Ferrein prescrit des règles sur
l'art de tâter les viscères du bas-ventre.

*Mémoire sur le véritable sexe de
ceux qu'on appelle hermaphrodites.
Acad. des sc., mém.* 1767.

Le succès des leçons faites par Ferrein engagea divers médecins à les
publier, soit de son vivant et sans le
nommer, soit après sa mort.

*Introduction à la matière médicale
en forme de thérapeutique.* Paris, 1751.
— Cet ouvrage, publié par Dienest,
d'abord sous le voile de l'anonyme,
puis ensuite avec son nom, n'est
qu'un abrégé du cours de Ferrein, qui
le revendiqua.

*Cours de médecine pratique, rédigé
d'après les principes de M. Ferrein,
professeur en médecine au collège
royal, en anatomie au jardin du roi,
etc., par M. Arnauld de Nobleville.*
Paris, 1769, in-12, 3 vol.

*Matière médicale extraite des meil-
leurs auteurs, et principalement du
traité des médicamens de M. de Tournefort, et des leçons de M. Ferrein.* (par
Andry). Paris, 1770, in-12, 3 vol.

*Elémens de chirurgie pratique, ou-
vrage rédigé d'après les leçons de Ferrein, par Gauthier.* T. 1er, Paris,
1775, in-12.

On trouve à la bibliothèque de la
faculté de médecine de Paris, des

manuscrits de la plupart des cours qui ont été faits par Ferrein.

(Gouget, *Mémoire sur le collège de France.* — Portal. — Andry.)

FERRI (ALPHONSE), l'un des premiers qui aient écrit sur les plaies d'armes à feu, était de Faenza, et se fixa à Naples, où il enseigna la chirurgie. La réputation qu'il acquit dans l'exercice de l'art de guérir, le fit appeler à Rome par le pape Paul III, qui le nomma son médecin. Il enseigna également à Rome la chirurgie et l'anatomie. On ignore l'époque de la mort de Ferri ; mais il vivait encore en 1574.

De ligni sancti multiplici medicinâ et vini exhibitione libri quatuor. Rome, 1537, in-8, Bâle, 1538, in-8. Paris, 1540, 1542, in-12. Lyon, 1547, in-12, avec la syphillis de Fracastor ; et dans l'aphrodisiane de Luidini ; trad. franç., 1540, in-12. — Le premier livre traite en trente chapitres de la connaissance, du choix, de la préparation et de l'administration du gaïac ; le deuxième livre, en 29 chapitres, des maladies autres que la syphilis, que le gaïac a la propriété de guérir, et la liste en est longue, ce sont : la céphalie ou migraine, les veilles immodérées, les troubles de l'intelligence, les dérangemens ou la perte de la mémoire, la mélancolie, les vertiges, l'épilepsie, la paralysie, les spasmes ou contractions, le flux immodéré des larmes, l'obtusion de l'ouïe, les maladies du nez, comme le polype et les ulcères, le spasme de la langue, la grenouillette, la mollesse des gencives, leur érosion, leur suppuration, et l'ébranlement des dents, l'asthme, la phthisie, le dégoût des alimens, l'haleine fétide, les abcès de l'estomac, les obstructions du foie, l'hydropisie ou l'anasarque, les ulcères des reins et de la vessie, les écoulemens utérins, la stérilité, le cancer de la matrice, les ulcères du même organe, la hernie, l'éléphantiasis et les varices, la goutte et la sciatique, et les scrofules des enfans. Le livre troisième du traité du gaïac, divisé en quinze chapitres, est consacré à la maladie vénérienne dont Ferri explique la nature, la cause, l'origine et le traitement. Quand la maladie est récente, Ferri pense que le traitement méthodique des maladies ordinaires suffit pour procurer la guérison, mais quand elle est invétérée, il faut avoir recours au gaïac. Quant aux frictions mercurielles, il ne faut se décider à y avoir recours, que quand deux ou trois traitemens par le gaïac ont prouvé qu'il ne pouvait suffire. Le quatrième livre, en six chapitres traite la question de savoir s'il faut ajouter du vin à la décoction du gaïac, et de quelle manière.

De caruncula sive callo, quæ cervici vesicæ innascuntur, ad Philippum Archintum. Lyon, 1553, in-4. A la suite du traité des plaies d'armes à feu, et dans les collections chirurgicales de Gesner et d'Uffenbach. — Description anatomique du col de la vessie. — De la nature des rétrécissemens de l'urètre. — La gonorrhée en est la cause la plus ordinaire. — Emploi des catérétiques, et s'ils ne suffisent pas, de caustiques plus énergiques. — Usage des bougies médicamenteuses.

De sclopetorum, seu, archibusorum vulneribus libri tres ; corollarium de sclopeti ac similium tormentorum pulvere; de carunculá, etc. Lyon, 1553, in-4. Francfort, 1675, in-4. Anvers, 1583, in-4, avec Botal et Roln, et dans les collections chirurgicales de Gesner et d'Uffenbach. — L'ouvrage de Ferri a certainement le mérite de tracer une description des plaies d'armes à feu et de tous les symptômes de tous les accidens auxquels elles peuvent donner lieu, qui est bien supérieure aux descriptions qui en avaient été données auparavant; il y a même quelques préceptes pour le traitement qui sont fort sages et qui sont restés dans la science. Mais on trouve à côté de cela des erreurs qui eurent pendant long-temps une bien fâcheuse influence sur le traitement des plaies par armes à feu. Ainsi, dans toute plaie de ce genre, il y avait, selon Ferri, *brulure, contusion et venin.* Il employait, contre ce prétendu poison, des alexipharmaques à l'intérieur, et beaucoup de chirurgiens qui admirent son idée de vénénosité des plaies d'armes à feu, en conclurent qu'il fallait cautériser les plaies avec l'huile bouillante ou autrement. Il fallut tous les efforts de Moggi et d'Ambroise Paré pour détruire ce préjugé.

(Toppi. — Mandosio. — Tiraboschi. — Astruc. — Haller. — Portal.)

FERRIAR (John), l'un des médecins observateurs les plus distingués de l'Angleterre, était né à Chester, en 1763. Si l'on peut s'en rapporter au témoignage de Dœring, et à la table qui termine le *Thaurus dis. Edin.*, de Smellie, il fit ses études médicales à Édimbourg, et fut reçu docteur en 1781, par conséquent à l'âge de 18 ans. Il devint médecin de l'infirmerie et du dispensaire de Manchester et de la maison des aliénés. Sa mort arriva en 1815. Ferriar avait des connaissances étendues et variées. Il aurait pu se faire un nom comme littérateur et comme poète; mais il se donna à la culture et à l'exercice de la médecine, en homme qui aime la science et sa profession.

Medical histories and reflections. Londres, 1792, in-8. — Vol. 2, Londres, 1795, in-8. Vol. 3, Londres, 1798. in-8. Nouvelle édition de l'ouvrage entier, Londres, 1810-1813, in-8, 4 vol. — Voici le détail des articles très-variés que renferme ce recueil: T. I, *Singular paralytic affection.* —*An uncommon spasmodic case successfully treated.*—*Remedies of Dropsy.*—*Uva ursi.*—*Hysteria.*—*Diabetes.* —*Epidemic fever of* 1789 *and* 1790. —*Dilatation of the heart.* — *Muriated barytes.*—*Remedies of insanity*—*Liniment for the lumbago.*—*Effects of digitalis in active hæmorrhage.* — *Hydrophobia.*—*Origin of contagions and new diseases. T. II. Conversion of diseases.* —*Of insanity.*—*Remedies of dropsy.*— *Prevention of fevers.* — *Dilatation of the heart.*—*Effects of pneumatic medicine.*—*Essay on the medical properties*

*of the digitalis purpurea.—Appendix.
—T. III. Rabies canina.—Account of
the establishment of feverwards in
Manchester.—An affection of the lymphatic vessels hitherto misunderstood.
— Of the croup. — Of the hooping
cough.—Of the use of the nitrous acid,
in syphilis, and some other diseases.
— Of the treatment of the dying. —
Appendix. Advice to the poor. — On
the use of the kali purum, as a caustic
in hydrophobia, by Mr Simmons.— Of
the use of the nitric acid in the lues venerea, by the same. — Additional note
respecting the treatment of fever. T. IV.
Observations on the treatment of
dropsy. — Of diabetes. — Case of
scirrhus of the pylorus. — Ouvrage de*
pure observation, dégagé de tout esprit d'hypothèse ou de système.

*Illustrations of sterne; with other
essays.* Londres, 1798, in-8. .

*An essay on the medical proper-
ties of the digitalis purpurea, or fox-
glove.* Manchester, 1799, in-12.

*Bibliomania; an epistle to Richard
Heber, esq.* Londres, 1809, in-8.

*An essay towards a theory of ap-
paritions.* Londres, 1813, in-12, 139
pp. — Également éloigné et de la crédulité et de la légèreté tranchante qui
nie sans examen tout ce qui l'entoure,
Ferriar ramène les cas d'apparition,
qu'il est permis de considérer comme
authentiques, aux lois connues de
l'action du cerveau; c'est un genre
spécial de délire partiel.

*Case of hydrophobia; with the ap-
pearances on dissection.* In *medical
facts and observations*, t. I, 1791.

(Reuss. — Rob. watt. — Med.
chir. Zeitung.)

FERRO (Pascal-Joseph de), l'un des plus célèbres praticiens de
Vienne, oublié dans toutes nos biographies françaises, était né à
Bonn, en 1753. Nous ignorons l'époque à laquelle il se fixa dans
la capitale d'Autriche; mais cette époque est antérieure à 1781. Il
y jouissait dès-lors d'une considération fort distinguée; et à peu
d'années de là, on le voit chargé de prendre part à la direction des
études. En 1793, il était conseiller d'état et rapporteur au conseil
des affaires de police médicale. En 1800, il était premier médecin
pensionné de la ville de Vienne. En 1805, il était élevé à l'état de
noble et au titre de chevalier des États héréditaires d'Autriche. Enfin, il fut vice-directeur de l'instruction médicale dans l'empire.
Ferro mourut le 21 août 1809. Il avait un fils médecin, qui mourut à l'âge de 23 ans, au mois de novembre de la même année.

---

*Von der Ansteckung der epidemis-
chen Krankheiten und besonders der
pest:* De la contagion des maladies épidémiques, et particulièrement de la
peste. Leipzig, 1782, in-8.

Von Gebrauch der Kalten Bac-

der: De l'usage du bain froid. Vienne,
1781, in-8; *ibid.,* 1790, in-8, 351
pp., préf. et introd. — L'auteur considère d'abord la manière de vivre
suivie de nos jours par les individus
de tout âge et de tout sexe, et observe

que ses effets nécessaires et naturels doivent être l'affaiblissement de la constitution, et une santé chancelante. Persuadé que ce serait une entreprise insensée que de prétendre à la réforme générale des mœurs, il a conçu qu'il ne restait de ressources qu'à chercher les moyens de remédier aux mauvaises suites qui en résultent; et selon lui, il n'y en a point de plus efficace que le bain froid. Cette vérité lui est démontrée par le témoignage des plus célèbres médecins de tous les temps, et par la raison. « L'eau froide, dit Ferro, nettoie et fortifie la peau, rafraîchit et abat la chaleur inflammatoire, condense les solides et les liquides, convient particulièrement dans les affections nerveuses. » C'est sous ces différens points de vue qu'il développe, en trois sections, les bons effets qu'on doit attendre des bains froids ; leurs différentes espèces et la manière d'en faire usage; il y ajoute enfin une instruction sur la natation. Quatre gravures jointes à cet écrit représentent les bains établis près de Vienne, sur le Danube, dont Ferro décrit en même temps les dispositions et les avantages. Depuis quelques années il a encore introduit l'usage d'un bain particulier, dans lequel l'eau est élevée et retombe sur le corps nu à volonté, soit en forme de brouillards, en gouttes très-fines, ou en grosses gouttes. Vient enfin l'énumération des maladies contre lesquelles le bain froid est d'une grande efficacité, si l'on en fait usage selon les règles de l'art. Ferro expose ensuite les dangers qui peuvent résulter de l'abus des bains froids, soit qu'on les prenne à contre-temps, soit qu'on y fasse un trop long séjour, soit qu'on néglige enfin les conditions qui doivent concourir à leur utilité.

Einrichtung der medicinischen facultae: zu Wien ; ihre gesetze, Lehrart und Prüfungen in den dahin gehœrigen Wissenschaften, der Arzney, Wundarzney, entbindungskunde und Pharmaceutik : Constitution de la Faculté de médecine de Vienne; ses réglemens, son mode d'enseignement et ses examens sur les sciences de son ressort, la médecine, la chirurgie, l'art des accouchemens et la pharmaceutique. Vienne, 1785, in-8.

Naehere untersuchung der Pestansteckung; nebst zwey Aufsaetzen von der Glaubwürdigkeit der meister Pestberichte aus der Moldau und Wallachey, und der Schaedlichkeit der bisherigen Kontumazen, von D. Lange und Fronius : Examen plus particulier de la contagion de la peste; avec deux mémoires sur la confiance que méritent la plupart des déclarations de la peste de la Moldavie et de la Valachie. Vienne, 1787, in-8.

Anzeige der Mittel, die Ungesundheit derjenigen Wohnungen zu vermindern, welche den neber Schwemmungen ausgesetzt gewesen: Indication des moyens propres à diminuer l'insalubrité des habitations qui sont sujettes aux inondations. Vienne, 1787, in-8.

Ephemerides medicae. Vienne, 1792, in-8, 289 pp., préf. — La publication des éphémérides médicales de Ferro, dit Sprengel, fut un événement fort agréable pour les amis de la science. L'auteur décrit les maladies qui ont régné dans la capitale de l'Autriche, et principalement dans l'hôpital des prisonniers. Ses observations sur la constitution épidémique, sont écrites d'après l'esprit de Sydenham et de Stoll, et on doit les considérer comme de véritables chefs-d'œuvre.

Versuche mit neuen Arzneymitteln. Ister Theil : Essais sur de nouveaux médicamens, 1" partie. Vienne, 1793, in-8, 168 pp., 1 pl. — Ce volume est rempli par des essais faits sur un certain nombre de malades avec l'oxigène inspiré, et l'écorce d'angusture. Ferro prétend que l'inspiration de l'oxigène diminue la tendance à l'inflammation dans la phthisie, apaise les spasmes et calme l'irritation; il parle de ses effets dans diverses autres maladies : mais huit malades seulement avaient été soumis à ses essais, et l'on devine aisément qu'il faut se hasarder beaucoup pour conclure tant de choses sur si peu de faits.

Sammlung aller . Sanitaetsverordnungen im Erzherzogthum Oesterreich unter der ens, waehrend der Regierung Sr. Maj. Kaiser, Franz des zweiten, bis ende des jahres 1797 : Recueil de tous les édits ou réglemens relatifs à la santé publique qui ont été faits en Autriche, sous l'empire de François II, jusqu'à la fin de 1797. Vienne, 1798, in-8; *Zweiter Theil, vom Jahr 1798, bis Ende des Jahres 1806:* deuxième partie, de l'an 1798 à la fin de l'an 1806. Vienne. 1807, in-8.

Ueber die Wirkungen der Lebensluft : Sur les propriétés de l'air vital. Vienne, 1793, in-8, 82 pp. — Ferro soutient contre Scherer la grande efficacité de l'oxigène contre beaucoup de maladies et notamment contre les maladies de poitrine; il parle en homme un peu enthousiaste des nouveautés. On trouve un assez long extrait de cet opuscule dans la *Gazette de Salzbourg*, 1794, t. I.

Ueber den Nutzen der Kuhpockenimpfung : Sur l'utilité de la vaccine. Vienne, 1802, in-8.

Quelques mémoires de Ferro ont été insérés dans des collections académiques.

Observatio de urachi utroque canali aperto in homine quadraginta annorum : in nov. act. acad. nat. curios. T. VIII, p. 121. — *Observatio de carie vertebrarum et medulla spinali libere in abdomine fluctuante. Ibid, p.* 123.

Untersuchung des Gebirgwassers am Königssee zu Berechtsgaden ; im I B. der Oberteutschen Beytraege, 1787.

(*Ancien journal de médecine. — Commentarii de rebus in med. gestis. — Med. chir. Zeitung.* — Meusel. — *Allg. med. Zeitung. — Kopp, Jahrbuch, etc.*)

FICHET DE FLECHY (Philippe), docteur en médecine, ancien médecin des armées du roi en Allemagne, ci-devant médecin et chirurgien-major civil et en chef des troupes de son altesse sérénissime électorale palatine à Dusseldorf, inspecteur-général de ses hôpitaux, accoucheur de sa cour (sic), professeur de chirurgie et démonstrateur d'anatomie. Cette liste de titres que Fichet de Flechy se donne en tête de son ouvrage, est tout ce que nous savons sur son compte. Ce n'est pas un auteur d'assez grande importance pour qu'on regrette d'ignorer les circonstances de sa vie; mais il n'est pas assez peu important non plus pour qu'on dédaigne de jeter les yeux sur l'ouvrage qu'il a publié. En voici le titre:

Observations sur différens cas singuliers, relatifs à la médecine pratique, à la chirurgie, aux accouchemens et aux maladies vénériennes, auxquelles on a joint quelques réflexions en faveur des étudians. Paris, 1761, in-12, 568 pp. — L'auteur indique ainsi le contenu de son livre : « J'ai divisé cet ouvrage en quatre parties. La première contient quarante-cinq observations sur des fièvres, sur des accidens singuliers occasionnés par les vers, sur l'apoplexie, sur les pertes de sang, le crachement de sang, les petites-véroles, les vapeurs, et autres accidens de maladies internes. La deuxième partie comprend quarante-cinq observations de chirurgie très-utiles pour la pratique ; la manière de traiter et de guérir les maladies scrofuleuses, etc. La troisième partie renferme vingt observations d'accouchemens laborieux et contre nature, accompagnés d'accidens singuliers et très-fâcheux, et la manière d'y remédier. La quatrième partie propose une méthode très-sûre pour le traitement des maladies vénériennes, accompagnée d'une observation très-curieuse, et qui n'a guère d'exemples. J'y ai joint quelques observations qui prouvent la bonté et la sûreté de ma méthode, etc. » Il y a réellement dans ce volume plusieurs observations fort intéressantes.

FICKER (Guillaume-Antoine), né à Paderborn le 28 octobre 1768, fit ses premières études et ses humanités à Paderborn et à Osnabruck, de 1780 à 1788. Il avait commencé l'étude de la médecine dans la dernière de ces Universités ; il fut la continuer dans celle de Munster, puis à Gottingue, de 1788 à 1792. Il prit le grade de docteur à Erfurt le 19 avril 1792. Il servit pendant les deux années suivantes dans les hopitaux militaires d'Autriche et de Prusse, sur le Rhin, à Vienne, à Wurtzbourg. Il revint ensuite se fixer à Paderborn, où il fut successivement médecin pensionné, professeur de chirurgie et d'accouchement, médecin des eaux de Dribourg. En 1798, il conçut le projet de former à Paderborn, avec le produit de souscriptions volontaires, un petit hôpital. Il réussit au-delà de ses espérances ; et cet hôpital, qui renfermait quinze lits, fut soutenu dans un état de prospérité au milieu des circonstances les plus difficiles de cette époque. Ficker est mort vers le milieu de l'année 1822. Il avait cultivé la poésie dans sa jeunesse; il avait travaillé aussi à la rédaction de plusieurs journaux littéraires. Ses ouvrages de médecine sont les suivans :

Commentatio de temperamentis quatenùs ex fabricâ corporis et structurâ pendent, in concertatione civium Academiæ Georgiæ Augustæ die 4 jun. 1791 præmio a rege m. Brit. Aug. constituto et judicio ordinis medici ornata. Gottingue, 1791, in-4 , 38 pp. — Hartenkail signale ce mémoire comme un fragment précieux pour une anthropologie philosophique.

Diss. de trachcotomiá et laryngotomiá. Erfurt, 1792, in-4, 31pp.—Exposition claire, méthodique et complète, faite avec érudition et jugement, de tout ce qu'on savait sur la trachéotomie. Description d'une double canule nouvelle inventée par Ficker. Sprengel n'est pas exact quand il dit , *Hist. de la méd.*, t. VII, p. 15o, que Ficker voulait que la canule externe fût d'argent, et l'interne de gomme élastique. L'auteur dit : *Tubulus ex tenuissimis argenti laminis pefectus, tantam habeat flexilitatem, quantum in catheterc sic fabrefacto observamus.*

Unterricht fur die hebammen des hochstifts Paderborn. Paderborn, 1796, in-8 , 123 pp.; 4ᵉ édit., *ibid*, 18o3, in-8, 144 pp. — Traité des accouchemens, écrit pour les sages-femmes , et, comme il convient pour elles, avec clarté et simplicité.

Beitrage zur Arzneiwissenschaft, Wundarznei-und Entbindung-kunst. Erstes Heft : Matériaux pour la médecine, la chirurgie et l'art des accouchemens , 1ᵉʳ cahier. Munster, 1796, in-8, 111 pp. — Remarques sur la fièvre puerpérale maligne. Ficker l'avait vue régner avec violence dans la maison d'accouchemens de Vienne en 1792-1793. — De la déchirure du périnée dans l'accouchement — Quelques remarques sur les plaies de tête. — De la direction à donner au débridement dans les hernies étranglées. — Quelques observations d'anatomie pathologique. — Cas de hernie inguinale étranglée. — Sur l'inoculation. — Amputation de la langue pour excès de longueur, chez une petite fille de six ans : elle sortait de la bouche d'un pouce et demi. La guérison fut prompte.

Anzeige und Aufforderung an das dortige publikum,, um durch milde Beytrage edler Menschenfreunde die Errichtung eines Krankenhauses zu bewirken. Paderborn, in-8, mai 1797. — Nous avons parlé de l'établissement de cet hopital.

Beobachtungen an der Geburtshülfe; in Loder; Journal für die Chirurgie. Tome 1ᵉʳ, n. 2, 1797.— Quelques remarques sur l'utilité du forceps de Baudelocque, lorsque la tête est encore au-dessus du detroit supérieur. Cinq observations; plus, un cas de conversion spontanée du fœtus. (*Biblioth. german. med. chir.* t. III.)

Beytræge zur Arzneywissenschaft, Wundarzney-und Entbindungskunst. 2ᵉ cahier. Munster, 18o2. — Topographie de Paderborn. — Description d'une épizootie qui régna aux environs de Paderborn en 18o1. — Mémoire sur une dégénération remarquable observée dans deux cas d'amputation. (Muscles convertis en une masse graisseuse.)—Hydrocèle guérie.—Remarques sur une manière particulière d'appliquer le forceps, et de la position de la femme en travail sur les genoux.— Cas de respiration du fœtus encore contenu dans la matrice.

Aufsætze und Beobachtungen mit iedes maliger Hinsicht auf die Erregungstheorie : Mémoires et observations où l'on prend en considération la théorie de l'excitation. T. 1ᵉʳ, Hanovre, 18o4, in-8, 312 pp. — Ficker est partisan, mais non sectaire de la doctrine fondée sur l'incitabilité. — Remarques sur le traitement des maladies. — De l'influence des modifications extérieures sur l'organisme.

— Pensées sur l'inflammation et sur quelques états morbides qui en dépendent. — Sur les plaies et les ulcères des parties molles. — Sur la propriété du froid dans les plaies de tête, les hémorrhagies et quelques autres maladies.

Aufsætze und Beobachtungen mit jedes maliger Hinsicht auf die Erregungstheorie. T. II. Paderborn, 1806, in-8, 378 pp.—Quelques mots sur l'asthénie directe et l'asthénie indirecte. — Sur le système reproductif (l'assimilation). — Sur les irritans locaux. — Quelques remarques sur les fièvres, leur division, leur traitement. — Opération césarienne. Mort le vingtième jour après l'opération. — Disparition du pouls aux deux artères brachiales chez un vieillard présentant des symptômes d'asthénie et de paralysie.

Preisfrage, worin besteht das Uebel das unter dem sogenannter freywilligen Hinken der Kinder bekannt ist? Findet dagegen eine Heilung Statt, wann und wo findet sie Statt, und durch welche Mittel wird sie erzielt? beantwortet, etc. Réponse à cette question mise en concours : *En quoi consiste la maladie connue sous le nom de claudication spontanée des enfans? est-elle curable ? quand et comment l'est-elle, et quels sont les moyens à employer pour la guérir ?* Vienne, 1807, in-4, 96 pp. — Ce mémoire a été traduit en français et inséré dans la *Nouvelle Bibliothèque germanique médico-chirurgicale*, par Gallot, ainsi que le Mémoire d'Alberg, de Brème, qui avait été présenté au même concours : l'un et l'autre sont intéressans.

Driburger Tascherbuch auf das jahr 1811. Manuel des eaux de Dribourg pour l'année 1811. Paderborn, in-8, vi-270 pp. — Topographie historique de Dribourg. — Histoire des eaux minérales. — Description des établissemens des bains. — Sur les bains en général. — Sur les eaux minérales, leurs différences, leurs vertus. — Sur celles de Dribourg, sur leurs propriétés et leur emploi dans diverses maladies. — Mélanges en prose et en vers.

Driburger Tascherbuch auf das jahr 1816. Paderborn, 1816, in-8, 226 pp. sans la préface.

Outre ces ouvrages, Ficker a écrit un grand nombre de mémoires ou d'observations qui ont été insérés dans les journaux de médecine ou de chirurgie de Loder, Hufeland, Harles, et de Græfe et Walther, dans le *Recueil d'observations de chirurgie de* Rath. Von Siebold, dans les *Annales de médecine* et dans le *Manuel des eaux minérales de Fenner.*

(Bernstein, *Geschichte der chirurg.* — *Med. chir. Zeitung.* — *Allgem. med. Annalen.*)

FIDELIS ou FEDELE (Fortuné), le premier auteur d'un traité de médecine légale était de Saint-Philippe-d'Agirone où il naquit, au milieu du xvie siècle. Il mourut dans sa ville natale le 25 novembre 1630, à l'âge de quatre-vingts ans.

Bissum sive medicinæ patrocinium quatuor libris distinctum. Palerme, 1598, in-4.

De relationibus medicorum libri quatuor in quibus ea omnia, quæ in forensibus ac publicis causis medici referre solent plenissimè traduntur. Palerme, 1602, in-4.; Venise, 1617, in-4. *Adjecto duplici indice : capitum scilicet et rerum memorabilium, revisis, ac mendis librariis plerisque deletis publico usu destinati studio Pauli Ammanni.* Leipzig, 1674, in-8. — Le livre premier traite de la santé publique, de l'air, des eaux, des lieux, des maladies pestilentielles, de leurs causes, de la nourriture du peuple, des alimens, des boissons. — Le deuxième livre traite des moyens de reconnaitre les maladies simulées, les cas qui ne permettent pas qu'un accusé soit soumis à la torture : le reste est consacré aux rapports sur les blessures. Le livre troisième est relatif à la virginité, à la stérilité, à l'impuissance, aux maladies héréditaires, à la grossesse dissimulée, vraie, fausse, etc. Le livre quatrième traite des signes de la mort réelle et de la mort apparente, des empoisonnemens, de l'asphyxie, etc.

Contemplationum medicarum libri XXII, in quibus non pauca præter communem multorum medicorum sententiam notatu digna explicantur Palerme, 1621, in-4.

FIELIZ ou **FIELITZ** (Gottfried Heinrich), naquit à Barby, dans la Haute-Saxe, en 1749. Il y fit ses humanités, et y commença l'étude de la chirurgie, sous la direction de son père qui était chirurgien du duc Albert. Il se rendit ensuite à l'Université de Dresde, et de là à celle de Wittemberg, où il prit ses grades. En 1773, il fut nommé chirurgien pensionné de Luckau, dans la Basse-Lusace, et bientôt après chirurgien de la maison de force et de l'hospice des pauvres. Plus tard il devint bourgmestre et directeur de l'hôpital. Il est mort à Luckau le 4 février 1820.

On doit à Fieliz plusieurs ouvrages et un grand nombre d'articles de journaux. La plupart des premiers se rapportent à l'hygiène publique et à la médecine populaire.

Erinnerungen, Vorschlaege und Wünsche, dem Staats bessere Wundaerzte zu bilden, besonders zur Berherzigung für diejenigen, die in ihrer Kunst noch weit zurück sind. — Souvenirs, conseils et souhaits pour procurer à l'Etat de meilleurs chirurgiens, etc. Leipzig, 1786, in-8, 77 pp. — Outre des généralités sur l'état de la chirurgie et les moyens de l'améliorer, on trouve dans cet opuscule quelques remarques sur l'abus ou l'emploi intempestif de la saignée ; sur l'emploi de l'eau froide dans les contusions ; sur les lotions avec l'eau salée dans la gale ; sur l'écorce de saule dans la gangrène humide ; sur l'application des feuilles de chenopodium sur les ulcères, etc. (*Stark's archiv. etc.,* t. I.)

Versuch einer Hebammenverbesserung zur Wohlfahrt und Bevölkerung des staats, und vie dieser Plan ohne grosse schwierigkeit zu bewerkstelligen. — Essai sur les moyens de procurer de meilleures sages femmes, projet qui intéresse la prospérité et la population de l'Etat, etc. Leipzig, 1786, in-8, 167 pp.

Einige Worte über die hauptquelle

*unserer sich taglich mehrenden un-
glücklichen Ehen, zur Beherzigung
für Mütter, und zur Belehrung über
den rechten Gebrauch meines ihren
Töchtern gewidmeten Buches: Wol-
staendige Belehrung über die physi-
chens Mutter pflichten u. s. w.* : —
Quelques mots sur les causes principales des mariages malheureux, dont
le nombre augmente chaque jour, etc.
Leipzig, 1798, in-8.

*Die hauptquelle der fehler unserer
physischen und moralischen Kinderar-
zieung; für gebildetere Eltern:* — Des
sources principales des vices de l'é-
ducation physique et morale des enfans, etc. Leipzig, 1799, in-8.

*Versuch einer volstaendigen Be-
lehrung für das gebildetere weibliche
Geschlecht über die physischen Mutter
pflichten, und alles, was damit in
nuherm oder entferntem Bezug steht;
der erwachsenen weiblichen Jugend
gewidmet :* Essai d'une instruction
complète pour les femmes du bon ton,
sur les devoirs physiques de la maternité, etc. I^{ster} Baendchen, Leipzig,
1799. II^{tes} Baendchen, *ibid.* 1800,
in-8. — Ouvrage très-diffus, au rapport de Sprengel, contenant un résumé
complet de ce qui a été écrit de bon
sur la matière, au jugement des annales d'Altembourg. Nous ne connaissons point cet ouvrage et nous ne
pouvons prononcer sur son mérite.

*Archiv der gerichtlichen Arznei-
wissenschaft für Rechtsgelehrte und
Aerzte:* Archives de médecine légale,
à l'usage des légistes et des médecins.
Tome Ier, Ier cahier. Leipzig, 1811,
in-8. — Des six articles dont se compose ce premier numéro d'un journal
qui n'a pas été continué, les trois
premiers sont de Fielitz et les autres
de Meister; le deuxième et le troisième

ont été publiés séparément sous ce
titre : .

*Ob und wie weit es thunlich und
rathsam sei, den Aerzten für das in
gerichtlichen Sektionsfaellen zu beo-
bachtende Verfahren gesetzliche Vorschriften zu geben? Nebst einigen ma-
terialem zu dergleichen Vorschriften.
Wittemberg, 1811, in-8.*

Voici les principaux articles insérés par Fielitz dans les journaux de
médecine :

*Verschiedene Beobachtungen; in
Richter's chirurgische bibliothek. B. V,
st. 1, S. 137-144.* (1779.)

*Beobachtungen über den nüzlichen
gebrauch der Weidenrinde in der
Wundarzneikunst; in Richter's chirurgische Bibliothek. B. 6, St. 4, s.
715-722.* (1783.)

*Chirurgische Wahrnehmungen; in
Richter's chirurgische Bibliothek. B. 7,
st. 4, s. 776-784* (1784) *und B. 8,
st. I, s. 108-115.* (1785.)

*Beobachtungen; in Richter's chi-
rurgische Bibliothek. B. 8, st. 3, S.
518-540.* (1787) *B. 9, st. 1, S. 182-
188.* (1788.) *st. 3, S. 553-556. und
B. 10, st. 2, s. 308-316.* (1790.)

*Einige kleine Wahrnehmungen von
den fehlern bey der Pflege kleiner
Kinder; in Stark's Archiv für die
Geburtshülfe. 1 B. 4 st. s. 75-89.*
(1788.)

*Beobachtungen über verschiedene
hindernisse und Schwierigkeiten bey
Ausübung der Geburtshülfe; in Stark's
Archiv. etc. B. 2, st. 1, s. 49-65.*
(1789.) *Vermischte Beobachtungen;
ibid. p. 66-71.*

*Ueber einige Ursachen der Miss-
faelle and zu frühzeitigen Geburten;
in Stark's Archiv, etc. B. 2, st. 3, s.
27-40* (1790)

Betrachtungen über verschiedene

Gegenstande der Geburtshülfe; in Stark's Archiv etc. B. 2, st. 4, s. 73-84.

Einige Bemerkungen über Selbstbefleckung; in Baldinger's neuem Magazin, 9 B. 2 st. 1787, p. 160-168.

Einige Bemerkungen über die Blutigel; in Baldinger's neuem Magazin. B. 10, st. 2, S. 160-164. (1788.) — Verschiedene kleine Bemerkungen und Wohrnehmungen. ibid. p. 165-181.

Medicinalverfassung der hottentotten, aus den besten und glaubwürdigsten Schriften genommen; in Baldinger's neuem Magazin. B. 10, st. 6, s. 484-491. — Bemerkungen über verschiedene vermeintliche haut-oder fleischwürmer im menschlichen korper, besonders über den Dracunculus oder die Vena Medinensis. ibid. p. 492-507.

Gerechte Klagen des Arztes; ein Wort zu seiner zeit geredet; in Baldinger's neuem Magazin. B. 11, st. 1, s. 41-54 (1789.)

Verschiedene Nachrichten und Beispiele von erdichteten krankheiten; in Taschenbuche für deutsche Wundaerzte. Altenbourg, 1789, p. 77-94.

Kranke Einbildung; in Gruner's Almanach, etc. 1790, p. 19-26.

Stein's Geburts, Bettsthuhl, mit einigen Anmerkungen wider seine Tadler; in Gruner's Almanach, 1790, p. 27-44.

(Elwert. — Meusel. — *Med. national Zeitung.* — *Med.-chir. Zeitung.*)

FIENUS ou FYENS (JEAN) était d'Anvers, ou du moins du diocèse d'Anvers, où il naquit dans la première moitié du xvi° siècle. Il fut élevé parmi les enfans de chœur de l'église principale de Bois-le-Duc. Depuis, il se livra à l'étude de la médecine, et il exerça l'art de guérir durant un grand nombre d'années, et avec beaucoup de réputation, dans Anvers, où il fut médecin pensionné. Le duc de Parme ayant mis le siége devant cette ville en 1584, Fyens se retira à Dordrecht, où il mourut dans un âge peu avancé, le 10 juillet de l'année suivante. Il a laissé un ouvrage intitulé :

Joannis Fieni andoverpiani de flatibus humanum corpus molestantibus, commentarius novus ac singularis, in quo flatuum natura, causæ et symptomata describuntur, eorumque remedia facili et expeditâ methodo indicantur. Anvers, 1582, in-12 ; *emendatior facius, cum notis Lævini Fischer:* Francfort, 1592, in-12; Amsterdam, 1643, in-18; Hambourg, 1644, in-12. — Fienus, dit Paquot, n'écrit pas ici en simple commentateur, comme faisaient la plupart des médecins de son temps ; il prétend même qu'Hippocrate a écrit plus savamment qu'utilement sur la matière qui fait l'objet de son traité. Pour lui, il se fonde sur une longue expérience, et va droit à la pratique, sans s'arrêter à des spéculations stériles. Eloy, selon son habitude, copie ce jugement, sans citer Paquot. Ne pouvant consulter l'ouvrage de Fienus, que je n'ai pas, j'aime mieux m'en rapporter à Haller dans l'appréciation d'un livre de médecine, qu'à un écrivain étranger à la médecine. Or, voici comment s'exprime Haller sur cet ouvrage: *Theoria et ra-*

tiocinatio ad veterum saporem, ut etiam alii morbi ad flatus reducantur,   *longè ab iis diversi : tum formulæ.*

(Paquot. — Haller.)

FIENUS ou **FYENS** (THOMAS), fils du précédent, naquit à Anvers le 28 mars 1567. Il commença ses études médicales à Leyde, et alla les continuer en Italie, à Bologne, vers 1590. De retour en son pays, il fut appelé, en 1593, à Louvain, pour y remplir une des premières chaires de médecine, vacante par la démission de J. Viringus. Il la quitta sept ans après pour se rendre à la cour de Maximilien, duc de Bavière, qui le choisit pour son médecin; mais l'amour qu'il avait pour sa patrie ne lui permit pas de conserver long-temps cet emploi: il l'abandonna au bout d'un an, et vint reprendre son premier poste, qu'il ne quitta plus, malgré les offres qui lui furent faites pour l'attirer à Bologne. Fyens mourut le 15 mars 1631. Il était considéré comme un très-savant médecin : il est certain qu'il avait par-dessus la plupart des médecins ses contemporains une connaissance profonde de la chirurgie et de l'histoire naturelle. Il a écrit d'assez nombreux ouvrages.

De cauteriis, libri quinque, in quibus vires, materia, modus, locus, numerus, tempus ponendorum cauteriorum, ex veterum græcorum, arabum, latinorum, necnon neotericorum sententiâ, quam dilucidè explicantur. Louvain, 1598, in-12, *ibid*, 1601, in-8. Cologne, 1607, in 8. — Monographie complète, résumant tout ce qu'on savait sur ce sujet. Fyens est grand partisan des fonticules et des cautères en particulier. Il traite des cautères métalliques, des moxas de lin, de coton, etc.; des médicamens vésicans, catérétiques, septiques, escharrotiques; des règles de l'emploi de tous ces moyens.

De viribus imaginationis tractatus. Louvain, 1608, in-12. Leyde, Elzévir, 1685, in-32. Londres, 1657, in-16. — Il y a, dit Paquot, d'autres éditions de ce traité, qui est bon, et fort curieux, mais qui serait encore meilleur, si l'auteur eût vécu dans un temps où la critique et la bonne philosophie eussent été plus en vogue.

De cometâ anni 1618 Dissertationes Thomæ Fieni,... medicinæ, et Liberti Fromondi, philosophiæ professorum ; in quibus tum istius motus, tum aliorum omnium essentia, effectus, et præsagiendi facultas declarantur. Ejusdem Thomæ Fieni epistolica quæstio : an verum sit cælum moveri, et terram quiescere. Anvers, 1619, in-12. Leipzig, 1656. — La dissertation de Fienus (première édit.) commence à la page 9 et finit à la p. 78. Il y donne d'abord les observations qu'il a faites sur la comète de 1618 et 1619; ensuite il soutient que les comètes sont dans le ciel et non pas dans l'air; des corps célestes, et non pas des exhalaisons enflammées; il finit par prouver qu'elles ne sont point un présage de l'avenir. Il traite, p. 141-153, la question du mouvement de la terre, et se déclare contre les défenseurs de Copernic; c'est dans une lettre qu'il adresse à deux gentilshommes, nommés Tobie Matthaei et Gorges Gays; il marque à la fin qu'il l'écrit étant au lit, et ayant une jambe cassée.

De formatrice fœtûs, liber in quo ostenditur animam rationalem infundi tertiâ die. Anvers, 1620, in-8, 283 p. — Ce n'était pas assez d'un volume sur une question aussi ridicule, il fallait que la dispute en engendrât trois ou quatre autres. Louis du Gardin, professeur en médecine à Douai ayant attaqué cet ouvrage, Fienus, qui le croyait sans doute inattaquable, se défendit par le suivant, où il ne ménagea pas plus son adversaire que ne se seraient ménagés des théologiens.

De formatrice fœtus, liber secundus, in quo prioris doctrina plenius examinatur et defenditur. Louvain, 1624, in-8, de 170 p. — Du Gardin ne se tint pas pour battu, il se défendit, mais ce ne fut plus un combat singulier. Ponce Santacruz, médecin de Philippe IV (encore un médecin:) se déclara aussi contre le sentiment de Fienus; celui-ci répliqua par l'ouvrage suivant :

Pro suâ de animatione fœtus tertiâ die opinione, apologia adversus Antonium ponce Sanctacruz. Louvain, 1629, in-8, il fut d'ailleurs appuyé par Vincent Robin, natif de Dijon, médecin de Louis XIII, qui embrassa son parti, et fit paraître :

Synopsis rationum Fieni, et adversariorum de, tertiâ die, fœtus animatione; ex quibus clarè constabit celebratam antiquitate opinionem de fœtus formatione deserendam esse, Fieni novam amplectendam. Dijon, 1632, in-4. — Ce qu'il y a de plus remarquable, c'est que les raisons péremptoires de Fiénus pour prouver sa thèse, soient si nombreuses qu'il en ait fallu faire un abrégé, *synopsis*, et qu'elles établissent avec la dernière évidence *clarè constabit*, que c'est le troisième jour de la conception, et non le quatrième; que l'ame *raisonnable* vient se loger sur l'ovaire, dans la trompe ou dans l'utérus.

Libri chirurgici XII, de præcipuis artis chirurgicæ controversiis, I de trepano, sive apertione cranii. II De depositione cataractæ. III. De depositione ungulæ. IV. De laryngotomiâ, sive de sectione asperæ arteriæ. V. De paracentesi abdominis. VII. De Arteriotomiâ, sive sectione arteriæ. VIII. De hysterotomotociâ, sive sectione fœtus ex utero viventis matris. IX. De sectione calculi. X. De sectione herniæ. XI. De amputatione membrorum externorum. XII. De nasi amputati ex carne brachii restitutione. Opera posthuma Hermanni Conringii curâ nunc primum edita. Francfort, 1649, in-4. Londres, 1733, in-4.

Semiotice, sive de signis medicis, tractatus. Opus accuratissimum, omnibus medicinæ studia amplexantibus summè necessarium. In duas partes divisum, cum indicibus novâ methodo paratis. Lyon, 1664, in-4. — Ouvrage dans le goût des anciens, publié d'après les leçons de Fyens.

Fyens avait composé plusieurs autres ouvrages qui sont restés manuscrits.

(Paquot. — Haller.)

FINE (Pierre), naquit à Genève, en 1760. Il perdit son père de bonne heure, mais il trouva, dans l'amitié de Jurius, tout ce qui pouvait le consoler de cette perte. Cet homme distingué lui tint lieu de père pendant toutes ses études, et dirigea ses premiers pas dans la carrière chirurgicale. A Paris, en 1778, Fine eut l'avantage de suivre les leçons particulières de Desault. En 1782, Fine, de retour dans sa patrie, fut nommé chirurgien-major du régiment qui venait d'y être formé; et peu après, il fut attaché, comme chirurgien en chef, à l'hôpital général de Genève. Il en remplit toujours les fonctions avec autant de zèle que d'habilité; et enfin, il périt victime de son dévouement et de son assiduité, atteint du typhüs contagieux qui exerçait ses ravages dans l'hôpital pendant le blocus de Genève, au commencement de 1814. Fine était membre correspondant des Sociétés de médecine de Paris, de Montpellier, de Lyon et de Grenoble. Il avait reçu, dans l'année 1805, une médaille d'encouragement de la Société de Montpellier, et une de celle de Lyon.

« Cet habile chirurgien, dit M. Maunoir dans une notice sur Fine, a des droits véritables à la reconnaissance de ceux qui donnent à l'art de guérir le degré d'estime qui lui est dû. En effet, on ne peut contester à Fine le mérite de lui avoir fait faire des progrès marqués.

» Dans les nombreux ouvrages, plus ou moins importans, qu'il a publiés, continue le même biographe, j'en distingue deux, qui sont, sans aucun doute, ses plus beaux titres à une réputation honorable; l'un est son mémoire sur l'*Entérotomie*; et l'autre celui intitulé : *Observation d'une rétention d'urine produite par un rétrécissement de l'urètre, et guérie par un procédé opératoire particulier.* Le premier nous offre l'histoire d'une entérotomie pratiquée avec succès, pour prévenir la mort immédiate, chez une femme atteinte d'une rétention absolue des matières fécales, en conséquence d'une tumeur squirrheuse située à la partie supérieure du rectum. Je fus témoin de l'opération, continue toujours M. Maunoir; elle fut faite avec une combinaison de prudence et de promptitude qui en assura le succès. Le résultat fut prompt; le danger imminent fut éloigné; la malade revint réellement à la vie; et si elle succomba au bout de quatre mois environ, c'est parce qu'on ne guérit jamais un squirrhe qui n'est pas susceptible d'être emporté. On avait, avant Fine, pratiqué l'entérotomie sur des enfans nouveaux-nés, dans le cas d'imperforation du rectum; mais on n'avait point encore fait cette opération pour remédier à l'obstruction produite par un squirrhe du rectum. Dans un second mémoire sur l'entérotomie, Fine donne des règles pleines de sagesse, sur le lieu

et la manière de pratiquer une ouverture pour la sortie des excrémens. Quand il est question d'imperforation du rectum, il invite à
faire l'opération dans la fosse iliaque gauche; mais quand il faut
faire cette ouverture, pour remédier aux accidens de rétention
causés par un squirrhe du rectum, il conseille, avec beaucoup de
raison, et contre l'opinion généralement reçue, de la pratiquer dans
la région lombaire gauche.

» La seconde opération, qui annonce le génie chirurgical, et qui
assure à son auteur une place distinguée dans les fustes de l'art, c'est
celle que pratiqua Fine sur M. D***, pour une rétention d'urine,
causée par un rétrécissement opiniâtre du canal de l'urètre. Le chirurgien n'ayant pu parvenir avec une sonde dans la vessie, fut obligé,
pour remédier aux accidens de la rétention d'urine, de pratiquer
la ponction de la vessie. Fine l'exécuta par la partie antérieure du
bas-ventre, et dès ce moment les accidens immédiats cessèrent. Cependant les essais répétés pour parvenir dans la vessie par la voie
naturelle continuaient à être infructueux. Fine eut l'idée de pénétrer
dans le canal de dedans en dehors, en profitant de l'ouverture de
la vessie faite par le *troicart*; il réussit, et son malade est actuellement (1815) plein de vie et de santé. »

Voici la liste des écrits publiés par Fine :

Observation sur une plaie de la gorge. Journal de médecine, chirurgie et pharmacie. T. 83, p. 64.

Observation sur une rupture du cœur. Recueil des actes de la Société de santé de Lyon. T. I, p. 201. — Rupture causée par un coup de pistolet. La balle n'avait point pénétré dans la poitrine, le péricarde était intact. Hufeland a publié dans son Journal de médecine un fait tout pareil.

Observation sur une éruption particulière, survenue pendant le cours d'une vaccine. Journal de médecine, chirurgie et pharmacie de Corvisart, Leroux et Boyer. T. I, p. 513.

Mémoire et observation sur un dépôt situé entre la vessie et le rectum. Annales de la Société de médecine pratique de Montpellier. T. II, p. 257.

Lettre à M. Desgauttière, médecin de l'Hôtel-Dieu de Lyon. Journal de médecine, chirurgie et pharmacie de Corvisart, Leroux et Boyer T. VII, p. 457.

Observation sur une rupture de l'estomac. Annales de la Société de médecine pratique de Montpellier. Tome III, p. 241.

Observation sur une hydropisie enkystée. Annales de la Société de médecine pratique de Montpellier. T. III, p. 247.

Observation et réflexions sur l'extirpation d'une tumeur enkystée à la joue. Annales de la Société de médecine pratique de Montpellier, T. IV, p. 251.

Mémoire et observation sur l'entérotomie. Annales de la Société de mé-

decine pratique de Montpellier. T. VI,
p. 34.

Second mémoire sur l'entérotomie.
Annales de la Société de médecine pratique de Montpellier. T. VI, p. 65.

*Observation sur l'extirpation d'un
lipôme qui occupait une grande partie
de la joue, et toute la partie latérale
gauche du cou.* Annales de la Société
de médecine pratique de Montpellier.
T. VII, p. 134.

*Remarques sur l'opération qu'exi-
gent les becs de lièvre, et les tumeurs
chancreuses des lèvres.* Annales cliniques de Montpellier. T. XXI, p. 159.

*Fragment d'une lettre de M. Claude
Martin, major-général au service d'Angleterre, à M. Pictet à Genève.* Annales cliniques de Montpellier. Tome
XXI, p. 195.

*Observation d'une rétention d'urine
produite par un rétrécissement de l'u-
rètre, et guérie par un procédé opératoire particulier.* Journal général de
médecine, de chirurgie et de pharmacie; ou recueil périodique, etc.
T. XXXIX, p. 154.

*Lettre à M. Sedillot, rédacteur du
Journal général de médecine, etc.*
Ibid. T. 40, p. 187.

*Mémoire sur un nouvel appareil à
extension permanente, pour la fracture du col du fémur.* Journal de
médecine, chirurgie et pharmacie;
par Corvisart, Leroux et Boyer. Tome
XXIV, p. 140.

*Mémoire et observation sur le fungus
hæmatode.* Journal général de médecine, etc. T. 45, p. 34 et 151.

*Observation d'un dépôt purulent à
la cuisse, qui s'est fait jour dans le
rectum, décollement présumé de la
tête du fémur.* Annales cliniques de
Montpellier. T. XXIX, p. 252.

*Observation d'une imperforation va-
ginale.* Annales cliniques de Montpellier. T. XXIX, p. 266.

*Suite de l'observation d'une hydro-
pysie enkystée, imprimée page 247 du
tome IIIe des Annales de la Société
de médecine pratique de Montpellier.*
Même recueil T. XXXI, p. 161.

*De la submersion ou recherches
sur l'asphyxie des noyés.* Paris, 1800,
in-8.

(J.-P. Maunoir, l'aîné, *notice sur
Fine, dans la Bibliothèque Britannique.
Sciences et arts. T. 58.*)

FISCHER (JEAN-BERNARD), né à Lubeck, le 28 juillet 1685,
amené par son père à Riga, à l'âge de 2 ans, le perdit avant d'a-
voir achevé sa dixième année. Konrad Rudolphe Herz, d'Erfurt,
lui en tint lieu, et lui fit faire ses premières études en médecine et
en chirurgie, jusqu'en 1703. Il vint les continuer à Halle et à Iéna
en 1704. Il voyagea en Hollande en 1708, prit le doctorat à Utrecht,
puis passa l'année suivante en Angleterre, et vint en France. En décembre 1710, il fut de retour à Riga, où il se livra à la pratique.
Il fut nommé médecin pensionné de la ville en 1733. Médecin conseiller de la veuve duchesse Anne de Courlande depuis 1725, il
fut choisi par elle, quand elle monta sur le trône de Russie, en 1734,
pour son premier médecin, et nommé archiâtre et directeur de la

médecine dans tout l'empire. Bientôt après, il fut élevé à l'état de noble par l'empereur Charles VI, et nommé, en 1740, par la régente Anne, médecin du prince impérial Ivan III. Quand Elisabeth monta sur le trône, en 1742, le comte Lestocq ayant été nommé directeur-général de la médecine, Fischer donna sa démission, et revint à Riga, où il vécut dans la retraite, livré aux études qui faisaient ses délices. C'est depuis lors que furent écrits, à l'exception de sa *Thèse inaugurale*, tous les ouvrages que nous avons de lui. Fischer mourut à l'âge de 87 ans, le 8 juillet 1772. Il est auteur de divers ouvrages étrangers à la médecine que nous n'indiquerons pas. Voici ceux qui se rapportent à l'objet de notre Dictionnaire :

Diss. med. inaug. de Maniâ (Præs. Jac. Vallan). Utrecht, 1709, in-4, 20 pp. — Godebresch et Meusel n'ont point connu cette thèse inaugurale de Fischer. Richter lui attribue à tort celle d'un autre Fischer.

Lieflœndisches Landwirthschaftsbuch, auf die Erdgegend von Lief-Est- und Curland eingerichtet, Worinne I die Vortheile des Feldbans, der Viezucht und Hanshaltung; II Die Ursachen und Mittel der Viehsenche; III. Die cur verschiedener Bauer-Krankheiten und sonderlich der Pest, Lehrreich gründlich und nach ihren Ursachen vorgetragen werden. Zum Druck befœrdert und mit einer Vorrede begleitet von Johann Gottfried Arndt : Traité d'économie rurale, appropriée aux contrées de la Livonie, de l'Estonie et de la Courlande, contenant : 1° tout ce qui est relatif à l'agriculture, à l'éducation des animaux et à l'économie domestique; 2° l'exposé des causes et les remèdes de l'épizootie qui frappe les bœufs; 3° le traitement des diverses maladies auxquelles sont sujets les agriculteurs, et particulièrement de la peste. Halle, 410 pages, plus trois feuilles et demie pour la préface, les tables et des additions et corrections. 2° édition (par J. B. Fischer). Riga, 1772, in-8, 861 pp. — On trouve un extrait de la première édition de cet ouvrage dans le t. III des *Commentaires de Leipzig.*

De senio ejusque gradibus et morbis, necnon de ejusdem acquisitione tractatus, cum præfatione Andr. Eliæ Büchneri. Erfurt, 1754, in-8, 280 pp. 2° édition, sous ce titre : *De senio ejusque gradibus et morbis, necnon de ejusdem acquisitione tractatus, de novo revisus et abundanter auctus. Accesserunt præterea desiderati Franc. Ranchini et Floyeri Gerocomicarum amplæ sciagraphiæ ; necnon Welitedii et Dethardingii, conspirante quasi ad longævitatem fato, eodem 1724 anno cum Floyeri Geroc. edita commenta; tribus verbis indigitata.* Erfurt, 1760, in-8, 324 pp. — Ouvrage intéressant, sur lequel il est inutile de s'étendre ici, parce qu'il est bien connu, et qu'on doit le lire comme étant la première monographie dans laquelle la vieillesse ait été considérée à la fois sous les rapports de l'anatomie et de la physiologie, de l'hygiène, de la pathologie et de la thérapeutique.

Commentatio in commentarios pu-

blicatos in tractatum suum de senio. Erfordiæ, 1754 editum. (1757) in-8, 16 pp.

De febre miliari, purpurâ albâ dictâ e veris principiis erutâ et confirmatâ: tractatus per longum experientiam collectus. Riga, 1767, in-8, 143, pp. — La partie théorique de cet ouvrage rappelle un peu trop la plume octogénaire qui l'a écrit; mais il y a des remarques pratiques qui ne sont pas sans utilité.

Observatio de scorbuto; in Act. Acad. Nat. curios. T. IX, p. 256. — *De Krakatiza. Ibid*, p. 335. — *De munere archiatri in Rossiá. Ibid.*, p. 341. — *Obs. de Rhabarbaro; ibid.* t. X, p. 64. — *Obs. de Theá. Ibid*, p. 71. — *De albis leporibus. Ibid*, p. 71. — *De singultu et vagitu uterinis. Ibid*, p. 254.—*Motus convulsivi puellæ XIV annorum inter rariores reputandi. Ibid*, p. 394. — *De pelicano, in nov. act. Acad. nat. Curios.* T. I, p. 284. — *Nævus monstrosus in cane ex imaginatione matris. Ibid*, t. II, p. 207. — *De sphacelo in febribus acutis externo. Ibid*, t. III, p. 207. — *De obstructione alvi, post illatas intestinis, per nimium nisum, injurias. Ibid*, p. 310. — *De melancholiâ ex insomnio et inediâ mortiferâ puellæ XIV annorum. Ibid*, p. 313. — *De vagitu uterino per embryulcionem confirmato. Ibid.*, p. 325.

(Napiersky. — *Comment. de rebus in med. gestis.*)

FISCHER (Daniel), fils d'un prédicateur évangélique, était né le 9 novembre 1695, à Kæsmark en Hongrie. Il étudia la médecine à Wittemberg, y fut reçu docteur en 1718, et revint dans sa ville natale occuper le poste de médecin pensionné. Plus tard, il eut le même titre dans le comté de Liptow, et fut en même temps médecin de l'évêque de Gross-Wardeim, Nicolas Csacky. Il mourut, en 1746, de la maladie hongroise, connue sous le nom de csœmœr. Il était, depuis 1719, membre de l'Académie des Curieux de la nature.

Tentamen pneumatologicophysicum de mancipiis diaboli seu sagis. Wittemberg, 1716, in-4.

Commentationes physicæ de calore athmospherico non a sole, sed a pyrite fervente deducendo. Bautzen, 1722, in-4.

De terra medicinali Tokajiensi a chymicis quibusdam pro solari habitâ, tractatus medico-chymicus. Breslau, 1732, in-4.

Epistola invitatoria, eruditis Pannoniæ dicata, quâ ad acta eruditorum Pannonica, res et eventus naturales, ac morbos patrios exponentia, edenda perhumaniter invitantur. Brieg, 1732, in-4, de quatre feuilles.

De remedio rusticano, variolas, per balneum primo aquæ dulcis, post vero seri lactis feliciter curandi in comitatu Hungariæ Arnensi cum optimo successu adhibito. Acced. I. relatio de variolis, anno 1740, 1741, 1742, durante grassatione pestilentiæ veræ, in Hungariâ epidemicè grassantibus. II. Observationes de usu lactis dulcis interno in variolis propriâ experientiâ notatæ. Erfurt, sans date, in-4.

Fischer a inséré un grand nombre d'observations dans les *Ephémérides* et les *Actes de l'Académie des Curieux de la nature :* Centurie IX , obs. 50-57, 80-82. Act. vol. 1, obs. 143; vol. 5, obs. 36, 37; vol. 8, obs. 31.

Il avait promis un *Traité des régi-*mes et des maladies des cloîtres, ouvrage en trois parties sur la restauration de la médecine, et des observations cliniques, qui n'ont point vu le jour.

(Adelung, *suppl. au Dict. de Zacher.*)

FISCHER (Jean-Henri de), né à Cobourg, le 11 juillet 1759, fit ses études à Wurzbourg, à Erlang et à Gottingue, et fut promu au doctorat dans la dernière de ces Universités, le 28 décembre 1781. Il voyagea pendant quatre années en France, dans les Pays-Bas, en Angleterre, et revint prendre possession, en 1785, de la chaire extraordinaire de médecine de Gottingue, qui lui avait été conférée dès l'année 1782. Il fut nommé professeur ordinaire en 1786. Le prince de Nassau-Weilbourg lui donna le titre de conseiller et médecin aulique en 1792, et celui de conseiller intime trois ans plus tard. En 1803, il devint médecin de l'électeur de Bavière. Il mourut à Munich, le 2 mars 1814, d'une inflammation de poitrine.

Dissertatio de Hippocrate , ejus scriptis , eorumque editionibus. Cobourg, 1777 , in-4.

Diss. de cerebri ejusque membranarum inflammatione, et suppuratione occultâ. Gottingue, 1781, in-4, 19 pp. — Il est question, dans cette thèse qui est fort bonne, des inflammations menyngo-encéphaliques qui ont lieu à la suite des plaies de tête, et particulièrement de celles qui surviennent dans le cours de celles de ces plaies qui avaient semblé, dans les premiers jours, n'avoir rien de grave.

Progr. inaug. de morbis cutaneis, specimen I. Quo de crustâ lacteâ adultorum agit. Gottingue, 1785, in-4, 20 pp. — Ce programme intéressant traite d'une maladie qui est fort rare chez les adultes , mais qui n'en est que plus opiniâtre chez eux quand elle existe. Fischer donne l'histoire d'un homme de 24 ans, qui en était affecté depuis son enfance. Il parvint à la guérir par l'usage intérieur de la poudre de Plummer, donnée à la dose de 2 grains le soir, par des lotions avec l'extrait de ciguë, l'emploi à l'extérieur de l'acétate de plomb et du vinaigre camphré , et par des onctions avec la pommade mercurielle de Werlhoff.

Auszüge aus den Tagebüchern des clinischen Instituts zu Göttingen : Extrait des journaux de l'Institut clinique de Gottingue. Dans *Baldinger's neues Magazin,* etc. T. X, p. 226.

Vierteljæhrige Uebersicht des Accouchirhauses in Gottingen von 1783: Coup d'œil sur la maison d'accouchemens de Gottingue, durant 4 années. *Baldinger's n. Magazin,* etc. T. X, p. 335.

Fischer a inséré d'autres articles dans divers journaux, et publié une édition des *Genera morborum de Cullen.* (Gottingue, 1786, in-8.)   (Meusel. — Dœring. — Blumenbach, *Bibliothek.*)

FIZES (Antoine), professeur de la Faculté de Montpellier, sur lequel M. Desgenettes a écrit une notice, qui est un modèle d'élégance. Son père, professeur de mathématiques à Montpellier, l'avait élevé avec beaucoup de soin, dans l'intention de le voir succéder à sa chaire. Le jeune Fizes préféra la médecine, mais il ne sut pas assez oublier dans ses nouvelles études, celles qu'il avait abandonnées pour s'y livrer; il resta mathématicien et médecin, à une époque où il n'y avait plus un esprit juste qui admit la possibilité de systématiser la médecine, d'après la méthode et en appliquant les principes des mathématiques. Fizes concourut deux fois pour une chaire, à la Faculté de Montpellier; vaincu dans le premier concours, par un homme aujourd'hui oublié, Marcot, il dut éprouver une défaite bien plus complète dans le second, où il eut Ferrein pour antagoniste. Le jury, usant de ses lumières, et faisant justice, adjugea la palme à Ferrein, mais le gouvernement, usant de l'arbitraire, dont l'exercice est sans doute d'autant plus agréable, qu'il est une protestation contre les lois incommodes de la justice, adjugea la chaire à Fizes. Fizes ne s'y fit remarquer que par sa facilité à adopter et à donner de front des explications basées sur les hypothèses les plus fertiles. Il ne fut pas mieux placé à la cour, où l'avait appelé le duc d'Orléans; et, après y avoir passé quelque temps, il regagna Montpellier. Où brillait Fizes, dit-on, c'était dans la pratique de l'art de guérir; car il possédait au plus haut degré ce tact médical, don de la nature, qui fait des prodiges, et qui peut se trouver dans un même homme avec un esprit faux, et les opinions les plus erronées.

Fizes était né à Montpellier, en 1690, il mourut dans la même ville, en 1765, laissant les ouvrages suivans, dans lesquels il ne faut pas chercher le secret de la grande célébrité dont il jouit.

Explicare generationem hominis. Disp. præs. Chicoineau. Montpellier, 1708, in-12. — Compilation ne contenant rien d'original.

De hominis liene sano. Disp. Montpellier, 1716, in-12. — Les mathématiques ont appris à Fizes que les fonctions de la rate sont d'atténuer le sang.

De naturali secretione bilis in jecore. Montpellier, 1716, in-12. — Avec la figure et la grandeur de ses pores, le foie devait sécréter de la bile, et ne pouvait sécréter que cela.

Specimen medico - chirurgicum in quo præcipui suppurationis eventus in partibus mollibus expenduntur. Montpellier, 1722, in-8, en Français, avec un Traité de Chirac sur le même sujet. Paris, 1742, in-12. — Deux auteurs bien faits pour aller ensemble; moins occupés l'un et l'autre d'exposer les phénomènes que de les expliquer, et aussi sévères l'un que l'autre dans le choix de leurs explications.

Corporis humani partium solidarum conspectus anatomico-mechanicus. Montpellier, 1729, in-4. — Il y a aussi peu de bonne anatomie que de bonne mécanique dans cet ouvrage.

De cataractá. Montpellier, 1731, in-4. — Fizes semble hésiter encore entre les vieilles idées sur le siége de la cataracte et les découvertes modernes. Il prend un parti de juste milieu; ce qui ne veut pas dire qu'il admet et qu'il distingue, d'après les faits, les espèces réellement différentes de cataracte qui peuvent exister.

Universæ physiologiæ conspectus. Montpellier, 1737, in-8.

De tumoribus in genere. Montpellier, 1738, in-4; Paris, 1751, in-8. — Mauvaise copie des mauvais ouvrages de Saporta et de Deidier.

Tractatus de febribus. Montpellier, 1749, in-12. — C'est cet ouvrage, dit M. Desgenettes, dont Fouquet prétendait avoir acheté bon nombre d'exemplaires, afin de les anéantir pour l'honneur de l'école.

Leçons de chimie de l'Université de Montpellier. Paris, 1750, in-12.

La plupart des écrits de Fizes ont été recueillis et publiés sous le titre:

Opera medica. Montpellier, 1742, in-4.

Les *Mémoires de la Société royale des sciences de Montpellier* (Lyon, 1766, in-4) contiennent un Mémoire de Fizes, *Sur les causes du mouvement des vaisseaux des corps animés.*

(Desgenettes. — Haller.)

FLACHSLAND (Jacques-Conrad), né à Carlsruhe, le 31 juillet 1758, conseiller aulique du grand-duc de Bade depuis 1797, et conseiller intime en 1807, fut nommé la même année membre de la Commission générale des Études instituée à Carlsruhe. Il est mort il y a quelques années; il n'a mis au jour qu'un petit nombre d'opuscules.

Ueber eine gallicht faule epidemie: Sur une épidémie bilieuse putride. Francfort-sur-le-Mein, 1792, in-8, 48 pp. — Cette épidemie avait régné en 1785. On voit dans cet opuscule, dit le rédacteur de la Gazette de Salzbourg, que Flachsland a bien observé et bien traité ses malades; mais on voit aussi qu'il ne dit rien qui ne soit généralement connu, et il le dit dans un style si obscur, qu'on a peine à le suivre dans cette brochure de trois feuilles.

Observationes pathologico-anatomicæ. Rastadt, 1800, petit in-8 de 84 pp. et 2 pl. — Cet opuscule se compose de cinq observations intéressantes, dont voici les titres : I. *De monstroso utero prorsus ferè carnoso disquisitio*, p. 1-39. II. *De congenito deglutiendi impedimento per defectum membranæ palati, et uvulæ, ossiumque palati*, p. 40-44. III. *Monstri ex eadem matre tribus annis eadem conformatione sic editi descriptio*, p. 44-48. IV. *De pulsatione forti in regione epigastrica, et de situ ventriculi non naturali, fere perpendiculari,* p. 49-55. V. *Morbi cum profluvio sanguinis uterini, et cum molæ exclusione conjuncti historia.* p. 55-78.

Fragmente über einige Ansteckungsstoffe, vorzüglich über diese der Pocken; nebst der Geschichte über die in den Badischen Landen verbreitete vaccination : Fragmens sur quelques virus contagieux, principalement sur celui de la variole, avec l'histoire de la propagation de la vaccine dans le pays de Bade. Carlsruhe, 1804, in-8.

Ueber die Behandlung der scheintodten : Sur le traitement des asphyxiés. Carlsruhe, 1806, in-8, 48 pp. — Instruction bien faite, et à la portée de tout le monde.

Ueber kopfverletzungen und deren folgen : Sur les plaies de tête et leurs suites. Dans le Siebold's Chiron, 1806, tome 1, n° 3, p. 555, 1 pl.

(Meusel. — *Med. chir. Zeitung.*)

FLAJANI (Joseph), l'un des plus célèbres chirurgiens qui aient brillé en Italie, dans la deuxième moitié du xviiie siècle, naquit en 1741, dans la terre d'Amarano, près d'Ascoli. Il fit à Ascoli ses premières études ; puis il alla les continuer à Rome, en 1755, dans l'archigymnase de la Sapience, où il obtint, en 1761, le doctorat en philosophie et en médecine. Depuis, il fut admis comme élève, dans l'hôpital du Saint-Esprit, où il demeura en cette qualité, jusqu'en 1769, qu'il fut élu, après les épreuves d'usage, chirurgien suppléant de l'établissement. Chargé de former pour l'instruction des élèves un cabinet anatomique, il l'enrichit lui-même de belles et nombreuses préparations. Flajani devint, en 1772, premier chirurgien de l'hôpital et professeur de médecine opératoire. Il fut en outre nommé directeur du musée anatomique, et lithotomiste, car il s'était appliqué d'une manière particulière à l'opération de la taille. Le pape Pie VI le choisit en 1775, pour son chirurgien ordinaire. Il fut associé à un grand nombre d'Académies médico-chirurgicales, comme à celles de Sienne, de Vienne, de Manheim, des accouchemens de Gottingue, d'émulation de Genève, de Florence, de Naples, de Bologne, de Lucques, etc. Une affection consomptive de poitrine, qui dura une année, conduisit Flajani au tombeau, le 1er août 1808.

Flajani avait des connaissances étendues et variées. Il aimait la littérature, et s'était formé une riche bibliothèque, remarquable par les livres et les manuscrits précieux qu'elle renfermait, mais surtout par une des collections de livres anatomiques les plus complètes, qu'aient formé des particuliers.

Flajani avait projeté deux grands ouvrages, auxquels il travailla long-temps, mais que la mort l'empêcha d'achever; l'un sur la litho-

tomie, pour lequel il avait réservé, sans en rien publier, une multitude d'observations qu'il avait recueillies dans sa pratique, l'autre
sur les maladies syphilitiques, dont il n'admettait pas l'origine
américaine. Divers autres manuscrits sont restés entre les mains
d'un de ses fils, qui est médecin, et qui lui a succédé dans la place
de directeur du Musée anatomique du Saint-Esprit.

Les ouvrages de Flajani qui ont vu le jour, sont les suivans :

Nuovo metodo di medicare alcune malattie spettanti alla chirurgia. Rome.—On trouve dans ce volume les éloges historiques de Charles Guattani, et de P. Marie Giavina ; viennent ensuite quatre dissertations relatives : la première aux anévrismes des extrémités inférieures, et particulièrement à l'anévrisme poplité; la deuxième à la fracture de la clavicule ; la troisième, à la fracture de la rotule; la quatrième, à l'emploi du camphre sur les ulcères. L'ouvrage est terminé par deux observations d'anatomie pathologique, accompagnées de figures.

Osservazioni pratiche sopra l'amputazione degli articoli, le invecchiato lussazioni del braccio, l'idrocefalo ed il panericcio. Rome, 1791, in-8.

Collezione d'osservazioni, e riflessioni di chirurgia. Rome, an VI. — 1803, in-8, 4 vol. — Ces observations embrassent la plus grande partie du domaine de la chirurgie. C'est le résultat de la pratique d'un habile chirurgien dans un grand hôpital pendant vingt années. Quelques-unes de ces observations sont très-remarquables, toutes sont plus ou moins intéressantes. L'auteur a joint à la plupart des réflexions judicieuses, et quelquefois il les accompagne de recherches historiques sur des sujets analogues, qui dénotent un homme fort instruit dans la connaissance des livres.

(L. Frank, dans les *Annales d'Omodei*, juin 1823.)

FLAMANT (R.-P.), professeur de clinique-chirurgicale, et de l'art des accouchemens, à l'école de Strasbourg, depuis la fondation de cette Faculté, avait été dans sa jeunesse chirurgien militaire, puis professeur d'accouchemens à Nancy. Il vint, en 1811, à Paris, prendre part au concours ouvert pour la chaire illustrée par Baudelocque. Il y soutint la réputation qu'il avait d'un des plus savans accoucheurs de France; mais il succomba dans la lutte. La chaire fut donnée à Désormeaux. Flamant est mort en 1833, dans un âge assez avancé. A défaut de renseignemens sur sa vie, nous parlerons du caractère de son enseignement, d'après les notes que nous devons à un de nos amis, qui fut son élève, homme fort capable de le bien juger, M. Guillemot. Flamant donna à la science des accouchemens, une impulsion qui rappelait les beaux jours de Fried, dans la même école. Élève de Desault, il savait, comme cet illustre maître, faire partager à ses disciples l'amour qu'il avait pour son art. Esprit hardi et novateur, il entreprit d'ajouter aux perfectionnemens dont Levret et Baudelocque avaient enrichi la science. Il agita toutes les questions, soumit à l'expérience toutes les méthodes, et une fois éclairé sur des vérités nouvelles, il consacra tout son zèle à les faire adopter. S'il fut un professeur éloquent, il fut encore un habile praticien. Jamais le forceps ne fut mieux manié que par lui. Dans un temps où des professeurs, à Paris, enseignaient que cet instrument ne pourrait pas saisir la tête au-dessus du détroit abdominal, il montrait, lui, chaque année, à ses élèves, dans les salles de clinique, que cette application était non-seulement possible, mais même facile et sans danger. Livré tout entier à l'enseignement clinique, il se laissa rarement distraire par la pratique civile des soins et de l'assiduité que demandait l'instruction de ses disciples. Placé sur les confins de la France, il représenta avec éclat, aux yeux des étrangers, la science des Levret et des Baudelocque.

Flamant avait l'esprit trop vif et trop mobile pour fixer ses idées sur le papier. Il a peu écrit. Ce n'est qu'en parcourant la collection des thèses de la Faculté de Strasbourg, qu'on peut prendre une idée de ses travaux. Celles d'Eckard et de Labbé sont les plus importantes. Il est à regretter qu'il n'ait pu lui-même, comme il l'a fait pour tout ce qui se rattache au forceps, compléter l'inventaire de tout ce qu'il avait légué à la science. Il aurait reproduit sous un nouveau jour la question de la version par la tête, celle de l'enclavement, ses réformes sur les manœuvres, la classification qu'il avait admise pour les maladies des femmes, les résultats de sa longue expérience sur ces maladies, etc. Les thèses où ces divers sujets ont été développés, ne représentent pas toujours fidèlement sa pensée. Voici les seuls écrits qui soient sortis de la plume de Flamant :

Eloge de Joseph Noel, prononcé à la Faculté de Strasbourg. Strasbourg, 1808, in-4, 27 pp. — Extrait dans le journal de Corvisart, Leroux et Boyer, 1809, t. 18.

Qualités et obligations du médecin-accoucheur. Discours prononcé à la Faculté de Strasbourg. Strasbourg, 1809, in-4.

*Dissertation sur l'opération cesa-*rienne. Thèse pour le concours. Paris, 1811, in-4.

Mémoire pratique sur le forceps. Strasbourg, 1816, in-8; 120 pp. — Remarques sur la conformation du bassin, sur celle de la tête du fœtus, sur la construction du forceps et ses formes; les cas qui indiquent son application, et la manière de la faire. —

Trente-et-une observations particulières.

Mémoire sur la version du fœtus dans l'accouchement. Premier article. Journal complémentaire du Dictionnaire des Sc. méd. 1827, t. 27, p. 363. — Deuxième et dernier article. *Ibid,* t. 28, p. 193.

Mémoire sur un bandage pour la fracture de la clavicule. Mém. de la Soc. des sciences, agricult. et arts de Strasbourg, t. 1, Sc. p. 371. — Journal complémentaire du Dict. des Sc. méd. t. 36, p. 113. — Extr. dans les Archives gén. de méd. t. 23, p. 126.

Notice historique sur l'état actuel de l'art des accouchemens, relativement à la version sur la tête. Journal complémentaire du Dict. des Sc. méd. 1827, t. 30, p. 3.

Réflexions critiques sur la pratique des accouchemens à l'hospice de la maternité de Paris. Premier article. Journal complémentaire du Dict. des Sc. méd. 1827, t. 30, p. 142. — Deuxième article. *Ibid.* t. 31, p. 171. — Troisième article. *Ibid.* T. 31, p. 165. — Quatrième et dernier article *Ibid.* t. 32, p. 246.

Guérison d'une fistule vésico-vaginale (avec Ehrmann). Répertoire général d'anat. et de physiol. pathol. t. V, part. II, p. 172, pl. 1 et 2.

Flamant a fait, dans le *Dictionnaire des Sciences médicales* les articles :

Ablactation.

Abortif.

Accoucheur.

Accoucheuse.

Hystérotome.

FLEISCH (CHARLES-BERNARD), né à Cassel le 20 janvier 1778, fut reçu docteur en médecine dans l'Université de Marbourg en 1799. Il se fixa d'abord dans sa ville natale pour y pratiquer l'art de guérir, il fut ensuite médecin pensionné des mines et du territoire de Nenterhausen, dans la Hesse. Il mourut à la fleur de l'âge, au mois de septembre 1814, ayant déjà publié plusieurs ouvrages.

Diss. inauguralis de asthmate millarii. Marbourg, 1799, in-8.

Versuch einer Anleitung Arzneyen zu ordnen, nebst einem fragment über Apothekervisitationen; für angehende Aerzte, Wundærzte und Physici. Essai d'une introduction à l'art de formuler, avec un fragment sur les visites d'officines des pharmaciens, à l'usage des jeunes médecins, des chirurgiens et des *physiciens (médecins pensionnés.)* Marbourg, 1801, in-8.

Kritische Beurtheilung einiger theils ælteren, theils neueren Arzneymittel, mit zerstreuten pharmaceutischche-mischen und praktischen Bemerkungen : Examen critique de quelques remèdes anciens et nouveaux, avec quelques remarques pharmaceutico-chimiques et pratiques. Article inséré auparavant dans le *Journal (Paradoxim) de Martens.* Leipzig, 1803, in-8. — Remarques judiciaires sur des imperfections de notre matière médicale, sur la nécessité de la simplifier, et sur la possibilité de remplacer divers médicamens exotiques par des succédanés indigènes.

Handbuch uber die Krankheiten der Kinder und die physich-medicinische

Erziehung derselben bis zu den Jahren der Mannbarkheit. Zunæchst für angehende heilkünstler : Manuel sur les maladies des enfans, et sur leur éducation physico-médicale jusqu'à l'adolescence, à l'usage des jeunes praticiens, t. I. Leipzig, 1803, in8, xiv-549 pp. t. II; *ibid.*, 1804, in-8, 487 pp. t III; *ibid.*, 1807, in-8, 488 *pp.* t. IV, 1re partie: *ibid.*, 1808, in-8, 402 pp. t. IV; 2e partie, *ibid.*, 1812, in-8, xiii-492 pp.—Cet ouvrage ne contient rien de neuf; mais il est très-complet, fait dans un bon esprit. Il indique, sur chaque sujet, les ouvrages les plus importans qui existent, et à ces divers titres, il peut être placé honorablement au rang des livres utiles. Pour la composition des deux parties du 4e tome, Fleisch a eu pour collaborateur Joseph Schneider.

Noch einige Bemerkungen über den Wasserfenchel und dessen Nutzen in der Lungensucht : Encore quelques remarques sur la ciguë aquatique, et son utilité dans la phthisie pulmonaire : *in Pipenbring's Archiv für die Pharmacie*, t. II, 3e cahier, 1804.

Beobachtung einer glücklich geheilten Darmgicht : Observations d'un iléus traité avec succès : *in Horn's Archiv für praktische medicin und klinik*, t. III, 2e cahier, 1808.

(Meusel. — *Med. chir. Zeitung.*)

FLEMYNG, ou **FLEMING** (MALCOLM), médecin-poète, établi à Kington, dans le comté d'York, avait fait une partie de ses études médicales à Leyde, et avait eu pour maître Boerhaave, et Haller pour ami. Quoiqu'il ait écrit un assez grand nombre d'ouvrages, on ne le connaît plus guère aujourd'hui que comme auteur d'un petit poème latin sur les affections hypochondriaques. Flemyng en avait été lui-même tourmenté, et peut-être la partie la meilleure de son ouvrage, est celle où il décrit les préludes et les premiers symptômes de la maladie. Ces vers sont ceux où il y a le plus de justesse et de vérité :

Nevropathia, sive de morbis hypochondriacis et hystericis libri III. Poema medicum, cui præmittitur dissertatio epistolaris prosaïca ejusdem argumenti : York, 1740, in-8., 74 pages pour la dissertation et 73 pp. pour le poème. — On ne s'inquiète guère de savoir ce que vaut l'ouvrage de Flemyng, comme traité de médecine; en voici un échantillon comme poème.

Si verò morbi molem speraveris omnem
Diruere, atque imis evertere fundamentis,
Ren medicam civibus solis fuge credere totam
Sed simul exerce jugi mollimine corpus
Ut vires perferre queant. Pelle otia, pelle
Suldola; mollitiemque indignam execute inertem
. . . .
Quos igitur proprio motus persenseris usu
Exhilarando animo et firmandis viribus aptos,
Optima nam indiglicat propria experientia cuique
. . . .
Excole constanti studio. etc.

Proposal for improving the practice of medicine; illustrated by an example relating to the Smallpox : Hull, 1742, in-8.

Critical examination af an imperfect passage in Locke's essay on the human Understanding. Londres, 1751. in-8.

The nature of the nervous fluid or animal spirits demonstrated. With an introductory preface prefixed: Londres, 1752, in-8. — On ne peut accorder aux nerfs l'élasticité et la faculté d'osciller. Il ne reste, pour expliquer leur action (si l'on veut absolument l'expliquer), que d'admettre le fluide nerveux. Non seulement Flemyng admet ce fluide, mais il parle en détail de son action, et il détermine, par exemple, que son mouvement est trois cents fois moins rapide que le son.

Syllabus of the contents and order of a course of lectures on the animal œconomy: Londres, 1752, 1759, in-8. — Indication des principaux ouvrages de physiologie; premiers élémens de cette science. Flemyng fait jouer un grand rôle au tissu cellulaire.

De Francisci Solani inventis circa arteriarum pulsum et præsagia indè haurienda programma; in quo ea secundum receptas in œconomia animali leges solvuntur et explicantur: Londres, 1753, in-4. — Fouquet a donné un extrait de cette dissertation dans son traité du pouls.

A proposal, in order to demonstrate the progress of the distemper among horned cattle: supported by facts. York, 1754, in-8, Londres, 1755, in-8.

Discourse on the nature and cure of corpulency ; illustrated by remarkable cases: Londres, 1757, 1760, 1810, in-8.

Introduction to physiology; being a course of lectures upon the most important parts of the animal œconomy; in which the seat and nature of many diseases are pointed out and explained, their curative indications settled, and the proper practice pointed out : Londres, 1759, in-8. — On reconnaît dans cet ouvrage un disciple de Boerhaave. C'est en grande partie un résumé des leçons de ce grand maître. Il y a quelques observations d'anatomie et de physiologie comparées, et de pathologie.

Dissertation on Dr. James Powder. Londres, 1760, in-8.

Adhesions or accretions of the lungs to the pleura considered; with their effects on respiration. In a letter to sir G. Baker : Londres, 1762, 1763, in-8.

Observations proving that the fœtus is in part nourished by the liquor amnii, in Philos. Transact. 1755, p 254. *Abridy, t. X, p.* 619.—Flemyng ayant trouvé dans le méconium d'un veau mort-né des poils blancs, conclut que ces poils provenaient nécessairement de sa peau ; qu'ils avaient été avalés avec des eaux de l'amnios, et qu'ils avaient passé de l'estomac dans l'intestin par un travail qui ne pouvait être que celui de la digestion.

FLOYER (Jean) naquit à Hintes, dans le comté de Strafford, vers l'an 1649. Il prit ses degrés en philosophie à Oxford, et fit ses études médicales dans la même Université, où il fut promu au doctorat le 8 juillet 1680. Il se fixa aussitôt après à Lichfield, ville considérable de sa province, et se donna tout entier à l'exercice de l'art de guérir. Il y eut des succès. Sa clientelle fut bientôt nombreuse, sa réputation brillante; son mérite fut honoré par le titre de chevalier. Il mourut en 1734. Les écrits de Floyer sont variés; ils ont tous eu un succès qui a soutenu long-temps sa réputation. Il a écrit sur l'asthme en pathologiste dont les doctrines sont peu sévères, mais en homme qui connait bien son sujet ; et de fait, il avait pu étudier sur lui-même la maladie dont il a fait l'histoire. Il a écrit sur les bains froids en praticien qui sait manier un moyen actif, souvent utile, mais qui pourrait être dangereux; et sur le pouls, en observateur qui, comme tous les médecins sphyg-miques, pousse la finesse de l'expérience jusqu'à la subtilité. Nous sommes bien aises, du reste, de faire connaître le jugement que Haller porte sur les travaux de Floyer en général, et qu'il exprime en ces termes: *Apud exteros vir non satis notus, plurima propria habet et sua, et meretur magis innotescere.* Voici les titres des nombreux ouvrages de Floyer : ·

Pharmacobasanos, or the Touchstone of medicines; discovering the virtues of vegetables, minerals and animals, by their tastes and Smells : Pierre-de-touche des médicamens, etc. Londres, 1687, in-8 , 2 vol. — Médicamens examinés et classés selon leurs qualités sensibles, particulièrement d'après leur goût et leur odeur. — Analyses chimiques soignées pour le temps. — Expériences sur des animaux et essais sur l'homme. Ouvrage d'un caractère entièrement original, et renfermant beaucoup d'observations curieuses.

Preternatural state of animal Bodies; described by their sensible qualities, which depend of different degrees of their fermentation; with two appendixes. I. About the nature of fevers. II. Concerning the effervescence of the several eucochymies, especially in the gout and asthma. Londres, 1696, in-8. — Cet ouvrage sur les vices des humeurs renferme peut-être, dit Sprengel, le plus riche catalogue d'âcretés, parmi lesquelles on

voit figurer les muqueuses, les bilioso-âcres, les vitrioliques, les muriatiques, les tartareuses, ou terreuses, les scorbutiques ou ammoniacales et les alcalines ou putrides qui jouent un rôle principal. C'est à elles que Floyer attribue toutes les maladies, faisant provenir, par exemple, la mélancolie de l'âcreté vitriolique, les inflammations de la viscosité du sang, etc.

An inquiry into the right use of the hot, cold, and temperate Baths in England. Londres, 1697, in-8 ; en latin, Leyde, 1699, in-8. Le même ouvrage reparut plus tard sous ce titre : *Ancient Psychrolusy revived.* Londres, 1702, in-8. Enfin le même sujet fut plus amplement traité dans l'édition qui porte ce titre: *History of hot and Cold Bathing ancient and modern ; with an appendix by Dr. Edward Baynard.* Londres, 1702, 1706, 1709, 1715. 5ᵉ éd. 1722, in-8. — *Ordinem ne requiras,* dit Haller, *neque animi moderationem quæ laudes sui medicamenti intra limites aliquos contineat. Noster enim morbos omnes, acutos pari-*

ter et chronicos denique ipsam pestem balneo frigido expugnare vult. On administrait autrefois le baptême en plongeant les enfans dans l'eau froide; depuis que cet usage est tombé en désuétude, le rachitis s'est considérablement propagé. L'auteur a trouvé près de Lichfield une source extrêmement froide; il y a fait prendre des bains de trois minutes dé durée, au nombre de six par semaine; il a obtenu par ce moyen un nombre incalculable de cures.

A treatise of the asthma. Londres, 1698, 1717, 1726, in-8 : Traité de l'asthme, contenant les causes et le traitement de cette maladie. Paris, 1761, in-12; *ibid.*, 1785, in-12. — C'est l'ouvrage de Floyer le plus connu en France, ou plutôt c'est à peu près le seul qu'on y connaisse de ce médecin.

The physicians pulse-watch, to explain the art of feeling the pulse, and to compare it with the help of a pulse-watch. T. I. Londres, 1707; t. II, 1710, in-8. — L'auteur n'abandonne point dans cet ouvrage l'esprit d'hypothèse qui le domine; mais il y montre aussi l'esprit indépendant de l'observation. Abandonnant les vagues indications de ses prédécesseurs, il ramène la détermination des qualités du pouls à des indications précises, prises de la mesure rigoureuse du temps, au moyen d'une montre. Il expose les différences naturelles du pouls selon les âges, les sexes, le régime de vie, le temps de la journée, etc.,

avant de passer à l'examen de ses variétés dans les maladies.

A letter, concerning the rupture of the Lungs. Londres, 1710, in-8. — L'auteur a deviné en quelque sorte l'emphysème pulmonaire; il attribue l'asthme à la rupture des vésicules pulmonaires, et au passage de l'air sous la plèvre.

Tractatus de aquis medicatis. Amsterdam, 1718, in-8.

The Sibylline oracles, translated from the Greek. Londres, 1716, in-8.

Essay to restore Dipping of infants in their baptism. Londres, 1722, in-8.

Medicina Geronomica; or the Galenic art of preserving old men's health. With a letter concerning the use of oil and unction, and a letter on the regimen of Youth. Londres, 1724, in-8; *ibid.*, 1725, in-8. — *Bonus libellus, breviter et aphoristicè scriptus.* (Haller.) L'auteur veut que l'on tire parti des cycles métasyncritiques ou recorporatifs des anciens méthodistes, par des changemens alternatifs et complets dans le régime de vie. — Utilité du bain froid.

A comment on forty-two histories described by Hippocrates, in the 1st and IIId books of his epidemies; from which the general method of curing an epidemical fever is deduced, etc. Londres, 1726, in-8.

Of two monstrous Pigs and a double Turkey. In Philos. Transact. 1699. *Abridg,* t. IV, p. 458. — *Observations on the class of Sweet Tastes, etc.,ibid.* p. 676, 1702.

FLUDD ou de **FLUCTIBUS** (Robert), l'un des plus rêveurs, parmi les théosophes rêveurs des xvie et xviie siècles, naquit en 1574, à Milgate, dans le comté de Kent. Son père, Thomas Fludd, fut, sous la reine Elisabeth, payeur des troupes anglaises, en France et dans les Pays-Bas. Robert, après avoir fait ses premières études, fut envoyé à l'âge de 17 ans à l'Université d'Oxford. Il y étudia la philosophie et la médecine, et, après y avoir fait, dit-on, de grands progrès, il voyagea en France, en Espagne, en Italie, et en Allemagne, où, pendant les six années qu'il employa dans ses voyages, il fit connaissance avec un grand nombre de savans. Après son retour en Angleterre, il prit le degré de docteur en médecine, puis il commença à pratiquer à Londres, où il fut reçu dans le Collège des médecins. Il était un frère zélé de la société des Rose-Croix. Il dut à l'obscurité presque impénétrable de ses pensées, et à l'habitude constante de s'enfoncer dans les revéries cabalistiques des Rabbins, de passer pour un esprit profond, au jugement de ceux qui admiraient alors les absurdités de la cabale. Cette réputation d'honneur, de génie, une fois faite, favorisa singulièrement celle que lui firent ses admirateurs, d'homme profondément versé dans les mathématiques, la mécanique, et la médecine. C'est un préjugé peu favorable pour lui, aux yeux de ceux qui ne se sentent pas le courage de dévorer l'ennui de la lecture de ses œuvres, d'avoir eu pour adversaires dans ces sciences, des hommes tels que Kepler, Gassendi. Nous n'examinerons point ici, si, par miracle, de tels hommes auraient eu tort contre un Fludd. Nous ne nous occupons que de la médecine. Or, dans cette science, nous ne pensons pas qu'il soit possible de faire quelque chose de plus absurde que les œuvres de Fludd. Nous regarderions comme fort mal employé, l'espace que nous donnerions à l'analyse de pareils ouvrages; il nous suffira de les indiquer; et encore ne le faisons-nous que parce qu'ils exercèrent en leur temps une influence fâcheuse qu'il faut connaître, pour suivre l'histoire de la science dans toutes ses alternatives de progrès et de décadence. Au besoin, ceux qui voudraient prendre une idée du système médico-théosophique de Fludd, sans lire ses ouvrages, en trouveront un extrait, qu'il y a quelque mérite à avoir fait avec autant de soin, dans l'histoire de la médecine de Barchusen. Fludd mourut à Londres, en 1637, dans sa soixante-troisième année. Voici les titres de ses ouvrages, qu'on trouve ordinairement réunis en cinq ou six volumes in-fol.

Utriusque Cosmi, majoris scilicet et minoris metaphysica, physica et technica historia. Oppenheim, 1617.

Tractatus secundus de naturæ si- *miá, seu technicá macrocosmi historiá.* Oppenheim, 1618; Francfort, 1624.

De supernaturali, naturali, mi-

crocosmi historiâ... internum S. anima, externum S. corpus. Animæ in corpus operatio. Technica microcosmi interni historia. Ars memoriæ, physiognomia, chiromancia. Oppenheim, 1617.

Monochordum mundi synchronicum. Francfort, 1623.

De anatomia triplici, in partes tres divisâ. Quarum priori panis, nutrimentum facilè princeps, ignis acie dissecatur, ejus elementa, occultæ que eorum proprietates discutiuntur. Duabus sequentibus, homo nutritus dignitate præcellentissimus, sectione anatomiæ bifariâ, videlicet, vel vulgari seu visibili, vel mysticâ seu invisibili dividitur. Francfort, 1623, in-fol.

Medicina catholica, seu, mysticum artis medicandi sacrarium. In tomos divisum duos; In quibus metaphysica, et physica tam sanitatis tuendæ, quam morborum propulsandorum ratio pertractatur. Francfort, 1629, in-fol. — Le premier tome contient : *Sanitatis mysterium, seu tomi primi tractatus primus, mysticum salutis propugnaculum describens. In quo supercœleste, cœleste, et elementare sanitatis mysterium, ejusque tuendæ et conservandæ ratio, sacrorum bibliorum testimonio, verorum que christianorum ritu, explicatur. Cui, in fine, appendicis loco, responsum ad Morini Mersenni calumnias annutitur.*

Sophiæ cum moriâ certamen, in quo lopys lydius a falso structore, Fr. Morino Mersenno, Monacho, reprobatus, celeberrima voluminis sui Babylonici (in Genesin) figmenta accurate examinat. Summum bonum, quod est veram magiæ, cabalæ, et alchymiæ veræ, ac fratrum Rosæ Crucis verorum subjectum. In dictarum

scientiarum laudum, et insignis calumniatoris fratris, Marini Mersenni dedecus publicatum, per Joachimum Frizium.

Integrum morborum mysterium, sive medicinæ catholicæ tomi primi tractatus secundus, in sectiones distributus duas; quarum prior generalem morborum naturam, sive, varium munimenti salutis hostiliter invadendi atque oppugnandi rationem, more novo et minimè antea audito, sive, intellectu describit. Ultima universale medicorum, sive ægrotorum depingit catoptron, in quo meteororum morbosorum signa tam demonstrativa, quam prognostica, lucidè speculantur et modo haud vulgari atque alieno planè designantur. Franfort, 1631, in-fol. — Le Catholicum catoptron renferme:

Pronosticon super cœleste, seu, portionis primæ pars prima ; de signis prognosticis et super cœlestium speculatione collectis in libro unico ;

Speculum criticum, seu portionis primæ partis secundæ membrum primum, de crisium scientiâ, in libros quinque divisum. Quorum est I, de crisis mysterio. II, de crisis essentiâ. III, De dierum criticorum, seu decretariorum inquisitione. IV, In quo meatus, seu, via explicantur quibus morbi mediantibus crisibus assolent fugari. V, Membra habet tria : 1 de radicali crisis causâ. 2 De speculi ægrotorum critici compositione. 3 In quo speculi ægrotorum usus, atque praxis explicatur.

Prognosticon arithmeticum, sive, portionis primæ partis secundæ membrum secundum, de signis prognosticis superstitiosa Pythagoræorum traditione magis, quam ratione solidâ stabiliis innitentibus discurrens. Habet libros duos quorum est I de arithmeticâ divinatrice lunari, solari, meteo-

*rologicâ. II De nomantiâ, sive, ono-
mantiâ.*

*Prognosticon meteorologicum, sive
portionis primæ pars tertia, quæ ex
observatione elementali, idque libro
unico, signa haurit prognostica.*

*Catoptri ægrotorum portionis primæ
pars quarta et ultima. Cujus liber I,
de morborum cardinalium præsagiis.
II In quo futura infirmi imprimis sa-
lus, deindè mors portenditur.*

*Catoptri medicorum, sive, ægroto-
rum generalis portio secunda, in tres
partes destributa; quarum prior, com-
plexiones cardinales tam naturales
quam præternaturales in libro unico
describit in duo membra diviso. Media,
morborum seu meteororum morbosorum præsentiam, eorumque a quatuor
fontibus ventosis ortum in libro itidem
unico ostendit. Ultima, instantia temporum morborum, plenitudinis, ob-
structionis indicia libro unico declarat.*

*Generalis ægrotorum catoptri,
portionis tertiæ pars prima. Quæ versatur in observatione conditionis seu
proprietatis figura. I. Cœlestis, de qua
membrum hujus primum intendit in
iatro mathematicâ versatum, quæ libris tribus est comprehensa. II. Terres-
tris, atque de istâ intendit membrum
secundum in geomantiâ medicâ, quæ
libro includitur uno.*

*Portionis tertiæ pars secunda, quæ
versatur circa contemplationem membrorum ægroti, et præcipuè. I. Faciei,
de qua, in unico libello tractat physiognomia. II. Manús, atque de istâ
agit, unico itidem libello, chiro-
mantiâ.*

*Portionis tertiæ pars tertia, quæ
in consideratione atque observatione
excrementorum ægroti versatur, in que*

*membra dividitur duo quorum : prius,
urinam non visam, libro unico iatro
mathematicè tractat, visam more physiologico describit : ultimum, signa
egestionis per vomitum et secessum ;
sudoris, ac sputi in libro unico exprimit.*

*Portionis tertiæ pars quarta, de
pulsuum scientiâ.*

*Clavis phylosophiæ et alchymiæ
fluddanæ, sive, ad epistolicam Gassendi, theologi, exercitationem, Responsum. In quo inanes Marini Mersenni, monachi, objectiones, querelæ
que ipsius injustas, immerito in Rober-
tum Fluddum adhibitas, examinantur
atque auferuntur : severum ac altito-
nans Francisci Lanovii de Fluddo judicium refellitur, et in nihilum redigi-
tur : erronea principiorum philosophiæ
fluddanæ detectio, a petro Gassendo
facta, corrigitur, et æquali justitiæ
trutinâ ponderatur : ac denique sex
illæ impietates quas Mersennus in
Fluddum est machinatus, sinceræ veritatis fluctibus abluuntur atque abster-
guntur. Francfort, 1633, in-fol·*

*Philosophia mosaica, in qua sapien-
tia et scientia creaturarum sacra verè
que christiana adamussim et enucleatè
explicatur.* Amsterdam, 1640, in-fol.

*Tractatus apologeticus integritatem
societatis de Roseâ Cruce defendens.
In quo probatur contra D. Libavii, et
aliorum ejusdem farinæ calumnias,
quod admirabilia nobis a fraternitate
R. C. oblatâ, sine imposturâ, aut Diaboli præstigiis et illusionibus præstari
possint.* Leyde, 1617, in-8, 1627,
in-8.

*Responsum ad hoplocrisma-spon-
gum M. Fosteri.* Gonda, 1638, in-fol.
(*Dict. hist.* Holl. — Reimmann. —
Lindenius renovatus. — Haller.)

FLURANT (Claude), qu'on trouve assez souvent désigné sous le

nom de Fleurant, maître-ès-arts et en chirurgie, chirurgien-major de
l'hôpital de la Charité de Lyon, et associé de l'Académie royale
de chirurgie, eut l'honneur de partager avec Louis le prix qui fit
appeler ce chirurgien célèbre près de l'Académie, et qui l'y fixa.
Quoique Flurant ne fasse pas figurer le titre de professeur au nombre de ceux qu'il se donne en tête de son ouvrage, et que nous
avons copiés, il est évident, par cet ouvrage même, qu'il fut
chargé de l'enseignement de l'anatomie et de la physiologie. On
y trouve même des documens qui permettent d'inférer qu'il passait
pour un habile professeur; il put être aussi un habile praticien,
mais il ne fut qu'un écrivain médiocre. Ses productions sont peu
nombreuses.

*Mémoire sur cette question : Déter-
miner ce que c'est que les remèdes
détersifs, expliquer leur manière d'a-
gir, distinguer leurs différentes espèces, et marquer leurs usages dans
les maladies chirurgicales.* Prix de
l'Académie royale de chirurgie, t. II,
p. 424, éd. in-8.

*Splanchnologie raisonnée, rédigée
en démonstrations, où l'on traite de
l'anatomie et du mécanisme des viscères du corps humain.* Paris, 1752,
in-12, 2 vol. — L'auteur a beaucoup
emprunté aux commentaires de Haller sur les institutions de Boerhaave.
La physiologie de Flurant n'est dégagée ni d'hypothèses, ni d'erreurs; son
anatomie n'est pas toujours bien
exacte : cependant son ouvrage n'est
pas absolument sans mérite et sans intérêt. Du moins sa manière est à lui.

Les *Mélanges de chirurgie* de l'au-
teau contiennent de Flurant, une
*Observation de néphrotomie pratiquée
avec succès sur un enfant de dix ans;
un cas de décolement du vagin, avec
passage du fœtus dans le ventre de la
mère; une méthode et un instrument
nouveaux pour la ponction de la vessie; description d'un lithotome double
pour pratiquer la taille chez la femme.*

FOES (André), l'interprète le plus judicieux, le plus élégant,
qu'ait eu Hippocrate, naquit à Metz, en 1528, et y fit ses premières
études. A 12 ans, il fut envoyé à Paris, pour poursuivre et terminer ses études à l'Université. Il y passa huit années, se distinguant
parmi ses condisciples, et étonnant ses maîtres par son infatigable
application, ses rapides progrès, et sa sagacité extraordinaire. Il
acquit au Collège royal la réputation d'un bon helléniste. Houlier
et Goupil, qui s'efforçaient alors de faire revivre la médecine hippocratique, eurent bientôt remarqué Foes dans la foule de leurs
auditeurs; ils l'associèrent à leurs vues, et se servirent habilement
de lui, pour faire dans les sources grecques, les recherches que
nécessitait leur entreprise. Fernel introduisit Foes dans la biblio-

thèque de Fontainebleau, obtint qu'on lui en confiât les livres les plus rares, et les manuscrits grecs les plus précieux. Houlier et Goupil lui procurèrent une bonne copie du manuscrit du Vatican, quelques cahiers des Acdes, et tous les morceaux qu'ils purent rassembler des œuvres du père de la médecine. Foes était chargé de ces riches trésors littéraires, quand l'absence de ceux de la fortune l'obligea à quitter Paris, où il ne pouvait plus se soutenir, et à rentrer dans sa famille. Il fut de retour à Metz, en 1552. Il y obtint la charge de médecin pensionné, place dans laquelle il succéda à deux hommes fort distingués, et par des travaux du même genre que ceux qui ont illustré le nom de Foes. Tout le temps de notre jeune savant fut partagé entre une clientelle nombreuse et l'étude d'Hippocrate. La traduction du deuxième livre des *Épidémiques*, fut le premier fruit de ces longues méditations, et l'on put dès-lors concevoir l'espérance d'avoir un jour un Hippocrate latin, pur et correct ; mais quand parut, dix-huit ans plus tard, l'immense travail de l'*OEconomia Hippocratis*, on vit bien que l'auteur, seul, était capable, au milieu de la pénurie des bons manuscrits, de la défectuosité des textes, des altérations nombreuses introduites successivement par les copistes, de donner enfin, un édition grecque exacte et complète des œuvres d'Hippocrate, œuvres aussi avidement désirées, que vainement attendues depuis long-temps. La presse gémit enfin, dit Percy. Ce fut à Francfort-sur-le-Mein, en 1595, et l'on en vit sortir sous ce titre : *Hippocratis opera quæ extant omnia*, un volume bien moins effrayant par sa masse, que par l'idée du temps, de l'application, et des sacrifices de toute espèce, que sa composition avait dû coûter à son docte et laborieux auteur. Foes mourut l'année même de la publication de ce grand œuvre, le 8 novembre, à l'âge de 67 ans. Il avait environ 54 ans, lorsque ses fils firent faire, d'après nature, son buste en albâtre tiré des carrières de Sainte-Barbe, près de Metz. Ce buste se trouve maintenant à la Faculté de Paris, où il fut inauguré en 1810, par un discours de Percy, d'où nous avons extrait cette notice.

Hippocratis Coi liber secundus, de morbis vulgaribus, difficillimus et pulcherrimus : olim a Galeno commentariis illustratus, qui temporis injuriâ interciderunt : nunc verò pene in integrum restitutus, commentariis que sex et latinitate donatus. Bâle, 1560, in-8.

Pharmacopœa : medicamentorum omnium, quæ hodiè ad publica medentium munia in officinis extant tractationem et usum, ex antiquo-

ram medicorum praescripto continens. Bâle, 1561, in-8.

OEconomia Hippocratis alphabeti, serie distincta. Opus non solum Tyronibus sed etiam artis appollineæ mystagogis, et e superiore loco docentibus longè utilissimum. In quo dictionum apud Hippocratem omnium, præsertim obscuriorum quæ κατὰ γλῶσσαν appellantur, usus explicatur et velut ex amplissimo penu depromitur, ita ut lexici et concordantiarum Hippocratearum vicem implere possit. Francfort, 1588, in-fol.; Genève, 1662, in-fol.

Του μεγάλου Ἱπποκράτους πάντων τῶν ἰατρῶν κορυφαίου τὰ εὑρισκόμενα : Magni Hippocratis medicorum omnium facile principis, opera omnia quæ extant : in VIII sectiones ex Erotiani mente distributa. Nunc denuò latinâ interpretatione et annotationibus illustrata, Anutio Fœsio medio matricis medico authore. Adjecta sunt ad VI sectionem palladii scholia græca in librum περὶ ἀγμῶν, et sua latinitate donata. His præterea accessere variæ in omnes Hippocratis libros lectiones græcæ, ex reconditissimis manuscriptis exemplaribus summâ diligentiâ collectæ, anteâ quidem partim frobeniano codici, partim verò ipsissimis Galeni commentariis : nunc autem ipsissimis textû paginis ac lineis summo cum labore applicatæ : nec non etiam quorundam doctissimorum virorum in aliquot Hippocratis libros observationes, etc. Francfort, 1595, in-fol.; ibid., 1603, in-fol.; ibid., 1624, in-fol.; Genève, 1657, in-fol.—Nous indiquerons à l'article Hippocrate, les réimpressions partielles ou générales qu'on a faites de la traduction de Fœs.

FOGLIA (JEAN-ANTOINE), médecin et premier professeur de théorie dans la Faculté de Naples, vécut au commencement du dix-septième siècle. Il est auteur d'un petit ouvrage resté long-temps dans un oubli à peu près complet, mais qui a rajeuni en quelque sorte depuis qu'on s'est occupé d'une manière particulière de l'étude des angines dites *gangreneuses*, du croup et de la dyphtérite. C'est la description de cette même épidémie de Naples qui a fait l'objet d'une dissertation de Th. Bartholin, et bien avant, d'un ouvrage de Marc-Aurèle Severino. Voici le titre de celui de Foglia :

De anginosâ passione crustosis, malignis que tonsillarum et faucium ulceribus, per inclytam neapolitanam civitatem, multaque regni loca vagantibus. Naples, 1620, in-4. — Une circonstance notable, rapportée par l'auteur, c'est qu'avant d'atteindre l'espèce humaine, cette maladie avait exercé ses ravages sur le bétail.

FOLIO ou FUOLI, en latin FOLIUS (CECILIO), de Farrano, dans les montagnes du pays de Modène, naquit en 1615, peu de temps après la mort de son père, qui fut tué à l'armée. Il vit le jour chez un oncle, qui devint son père adoptif, et prit le plus grand soin de son éducation. Folio fit ses humanités à Modène et ses études médicales à Padoue. Il s'établit ensuite à Venise, où il fut nommé professeur d'anatomie. L'éclat de son enseignement, lui valut le titre de chevalier.

Sanguinis e dextro in sinistrum cordis ventriculum defluentis facilis reperta via; cui non vulgaris in lacteas nuper repertas venas animadversio præponitur : Venise, 1639, in-4. *Recus. cùm Veslingii theatro anatomico.* Francfort, 1641, in-12. — Folio prétend que le sang coule dans le cœur de droite à gauche, ordinairement par le trou ovale ; et lorsque cette ouverture n'existe pas, Folio avance qu'il y a de petits trous collatéraux qui en tiennent lieu, et donnent passage au sang. Il donne une description soignée du trou ovale, et prouve par le rapprochement des textes que Galien le connaissait avant Botal. Folio réfute avec beaucoup de solidité l'opinion admise chez les anciens de l'existence d'ouvertures à la cloison interventriculaire par où le sang pourrait passer du ventricule droit dans le gauche, mais quoiqu'il ait raison contre les anciens, il ne lui convient guère, après avoir lui-même imaginé des trous qui n'existent pas davantage, à la cloison interauriculaire, de prendre la discussion sur le ton plaisant et de se rire de l'erreur de Galien. *Valeat itaque,* dit-il, *Galien cum suis foraminibus septi imperceptibilibus.* — Folio dit être le premier qui ait vu les vaisseaux lactés chez l'homme.

Auris internæ nova delineatio : Venise, 1645, in-4; *ibid.,* 1647, in-4. —En 1745 (Venise), Paitoni fit faire une réimpression de cet ouvrage à six exemplaires seulement. Haller l'a inséré dans sa collection de Dissertations anatomiques. — Opuscule devenu fort rare à cause de son peu de volume. Il consiste en une planche contenant six figures, et une explication de six pages. Dans la première figure, qui représente le labyrinthe et le limaçon, on voit le trou rond et le trou ovale : les canaux demi-circulaires n'y sont pas mal exprimés; l'auteur parle d'un petit trou qui perce, selon lui, une des rampes du limaçon, et par lequel passent quelques vaisseaux sanguins. La deuxième figure représente l'intérieur de l'organe de l'ouïe, dont les pièces qui la forment sont adhérentes à la portion écailleuse de l'os temporal. L'auteur y a dépeint, parmi plusieurs particularités intéressantes, l'apophyse grêle du marteau, inconnue aux anatomistes précédens : *Subtilior processus mallei à nemine antea observatus, cui alligatur musculus alter auris externus.* Dans la troisième figure, Folio a fait dépeindre les osselets de l'ouïe, parmi lesquels on distingue sans peine l'os lenticulaire, adhérent à la tête de l'étrier, osselet dont plusieurs anatomistes donnent la découverte à Sylvius de la Boë. La quatrième figure représente le limaçon renversé et vu par la face qui répond au cerveau. Après avoir dépeint chaque pièce en particulier, l'auteur a fait représenter dans la cinquième figure les pièces de l'oreille dans leur véritable position. La sixième et dernière figure représente la cloison qui sépare le limaçon en deux rampes : *Intermedium quoddam cochleam in duos giros dividens.* L'auteur décrit les vaisseaux sanguins qui serpentent dans l'organe, et il avertit que les deux canaux circulaires se joignent par une de leurs extrémités vers le vestibule et n'ont qu'une seule ouverture.

Discorso sopra la generazione ed uso della pinguedine : Venise, 1644, in-4. — Idées purement hypothétiques.

On apprend dans les lettres médicales de T. Bartholin, que Folio avoit fait un ouvrage intitulé :

Hippocratica historiarum correctio, ut appareat quomodò illos curare potuisset Hippocrates , quos mortuos scribit.

(Tiroboschi. — Portal. — Haller.)

FONSECA (Rodericus de), né à Lisbonne, jouit d'une célébrité qui franchit les limites de sa patrie, et qui l'en fit sortir lui-même. Il fut appelé sous de brillantes conditions, à aller occuper la première chaire de médecine de l'Université de Pise. Après l'avoir remplie long-temps avec applaudissement, il la quitta pour celle de Padoue. Fonseca mourut en 1632, ayant mis au jour les ouvrages dont les titres suivent :

In Hippocratis legem commentarius, quo perfecti medici natura explicatur: Rome, 1586, in-4.

De calculorum remediis , qui in renibus et vesicâ gignuntur libri duo : Rome, 1586, in-4.

De venenis, eorumque curatione, liber singularis : Rome, 1587, in-4.

In septem aphorismorum Hippocratis libros commentaria, eo ordine contexta, quo Doctoratus puncta exponi consuevere. Quibus accessere in singulas sententias adnotationes, quæ non modò clariorem doctrinam reddant, verùm etiam omnes ambiguitates tollant : Florence, 1591, in-4; Venise, 1596, in-4.; *ibid,* 1608, in-8.

In Hippocratis prognostica commentarii. Quibus universa ejus doctrina in conclusiones deducitur, earumque adducuntur demonstrationes, ac notatu dignissima summâ dicendi facilitate exponuntur: Padoue, 1597, in-4.

Opusculum, quo adolescentes ad medicinam facile capessendam in- truuntur, casus omnium febrium methodicè discutiuntur et curantur juxta normam in punctis tentativis, pro doctoratu recitandis usitatam , et post universalem medendi methodum , in particularibus se quisque exercere possit. Adduntur etiam auctoris consultationes aliquot, et modus demonstratur curandi capitis vulnera sine apertione et per admirabile Aparitii oleum, secretum unicum, quo ille apud hispaniarum regem non modo gloriosum nomen, sed opes magnas consequutus est :* Florence, 1596, in-4.

De tuenda valetudine, et producendâ vitâ liber singularis : Florence, 1602, in-4. Trad. ital., par Policiano Mancini : Florence, 1603, in-4.

De hominis excrementis, libellus: Pise, 1613 , in-4.

Consultationnes medicæ singularibus remediis refertæ, non modo et antiquâ verum etiam ex novâ medicinâ depromptis, ac selectis quorum usus exactissimâ methodo explicatur, et experimentis probatur. Accessit de consultandi ratione breve compendium, et consultatio de plicâ polonicâ. Duobus tomis : Venise, 1618, 1619, 1620, 1622, 1628, in-fol. Francfort, 1625, in-8, 2 vol. *Item. De morbis virginum, qui intra clausuram curari nequeunt.*

Tractatus de febrium acutarum, et pestilentium remediis, diæteticis, chirurgicis, et pharmaceuticis : Venise, 1621, in-4.

(Nicolas Antonio, *biblioth. hisp. nov. — Lindenius renovatus.*)

FONSECA HENRIQUES (Francisco da) de Mirandella, médecin du roi de Portugal Jean V, mérite une place ici pour avoir été, plus d'un siècle, à peu près le seul écrivain qui eût traité des eaux minérales du Portugal. Quoique bien bref et bien incomplet, son ouvrage peut encore être consulté avec intérêt. Fonséca a écrit aussi sur les maladies vénériennes et sur beaucoup d'autres sujets. Il a dû vivre long-temps, car il y a près d'un demi-siècle de distance entre son premier et son dernier écrit. Voici les titres de ses divers ouvrages :

Pleurologia : de pleuritide et ejus curatione. Lisbonne, 1701, in-4.

Apiarium medicum, medico-chymicum, chirurgicum et pharmaceuticum. Lisbonne, 1701, 1710, in-8; Amsterdam, 1711, in-8.

Aurora medicinal. Lisbonne, 1701, in-8.

Tratado unico so azongue nos cazos que he prohibido : Traité unique sur le mercure, dans les cas où il est défendu. Lisbonne, 1708, in-4. — Cet auteur semble être le premier qui ait osé mettre en usage les frictions mercurielles légères, sans salivation, dans les consomptions vénériennes, même accompagnées de diarrhée colliquative.

Medicini lusitânica socorro delphico a os clamores da natura humana para total profligacaon de sus malos. Amsterdam, 1710, in-fol.

Madeyra illustrado. Methodo de conhecer e curar o morbo gallico, composto palo doutor Duarte Madeyra Arraez, pheysico mor del rey dom Joam IV, reformado ao sentir dos modernos, illustrado com muytos casos praticos, e enriquecido com varios et efficazes remedios, para extinguir com facilidade este contagio, e para acorder promptamente aos sens productos; pelo doutor Francisco de Fonseca Henriquez natural de Mirandella, medico do serenissimo rey de Portugal dom Joaô V. Com huma dissertaçam dos humores naturaes de corpo humano. Obra muyto necessaria para boa intelligençia destas illustraçoes. Lisbonne, 1715, in-fol.

Aquilegio medicinal in que se dá noticia das agoas de caldas, de fontes, rios, poços, lagoas, e cisternas, do reyno de Portugal, e dos Algarves, que ou pelas virtudes medicinaes, que teno, ou por outro alguma singularidade, saô dignas de particular memoria. Lisbonne, 1726, in-16, de 288 pages, sans les préliminaires et la table. — Ouvrage entrepris à la demande du roi, et imprimé par ordre du marquis d'Abrantès. La section des sources minérales donne l'histoire de

3o sources chaudes, de 18 tièdes et de 22o froides.

Peritichisma antistrumeticum (Fonseca et Figueiroa). Porto, 1748, in-fol.

FONTAINE (JACQUES), médecin ordinaire du roi, un des plus habiles médecins qu'ait produits la Provence (dit un biographe qui n'était pas médecin), vit le jour à Saint-Maximin vers le milieu du seizième siècle. Il se fixa d'abord à Avignon, puis à Aix, où il eut une réputation brillante et une nombreuse clientelle. Lors des régences royales, dit le même biographe, il fut trouvé digne d'occuper la première chaire de l'Université, emploi honorable qu'il exerça avec les plus grands applaudissemens jusqu'à sa mort, en 1621.

Traité de la thériaque. Avignon, 1601, in-12.

Discours problématique de la nature, usage et action du diaphragme. Aix, 1611, in-12. — Le diaphragme se contracte dans l'inspiration.

Responsio ad disputationem rescriptam doctoris Serpillonii de usu partium, de actione earum et de motu musculari. Avignon, 1603, in-8.

Deux paradoxes appartenant à la chirurgie : le premier contient la façon de tirer les enfans de leur mère par la violence extraordinaire; l'autre est de l'usage des ventricules du cerveau contre l'opinion la plus commune. Paris, 1611, in-12. — Les ventricules du cerveau sont décrits d'après les préparations faites par Pierre Bontemps. Fontaine enseigne qu'il faut tirer le fœtus par les pieds, et jamais par la tête. « Quelque obstacle qui s'y oppose, dit-il, il faut patienter, et gagner les pieds tout doucement, et les ayant saisis, il ne sera jamais besoin ni de fer ni de croc pour arracher l'enfant par la tête ou par les aisselles. Fontaine ajoute avoir vu pratiquer cette méthode avec beaucoup de succès par un médecin d'Avignon, où il a exercé la médecine pendant plus de vingt ans: elle était encore nouvelle à cette époque.

Discours contenant la rénovation des bains de Greoux; la composition des minéraux qui sont contenus en leur source, etc. Aix, 1619, in-8.

(*Hist. des hommes illustres de la Provence,* in-4. — Halier. — Sue.)

FONTAINE (GABRIEL), fils du précédent, acquit une réputation de science qui surpassa celle de son père. Après avoir brillé en Provence, il voulut briller à Paris, et il prit rang en effet parmi les savans de l'époque. Sa place était réellement marquée au milieu des médecins de Paris, ennemis décidés de la chimie, car Fontaine ne l'aimait pas et écrivit contre les novateurs. Ses écrits peuvent encore être consultés comme pièces historiques. Le titre du premier est caractéristique, et indique à la fois et l'esprit de l'ouvrage et l'esprit du temps : c'est l'ancien et le nouveau aux prises dans une guerre à mort.

De veritate medecinæ Hippocraticæ firmissimis rationis et experimentorum momentis stabilita, seu medicina anti-hermetica. Lyon, 1657, in-4. — La médecine anti-hermétique est suivie d'une *apologie pour les humeurs,* contre l'opinion de van Helmont. .

Epitome tractatus de febribus. Tetras gravissimorum capitis adfectuum, vertiginis, epilepsiæ, convulsionis et apoplexiæ. Lyon, 1657, in-4.

(*Histoire des hommes illustres de Provence* — Haller.)

FONTANA (NICOLAS), médecin de Crémone : il fit partie de l'expédition du vaisseau *le Joseph-Thérèse,* qui mit à la voile le 14 septembre 1776 pour les Indes-Orientales, et qui ne fut de retour de ce voyage qu'en 1781. Fontana a rendu compte des observations médicales qu'il y fit dans l'ouvrage suivant :

Osservazioni interno alle malattie che attaccan gli Europei ne' climi caldi, etc. Livourne, 1781, in-8, de 163 pp. Traduction française sous ce titre : Des maladies qui attaquent les Européens dans les pays chauds et dans les longues navigations, par Fenissat; revue et publiée par Ke-nandren. Paris, 1818, in-8, 16-174 pp. — Outre des considérations générales qui dénotent le bon esprit de l'auteur, on trouve dans cet ouvrage quarante-cinq observations particulières relatives à des fièvres rémittentes on continues, à la dysenterie, à l'hépatite, au scorbut, à des maladies vénériennes et à quelques maladies chirurgicales.

FONTANA (FÉLIX), physicien, chimiste, naturaliste distingué, l'un des plus habiles physiologistes expérimentateurs du xviiie siècle, et l'un de ceux qui connurent le mieux, et qui cultivèrent le plus l'art d'imiter en cire toutes les préparations anatomiques du corps humain, était né le 15 avril 1730, à Pomarole, bourg du Tyrol. Son éducation fut très-soignée. Après avoir étudié les belles-lettres à Vérone et à Parme, il s'occupa de l'étude des sciences dans les écoles de Bologne et de Padoue. Plus tard, il se rendit à Florence et à Rome, où il ne séjourna pas long-temps. Le grand duc de Toscane, qui fut depuis l'empereur François Ier, le nomma professeur de philosophie théorique, à l'Université de Pise. La philosophie expérimentale était plus de son goût, et il se fit bientôt connaître d'une manière distinguée, par ses nombreuses et ingénieuses expériences sur les animaux vivans, expériences instituées pour étudier soit l'irritabilité, soit l'action des venins, particulièrement de celui de la vipère. Pierre Léopold, successeur de François Ier, comme grand duc, appela Fontana à Florence, et lui donna la direction du muséum de physique et d'histoire naturelle. Trente années de travaux employés à le perfectionner et à l'enrichir, en ont fait un des plus remarquables de l'Europe, et c'est sous la direction de Fontana, qu'il acquit ses plus importantes richesses. La collection d'anatomie, exécutée en cires coloriées, et pour la plus grande partie par Clementi Susini, est la plus complète qui existe. M. Desgenettes a donné le détail des pièces principales dont elle se compose, et fait connaître les moyens employés par Fontana, pour en rendre l'étude facile et profitable.

Fontana mourut à Florence, le 9 mars 1805, des suites d'une chûte.

Lettre à Tosetti. Expériences sur les parties irritables et sensibles (1757). — Elles remplissent une partie du troisième volume des mémoires sur ce sujet, recueillis et publiés par Haller. Fontana confirme, sur la plupart des points, les expériences de Haller. On remarque celles sur l'irritabilité du cœur.

Sopra la ruggine del grano. Lucques, 1767, in-4.

Dei moti dell' iride. Lucques, 1767, in-8, 100 pp. — L'iris n'est point irritable ; ses mouvemens sont, jusqu'à un certain point, soumis à la volonté.

Nuove osservazioni sopra i globetti rossi del sangue. 1766, in-8, 45 pp.

Lettera sull' epididime. In act. physic. critic. senens. T. II, Sienne, 1767.

De legibus irritabilitatis. Recus. Lucques, 1763, in-8.

Ricerche filosofiche sopra il veleno della vipera. Lucques, 1767, in-8. — Ouvrage remarquable. Description exacte des dents de la vipère, de leur canal conducteur du venin, des pores excréteurs, du conduit et de la vésicule. Expériences faites avec ce venin sur divers animaux. Il n'est ni acide ni âcre. Les chiens le mangent avec avidité ; Mead avait commis une erreur en disant le contraire. Ce venin paraît détruire l'irritabilité ; il se rapproche par là de l'opium.

Descrizioni ed usi di alcuni stromenti per misurer la salubrità dell' aria. Florence, 1774, in-4. — Expériences qui prouvent que les plantes frappées par la lumière solaire transpirent l'air déphlogistiqué (l'oxigène).

Recherches physiques sur la nature de l'air déphlogistiqué et de l'air nitreux. Paris, 1776, in-8.

Saggio sopra il falso ergot e tremella. Florence, 1775, in-4. — Observations sur les anguilles du seigle, et leur résurrection.

Ricerche filosofiche sopra la fisica animale. Florence, 1775, in-4. — Ce volume renferme, outre l'ouvrage sur les lois de l'irritabilité, avec augmentations, beaucoup d'expériences nouvelles : Les nerfs ne contribuent point aux mouvemens du cœur. L'irritation des nerfs du cœur ne ranime ni n'accélère ses mouvemens.

Les transactions philosophiques

de 1778-79 contiennent deux mémoires de Fontana, l'un, *Sur la non-respirabilité de l'air inflammable;* l'autre, *Sur les différentes espèces d'air qui s'évaporent des diverses espèces d'eau, et de la différence de salubrité de l'air selon les pays.*

L'année 1780 des mêmes transactions contient un Mémoire plein d'expériences sur le poison américain qu'on appelle *ticunos.*

Traité sur le venin de la vipère, sur les poisons américains, sur le laurier-cerise, et quelques autres poisons végétaux; on y a joint des observations sur la structure primitive du corps animal, différentes expériences sur la reproduction des nerfs, et la description d'un nouveau canal de l'œil. Florence, 1781, in-4, 2 vol. fig.

Choix d'observations physiques et chimiques; publié par Gibelin. Paris, 1785, in-8.

Opuscoli scientifice di Fel. Fontana. Florence, 1785, in-8, 212 pp. — Ce volume se compose de six lettres: Sur les airs respirables ou non respirables, sur le calorique, les thermomètres, sur divers remèdes employés contre la morsure de la vipère. La cinquième lettre traite, entre autres choses, du tournis des brebis, maladie dans laquelle Fontana a toujours trouvé des hydatides dans le cerveau de ces animaux. •

Choix d'observations physiques et chimiques; publié par Gibelin. Paris, 1785, in-8.

Lettera ad un amico sopra il sistema degli sviluppi. Florence, 1792, in-8.

Principes raisonnés sur la génération. (Desgenettes.—Haller.)

FONTANUS, FONTEYN (Nicolas), médecin à Amsterdam, et professeur d'anatomie au milieu du xviie siècle, fut renommé en son temps, comme un médecin érudit, et comme un homme fort instruit dans la connaissance des langues; cette célébrité est oubliée depuis long-temps; on ne le connait plus aujourd'hui que comme auteur de quelques ouvrages, dans lesquels il y a des observations intéressantes de médecine et de chirurgie.

Institutiones pharmaceuticæ, ex Bauderonio et Du Boys, in pharmacopœorum gratiam potissimum concinnatæ: Amsterdam, 1633, in-12.

Aphorismi Hippocratis methodicè dispositi. Quibus accedit tractatus de extractione fœtus mortui per uncum: Amsterdam, 1633, in-12. — Portal reproche à Fonteyn d'avoir abusé du crochet, dans les accouchemens.

Florilegium medicum. In quo flores universæ medicinæ, tam theoricæ quam practicæ, per partes distinctas proponuntur, et raris, utilibus, illus- *tribusque quæstionibus exornantur. Opus non solum medicis, verum et chirurgis apprimè jucundum et necessarium:* Amsterdam, 1637, in-12.

Responsionum et curationum medicinalium liber unus: Amsterdam, 1639, in-12. — Recueil de lettres adressées à Fonteyn par des amis; avec son opinion sur chaque cas. Fragilité extrême des os chez une femme. Plaie du poumon guérie, quoiqu'on eût été obligé de faire la résection d'une partie de ce viscère. Femme menacée de suffocation parce qu'un os s'était arrêté dans l'œsophage, et qui guérit, quand on croyait son état désespéré, par la descente de l'os, qui fut rendu par les selles. Deux cas de *spina bifida*. Ophthalmie guérie par l'ouverture de l'artère temporale. Cas d'une énorme caverne pulmonaire chez un enfant, avec un abcès qui avait détruit une partie du foie. Hypertrophie du cœur. Abcès du volume d'un œuf contre l'oreillette gauche du cœur. Tubercule comprimant la trachée. Lens mortel: des concrétions pierreuses distendaient le cœur. Abcès dans le foie et calculs dans la rate. Induration de la rate guérie par une saignée et des sangsues à l'anus.

Observationum rariorum analecta. Amsterdam, 1641, in-4 — 22 observations et quelques lettres. Plusieurs faits curieux. Extirpation d'un uterus en état de prolapsus et atteint de gangrène, faite avec succès. Plaie de tête guérie quoique une portion de la substance cérébrale eût été enlevée. Laryngotomie pratiquée avec succès par Fonteyn.

Auctarium annotationum in praxim artis medicæ Remberti Dodonæi. Amsterdam, 1640, in-8. 1642, in-12.

Annotationes ad epitomen anatomiæ Andreæ Vesalii. Amsterdam, 1642, in-fol. — Hort avait émis l'idée qu'on pourrait dissoudre les calculs urinaires par des injections de liqueurs dissolvantes dans la vessie; Fonteyn répond que la vessie ne pourrait supporter la présence de liquides assez actifs pour opérer cette dissolution.

Commentarius in Sebastianum Austrium de puerorum morbis. Amsterdam, 1642, in-12 et in-8.

Fons sive origo febrium, earumque remedia. Amsterdam, 1644, in-12.

Syntagma medicum de morbis mulierum, in quatuor tomos distinctum. Amsterdam, 1645, in-12.

Responsio ad propositam sibi quæstionem : an manus clavis transfixæ pares sint ferendo corpus inde pendulum. Amsterdam, in-4.

(*Lindenius renovatus.* — Haller.)

FONTE (Lælius A) d'Eugubio, pratiqua long temps la médecine avec réputation à Rome, puis à Venise, à la fin du seizième siècle, et au commencement du dix-septième. Stahl faisait un grand cas de ses écrits; il le regardait comme un des bons observateurs et des plus fidèles interprètes de la nature. Ces éloges sont à la vérité fort exagérés; mais l'ouvrage de Lælius A Fonte tient un rang assez honorable parmi ces recueils de faits particuliers, dans lesquels il faut chercher les élémens de l'histoire de la marche naturelle des maladies. Il y a dans le nombre plusieurs observations fort curieuses. Voici le titre de l'ouvrage de Lælius A Fonte:

Laelii a Fonte Eugubini medici veneti celeberrimi consultationes medicinales in quibus vera, viva que consultandi effigies elucet, plurimorumque difficilium, et notatu dignorum affectuum agnitio, tractandique ratio docte artificioseque explicatur. Ejusdem disputationes duæ succinctæ si-

mul et accuratæ. Una de modo vi-
sionis; altera de vesican ium usu, cum
tribus indicabus. Venise, 1608, in-

fol., 460 pages, sans les préliminaires
et les tables.

FOOT (Jesse), chirurgien de Londres, né vers le milieu du dernier siècle, et qui vivait encore il y a peu d'années, s'est fait connaître plus par le nombre que par le mérite de ses ouvrages; ils ont la plupart pour objet les maladies vénériennes, et les affections de l'urètre; et il semble que l'auteur ait moins eu en vue, en choisissant le sujet de ses écrits, de faire avancer la science, que d'y trouver une occasion de se mesurer avec J. Hunter.

A Critical inquiry into the ancient and modern manner of treating diseases of the urethra, and an improved method of cure : Recherches critiques sur les méthodes anciennes et modernes de traiter les maladies de l'urètre, et méthode perfectionnée de les guérir. Londres, 1774, in-8. 3ᵉ éd. *Ibid.,* 1785. — Critiques des bougies prétendues spécifiques de Daran ; toutes les bougies agissent de la même manière. Quand la rétention d'urine est complète, les accidens pressans, le besoin de soulagement immédiat, il faut employer des cordes à boyau, d'abord très-petites, puis d'un plus grand diamètre. On peut faire pénétrer ensuite une bougie de Goulard.

Observations on the new opinions of John Hunter, in his treatise on the veneical disease in 3 parts : Observations sur les nouvelles opinions de J. Hunter, exposées dans son Traité sur les maladies vénériennes, en 3 parties. Londres, 1786-87, in-8. — Foot prend un ton qui ne convient guère dans les discussions scientifiques, et qui ne convient pas du tout quand un homme comme lui se mesure avec un homme comme J. Hunter.

An essay on the bite of a mad Dog; *with observations on John Hunter's treatment of the case of M. R.; and also a recital of the successful treatment of two cases :* Essai sur la morsure d'un chien enragé, avec des observations sur le traitement employé par J. Hunter, dans le cas de M. R.; avec l'histoire du traitement employé dans deux cas avec succès. Londres, 1788, in-8. — Toujours M. Foot à côté de J. Hunter ! Cet homme-là craignait-il, s'il se tenait à distance, qu'on ne vît pas la prodigieuse différence qu'il y a entre J. Hunter et M. Foot.

A new discovered fact, of a relative nature in the venereal poison. Londres, 1790, in-8. — Girtanner assure avoir trouvé le titre en défaut, car il n'y a rien de neuf dans l'ouvrage.

A defense of the planters in the west Indies. Londres, 1792, in-8.

A complete treatise of the origin theory, and cure of the lues venereæ, and obstructions in the urethra; illustrated by a great variety of cases, being a course of twenty-three lectures, read 1791 and 1792 : Traité complet sur l'origine, la théorie et le traitement de la maladie vénérienne, et des obstructions de l'urétré, éclairées par un grand nombre d'observations; cours de 23 leçons faites en 1791-92. Londres, 1792, in-4, de 675 pp. *Ibid.*, 1821. *Ibid.*, 1823. *Ibid.*, 1829. — Les trois premières leçons sont un extrait des onze chapitres historiques d'Astruc; la quatrième traite du virus en général, et assimile celui de la gonorrhée à celui de la vérole; c'est le même; les trois leçons suivantes ont la gonorrhée pour objet. Foot recommande les injections astringentes faites de bonne heure; les 8e, 9e, 10e 11e et 12e leçons contiennent l'histoire et le traitement des maladies de l'urètre et de la vessie. L'auteur, en réchauffant l'opinion que les excroissances, les caroncules et cicatrices dans l'urètre causent les difficultés d'uriner, prétend en même temps que l'urètre n'est jamais susceptible de spasmes qui empêchent le libre cours des urines. La 13e leçon a pour objet d'établir une idée que Foot regarde comme une découverte, et à laquelle il tient beaucoup. Elle consiste à établir, que l'infection vénérienne de toute l'économie est le fait de la matière reçue primitivement par le sujet affecté d'un autre sujet malade, mais nullement de la résorption qui se fait en lui-même des fluides sécrétés à la surface des chancres vénériens qu'il peut avoir. Dans le traitement de la vérole, Foot est partisan des frictions mercurielles. Dans tout le cours de son ouvrage, il s'acharne, en quelque sorte, contre un homme, au nom duquel il semble avoir voulu accrocher le sien pour le faire passer à la postérité. C'est le célèbre John Hunter.

A plan for preventing the fatal effects from the bite of a mad dog; with cases. Méthode pour prévenir les suites funestes de la morsure des chiens enragés. Londres, 1792, in-8.

Life of John Hunter. Londres, 1794, 1797, in-8. — Ce n'était point à Foot qu'il appartenait d'écrire la vie de John Hunter, mais à quelqu'un qui eût compris et apprécié ses grandes vues.

Dialogue between a pupil of the late John Hunter and Jesse Foot. Including passages in Darwin's Zoonomia. Londres, 1795, in-8.

Cases of the successful practice of the vesicae lotura, in the cure of diseased bladders, part. I. Londres, 1798, in-8. 2e éd., Londres 1803, in-8. *part II. With a plate of the apparatus; and also cases of diseased affections, from physicians; with a new mode of operating, and a plate of the instrument for performing it:* Observations d'injections faites avec succès dans la vessie pour la guérison des maladies de cet organe, etc. Londres, 1803, in-8. — Foot cherche à établir que ce moyen est capable de guérir beaucoup de maladies de la vessie, et de dissoudre des graviers.

Observations on the speech of M. Wilberforce in Parliament, for the abolition of the slave trade. Londres, 1805, in-8 : Observations sur le discours de M. Wilberforce au Parlement, pour l'abolition de la traite des noirs.

Important researches upon the existence, nature, and consummation of venereal infection in pregnant women, new born infants, and nurses by the late P. S. O. Mahon; contrasted with the new opinions of the late John Hunter upon the subject. Together with observations thereon : Recherches importantes sur l'existence, la nature, et la propagation de l'infection vénérienne chez les femmes grosses, les enfans nouveaux-nés et les nourrices, par feu P. S. O. Mahon, mises en opposition avec les opinions nouvelles de feu J. Hunter sur le même sujet, etc. Londres, 1808, in-8.

The life of A. R. Bowes, esq. and countess of strathmore, his Wife. Londres, 1810, in-8.

Life of arthur Murphy, esq. Londres, 1811, in-4.

Review of Hume's observations on the diseases of the prostate Gland. Londres, 1812, in-8.

(Reuss.—Rob. Watt. — Girtanner. — *Journal de méd.* — Hacker.)

FORD (Edward), chirurgien du Dispensaire général de Westminster, dans le dernier tiers du siècle passé, est mort dans les premières années de celui-ci. Nous avons de lui les écrits dont les titres suivent :

Account of an extraneous Body, cut from the joint of the knee. Medical observations and inquiries, 1778, t. V, p. 329. — Corps étranger, cartilagineux, de la grosseur d'une châtaigne, mobile dans l'articulation du genou, extrait avec succès par Ford.

Observations sur des cures spontanées d'anévrisme, avec des remarques. Trad. de l'angl. par Assolant. *Journal de méd. chir. pharm.* 1789, t. 81, p. 235. — Ces observations avaient été publiées par Ford dans le *London medical Journal,* 1783, t. IX, part. II.

Case of a catheter left in the Bladder in drawing off the urine for a retroversion of the uterus. In medical Tracts, etc. 1791, t. I, p. 96.

A case of imperforate rectum. Ibid., p. 102.

An account of a child born without organs of generation. Ibid. 1794, t. V, p. 92.

Observations on the disease of the hip joint ; to which are added some remarks on white swellings of the knee, the corns of the joints of the writs, and other similar complaints. Illustrated by cuts and engravings. Londres, 1794, in-8. 2e ed., *Carefully revised, and published with some additional notes, by T. Copeland.* Londres, 1810, in-8. — Outre une histoire générale des tumeurs blanches, tracée avec exactitude et dans un esprit pratique, cet ouvrage contient une vingtaine d'observations particulières.

(Rob. Watt.—Richter, *Bibliothek.* — *med. chir. Zeitung.*)

FORDYCE (William), né à Aberdeen en 1724, servit quelque temps dans les armées en qualité de chirurgien. Il se fixa ensuite à Londres, où il jouit pendant plus de quarante ans de la réputation d'un des plus habiles praticiens. Le Roi lui accorda le titre de chevalier en 1787. Il mourut le 4 décembre 1792.

An attempt to discover the virtues of the sarsaparilla-root in the venereal disease. In medical observations and inquiries by a society of physicians in London. T. I. Londres, 1757, p. 149. Treize observations rapportées pour prouver l'efficacité de la décoction de salsepareille contre les maladies vénériennes opiniâtres.

A review of the venereal disease, and its remedies. Londres, 1767, in-8; *ibid.*, 1772, in-8; *ibid*, 1777, in-8; *ibid.*, 1785, in-8. — Danger des purgatifs dans la gonorrhée, contre Sydenham. La gonorrhée ne peut être guérie radicalement sans mercure. — Bons effets de la ciguë contre les indurations du testicule. — Les chancres réclament l'emploi du mercure à l'intérieur et en topiques. Les frictions mercurielles sont le meilleur traitement de la vérole. Le sublimé est un remède dangereux; il a fait plus de mal que de bien dans les hôpitaux d'Angleterre.

A new inquiry into the causes, symptoms, and cure of putrid and inflammatory fevers; with an appendix on the hectic fever, and on the ulcerated and malignant Sore Throat : Nouvelles recherches sur les causes, les symptômes et le traitement des fièvres putrides et inflammatoires, avec un appendice sur la fièvre hectique et sur l'angine ulcéreuse et maligne. Londres, 1773, in-8, 228 pp.; *ibid.*, 1777, in-8. — Cet ouvrage ne brille pas par les théories; mais il est d'un praticien exercé et judicieux. Il a retiré de bons effets dans les fièvres typhoïdes,

de l'eau chargée d'acide carbonique et de l'acide du sel marin.

Fragmenta chirurgica et medica. Londres, 1784, in-8. — Les sujets de ces observations sont : des abcès au foie : un de ces abcès pénétra à travers le diaphragme dans le thorax. Des maladies de l'anus. L'asthme. Les calculs de la vésicule biliaire. Les douleurs de la tête. Une hémorrhagie attribuée à l'usage d'une ceinture de mercure. Le cancer. Le *circinus*, espèce particulière d'affection de la peau. Une colique venteuse. La dysenterie. Les fièvres intermittentes. Les fleurs-blanches. Le flux menstruel. Les hémorrhagies. Les hémorrhoïdes. L'hydropisie. La folie. L'usage du lait. Des yeux chassieux guéris par l'habitude de fumer du tabac. La maladie vénérienne. L'efficacité de la limaille d'étain contre les vers. La rougeole. Le panaris. La pulpe de coloquinte, et ses effets nuisibles. La rhubarbe. Le rhumatisme. L'influenza de 1782. Les sels neutres. La saignée. Le sommeil. La variole. Les aigreurs d'estomac. Les vésicatoires. Les onctions et les plaies.

Letter to sir John Sinclair, on the virtues of the muriatic acid in putrid fevers. Londres, 1790, in-8.

The great importance and proper method of cultivating and curing rhubarb in Britain, for medical use. Londres, 1792, in-8.

FORDYCE (Georce), fils de David Fordyce, professeur de philosophie à Aberdeen, et neveu du précédent, naquit en 1736. Son éducation fut fort soignée, et, grâce à ses dispositions précoces, il fut reçu maître-ès-arts dès l'âge de quatorze ans. Il fut placé l'année suivante chez un oncle, John Fordyce, pharmacien à Uppingham, dans le comté de Rutland. Après quelques années d'études dans cette officine, il se rendit à Edimbourg, où il ne tarda pas

à fixer sur lui les regards de Cüllen, dont il gagna toute la bienveillance. Reçu docteur en 1758, il passa en Hollande, et suivit
pendant une année les leçons de l'Université de Leyde. De retour
dans son pays vers la fin de 1759, il se fixa a Londres. Il ouvrit
aussitôt des cours sur la chimie, la matière médicale, la thérapeutique et la pathologie. Son enseignement se faisait remarquer par
la clarté, la méthode et la précision. Les élèves affluèrent en grand
nombre à ses leçons. Son nom fut cité comme celui d'un des médecins les plus distingués de la capitale, et sa clientelle alla croissant
rapidement chaque jour. En 1770, Fordyce fut nommé médecin
de l'hôpital Saint-Thomas; en 1776, membre de la Société royale,
et, en 1787, membre du Collège des médecins. Il mourut le 25 mai
1802.

Diss. med. inaug de catarrho. Edimbourg, 1758, in-8. — *Recus. in
Smellie Thesaur. med.*, etc. T. II. p.
5o1. — Expériences chimiques nombreuses sur les propriétés du mucus,
dans l'état sain et dans l'état morbide;
comparaison de cette humeur avec la
salive. L'auteur prétend, d'après ses
expériences, qu'une solution de po-
tase, injectée dans l'urètre, après un
coït impur, peut annihiler le virus,
et prévenir ou arrêter la gonorrhée.

*Elements of agriculture and ve-
getation.* Edimbourg, 1765, in-8; 2e
éd., 1769, in-8; *ibid.*, 1771, in-8.
Londres, 1796, in-8.

*Elements of the practice of physic.
part II; containing the history and
method of treating fevers and internal
inflammations.* Londres, 1767, in-8.
— *Part I; containing the internal
history of the human body.* Londres.
1770, in-8. Londres, 1791, in-8.

*Of the light produced by inflamma-
tion:* De la lumière produite par la
combustion. *Philosophical transactions*, 1776. Abridg. T. XIV, p. 93.

*An examination of various ores in
the museum of Dr. William Hunter:*
Examen de différens minerais d'or
conservés dans le Muséum du Dr Will.
Hunter. *Philos. transact*, 1779, p.
527. Abridg T. XIV, p. 585.

*A new method of assaying copper
ores:* Nouvelle méthode d'essayer les
minerais de cuir. *Philos. transact.*,
1780, p. 30. Abridg. T. XIV, p. 608.

*Experiments on the loss of weight
in Bodies, on being melted or heated:*
Expériences sur la diminution de
poids des corps en fusion ou en igni-
tion. *Philosophical transactions*, 1785,
p. 361. Abridg. T. XVI, p. 13.

Of an experiment on heat: D'une expérience sur la chaleur. *Philosoph. transact.*, 1787. Abridg. T. XVI, page 283.

*The croonian lecture on muscular
motion. Philosop. transact.*, Abridg.
T. XVI. p. 361.

A treatise on the digestion of food:
Traité de la digestion des alimens.
Londres, 1791, in-8. — Ouvrage
fondé sur l'observation et les expériences, dégagées de toute hypothèse.

*On the cause of the additional
weight which metals acquire by being
calcined:* sur la cause de l'augmentation de poids que les métaux acquiè-

rent par la calcination. *Philos. transact.*, 1792. Abridg. T. XVI.

Of a new pendulum. Philos. transact. 1794. Abridg. T. XVI.

Observations on the small-pox, and the course of fever. Transact. med. and chirurg., 1792. T. I, p. 1.

An attempt to improve the evidence of medicine. Ibid., p. 243.

Dissertation on simple fever, or on fever consisting of one paroxysm only. Londres, 1794, in-8; 2ᵉ édit. Londres, 1800, in-8. — *Dissertation, part I; containing the history and method of treatment of a regular tertian intermittent.* Londres, 1795, in-8. — *Dissertation part II; containing the history and method of treatment of a regular continued fever, supposing it is left to pursue its ordinary course.* Londres, 1798, in-8. — *Dissertation part III; containing an inquiry into the effects of the remedies which have been employed with a view to carry off a regular contined fever, without leaving it to pursue its ordinary course.* Londres, 1799, in-8. — *Dissertation part IV; containing the history of remedies to be employed in irrigular intermitting fevers.* Londres, 1802, in-8. — *Dissertation; containing the history of, and remedies to be employed in irregular continued fevers. To gether with the general conclusions to the four preceding and present Dissertations.* Londres, 1803, in-8. (Posthume; publié par W.-C. Wells). — Les deux premières Dissertations ont été traduites en français Par Bidault de Villiers, et imprimées dans le *Recueil de ses OEuvres posth.* Paris, 1829, in-8.

Some observations upon the combination of medicine. In transact. med. and. chir. etc., 1802. T. II, p. 314, trad. en français par Swediaur. Paris, 18..... (1811), in.....

(Chalmers. — Rob. Watt.)

FOREEST (Pierre-Van), plus connu sous le nom de Forestus, était d'Alemaër, ville de la Nord-Hollande, où il naquit en 1522. Il fit ses premières études dans sa ville natale, puis à Harlem, où il s'appliqua aux mathématiques. Vers 1539, il commença à Louvain l'étude de la médecine. Après l'y avoir continuée quatre ans, il passa en Italie. Ce fut à Bologne, où il séjourna quelque temps, qu'il reçut le bonnet doctoral. Il se rendit ensuite à Padoue, où brillait alors le grand Vesale. Puis il gagna Rome, où il suivit les leçons de son compatriote Gisbert Hortius, qui était médecin de l'hôpital de Sainte-Marie de la Consolation. De Rome il vint à Paris. Les conseils de Jacques Dubois le déterminèrent à se fixer à Pluviers; mais il n'y était pas depuis un an, que les sollicitations de sa famille le rappelèrent dans sa patrie. Il y jouit bientôt de la réputation d'un grand praticien. La ville de Delft étant ravagée par une maladie contagieuse des plus violentes, on réclama les secours de Forcest. Les succès qu'il obtint contre cette épidémie déterminèrent les habitans de Delft à le retenir chez eux. Il se fixa en effet dans cette ville, où il exerça l'art de guérir pendant environ une quarantaine d'années. Il se retira enfin à Alcmaër, où il mourut en 1597, dans la soixante-quinzième année de son âge.

C'est être fort injuste envers un des médecins dont les écrits ont conservé le plus long-temps l'utilité qu'ils eurent à l'époque de leur publication, de dire, comme on le fait dans la *Biographie médicale,* que Foreest *n'a nullement contribué aux progrès de la pathologie, ni à ceux de l'art de guérir.* La véritable pathologie, celle qui se fonde sur l'expérience, et non sur des hypothèses, serait bien avancée aujourd'hui, si, au lieu de cette multitude prodigieuse d'ouvrages systématiques, dont les bibliothèques de médecine sont encombrées, il y avait eu un pareil nombre d'utiles recueils d'observations, tel qu'est celui que nous devons à Foreest; et ce n'est pas un faible mérite à cet excellent praticien d'avoir compris, dans un temps où le véritable esprit philosophique était chose inconnue, que c'était sur des faits particuliers que devait être basée la science, ou plutôt que la science ne pouvait être qu'un résumé de ces faits. On consulte encore, et l'on consultera long-temps, les œuvres de Foreest, tandis qu'on ne lit pas un seul des écrivains systématiques de la même époque, si ce n'est pour prendre une connaissance historique des erreurs qui prévalaient alors, et des fausses routes dans lesquelles la médecine s'est si long-temps égarée. Voici les titres des ouvrages de Foreest :

De incerto ac fallaci urinarum judicio, adversus uromantos et uroscopos libri III. Anvers, 1583, in-8. Leyde, 1589, in-8.

Observationum et curationum medicinalium, libri duo. De Febribus. Leyde, 1591, in-8.

Observationum et curationum medicinalium libri III, IV et V. *De Febribus.* Leyde, 1591, in-8.

Observationum et curationum medicinalium lib. VI et VII, *de Febribus.* Leyde, 1591, in-8.

Observationum et curationum medicinalium liber octavus, de exterioribus vitiis, et morbis capitis; liber nonus, de variis corporis doloribus.

Liber decimus, de universis cerebri symptomatis et morbis. Anvers, 159... Leyde, 1602, in-8.

Observationum et curationum medicinalium liber undecimus, de morbis oculorum et palpebrarum. Liber duodecimus, de aurium morbis. Liber decimus-tertius, de nasi affectibus. Liber decimus-quartus, de œgritudinibus labiorum, gingivarum, dentium, oris et linguæ. Liber decimus-quintus, de faucium, gutturis, gulæ, et asperæ arteriæ affectibus. Anvers, 159..... Leyde, 1602, in-8.

Observationum et curationum medicinalium liber decimus-sextus, de pectoris, pulmonisque vitiis et morbis; liber decimus-septimus, de cordis ac quibusdum mamillarum affectibus. Anvers, 159... Leyde, 1602, in-8.

Observationum et curationum medicinalium, liber decimus-octavus, de stomachi et ventriculi affectibus. Anvers, 159... Leyde, 1606, in-8.

Observationum et curationum medicinalium liber decimus-nonus, de hepatis malis et affectibus. Liber vicesimus, de lienis morbis, vitiis et affectibus et de scorbuto. Leyde, 1595, in-8.

Observationum et curationum medicinalium liber vigesimus primus, de mesenterii et intestinorum affectibus, etc. Liber vigesimus-secundus, de diversis profluviorum alvi generibus. Liber vigesimus tertius, de sedis et ani vitiis et affectibus. Leyde, 1596, in-8.

Observationum et curationum medicinalium liber vigesimus-quartus de renum affectibus, et morbis Liber vigesimus-quintus, de vesicæ malis et affectibus Leyde, 1595, in-8.

Observationum et curationum medicinalium Liber vigesimus-sextus, de penis ac virgæ vitiis. Liber vigesimus-septimus de scroti ac testiculorum affectibus vitiisque, ac de ramicum diversis speciebus. Leyde, 1597, in-8.

Observationum et curationum medicinalium Liber vigesimus-octavus, de mulierum morbis et infantis regimine. Leyde, 1599, in-8.

Observationum et curationum medicinalium libri XXVIII. Francfort, 1602, in-fol., 2 vol.

Les volumes suivans ont été imprimés après la mort de Forrest, sur les manuscrits qu'il avait laissés à ses neveux.

Observationum et curationum medicinalium-liber vigesimus-nonus. De arthritide et aliis externarum partium affectibus. Leyde, 1603, in-8. Francfort, 1604, in-fol., t. III.

Observationum et curationum medicinalium, sive medicinæ theoricæ et practicæ libri XXX. XXXI et XXXII. De venenis, fucis et lue venereâ. Leyde, 1606, in-8. Francfort, 1606, in-fol., t. IV.

Observationum et curationum chirurgicarum, libri quinque, quorum I, de tumoribus præter naturam sanguineis; II, de tumoribus... biliosis; III, de tumoribus..... pituitosis; IV, de tumoribus..... melancholicis; V, de tumoribus... mixtis seu compositis. In quibus eorumdem caussas, signa, prognoses accuratè et graphicè depinguntur. Quibus accesserunt ejusdem libri III, de incerto ac fallaci urinarum judicio, etc. Leyde, 1610, in-8. Francfort, 1610, in-fol., t. V.

Observationum et curationum chirurgicarum libri quatuor posteriora. Quorum I, de plagis seu vulneribus cruentis, eâ m, offensione, percussione, contusione ac concussione. II de ulceribus; III, de fracturis; IV, de luxationibus. In quibus eorumdem caussæ, signa, etc. Francfort, 1611, in-fol., t. VI.

Tous ces ouvrages ont été réimprimés et ont paru réunis. Francfort, 1619, in-fol. *Ibid*, 1634, in-fol, 6 part. ordinairement en 3 volumes. Rouen, 1651, in fol.; Francfort, 1660-61, in-fol.

(Paquot. — *Lindenius renovatus.*)

FORMEY (Louis), de Berlin, fut reçu docteur en médecine à Halle, le 20 juin 1788. Il se fixa dans sa ville natale, et devint médecin du roi. En 1798, il fut nommé professeur ordinaire de médecine militaire au Collége royal médico-chirurgical de Berlin. Il était, en 1803, médecin ordinaire de la colonie française dans la même ville. Formey est mort en 1823.

Diss. sistens quædam circa systematis absorbentis pathologiam. Halle, 1788, in-8, 70 pp. — Thèse remarquable, dans laquelle l'auteur cherche à faire tourner au profit de la pathologie toutes les découvertes anatomiques ou physiologiques faites jusqu'alors sur le systéme lymphatique.

Abhandlung über die Preisfrage, die Reinigung der verdorbenen zimmerluft betreffend : Mémoire sur la question mise au concours, sur la désinfection de l'air corrompu des appartemens. Dans les *Preisschriften und Abhandl. der Kaïs. freyen Gesellschaft zu St. Petersburg.* T. I, 1795, p. 119-270.

Medicinische ephemeriden von Berlin : Éphémérides médicales de Berlin. Tome 1er, nº 1 à 4 ; Berlin, 1799, 1800, in-8.

Versuch einer medicinischen topographie von Berlin : Essai d'une topographie médicale de Berlin. Berlin, 1796, XII-382 pp, in-8. — On trouve un extrait assez étendu de cet ouvrage important dans la *Medicinisch-chirurgische Zeitung.* 1798, n 44, t. 2, p. 305-320.

Ueber den gegenwärtigen Zustand der Medicin : Sur l'état actuel de la médecine. Berlin, 1809, in-8.

Von der Wassersucht der Gehirnhölen : Sur l'hydropisie des ventricules du cerveau. Berlin, 1810, in-8. — Article extrait des archives de Horn, où il avait d'abord paru.

Allgemeine Betrachtungen ueber die natur und Behandlung der Kinderkrankheiten : Considérations générales sur la nature et le traitement des maladies des enfans. Berlin, 1811, in-8 ; tiré à part des Anuales de Hecker.

D. Mineralbad zu Gleissen bei Zielenzig in D. Neumark. N. Bemerkungen ueber die Heilkrafte desselben : Eaux minérales de Gleissen, et leurs vertus. Berlin, 1821, in-8, 1 pl.

Vermischte medicinische Schriften : Mélanges de médecine. T. 1, Berlin, 1821, in-8.

Bemerkungen ueber den Kropf und ein neu entdecktes Mittel dagegen : Remarques sur le goitre, et sur un remède nouvellement découvert contre cette maladie. Berlin, 1821, in-8.

Formey a eu part, avec Klaproth, à la publication de la *Pharmacopæa Borussica,* 1799, 1803, 1812. Il a été l'éditeur des œuvres posthumes de Boose. Berlin, 1804.

(Meuel. — *Med. chir. Zeitung.* — *Allg. med. Annalen.*)

FORMY (SAMUEL), maître chirurgien de Montpellier, servit en cette qualité dans les guerres contre la Ligue. A la paix, il revint dans sa patrie, et y exerça son art avec beaucoup de distinction pendant une soixantaine d'années. Quand Lazare Rivière publia, en 1646, son Recueil d'observations de médecine, Formy lui en communiqua cinquante-et-une qui furent imprimées à la suite de ce Recueil, et parmi lesquelles il y en a plusieurs de remarquables.

La quinzième donne une méthode de réduire les hernies, qui se rapproche beaucoup de celle proposée par M. Ribes en 1833 (*Gaz. médic.*). La vingt-deuxième est relative à un énorme thrombus des lèvres de la vulve, suivi de gangrène, à la suite d'un accouchement laborieux. La vingt-cinquième, loupe volumineuse guérie par la suppuration qu'on y provoqua. La vingt-septième, abcès des reins qui sont convertis en deux sacs membraneux pleins de pus.

Formy a publié l'ouvrage suivant, auquel il ne mit son nom qu'à la deuxième édition :

Traité chirurgical des bandes, lacs, emplâtres, compresses, attelles et ban- *dages.* Montpellier, 1651, in-8 ; *ibid.* 1653 ; in-8.

FORTI (Raymond-Jean), vulgairement Zanfortis, de Vérone, appartenait à une famille trop pauvre pour lui fournir les moyens de cultiver les heureuses dispositions qu'il tenait de la nature. Un homme riche s'en chargea, et l'envoya à l'Université de Padoue. Il était reçu docteur en médecine quand il perdit son protecteur. Il s'établit à Venise, où il tint bientôt le premier rang parmi les praticiens les plus recherchés. On lui conféra la première chaire de médecine pratique en 1658, avec de riches appointemens. De grands personnages l'appelèrent plusieurs fois loin de Venise ; l'empereur Léopold, par exemple, qui le nomma archiâtre avant de le renvoyer à Padoue, siége d'une cour impériale. Le sénat de Venise le créa chevalier, et augmenta ses appointemens. Forti mourut à Padoue en 1678 ; il était né en 1603. On trouve son portrait dans la Bibliothèque des écrivains de médecine de Manget. La grande célébrité dont Forti jouit de son vivant, avait pour base son habileté pratique, et l'on n'en retrouve plus les fondemens quand on les cherche dans ses écrits. Galéniste sans restriction, comme l'étaient la plupart des médecins italiens de son temps, il était de plus un des médecins les plus adonnés à la polypharmacie. Aussi y a-t-il fort peu de fruit à retirer de la lecture de ses ouvrages.

Consilia de febribus et morbis mulierum facile cognoscendis et curandis. Padoue, 1668, in-fol.

Consultationum et responsionum medicinalium centuriæ quatuor. Padoue, 1669, in-fol. Genève, 1677, in-fol. — Cette dernière édition renferme en outre l'ouvrage précédent.

Consultationum et responsionum medicinalium centuriæ quatuor. Tomus alter, quibus accedit auctoris vita. Padoue, 1678, in-fol.

(Manget. — Haller.)

FOSTER (Edward), médecin et accoucheur, et professeur de
l'art des accouchemens, à Dublin, a été mis en oubli par les biographes, même par Reuss et Robert Watt. Il mérite pourtant une place
dans l'histoire de l'obstétrique, comme auteur d'un ouvrage qui
n'est pas dépourvu d'intérêt, et auquel il en aurait donné sans doute
davantage, si la mort ne l'eût enlevé prématurément. Cet ouvrage
fut mis au jour presque dans l'état où l'avait laissé l'auteur, par un
de ses amis, James Sims, président de la Société médicale de Londres, connu par ses recherches sur les maladies épidémiques.

Foster avait voulu composer, sur le modèle des Aphorismes de
Boerhaave, un résumé concis et substantiel de l'art des accouchemens. Un défaut qui nuit à la concision, c'est que l'ouvrage comprend divers sujets qu'on devrait laisser en dehors d'un traité élémentaire d'obstétrique : les doctrines de la génération, de la menstruation, des maladies des femmes et des nouveau-nés, et même un
chapitre sur l'onanisme. Mais la partie obstétricale n'y est pas pour
cela négligée. On y apprend les procédés particuliers aux Anglais
sur beaucoup de points : par exemple, dans l'emploi qu'ils font de
leur forceps. L'ouvrage de Foster étant rare en France, nous croyons
bon de dire qu'on en trouve un extrait assez court, mais substantiel,
dans le tome premier de la *Medicinische Bibliothek* de Blumenbach. Voici le titre de l'ouvrage de l'accoucheur de Dublin :

*The principles and practice of mid-
wifery, in which are comprized and
methodically arranged under the four
general heads, of generation, gesta-
ton, delivery and recovery, all the
anatomical facts, physiological reaso-
nings, pathological observations and
practical recepts, necessary to consti-
tute the fullest and most complete
system of midwifery. By Edward Foster. M. D. late Teacher of midwifery
in the city of Dublin. Completed and
corrected by James Sims, M. D. Londres, 1781, in-8, 316 pp.*

(Blumembach. — Osiander.)

FOTHERGILL (Jean), agrégé au Collége des médecins de Londres, membre honoraire de celui d'Edimbourg, de la Société royale
de Londres, président de la Société de medecine de la même ville,
membre de celle de Philadelphie, associé étranger de la Société
royale de médecine, naquit le 8 mars 1712 à Carrend, près de
Richemont, dans le comté d'Yorck. Il fit ses premières études à
Sedberg, dans une maison dirigée par les quakers. Dès qu'il eut
pris la résolution d'étudier en médecine, ses parens le mirent en
pension chez un pharmacien. Il en sortit pour se rendre à l'Univer-

sité d'Edimbourg. Le germe des talens qui devaient un jour illus-
trer Fothergill n'échappa point à la sagacité de Monro, le plus célèbre professeur de cette école. Fothergill bornait tous ses projets
à pratiquer la médecine dans une petite ville du comté d'Yorck:
ce fut ce professeur qui lui fit concevoir de plus hautes espérances.
Il prolongea le temps de ses études à Edimbourg, où il fut reçu
docteur en 1736. Il vint à Londres en 1740; il y suivit la pratique
des médecins de l'hôpital Saint-Thomas, et il partit peu de temps
après pour l'Allemagne, qu'il parcourut dans toute son étendue. Il
vint en France, où il s'arrêta quelque temps; puis il retourna à Londres, où il se fixa. Un mal de gorge *gangréneux*, après avoir fait
périr quelques enfans à Londres, en 1739 et 1740, reparut en 1742,
et devint épidémique en 1746. Fothergill remarqua que la saignée
accélérait ses progrès, que les purgatifs augmentaient la fluxion, et
que les rafraîchissans diminuaient les forces vitales déjà très-affai-
blies. Il fit de nouveaux essais qui le conduisirent à une méthode
heureuse. Les vomitifs donnés avec ménagement, une petite quantité de vin ajoutée aux boissons, les acides minéraux et les amers
furent les moyens qu'il substitua aux premiers, et il guérit presque
tous les malades confiés à ses soins. Dès-lors, sa réputation
fut faite : il fut bientôt le médecin le plus célèbre de la capitale,
et l'on se disputa en quelque sorte les soins de Fothergill. Fothergill
exerça successivement sa sagacité sur des maladies opiniâtres ou
obscures : sur les scrofules et sur l'emploi du quinquina dans quelques-unes des formes de cette affection; sur l'hydrocéphale aiguë,
sur la fièvre hectique, sur l'angine de poitrine, sur les névralgies
de la face, et sur beaucoup d'autres sujets sur lesquels ses remarques
devenaient l'objet de communications faites aux diverses sociétés
dont il était membre ou associé : c'était vers lui d'ailleurs qu'affluaient de tous les points de l'Angleterre les observations remarquables de médecine, dont les auteurs briguaient l'avantage de les
faire présenter par Fothergill à la Société médicale de Londres.
Fothergill ne bornait pas sa correspondance à l'Angleterre; il l'é-
tendait, dit Vicq-d'Azyr, en style un peu trop académique, à toutes les parties du globe. Russel lui envoya d'Alep la description de
la plante qui produit la scammonée; il reçut d'Afrique la gomme
rouge astringente de Gambo. Les renseignemens qu'il prit sur l'é-
corce de Winter le mirent à la portée d'en publier une histoire
exacte, soit comme naturaliste, soit comme médecin. Enfin, on
doit à son zèle et à sa correspondance des connaissances exactes

sur l'origine, jusqu'alors ignorée, de la substance appelée *terra Japonica*, ou *cachou*.

Fothergill aimait beaucoup l'étude des sciences naturelles; il possédait un riche cabinet où il avait rassemblé à grands frais les minéraux, les coquillages, les coralines, les insectes les plus curieux. Il aimait surtout la botanique et la culture des plantes. Dans son vaste jardin d'Upton, on voyait réunis les végétaux les plus rares fournis par des climats divers. Il récompensait magnifiquement les personnes qui les lui procuraient, car il avait le noble projet de les acclimater en Angleterre et d'en enrichir sa patrie. Il faisait même voyager des botanistes à ses dépens, et à l'époque de sa mort, il y avait encore un de ces naturalistes en Afrique. Tels étaient, dit Vicq-d'Azyr, les délassemens de ce citoyen estimable. On ne sait ce qui méritait le plus d'éloge de son activité ou de ses loisirs. Il ne bornait pas là son zèle : la peine qu'il prenait à cultiver ces plantes aurait été perdue, s'il n'en avait pas conservé les dessins. Il choisit pour ce travail les plus habiles artistes de Londres; et, lorsque la mort le surprit, il avait déjà plus de douze cents planches peintes sur vélin. Elles passèrent depuis dans les cabinets de l'impératrice de Russie.

Une maladie de la vessie, après avoir duré pendant plusieurs années, fit périr Fothergill le 26 décembre 1780. Il était alors âgé de soixante-neuf ans.

Une sensibilité profonde, une bienveillance inaltérable, immense, un amour de ses semblables, qui ne permet de trouver le bonheur que dans l'assurance de leur être utile, tel était le fond du caractère d'un homme qui présenta le type et le modèle des qualités morales du médecin. Le riche, empressé à rechercher les soins de Fothergill, ne les obtint qu'après qu'il les avait prodigués au malheureux. A sa mort, dit Vicq-d'Azyr, les pleurs des indigens, la consternation de ceux dont il avait eu la confiance, et ils étaient en très-grand nombre, des éloges écrits, publiés de toutes parts, et gravés dans tous les cœurs, tout annonça à l'Angleterre qu'elle avait perdu un de ses meilleurs citoyens. Ses funérailles furent honorées d'une pompe publique, distinction qu'un cri général d'admiration et d'enthousiasme peut seul décerner, et que la bienfaisance partage avec le génie. L'épitaphe mise sur son tombeau est simple et sans aucune autre éloquence que celle qui naît du souvenir des bonnes œuvres :

Cy gît le docteur Fothergill, qui dépensa deux cent mille guinées pour le soulagement des malheureux.

Après avoir pourvu à la subsistance d'une sœur qu'il chérissait tendrement, il donna, de concert avec elle, tout son bien aux pauvres. Il fit des legs considérables aux colléges de Williamsbourg, de New-Yorck et de Philadelphie.

Thesis de emeticorum usu, in variis morbis tractandis. Edimbourg, 1738, in-8. *Recus. in Smellie Thesaur. méd. Disp. edinens.* T. I.

An account of the Sore Throat attended with ulcers. Londres, 1748, in-8; *Ibid.*, 1754, in-8. — Description du mal de gorge, accompagné d'ulcères, qui a régné en Angleterre; trad. de l'anglais par l'abbé de Larivière. Paris, 1749, in-12. Trad. par de Lachapelle. Paris, 17..., in...

Rules for the preservation of health; containing all that has been recommended by the most eminent physicians, with the easiest prescriptions for most diseases incident to mankind; being the result of many years' practice : Préceptes pour la conservation de la santé, contenant tout ce qui a été recommandé par les plus grands médecins, avec les moyens les plus faciles de remédier aux maladies, fondés sur une longue pratique. Londres, 1762, in-8.

Some account of the late Dr Collinson (sans nom d'auteur). Londres, 1770, in-8. — Hommage rendu par Fothergill, à la mémoire de son ami qu'il venait de perdre. On trouve dans cet éloge, dit Vicq-d'Azyr, deux remarques bien importantes, l'une sur la manière de conduire les troupeaux, qui doit être, en Angleterre, le contraire de ce qu'elle est en Espagne; c'est-à-dire que dans la Grande-Bretagne, où les plaines sont très-humides pendant l'hiver, les moutons doivent passer cette saison sur les montagnes.

L'autre réflexion concerne le vin que l'on prépare en Amérique avec des raisins qui croissent naturellement dans les bois. Fothergill s'est joint à Collinson pour inviter les habitants à cultiver la vigne suivant la méthode des pays chauds, en la faisant monter aux arbres.

Explanatory remarks to the preface to Sidney Parkinson' journal of a voyage to the south seas. Londres, 1773, in-4.

Case of hydrophobia. Reprinted from the medical observations and inquiries ; with additions. Londres, 1778, in-8.

Remarks on the neutral salts of plants; and on terra foliati tartari. In *Edimburgh medical essays*, 1746, p. 177.

On the origin of amber. In *Philos. Transact.* 1744. Abridg. T. IX, p. 9.

On the manna persicum. Ibid., p. 31.

On the recovery of persons apparently dead, by distending the lungs. Ibid., p. 103. — Fothergill recommande l'insufflation de l'air dans les poumons.

Rupture of the diaphragm, and the displacement of some of the viscera in a child 10 months old. Ibid., page 187.

Of the use of the Bark in scrofulous cases. In *medical observations and inquiries*, 1755. T. I, p. 303. — Fothergill conclut de ses observations que le quinquina employé dans le traitement des scrofules, suspend

presque toujours les progrès du mal;
qu'il donne du ressort à des malades
affaiblis, et dont la fibre est plus ou
moins relâchée; qu'en rendant ainsi
du ton, il favorise l'effet des autres
remèdes. Fothergill n'employait point
le quinquina dans tous les cas de
maladies scrofuleuses, où les os étaient
affectés, ni lorsqu'il y avait des tumeurs profondément situées sous les
muscles ou dans les articles : il le regardait alors comme inutile.

*Letter concerning an astringent
gum brought from Africa. Medical
observations and inquiries,* 1755. T. I,
p. 303.

*Letter relative to the cure of the
chincough.* In *medical observations
and inquiries,* 1767. T. III, p. 319. —
Le médicament que l'auteur recommande est une préparation antimo-
niale selon la formule suivante :

Prenez de poudre d'yeux d'écrevisses, un demi-gros; de tartre émétique, deux grains; mêlez exactement.

On donne un grain et demi ou deux
grains de ce mélange, auquel on ajoute
cinq à six grains de poudre absorbante,
à un enfant âgé d'un an. On lui fait
prendre ce remède dans la matinée,
entre le déjeuner et le dîner, dans une
petite cuillerée de lait ou d'eau.

Observations on the use of hemlock.
In *medical observations and inquiries,*
1767. T. III, p. 400. — Quoique
Fothergill ne soit jamais parvenu à
guérir un cancer par le moyen de la
ciguë, cependant il assure que son
usage a souvent diminué les douleurs,
empêché les progrès de l'ulcère, et
rendu la suppuration meilleure. L'auteur cite plusieurs observations tant
sur les ulcères cancéreux que sur les
ulcères scrofuleux, sur les rhumatismes et sur la phthisie. Dans tous ces

cas, il en a obtenu de très-bons effets. Il remarque que l'extrait de ciguë
convient rarement aux enfans ou aux
adultes qui ont le genre nerveux très-
sensible.

*Remarks on the hydrocephalus
internus.* In *medical observations and
inquiries.* T. IV, p. 40. — Remarques
sur l'hydrocéphale interne, ou hydropisie des ventricules du cerveau ;
traduit de l'anglais, par Bidault de
Villiers. Paris, 1807, in-8. — Description très-exacte de la maladie. Fothergill regarde les vers comme une des
causes occasionnelles les plus ordinaires de l'hydrocéphale. Quoique la
maladie soit plus commune entre cinq
et dix ans qu'à tout autre âge, il l'a
observée deux fois chez des sujets de
17 à 19 ans. Les restes de la petite-
vérole mal jugée lui ont paru souvent
y conduire. Le calomélas, le tartre
stibié, la teinture de rhubarbe, les
sinapismes, les vésicatoires, étaient
en général les remèdes qu'il employait
dans le traitement de l'hydrocéphale.

Of the cure of the sciatica. In *medical observations and inquiries.* T. IV,
p. 69. — Fothergill employait le ca-
lomelas et la térébenthine de Chio.

*Of the use of tapping early in drop-
sies. Ibid.,* p. 114. — Fothergill se
plaint que la paracenthèse est presque
toujours pratiquée trop tard.

*Remarks on the use of balsams in
the cure of consumptions. Ibid.,* p. 231.
*Remarks on the cure of the consump-
tions. Ibid.,* p. 289, et *Further remarks
on the treatment of consumption.* In
medical observations and inquiries.
T. V, p. 345. — Fothergill s'élève avec
force contre l'abus qu'on faisait des
substances balsamiques dans le traitement de la phthisie. Les suites de la
rougeole et des maux de gorge en gé-

néral, celles de toutes les maladies éruptives et vireuses, celles des maladies inflammatoires de la poitrine, et les suppressions d'évacuations quelconques, sont les causes qui produisent le plus souvent la phthisie pulmonaire. Toutes les fluxions catarrhales prolongées qui la précèdent sont accompagnées d'une toux plus ou moins forte qui mérite la plus grande attention. Les rafraîchissans, les petites saignées, la diète la plus sévère, et surtout l'obstinence totale de la viande, sont absolument indispensables. Les semences fraîches de pavot blanc, dans la proportion d'une demi-once sur une pinte d'eau, font une émulsion que Fothergill a employée avec le plus grand succès. (On croirait lire un chapitre de *l'histoire des phlegmasies chroniques*.)

Some account of the cortex winteranus, or magellanicus. In *medical observations and inquiries.* T. V, p. 41. — Fothergill n'a rien laissé à désirer sur tout ce qui concerne la description, l'analyse et les propriétés médicales de l'écorce de Winter.

Account of a painful affection of the face. Ibid., p. 129. — Fothergill n'avait été précédé que par André dans l'histoire générale des névralgies de la face. Il décrit très-bien la maladie, et en donne plusieurs observations remarquables. Il la traitait principalement par la ciguë, parce qu'il l'attribuait à un principe cancéreux.

Account of the tree producing the terra japonica. Ibid., p. 148. — Fothergill a donné des renseignemens aussi curieux qu'exacts sur le cachou. Il a exposé les caractères botaniques de la plante de laquelle on retire cet extrait. L'opération employée par les naturels du pays pour obtenir cette

substance est détaillée avec le plus grand soin, aussi bien que les propriétés médicales qu'ils lui attribuent.

On the management proper at the cessation of the menses. Ibid., p. 160. — Conseils aux femmes de quarante-cinq à cinquante ans, ou conduite à tenir lors de la cessation des règles, trad. de l'anglais par Petit-Radel. Paris, 1800, in-12; 3º éd. *Ibid.,* 1812, in-12. Les mêmes, trad. par Giraudy, avec des notes. Paris, 1805, in-12.

Fatal case of a hydrophobia. In *medical observations and in inquiries.* T. V, p. 195.

Case of angina pectoris with remarks. Ibid., page 253.

Further account of the same. Ibid., page 252. — La maladie est bien décrite. Fothergill l'attribue à une accumulation anormale de graisse dans la poitrine, autour du cœur. Il conseille la diète végétale seule, l'usage des eaux minérales légèrement ferrugineuses, et les martiaux à des doses modérées. Il est important que les personnes attaquées de cette maladie ne boivent jamais aucune liqueur fermentée, et soient en garde contre la colère et autres passions violentes qui peuvent leur être funestes.

Additional remarks on the treatment of persons bit by mad animals. In *medical observations and inquiries.* T. V, p. 290.

Observations on disorders to which painters in water-colours are exposed. Ibid, p. 394.

Remarks on the cure of epilepsy; with considerations on the practice of bleeding in apoplexies. Medical observations and inquiries. T. VI, p. 68.

Remarks on that complaint commonly known under the name of a sick head-ache. Ibid., p. 103.

On the cure of fluxes, by small doses of ipecacuanha. Ibid., p. 186. *Sketch of the epidemic disease which appeared in London in the end of 1775. Ibid.*, p. 340. — C'était la grippe.

Il a paru deux recueils des œuvres de Fothergill, publiés par deux de ses amis, le premier, en 1781, par Elliot, le second, en 1784, in-4, par Letsom.

FOTHERGILL (Antony), né vers 1740, fit ses études médicales à Édimbourg, et fut reçu docteur dans cette école en 1763. Il pratiqua long-temps l'art de guerir à Northampton ; plus tard, il fut médecin à Bath et membre du Collége royal des médecins de Londres. Nous ignorons l'époque de sa mort. Fothergill a écrit quelques ouvrages, la plupart relatifs à l'hygiène publique ou à la médecine populaire, et il a inséré un grand nombre de mémoires dans divers recueils.

Diss. inaug. de febre intermittente. Édimbourg, 1763, in-8.

An experimental inquiry into the nature and qualities of the Cheltenham waters whith a concise account of the diseases wherein it is chiefly indicated, and the diet and regimen necessary to its successful use : Recherches expérimentales sur la nature et les qualités des eaux de Cheltenham, avec un exposé concis des maladies pour lesquelles elles sont principalement indiquées, et de la diète et du régime de vie qu'il faut tenir pour en obtenir des avantages. Bath, 1785, in-8. 2ᵉ édit. 1788, in-8.

Cautions of the heads of families, on the poison of lead and copper; in three essays : I. On cyderwine, prepared in copper wessels, with hints for the improvement of cyder, perry and other fruit liquors. II. On the poison of lead, method of de detecting it in various liquors, foods, medicines, etc. With general indications of cure. III On the poison of copper, how it may be discovered, though in very minute quantity, method of cure. Bath et Londres, 1790, in-8, 95 pp. — Mémoire inséré d'abord dans le tome 5ᵉ de la Société économique de Bath.

A new inquiry into the suspension of vital action, in cases of drowning and suffocation, being an attempt to concentrate into a more luminous point of wiew the scattered rays of science, respecting that interesting though mysterious subject, to elucidate the proximate cause, to appreciate the present remedies, and to point out the best method of restoring animation Londres, 1795, in-8. — Cet ouvrage sur l'asphyxie fut couronné par la Société royale philantropique de Londres pour les soins à donner aux noyés. Malgré cette distinction, l'ouvrage ne contient rien de neuf, et ne brille pas par la clarté, au jugement du rédacteur de la *Gazette de Sulzbourg.*

An essay on the abuse of spirituous liquors ; being an attempt to exhibit, in its genuine colours, its pernicious effects upon the property, health and morals of the people, with rules and admonitions respecting to the preven-

tion and cure of this great national evil. Bath, 1796, in-8.

. An essay on the preservation of shipwrecked mariners; in answer to the prize questions proposed by the royal humane Society. I. What are the best means of preserving mariners, from shipwreck? II. Of keeping the vessels a float? III. Of giving assistance to the crew, when boats dare not venture out to their aid? Londres, 1799, in-8.

Preservative plan; or, hints for the preservation of persons exposed to those accidents which suddenly suspend or extinguish vital action and by which many valuable lives are prematurely lost to the community. Londres, 1798, in-8.

Two cases of incontinency of urine; cured by a blister to the region of the os sacrum. In medical observations and inquiries, 1767, p. 138.

Observations made during the late frost at Northampton, in philos. Transact. 1776. Abridg., t. XIV, p. 116.

The case of a man affected with a difficulty in passing urine, occasioned by a discharge of wind from the urethra; in medical commentaries of Edimb., t. 2, p. 194.

Account of the cure of the St. Vitus dance by electricity. In philos. Transact 1779. Abridg, t. XIV, p. 476.

Account of an improved method of treating the puerperal fever; in London medical Journal, t. III, p. 411.

Observations on longevity; in Memoirs of med., t. 1, p. 355.

A fatal case of morbid enlargement of the prostate gland, with a singular appearance in the bladder. Memoirs of medical society of London, t. I, p. 202.

On the efficacy of the hyoscyamus or henbane, in certain cases of insanity. Memoirs of med. society of London, t. 1, p. 310.

On the efficacy of gum kino, in intermittent fevers, and certain preternatural discharges. Memoirs of med. Society of London, t. II, p. 93.

An account of the epidemic catarrh, termed influenza, as it appared at Northampton and in the adjacent villages in 1775, with a comparative view of a similar disease as it was observed in London, and its environs in 1782, Memoirs of med. Soc. of London, t. III, p. 30.

An instance of a pulmonary consumption, without any evident hectic fever; Memoirs of medical Society of London, t. IV, p. 133.

Effects of arteriotomy in cases of epilepsy. Memoirs of med. Soc. of London, t. V, p. 221.

A case of an extra-uterine fœtus; Memoirs of med. Soc. of London, t. VI, p. 107.

Observations and experiments on certain specimens of english and foreign rhubarb, being an attempt towards estimating their comparative virtues; in Bath Agric. Soc., t. III, p. 422.

Observations and experiments on the comparative virtues of the roots and seeds of rhubarb; wherein some singular properties of their residue (after aqueous or spirituous tinctures had been extracted from them) are discovered. Bath Agric. Soc., t. III, p. 427.

On the culture and management of rhubarb in Tartary, method of using the recent plant; curing the root, na-

ure of its selenitic salt. Bath Agric.
Soc., t. IV, p. 174.
 On the nature of disease occasioned

by the bite of a mad dog. Bath Soc. of
agric, t. IX, p. 166.

FOUQUET (Henri), né à Montpellier le 31 juillet 1727, reçut
une éducation très-soignée, et fut d'abord destiné au commerce.
Mais cette carrière ne lui plaisant point, il accepta les fonctions de
secrétaire auprès d'un haut personnage, et vint à Paris, où il put
suivre son goût pour la littérature. Ses liaisons avec Bordeu, et les
succès de son ami lui inspirèrent le désir d'étudier la médecine ;
mais ce ne fut qu'à l'âge de 32 ans, époque à laquelle des maux
d'yeux rebelles le forcèrent de revenir à Montpellier, qu'il commença cette étude. Deux ans après, en 1759, il reçut le grade de
bachelier, et celui de docteur le 20 mai 1760. Sa modestie, ou la
crainte de ne pas réussir suivant ses désirs, l'engagea à exercer
la médecine à Marseille, où il se fit connaître avantageusement, mais
où il ne resta que jusqu'en 1766. La mort de Fizes, suivie bientôt de
celle de Sauvage, donna lieu, à Montpellier, à un concours, où Fouquet se montra avec supériorité; mais la Cour crut devoir interrompre les débats, et donner une chaire à Réné, l'un des concurrens, et
l'autre à Gouan, l'un des juges-adjoints. Dès-lors Fouquet se fixa à
Montpellier, fit des cours particuliers, publia des ouvrages qui ont
eu de la célébrité, et fut nommé médecin de l'hôpital militaire et
de la citadelle de cette ville. En 1776, nouveau concours pour la
chaire de Venel : même supériorité, même échec. Cependant Fouquet ne se découragea pas. Il continua ses travaux, fut nommé
en 1782 pour suppléer Imbert et-Barthez, et traduisit deux ouvrages anglais importans. Dans le cours de cette même année
1782, il se distingua en combattant avec succès une épidémie
de suette miliaire qui avait frappé de terreur les médecins de Toulouse et de diverses villes du Haut-Languedoc. Il s'occupa beaucoup
de thérapeutique, et s'applaudissait d'avoir introduit en France l'usage
de certains poisons, dont il avait su tirer parti pour la curation
des maladies. Enfin, en 1789, un troisième concours est ouvert.
Fouquet, âgé de plus de 60 ans, se présente pour disputer l'une
des deux chaires vacantes par la mort de Sabatier et de Grimaud :
il est nommé avant la fin des débats. Il fit des leçons sur le séméiotique, sur les maladies vénériennes, et plus tard sur la clinique.
En 1793 et 1794, il rendit de grands services à l'armée des Pyré-
nées-Orientales, comme chef de la commission médicale qui y fut

envoyée de Montpellier, à l'occasion des maladies graves qui y régnaient. En 1800, il fut envoyé avec un autre professeur de Montpellier en Andalousie pour juger l'épidémie qui y exerçait ses ravages. Enfin, en 1804, il fut appelé à rentrer dans la médecine militaire, où il s'était distingué pendant plusieurs années. Fouquet, qui fut vraiment remarquable comme praticien et comme observateur, appartenait à la plupart des sociétés savantes de l'Europe, et fut un des premiers membres de la Légion-d'Honneur. Il est mort à Montpellier le 10 octobre 1806, entouré de la considération de ses contemporains. Baumes, dans son éloge, le compare à Hippocrate, pour lequel il semblait du reste avoir un culte véritable.

De fibræ naturâ, viribus et morbis in corpore animali. Montpellier, 1759, in-4, réimpr. dans *Thesaurus acad. med. etc., Monspelii,* etc., t. I, p. 1, sans le *proœmium.* — Thèse soutenue par Fouquet, pour obtenir le grade de bachelier: Existence d'une fibre unique, vivante, nerveuse et partout identique, dont toutes les autres fibres ne sont que des rejetons et ne diffèrent que par la proportion plus ou moins grande de suc muqueux. Deux forces propres lui appartiennent: l'une relative au mouvement, l'autre au sentiment. Ses maladies se réduisent aux lésions de la sensibilité et de la mobilité.

Essai sur le pouls par rapport aux affections des principaux organes. Paris, 1767, in-12; Montpellier, 1768, in-8. — Fouquet a été porté à faire des recherches sur ce sujet par l'idée que les organes ont des *départemens* étendus, dont les irradiations ou les sphères d'action influent sur le mouvement du sang et sur le jeu des vaisseaux qui le transportent. Mais il ne se borna pas à trouver *le pouls des organes,* c'est-à-dire, à tracer les caractères des *pouls non critiques,* de ceux qui indiquent, suivant lui, les affections morbides des divers organes; il chercha encore à apprécier l'influence sur le pouls de certains moyens thérapeutiques, tels que l'opium et les vésicatoires.

Traitement de la petite-vérole des enfans, suivi de la traduction de la méthode d'inoculation de Dimsdale. Amsterdam et Montpellier, 1772, in-12.

De corpore cribroso Hippocratis, seu de texta mucoso Bordevii. Montpellier, 1774, in-4, réimpr. dans *Thes. acad. medic. etc. Monsp.,* t. I, p. 318, 1802.

Prælectiones medicæ decem, habitæ in Ludovicæo medico Monspeliensi, pro regiâ cathedrâ vacante per obitum N. D. Gabrielis-Francisci Venel. I. De certis et dubiis in systemate Harveiano, de circulatione sanguinis. II. De veterum doctrinâ circà sanguificationem. III, IV et V. De vulneribus complicatis. VI. De usu medico ferri. VII. De aquarum mineralium martialium naturâ. VIII. De usu medico aquarum mineralium martialium. IX et X. De antisepticis propriè dictis. Montpellier, 1777, in-12.

Les douze thèses que Fouquet eut à soutenir à l'occasion de son second

concours furent les suivantes : *Quan-*
tàm distet principium vitale hominis
ab animâ cogitante. — Num ea phæ-
nomena quæ coegerunt fingere exis-
tentiam spirituum animalium, rectius
deducantur ab interceptis nervorum
sympathiis ? — An leges progressivi
motûs sanguinis ab Harveio, ejusque
sequacibus expositæ, falsitatis sint et
dubii plenæ, sub multiplici respectu,
damnosæque dùm regulas dant fa-
ciendæ medecinæ? — Anevrismatum
tàm internorum quàm externorum
theoriam exponere.—An de usu hepatis
rectius veteres recentioribus, an vice
versâ? — An detur in ægritudinibus
sedis affectæ certa ex pulsu diagnosis?
— Num ex venenis quibuscumque tu-
tissima possit obtineri medicina ? —
Nàm intùs assumptis tartaro-vitriola-
to, nitro, sale marino, alia immutata,
alia vero radicitùs de composita excer-
nantur, et quænam tunc verosimilior
habenda sit phænomeni illius ratio?—
Uùm plantarum quæ venenatæ di-
cuntur, usus internus æquè noxius sit
æquè utilis ac usus ipsarum externus?
Atque utrùm varia earum combi-
natio inter se, aut cum aliis vegetâ-
bilibus, mineralibusve, alterutrorum
vires augeat vel minuat? — Quænam
sint certa, quænam controversa, circà
motum chyli, tùm in vasis chyliferis,
cùm in vasis mesaraïcis? — An maniæ
pluries repetita venæsectio, et num
hæc è pede instituta, respectu capitis,
ut revulsoria? — An in tetano mer-
curialia sudoriferis sint anteponenda?

De nonnullis morbis convulsivis
œsophagi. Montpellier, 1778, in-4.—
Thèse présentée par Conrant.

Mémoires sur les fièvres et sur la
contagion, par Jacques Linda, ou-
vrage traduit de l'anglais, et aug-
menté de plusieurs notes, par M. Henri
Fouquet. Montpellier, 1780, in-12.

Dissertatio medica de diabete.
Montpellier, 1783, in-4.—Thèse soutenue par M. Dautane.

Précis sur les maladies vénériennes,
par M. Fordyce, traduit par M. Fou-
quet, augmenté de notes, par M. Vil-
lars. Grenoble, 1791, in-8.

Observations sur la constitution des
six premiers mois de l'an V. Montpellier, 1798, in-8.

Discours sur la clinique. Montpellier, 1803, in-4.

Observations sur les bons effets de
l'eau de Balaruc, prise en boisson et
à des doses très-modérées dans quel-
ques espèces de vomissement chroni-
que. (Recueil des bulletins de la Société libre des sciences et belles-lettres
de Montpellier, t. I, 1803.)

Fouquet a fourni à l'*Encyclopédie*
les articles

Sensibilité,

Vésicatoire.

Indépendamment de ce qui précède, Fouquet occupa plusieurs fois
les séances de la Société royale des
sciences de Montpellier, par la lecture de faits rares et curieux qui sont
restés inédits. Parmi ces lectures, on
trouve : *Recherches sur la situation de*
la ville de Montpellier, son climat et
les autres causes qui peuvent influer
sur les qualités de l'air de cette ville,
et de son territoire, par rapport aux
maladies qui y règnent le plus com-
munément. (Assemblée publique de la
Soc. roy. des sc., tenue le 25 novembre 1771, p. 23); et *Mémoire sur l'u-*
tilité des bains de terre dans certaines
espèces de phthisie, dans le scorbut et
dans quelques autres maux chroni-
ques. (Ass. publ., etc., tenue le 30 décembre 1774, p. 41.) — Solano avait
eu l'idée de traiter la phthisie par

une méthode bizarre qui consiste à enterrer le malade presque tout entier, pendant un temps plus ou moins long. C'est ce qu'on appelait le *bain de terre.* Fouquet, avide de tout ce qui paraissait ajouter aux richesses de la thérapeutique, en fit l'essai; mais il n'offrit aucun fait concluant en faveur de ce traitement, qui, malgré son autorité, n'eut point de partisans.

Fouquet a encore laissé un *Plan d'institution clinique.* (Programme des cours d'enseignement dans l'École de santé de Montpellier, an III, p. 38); une *observation sur une brûlure par une cause inconnue, suivie de la mort.* (Journal de médecine de Paris, in-12, t. 68, p. 486.) Observation qui est du mois de septembre 1786, et a trait à une combustion spontanée; et quelques autres productions peu importantes.

FOURCROY (Antoine-François, comte de), conseiller-d'état, commandant de la Légion-d'Honneur, membre de l'Institut et de la plupart des Académies et Sociétés savantes de l'Europe, professeur de chimie au Muséum d'histoire naturelle, à la Faculté de médecine de Paris et à l'École polytechnique. La vie de cet homme illustre nous montre, dit Cuvier, le pouvoir du travail et de la volonté pour maîtriser la fortune, aussi bien que l'impuissance de la fortune, pour donner le bonheur; elle se rattache essentiellement à l'une des plus brillantes époques de l'histoire des sciences, et tient une place importante dans celle de notre régénération politique.

Fourcroy naquit à Paris, le 15 juin 1755, de Jean-Michel de Fourcroy et de Jeanne Laugier. Son père exerçait à Paris l'état de pharmacien, mais seulement en vertu d'une charge qu'il avait dans la maison du duc d'Orléans. La corporation des apothicaires obtint la suppression générale de ces sortes de charges, et cet événement détruisit le peu de fortune qui restait à M. de Fourcroy le père. Placé au collège, le hasard le fit tomber sous un préfet brutal, qui le prit en aversion, et qui trouvait quelque prétexte pour le faire fustiger chaque fois qu'il réussissait à avoir de bonnes places. Ce genre d'encouragement finit par lui donner de l'horreur pour l'étude.

On est effrayé, dit Cuvier, quand on voit ce jeune homme, destiné à devenir l'un de nos savans les plus illustres, réduit pour vivre à une petite place de copiste, et à montrer à écrire à des enfans. On assure qu'il conçut jusqu'au projet de se faire comédien. Les conseils de Vicq-d'Azyr le décidèrent à étudier la médecine: mais devenir médecin n'était pas une chose aisée dans sa situation. Cinq ou six années d'une étude assidue allaient lui devenir nécessaires, et il n'avait pas de quoi subsister six mois. Des leçons faites à d'au-

tres écoliers, des recherches pour des écrivains, quelques traductions pour un libraire, lui procurèrent à peu près les ressources
qui lui étaient nécessaires. Fourcroy se présenta à un concours
ouvert à la Faculté pour deux réceptions gratuites; Fourcroy s'é-
leva à une grande distance au-dessus de ses compétiteurs. Mais la
Faculté soutenait alors une guerre envenimée avec la Société dont
Vicq-d'Azyr était le secrétaire. Fourcroy était connu pour le protégé de Vicq-d'Azyr : la Faculté le repoussa. Par un esprit de
parti contraire, mais plus noble, la Société royale de médecine fit
une collecte pour payer les frais de réception de Fourcroy : il fut
reçu docteur parce qu'on ne pouvait le refuser; mais il fut exclu
unanimement de la régence à la Faculté. Son sort ne dépendait plus
désormais que de sa réputation; il s'occupa de la faire, et, comme
il avait besoin d'aller vite, il choisit la voie des travaux scientifiques.
Ses premiers écrits montrèrent qu'il ne tenait qu'à lui de choisir la
branche des connaissances où il voudrait se distinguer. Ils furent
presque également remarquables en chimie, en anatomie et en
histoire naturelle. Ce fut comme anatomiste que l'Académie des
sciences le reçut en 1785; néanmoins il donna de bonne heure la
préférence à la chimie. C'est chez Bucquet que Fourcroy fit ses
premiers cours, et composa ses premiers élémens de chimie. Un
mariage avantageux, suite de l'accueil qu'il y obtint, lui fournit
les moyens d'acheter le cabinet de son maître après sa mort; et si la
Faculté ne lui permit pas de succéder à la place de Bucquet, elle
ne put l'empêcher de succéder promptement à sa réputation. La
chaire de chimie du jardin-du-roi étant devenue vacante, en 1784,
par la mort de Macquer, la voix publique se prononça tellement
en faveur de Fourcroy, qu'il fallut le nommer, quoiqu'il eût pour
compétiteur un homme de génie, protégé par un grand prince,
Berthollet. Pendant plus de vingt-cinq ans, l'amphithéâtre du jardin-
des-plantes fut pour Fourcroy le principal foyer de sa gloire. Les
leçons de Fourcroy réalisaient tout ce que l'imagination peut concevoir de plus brillant et de plus solide : Enchaînement dans la méthode; abondance dans l'élocution; noblesse, justesse, élégance
dans les termes, comme s'ils eussent été longuement choisis; rapidité, éclat, nouveauté, comme s'ils eussent été subitement inspirés;
organe flexible, sonore, argentin, se prêtant à tous les mouvemens,
pénétrant dans tous les recoins du plus vaste auditoire : la nature
lui avait tout donné. Tantôt son discours coulait également et avec
majesté; il imposait par la grandeur des images et la pompe du

style : tantôt variant ses accens, il passait insensiblement à la familiarité ingénieuse, et rappelait l'attention par des traits d'une gaîté aimable. Son regard pénétrait la foule attachée à ses paroles : il savait distinguer dans le rang le plus éloigné l'esprit difficile qui doutait encore, l'esprit lent qui ne comprenait pas ; il redoublait pour eux d'argumens et d'images ; il variait ses expressions jusqu'à ce qu'il eût rencontré celles qui pouvaient les frapper : la langue semblait multiplier pour lui ses richesses ; il ne quittait une matière que quand il voyait tout ce nombreux auditoire également satisfait.

Doué d'une activité prodigieuse, non-seulement Fourcroy faisait jusqu'à trois et quatre leçons par jour ; mais il trouvait le temps de mettre ses leçons par écrit, pour les répandre au-delà de son amphithéâtre. Les six éditions qu'il a données de son cours en vingt ans, conservent toutes un égal intérêt comme monumens successifs des incroyables progrès qu'une science a pu faire dans un si court espace. La première, qui date de 1781, n'a que deux volumes, sans être trop concise ; et la sixième, de 1801, en a dix, sans contenir rien de trop. On peut dire avec justice que, sans l'activité étonnante de Fourcroy, la chimie moderne n'aurait pas obtenu à beaucoup près si vite l'assentiment universel ; et cependant ce serait se faire une idée très-imparfaite des services qu'il a rendus, que de les réduire à son enseignement. Il l'a aussi considérablement enrichie. Toutes les collections académiques et les journaux de son temps sont remplis de ses travaux. Nous ne ferons qu'indiquer rapidement ceux qui se rapportent à la chimie générale, pour donner avec plus de détail l'indication de ce qui a des rapports moins éloignés avec la médecine. Il fit, le premier avec Vauquelin, l'expérience rigoureuse et décisive de la composition de l'eau par la combustion de l'hydrogène et de l'oxigène ; il découvrit plusieurs composés qui détonnent par la simple percussion ; il fit un grand nombre d'analyses, soit de minéraux à l'état concret, soit d'eaux minérales. Parmi ces dernières, on doit compter surtout celle de l'eau sulfureuse de Montmorency, faite en commun avec De Laporte, en 1787, et qui a servi longtemps de modèle à ces sortes d'analyses. Fourcroy fit des recherches immenses sur les combinaisons salines.

Le ministère lui ayant donné à examiner une nouvelle espèce de quinquina apportée de Saint-Domingue, il en fit une analyse si détaillée, il y appliqua des moyens si nouveaux que ce travail devint un modèle pour la chimie végétale. Cette branche de la science a été portée beaucoup plus loin depuis, et Fourcroy lui-même a pris part, vers la fin de sa vie, à plusieurs analyses dans ce genre perfectionné, telles que celles des céréales et des légumineuses, qui a jeté beaucoup de lumière sur la théorie de la germination, celle du blé carié, celle du suc d'ognon, remarquable surtout par la manne qui se forme dans sa fermentation.

Fourcroy est un des premiers qui aient reconnu l'albumine dans les végétaux. L'on admettait, avant lui, dans ce même règne, un principe que l'on nommait *arome*, et dont on dérivait les odeurs des diverses parties des plantes. Il a montré que les corps n'agissent sur l'odorat que par leur propre substance volatilisée.

On regardait comme des acides particuliers ceux que l'on obtient dans la distillation du bois et des gommes. Fourcroy et Vauquelin ont prouvé qu'ils ne sont que l'acide acéteux altéré par un mélange d'huile ; et cette découverte a permis de substituer avec beaucoup d'économie ces acides au vinaigre dans une·foule d'emplois. Fourcroy a donné de la formation des éthers une théorie simple et vraisemblable.

Mais de toutes les recherches qui ont occupé Fourcroy, celles qui ont été les plus fécondes, et qui nous intéressent le plus, ce sont ses recherches sur les substances animales. Il y attachait une importance particulière, parce qu'elles lui paraissaient devoir lier plus intimement la chimie à la médecine, et il les considérait comme un des devoirs de sa chaire à la Faculté.

Sa détermination de la quantité d'azote extraite par l'acide nitrique de chaque substance animale, quantité d'autant plus considérable que ces substances sont plus animalisées, a jeté du jour sur la nature de l'animalisation. Il a contribué plus qu'aucun de ses contemporains à fixer les caractères des principes immédiats du·corps animal, de la fibrine, de la matière nerveuse, de la gélatine : diverses humeurs particulières, comme le mucus des narines, les larmes, le chyle, le lait, la bile, le sang, l'eau des hydropiques, ont été l'objet de ses analyses ; il a examiné le tartre des dents ; la composition chimique des os a reçu un jour nouveau de ses recherches ; il y a découvert le phosphate de magnésie, que personne n'y avait trouvé avant lui.

L'un des faits les plus curieux qu'il ait découverts, fut celui que lui offrit, en 1786, le cimetière des Innocens. Le gouvernement ayant résolu de supprimer ce foyer d'infection qui depuis un grand nombre·de siècles recevait les corps de la partie la plus peuplée de la capitale, non-seulement défendit d'y enterrer, mais ordonna de transférer ailleurs les corps qui y étaient déposés : opération dangereuse, qui fut exécutée avec autant d'habileté que de courage par Thouret et Fourcroy. Une grande partie de ces corps se trouva transformée en une substance blanche, grasse et combustible, semblable au blanc de baleine. L'examen approfondi des circonstances, le rapprochement de quelques faits analogues, montrèrent que cette métamorphose a lieu pour toutes les matières animales préservées du contact de l'air dans des lieux humides.

Cependant Fourcroy estimait ses découvertes sur les calculs urinaires et sur les divers bézoards plus que toutes les autres, parce qu'il croyait en entrevoir une application plus immédiate au bien public. On ne connaissait avant lui dans la vessie qu'une sorte de calcul, dont la nature acide avait été déterminée par Scheele. Fourcroy entrevit, vers 1798, d'après certaines expériences de Pearson, qu'il pouvait y en avoir de plusieurs espèces; que quelques-unes même ne seraient peut-être pas indissolubles. Il annonça aussitôt ses idées, et invita les médecins à lui envoyer les calculs dont ils pourraient disposer. Plus de cinq cents lui furent adressés. Il les examina, et les compara aux calculs des animaux, aux bézoards et aux autres concrétions. Les calculs de la vessie lui offrirent cinq combinaisons différentes, et il en trouva sept autres dans les différentes concrétions.

En même temps qu'il examinait les calculs, Fourcroy faisait un grand travail sur l'urine de l'homme et des animaux, dont les résultats ont été d'un égal intérêt pour la chimie, pour la médecine et pour la physiologie. Les animaux herbivores ont une urine très-différente de celle de l'homme; mais les principes de celle-ci se retrouvent jusque dans les excrémens des oiseaux. Un résultat non moins piquant pour la physiologie a été la ressemblance de composition observée par Fourcroy entre le sperme de certains animaux et la poussière fécondante de quelques plantes.

Après avoir parlé du savant, il n'est pas possible, quand on écrit sur Fourcroy, de garder le silence sur l'homme public. On le peut d'autant moins que dans les différens postes qu'il occupa, il ne cessa de s'occuper de la science.

Nommé suppléant à la Convention nationale, il y entra comme député vers l'automne de 1793. Il se renferma long-temps dans quelques détails obscurs d'administration. Mais il prit un rôle plus actif quand on commença de s'occuper à réorganiser l'ordre social.

On le voit, dès les premiers momens, donner toute sa sollicitude à l'instruction publique. On avait détruit les Académies, les Colléges, les Universités : les effets de leur suppression ne tardèrent pas à se faire sentir. Les armées manquèrent de médecins et de chirurgiens. Les trois grandes écoles de médecine furent fondées à cette époque, et reçurent une abondance de moyens dont on n'avait eu jusqu'alors aucune idée en France.

Fourcroy eut une grande part à cette fondation, aussi bien qu'à celles de l'École polytechnique, des écoles centrales, de l'école normale et de l'Institut. Fourcroy eut enfin une grande influence, soit comme professeur, soit comme député, sur la rédaction de la loi qui fit du Muséum d'histoire naturelle le plus magnifique établissement que les sciences aient possédé. Toutes ces institutions portent un caractère de grandeur et de générosité qui entrait essentiellement dans ses vues. Les travaux législatifs de Fourcroy furent interrompus quand il sortit, en 1798, du Conseil des anciens; mais à l'époque du gouvernement consulaire, nommé conseiller-d'état, il fut chargé de reprendre les travaux qu'il avait commencés pour la restauration de l'instruction publique. Il y porta un zèle et une activité extraordinaire, et dans le court espace de cinq années, douze écoles de droit furent créées, plus de trente lycées érigés, et plus de trois cents colléges relevés ou établis. Il ne se reposait sur personne de ce qu'il pouvait faire lui-même, et les moindres réglemens qui sortaient de ses bureaux avaient été conçus et mûris par lui-même.

Des travaux si multipliés usèrent son organisation; mais le chagrin profond qu'il ressentit en voyant donner à un autre le poste le plus élevé de l'Université, qui lui était dû, sur lequel on l'avait habitué à compter; ce chagrin qui eût été poignant pour tout autre, et que son caractère lui faisait sentir plus vivement qu'un autre n'aurait fait, achev. de ruiner sa constitution : des palpitations, sur lesquelles un médecin ne pouvait se méprendre, lui annoncèrent son sort. Il le prévit avec plus de calme qu'il n'avait supporté en d'autres temps de simples contrariétés. A voir son assiduité au travail, personne ne l'aurait cru malade : lui seul ne fut pas trompé un instant. Pendant près de deux années, il s'attendit, pour ainsi dire chaque jour, au coup fatal. Saisi enfin d'une atteinte subite, au moment où il signait quelques dépèches, il s'écria: « Je suis mort! » Et en effet, il tomba dans les bras de son neveu et de son ami Laugier, et quelques instans après il n'était plus. C'était le 16 décembre 1809.

Fourcroy a publié :

Essai sur les maladies des artisans, traduit du latin de Ramazzini, avec des notes et additions. Paris, 1777, in-12.

Leçons d'histoire naturelle et de chimie. Paris, 1781, in-8, 2 vol. *Ibid.* 1789, in-8, 4 vol.; *ibid.*, 1791, in-8, 5 vol.; VIe édition : Sous le titre d'*Élémens d'histoire naturelle et de chimie.* Paris, 1798, in-8, 6 vol. Fourcroy ayant fait, depuis cette édition, des changemens considérables à l'ouvrage, tant pour le plan que pour les détails, il lui donna un titre entièrement nouveau : *Système des connaissances chimiques, et de leur application aux phénomènes de la nature et de l'art.* Paris, an IX-X. (1801), in-4, 6 vol., ou in-8, 11 vol.

Mémoires et observations pour servir de suite aux Élémens de chimie. Paris, 1784, in-8.

L'art de connaître et d'employer les médicamens dans les maladies qui attaquent le corps humain. Tome 1er, section première, contenant les généralités sur la matière médicale. Tome second, section seconde, contenant la thérapeutique générale. Paris, 1785, in-12, 2 vol. — Cet ouvrage et les articles sur le même sujet insérés dans la partie Médecine de l'Encyclopédie méthodique, prouvent que si Fourcroy avait voulu se livrer à la culture de cette science, ses travaux n'auraient pas été moins productifs pour elle qu'ils l'ont été pour la chimie. La perspicacité, l'étendue de vue qu'on remarque dans ces deux volumes, font

regretter que l'ouvrage n'ait pas été continué.

Entomologia parisiensis, sive catalogus insectorum quæ in agro parisiensi reperiuntur, secundum methodum Geoffrœanam in sectiones, genera et species distributus. Paris, 1785, in-12, 2 vol.

Analyse de l'eau sulfureuse d'Enghien, etc. (avec de Laporte). Paris, 1788, in-8.

Principes de chimie à l'usage des élèves de l'école vétérinaire. Paris, 1788. in-18, 2 vol.

Essai sur le phlogistique et les acides. Paris, 1788, in-8.

La médecine éclairée par les sciences physiques, etc. Paris, 1791, in-8, 4 vol. — Journal fort intéressant qui ne fut pas continué.

Philosophie chimique, ou Vérités fondamentales de la chimie moderne, destinées à servir d'élémens pour l'étude de cette science. Paris, 1791, in-12 ; *ibid.*, 1795, in-12 ; *ibid.* 1806, in-12 et in-8.

Procédé pour extraire la soude du sel marin. Paris, 1795, in-4.

Discours sur l'union de la chimie et de la pharmacie, prononcé à la Société libre des pharmaciens. Paris, 1798, in-8.

Tableau pour servir de résumé aux leçons de chimie à l'École de médecine de Paris pendant l'an VIII. Paris, 1799, in-8.

Tableaux synoptiques de chimie. Paris, 1800 et 1805, petit in-folio.

Il faut placer parmi les ouvrages

de Fourcroy, et les ouvrages de grande étendue, l'ensemble des articles qu'il a fournis à la partie Chimie de l'Encyclopédie méthodique, dont il était le principal rédacteur. Le seul article chimie est tout un ouvrage; c'est une grande histoire de cette science, très-développée dans la partie consacrée à l'époque de sa rénovation depuis Lavoisier. Le nombre des articles dispersés par Fourcroy dans une foule de recueils est immense. Nous indiquerons d'après M. Quérard, ceux qui se trouvent parmi les mémoires de l'Académie des Sciences, dans le *Journal de l'École-polytechnique*, dans les *Mémoires de l'Institut* et dans les *Annales du Muséum d'histoire naturelle.*

Mémoire pour servir à l'histoire anatomique des tendons, dans lequel on s'occupe spécialement de leurs capsules muqueuses. Acad. des Sciences. Mémoires, 1785, p. 392. 2ᵉ *Mémoire*, ibid., 414. 3ᵉ *Mémoire*, ibid., 1786. Mém., p. 38. 4ᵉ *Mémoire*, ibid., p. 35o. 5ᵉ *Mémoire*, ibid., 1787. Mém., p. 289. 6ᵉ *et dernier Mémoire*, ibid., p. 3o1.

Expérience sur une huile de vitriol fumante de Saxe, et sur le sel volatil concret qu'on en retire par la distillation. Ibid., 1785.

Mémoire sur la formation et les propriétés du gaz hépatique. Ibid., 1787.

Observations sur un nouveau moyen de se procurer facilement l'espèce de fluide élastique, connue sous le nom de mofette atmosphérique, et sur la production de ce gaz dans les animaux. Ibid., 1787.

Mémoire sur la nature du vin lithargiré ou altéré par le plomb, et sur quelques moyens nouveaux d'y re-

connaître la présence de ce dangereux métal. Ibid., 1787.

Mémoire sur la combustion de plusieurs corps dans le gaz acide muriatique oxigéné. Ibid., 1788.

Mémoire sur les phénomènes qui ont lieu dans la précipitation des dissolutions métalliques par l'ammoniaque (alcali volatil). Ibid., 1788.

Nouvelles expériences sur les matières animales, faites dans le laboratoire du Lycée. Ibid., 1788.

Observations sur un changement singulier opéré dans un foie humain par la putréfaction. Ibid., 1789.

Mémoire sur la coloration des matières végétales par l'air vital, et sur une nouvelle préparation de couleurs solides pour la peinture. Ibid., 1789.

Description et analyse chimique d'une mine de plomb verte du hameau des Roziers, près Pont-Gibaud, en Auvergne, lue à l'Académie le 18 mai 1789. Ibid., 1789.

Mémoire sur différens états du sulfate de mercure, sur la précipitation de ce sel par l'ammoniaque, et sur les propriétés d'un nouveau sel triple, ou du sulfate ammoniaco - mercuriel. ibid., 1790.

Observation sur la formation de l'acide nitrique qui a lieu pendant la décomposition réciproque de l'oxide de mercure et de l'ammoniaque. Ibid., 1790.

Mémoire sur la combustion du gaz hydrogène dans des vaisseaux clos, en commun avec Vauquelin et Seguin. *Ibid.*, 1790.

Des propriétés de l'acide sulfureux, et de ses combinaisons avec les bases terreuses et alcalines. Recherches faites en commun avec Vauquelin. *Journal de l'École polytechnique*, 1794, t. I.

Sur l'esprit recteur de Boerhaave, l'arome des chimistes français, ou le principe de l'odeur des végétaux. Ibid., 1798, t. II.

Cours de chimie des substances salines. ibid., ibid.

Discours sur les avantages de l'étude de la chimie, et sur la manière dont elle est enseignée à l'Ecole polytechnique. Ibid., 1799. T. III.

Recherches sur les oxides et les sels de mercure; avec Thenard. *Ibid.,* 1806. T. VI.

Expériences sur les détonations par le choc; avec Vauquelin. *Mémoires de l'Institut, section des sciences mathématiques et physiques,* 1799. T. II.

Mémoire sur les propriétés de la barite pure, et sur ses analogies avec la strontiane; avec Vauquelin. *Ibid., ibid.*

Mémoire sur la comparaison et la différence de la strontiane et de la barite; avec Vauquelin. *Ibid., Ibid.*

Expériences sur les deux états du phosphate de chaux, sur l'analyse de la base des os, et sur la préparation du phosphore. Ibid., ibid.

Mémoire sur l'urine du cheval comparée à l'urine de l'homme, et sur plusieurs points de physique animale; avec Vauquelin. *Ibid., ibid.*

Mémoire sur l'analyse des calculs urinaires humains, et sur les divers matériaux qui les forment; avec Vauquelin. *Ibid.,* 1803. T. IV.

Mémoires (deux) pour servir à l'histoire naturelle, chimique et médicale de l'urine humaine, contenant quelques faits nouveaux sur son analyse et son altération spontanée; avec Vauquelin. *Ibid., ibid.*

Mémoire sur la nature comparée du gaz oxide d'azote ou de l'oxide nitreux de M. Davy, et du gaz nitreux;

avec Vauquelin et Thénard. *Ibid.,* 1806. T. VI.

Nouvelles expériences sur le lait de vache; avec Vauquelin. *Ibid., ibid.*

Mémoire sur le guano, ou sur l'engrais naturel des îlots de la mer du Sud, près des côtes du Pérou; avec Vauquelin. *Ibid., ibid.*

Analyse du tabasheer; avec Vauquelin. *Ibid., ibid.*

Mémoire sur la nature chimique du blé carié; avec Vauquelin. *Ibid., ibid.*

Mémoire sur la découverte d'une nouvelle matière inflammable et détonante, formée par l'action de l'acide nitrique sur l'indigo et les matières animales; avec le même. *Ibid., ibid.*

Mémoire sur les phénomènes et les produits que donnent les matières animales traitées par l'acide nitrique; avec Vauquelin. *Ibid., ibid.*

Mémoires (deux) sur le platine brut, sur l'existence de plusieurs métaux et d'une espèce nouvelle de métal dans cette mine; avec Vauquelin. *Ibid., ibid.*

Expériences sur l'analyse des graines céréales et légumineuses, pour servir à l'histoire de la germination et de la fermentation; avec Vauquelin. *Ibid.,* 1806. T. VII.

Expériences sur la nature comparée de l'ivoire frais, de l'ivoire fossile, et de l'émail des dents; avec Vauquelin. *Ibid., ibid.*

Expériences chimiques pour servir à l'histoire de la laite des poissons; avec Vauquelin. *Ibid.,* 1807. T. VIII.

Rapports sur les draps fabriqués à la manufacture de Montolieu, aux environs de Carcassonne; avec Desmarets. *Ibid., ibid.*

Essais sur les propriétés et les usa-

ges du mucus animal; avec Vauquelin. *Ibid.*, 1809, t. IX.

*Analyse de l'alumine de Halle en
Saxe. Annales du Muséum d'histoire
naturelle*, 1802. T. I.

*Mémoire sur le nombre, la nature
et les caractères distinctifs des différens
matériaux qui forment les calculs,
les bézoards et les diverses concrétions
des animaux, avec une planche*, ibid.,
ibid.

*Mémoire sur la nature chimique des
fourmis, et sur l'existence simultanée
de deux acides végétaux dans ces
insectes. Ibid.*, ibid.

*Recherches chimiques sur le pollen,
ou la poussière fécondante du dattier
d'Egypte, phœnia dactylifera. Ibid.*,
ibid.

*Observations sur les calculs des
animaux comparés à ceux de l'homme.
Ibid.*, 1830. T. II.

*Analyse de l'eau du grand puits
du Jardin-des-Plantes, situé entre
la serre tempérée et les galeries d'a-
natomie. Ibid.*, ibid.

*Mémoire sur les pierres tombées de
l'atmosphère, et spécialement sur
celles tombées auprès de Laigle, le 6
floréal, an xi, lu à l'Institut, le 28
fructidor de la même année,* 1804.
T. III.

*Premier résultat de nouvelles recher-
ches sur le platine brut, et annonce
d'un nouveau métal qui accompagne
cette espèce de mine. Ibid.*, ibid.

*Analyse des calculs de la vessie
urinaire d'une chienne. Ibid.*, ibid.

*Mémoire sur un nouveau minéral
de l'Ile-de-France, reconnu par l'a-
nalyse pour un véritable phosphate
de fer pur et cristallisé. Ibid.*, ibid.

*Notice d'une suite de recherches
sur le nouveau métal qui existe dans
le platine brut; extrait de deux mé-*

moires lus à l'Institut le 23 pluviôse
an xii, 1804, T. IV.

*Mémoire sur la nature chimique et
la classification des calculs ou concrétions qui naissent dans les animaux, et que l'on connaît sous le nom
de bézoards; avec Vauquelin. Ibid.*,
ibid.

*Expériences comparées sur l'arago-
nite d'Auvergne, et le carbonate de
chaux d'Islande; avec Vauquelin.
Ibid.*, ibid.

Analyse de l'ichtyophtalmite; avec
Vauquelin. *Ibid.*, 1804. T. V.

De la nature chimique du blé carié;
Extrait d'un mémoire lu à l'Institut,
le 30 vendémiaire an xii, par Fourcroy et Vauquelin. *Ibid.*, 1805. T. VI.

*Notice sur l'existence du phosphate
de magnésie dans les os. Ibid.*, ibid.

*Mémoire pour servir à l'histoire chi-
mique de la germination des plantes,
et de la fermentation des grains et des
farines;* avec Vauquelin. *Ibid.*, 1806.
T. VII.

*Notice sur les propriétés comparées
de quatre métaux nouvellement découverts dans le platine brut;* lu à l'Institut le 17 mars 1806, par Fourcroy
et Vauquelin. *Ibid.*, ibid.

Analyse du suc de bananier; avec
Vauquelin. *Ibid.*, 1807. T. IX.

*Expérience sur l'acide tartareux,
et particulièrement sur l'acide qu'il
fournit par la distillation sèche;* avec
Vauquelin. *Ibid.*, ibid.

*Expériences faites sur des os retirés
d'un tombeau du XIe siècle, trouvé
dans le sol de l'ancienne église de
Sainte-Geneviève de Paris;* avec le
même. *Ibid.*, 1807. T. X.

Extrait d'un mémoire ayant pour
titre : *Expériences chimiques pour
servir à l'histoire de la laite des poissons. Ibid.*, ibid.

Description et analyse d'une concrétion calculeuse, tirée d'un poisson, avec une planche; faite avec Vauquelin. Ibid., ibid.

Extrait d'un mémoire sur l'analyse chimique de l'ognon (allium cœpa); lu à l'Institut le 9 novembre 1807, par Fourcroy et Vauquelin. *Ibid., ibid.*

Avec le même: Extrait d'un mémoire lu le 7 mars 1808, à la première classe de l'Institut, et ayant pour titre: *Nouvelles expériences sur l'urée. Ibid.,* 1808. T. XI.

Extrait d'un mémoire de Fourcroy et Vauquelin, *sur les propriétés et les usages du mucus animal;* lu à l'Institut le 4 janvier 1808. *Ibid.,* 1808, T. XII.

Mémoire sur l'existence du fer et du manganèse dans les os; avec Vauquelin. Ibid., ibid.

Mémoire sur l'existence de l'oxalat calcaire dans les végétaux, et sur l'état où se trouve la chaux dans les plantes. Ibid., 1809. T. XIII.

Expériences sur les os humains, pour faire suite au mémoire sur les os du bœuf; avec Vauquelin. *Ibid., ibid.*

Mémoire sur l'existence d'une combinaison de tannin et d'une matière animale dans quelques végétaux; avec Vauquelin. *Ibid.,* 1810. T. XV.

Analyse de l'ursin d'autruche, et expériences sur les excrémens de quelques autres familles d'oiseaux; avec Vauquelin. *Ibid.,* 1810. T. XVI.

Analyse d'une espèce de madrépore pêché à la sonde à 35 brasses de profondeur, aux environs du cap Leuwin, et rapporté par M. Péron; avec Vauquelin. *Ibid.,* 1811. T. XVIII.

(Cuvier. — Quérard.)

FIN DE LA PREMIÈRE PARTIE DU TOME SECOND.

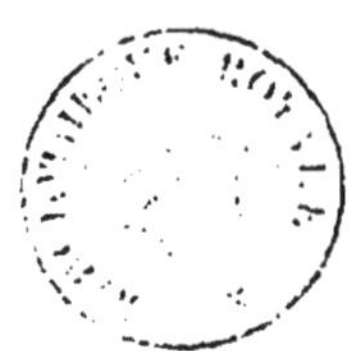

DICTIONNAIRE

HISTORIQUE

DE LA MÉDECINE

ANCIENNE ET MODERNE.

—

TOME II. — 2e PARTIE.

IMPRIMERIE DE FÉLIX LOCQUIN,
RUE NOTRE-DAME-DES-VICTOIRES, N° 16.

DICTIONNAIRE

HISTORIQUE

DE LA MÉDECINE

ANCIENNE ET MODERNE.

PAR M. J. E. DEZEIMERIS,

DOCTEUR EN MÉDECINE, BIBLIOTHÉCAIRE ADJOINT DE LA FACULTÉ DE MÉDECINE DE
PARIS, MEMBRE DE LA SOCIÉTÉ MÉDICALE D'ÉMULATION DE LA MÊME VILLE,
ET DE LA SOCIÉTÉ DE MÉDECINE DE GAND.

TOME DEUXIÈME.

DEUXIÈME PARTIE.

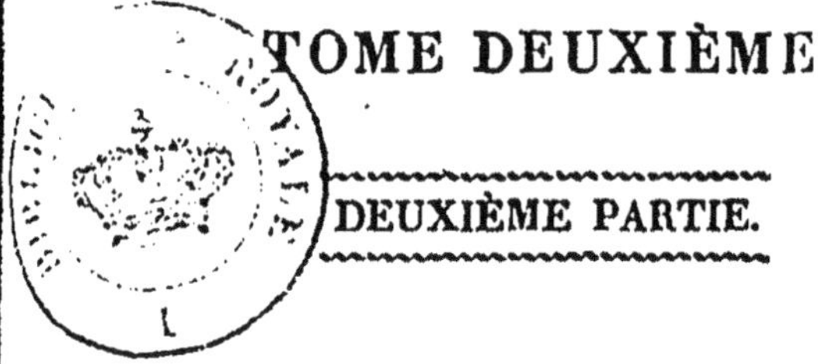

PARIS,

BÉCHET JEUNE,

LIBRAIRE DE LA FACULTÉ DE MÉDECINE DE PARIS,
PLACE DE L'ÉCOLE DE MÉDECINE, N° 4.

BRUXELLES,

AU DÉPÔT DE LA LIBRAIRIE MÉDICALE FRANÇAISE,

CHEZ MM. LEROUX ET PÉRICHON.

1835

PRÉFACE.

A l'époque, déjà éloignée, où fut commencé ce dictionnaire, c'était une nécessité de s'arrêter dès les premières
pages à exposer les avantages qu'on peut retirer de l'étude
de l'histoire de la médecine. On semblait avoir oublié complètement en France que, le degré de certitude des sciences
d'observation se mesurant sur l'étendue des bases qu'on leur
donne, c'est l'amoindrir volontairement, de se borner à
l'étayer sur des faits pris dans un seul pays, dans une seule
époque. Fier de posséder ce que l'on croyait être la vérité,
on n'avait plus rien à demander au passé, et à peine laissait-
on devant soi les voies du progrès ouvertes aux espérances
de l'avenir.

Les opinions ont bien changé depuis. On sent aujour-
d'hui le besoin des études fortes et consciencieuses. On veut
s'assurer, en remontant à l'étude des sources, si les derniers
ouvrages publiés, les seuls qu'on consultât autrefois, représentent d'une manière fidèle et complète l'état de la science,
tel qu'il doit résulter du rapprochement de tous les faits
propres à la constituer. On veut interroger l'expérience du
passé sur le degré de confiance qu'on peut accorder à l'emploi de chacune des méthodes selon lesquelles l'esprit humain procède à la recherche de la vérité.

De là le caractère particulier des ouvrages qui ont le plus

fixé l'attention du public médical depuis quelques années. De là le soin que l'on prend de tracer, sur le sujet que
l'on traite, le tableau des vicissitudes de la science, de signaler les grandes erreurs qui ont arrêté sa marche, de pro-
clamer la série des découvertes qui ont hâté ses progrès. De
là enfin l'attention scrupuleuse d'indiquer au lecteur la liste
des ouvrages déjà publiés sur le même sujet que celui qu'on
lui présente, pour lui faciliter les moyens de s'assurer s'il n'y
aurait pas à y puiser quelque chose de plus que ce qu'on y a
puisé soi-même.

L'histoire et la bibliographie ont pris faveur parmi les
médecins.

Ce n'est point ici le lieu de rechercher les causes qui ont
amené ce mouvement dans les esprits; qu'il me soit permis
de dire seulement, que, placé au centre des études, à la bibliothèque de la faculté de médecine, j'ai pu en observer de
près toutes les phases, et que, dans cette position, je n'en
ai pas été peut-être un spectateur tout-à-fait passif. C'est au
public à apprécier la part que j'y ai prise, à un autre titre,
par l'ouvrage qu'il a sous les yeux, par les articles historiques et bibliographiques que j'ai fournis au *Dictionnaire
de médecine ou Répertoire général des sciences médicales, etc.,*
et par diverses autres publications.

Après avoir pris naissance parmi les médecins qui écrivent,
ce mouvement, dont il vient d'être parlé, s'est propagé dans
la classe beaucoup plus nombreuse de ceux que les brillantes
luttes des concours excitent, à tant de titres, à s'élever au
dessus de ceux de leurs confrères qui n'aspirent qu'à exercer
leur profession. La même tendance se ferait sentir parmi les

élèves, s'ils n'étaient arrêtés dès les premiers pas qu'ils veulent faire hors du cercle des études classiques, par des
difficultés qui sont au dessus de leurs forces. Il était impossible d'être témoin de leur embarras, comme je l'ai été
chaque jour depuis des années, sans éprouver un besoin
impérieux d'y mettre un terme et de leur fournir les moyens
qui manquent à leur instruction. C'est dans ce but que j'entrepris, et que je vais publier des ouvrages élémentaires embrassant dans des dimensions restreintes sans être trop étroites tout le domaine de l'histoire de la médecine et de la littérature médicale.

Le premier qui verra le jour sera une histoire de la science
médicale et de l'art de guérir, conçue dans des vues que j'ai
déjà fait connaître, et exécutée sur un plan qui diffère beaucoup, sous divers rapports, de ceux qu'ont adoptés jusqu'ici
les historiens de la médecine et même les historiens de toutes
les sciences. Et pour ne point répéter ici ce qui sera mieux
placé ailleurs sur les motifs de ces différences, je dirai seulement que le caractère fondamental de mon onvrage sera de
donner l'histoire de la science même et de l'art au lieu de celle
des savans et des artistes à laquelle on s'est presque toujours
borné, et à laquelle est particulièrement consacré ce dictionnaire historique.

Bientôt après paraîtra une bibliographie systématique et
critique par ordre de matières, faite tout entière d'après
l'examen des livres qui y seront indiqués, et non tirée des
bibliographies déjà publiées.

Ainsi que je l'ai annoncé à la fin de la préface du premier
volume de ce dictionnaire, je vais donner ici le catalogue

des ouvrages qui ont été le plus souvent consultés pour la
composition du présent volume ; j'aurai à indiquer pour le
suivant beaucoup d'autres ouvrages historiques ou de collections de journaux étrangers, que je suis parvenu à me
procurer à grands frais, mais que j'ai reçus trop tard pour
les mettre à profit dans le volume que je publie. J'espère y
trouver les moyens de surmonter une partie des innombrables difficultés qui entourent celui qui entreprend des ouvrages historiques et bibliographiques sur la médecine,
dans un pays dont les bibliothèques publiques sont dans un
aussi déplorable dénûment que celles de la capitale de
France.

CATALOGUE

Des Ouvrages souvent cités dans ce deuxième volume.

ADELUNG (Johann-Christoph). Fortsetzung und Ergænzungen zu Christian Gottlieb Jœcher, allgemeinen Gelehrten-Lexicon, worin die Schriftsteller aller Stænde nach ihren vornehmsten Schriften beschrieben werden. Leipzig, 1783-1787, in-4, 2 vol.

BALDINGER (E.-G.). Biographien jetzlebender Aerzte und Naturforscher in und ausser Deutschland erster Band. Iéna, 1768-72, in-8, 1 vol. en quatre parties.

BALDINGER (Ernst-Gottfried). Magazin vor Aerzte. Gottingue, in-8, 1 vol. — Neues Magazin für Aerzte. Gottingue, 1779-1793, in-8, 20 vol. — Medicinisches Journal. Gottingue, 1784-1793, in-8, numéros 1-32.

BECKER (Johann-Herrmann). Versuch einer allgemeinen und besondern Nahrungsmittelkunde, etc. Erster Theil : die Einleitung in die Nahrungsmittelkunde, literatur und Geschichte derselben. Stendal, 1810-1812, in-8, vol. I à III.

BEER (Joseph). Repertorium aller bis zu ende des Jahres 1797 erschienenen Schriften über die Augenkrankheiten. Wien, 1799, in-4 en trois parties.

BERNSTEIN (Johann-Gottlob). Geschichte der Chirurgie vom Anfange bis auf die letzige zeit. Leipzig, 1822-1823, in-8, 2 vol.

DER BIOGRAPH. Darstellung merkwürdiger Menschen der drey letzten Jahrhunderte. Für Freunde historischer Wahrheit und Menschenkunde. Nebst einen vollstændigen Necrolog des neunzehnten Jahrunderts. Halle, 1802-1809, in-8, 8 vol.

BIOGRAPHIE TOULOUSAINE, etc., par une société de gens de lettres. Paris, 1823, in-8, 2 vol.

BLUMENBACH (Jo.-Fried.). Medicinische Bibliothek. Gottingue, 1783-1795, in-8, 3 vol.

BOEHMER (Georg.-Rudolph). Bibliotheca scriptorum historiæ naturalis œcononomiæ aliarumque artium ac scientiarum ad illam pertinentium realis systematica. Leipzig, 1785-1789, in-8, 9 vol.

BOERNER (Friedrich). Nachrichten von den vornehmsten Lebensumstænden und Schriften jetzlebender berühmter Ærzte und Naturforscher in und um Deutschland. Wolfenbüttel, 1749-53, in-8, 3 vol.

BRUCKER (Jac.). Historia critica philosophiæ à mundi incunabulis ad nostram usque ætatem deducta. Leipzig, 1742-44, in-4; 4 tomes en cinq volumes.

— Historiæ criticæ philosophiæ appendix accessiones, observationes, emendationes, illustrationes atque supplementa exhibens. Operis integri volumen sextum. Leipzig, 1767, in-4.

CALLISEN (Adolph-Carl-Peter). Medicinisches Schriftsteller-Lexicon der jetztlebenden Aerzte, Wundærzte, Geburtshelfer, Apotheker, und Naturforscher aller gebildeten Vœlker. T. 1-18. Copenhague, 1830-1834, in-8, 18 vol.

CHOULANT (Ludwig). Handbuch der Bücherkunde für die æltere Medicin zur Kenntniss der griechischen, lateinischen und arabischen Schriften in ærztlichen Fache und zur bibliographischen Unterscheidung ihrer verschiedenen Ausgaben, Uebersetzungen und Erlæuternngen. Leipzig, 1828, in-8.

DÆNNERT (J. Cor.). Academiæ grypeswaldensis Bibliotheca. Catalogo auctorum et repertorio reali universali descript. Grypeswaldiæ, 1775-1776, in-4, 3 vol.

DICTIONNAIRE de la Provence et du comté-Venaissin, dédié à monseigneur le maréchal prince de Beauveau, par une société de gens de lettres. Tomes troisième et quatrième, contenant l'histoire des hommes illustres de la Provence. Marseille, 1786-87, in-4, 2 vol.

DOERING (Sebastien-Joh.-Ludwig). Critisches Repertorium der auf in-und auslændischen hœhern Lehranstalten vom Jahre 1781 bis 1800 herausgekommenen Probe-und Einladungsschriften aus dem Gebiete der Arzneygelahrtheit und Naturkunde. Erste Abtheilung enthaltend das Verzeichniss der Schriften von 1781 bis 1790. Herborn, 1803, in-4.

(DUNCAN). Medical and philosophical commentaries by a society in Edinburgh, Londres et Edimbourg, 1773-1795, in-8, 20 vol. — Annals of medicine for the year 1796-1804, exhibiting a concise view of the latest and most important discoveries in medicine and medical philosophy. Edimbourg, 1796-1804, in-8, 8 vol.

EBERT (Friedrich Adolphe). Allgemeines bibliographischen Lexicon. Leipzig, 1821-1830, in-4, 2 vol.

ELWERT (Johann Kaspar Philipp). Nachrichten vom dem Leben und den Schriften jeztlebender teutscher Aerzte, Wundærzte, Thierærzte, Apotheer und Naturforscher Hildesheim, 1799, in-8.

ERSCH (Jo. Sam.). Literatur der medicin seit der Mitte des Achtzehnten Jahrhunderts bis auf die neueste Zeit systematisch bearbeitet und mit den nœthigen Registern versehen. Nece fortgesetzte Ausgabe von Fred. Aug. Bern. Puchelt. Leipzig, 1822, in-8.

FRIEDREICH (J. B.). Versuch einer Literærgeschichte der Pathologie und Therapie des psychischen Krankheiten. Von den aeltesten Zeiten bis zum neunzehnten Jahrhundert. Würtsbourg, 1830, in-8.

GMELIN (Johann-Fried.-Rich.) Geschichte der Chemie. Gottingue, 1797-99, in-8, 3 vol.

GIRTANNER (Christoph). Abhandlung über die venerische Krankheit. Zweiter Band. Zweite, vermehrte und verbesserte Auflage. Gottingue, 1793, in-8, deux part. en un vol.

GRONOVIUS (Laurent - Théodore)

Bibliotheca regni animalis atque lapidei, seu recensio auctorum et librorum qui de regno animali et lapideo methodice, physice, medice, chymice, philologice, vel theologice tractant, etc. Leyde, 1760, in-4.

HACKER (Heinrich-August). Literatur der Syphilitischen Krankheiten vom Jahre 1794 bis mit 1829 als Fortsetzung der Girtanner'schen Literatur zu betrachten welche in dem 2ten und 3ten Bande seines Werkes. « Abhandlung über die venerischen Krankheiten » enthalten ist, und bis zu dem Jahre 1794 reicht. Leipzig, 1830, in-8.

Des herrn von Hallers Tagebuch der medicinischen Litteratur der Jahre 1745 bis 1774. Gesammelt herausgegeben und mit verschiedenen Abhandlungen aus der Geschichte und Litteratur der Medicin begleitet von J. J. Rœmer und P. Usteri. Berne, 1789-91, tom. I-IV.

HAMBERGER ET MEUSEL. Das gelehrte Teutschland oder Lexikon der jetztlebenden teutschen Schriftsteller Angefangen von Georg.-Christoph Hamberger, etc., Fortgesetzt von Johann-Georg. Meusel. vierte, durchaus vermehrte und verbesserte Ausgabe. Lemgo, 1783-1784, in-8, 4 vol.—. Fünfte. . . . . . Ausgabe. Lemgo, 1796-1800, in-8, 8 vol. — Nachtrag, B. IX-X, Lemgo, 1800-1803, in-8, 2 vol.; B. XI-XII, *ibid.*, 180.-1806. *Voy.* Meusel.

HAMBERGER (G. Christ.). Zuverlässige Nachrichten von den Vornehmsten Schriftstellern von Anfange der Welt bis 1500. Lemgo, 1756-1764, in-8, 4 vol.

(HECKER). Journal der Erfindungen,

Theorien und Widersprüche in der Natur und Arzneywissenschaft. Herausgegeben von Freunden, der Wahrheit und Freimüthigkeit. Gotha, 1793-1797, in-8, numéros 1-24. — Intelligenzblatt, 1-20. 6 vol. — Journal, etc. Gotha, 1798-1809, numéros 25-44.—Intelligenzblatt, 21-39, in-8, 5 vol. (ayant aussi le titre de *Neues Journal*).—Neuestes Journal der Erfindungen, etc. Gotha, 1810-1812, in-8, 2 vol.

HECKER (Justus - Friedrich - Karl). Geschichte der Heilkunde, nach den Quellen bearbeitet. Tom. I, Berlin, 1822, in-3 ; tom. II, *ibid.*, 1829, in-8.

JŒCHER (Christian-Gottlieb). Allgemeines Gelehrten-Lexicon darinne die Gelehrten aller Stænde sowohl mænn als weiblichen Geschlechtes, welche von Anfange der Welt bis aus Ietzige-Zeit gelebt, und sich, der Gelehrten Welt bekannt gemacht, nach ihrer Geburt, Leben, merkwürdigen Geschichter, Absterben und Schriften aus den Glaubwürdigsten Scribenten in Alphabetischer Ordnung beschrieben werden. Leipzig, 1750, in-4, 4 vol.

KESTNER (Christian-Wilhelm). Medicinisches Gelehrten-Lexicon darinnen die Leben der berühmtesten Aerzte, samt deren wichtigsten Schrifften, sonderbaresten Entdeckungen und merkwürdigsten Streitigkheiten aus den besten Scribenten in mœglichster Kürze nach älphabetischer Ordnung beschrieben worden, etc. Iéna, 1740, in-4.

KLUYSKENS (et autres). Annales de la littérature médicale étrangère. Gand, 1805-1815, in-8, 19 vol.

KNEBEL (Immanuel-Gottlieb). Handbuch der Literatur für die Gerichtliche Arzneykunde, bis zum Ende des Achtzehnten Jahrunderts ; erste Abtheilung : Allgemeine Literatur der Gerichtlichen Arzneykunde. Gœrliz, 1806, in-8.

MALACARNE. Delle opere de' medici, e de' cerusici che nacquero, o fiorirono prima del secolo XVI negli stati della real casa di Savoya monumenti raccolti, etc. Turin, 1786, in-4. — Altri monumenti. Turin, 1789, in-4.

Medicinisch - chirurgische Zeitung herausgegeben von D. J. J. Hartenkeil und D. F. X. Mezler. 1790-1793, in-8, 16 vol. — Herausgegeben von Hartenkeil. 1794-1808, in-8, 56 vol.— Ergænzungsbænde. 1790-1810(1797-1808, in-8, 11 vol. — Herausgegeben von Johann-Nepomuk Ehrhart. 1808-1834, in-8, 106 vol. — Ergænzungsbænde. 1808-1834, in-8, 25 vol.

Mezinische National - Zeitung für Deutschland und die mit selbigen zunæchst verbundenen Statten. 1798-99, Altenbourg, in-4, 2 vol. et deux suppl.—Allgemeine medizinische Annalen des neunzehnten Jahrunderts. Altembourg, 1800-1830, in-4. 31 vol. et suppl.

METZGER (J. D.). Skizze einer pragmatischen Literærgeschichte der Mediciu. Kœnigsberg, 1792, in-8. — Zusætze und Verbesserungen. Kœnigsberg, 1796, in-8.

MEUSEL (Johann-Georg.). Lexikon der vom Jahr 1750 bis 1800 verstorbenen teutschen Schriftsteller. Leipzig, 1802-1816, in-8, 15 vol.

MEUSEL (J.-G.). Das Gelehrte Teutschland in neunzehnten Jahrhundert, nebst Supplementen zur fünften Ausgabe desjenigen in Achtzehnten. Lem-

go, 1808-1812, tom. I-IV ou XIII-XVI; — Fünfter Band (oder siebenzehnter). Lemgo, 1820. — Sechster (XVIII) nach Gelassene von Meusel, herausgegeben von Ersch. Ibid.,1822. —VII-IX(XIX-XXI) B.bearbeitet von J. Wil. Sig. Lindener, herausgegeben von Ersch. Ibid., 1823-1827.

MURRAY (Johann-Andræas). Medicinisch-practische Bibliothek. Gottingae, 1774-1780, in-8, 3 vol.

OSIANDER (Friedrich - Benjamin). Lehrbuch der Entbindungskunst. Erster Theil, litterærisch und pragmatische Geschichte dieser Kunst. Gottingen, 1799, in-8.

OSIANDER (Fried.-Benj.). Annalen der Entbindungs-Lehranstalt auf der Universitæt zu Gœttingen vom Jahr 1800, nebst einer Anzeige und Beurtheilung neuer Schriften für Geburtshelfer. Gottingue, 1801-1804, in-8, 2 vol.

A Picture of the present state of the royal college of Physicians of London; containing memoirs, biographical, critical, and literary, of all the Resident members of that learned body, and of the heads of the medical boards ; with some other distinguished professional characters : to which is subjoined, an appendix; or account of the different medical institutions of the metropolis, scientific and charitable, with their present establishments. Londres, 1815, in-8.

RECKE (Johann Friedrich von), und Karl Eduard Napiersky, allgemeines Schriftsteller-und Gelehrten-Lexikon der Provinzen Liwland, Esthland und Kurland. Mittau, 1829, in-8, 4 vol.

REIMMANN (Jacob Friedrich). Versuche einer Einleitung in die historiam literariam insgemein und derer Teutschen insonderheit. In VI verschiedene Tomos verfasset, etc. Halle, 1713, in-8, 6 vol.

Reuss (Jérémias David). Das gelehrte England oder Lexicon der jetzlebenden Schriftsteller in Grosbritannien Irland and nord America nebst einem Verzeichniss ihrer Schriften; vom Jahr 1770 bis 1790. Berlin und Stettin, 1791, in-8.

Reuss. Das gelehrte England, etc. Nachtrag und Fortsetzung vom Jahr 1790 bis 1803. Berlin et Stettin, 1804, in-8, 2 parties.

Richter (August Gottlieb). Chirurgische Bibliothek. Guttingue, 1771-1796, in-8, 15 vol.

Richter (Wilhelm Michael). Geschichte der Medicin in Russland. Moskowa, 1813-1817, in-8, 3 vol.

Ringels (N.). De Fatis faustis et infaustis chirurgiæ nec non ipsius interdùm indissolubili amicitia cum medicina cœterisque studiis liberalioribus ab ipsius origine ad nostra usque tempora commentatio historica. Copenhague, 1788, in-8.

Rotur (Immanuel Vertrangott). Handbuch für die medicinische Litteratur nach allen ihren Theilen; oder Anleitung zur Kenntniss der besten ausserlesenen medicinischen Bücher, mit beygesetzten Inhalt, Werth, Jahrzahl, angeführten Rezensionen, historischen, biographischen und andern Anmerkungen, in systematischer Ordnung. Leipzig, 1799, in-8.

Rust und Casper. Kritisches Repertorium für die gesammte Heilkunde. Berlin, 1823-1831, in-8; 30 vol.

Spix (Johannes). Geschichte und Beurtheilung aller Systeme in der Zoologie nach ihrer Entwiklungsfolge von Aristoteles bis auf die gegenwärtige Zeit. Nuremberg, 1811, in-8.

Sprengel (Kurt). Versuch einer pragmatischen Geschichte der Arzneykunde. Dritte umgearbeitete Auflage. Halle, 1821-1828, in-8, 5 vol.

Stolle (Gottlieb) (und Kestner). Anleitung zur Historie der medicinischen Gelahrheit, in dreyen Theile. Iéna, 1731, in-4.

Thacher (James). American medical biography : or memoirs of eminent physicians who have flourished in America. To which is prefixed a succinct history of medical science in the united states, from the first settlement of the country. Two volumes in one. Boston, 1828, in-8, portraits.

Tode (Jean-Clément). Medicinisch-chirurgische Bibliothek. Copenhague, 1775-1787, in 8, 10 vol. —Tode Arzneykundige Annalen. Copenhague, 1787-1792, in-8, treize cahiers. — Tode medicinisches Journal. Copenhague et Leipzig, 1793-1804, in-8, 5 vol.

Usteri (Paulus). Repertorium der medicinischen litteratur des Jahres 1789 herausgegeben. Zurich, 1790, in-8; des Jahres 1790, Zurich, 1791, in-8; des Jahres 1791, Zurich, 1793; des Jahres 1792, Zurich, 1794; des Jahres, 1793 Zurich, 1795; des Jahres 1794, Zurich, 1796.

Wadd (William). Nugæ chirurgicæ or a biographical miscellany illustrative of a collection of professional portraits. Londres, 1824, in-8.

Watt (Robert). Bibliotheca Britannica or general index to British and foreign litterature. Edimbourg, 1824, in-4, 4 vol.

Wazza (Carl-Martin). Entwurf einer ausserleseuen medicinisch-praktischen Bibliothek, für Angebende Aerzte. Dessau et Leipzig, 1784, in-8.

Weszraxmi (Etienne). Succincta medicorum Hungariæ et Transilvaniæ biographia centuria I-III. Leipzig, 1774; Vienne, 1787, in-8, 4 vol.

Wiegleb (Johann-Christian). Geschichte des Wachstums und der Erfindungen in der Chemie in den ältesten und mittlern Zeit, aus dem Lateinischen (von Bergmann) übersetzt, mit Anmerkungen und Zusätzen. Berlin et Stettin, 1792, in-8. — Geschichte des Wachsthums und der Erfindungen in der Chemie in der neuern Zeit. Berlin, 1790, in-8, 2 vol.

FIN DU CATALOGUE.

FOURNIER (Nicolas.), docteur en médecine de la Faculté de Montpellier, long-temps médecin à l'hôpital de la Charité et à l'Hôtel-Dieu de cette ville, et membre de l'Académie des Sciences, fut du nombre des médecins que le gouvernement envoya à Marseille, lors de la peste qui la ravagea en 1720. Il eut souvent mission de porter des secours dans les diverses parties de la province du Languedoc où régnaient des épidémies. Il fut, plus tard, médecin pensionné de la ville de Dijon, médecin des états-généraux de Bourgogne, et inspecteur des eaux minérales et médicinales, tant de France qu'étrangères. Fournier écrivait encore en 1781, époque à laquelle il devait être presque nonagénaire.

Dissertatio physiologico - mechanica de naturali catamœniorum fluxu. Montpellier, 1731, in-8, 70 pp.

Mémoire sur les véritables symptômes de la petite-vérole. Paris, 1757, in-4.

Analyse des eaux de l'Ouche et de la fontaine de l'Aigle, à Beaune.

Histoire d'une péripneumonie putride qui a régné à Dijon en 1753.

Histoire d'une fièvre maligne qui a régné à Mâcon en 1758.

Observations sur la nature, les causes et le traitement de la maladie des chiens. Dijon, 1764; *ibid.*, 1775, in-8, 30 pp.

Observations sur les fièvres putrides et malignes, avec des réflexions sur la nature et la cause immédiate de la fièvre. Dijon, 1775, in-8. — La partie descriptive de l'ouvrage peut offrir quelque intérêt : l'auteur avait observé plusieurs épidémies dont il donne l'histoire. La partie théorique ne renferme que des hypothèses surannées.

Observations et expériences sur le charbon malin, avec une méthode assurée de le guérir. Dijon, 1769, in-8. — Cet ouvrage est encore un des meilleurs que nous ayons sur la matière. D'après la description que Fournier donne du charbon, on voit que cette maladie se distingue réellement de la pustule maligne.

Observations sur la nature, les causes et le traitement de la fièvre lente ou hectique. Dijon, 1781, in-8, 215 pp. — Ce sont les observations d'un homme sage, qui a vieilli dans la pratique de l'art, mais à qui sa longue expérience n'a point dévoilé l'obscurité qui couvre la nature essentielle des maladies consomptives.

Le *Journal de médecine*, etc., renferme diverses observations de Fournier, entre lesquelles je citerai celles d'héméralopies, tome IV et tome V du journal. Fournier avait traité et guéri plus de soixante cas de cette maladie. Son traitement consistait ordinairement en une saignée, un émétique, et des vésicatoires répétés. Une circonstance notable, c'est que cette grande quantité d'héméralopies s'étant présentées à l'Hôtel - Dieu de Montpellier dans un espace de temps peu considérable, et s'étant présentées chez les soldats de quelques régi-

mens, on peut y voir une sorte d'épidémie d'amauroses.

(Journ. de méd. — *Comment. de
rebus in med. gest.*)

FOWLER (Thomas), né à Yorck, le 22 janvier 1736, avait exercé pendant quinze ans la pharmacie, quand il se décida à aller à Edimbourg, en 1774, faire ses études médicales. Il fut reçu docteur en 1778; il s'établit à Strafford, dont l'hôpital fut confié à ses soins, et où il eut une pratique étendue. Il retourna, en 1791, à Yorck. Un asthme convulsif extrémement grave, interrompit pendant deux ans ses travaux; il fut guéri par les seuls efforts de la nature, d'une maladie contre laquelle avaient échoué toutes les ressources de l'art. Il fut nommé, en 1796, médecin de l'hospice des aliénés quakers, établi près d'Yorck, sous le nom de *la Retraite*. Il en remplit les fonctions avec un rare talent jusqu'à sa mort, qui arriva le 22 juillet 1801. Les manuscrits trouvés parmi ses papiers donnent une idée fort avantageuse de la manière dont il exerçait et cultivait la médecine; ils renfermaient six mille observations recueillies par lui-même. C'est dans cette mine féconde qu'il a puisé les matériaux des ouvrages peu nombreux mais intéressans qu'il a mis au jour.

En voici les titres :

De methodo medendi variolam, præcipuè auxilio mercurii. Edimbourg, 1778, in-8.

Medical reports on the effects of tobacco, principally with regard to its diuretic qualities in the cure of dropsies and dysuries, with some observations on the use of the glystery of tobacco, in the treatment of the cholic. Londres, 1785, in-8. — Fowler fait infuser une once du meilleur tabac de Virginie dans une chopine d'eau bouillante, et, après avoir décanté, il en prescrit depuis trente jusqu'à deux cents gouttes dans un véhicule couvenable. Il en ordonne encore en forme de lavement, et alors on mêle une once de cette infusion à un demi-setier de lait. Il faut augmenter peu à peu les doses, et les porter au point qu'elles excitent de légers vertiges. Fowler a trouvé cette infusion d'un grand secours dans les hydropisies, les dysuries et les coliques : elle est légèrement laxative, et puissamment diurétique.

Medical reports on the effects of arsenic in the cure of agues remittent fevers, and periodic headach. Londres, 1786, in-8. — Fowler a été le principal promoteur de l'usage de l'arsenic dans les fièvres intermittentes. Il l'avait employé chez deux cent quarante malades : cent soixante-et-onze furent parfaitement guéris; la maladie résista dans quarante-cinq cas, et céda au quinquina. Chez les vingt-quatre autres, ce fut par des circonstances étrangères au médicament que la guérison ne suivit pas son emploi. La solution arsénicale qu'employait Fowler est connue sous le nom de ce médecin.

Medical reports of the effects of bloodletting, sudorifics and blistering in the cure of the acute and chronic rheumatism. Londres, 1795, in-8. — L'auteur résume et compare, dans cet ouvrage, les résultats obtenus de l'emploi de la saignée, de la teinture de gayac, des vésicatoires, des frictions avec la térébenthine, et quelques autres moyens, dans près de deux cents cas de rhumatismes aigus ou chroniques.

History of two cases of the poisonous effects of the seeds of thorn apple. In medical commentaries, 1777, tom. V, p. 161.

A remarkable case of the marked effects of Lightning, successfully treated. In medical commentaries, 1778, tom. VI, p. 194.

History of a case of rheumatism, cured by the volatile elixir of guaiacum. In medical commentaries, tom. VII, p. 94.

Observations and experiments on the effects of different anthelmentics, applied to earth worms. In medical commentaries, tom. VIII, p. 336.

Case of a singular and alarming concurrence of scorbutic hæmorrhages tormenting forcibly. In medical commentaries, tom. XIV, p. 291.

Account of the effects of a solution of arsenic in the cure of remittent fever. In medical commentaries, t. XIX, p. 337.

A case of an obstinate quartan ague of five month's continuance, cured by electricity. In memoirs of med. soc. of London, 1792, tom. III, p. 114.

(*Journal de méd.* — *Med. chir. Zeitung.* — *Harles, de arsenico.* — Chaumeton, *Biogr. univ.* — Rob. Watt.)

FRACANZANO (Antoine), de Vicence, en latin FRACANTIANUS, était encore fort jeune quand il fut chargé de professer la logique à Padoue, en 1529. Dix ans après il passa à la première chaire extraordinaire de médecine théorique, qu'il occupa avec beaucoup de distinction jusqu'en 1546. A cette époque, il partagea avec Paul Crasso la chaire de médecine pratique, et il se fit une telle réputation dans l'enseignement, qu'on l'attira à Bologne en lui offrant, pour occuper la même chaire, des émolumens très-considérables, et que son départ de Padoue entraîna à sa suite une foule d'élèves. Ce départ eut lieu en 1562, comme l'a prouvé Tiraboschi, et non en 1555, comme l'avaient dit Papadopoli, Angiolgabriello et Astruc.

Fracanzano ayant fait à Padoue trois ou quatre cours sur les maladies vénériennes, et un autre à Bologne, en 1563, ses leçons furent recueillies par un de ses auditeurs, probablement Pierre Angelo Agatho, et publiées sous ce titre :

Antonii Fracantiani, doctoris tempestate nostrá celeberrimi, de morbo gallico fragmenta quædam elegantissima ex lectionibus anni 1563, Bononiæ. Padoue, 1563, in-4. — Un autre disciple de Fracanzano, Camille Cocchi, trouvant dans cette édition les leçons de son maître mutilées, en donna une autre, qu'il présentait comme fort supérieure, mais qui n'en diffère pas notablement.

Antonii Fracantiani, Vicentini, viri hoc seculo clarissimi, etc., de morbo gallico liber, nunc recens à mendis quibus in primá editione circumfluebat, ac à tenebris in lucem revocatus; à Camillo Cocchio, viterbiensi. Bologne, 1564, in-4; Venise, 1565, in-8 : l'ouvrage a été réimprimé dans l'*Aphrodisiacus* de Luisini. — L'auteur compte neuf méthodes générales de traitement : 1° par les évacuans, savoir : la saignée et les purgatifs; 2° par des exercices violens et continus; 3° par des fumigations (méthode trop violente, selon lui, si l'on y emploie le mercure, insuffisante si on ne l'y emploie pas); 4° par les frictions mercurielles, qu'on avait employées dans les premiers temps de la maladie, puis qu'on avait abandonnées comme dangereuses, et auxquelles l'opiniâtreté du mal forçait alors à revenir; 5° par des pommades avec le mercure ; 6° par la décoction de squine , à laquelle Fracanzano refuse la propriété de guérir la vérole; 7° par la salsepareille, qu'il ne croit pas plus efficace ; 8° par la décoction d'un certain bois d'Afrique; 9° enfin par le gayac, qui est le meilleur de tous les remèdes, mais qui a l'inconvénient d'*échauffer le sang*, et dont l'usage demande des précautions.

On trouve diverses consultations de Fracanzano parmi celles de Trincavelli, et d'autres dans le recueil de Scholtz.

(Astruc. — Tiraboschi.)

FRACASSATI (CHARLES), l'ami intime de Malpighi, était de Bologne. Il occupa la chaire de médecine de l'Université de cette ville, et plus tard celle de Pise. Ses recherches anatomiques sont fort loin d'approcher du mérite de celles de Malphigi, avec lesquelles elles furent publiées, mais son nom ne doit pas être livré entièrement à l'oubli, parce qu'on lui doit quelques expériences intéressantes sur l'infusion de substances médicamenteuses dans les veines des animaux.

On a de lui :

Oratio à funere B. Massarii, 1655, in-4.

Prælectio medica in aphorismos Hippocratis. Bologne, 1659, in-4.

Diss. epistolica responsoria de cerebro ad Marcellum Malpighium, in Malpighii et Fracassati tetras anatomicarum epist. Bologne, 1665, in-12 ; Amsterdam, 1669, in-12. — *Recus. in Manget et Leclerc, bibl. anat.* — Fracassati prétend que l'air pénètre dans les ventricules du cerveau et les dilate; il critique les opinions de Willis sur l'origine des nerfs et sur les fonctions vitales. Son ouvrage n'offre rien de remarquable sous le rapport de l'anatomie, mais on y trouve quelques idées qui offrent de l'intérêt pour l'histoire de l'infusion des substances médicamenteuses dans les veines. Fracassati avoit imaginé qu'il seroit possible de guérir les apoplectiques en faisant pénétrer par les veines quelques substances capables d'aller dissoudre dans le cerveau le caillot de sang qui y est épanché. Il fit part de cette idée à Malpighi, et ce fut une occasion pour l'un et pour l'autre de faire des expériences sur les animaux, dont les résultats ne justifièrent point, comme on le pense bien, les espérances de Fracassati, mais qui intéressent sous d'autres rapports.

Les expériences de Fracassati sur les phénomènes que produit l'injection de l'acide nitrique étendu d'eau dans les veines, sont consignées dans les *Transactions philosophiques.*

Exercitatio epistolica de lingua, ad J. A. Borellum, avec l'ouvrage précédent.

Experiments upon blood grown cold. In philos. transact., 1667, page 493.

M. Malpighi and C. Fracassati observation about the epiploon, or the double membrane, which covers the entrals of Animals, etc.. *In philos. transact.* 1667, p. 552.

(Haller. — P. Scheel, *die Transfusion des Blutes,* etc., tom. II.)

FRACASSINI (Ant.), médecin à Vérone, membre de l'Académie de Bologne et de la société des *Conjecturans* de la même ville, fut un des soutiens de l'*intro-mécanicisme* en Italie. Disciple de l'école d'Hoffmann, il définit la vie : *Progressivus ac circularis fluidorum motus, qui a solidorum reciproca contractione ac relaxatione pendet, ac proficiscitur.*

On doit à Fracassini les trois ouvrages dont les titres suivent :

Tractatus theoretico - practicus de febribus. Venise, 1750, in-4 ; Vérone, 1766, in-4. — Ce traité se compose de deux livres à peu près d'égale étendue. Le premier est une physiologie générale, le second, une pyrétologie: il n'y a guère de remarquable que la place qu'y occupent les explications, et l'absence des faits.

Natura morbi hypochondriaci ejusque curationis mechanica investigatio. Vérone, 1756, in-4. — Dans l'état de santé, les nerfs éprouvent des oscillations uniformes et régulières: l'irrégularité et la disharmonie de ces oscillations constituent l'essence de l'hypochondrie. Cette maladie ne diffère point, au fond, de l'hystérie.

Opuscula physiologico-pathologica, dissertationes tres exhibentia. I. De affectionibus infantiæ ac pueritiæ. II.

De affectionibus senectutis. III. De visionis sensorio Vérone, 1763, in-4.

— Le caractère de cet ouvrage ne diffère point de celui des précédens. (*Comment. de rebus in med. gestis.* — Haller.)

FRACASTOR (Jérôme), philosophe, mathématicien, poète, et l'un des médecins qui illustrèrent l'Italie au xvie siècle, naquit à Vérone en 1483. Il fit ses études à Padoue, où il compta parmi ses maîtres le célèbre Pomponazzi. Toutes les sciences physiques et mathématiques se partagèrent son temps, avec la médecine, et il acquit en toutes de profondes connaissances. Après avoir passé quelques années à Pordenone, près du général Barthélémi Alviani, qui y avait fondé une Académie, il revint à Vérone, où il se fixa pour toujours. Il passa une grande partie de sa vie dans une campagne charmante sur la colline d'Incaffi, où il se plaisait à réunir un grand nombre d'amis. Il fut médecin du concile de Trente, et c'est par ses conseils que ce concile fut transféré de la ville où il s'était d'abord réuni dans celle de Bologne. Il mourut à l'âge de soixante-douze ans à Incaffi, le 8 août 1553. On fit transporter son corps dans l'église de Sainte-Euphémie à Vérone, dans l'intention de lui élever un superbe monument, projet dont les circonstances empêchèrent l'exécution; mais une statue fut érigée en son honneur sur la principale place de cette ville, en 1559.

Fracastor eut dans son temps la réputation de grand médecin et de savant astronome, il ne lui est resté que celle d'un des plus élégans poètes latins des temps modernes. Plusieurs de ses ouvrages se font, néanmoins, lire encore avec plaisir; en voici les titres dans l'ordre selon lequel ils sont classés dans le recueil des œuvres de Fracastor.

Homocentricorum, sive de stellis, liber unus. Venise, 1535, in-4; 1538, in-8. — « Fracastor, dit Ginguené, aperçut un des premiers que le système des anciens, qui expliquait les mouvemens célestes par des cercles excentriques et par des épicycles, était une source d'erreurs: il y substitua des cercles concentriques, et s'efforça de tout expliquer par ce moyen. » Cet énoncé n'est pas parfaitement clair, mais il ne faut pas s'en étonner puisque Kæstner, dans son *Histoire des sciences mathématiques,* trouve beaucoup d'obscurité dans tout l'ouvrage de Fracastor.

De causis criticorum dierum libellus. — Avant de chercher les causes des jours critiques, il faudrait avant tout établir leur réalité, et quand la réalité des jours critiques serait établie, il serait probablement fort inutile de chercher à dévoiler le *pourquoi* de leur existence.

De sympathia et antipathia rerum, liber unus. Venise, 1546, in-4; Lyon, 1550, in-16; 1554, in-4, avec l'ouvrage suivant. — Ici du moins l'auteur ne se borne pas à chercher des explications, il expose des phénomènes et rapporte des faits curieux.

De contagionibus, et contagiosis morbis, et eorum curatione, libri tres; avec le précedent. — Il faut distinguer deux parties dans cet ouvrage : les généralités sur la contagion, qui n'ont d'autre valeur que la valeur des explications hypothétiques en médecine, et la section relative à chaque maladie contagieuse en particulier; celle-ci a plus de prix. Dans le chapitre sur la syphilis, la maladie est décrite avec soin, et l'on y remarque, sur l'origine de la maladie vénérienne, cette opinion qui pourrait bien être la mieux fondée, savoir que la maladie était nouvelle en Europe, et ne datait que de la fin du quinzième siècle, mais qu'elle avait pris naissance dans cette partie du globe, et n'y avait point été portée de l'Amérique.

Naugerius, sive de poetica dialogus. Dans le recueil des œuvres.

Turrius, sive de intellectione dialogus. Dans le recueil des œuvres.

Fracastorius, sive de anima dialogus. Dans le recueil des œuvres.

De vini temperatura sententia. Venise, 1534, in-4.

Syphilidis, sive de morbo gallico, libri tres. Vérone, 1530, in-4; Paris, 1531, in-8; 1539, in-4; Bâle, 1536, in-8; Lyon, 1547, in-12; Anvers, 1562, in-8; *ibid.*, 1611, in-8; Londres, 1720, in-4; *ibid.*, 1746, in-8; Padoue, 1744, in-8; traduit en français avec des notes, par Macquier et Lacombe, Paris, 1753, in-12.—C'est le chef-d'œuvre de Fracastor.

Joseph libri duo. Dans le recueil des œuvres.

Alcon sive de curâ canum venaticorum. Dans le recueil des œuvres, mais seulement dans les éditions postérieures au seizième siècle.

Carminum liber unus. Dans le recueil des œuvres.

Hieronymi Fracastorii Veronensis opera omnia, in unum proximè post illius mortem collecta; accesserunt Andreæ Naugerii patricii veneti orationes duæ carmina que nonnulla. Venise, 1555, in-4.

Hieron. Fracast. Veron. opera omnia. Venise, 1574, in-4; *ibid.*, 1584, in-4; Lyon, 1591, in-8, 2 vol.; Montpellier, 1622, in-8, 2 vol.; Genève, 1621, in-8; *ibid.*, 1637, in-8; *ibid.*, 1671, in-8.

Fred. Otto Mencken a écrit un épais volume sur Fracastor: *De vitâ, moribus, scriptis, meritisque Hiéronymi Fracastorii commentatio.* Leipzig, 1731, in-4.

(Tiraboschi. — Ginguené. — Haller.)

FRAGOSO (JEAN), de Tolède, exerçait la médecine et la chirurgie avec un égal succès, et acquit dans la pratique de l'une et de l'autre assez de réputation pour que Philippe II lui accordât à la fois les titres de premier médecin et de premier chirurgien de sa personne.

De la chirurgia ; de las evacuaciones ; antidotario. Madrid, 1581, in-fol. — *Chirurgia universal emendada y añadida.* Alcala de Henarès, 1601, in-fol.; traduction italienne par Balt. Grasso. Palerme, 1639, in-fol. — Beaucoup de remarques et d'observations propres à l'auteur : anévrysme imprudemment ouvert, causant subitement la mort; langue presque complètement divisée, réunie avec succès; cautérisation de la tête, efficace contre les ophthalmies chroniques ou rebelles; tumeur enkystée volumineuse de la cuisse extirpée; charbons malins épidémiques mortels; gangrène spontanée du pied ; les plaies d'armes à feu ne sont ni envenimées ni brûlées; accidens produits par la lésion du nerf dans la saignée. A Palerme, où l'air est humide, les plaies de tête guérissent facilement : le contraire a lieu à Messine. Longue relation d'une plaie de tête qui faillit tuer sur le coup l'infortuné Carlos, fils de Philippe, et qui guérit enfin après l'extraction d'une portion du crâne.

Erotemas chirurgicos, en que se enseña lo mas principal de la cirurgia, con su glosa. Madrid, 1570.

De succedaneis medicamentis; cum animadversionibus in quamplura medicamenta composita, quorum est usus in hispanis officinis. Madrid, 1575, in-8 ; *ibid.*, 1583, in-4.

De medicamentorum compositione. Madrid, 1575, in-4.

Discursos de las cosas aromaticas, arboles, frutas, y de otras muchas medicinas simples, que se traen de la India oriental, y serven al uso de medicina. Madrid, 1572, in-8. — *Latinè vertit Isr. Spachius.* Strasbourg, 1601, in-8. — Compilation tirée de Monardes, Garcias ab horto et l'Ecluse.

Tres tratados de cirurgia. — Portal, qui a vu ces trois traités, n'en donne pas la date. Cet historien y a trouvé, dit-il, des préceptes intéressans. Il loue particulièrement l'histoire des rapports chirurgicaux. L'auteur y a exposé, d'une manière très-claire, les signes de la mort, et a rapporté un grand nombre de cas qui prouvent qu'on a enterré des personnes vivantes.

(Nic. Antonio. — Haller. — Portal.)

FRANCK DE FRANCKENAU (George), né à Naunbourg en 1643, fit ses premières études dans sa ville natale et à Mersbourg. Pour cultiver les heureuses dispositions qu'il montrait, les chanoines de Naunbourg lui fournirent les moyens d'aller, à l'âge de dix-huit ans, continuer ses études dans l'Université d'Iéna. Il y fut nommé poète lauréat, pour le talent avec lequel il faisait des vers allemands, latins, grecs et hébreux. Au bout de trois ans il fut en état de faire des cours de botanique, de chimie et d'ana-

tomie, et peu de temps après il prit le bonnet de docteur à Strasbourg. Il occupa successivement les chaires de médecine des Universités de Heidelberg, de Wittemberg et de Copenhague, et fut
médecin de l'électeur palatin, de l'électeur de Saxe et du roi de
Danemarck, qui l'honora des titres de conseiller aulique et de justice. Franck mourut en 1704, à l'âge de soixante ans. Pendant son
séjour à Heidelberg, il avait été douze fois doyen de la Faculté,
recteur et vice-chancelier de l'Université. En 1692, l'empereur
Léopold l'anoblit avec toute sa famille, et le nomma comte palatin en 1693. Il était membre de l'Académie des Curieux de la
nature, de la société royale de Londres et de diverses autres Académies. De toute la célébrité dont jouit Franckenau, il ne lui
est resté que la réputation de médecin fort érudit, et encore
faut-il ajouter qu'il a plus souvent appliqué son érudition à traiter des sujets bizarres que des sujets utiles. Ses œuvres ne consistent guère qu'en des programmes et des dissertations académiques
dont une partie a été réunie dans une collection que nous allons
indiquer; on peut voir les titres des autres dans les bibliothèques
de Haller.

Institutionum medicarum synopsis ac methodus discendi medicinam, quam primis prælectionibus delineavit; item delineatio communis dosium medicamentorum. Heidelberg, 1672, in-4.— Abrégé très-concis.

Lexicon vegetabilium usualium, in usum medicinæ, pharmacopæœ et chirurgiæ studiosorum. Stras-bourg, 1672, in-12; Leipzig, 1676, in-8.

Satyræ medicæ XX, quibus accedunt dissertationes VI, varii simulque rarioris argumenti, unâ cum oratione de studiorum noxá, editæ ab autoris filio, Georgio-Frederico Franck de Franckenau. Leipzig, 1722. in-12. — *Satyra* 1ª *de præputio; hymene, splene, an risum faciat; ventrum calore; hepate, an principium venarum, an lien melancholiam, testes semen, cerebrum spiritus animales efficiant, etc.; pullorum exclusione artificiali. Satyra* 2ª *de castratione mulierum.* 3ª *De variis purgantium actionibus, et purgandi modis.* 4ª *De impuberibus generantibus et parientibus.* 5ª *De testibus virilibus.* 6ª *De sanguine menstruo.* 7ª *De hominibus.* 8ª *De anguilla.* 9ª *De vaticiniis ægrorum.* 10ª *De linguis peregrinis.* 11ª *De auribus humanis mobilibus.* 12ª *De gallico planchette.* 13ª *De superfœtatione.* 14ª *De terra lemnia.* 15ª *De triplici lacte virginis.* 16ª *De vitri et* ὑαλογραφίας. 17ª *De rachitide Anglorum.* 18ª *Quamdiu dormiendum.* 19ª *De ovis paschalibus.* 20ª *De incisu freni sub linguá.* 21ª*De hæmorrhoidibus.* 22ª *De musica.* 23ª *De restitutione in integrum.* 24ª *De alapis.* 25ª *De lupanaribus.* 26ª *De studiorum noxa.* 27ª *Bona nova anatomica.*

(*Dict. hist. Moreri. — Joecher. —* Haller.)

FRANCKE (Jean), savant médecin des xviie et xviiie siècles, pratiqua l'art de guérir à Ulm, et y mourut en 1728, à l'âge de quatre-vingts ans. Il a écrit un assez grand nombre d'ouvrages sur la botanique médicale et la thérapeutique, dans lesquels on remarque du savoir, mais en même temps une absence complète de critique, et une crédulité ridicule.

Polychresta herba veronica. Ulm, 1690, in-12. — *Veronica theezans, seu collatio veronicæ Europeæ cum thee chinitico, accessit conjectura de Alyso Dioscoridis.* Salzbach, 1693, in-12. Cobourg, 1700, in-12. Trad. en français : *Le Thé de l'Europe, ou les propriétés de la véronique.* Paris, 1704, in-12; Reims, 1707, in-12. — Le dessein de l'auteur est de faire voir que la véronique d'Europe est *en tout* semblable au thé des Chinois. Comme médicament, c'est possible ; mais comme boisson propre à délecter les gourmets, c'est autre chose.

Trifolii fibrini historia, selectis observationibus et perspicuis exemplis illustrata. Francfort, 1701, in-12, 64 pp. — Le trèfle serait un remède merveilleux s'il possédait réellement la moitié des vertus que Francke lui attribue.

Herba alleluia, botanicè considerata, ex veterum ac recentiorum decretis, imprimis propria praxi in nupera 1703 et 1704 febri epidemicâ Ulmæ observatâ. Ulm, 1709, in 12, 390 pp. — Il y a dans cet ouvrage la relation d'une épidémie qui régna à Ulm, qu'on lit avec plus d'intérêt que le catalogue des vertus attribuées au remède dont il fait l'histoire.

De verâ antiquorum acetosellâ, ejusdemque virtute contra febres malignas, petechiales et pestem ipsam, *achroama historico-medicum.* Augsbourg, 1717, in-12.

Spicilegium de euphragia herba, medicina polychresta, verumque oculorum solamen, plurimis veterum medicorum monimentis completatum. Francfort et Leipzig, 1717, in-8, 80 pp. — C'est toujours la même méthode, la même abondance de recherches faites dans les livres anciens et modernes, la même facilité à admettre la réalité de toutes les vertus qu'on s'est plu à attribuer aux remèdes dont l'auteur nous donne l'histoire.

De scordio herba, schediasma posthumum Jo. Jacob Cleinknechti medici Giessensis antiquorum monumentis auctum. Ulm, 1720, in-8.

Thappuach Jeruschalmi, seu Momordicæ descriptio medico-chirurgicopharmaceutica, vel ejus præparatio et usus in plerisque corporis humani incommodis, accessit schediasma posthumum de scordio vero, etc. Ulm, 1720, in-8. — Francke trouve la pomme de merveille *balsamique, carminative, vulnéraire,* capable de guérir les hernies des petits enfans, les gerçures du sein des nourrices, bonne pour les hémorrhoïdes, les brûlures, etc., etc. !!!

Von der Flachsseide. Ulm, 1718, in-8.

Tractatus singularis de urticâ urente, de quâ Græci et Latini pauca, paucissimè Arabes conscripserunt, pluribus annotationibus illustratus. Dillingen, 1723, in-8.

Castorologia. Augsbourg, 1685, in-8; 1725, in-8. — Ce traité, composé par Jean Marius, avait été laissé par lui inachevé, et dans un état d'imperfection. Francke y mit la dernière main et le publia. Eidous le mit en français, et en donna une édition sous ce titre : *Traité du castor, dans lequel on explique la nature, les propriétés et l'usage médico-chimique du castoreum dans la médecine,* par Jean Marius, médecin d'Augsbourg, augmenté des observations de cet auteur et de plusieurs autres médecins célèbres, de l'histoire des maladies dont on n'avait point encore parlé, et d'un grand nombre de découvertes, par Jean Francus. Paris, 1746, in-12; 280 pp., fig. — Le texte primitif de Marius, et les remarques et observations de Francke sont également mauvais.

(Joecher. — Haller. — *Journal des Savans.*)

FRANK (Jean-Pierre), célèbre professeur de clinique, grand praticien, créateur en quelque sorte, de la police médicale et de l'hygiène publique, naquit le 19 mars 1745 à Rotalben, dans le margraviat de Bade-Baden. Son père était cultivateur et originaire de France. Le jeune Frank suivit les écoles latines de Rastadt. En 1761, il entendit le cours de philosophie à Metz, et l'année suivante à Pont-à-Mousson. Il commença ses études médicales à Heidelberg, vint les continuer à Strasbourg en 1765, et y reçut au bout d'un an, le bonnet doctoral. En 1769, Frank fut nommé médecin de la cour à Rastadt; en 1772, le prince-évêque de Spire, comte de Limbourg-Styrum l'appela à occuper la place de médecin de la ville et du canton de Bruchsal, le nomma conseiller-aulique, et bientôt après son premier médecin. La publication des premiers volumes de sa police médicale étendit rapidement sa réputation. Deux postes importans lui furent offerts presque à la fois : les chaires de médecine de Pavie et de Gœttingue. Il se rendit à Gœttingue en 1784, pour professer la médecine pratique. Il fut nommé conseiller de la cour, et membre de la société des Sciences. Des motifs tirés de l'état de sa santé, et aussi de l'impossibilité de fonder là une clinique comme il l'entendait, lui firent accepter, en 1785, l'offre qui lui avait été faite l'année précédente, de la chaire de thérapeutique et de clinique de Pavie, en remplacement de Tissot. Nommé, en 1786, directeur de l'hôpital de Pavie; il fut aussi membre de la société royale patriotique de Milan. Le 7 février 1786, il fut honoré du titre de proto-physicien et de directeur-général de la médecine dans la Lombardie autrichienne. Il entreprit les voyages de recherches nécessaires, et fut chargé de proposer un plan de constitution pour la médecine et la pharmacie dans ce pays. Le 15 mai 1788, il eut la surintendance de tous les hôpitaux du royaume Lombardo-Autrichien; on lui conféra en même temps le titre de conseiller actif du gouvernement. Le 20 novembre 1795, il fut appelé à Vienne comme conseiller-aulique, directeur de l'hôpital et professeur de médecine-pratique. A la sollicitation de l'empereur Alexandre, il se rendit à Wilna avec son fils, y fonda, en 1804, la première école clinique, fut nommé conseiller d'Etat de l'empire de Russie, et partit, au bout de huit mois, pour Saint-Pétersbourg avec la même mission. L'état de sa santé l'obligea, en 1808, à donner sa démission. Il obtint en se retirant une pension viagère de 3,000 roubles. Il vint après avoir inspecté les hôpitaux de Moscou, par Vienne, à Fribourg en Brisgaw, pour y passer ses jours près de sa fille Caroline, épouse d'un magistrat. La mort qui enleva celle-ci en 1811, obligea Frank à retourner à Vienne, où il resta fixé jusqu'à la fin de ses jours.

Il mourut le 24 avril 1821.

Cet illustre médecin a beaucoup écrit; mais si l'on excepte sa médecine pratique, on peut dire qu'en France on ne connaît guère de ses ouvrages que leur réputation. On perd beaucoup à ne pas les lire.

Epistola invitatoria ad eruditos de communicandis quæ ad politiam medicam spectant principum ac legislatorum decretis. Manheim, 1776, in-8.—*Recus. in Frank. Delect. opusc.,* tom. I. — Frank expose dans cette lettre le plan du vaste ouvrage qu'il avait entrepris, et appelle à son aide les renseignemens dont il avait besoin. On admira la beauté de son projet, mais on ne lui prêta aucun secours, et il n'eut, pour accomplir un si grand ouvrage, que ses propres forces et son propre savoir.

System einer vollstændigen medicinischen Polizey. T. I. Manheim, 1779, in-8. *Neue vermehrte Auflage, ibid.* 1784. — T. II. *ibid.,* 1780.—T. III. *ibid.,* 1783. — T. IV. *ibid.,* 1788,— T. V. *ibid.,* 1813.— T. VI, part. 1re, 2e et 3e. Vienne, 1816-1819, in-8, 3 vol. Traduit en italien, avec un supplément, par Barzelotti, 1827, in-8, 19 vol. — Cet immense ouvrage est le premier dans lequel l'hygiène publique, la médecine politique, et la police médicale, aient été traitées dans leur ensemble, et aucun de ceux qui ont paru depuis ne saurait lui être comparé.

Sendschreiben eines Rheinischen Arztes über einige von dem Kollegium der Aerzte zu Münster aufgestellte Grundsætze. 1776.

Observationes quædam (3) *medico-chirurgicæ.* Erfurt, 1783, in-4, et dans les actes de l'Académie électorale de Mayence.

Programma de larvis morborum biliosis. Gottingue, 1784, in-4.—*Recus. in Frank delect. opuscul.* Tom. I.

Oratio inauguralis de instituendo ad praxim medico, professionis medicæ adeundæ causâ, die 25 maii 1784 Gottingæ habita. Gottingue, 1784, in-4. — *Recus. in Delect. opuscul.* tom. III.

Ankündigung des klinischen Instituts zu Gœttingen, wie solches bei seiner Wiederherstellung zum Vortheil armer Kranken, und zur Bildung praktische Aerzte eingerichtet werden solle. Gottingue, 1784, in-4.

J. P. Frank an Malacarne, über die Ablœsung der Gliedschwamms (tumor albus) in Kühn's und Weigel's italienische medicinisch - chirurgische Biblioteck. Tome II. Extrait de la *Biblioteca fisica d'Europa,* de Brugnatelli.

Etwas über die Zwistigkeiten der Aerzte und ihre Ursachen; in Scherf's Archiv, etc., tom. I.

Delectus opusculorum medicorum, antehac in Germaniæ diversis academiis editorum, quæ in auditorum commodum collegit, et cum notis hinc indè aucta recudi curavit. Papiæ, 1785 - 1792, in-8, 12 vol.; Leipzig, 1791, tom. I-IV, in-8.

Sermo academicus de civis medici in republicâ conditione, atque officiis ex lege præcipuè erutis. Pavie, 1785, in-8. — *Recus. in Delect. opuscul.,* tom. II.

Oratio academica de vesica urinali, ex viciniâ morbosâ ægrotante. Pavie, 1786, in-8.—*Recus. in Delect. opusc.,* tom. II.

Disc. acad. observationem de hæmatomate, alteram de internâ hydrocelis causâ exhibens.—*Recus. in Delect. opusc.,* tom. III.

Synopsis nosologiæ methodicæ, continens genera morborum; auctore Guilielmo Cullen, editio quarta, emendata et plurimum aucta (Edimbourg 1785); *recudi curavit et præfatus est J. P. Frank.* Pavie, 1787, in-8.

Oratio de venæ sectionis apud puerperas abusu. — *In Delect. opuscul.,* tom. IV.

Oratio acad. de chirurgo medicis auxiliis indigente. — *In Delect. opuscul.,* tom. IV.

Opuscula medici argumenti, antehac seorsim edita. Leipzig, 1790, in-8, 275 pp. — On y trouve les Mémoires suivans : I. *De larvis morborum biliosis.* II. *Epistola invitat. de communicandis quæ ad polit. med. spectant, principum ac legislatorum decretis.* III. *Serm. acad. de civis medici in rep. conditione atque officiis.* IV. *De vesicâ urinali ex viciniâ morbosâ ægrotante.* V. *Discurs. de instituendo ad praxin medico.* VI. *Discurs. exhibens observ. de hæmetomate alteram de internâ hydrocelis causâ.* VII. *Orat. de venæ sectionis apud puerperas abusu.* VIII. *Orat. de chirurgo medicis auxiliis indigente.* IX. *Obs. quædam med. chirurg.* X. *Discurs. de rachitide acutâ et adultorum.* XI. *Obs. med. chirurg.* XII. *Orat. de signis morborum ex corporis situ partiumque positione petendis.* XIII. *Discurs. de hæmorrhagia uteri ex spasmo secundinas incarcerante.* XIV. *Orat. de virtutibus corp. nat. medicis æquiori modo determinandis.* Ce dernier discours est aussi dans le *Delect. opusc.,* tom. VII.

De magistratu medico felicissimo.
Gottingue, 1784.

*Oratio acad. de populorum miseriá,
morborum genitrice.* — *In Delect.
opusc.*, tom. IX. — *Et in Ræmer Delect opusc. ad omnem rem medicum
spectant.* Tom. I, 1791.

*Oratio academica de signis mor-
borum ex corporis situ, partiumque
positione petendis.* Pavie, 1788,
in-8. — *Recus. in Delect. opuscul.*,
tom. VI.

*De hæmorrhagiá uteri ex spasmo
secundinas incarcerante,* 1789.—*Recus. in Delect. opuscul.*, tom. VII.

*Oratio academica altera de virtu-
tibus corporum naturalium medicis,
æquiori modo determinandis. Delect.
opuscul.*, tom. VIII.

Plan d'école clinique, ou *Méthode
d'enseigner la pratique de la médecine dans un hôpital académique.*
Vienne, 1790, 38 pp. et tableaux.

*De periodicarum affectionum or-
dinandis familiis, oratio academica
quam die 11 maii 1791 in regio tici-
nensi archigymnasio publicè recitavit.*
Pavie, 1791, in-8.

*De morbis pecudum medentibus
nequaquam prætervidendis. In Frank
Delect. opuscul.*, tom. IX, *et in Ræmer Delect. op. ad omn. rem med.
spect.*, tom. I.

*Discursus academicus de circum-
scribendis morborum historiis.* Pavie,
1792, in-8. — *Delect., opuscul.,*
tom. X.

De medicis peregrinationibus. — *In
Delect. opuscul.*, tom. XI.

*De vertebralis columnæ in mor-
bis dignitate. In Delect. opusc.,*
tom. XI.

*De curandis hominum morbis epi-
tome, prælectionibus academicis dicata. Lib.* I, Manheim, 1792, in-8;

lib. II, *ib.,* 1792; *lib.* III, *ib.,*
1792; *lib.* IV, *ib.,* 1793; *lib.* V,
partie première, *ib.,* 1794; partie
deuxième, *ib.,* 1807; *lib.* VI, partie
première, Tubingen, 1811; partie
deuxième, Vienne, 1820; partie
troisième, Vienne, 1821. — Cet excellent ouvrage n'ayant pas été achevé par l'auteur, on peut y joindre
le précis des leçons de Frank sur
les névroses, publié par Eyerel, à
Vienne, en 1805. Tout l'ouvrage a
été réimprimé avec cette addition, à
Turin, en 18 .—M. Goudareau en
a donné une traduction française sous
ce titre : *Traité de médecine pratique.*
Paris, 1820-1822, in-8 , 2 vol. Il
y a joint un volume de sa façon
pour compléter l'ouvrage. Paris, 1823,
in-8.

*Diss. inaug. curas infantium physi-
co-medicas exhibens. In Delect. opuscul.,* tom. XII.

*Programma puerperæ de infan-
ticidio suspectæ defensionem exhibens. In Delect. opuscul.,* tom. XII.

*Oratio academica de convalescen-
tium conditione, ac prosperitate tuendá. In Delect. opuscul,* tom. XII.

*Ueber der Vermœgen, der mit
Opium verbundenen Moschus die
Schmerzen beym trocknen Brande zu
lindern. In Kühn's Magazin für die
Arzneymittelehre,* tom. I. — Extrait
de la *Biblioteca fisica d'Europa,* de
Brugnatelli.

*Piano di regolamento del direttorio
medico-chirurgico di Pavia* Milan,
1788, in-4.

*Piano di regolamento per la far-
macia della Lombardia Austriaca.*
Milan, 1788, in-4.

*Piano di regolamento...*Milan, 1788,
— Ces trois mémoires ont été traduits en allemand, par Titius, profes-

...eur de Wittemberg, et publiés sous ce titre :

Drey zum medicinalwesen gehœrige Abhandlungen : I *Entwurf zur Einrichtung einer clinischen Schule ;* II. *Entwurf zur Einrichtung einer medicinisch-chirurgischen Kollegium zu Pavia ;* III. *Apotekeroi dnung für die œsterreichische Lombardie.* Leipzig, 1774, in-8 , 26-132 pp.

Apparatus medicaminum ad usum nosocomii ticinensis. Pavie, 1790, in-8.

Abhandlung über eine Gesunde Kindererzichung , nach medicinischen und physischen Gründsœtzen , für sorgsame Eltern, besonders für Mütter, denen ihre und ihrer Kinder Gesundheit am Herzen liegt. Leipzig, 1794, in-8 , 95 pp.—*Traité sur la manière d'élever sainement les enfans, fondé sur les principes de la médecine et de la physique ,* trad. de l'allemand par Mich. Bœhm. 1799, in-8.

Biographie des D. Joh. Pet. Frank a. s. w. von ihm selbst geschrieben. Vienne, 1802, in-8.

Interpretationes clinicæ observationum selectarum. Tubingue, 1811 , in-8, fig. ; Milan, 1811 , in-8.

J. P. Frank a laissé divers manuscrits, dont une partie a été publiée par son fils , Joseph Frank, sous le titre de : *Opuscula posthuma.* Vienne, Turin , 1825, in-8. — La principale partie de ce volume est la continuation de l'*Epitome de curandis hominum morbis,* dont on trouve ici les premiers chapitres, relatifs aux maladies nerveuses. Si le traducteur français de la médecine pratique de J.-P. Frank eût connu ces fragmens, et les leçons du même auteur sur les maladies nerveuses, publiées par Eyerel une vingtaine d'années auparavant, il aurait pu faire, à l'ouvrage qu'il avait traduit, un supplément moins disparate que celui qu'il nous a donné.

Outre les ouvrages indiqués jusqu'ici, J.-P. Frank a publié un assez grand nombre d'articles dans divers journaux Il a placé, en tête des *Acta instituti clinici ticinensis* de Jos. Frank, une préface remarquable, où la doctrine de Brown est mieux appreciée que dans aucun autre ouvrage de la même époque.

(Meusel, *das gelehrte Deutschland.* — *Med. chir. Zeitung.* — Usteri, *Repertorium.*)

FRANK. (Louis), né à Lauterbourg, fit ses premières études à Bruchsall, et alla étudier à Gottingue la médecine et la chirurgie sous J.-P. Frank, son oncle, sous Richter et Murray. Il quitta cette Université pour suivre J.-P. Frank quand celui-ci fut envoyé par l'empereur Joseph à l'Université de Pavie. Louis Frank y fut reçu docteur en médecine en 1787. Il alla s'établir à Milan, où il fut médecin en second du grand hôpital. Il prit une part active à la rédaction du journal de médecine qui se publiait dans cette ville (*Nuovo giornale della più recente letteratura Medico-chirurgica d'Europa,* 1791-96, 9 vol.). Il quitta Milan pour suivre, comme médecin, un riche particulier à Florence. L'Académie des Georgophiles l'admit au nombre de ses membres, après qu'il eut présenté un mémoire sur une maladie épizootique des bêtes à cornes. Partisan de la doctrine de Brown, il entreprit un journal pour la propager (*Biblioteca browniana*, Firenza, 1797), dont il publia trois volumes. Il avait un goût décidé pour les voyages; il s'embarqua à Livourne, visita Malte et Rhodes, et se rendit en Egypte.

Monge et Berthollet le présentèrent à Bonaparte, et il fut nommé médecin de l'armée, et membre du conseil de santé établi au Caire. Il rentra en France avec les troupes de l'expédition, et il vint à Paris. Il s'embarqua de nouveau peu de temps après pour aller visiter l'ancienne Carthage et quelques côtes d'Afrique, d'où il revint en Italie, où il fut nommé, par les Français, médecin d'Alexandrie et inspecteur des eaux d'Aqui. Il n'occupa pas long-temps cette place; il la laissa pour aller prendre celle de médecin d'Ali-Pacha de Janina. Celle-ci ne fut pas long-temps tenable pour lui, il obtint avec peine son congé, et revint par Marseille à Paris, où il publia le résultat des observations médicales faites dans ses voyages. Le gouvernement français lui donna la place de médecin en chef de l'hôpital militaire de Corfou. Il y fut membre, et plus tard vice-président de l'Académie ionique. Il recueillit avec beaucoup de soin les matériaux d'une topographie médicale de l'île, qui promettait beaucoup d'intérêt, mais ayant été obligé de quitter précipitamment le pays avec les Français, il y perdit non-seulement la plus grande partie de sa fortune, mais tout le fruit de ses recherches. De Marseille il fut rappelé à Vienne par son oncle P. Frank, qui le fit nommer, le 1er mai 1816, premier médecin de la duchesse de Parme et de Plaisance. Il devint plus tard son conseiller privé. A Parme il fut membre, puis vice-président de la société médico-chirurgicale qui s'y forma. La ville de Parme lui dut la fondation d'un grand nombre d'établissemens utiles, d'un hospice d'orphelins, d'une maison d'aliénés, d'une chaire de clinique, d'une école d'anatomie, l'agrandissement du Muséum d'histoire naturelle, de la collection d'anatomie pathologique, la création d'un arsenal chirurgical, etc. Il avait passé depuis long-temps la cinquantaine quand il épousa une jeune allemande. Il mourut d'un cancer à l'estomac le 19 mai 1825, à l'âge de soixante-quatre ans.

Collection d'opuscules de médecine pratique. Paris, 1812, in-8.

De peste, dysenteriâ et ophthalmiâ ægyptiacâ. Vienne, 1820, in-8.

Parmi les articles de L. Frank, insérés dans le journal de Milan, indiqué plus haut, on remarque ceux sur la cataracte noire, sur une tumeur lymphatique, sur une paralysie des extrémités inférieures, sur la guérison d'une ascite, sur les vieux ulcères aux jambes, ses observations sur le mercure soluble de Moscati.

Cenni ulteriori sul pepe in grana nelle febbri intermittenti. In Annali universali di medicina. 1824. — L. Frank est le premier en Italie qui ait employé ce moyen.

L. Frank a encore publié quelques autres articles dans divers journaux, et donné une traduction italienne de Saissy sur les maladies de l'oreille interne.

(Schœnberg, *In Allg. med. Annalen.*)

FRANCO (Gaspard de los Reyes), est plus connu sous le nom de Gaspard a Reyes. *Voyez* REYES.

FRANCO (Pierre), l'un des chirurgiens les plus habiles, et l'un des auteurs les plus originaux du xvi⁰ siècle. Les particularités de la vie de cet homme remarquable nous sont peu connues, et tout ce que nous en savons se tire de son propre ouvrage. On y voit que, né à Turriers, près de Sisteron, en Provence, vers 1500 ou 1505, il ne quitta point la province pour faire ses études, qu'il n'eut probablement pour maîtres que quelques chirurgiens d'un ordre inférieur, à la classe desquels il appartenait, des oculistes, des lithotomistes et des herniaires; et qu'il dut presque tout à son génie et à son amour pour la science. Il pratiqua son art d'abord en Provence, ensuite à Fribourg, à Lausanne, à Berne, et vers la fin de sa carrière, à Orange, où il revint avant 1661, après avoir quitté le service de la république helvétique. En 1556, il y avait dix ans que Franco était fixé dans la ville de Berne, et dès-lors, selon toute apparence, il était stipendié des villes de Berne et de Lausanne, comme il le remarque dans l'épître dédicatoire de la deuxième édition de son ouvrage. On ignore les motifs qui déterminèrent Franco à sortir de France, mais comme il paraît par cet ouvrage qu'il était fort religieux, et que d'un autre côté on voit qu'il remplit en Suisse des postes qu'on ne confiait point à des catholiques, comme l'enseignement de l'anatomie, on peut présumer qu'il avait embrassé la réformation, et qu'il avait fui l'intolérance alors si dangereuse de sa patrie. On ignore l'époque de la mort de Franco. Ce qui distingue éminemment l'ouvrage qu'il a mis au jour des écrits de la même époque, c'est la place qu'y tient l'observation, c'est le bon sens qui en fait le fond, c'est

la justesse des jugemens portés sur les opérations qui y sont décrites. On admire dans l'auteur la noble franchise avec laquelle il
fait l'aveu de ses fautes ou le récit de ses insuccès. Les deux branches de la chirurgie dans lesquelles Franco se signala particulièrement sont la lithotomie et la chirurgie des hernies. Il restreignit
beaucoup, mais pourtant sans la proscrire entièrement, la pratique
de la castration dans les hernies. Il inventa, dans un cas urgent et
grave, et le malade étant, si l'on peut ainsi parler, sous le couteau, l'opération de la taille par-dessus le pubis. Son nom est attaché à cette invention, et nulle autre ne dévoile mieux son génie
éminemment chirurgical; mais elle n'est pas la seule à beaucoup
près qu'on trouve dans son ouvrage, dont la lecture instruit autant par la richesse du fond qu'elle intéresse par la naïve originalité
du style.

*Petit traité contenant une des par-
ties principales de la chirurgie, laquelle les chirurgiens herniaires exercent.* Lyon, Antoine Vincent, 1556,
in-8, 144 pp.

*Traité des hernies, contenant une
ample déclaration de toutes leurs espèces, et autres excellentes parties de
la chirurgie, assavoir: de la pierre,*
*des cataractes des yeux, et autres ma-
ladies, desquelles comme la cure en
périlleuse, aussi est-elle de peu d'hommes bien exercée; avec leurs causes,
signes, accidens, anatomie des parties affectées, et leur entière guérison.*
Lyon, 1561, in-8, fig., 554 pp. sans
les préliminaires et la table.

FRANZ (JEAN-GEORGE-FRÉDÉRIC), théologien, médecin, naturaliste, antiquaire, philologue et critique, né à Leipzig le 8 mai
1737, étudia dans sa ville natale, d'abord la théologie, puis ensuite l'art de guérir. Il fut reçu, en 1761, docteur en philosophie,
et docteur en médecine en 1778. Trois ans plus tard il fut nommé
professeur extraordinaire de cette dernière science à l'Université
de Leipzig. Il mourut le 14 avril 1789, des suites d'une pneumonie.
Il était membre de l'Académie des Curieux de la nature, et d'un
grand nombre de sociétés savantes.

Franz a écrit sur des matières théologiques, ecclésiastiques, politiques, sur la morale, sur le commerce, etc. On trouve dans le
Dictionnaire de Meusel le catalogue complet de ses écrits; nous
n'indiquerons ici que ceux qui ont quelque rapport avec l'objet de
notre ouvrage.

De morbis literatorum epidemicis, eorumque rectâ sanandorum ratione (sous le nom de Ferd.-Ant. Philiiater). Leipzig, 1767, in-4.

Der Artz des Gottesgelehrten, welcher Vorschriften giebt, wie sich Prediger in Ansehung ihrer Gesundheit bey Führung, ihres Amts zu verhalten. Le médecin du prédicateur, etc. Leipzig, 1769; 2° éd., *ibid.,* 1770, in-8.

Von dem Einfluss der Musik in die Gesundheit der Menschen : De l'influence de la musique sur la santé des hommes. Leipzig, 1770, in-8.

Ueber die Schœdlichkeit der Federbetten : Sur les effets nuisibles des lits de plumes. Leipzig, 1772, in-8.

Vermischte Aufsœtze über die kœrperliche Erziehung der Kinder : Mémoires divers sur l'éducation physique des enfans. Leipzig et Budissin, 1773, in-8.

Physikalische Belustigungen : Amusemens physiques, troisième partie. Prague, 1773, in-8.

Der Artz der Reisender : Le médecin des voyageurs. Langensalsa, 1774, in-8.

Ueber die Schlagflüsse : Sur les apoplexies. Leipzig, 1775, in-8.

Briefe über verschiedene Gegenstœnde der Arzneykunst, 3 *Theile :* Lettres sur divers points de médecine, 3 parties. Langensalsa, 1775-76, in-8.

Diss. de asparago, ex scriptis medicorum veterum. Leipzig, 1778, in-4°, 42 pp. — L'auteur a rassemblé avec beaucoup de soin tout ce que les botanistes et les médecins de l'antiquité ont dit de l'asperge. Il éclaircit plusieurs passages obscurs, concilie particulièrement Pline et Dioscoride, qui semblaient se contredire, énumère les différentes espèces d'asperges connues, et s'étend sur les vertus sans nombre attribuées à cette plante. On s'en servait contre la phrénesie, la néphrétique, le pissement de sang, l'hydropisie, l'éléphantiasis, la mélancolie, l'ophthalmie, l'odontalgie, les douleurs de poitrine, de l'estomac et des intestins, les palpitations de cœur, la sciatique, l'ictère, la dysenterie, la strangurie et la dysurie; on la prescrivait comme aphrodisiaque, on lui attribuait la faculté de donner la beauté, on s'en servait même dans les luxations, et Actius la vante comme un excellent *discussif.*

Lipsia parturientibus ac puerperis nostris temporibus minus lœthifera. Leipzig, 1785, in-4, 39 pp. — Plusieurs écrivains, et Haller entre autres, avaient signalé le séjour de Leipzig comme un des plus funestes pour les femmes grosses et les accouchées. Franz prouve, par la comparaison des tables de mortalité, qu'un grand changement en mieux s'était opéré, sous ce rapport, à Leipzig, depuis quelques années. Il cherche à en déterminer les causes, et compte parmi les principales les progrès de l'art des accouchemens.

Programma de medicorum legibus metricis. Leipzig, 1782, in-4, 24 pp. — Herophile, au rapport de Pline, réduisit à des modulations déterminées et à des lois musicales les pulsations des artères. Franz a recherché, dans les livres qui nous restent des Grecs et des Romains, tout ce qu'ils nous ont transmis de cette doctrine sphygmique d'Herophile, et il la compare avec celles des médecins postérieurs qui ont plus ou moins puisé dans les anciens systèmes.

Archæologia artis obstetriciæ et puerperii. Leipzig, 1784, in-8.

Johannis Meursii de puerperis syntagma, cum historiá monstrosæ partium genitalium conformationis in adolescente animadversionibus illustratá ; edidit Joh. Georg. Frid. Franzius. Leipzig, 1785, in-8, XVI-64 pp. — L'observation de Franz commence à la page 29. Il s'agit d'une extrophie de la vessie. Franz affirme qu'il n'y avait pas la moindre trace d'ombilic chez ce sujet, et il part de ce fait pour examiner les opinions émises sur la nutrition du fœtus.

Franz a donné des éditions estimées de Xénocrate, Virgile, Phlegon de Tralles, du *Glossaire hippocratique* d'Erotien, Galien et Hérodote, des œuvres d'Alexandre de Tralles et de Pline.

Il a publié un recueil d'écrits anciens sur la physiognomonie, les ouvrages de Conr. Gesner; de Voltelen, et d'autres sur le lait.

Il succéda à Leske dans la rédaction des *Commentarii de rebus in scientiá naturali et mediciná gestis,* à partir de la 3e partie du 29e vol. Il mourut après avoir publié la 1re partie du 3e.

Il a donné des traductions allemandes des ouvrages de Tissot sur l'inoculation, l'ergotisme, l'épilepsie, et de l'ouvrage français intitulé: *Le médecin des femmes,* etc.

(*Comment. de reb. in med gest.* — *Journal de méd.* — Meusel *Lexikon.*)

FREEMAN (S   ), avant d'avoir le grade de docteur en médecine, avait été vétérinaire, chimiste et frère de l'ordre des Rose-Croix. Il fut toujours fort illétré. Il a mis au jour néanmoins plusieurs ouvrages. Nous devrions peut-être les passer sous silence, mais du moins l'indication que nous en donnons occupera peu de place.

An essay on the venereal disease. Londres, 1776, in-8. — Cet ouvrage n'a point été connu par Girtanner : il manque dans sa bibliographie des maladies vénériennes.

Strictures on Adair's Bath medical cautions. 1787, in-8.

Lady's Friend and family physical library. Londres, 1787, in-8.

A letter to hypochondriac and nervous patients, etc. Londres, 1789, in-8.

(Rob. Watt. — Tode *Annalen.*)

FREIND (Jean), historien célèbre de la médecine, naquit en 1675 à Croton, ville du comté de Northampton, où son père était ministre. Il commença ses études au collége royal de Westminster, et alla, en 1694, les continuer à Oxford. Il s'appliqua beaucoup aux belles-lettres et aux mathématiques, puis il commença ses études médicales. Il n'était encore que bachelier en médecine lorsqu'il publia, en 1703, son *Emmenologie*, qui lui donna déjà de la réputation. Il fut nommé, l'année suivante, professeur de chimie à Oxford. En 1705, il suivit le comte de Peterborough en Espagne, en qualité de médecin de l'armée, et il fut deux ans absent de sa patrie. Avant de retourner en Angleterre, il voulut voir l'Italie, et alla à Rome, où il lia connaissance avec les médecins les plus distingués, avec Baglivi et Lancisi entre autres.

Il fut créé docteur en médecine par un diplôme du 12 juin 1707. La société royale de Londres le reçut au nombre des ses membres en 1712. La même année il alla en Flandres avec le duc d'Ormond, général des troupes anglaises; voyage dont il revint dans l'année.

Il fut membre du parlement assemblé en 1722, comme il l'avait été du précédent, et il s'y fit remarquer par une opposition énergique. Il fut renfermé à la Tour de Londres en 1723.

Il mit à profit le temps de sa captivité, et c'est aux loisirs forcés qu'il y trouva que nous sommes redevables de son *Histoire de la Médecine.*

Le roi George étant monté sur le trône d'Angleterre en 1727, la reine choisit Freind pour son premier médecin, et lui assigna des appointemens considérables. Mais il ne jouit pas long-temps de ces avantages; sa santé s'affaiblit peu de temps après, et il mourut au mois de juillet 1728, âgé de cinquante-deux ans.

Emmenologia, in quâ fluxûs muliebris menstrui phænomena, periodi, vitia, cum medendi methodo, ad rationes mechanicas exiguntur. Londres, 1703, in-8; Rotterdam, 1711, in-12, avec les *Prælectiones chymicæ.* Paris, 1727, in-12. Trad. en français, par J. Devaux. Paris, 1730, in-12. — L'auteur donne infiniment trop de place dans son ouvrage aux hypothèses sur les causes de la menstruation. Au lieu de chercher à expliquer ce qui est inexplicable, il eût mieux fait d'étudier, en observateur et en praticien, les lois et les anomalies de ce phénomène curieux et important de la vie des femmes. Il eût peut-être fait alors un ouvrage qui manque encore aujourd'hui à notre littérature.

An account of Earl Peterborough's conduct in Spain, chiefly since the raising of the siege of Barcelona. Londres, 1706, in-8.—*An account*, etc.... *to wich is added the campain of Valencia, with original papers.* 3ᵉ éd. Londres, 1707, in-8. La conduite du comte de Peterborough en Espagne, surtout depuis la levée du siége de Barcelonne en 1706, avec la campagne de Valence. Paris, 1730, in-8.

Prælectiones chymicæ, in quibus omnes ferè operationes chymicæ ad vera principia et ipsius naturæ leges

rediguntur. Londres, 1709, in-8;
Amsterdam, 1710, in-8; *ibid.,* 1718,
in-8; Londres, 1726, in 8; Paris,
1727, in-12, avec l'*Emmenologia.
Ibid.* 1735, in-8. — Ouvrage purement systématique, dont l'objet est
de ramener tous les phénomènes moléculaires qui se passent entre les corps agissant chimiquement
les uns sur les autres à des phénomènes d'attraction. Freind a dédié
son livre à Newton.

*Hippocratis de morbis popularibus
liber primus et tertius, græco-latinus.
His accomodavit novem de febribus
commentarios.* Londres, 1717, in-4,
174-118 pp. — Quoique Freind soit
un des plus judicieux commentateurs
d'Hippocrate, il n'échappe point à la
condition commune à tous ceux qui
ont travaillé sur les œuvres du père de
la médecine, qui est d'admirer jusqu'à ses défauts les plus graves. Vouloir donner les observations contenues
dans les épidémiques d'Hippocrate
pour des histoires complètes de maladies, pour des tableaux modèles, c'est
non seulement parler contre l'évidence, mais encore prouver, du moins
e le crois, qu'on ne comprend pas le
but qu'Hippocrate s'est proposé dans
ces observations sommaires. Le docteur Woodward ayant critiqué le chapitre des commentaires de Freind,
dans lequel ce médecin recommande
l'usage des purgatifs dans la fièvre secondaire des varioles confluentes, il
s'ensuivit une dispute littéraire, à laquelle prirent part les amis des deux
auteurs, et qui fit mettre au jour une
demi-douzaine de brochures de part
et d'autre; on en peut voir l'indication dans le *Journal des Savans.*

De purgantibus, in secundá vario-

*larum confluentium febri adhibendis,
epistola.* Londres, 1719, in-4; Amsterdam, 1720, in-8.

*Oratio anniversaria in theatro col-
legii regalis medicorum londinensium,
habita ex Harvæi instituto, in eorum
commemoratione qui suá in hoc collegium beneficentiá claruerunt.* Londres, 1720, in-4.

*De quibusdam variolarum generi-
bus epistola.* Londres, 1723, in-4.

*The history of physic from the
time of Galen to the beginning of the
16th. century, chiefly with regard to
practice, in a discourse writtren to D.
Mead.* Londres, tom. I, 1725; tom. II,
1726, in-8; *ibid.,* 1751, in-8, 2 vol.
Trad. en latin par Wigan; Londres,
1734, in-12, 2 vol. En français par
Étienne Coulet. Leyde 1727, in-4 ou 3
vol. in-12. Autre traduction française
par B***, augmentée d'une préface, et
publiée par Senac. Paris, 1728, in-4.
— Cette histoire commence à l'époque
où s'était arrêté Leclerc dans la 2e
édition de son ouvrage. Ce sont les
erreurs et les imperfections du plan
donné par le médecin de Genève pour
la continuation de son livre qui fournirent à Freind l'occasion d'entreprendre le sien. Celui-ci est écrit avec
plus d'art, et se fait lire avec plus
d'agrément; mais il est fort loin de
répondre à l'idée qu'on doit se faire
d'une histoire de la médecine, et l'on
pouvait regarder, après sa publication,
comme une époque, pour ainsi dire
vierge pour l'histoire, les siècles de la
médecine des Arabes, et tout le moyen-
âge. Les derniers médecins grecs y figurent d'une manière plus satisfaisante, quoiqu'on puisse reprendre,
dans les chapitres qui leur sont consacrés, des digressions trop nom-

breuses et trop longues, et surtout beaucoup de lacunes. Quoi qu'il en soit, les histoires publiées depuis un siècle n'ont point fait oublier entièrement l'ouvrage de Freind. Cet ouvrage donna lieu à une polémique très-vive, dont on peut voir l'histoire dans le dictionnaire de Chauffepié.

Les *OEuvres médicales de Freind*, traduites en latin par Wigan, ont été publiées réunies. Loudres, in-fol.; Amsterdam, 1734, in-8, 3 vol.; Venise, 1733, in-4; Paris, 1735, in-4.

(Niceron. — Chauffepié. — Wigan.)

FREITAG (Jean), né à Nieder-Wesel, dans le duché de Clèves, le 30 octobre 1581, étudia la médecine à Helmstadt, fut bientôt après professeur dans cette Université, devint médecin aulique de l'évêque d'Osnabruck et de divers princes, se fixa à Groningue en 1631, où il eut la chaire de médecine, et mourut dans cette ville le 8 février 1641.

Si l'on a le courage de supporter l'accablante prolixité des ouvrages de Freitag, on y trouvera des documens pour l'histoire des controverses médicales du commencement du xviie siècle, et pour celle du charlatanisme de tous les temps. Voici les titres de ces ouvrages :

Noctes medicæ, sive de abusu medicinæ tractatus, quo universum medicastrorum examen empiricorum modernorum uberrima annona, uromantes seu lotio physici, agyrtæ, ophthalmici dentifrangibuli chirurgi, genethliaci, seplasiarioinstitores, myropolæ, pseudochymici, umbratici doctores Paracelsicarum sectæ, magomedicastri, sagæ et superstitiosam vulgo curam exercentes perstringuntur, de magiá vetitá et magorum suppliciis agitur, artis paracelsicæ fundamenta luculenter traduntur, examinantur et evertuntur, scitu necessariæ et jucundæ omnibus omnium facultatum studiosis quæstiones moventur..... Accessit dissertatio perspicua de sanitate et morbo novis verarum opinionum flosculis respersa, et poematum juvenilium manipulus calci operis annexus. *Francfort, 1616, in-4.

Aurora medicorum galeno-chymicorum: seu, de rectá purgandi methodo e priscæ sapientiæ decretis postliminio in lucem reducta, et medicamentis purgantibus simplicibus, compositisque tam veterum quam neotericorum et chymiatrorum libri IV. Selectis observationibus et ad omnes pene morbos remediis ad instar dispensatorii universalis, propriá experientiá comprobatis, et secretioribus, multifariam referti.* Francfort, 1630, in-4.

Dissertatio de morbis substantiæ et cognatis quæstionibus contrà hujus temporis novatores et paradoxologos. Groningue, 1632.

Dissertatio calidi innati essentiam

juxtà veteris medicinæ et philosophiæ decreta explicans, opposita neotericorum et novatorum paradoxis. Groningue, 1632, in-8.

Casus ægritudinis per Jac. Ottonis cum Freitagio communicatus. Groningue, 1632, in-12.

De opii naturá et medicamentis opiatis liber singularis, cui de nová phthisin curandi ratione consilium, et diversæ consultationes medicinales sub finem accessere. Groningue, 1632; Leipzig, 1635, in-12.

Consilium in catharro calido. Groningue, 1632, in-8.

Dissertatio de formarum origine. Groningue, 1633, in-8.

Oratio panegyrica de personá et officiopharmacopæiet pharmacopolio rite rectèque instruendo. Groningue, 1633, in-4.

Detectio et solida refutatio novæ sectæ sennerto-paracelsicæ, quá antiqua veritatis oracula et Aristotelicæ et Galenicæ doctrinæ fundamenta convellere moliuntur. Amsterdam, 1636, in-12; Groningue, 1637, in-8.

Haller attribue à J. Freitag deux autres ouvrages, qui ne sont pas de lui.

(Jœcher.—Haller.)

FREKE (Jean), chirurgien de l'hôpital Saint-Barthélemi, à Londres, et membre du collége royal des médecins de cette ville, est auteur des ouvrages suivans, dans lesquels il y a beaucoup d'hypothèses insignifiantes et quelques observations utiles.

An essay on the art of healing, in which pus laudabile, or matter, as also incarning and cicatrising, and the causes of various diseases, are endeavoured to be accounted for, both from nature and reason. Londres, 1748, in-8.—L'auteur combat divers préjugés anciens ou opinions fausses encore répandues, comme celle de regarder les plaies d'armes à feu comme empoisonnées, de faire dépendre l'érysipèle de la bile, et le cancer de l'atrabile; résultats d'expériences sur le pus. Freke redoute beaucoup l'introduction et l'action de l'air dans les plaies. Topiques froids utiles dans les entorses, mais seulement dans les premiers momens; empyème pratiqué avec succès.

Essay to shew the causes of electricity. Londres, 1746, in-8.

Traduit en français sous ce titre:

Essai sur la cause de l'électricité, et sur son influence dans les rhumatismes du corps humain, dans la nielle des arbres, dans les vapeurs des mines, dans la plante sensitive, etc. Paris, 1748, in-12, dans un recueil de traités sur l'électricité, traduits de l'allemand et de l'anglais.—Système purement hypothétique sur la nature et la source de l'électricité. La partie médicale tient peu de place dans l'ouvrage. Ce traité de Freke est reproduit dans le suivant:

A treatise on the nature and properties of fire; in three essays. 1. Shewing the causes of vitality and muscular motion, with many other phenomena; 2. on electricity; 3. shewing the mechanical cause of magne tium and why the compass varies as it does. Londres, in-8.

Plain account of the cause of Earthquakes; being a supplement to the treatise on fire. Londres, 1756, in-8.

Incommon exostosis of the spine. In philos. transactions, tom. XLI, p. 369.

Invention of a new ambe for reducing a dislocated shoulder. In philos. transact., tom. XLII, p. 556.

Extraordinary case of fracture of the arm. In philos. transact., t. XLVI, p. 397.

(*Journal des Savans.*—R. Watt.)

FRENZEL (Jean-Samuel-Traugott), licencié, professeur particulier, et médecin à Wittemberg, né à Schœnau, dans la Haute-Lusace, en 1746, mort à Wittemberg le 8 novembre 1807. On a confondu quelques circonstances de sa vie et ses ouvrages avec ceux de son frère Jean-Théodore-Gottlob Frenzel, et il n'est pas facile d'en faire le partage d'après les renseignemens contradictoires fournis par Hamberger, Meusel, Usteri, les Commentaires de Leipzig, et la Gazette médicale de Salzbourg.

Gerichtlich - polizeyliche Arzneywissenschaft für alle Stænde und zum Gebrauch meiner akademischen Vorlesungen bestimmt : Traité de médecine légale et d'hygiène publique, etc. Wittemberg, 1789; Leipzig, 1794, in-8, selon Meusel, ou Leipzig, 1791, in-8, 592 pp., selon les *Commentaires de Leipzig* et la *Gazette de Salzbourg.* — Ces deux journaux donnent un extrait de cet ouvrage, et portent un jugement peu favorable sur son mérite.

Unterricht für Wehemütter auf dem Lande : Instruction pour les sage-femmes de la campagne. Leipzig, 1791, in-8, 168 pp.. 2ᵉ édition, améliorée, Leipzig, 1794, in-8. — Production insignifiante, au jugement de la *Gazette de Salzbourg.*

Verzeichniss wildwachsender Pflanzen und ihres Standortes in der Nœhe um Wittemberg, für Krœutersammler : Catalogue des plantes qui croissent spontanément aux environs de Wittemberg, et du lieu où on les trouve, etc. Wittemberg, 1799, in-8.

Ueber Erlernung der Thierischen Arzneywissenschaft auf Academien, etc. : De l'étude de la médecine vétérinaire dans les académies. Wittemberg, 1789, in-8, 24 pp. — Je ne sais si Meusel et Usteri ne se trompent pas, en attribuant cet opuscule à J.-S.-Tr. Frenzel, et non à son frère.

Von dem Unvermœgen zur Fortpflanzung in Hinsicht auf beide Geschlechter, nebst Heilmitteln : De l'impuissance dans les deux sexes, et des moyens d'y remédier. Wittemberg, 1800.

(Meusel. — Usteri. — *Comment. de reb. in med. gestis.* — *Med. chir. Zeitung.*—Hacker.)

FRENZEL (Jean-Théodore-Gottlob), frère du précédent, s'est

fait connaître avantageusement par des ouvrages sur l'art vétérinaire. Il était premier professeur de Dresde en 1789, et vivait encore en 1820, selon l'*Allemagne littéraire* de Meusel.

Nous ignorons l'époque de sa mort.

Skizze über die Thierarzneywissenschaft : Esquisse sur l'art vétérinaire. Vienne, 1788, in-8 ; *ibid.*, 1789, in-8, 33 pp.

Praktischer Handbuch für Thierærzte und Oekonomen, nach alphabetischer Ordnung in drei Theilen, nebst einem volstændigen Register : Manuel pratique pour les médecins vétérinaires et les agriculteurs, par ordre alphabétique, etc. Leipzig, première partie, 1794, in-8, 960 pp.; deuxième partie, 1795, 824 pp.; troisième partie, 1797, 761 pp. — Ouvrage recommandé, dans la *Gazette de Salzbourg*, comme très-complet, et fait dans un fort bon esprit.

Ueber die Franzosenkrankheit des Rindviehes : Sur le mal français du gros bétail. Leipzig, 1799, in-8.

Sammlung für praktische Thierærzte und Landwirthe, als Zusætze zum Handbuch : Recueil pour les vétérinaires et les agriculteurs, pour servir de supplément au Manuel pratique, etc. Leipzig, 1800-1801, in-8, 2 part.

Hausbuch für Landwirthe, ihre kranken Hausthiere selbst zu heilen: Manuel des agriculteurs pour traiter eux-mêmes leurs animaux domestiques malades. Leipzig, 1806, in-8.

(Meusel. — Usteri. — *Med. chir. Zeitung.* — Enslin.)

FRÉTEAU (JEAN-MARIE-NICOLAS), naquit à Messai, dans le diocèse de Rennes, en 1755. Son père était avocat au parlement de cette ville. Il y fit ses premières études médicales, et de là se rendit à Paris, en 1788, pour les compléter. En 1793, il fut nommé chirurgien-major à la suite des hôpitaux ambulans de l'armée des côtes de Brest. Fixé à Nantes en l'an XI, il obtint, par élection, le titre de chirurgien-major des volontaires de la Loire-Inférieure.

Le manque de ressources pécuniaires avait privé Fréteau de prendre le grade de docteur avant la révolution; lorsque cette formalité fut rigoureusement exigée pour autoriser l'exercice de l'art de guérir, il se rendit à Paris pour s'y soumettre, et soutint sa thèse de réception le 2 vendémiaire an XII. Membre de la société royale académique de Nantes, Fréteau en devint président, ce fut lui qui, en cette qualité, rédigea en 1819, à la demande du ministre, un mémoire sur l'état présent de l'agriculture dans les départemens de l'ancienne Bretagne. Fréteau fut membre du conseil

général du département de la Loire-Inférieure, et l'un des plus
zélés propagateurs de la méthode d'instruction élémentaire par
l'enseignement mutuel. Ami sincère des idées libérales, il fit partie
active de toutes les institutions qui eurent pour but de propager
les lumières ou de favoriser l'industrie parmi ses concitoyens, il pratiqua avec un égal succès la chirurgie et la médecine; il s'attacha
d'une manière particulière à l'étude des moyens mécaniques propres à corriger les difformités; et il avait une grande réputation
comme accoucheur.

Fréteau mourut subitement, le 9 août 1823, d'une attaque
d'apoplexie.

*Essai sur l'asphyxie de l'enfant nou-
veau-né.* Paris, an XII (1804), in-4,
48 pp. — L'objet de cet essai est de
distinguer l'asphyxie de l'apoplexie
du nouveau-né. Selon l'auteur, la première est le résultat de la compression
du cordon; l'autre, de la compression
de la tête ou du cou de l'enfant au passage. Dans l'asphyxie, l'enfant naît
avec le visage pâle, le corps décoloré,
les membres flasques, les vaisseaux
exsangues, le pouls, la respiration,
l'action musculaire et la chaleur animale anéantis. Dans l'apoplexie, la
face est livide et quelquefois noire,
toujours gonflée; la tête et la poitrine
sont gorgées de sang. La section du
cordon est plus nuisible qu'utile dans
l'asphyxie, dont le traitement consiste dans les moyens généralement
employés contre l'asphyxie des adultes; au contraire, cette même section,
faite à propos, guérira l'apoplexie
des nouveau-nés.

*Mémoire sur les moyens de guérir
facilement et sans danger les vieux
ulcères des jambes, même chez les
vieillards.* Paris, 1803, in-8. — Le
traitement consiste dans la compression exercée au moyen du bandage
roulé.

*Considérations pratiques sur le trai-
tement de la gonorrhée virulente, et sur
celui de la vérole;* ouvrage mentionné
honorablement par la société de médecine de Paris et de Besançon, dans
lequel on prononce l'identité de nature entre le virus blennorrhagique et
le virus syphilitique. Paris, 1813,
in-8.—Cullerier, dont l'opinion était
au fond la même que celle soutenue
par Fréteau, chargé de faire un rapport sur cet ouvrage, trouva qu'une
partie des observations alléguées par
ce médecin n'étaient point con-
cluantes; mais il en est plusieurs
qu'on trouvera intéressantes, quelque
parti qu'on prenne sur la question
débattue dans l'ouvrage.

*Considérations sur l'asphyxie de
l'enfant nouveau-né.* 1816.

*Traité élémentaire sur l'emploi lé-
gitime et méthodique des émissions sanguines dans l'art de guérir, avec application des principes à chaque maladie;* ouvrage couronné par la société
de médecine de Paris, dans sa séance
du 5 juillet 1814. Paris, 1816, in-8.—
Ce livre, disent les commissaires de
la société de médecine dans leur rapport, est fait avec sagesse, et est l'ouvrage d'un médecin qui a beaucoup

vu et lu : il ne renferme que des avis utiles et avoués par la plus saine pratique.

Fréteau a publié, dans divers journaux de médecine, un grand nombre de mémoires ou d'observations.

Observations sur la section du cordon ombilical dans le cas d'asphyxie de l'enfant nouveau-né. Recueil périodique de la Soc. de médec. 1799, tom. I.

Réflexions sur une petite-vérole volante qui a présenté quelques phénomènes extraordinaires. Journ. de méd., chir., pharm. de Corvisart, Leroux et Boyer, tom. II.

Tumeur sarcomateuse du nez. Bull. de la Soc. méd. d'émulation. 1810, tom. VI.

Hydrothorax survenu spontanément douze heures après un accouchement. Journ. gén. de méd., tom. XLII.

Conformation vicieuse des organes de la génération de la femme. Journ. gén. de méd., tom. XLIII.

Opération de l'empyeme, suivi de la sortie de cinq cents hydatides. Journ. gén. de méd., tom. XLIII.

Observation qui constate les heureux effets de l'allaitement artificiel. Journ. gén. de méd., tom. XLIII.

Preuves d'identité de nature entre le virus de la gonorrhée virulente et celui de la vérole. Journ. gén. de méd., tom. XLIV.

Mémoire sur une opération d'empyeme pratiquée avec succès au côté gauche de la poitrine, dans le lieu d'élection. Journ. gén. de médecine, tom. XLVII.

Extirpation d'une tumeur volumineuse aux parties génitales d'une fille. Journ. gén. de méd., tom. XLVII.

Ligature d'un polype utérin. Journ. gén. de méd., tom. XLVIII.

Quelques rapprochemens sur la circulation du sang de la mère et de l'enfant. Journ. génér. de médecine, tom. LI.

Quelques considérations sur une hémorrhagie très-sérieuse, dont la cause a été long-temps méconnue. Journ. gén. de méd., tom. LI.

Quelques considérations sur la doctrine des nécroses, suivies d'une observation de nécrose du tibia. Journ. gén. de méd., t. LIII.

Observations sur une intumescence de la langue, avec prolongement hors de la bouche. Journ. génér. de méd., tom. LVII.

(*Journ. gén. de méd.*—Mahul, *Annuaire nécrol.*)

FRICK (Melchior), en latin **FRICCIUS**, médecin à Ulm à la fin du XVIIᵉ siècle, vivait encore en 1711. Praticien habile et expérimentateur hardi, Frick tient rang, dans l'histoire de la matière médicale, parmi ceux qui ont le plus fréquemment fait usage des poisons les plus énergiques à titre de médicamens, et qui ont le plus contribué à enhardir leurs successeurs dans l'emploi de ces remèdes héroïques.

Historia et consultatio medica pro podagrico. Ulm, 1684, in-4.

Dissertatio medica de peste, seu nova methodus cognoscendi et curandi pestem. Ulm, 1684, in-12.

Icon podagræ repræsentans morbi

*podagrici historiam , causas , progno-
sin et curationem.* Ulm , 1693 , in-12.

De colica scorbutica. Ulm, 1696, in-12.

*Paradoxa medica in quibus pla-
rima curiosa et utilia contra communes medicorum opiniones pertractantur.* Ulm , 1699, in-12.

*Tractatus medicus de virtute vene-
norum medicâ.* Ulm , 1593, in-8 ;
ibid., 1701 , in-12 , 427 pp.

*Paradoxa de venenis in quibus
apprime curiose et contra communem
medicorum opinionem, experimentis,
rationibus et celeberrimorum in arte
medicâ virorum authoritatibus probatur,venena interne et externe usurpata,
non esse noxia, sed præstantissima remedia et in morbis desperatis ultimum
medicorum et ægrotorum refugium,*
Augsbourg, 1710, in-8. —Frick commence son livre par un chapitre sur
les poisons en général , où il examine
de quelle manière ils agissent : il finit
par un autre où il fait voir qu'il y a
des maladies si rebelles, qu'on ne
saurait les vaincre que par les remèdes
que fournissent certains poisons. Les
autres chapitres sont au nombre de
vingt-deux: on y voit les remèdes qui
se tirent de l'arsenic, du sublimé corrosif, de l'aconit, des cantharides,
de l'euphorbe, de l'esula, du concombre sauvage, de la coloquinte, de
l'ellébore blanc, de la pierre d'azur,
de la litharge, de l'opium , du pavot,
de la ciguë, de la mandragore, du solanum, du cynoglosse, de la noix vomique, du safran et du tabac. On
trouve un extrait de cet ouvrage, devenu rare, dans le *Journal des Savans.*

(Adelung. — *Journal des Savans.*
— Harles, *De arsenici usu in me-
dicina.* — Marx, *Die Lehre von den
Giften.*)

FRIED (Jean-Jacques), né à Strasbourg, fut nommé professeur
d'accouchemens de l'école pratique fondée dans l'hôpital civil de
cette ville en 1738. Il remplit cette chaire avec la plus grande distinction pendant plus de trente années. Il mourut au commencement de septembre 1769, âgé de quatre-vingts ans, selon les *Commentaires de Leipzig*, et selon Meusel et Osiander, qui ont adopté
les renseignemens fournis par ce journal, ou bien à l'âge de quatre-
vingt dix ans, suivant Schweighæuser. Fried n'a rien écrit, mais
on peut regarder en quelque sorte comme son ouvrage le *Traité
d'accouchemens* de Thebesius, qui n'est qu'un résumé de ses
leçons. Il eut pour successeur dans l'école d'accouchement son
adjoint Weigen, qui mourut à la fin de septembre 1773 , la même
année et le même mois que le fils de Fried, professeur en second
dans la même école.

FRIED (George-Albert), fils du précédent, né à Strasbourg,
y fut reçu docteur en médecine le 13 août 1760 (Meusel se trompe

en donnant la date de 1762). A la mort de son père, en 1769, il obtint la place de Weigen, qui lui succédait, et il mourut, comme ce dernier, à la fin de septembre 1773. Pour servir de base à ses leçons, il publia un manuel d'accouchemens, dans lequel il refondit en quelque sorte le traité de Thebesius, comme représentant les leçons de son père. C'est le seul ouvrage qu'il ait publié, avec sa thèse inaugurale.

Voici les titres de l'un et de l'autre :

Dissertatio medico-obstetricalis de fœtu intestinis plane nudis extra abdomen propendentibus nato. Strasbourg, 1760, in-4. *Recus. in Sandifort thesaur. dissertationum*, tom. I, p. 311. — A la suite de la description du fœtus qu'il avait observé, Fried rassemble les observations analogues, qu'il distribue en trois classes: 1° Fœtus nés avec l'abdomen ouvert, les intestins pendants, complétement à nu; 2° abdomen ouvert, viscères abdominaux recouverts seulement par le péritoine ; 3° fœtus apportant des hernies abdominales en venant au monde. La dissertation se termine par des propositions sur divers points d'obstétrique, notamment sur la présentation des fesses dans l'accouchement.

Anfangsgründe der Geburtshülfe zum Gebrauche seiner Vorlesungen. Strasbourg, 1769, in-8, 224 pp., 6 pl. ; 2e édition, *ibid.*, 1787, in-8. — Les *Commentaires de Leipzig* contiennent un extrait court, mais substantiel, de cet ouvrage.

FRIEDLAENDER (Michel), Israélite, neveu de David Friedlaender, l'ami intime et le collaborateur de Moses Mendelsohn, naquit à Koenisberg, vers 1770. Il fit ses études médicales à Halle, où il reçut le grade de docteur, en 1791. Il vint ensuite à Berlin, et, sous les auspices des fameux docteurs juifs Marcus Herz et Bloch, il se livra avec ardeur à l'étude des sciences exactes, physiques et naturelles. Vers 1804, il vint à Paris et s'y fixa. Il fit néanmoins depuis divers voyages dans lesquels il parcourut l'Angleterre, la Hollande, l'Allemagne, etc. A Paris, Friedlaender rendit de grands services à une multitude de Prussiens. Malgré le soin qu'il prenait de cacher ses œuvres philantropiques, elles ne restèrent pas ignorées. Le roi de Prusse lui en témoigna sa vive satisfaction dans une lettre autographe écrite en des termes dont d'autres auraient fait vanité, mais qui n'a été connue de personne qu'après sa mort. Je dois la connaissance de ce fait à M. Villermé, qui fut son ami, et à qui les papiers de Friedlaender ont été donnés par les neveux de ce médecin estimable.

De calore corporis humani ejusque medelâ. Halle, 1791, in-8, 44 pp. — Aucune des hypothèses émises pour expliquer la chaleur animale, ne paraît satisfaisante à l'auteur. Il pense qu'on ne peut se refuser à reconnaître dans les êtres animés, une propriété spéciale, source de cette chaleur, *la caloricité.* L'atmosphère qui nous enveloppe soustrait incessamment une partie de la chaleur qui se développe en nous. L'état normal, par rapport à la chaleur, consiste dans la juste proportion des pertes qu'on en fait et de la quantité qui s'en développe, quantité qui est toujours en rapport avec l'action nerveuse et la circulation, et qui s'accroît par tout ce qui excite l'activité de ces fonctions.

Neueste Entdeckungen des französische Gelehrten oder französische Annalen für die allgemeine Naturgeschicte, Physik, Chemie, Phisiologie, und ihre gemeinnützigen Anwendungen herausgegeben von Pfaff and Friedlænder. Heft. 1-5. Hambourg, 1802-1805, in-8.

Nachricht von den neuesten Versuchen des Grafen Rumford über die strahlende Wærme; in Gilbert's Annalen der Physik, 1804, num. 5 et 6.

Exposition du système cranologique de M. Gall, présentée à la société de médecine, (Paris) in 4, 32 pp 1 pl.

De l'éducation physique de l'homme. Paris, 1815. in-8. — Dans tout l'ouvrage, dit Coutanceau, l'auteur se montre sous l'aspect honorable d'un médecin éclairé et philantrope, qui cherche à faire concourir les connaissances les plus certaines de l'hygiène et de la physiologie, et les préceptes de la morale la plus pure, au développement de tout ce qu'il y a de bon et de beau dans la nature de l'homme. Le style de cet ouvrage n'a rien qui puisse faire reconnaître un étranger dans son auteur. Il avait été inséré par parties dans les *Annales de l'éducation,* publiées par M. Guizot.

Lettre au rédacteur de la Gazette de santé. Note sur l'état actuel du magnétisme animal en Allemagne. Gaz. méd. du 1 janvier 1817.—Cette note donna lieu, de la part d'un partisan zélé du magnétisme, à la publication des *observations relatives à la lettre de M. Friedlander, sur l'état actuel du magnétisme en Allemagne,* par M. C. Oppert. Paris, 1817, in-8.

Bibliographie méthodique des ouvrages publiés en Allemagne sur les pauvres, etc. Paris, 1822, in-8.

Note concernant une expérience faite avec de l'huile de croton tiglium, nouvellement arrivée de l'Angleterre. Journal complémentaire. T. XVII, p. 340.

Il y a de nombreux articles de Friedlænder dans les *Mélanges de litt. franç.,* publiées à Tubingue depuis 1802, et dans le *Journal de la litt. méd. étrangère* de Harles, dans la *Biographie universelle,* dans le *Dictionnaire des sciences médicales,* dans les *Bulletins de la Faculté de médecine,* dans le *Journal complémentaire,* dans la *Revue encyclopédique,* etc. Il a traduit en allemand la collection d'observations sur le croup, rédigée par Schwilgué, et publiée par la faculté de médecine de Paris. Tubingue, 1808, in-8.

Presque tous les bibliographes ont confondu, avec les productions de Mich. Friedlænder, celles d'un autre Friedlænder, probablement de la même famille, et peut-être son frère, Joaehim Friedlænder, médecin israélite, qui pratiqua dans divers cantons de la Gallicie, fut médecin de l'hôpital des Juifs de Brody, et membre des sociétés médicales de Moscou et de Wilna. Nous indiquerons ici les ouvrages de ce dernier, quoiqu'il soit probable qu'il vive encore.

Versuch einer Auflösung des Stollischen Problemen : wie kann ein und derselbe Krankheilstoff in der Luft verschiedene Krankheiten, die durch einerley Mittel gehoben werden, hervorbringen. Nebst einer hieraus entstehenden Erklærung der entstehungsart der Blutflüsse und des weiblichen Monatflusses. Breslau, 1797, in-8.

Versuche in der Arzneyhunde. Erster Theil, über die Katarrhe. Leipzig, 1802. 165 pp. — *Zweiter Theil über die Perspiration; nebst der Aphorismen des Sanctorius und Keil's und einem Modell zu einer compendiæsen Statica medica.* Leipzig, 1806, in-8, 300 pp. Ibid. 1810.

Versuch über die inneren Sinne und ihre Anomalien, Starrsucht, Entzückung, Schlafsucht und Intelligenzzerrüttung, physiol. patholog. nosolograph. und therapeutisch bearbeitet. Erster Theil : Physiologie der innern Sinne. Leipzig, 1826, in-8, 46-562 pp.

Skizze einer medicinischen Topographie der kk. freien Handelsstadt Brody in Gallizien. Nebst Beobachtungen und Bemerkungen über die sowohl in der Stadt, als in dem israelitischen Krankenhause seit einigen Jahren vorgehommenen Krankheiten. In Beobachtungen und Abhandlungen Osterreich. Ærzte. 1828. T. VI, p. 197-322.

(Meusel. — Med. chir. Zeitung.— Allgem. Med. 'Annalen. — Callisen. —Revue encyclop.).

FRIESE (FREDERICH-GOTTHILF), médecin de Breslau, né à Münsterberg, le 20 décembre 1763.

Dissertatio inauguralis de pertinacissima alvi obstructione ab angustia et callositate intestini recti orta. Halle, 1788, in-8.

Œkonomisch - technologische Abhandlung über die Syrische Seidenpflanzen, und den weissen Maulbeerbaum. Breslau, 1791, in-8.

Antisyphilitische Pharmakologie, oder Anleitung zur Kentniss derienigen rohen, zuberreiteten, und zusammengesetzten Arzneymittel, welche bey der Heilung der Lustseuche pflegen angewendet zu werden. Breslau, 1791, in-8, 317 pp. et tableaux. —

L'auteur a ramassé, dans sa compilation, tous les médicamens simples ou composés qui figurent, à un titre quelconque, dans les ouvrages sur les maladies vénériennes, aussi y trouve-t-on le lait, le sucre de lait, le suc gastrique, les cantharides, le quinquina, le tabac, l'opium, l'antimoine, l'argent, l'arsenic, le fer, le plomb, et une foule d'autres médicamens qui figureraient au même titre dans une pharmacologie anti-fébrile, anti-scrofuleuse, anti-hydropique, anti-spasmodique, anti-goutteuse, etc., etc.

Archiv der praktischen Heilkunde für Schlesien und Südpreussen (avec Zadig et Klose). Breslau, 1799-1804, in-8, tom. I à III, et le premier nº du tom. IV.

Annalen der Neuesten Brittischen Arzneykunde und Wundarzneykunst. Breslau, 1801-1802, in 8. — Journal fait à l'imitation des *Annales de la médecine et de la chirurgie française*, de Hufeland et Hurless.

Friese (und Nowak) Schlesisch-Südpreussische Archiv der die Ausrot- *tungspocken betreffenden Erfahrungen und Verhandlungen, für Aertze und Nichtaerzte*, tom. I-II. Breslau, 1801-1802, in-8.

Friese a inséré divers articles dans le journal de Hufeland, dans les *Annales de Rœmer*, et dans d'autres recueils. Il a traduit en allemand, et enrichi de notes, une foule d'ouvrages anglais.

(Meusel, *das gelehrte Deutschland.* — *Med. chir. Zeitung.* — *Allg. med. Annalen.*)

FRITZE (Jean-Théophile), né à Magdebourg le 9 janvier 1740, étudia d'abord la théologie, puis la médecine. Reçu docteur en 1764, il fit quelques voyages et revint se fixer dans sa ville natale pour y pratiquer l'art de guérir. En 1771, il quitta Magdebourg pour Halberstadt; cinq ans après il devint conseiller du roi de Prusse, et en 1778, médecin de l'état-major de l'armée employée contre la Bavière. A la paix de 1779, Fritze revint à Halberstadt, où il fut médecin pensionné adjoint du canton. En 1785, il fut nommé médecin pensionné du chapitre de la ville, et en 1786, inspecteur-général des hôpitaux de Prusse. Il quitta cette place en 1787, et conserva la pension qui y était attachée. De 1787 à 1789, il fut premier médecin du prince de Stolberg-Wernigerode; au bout de ce temps il revint à Halberstadt, y fut médecin pensionné, professeur d'accouchement et membre du collége des médecins de la province. Il mourut le 11 avril 1793.

Diss. inaug. de secretione lactis muliebris et præcipuis ab ea impeditâ pendentibus morbis. Halle, 1764, in-4.

Eine geheime Handschrift der Herren Sutton's und raisonnirende Erlæuterung der Mittel, welcher sie sich bey der Einimpfung der Blattern bedienen, von Villiers; aus den Französischen übersetzt, und mit einen Anhang begleitet, welcher das Tagebuch von den Einimpfungsversuchen enthælt, welche an 24 Kindern in dem Grossen *Friedrichshospital zu Berlin sind angestellet worden.* Francfort et Leipzig, 1776, in-8.

Das Kœnigliche Preussische Feldlazareth, nach seiner medicinal und œkonomischen Verfassung, der Zweiten Armee, in Kriege von 1778 und 1779, und dessen Mœngel, aus Documenten bewiesen. Nebst dem Dispensatorio, das bey der in Schlesien gestandenem Armée eingeführt war. Leipzig, 1780, in-8. — Cet ouvrage est anonyme. Suivant l'auteur, il y aurait eu une énorme différence de mortalité entre l'armée prussienne en Saxe, et l'armée saxonne; et cette différence, il l'attribue à la pratique des médecins et au service de santé. Baldinger, en rendant compte de l'ouvrage dans son *Nouveau magasin*, élève des doutes sur l'exactitude des documens de Fritze.

Medicinische Annalen für Aertze und Gesundheitsiebende vom Herbstmonat 1779 bis dahin 1780. T. 1. — Leipzig, 1781, in-8.

Scharlatancrie und Menschenopfer, Beytrag zur Geschichte der Todschlæge in den medicinischen Annalen. Leipzig, 1782, in-8.

Von den Wechselseitigen Pflichten der Arztes und der Kranken gegen einander. In den halberstædtischen Gemeinnütz. Blættern, 1785.

Von den Jetzigen Herrschenden Husten und Flussfiebern. Ibid., 1786.

Ueber Selbstbiographien, aus seinem Nachlass, in der Teutschen Monatsschrift. 1795.

Fritze a fourni des articles bibliographiques à l'*Allgem. litt. Zeitung.*

(Meusel, *Lexikon.* — Baldinger.)

FRITZE (JEAN-FRÉDÉRIC), né à Magdebourg le 3 octobre 1735, fit ses études à Halle, devint conseiller du roi de Prusse, directeur de l'institut royal de clinique, et professeur de thérapeutique au collége médico-chirurgical de Berlin.

Il mourut le 9 avril 1807.

Dissertatio de cortice peruviano. Halle, 1756, in-4.

Nachricht von einem neu errichteten klinischen Institut bey kœnigl. Collegio medico-chirurgico zu Berlin. Berlin, 1789, in-8.

Handbuch über die venerischen Krankheiten. Berlin, 1790, in-8. *Umgearbeitet von F.-W. Fritze.* Berlin, 1797, in-8. Trad. en italien, par Monteggia, sous ce titre : *Compendio sopra le malattie venerce, del D.-G.-F. Fritze, tradotto del tedesco, con alcune annotazioni.* Pavie, 1792, in-8. — Girtanner reproche à Fritze de l'avoir copié, ou plutôt d'avoir publié, sous le nom de Fritze, l'ouvrage troué de Girtanner. Ce reproche est exagéré, et quoiqu'il n'y ait rien d'original dans ce manuel, il mérite d'être lu, comme un des meilleurs résumés publiés jusqu'à cette époque. Les notes du célèbre traducteur italien donnent un nouveau prix à l'ouvrage. Il y a un court extrait de ce traité de Fritze dans le tom. LXXXIX° du *Journal de médecine.*

Annalen des Klinischen Instituts zu Berlin. Berlin, 1791-94, in-8, trois cahiers. — On voit dans ces annales l'origine d'un Institut de clinique devenu célèbre, mais qui était bien loin de répondre, dans ces premiers temps, aux besoins de l'instruction des élèves, qui n'y étaient admis que deux fois par semaine. Comme compte-rendu de clinique, l'ouvrage de Fritze n'offre rien de bien remarquable. Le fils de l'auteur, Fréd.-Guill. Fritze a eu part au troisième cahier des *Annales.*

Klinische Miscellen aus seinem Nach-
lass. In E. Horn's Archiv für prakt.
Med. und Klinik. 1808, tom. III.

(Meusel, *das gelehrte Deutschland.*
— *Med. chir. Zeitung.* — Usteri, *Re-*
pertorium.)

FRITZE (Frédérich-Auguste), né le 27 février 1754 à Men-
gringhausen, reçu docteur en médecine à Strasbourg en 1779,
nommé professeur ordinaire de médecine dans l'Université de
Herborn en 1785, médecin pensionné de cette ville, et enfin conseiller et médecin du prince d'Orange et de Nassau, a écrit les
opuscules suivans :

Dissertatio inauguralis de concep-
tione tubaria. Argent. 1779, in-4, tra-
duit en allemand , et inséré dans
les *Ausgesuchte Beytræge für Ent-*
bindungskunst, etc. *Zweites Stück.*
Leipzig , 1789 , et dans le *Neue*
Sammlung der Auserlesensten und
neuesten Abhandlungen für Wund-
ærzte. 1789.

Vita ejus, ab ipso delineata cum
academiæ prorectoratum susciperet.
Herbornæ 1788 fol. Acces. descriptio
instituti obstetricii atque anatomici
Herbornæ florentis.

Geschichte, Erzæhlung und Tage-
register, betreffend eine Sectionem
Cæsaream, welche an einer durch
den Stoss eines Ochsen verwundeten
schwangern Frau, mit erwünschtem
Ausgang verrichtet worden. In
Schmucker's vermischte chirurgische
Schriften, tom. III (1782). — Observation très-remarquable d'une rupture de l'utérus par violence extérieure (un coup de corne de bœuf)
parfaitement guérie. Cette observation,
donnée par extrait dans la *Biblio-*
thèque chirurgicale de Richter, a été
reproduite , d'après ce journal, dans
celui de Desault.

Anweisung für den Landmann der
Oran. Nassauischen Lande über das,
was er bey dermahlen Herumgehender
sehr Gefæhrlich Rindvieh-Seuche zu
thun und zu lassen hat, und wo
mœglich sein Vieh zu erhalten. Her-
born , 1796, in-8 , 16 pp.

Nachtrag zur Anweisung für den
Landmann, etc. *Ibid.,* 1796, in-8 ,
24 pp. — La *Gazette médicale de*
Salzbourg fait l'éloge de ce petit
écrit.

(*Med. chir. Zeitung.* — Usteri, *Re-*
pertorium. — Meusel, *das gelehrte*
Deutschland.)

FUCHS (Léonard), l'un des restaurateurs de la médecine
grecque, naquit à Wembdingen, dans le pays des Grisons, l'an
1501. Il n'avait que cinq ans lorsqu'il perdit son père ; sa mère prit
soin de son éducation. Quand il eut dix ans, elle l'envoya à l'école
d'Hailbron, ville impériale du duché de Wirtemberg. Au bout
d'une année il alla à Erfurt, où dix-huit mois d'études le mirent
en état de se faire recevoir bachelier à l'âge de treize ans. De re-

tour dans sa patrie, il y ouvrit une école; mais bientôt, s'apercevant de tout ce qui manquait encore à son instruction, il se remit sur les bancs à Ingolstad, et s'appliqua avec une nouvelle ardeur à l'étude du grec, aux belles-lettres et à la philosophie, et fut reçu maître ès-arts le 7 janvier 1521. Il passa alors à l'étude de la médecine, et fut reçu docteur en cette Faculté le 1er mars 1524. Il pratiqua deux ans l'art de guérir à Munich, revint à Ingolstad, en qualité de professeur de médecine en 1526, se laissa entraîner par des propositions avantageuses de la part du marquis d'Anspach, à se fixer dans cette dernière ville, retourna, au bout de cinq ans, à Ingolstad pour y reprendre les fonctions de professeur en médecine, mais ne put entrer en exercice à cause des désagrémens que lui suscitèrent les catholiques, dont il avait abjuré la religion depuis une douzaine d'années, et se vit obligé de regagner Anspach. Le duc de Wirtemberg voulant faire refleurir l'Université de Tubingen, y fit venir Fuchs en 1535, pour occuper la chaire de médecine, qu'il conserva jusqu'à sa mort. arrivée le 10 mai 1566. Fuchs jouit de son temps d'une réputation fort distinguée, et l'empereur Charles Quint l'anoblit pour lui marquer l'estime qu'il faisait de son mérite et de son savoir.

Fuchs est un des hommes les plus distingués parmi les restaurateurs de la médecine grecque au XVIe siècle. Il tient un des premiers rangs entre les botanistes les plus célèbres de la même époque. *Æquissimus majorum suorum judex*, dit Sprengel, *Leon. Fuchsius, vir linguarum studiosissimus, ipsiusque plantarum naturae, quam et in horto suo et in agris sylvisque indagaverat.* Il ne faut pas juger de l'importance des ouvrages de Fuchs par l'intérêt qu'en offrirait aujourd'hui la lecture; ils rendirent en leur temps d'immenses services; mais on n'y trouve plus maintenant presque rien à remarquer; nous nous bornerons, au moins pour la plupart, à en donner les titres :

Errata recentiorum medicorum LX numero; adjectis eorumdem confutationibus. Haguenau, 1530, in-4.

Cornarius Furens. Bâle, 1533, in-8. Disputé avec Cornarius, dans le goût et avec l'urbanité du seizième siècle.

Adversus Christ. Egenolphi, typographi Francofurtensis, calumnias, responsio. Bâle, 1535, in-8.

Paradoxorum medicorum libri tres. in quibus multa a nemine hactenus prodita, Arabum, ætatisque nostræ medicorum errata non tantum indicantur, sed et probatissimorum authorum scriptis firmissimisque rationibus ac er-

gumentis confutantur. *Obiter denique Sebastiano Montio, medico Rivoriensi, respondetur, ejusque annotatiunculæ, velut omnium frigidissimæ prorsus exploduntur.* Bâle, 1533, in-fol.; Zurich, 1540, in-8; Paris, 1555, in 8; Ibid, 1555, in-8; Francfort, 1567, in-fol. — *Vatiniano odio,* dit Sprengel, *Fuchsius, prosequutus Arabes, quos impias bestias vocat, ad græcos fontes ubique allegat; acerrimè reprehendit recentiores, qui, summo rei medicæ damno, plantarum veterum nomina traduxerint ad germanicas plantas.* — Remarques de médecine pratique. Dans les cas qui réclament la saignée et les purgatifs, la saignée doit précéder. La lèpre ou l'éléphantiasis des Grecs n'est pas la lèpre des Arabes. Le mal français est une maladie nouvelle, dont la connaissance ne remonte pas au-delà de 1493.

Apologia qua repellit malitiosas Gualteri Ryff imputationes, quas Dioscoridi adtexit, obiterque ostendit multas imo propemodum omnes herbarum imagines e sua stirpium historiâ esse sumtas. Bâle, 1544, in-8.

Apologia contra Hieremiam Triverium, Brachelium, qua monstratur, quod in viscerum inflammationibus, pleuritide præsertim sanguis e directo lateris affecti mitti debeat. Haguenau, 1534, in-8. — Dans la dispute célèbre entre Brissot et les vieilles doctrines, entre les Grecs et les Arabes, Fuchs ne pouvait manquer de prendre avec chaleur le parti des premiers.

Hippocratis epidemion liber sextus latinitate donatus, et luculentissimâ enarratione illustratus. Bâle, 1537, in-fol.

Tabulæ aliquot, universæ medicinæ summam et divisionem compendiosè complectentes. Bâle, 1536, in-4.

De medendi methodo, libri quatuor. Hippocratis coi de medicamentis purgantibus, jam recens in lucem editus. Paris, 1539, in-8.

Apologiæ tres, quarum prima adversus Gulielmum Puteanum, docet aloen aperire ora venarum; secunda adversus Sebastianum Montium, nonnulla paradoxorum capita defendit; tertia adversus Jeremiam Triverium, in internis inflammationibus, pleuritide præsertim e directo partis affectæ sanguinem mittendum esse; item explicationes aliquot paradoxorum. Bâle, 1540, in-4.

Libri tres difficilium aliquot quæstionum, et hodiè passim controversarum explicationes continentes. Bâle, 1540, in-4.

Medendi methodus, seu ratio compendiaria perveniendi ad veram solidamque medicinam: ad Hippocratis et Galeni scripta rectè intelligenda mirè utilis. Item de usitatâ hujus temporis componendorum miscendorumque medicamentorum ratione, libri tres. Bâle, 1541, in-fol.; Lyon, 1541, in-8; Paris, 1550, in-8.

De sanandis totius humani corporis, ejusque partium tam externis quam internis malis, libri quinque. Bâle, 1542, in-8; Lyon, 1547, in-16; Bâle, 1568, in-8.

Ad quinque priores suos libros de curandi ratione, seu de sanandi totius humani corporis, ejusdemque partium tam internis quam externis malis, appendix jam recens edita, in qua chirurgica maxima tractantur. Lyon, 1548, in-16.

De historiâ stirpium commentarii insignes; adjectis eorumdem vivis plusquam quingentis imaginibus, nunquam antea ad naturæ imitationem artificiosius effectis et expressis.

Accessit iis succincta admodum vocum difficilium et obscurarum passim in eo opere occurrentium explicatio. Bâle, 1542, in-fol.; Paris, 1543, in-8. Bâle, 1545, in-8; Paris, 1547, in-12; Lyon, 1547, in-12; *ibid,* 1551, in-8; *ibid,* 1555, in-12, trad. franç. Lyon, 1545, in-fol.; *ibid,* 1558, in-4; Rennes, 1675, in-8. Autre trad. franç. par Guill. Gueroult. Paris, 1548, in-4. Autre par Éloi Magnan. Paris, 1549, in-fol. — *Insigne opus,* dit Sprengel, *quod eo potissimum fine edidit, ut ad vulgatissimas Germaniæ Australis plantas botanicorum studia converteret, atque icones daret, non sumtuosas, sed fidissimas, umbris partium solis expressis, in quo consilio ita adjutus fuit à Rod. Spocklin, Argentinensi, ut ipsæ etiam partes essentiales non negligerentur rarissime hæ icones erroneæ sunt, etc.*

Hippocratis aphorismorum sectiones septem, latinitate donatæ, et luculentissimis commentariis illustratæ, adjectis annotationibus, in quibus quotquot sunt in Galeni commentariis loci difficiles ad unguem explicantur. Bâle, 1544, in-8; Lyon, 1558, in-8.

Claudii Galeni aliquot opera, latinitate donata, et commentariis illustrata. — De inæquali intemperie liber unus. De differentiis et causis morborum, symptomatumque libri sex. De judiciis libri tres. Paris, 1549 in-fol. — *De temperamentis libri tres. De differentiis febrium libri duo, latinitate donati et commentariis illustrati. Tomus secundus.* Paris, 1554, in-fol. — *De laborantium locorum notitia, libri sex, latinitate donati, et commentariis illustrati. Tomus tertius.* Paris, 1554, in-fol.

Primi de stirpium historiâ commentariorum tomi vivæ imagines, in exiguam angustioremque formam contractæ, ac, quam fieri potest, artificiosissimè expressæ, ut quicumque rei herbariæ radicitus cognoscendæ desiderio tenentur, eas vel deambulantes vel peregrinantes in sinu commodius gestent, adque nativas herbas conferre queant.* Bâle, 1549, in-8.

Epitome de humani corporis fabricâ, ex Galeni et Andreæ Vesalii libris concinnata, partes duæ. Tubingue, 1551, in-8. — Abrégé bien fait de l'anatomie de Vesale, dont Fuchs a bien connu tout le mérite, et qu'il met au-dessus de tout ce qu'avaient fait les anciens et les modernes.

An morbifera aliqua sit, de Galeni sententiâ, causa continens. Bâle, 155?, in-8.

De compositione medicamentorum libri quatuor. Lyon, 1563, in-12.

Nicolai Myrepsi medicamentorum opus in sectiones 48 digestum e græco in latinum conversum, luculentissimisque annotationibus illustratum. Bâle, 1549, in-fol.

Apologia, quâ criminationibus ac calumniis Joannis Placotomi respondet. Francfort, 1566, in-8.

Institutionum medicinæ ad Hippocratis, Galeni, aliorumque veterum scripta rectè intelligenda, libri quinque. Bâle, 1567, in-8; *ibid,* 1567, in-8; *ibid,* 1572, in-8; *ibid,* 1583, in-8; *ibid,* 1594, in-8; *ibid,* 1605, in-8; *ibid,* 1618, in-8. Opera et studio Emmanuelis Stupani, ab innumeris penè repurgati erroribus, plurimisque in locis auctiores redditi.

Operum didacticorum pars I, II, III, IV, V: continentes I, institutiones medicinæ, sive, methodum ad Hippocratis, Galeni, aliorumque veterum scripta rectè intelligenda. II, libros de humani corporis fabricâ. III, medica-

mentorum omnium præparandi, componendi, miscendique rationem, ac modum legitimum, et e nativis fontibus petitum. IV, omnium membrorum a capite ad calcem usque me-

delam. V, paradoxorum medicinæ synopsin. Francfort, 1604, in-fol.

(*Lindenius renovatus.* — Niceron. — Haller. — Séguier. — Sprengel, *list. rei herbar.*)

FUCHS ou FUCHSIUS (Remacle), natif de la ville de Limbourg, fit ses humanités à Liége chez les élèves de la Vie commune, et passa ensuite en Allemagne pour y étudier les sciences. Il revint de ses voyages vers l'an 1533, et il passa ensuite le reste de sa vie à Liége, où son frère Gilbert lui résigna sa place de chanoine dans la collégiale de Saint-Paul. Il mourut dans cette ville le 21 décembre 1587, dans un âge avancé.

De plantis antehac ignotis, nunc studiosorum aliquot neotericorum summâ diligentiâ inventis et in lucem datis, libellus, unâ cum triplici nomenclaturâ, quâ singulas herbas herbarii, et vulgus gallicum ac germanicum offerre solent, omnia recens nata et edita. In-12, sans date, 60 pp. — D'autres éditions portent le titre suivant : *Nomenclatura plantarum omnium, quarum hodie apud pharmacopolas usus est magis frequens, juxta Græcorum, Latinorum, Gallorum, Italorum, germanorum sententiam, collectæ, ordine alphabetico.* Paris, 1541, in-4; Venise, 1541, in-8; Anvers, 1541, in-8. — C'est un simple catalogue.

Morbi hispanici, quam alii gallicum, alii neapolitanum appellant, curandi per ligni indici, quod guaiacum vulgò dicitur, decoctum, exquisitissima methodus : in quâ plurima ex veterum medicorum sententiâ, ad novi morbi curationem magis absolutam, medica theoremata excutiuntur. Paris, 1541, in-4. — Ouvrage insignifiant, selon Girtanner.

Illustrium medicorum, qui superiori

sæculo floruerunt, ac scripserunt, vitæ, ut diligenter ita et fideliter excerptæ. Annexus in calce quorumdam neotericorum medicorum catalogus, qui nostris temporibus scripserunt, autore Symphoriano Campegio. Paris, 1542, in-12. 128 pp. — Les ouvrages de Fuchs et de Champier sont les premiers qui aient été faits en ce genre : ce ne sont que de très-faibles essais.

Historia omnium aquarum, quæ in communi sunt hodie practicantium usu : item conditorum; et specierum aromaticarum quarum usus frequentior est apud pharmacopolas. Venise, 1542, in-8.

De herbarum notitiâ, naturâ, atque viribus, deque iis, tum ratione, tum experientiâ investigandis, dialogus. De simplicium medicamentorum, quorum apud pharmacopolas frequens usus est, electione, seu delectu, tabella : omnia nunc primum nata et exensa, cùm medicinæ herbariæ studiosum pharmacopolis apprimè necessaria. Anvers, 1544, in-16.

Pharmacorum omnium, quæ in communi sunt practicantium usu, ta-

bulæ decem; avec le *Lilium medicinæ de Bern. Gordon.* Paris, 1569, in-16; Lyon, 1574, in-8, séparément. Venise, 1598, in-fol. (Paquot.—Haller.)

FUCHS Georce-Frédéric-Chrestien), né à Iéna, le 9 août 1760, fit ses études dans sa ville natale. Avant de prendre le grade de docteur en médecine, il visita les Universités de Leipzig, Wittemberg, Berlin et Halle. Il revint à Iéna, et y reçut le bonnet doctoral le 12 mai 1781. Il obtint la même année la place de médecin pensionné à Capellendorf, puis à Buergel l'année suivante. En 1783, il devint professeur de médecine à l'Université d'Iéna; il joignit plus tard à ce titre celui d'inspecteur de l'hôpital et de la maison d'aliénés. Sa mort arriva le 22 août 1813.

Fuchs a publié un assez grand nombre d'ouvrages, dans lesquels on reconnait un homme fort laborieux et fort instruit.

Diss. inauguralis de febre puerperarum. Præside Christ. Gottfr. Gruner. Iéna, 1781, in-4, 58 pp. — Fuchs met à profit, dans cette thèse, les observations qu'il avait recueillies à la Charité de Berlin, à la clinique de Selle ; quant à l'opinion qu'il professe sur la nature de la maladie, elle consiste à l'attribuer à une métastase du lait.

Commentatio historico-medica de Dracunculo Persarum sive venâ medinensi Arabum. Iéna, 1781, in-4, 40 pp. — Opuscule fort érudit, constituant une monographie complète sur la matière.

Dissertatio medica (resp. E. W. Huschke) pro facultate legendi, de oleo ricini adulterato et vero, ejusque in morbis summis pervulgatis laudibus. Iéna, 1782, in-4, 19 pp. — Bonne dissertation, où l'on trouve d'abord la description botanique du *Ricinus communis*, la manière de préparer l'huile, puis des expériences faites par l'auteur sur une huile de ricin adultérée, et enfin l'histoire de l'emploi de ce médicament depuis Dioscoride jusqu'à Hungerbühler.

Commentatio historico-medica sistens quædam de doctrinâ atræ bilis ex monumentis veterum eruta. Iéna, 1783, in-4, 20 pp. — Précis des opinions d'Hippocrate, Celse, Galien, des Arabes et des arabistes, et des médecins des temps modernes, sur l'atrabile; exposé des signes et des accidens des maladies qu'on attribue à cette humeur, et du traitement qu'elles réclament.

Versuch einer natürlichen Geschichte des Boraxes und seiner Bestandtheile, wie auch von dessen medicinischen und chemischen Gebrauch. Iéna, 1784, in-8, 96 pp. — D'après les *Commentaires de Leipzig*, cet ouvrage est écrit d'un style très-incorrect et sans méthode, les parties historique et chimique sont compilées sans jugement : la partie médicale seule contient des observations précieuses, communiquées à l'auteur par Starke, qui sont *ut auri particula in luto.* Starke a vu souvent le borax

réveiller les douleurs de l'accouchement, qui avaient presque entièrement cessé; rendre même quelquefois
trop fortes les contractions de l'utérus, donner de la force aux femmes
faibles, calmer des spasmes violens,
procurer l'expulsion de l'arrière-faix,
jamais provoquer des inflammations;
uni au nitre et à la magnésie, il a
rappelé les lochies supprimées, ou
fait couler les règles auparavant dou-
loureuses: uni à l'opium, il est un
des meilleurs anti-spasmodiques; il
guérit très-bien les ulcères de la
bouche, les aphtes, le ramollissement scorbutique des gencives; il est
utile contre la salivation mercurielle,
et c'est un excellent cosmétique.

*Versuch einer Uebersicht der chy-
mischen Litteratur und ihrer Brang-
schen.* Altembourg, 1785, in-8, 143
pp. — Cette bibliographie chimique,
interrompue par des circonstances que
l'auteur ne fait pas connaître, devait
être reprise par lui très-prochaine-
ment; mais elle n'a pas été continuée,
et elle ne forme que l'introduction,
en quelque sorte, d'un ouvrage qui
aurait dû former au moins un épais
volume.

*Skizze einer populæren Gesund-
heitslehre für Juristen und Gottes-
Gelehrte entworfen.* In-8, 88 pp. —
Hygiène populaire très-concise, où
les préceptes sont accommodés aux
divers âges de la vie.

*Versuch einer naturlichen Ge-
schichte des Spiessglases, dessen chemischer Zerlegung, Arzneiischen und
œkonomischen Gebrauch, nebst meines
sel. Vaters Streitschrift von den Bestandtheilen des Spiessglases und den
Tinkturen desselben, aus dem Lateinischen.* Halle, 1786, in8, 432pp. —
Traité complet, où l'on trouve décrites
toutes les préparations connues d'antimoine, et qui présente le résumé des
opinions connues sur l'action de ces
médicamens.

*Chemischen Begriff nach Spiel-
mann's Grundsætzen ausgearbeitet und
mit neuesten Erfahrungen bereichert.
Mit einer Kupfertafel.* Leipzig, 1787,
in-8 d'environ 650 pp. — Baldinger
fait l'éloge de ce traité de chimie,
mais l'historien de cette science, Wiegleb, donne le titre de l'ouvrage de
Fuchs et n'en dit rien.

*Geschichte des Zinks in Absicht sei-
nes Verhaltens gegen andere Kœrper
und seiner Anwendung auf Arzneiwissenschaft und Künste.* Erfurt,
1788, in-8, 396 pp. — Monographie
dans le genre de celle sur l'antimoine.
On y trouve presque tout ce que le
chimiste, le naturaliste, le médecin
praticien et le manufacturier pouvaient
désirer, à cette époque, de connaître
sur le zinc.

*Chemische Versuche mit einer grau-
en Salzichten Erde, welche bey Jena
gefunden wird, und dem daraus aus-
gelangten Salze.* Iéna, 1788, in-8.
— Cette terre saline grisâtre, qui se
trouve aux environs d'Iéna, contient
un sel amer cathartique, semblable à
celui qui se retire des eaux de Sedlitz.

*Geschichte des Braunsteins, seiner
Verhæltnisse gegen andere Körper
und seiner Anwendung in Künsten.*
Iéna, 1791, in-8, 200 pp.

*Beitrag zu den neuesten Prüfun-
gen, ob Sæuren im stande sind, die
Bleyglætte in der Töpferglasur auf-
zulœsen.* Iéna, 1794, in-8, 32 pp.—
*Zweites Stük, welches die neuesten
Nachrichten über diese Prüfungen,
eigene Versuche über eine bleyfreie
Glasur und die Schædlichkeit des mit*

Bley versezten Zinnes enthœlt. Iéna, 1795, iu-8, 100 pp. — *Drittes und letztes Stük der Beyträge zu den neuesten Prüfungen der Schœdlichkeit der Tœpferglasur,* etc. *Ibid.,* 1797, in-8, 62 pp.

Chemische Bemerkungen über das Phosphorsaure Quecksilber, die Boraxsaure, das Stinkende Johannis-kraut und den Schaftlosen Astragalus: nebst Herrn Hofrath Stark's und des Herrn D. Bretschneider's Vertheidigungen und praktischen Beobachtungen. Iéna et Leipzig, 1795 (1794), in-8, 116 pp. — Au jugement de la *Gazette de Salzbourg,* la partie clinique de cet opuscule est fort incomplète et fautive, et la partie relative à l'usage de ces divers remèdes dans les maladies vénériennes peu concluante.

Il parut, dans le *Journal des découvertes,* etc. (*Journal der Erfindungen, Wiedersprüche,* etc., 1794, n. 8, p. 35), un article intitulé :

Noch ein Wort uber das Phosphorsaure Quecksilber gegen die Vertheidigungen der Herren, Stark, Fuchs und Bretschneider.

Systematische Beschreibung aller Gesundbrunnen und Bœder der bekannten Lœnder, vorzuglich Teutschlands (anonyme), tom. I-II. Iéna, 1797-1801, in-8, 2 vol.

Repertorium der chemischen Litteratur von Jahr 494 vor Christi Geburt, bis 1806, in chronologischer Ordnung aufgestellt. Iéna et Leipzig, 1806-1812, in-8, 2 vol. en quatre parties.

Outre ces ouvrages, Fuchs a publié un grand nombre d'articles dans les journaux, tels que le *Magasin de Baldinger,* les *Annales chimiques de Crell,* et autres recueils allemands.

(Meusel, *das gelehrte Deutschland* Baldinger. — Usteri, *Repertorium.* — *Med. chir. Zeitung.* — *Allgem. med. Annalen.*)

FUCHS (JEAN-FRÉDÉRIC), né à Themar, dans le comté de Hennebourg, en 1774, conseiller du prince de Saxe-Weimar, professeur ordinaire d'anatomie à l'Université d'Iéna, depuis 1804, est mort dans cette ville le 8 août 1828.

Fuchs n'a publié que quelques opuscules peu étendus mais qui méritent d'être connus.

Dissertatio de Phthisi et Sinizesi pupillæ. Iéna, 1801, in-8.

Diss. anatomico-chirurgica, disquisitiones de perforatione membranæ tympani, præcipuè vera hujus operationis indicatione, exhibens. Iéna, 1809, in 4, 42 pp. — Bonne monographie. Comparaison de la perforation de la membrane du tympan avec celle de l'apophyse mastoïde. Fuchs proposa, pour pratiquer la première, un instrument de son invention.

Programma de Strumæ extirpatione per ligaturam. Iéna, 1810, in-4.

Progr. historiæ anat. prolapsus vesicæ urinariæ inversione in corpore femineo observati, partic. I-IV. Iéna, 1810-1814, in-4.

FULLER (THOMAS), médecin anglais, né en 1654, fit ses études médicales à Cambridge, fut reçu docteur en 1681, et s'établit à Savenoack, dans le comté de Kent. Il dut mourir dans un âge fort avancé, car il écrivait encore en 1739. Le nom de Fuller est un nom encore fort connu, parce que sa célébrité repose sur un de ces livres qui composent toute la bibliothèque usuelle de certains praticiens, sur un formulaire. « Fuller ne sacrifia point aux Grâces dit Haller, *Gratiis noster non sacrificavit, ingratissimæ enim sæpius sunt formulæ et enormes boli, dosesque passim nimiæ.*

Pharmacopœa extemporanea, seu prescriptorum sylloge, in quâ remediorum elegantium et efficacium paradigmata ad omnes ferè medendi intentiones accommodata, candidè proponuntur, unâ cum viribus, operandi ratione, dosibus in indicibus annexis. Londres, 1701, in-8; *ibid*, 1702, in-12; *ibid.*, 1705, in-8; *ibid.*, 1708, in-8; *ibid.*, 1709, in-8; Rotterdam, 1709, in-8; Amsterdam, 1709, in-8; Londres, 1710, in-8; *ibid.*, 1714, in-12; Amsterdam, 1717, in-8; Londres, 1717, in-8; *ibid.*, 1723, in-8; Amsterdam, 1731, in-8; Lausanne, 1737, in-8; Londres, 1740, in-8; Amsterdam, 1731, in-8. Traduite en Français, par Th. Baron. Paris, 1768, in-12.

Pharmacopœa Bateana ex praxi Georgii Bate excerpta pharmaca continens, etc., edente Fuller. Amsterdam, 1718, in-8.

Pharmacopœa domestica. Londres, 1723, in-8; Louvain, 1752, in-12. — *Family Dispensatory.* Londres, 1733, in-8.

Exanthematologia; or an attempt to give a rational account of eruptive fevers, especially the measles and Smallpox with an appendix concerning inoculation. Londres, 1730, in-4.

Introductio ad prudentiam; or directions, counsels and cautions, with regard to the common offices of life, etc. Londres, 1726, in-8 et in-12. — 2° vol. intitulé: *Introduction; or the art of right thinking, assisted and improved by such notions as men of sense and experience have lest us in their writings, in order to eradicate error, and plant knowledge.* Londres, 1731, in-12.

Adigies, proverbs, wise sentiments, and witty sayings, ancient and modern, foreing and British. Londres, 1732, in-12; *ibid.*, 1816.

Haller attribue à Thomas Fuller, l'ouvrage suivant, que Robert Watt donne à un François Fuller qui n'était point médecin.

Medicina gymnastica; or a treatise on the power of exercise in preserving health and curing disease. Londres, 1704, 1705, 1707, 1711, 1718, 1728, 1740, in-8.

FÜRSTENAU (Jean-Hermann), né à Herford le 1er juin 1688, fit ses études dans sa ville natale, puis à Wittemberg, à Iéna, et enfin à Halle, où il obtint le grade de docteur en médecine en 1709. Il se fixa aussitôt après à Herford pour y pratiquer l'art de guérir. En

1711 il voyagea en Hollande, et en 1719 il parcourut la plus grande partie de l'Allemagne. Il fut nommé en 1720 professeur extraordinaire de médecine à l'Université de Rinteln, et professeur ordinaire la même année. Dix ans plus tard, une chaire d'économie ayant été instituée dans cette Université, Furstenau fut chargé de la remplir en même temps que celle qu'il occupait déjà. En 1752, l'Université de Gœttingue lui conféra, sans qu'il l'eût sollicité, le diplôme de docteur en philosophie. Il était depuis long-temps membre de l'Académie des Curieux de la nature. Furstenau mourut le 7 avril 1756. On lui doit un grand nombre d'opuscules académiques, entre lesquels on distingue ceux qui ont pour objet de signaler les lacunes (*desiderata*) qui existaient alors, au jugement de Furstenau dans les diverses branches des sciences médicales. L'auteur n'avait vu que fort imparfaitement l'étendue qu'aurait exigé alors un traité complet sur cette matière; et aujourd'hui même, plus d'un siècle après Furstenau, ce serait encore le sujet d'un bien vaste ouvrage, le plus utile peut-être que pût entreprendre un homme profondément instruit, d'une grande pénétration, d'un jugement solide, et également éloigné d'un scepticisme outré et d'un manque de critique.

Diss., inauguralis sistens desiderata anatomico-physiologica. Halle, 1709, in-4.

Diss. epistolica, desiderata pathologico-semeiotica, ad Theod. Jans. ab Almeloveen. Leyde, 1712, in-4.

Desiderata practica ad Gothofr, Thomasium, polyhistorem Noribergensem. Francfort-sur-le-Mein, 1720, in-4.

Progamma de religione medici. Rinteln, 1720, in-4.

Oratio inauguralis de fatis medicorum. Rinteln, 1720.

Epistola de morbis jurisconsultorum, ad Zachar. Conr. ab Uffenbach. Francfort-sur-le-Mein, 1720, in-4.

Diss. de vita longa. Rinteln, 1721, in-4.

Diss. de officio medici, speciatim ordinarii, alias physici dicti, circa personas inspectioni suæ demandatas. Rinteln, 1721, in-4.

Diss. de hydrope pectoris. Rinteln, 1721, in-4.

Diss. epistolaris, qua desiderata circa morbos eorumque signa exponit Theod. Ianssonio ab Almeloveen. Amsterdam, 1723, in-8. *V.* plus haut.

Diss. sistens desiderata chirurgica. Rintlen, 1723, in-4.

Diss. de dysenteria in puerpera. Rinteln, 1723, in-4.

Programma de valetudine principum invitator. ad Orat. panegyr. in Sereniss. natalem. Rinteln, 1724, in-fol.

Diss. in exsequiis Herm. Zollii. Rinteln, 1725, in-fol.

Diss. in exsequiis Jo. Herm. Schminkii. Rinteln, 1725, in-fol.

Diss. invitator. ad audiend. orat.

inaugural. H. F. Gædæi. Rinteln, 1725, in-fol.

Diss. ad orat. de desideratis medico-forensibus. Rinteln, 1725, in-fol.

Diss. in exsequiis Chr. Phil. Dohm. Rinteln, 1726, in-fol.

Desiderata medica, variis in locis et varia forma, tandem Junctim edita. Leipzig, 1728, in-8.

Programma in funere Frid. Guil. Bierlingii. Rinteln, 1728, in-fol.

Programma in natal. Sereniss. de historia naturali. Rinteln, 1728, in-fol.

Diss. Thema medic. inaugural. Rinteln, 1729, in-4.

Oratio de analogia academiæ et œconomiæ. Rinteln, 1731, in-4.

Diss. IV. Disiderata œconomica. Rinteln, 1731, in-4.

Diss. de eo, quod divinum est in historia litteraria. Rinteln, 1731, in-4.

Diss. de usu et abusu acidularum et affectibus spasmodicis hypochondriacis. Rinteln, 1731, in-4.

Programma de vitiis eruditorum, etc. Rinteln, 1731, in-4.

Diss. Exercitatio œconomica de aëre. Rinteln, 1732, in-4.

Diss. circa aëroscopiam tentamen, quo et gravitate et elasticitate aëris omnes ejus motus derivantur. Rinteln, 1732, in-4.

Diss. de odoribus. Rinteln, 1732, in-4.

Diss. de morbis medicorum. Rinteln, 1732, in-4.

Diss. de brutorum morbis. Rinteln, 1733, in-4.

Diss. de tympanitide. Rinteln, 1733, in-4.

Diss. de Xenodochiis. Rinteln, 1734, in-4.

Diss. Spicilegium observationum de Indorum morbis et medicina. Rinteln, 1735, in-4.

Gründlich Anleitung zur Haushaltungskunst und dahin gehœrigen Schriften. Lemgo, 1736, in-8.

Diss. de carcinomate labii inferioris absque sectione persanato. Rinteln, 1739, in-4.

Diss. de Mania. Rinteln, 1739, in-8.

Diss. III de methodo medendi. Rinteln, 1740, in-4.

Diss. de initiis typographiæ physiologicis. Rinteln, 1740, in-4.

Diss. de respiratione sana et morbosa. Rinteln, 1741, in-4.

Diss. de contagio et morbis contagiosis. Rinteln, 1742, in-4.

Diss. abscessuum musculorum abdominis et vicinarum partium, læta tristiaque exempla sistens. Rinteln, 1742, in-4.

Programma de ritibus academicis. Rinteln, 1742, in-fol.

Diss. de œconomia humana. Rinteln, 1744, in-4.

Diss. de electricitate. Rinteln, 1745. in-4.

Diss. de sulphure et medicamentis sulphureis. Rinteln, 1745, in-4.

Programma de eodem et diverso in corpore humano. Rinteln, 1746, in-4.

Diss. de arte obstetricia. Rinteln, 1746, in-4.

Kurze Einleitung zur Haushaltungs-Vieh-Arzneikunst, oder vernünftige bedanken von unvernünftigen Haushaltungsthieren, derselben Mængeln, Gebrechen und Hülfsmitteln überhaupt und der jetzo unter dem Hornviehe herumgehenden Seuche besonders. Wolfenbüttel, 1748, in-8.

Diss. de oculorum vitiis præcipuis. Rinteln, 1748, in-4.

Diss. de meritis Lutheri in œcono-miam publicam et privatam. Rinteln, 1748, in-4.

Diss. de Viti saltu sive chorea, vulgo Weits-Tanz. Rinteln, 1749, in-4.

Programma de præjudiciis in artis exercitio salutaris vulgaribus sedulo vitandis. Rinteln. 1750, in-4.

Diss. de medicamentorum viribus rite æstimandis. Rinteln, 1751, in-4.

Gegründete Anmerkungen von dem rechten Gebrauch und vielerley Miss-brauch derer mineralischen Wasser, besonders des Pyrmonter Gesundbrun-nens. Lemgo, 1751, in-8.

Dis. de scorbuto. Rinteln, 1751, in-8.

Diss. Medicinæ forensis contractæ Specim. I, II et III. Rinteln, 1752, in-4.

Diss. de doloribus. Rinteln, 1753, in-4.

Programma de libertate academica. Rinteln, 1753, in-4.

Diss. de brachio sphacelato ab inte-gro reliquo corpore spontaneâ naturæ vi separato. Rinteln, 1754, in-8.

Programma de festorum imminu-tione dierum œconomiæ publicæ pro-futurâ. Rinteln. 1754, in-4.

Diss. de febribus. Rinteln, 1755, in-4.

Observationes meteorologicæ, cum constitutione epidemica ad ann. 1717 usque ad ann. 1726. Herfordiæ et Rin-telii factæ; in den Breslauischen Samm-lungen. Suppl. 3. p. 87, sqq. — Observa-tionum rariorum decas.: 1) Epilepsia cursoria, 2) Cephalea salivatione cu-rata, 3) Motus maxillarum spasmodici, 4) Ranula in sene plus quam sexage-nario, 5) Cancer mammarum, 6) Dysuria a musculis abdominis læsis, 7) Mensium fluxus immodicus, 8) Dysenteria alba in puerpera, 9) Ma-rasmus senilis, 10) Tumores abdomi-nis rariores, ibid., p. 108.

Observatio de xenodochiis; in den Hamburg. Berichten von gelehrten Sachen 1735 S. 7.

Mictus cruentus et purulentus sin-gularis; in Actis Academiæ Na-tur. Curios. vol. IV, p. 130. — Rarior abdominis intumescentia; ibid, p. 132. — Affectus spasmodico-paraly-ticus; ibid., p. 133. — affectus spas-modico-hystericus; ibid., p. 135. — Herpes erysipelatosus in infante; ibid., p. 137. — Phthiseos levamen ab aci-dulis dubium; ibid., p. 138. — Abs-cessus musculorum abdominis; ibid., p. 477. — Ulcus sinuosum perinæi; ibid., p. 480. — Historia febris catar-rhalis, circa finem anni 1734 et ini-tium 1735 passim epidemicæ, ibid., vol. V. — Observatio de abscessu musculorum abdominis, ibid. — Apos-temata musculorum abdominis morte terminata, ibid. — De hæmorrhoidi-bus cæcis internis exulceratis, ibid., vol. VI. — De ulcere ani aposte-matode cum variis symptomatibus, ibid. — Affectus ructuosus spasmodi-cus phthiseos veræ pulmonalis specie incedens, usu seri lactis et acidula-rum Driburgensium curatus, ibid. — Mercurius dulcis loco mercurii vitæ impetratus, ibid. — Febris biliosa cum pessimæ notæ symptomatibus feliciter decurrens, ibid. — De abscessibus circa genu, ibid. — Singularia extir-pata ex sectione cadaverum petita, ibid. — Criseos ophthalmicæ lætus tristisque effectus, ibid. — Miasma venereum, sub variâ formâ, aliis morbis præsertim chronicis junctum, ibid. — Hydrops pectoris, ibid. — Ar-thritidis indoles varia et singularis infrequentia, ibid. — Arteria pro vena

*tecta, lipothymiæ causa, ibid. —
Historia febris malignæ petechialis
Rintelii mense martio et sqq. 1741
epidemicè grassantis, ibid., vol. VII.
— Vulnus magnum sclopetarium feliciter consolidatum, ibid. — Dysenteriæ malignæ, in agro Rinteliensi,
mensibus octobris et novembris 1741
epidemice grassantis, succincta delineatio, ibid. — Scabies climacterica,
ibid. — Mortis subitaneæ causæ variæ, ibid. — Icterus annuo spatio
molestus, tandemque feliciter curatus,
ibid. — De abscessu circa genu
omissa quædam, ibid. — Phthiscos
incerta prognosis, ibid. — Alvi pertinax adstrictio, ibid. — Vulnus
rami arteriæ brachialis funestum,
ibid., vol. VIII. — Paralysis in puer-
perâ, ibid. — Varia et decretoria
urinæ vitia, ibid. — Hydrophtalmia
recidiva, ibid. — Febris catarrhalis
cum tussi ferina pueris infesta, ibid.*

*— Obsessio spuria, ibid. — Pleuritis
lethalis a glandibus faginis, ibid. —
Variolæ Rintelii epidemicæ. — Febris
catarrhalis Rintelii epidemia, ibid.
—Hydrops ictero complicatus lethalis,
ibid. — Spasmus vesicæ lethalis,
ibid. — Hæmorrhagia linguæ salutaris, ibid. — Hydropis idea, ibid. —
De purpurâ observatio, ibid. — Ma-
culæ infantum volaticæ, ibid. —
Hydrops pectoris, ibid. — Alvi pertinax obstructio, ibid. — De brachio
sphacelato per ασνσκφαττιασ naturæ separato, ibid., vol. X. — Historia
hydropis tribus subjectis funesti. In nov.
act. Acad. nat. curios., t. I. — De
febribus soporosis, ibid. — Sapor oris
salsus, ibid. — De prolapsu vaginæ
uteri in virgine, ibid. — De trepana-
tione in osse tibiæ feliciter adminis-
tratâ, ibid. — De abscessu in femore
notabili, ibid.*

(Meusel — Bœrner.)

FÜRSTENAU (Jean-Frédéric), fils de J. Hermann, né à Rinteln le 31 octobre 1724, étudia la médecine sous son père. En 1744,
il partit pour un voyage scientifique, et parcourut l'Allemagne et
la Hollande. A son retour à Rinteln, en 1745, il reçut le bonnet
doctoral après avoir soutenu sa thèse inaugurale sous la présidence
de son père. Deux ans après il fut nommé professeur ordinaire
d'anatomie et de chirurgie dans la même Université, et admis au
nombre des membres de l'Académie des Curieux de la nature. Une
mort prématurée l'enleva le 22 mars 1751. On a de lui quelques
opuscules.

*Diss. inauguralis (præs. patr. J. Her-
manno), de spasmo vesicæ. Rinteln,
1745, in-4.*

*Exercitatio academica de alumine,
selectis observationibus illustrata. Rinteln, 1748, in-4.*

Diss. de antimonio crudo, ejusque

*usu interno salutifero. Rinteln, 1748,
in-4.*

*Programma de spinâ ventosâ valde
spinosâ. Rinteln, 1748, in-4.*

*Programma quo empyema, naturæ
ductu congruis præsidiis chirurgicis
persanatum et propriis manibus trac-*

tatum enarrat. Rinteln, 1749, in-4.

*De abscessu et ulcere genuum fe-
liciter persanatis, in act. acad. nat.
curios.*, vol.,VIII, p. 238.—*De arthritide vagá, singulari ratione, brevi
temporis intervallo, sanata, ibid.*, p.
356. — *Malum ischiaticum, seu rheu-*

matismus femoris, ibid., p. 361. —
*De affectu spasmodico et quasi ma-
niaco per abscessum criticum in dorso
manus sublato, ibid.*, p. 363.

(Bœrner, Nachrichten, etc. —
Meusel.)

FYFE (André), d'Edimbourg, fut successivement aide du professeur Monro, et professeur d'anatomie dans l'Université de cette
ville. Il était aussi membre du collége royal des chirurgiens. En
1831, Callisen admettait Fyfe dans son *Dictionnaire des Médecins
vivans.* Nous savons qu'il est mort, sans pouvoir indiquer l'époque
où il a cessé de vivre. Une édition d'un de ses ouvrages, qui fut
revue, corrigée et publiée par son fils en 1826, porterait à penser
que Fyfe ne vivait déjà plus alors; il avait publié lui-même la précédente deux ans auparavant. Ce médecin s'est fait connaître par
des ouvrages d'anatomie humaine, accompagnés de beaucoup de
planches, et par des élémens d'anatomie comparée.

*A system of anatomy and physiolo-
gy, from the latest and best authors ; arranged as nearly as the
nature of the work would admit, in
the order of the lectures delivered by
the professor of anatomy in the uni-
versity of Edinburgh.* Edimbourg,
1785, in-8, 2 vol. (anonyme). 2ᵉ éd.,
Ibid., 1787, in-8, 3 vol. (avec le nom
de l'auteur).

*Anatomia britannica, a system of
anatomy in six parts ; illustrated by
upwards of 300 folio copper plates from
the most celebrated authors in Europe, by Andrew Bell, Engraver.*
Edimbourg, 1798, in-fol., 3 parties.

*A compendium of the anatomy of
the human body ; illustrated by upwards of one hundred and sixtes
tables, containing near seven hundred, figures, copied from the most
celebrated authors and from nature,*

*by Andrew Fyfe, Edinburgh. Three
vol. in-4, with a large whole-length
figure of the absorbents. Sold by
Longman and Rees, and Key. Lon-
drees, 1800-1802.*

*Views of the Bones, Muscles, Vis-
cera, and Organs of the senses. Copied from the most celebrated authors ; togheter with several additions
from nature. The whole consisting of
Twenty-Three folio tables, with ex-
planations.* Edinburgh, 1800.

*A compendium of the anatomy of
the human body. Intended principally
for the use of students.* Edimbourg,
1800, in-12, 2 vol. (C'est le texte du
grand ouvrage indiqué plus haut,
imprimé séparément.) *Ibid.*, 1807,
in-8, 3 vol.; 4ᵉ édition, *ibid.*, 1810,
in-8, 3 vol.; Londres, 1815, in-8,
3 vol. Edit. 8 *enlarged and improved;
to which are added directions for dis-*

tecting the different parts of the human body. Edinburgh, for Adam Black; London for Anderson, 1824, in-8, 4 vol., fig. Edit. 9 revised and corrected by Andr. Fyfe jun. Ibid, 1826, in-8, 4 vol.

A system of the anatomy of the human body; illustrated by upwards of 250 tables, taken partly from the most celebrated authors, and partly from the nature. Edinburgh, for Adam Black, 18 , in-4, 3 v., fig. color.

The outlines comparative anatomy. Edimbourg, 1813, in-8.

(*Allgem. med. Annalen.—Callisen.*)

G

GABELCHOVER ou **GABELKHOVER** (Oswald), historien distingué, fut pendant trente-sept ans médecin des ducs de Wurtemberg à Stuttgard, et mourut le 31 décembre 1616, dans la soixante-dixième année de son âge. Il entreprit, d'après l'ordre du duc Frédéric, et avec l'aide de son fils Jean-Jacques Gabelchover, l'*Histoire générale du Wurtemberg*. Elle devait se composer de trois parties; il n'en publia que la première, en six tomes, qu'on regarde comme le meilleur ouvrage qui existe en ce genre, et dont Phil.-Fréd. Weiss donna un abrégé.

Gabelchover est encore auteur d'un ouvrage de médecine.

Nützliche Arzneybuch fur alle des menschlichen Leibes Anliegen und Gebrechen. Tubingen, 1589, in-4; 1594, in-4; 1596, in-4; 1599, in-4; Francfort, 1596, in-8; 1665, in-4; 1680, in-4; Zurich, 1603, in-4; 1606, in-4; 1618, in-4. — Suivant Haller, ce traité de médecine domestique est de Louis, duc de Wartemberg, et Gabelchover n'a fait que le mettre en ordre.

GABELCHOVER (Wolffgang), fils du précédent, né à Stuttgard vers 1570, fit ses études médicales à Tubingen, puis passa en Italie, et demeura quelques années à Padoue. De retour dans son pays, il fut nommé médecin pensionné de la ville de Calwe. Bientôt après il devint médecin de la cour de Wurtemberg. On n'indique pas l'époque de sa mort.

Gabelchover est redevable de l'avantage qu'il a d'être cité encore quelquefois, à la nature de l'ouvrage qu'il a publié. C'est que l'ouvrage est un recueil de faits, et que l'auteur n'y a presque rien mis du sien; la *Biographie médicale* se trompe en attribuant à Beener et à Brunnius la publication des observations de Gabelchover, c'est bien Gabelchover lui-même qui les a publiées.

Curationum et observationum medicinalium centuria 1ᵃ Tubingen, 1611, in-8 ; *centuria* 2ᵃ *Ibid*, 1611, in-8; *centuria* 3ᵃ Francfort, 1612, in-8; *centuria* 4ᵃ Francfort, 1612, in-8; *centuria* 5ᵃ Tubingen, 1627, in-8 ; *centuria* 6ᵃ Tubingen, 1627, in-8. — L'auteur se plaint de l'extrême difficulté qu'on éprouvait alors en Allemagne à recueillir des observations complètes, les malades ne s'adressant aux médecins qu'après avoir épuisé les secours des commères et des charlatans. Aussi les observations de Gabelchover sont-elles généralement fort incomplètes. Il y en a pourtant, dans le nombre, quelques-unes d'intéressantes. Celles de la cinquième centurie sont, pour la plupart, relatives à la fièvre de Hongrie, à d'autres fièvres de mauvais caractère, à la peste, etc.

GABUCCINI (JÉRÔME), médecin italien du milieu du xvie siècle, était de Frano. La plupart des biographes en médecine ont dédaigné de parler de lui, quoiqu'ils aient donné place dans leurs ouvrages à une multitude d'auteurs moins distingués qu'il ne fut. C'est cet oubli de leur part qui nous engage à placer ici Gabuccini. Ce qu'on remarque dans ses ouvrages, où tout n'est pas remarquable à beaucoup près, ce sont d'assez nombreuses observations d'anatomie pathologique.

De lumbricis alvum occupantibus, ac de ratione curandis eos, qui ab illis infestantur, commentarius. Venise, 1547, in-8 ; Lyon, 1549, in-16. — L'auteur a vu un kyste hydatiforme rempli de vers cucurbitains : il décrit les animalcules du foie du mouton, qu'il compare à des graines de concombre. La partie thérapeutique de l'ouvrage est insigniante.

De comitiali morbo libri tres. Venise, Alde, 1561 . in-4; Venise, 1568, in-4. — Gabuccini a appris de son maître, A. Theodosio, que le tournis des brebis est dû au développement d'hydatides, quelquefois très-volumineuses, dans la tête.

De podagra, commentarium, ad faciendam medicinam accommodatum. Venise, 1569, in-4.

GACHET, docteur en médecine, membre de l'Académie Arcades de Rome, et du Musée de Paris. Pour le désigner par le titre le plus caractéristique nous ajouterons qu'il fut un charlatan à secret. Nous ne l'admettons dans ce Dictionnaire que parce que ses ouvrages sont indiqués dans divers recueils comme des œuvres scientifiques ; tandis que ce sont, si l'on peut ainsi parler, des procédés industriels propres à répandre l'annonce des remèdes inventés par l'auteur, et tenus secrets par lui, pour le plus grand bien de l'humanité.

Manuel des goutteux et des rhumatistes, ou l'art de se traiter soi-même, et en suivant la méthode de feu M. Gachet. Paris, 1785, in-12 ; *ibid.*, 1786; *ibid.*, 1789 ; *ibid.*, 1793, in-12, 2 v. Trad. en allemand, par F. L. Tabor. Dorkeim, 1792, in 8. — Tout l'art *de se traiter soi-même,* qu'on apprend dans cet ouvrage, c'est de se convaincre qu'on doit acheter le remède de Gachet.

Tableau historique des événemens présens, relativement à leur influence sur la santé, aux maux qui en sont ou qui peuvent en être la suite, et aux moyens propres à les combattre (avec Maison). Paris, 1789, in 12, 124 pp., avec cette épigraphe: *Quis talia fando temperet a lacrymis.* — Cette épigraphe fait assez connaître sous quel aspect les auteurs considèrent les grands événemens de cette époque. Pinel fit, dans le même temps et sur le même sujet, un article de journal écrit dans des idées tout opposées.

Problème médico-politique pour et contre les arcanes ou remèdes secrets. Paris, 1791, in-8. — L'auteur voudrait bien se donner l'air d'un homme qui cherche la vérité de bonne foi, et avec impartialité; mais le caractère du charlatan perce partout dans les efforts qu'il fait pour repousser l'imputation de charlatanisme.

GADDESDEN (Jean de) ou Jean l'Anglais, du collége de Merton à Oxford, chanoine de Saint-Paul, et le premier Anglais employé à la cour comme médecin, fleurit au commencement du quatorzième siècle. Freind, l'historien qui a lu ses écrits avec le plus de soin, y a recueilli tout ce qui pouvait faire connaître le caractère de l'auteur. Il avait, dit cet historien, assez de sagacité pour pénétrer les différens faibles de la nature humaine; il savait bien juger à quel point il pouvait en imposer à la crédulité. Il présente avec beaucoup d'art des amorces aux personnes délicates, aux dames, aux riches, et s'étudie à inventer pour eux des remèdes très-recherchés et très-chers. Chargé de soigner le fils du roi d'Angleterre de la petite-vérole, il ordonna, avec toutes les formalités requises et avec un air important, qu'on enveloppât le malade dans de l'écarlate, que tout ce qui était autour du lit fût rouge, ce qui est, dit-il, un fort bon moyen. Lorsque dans les écrouelles le mal ne cédait pas aux souverains remèdes, tels que le sang de belette, ou la fiente de pigeon, il exhortait les malades à aller supplier le roi de les toucher. Homme à spécifiques, il parle avec complaisance de ceux qu'il avait inventés, et des sommes qu'il avait tirées en en dévoilant quelques-uns, soit à des particuliers, soit à des chirurgiens-barbiers. Pour quelques maladies que ce soit il en a de tout prêts; son fort est en recettes. Il fait avec elles des choses merveilleuses. Il a guéri, dit-il, vingt hydropisies avec de la lavande; mais c'est un remède pour lequel il faut se faire payer d'avance. Quelqu'un avait-il la pierre? il était l'homme qui pouvait la dissoudre. Etait-ce la goutte la plus violente? il pouvait l'emporter avec des cataplasmes ou avec un onguent; il savait arrêter les accès d'épilepsie par un collier, et guérir la paralysie à la langue avec de l'eau-de-vie, etc. Il semble avoir fait une collection de toutes les recettes qu'il avait pu trouver, ou dont il avait ouï parler; et son livre contient l'histoire la plus complète des remèdes qui étaient en usage non seulement parmi les médecins de ce temps, mais aussi parmi le peuple dans toutes les parties de l'Angleterre, et dans le genre empirique et dans le superstitieux.

L'ouvrage de Jean de Gaddesden a pour titre :

Rosa anglica, quatuor libris distincta, de morbis particularibus, de febribus, de chirurgicâ, de pharmacopœa. Pavie, 1492, in-fol.; Naples, 1508, in-fol. *Emendante Nicolao Sylvatico.* Venise, 1516, in-fol. *Postrema editio emendatior et in meliorem redacta ordinem a Philippo Schoffio, cum additis quibusdam adnotatiunculis.* Angsbourg, 1595, in-4.—Guy de Chauliac porte sur cet ouvrage un jugement fort sévère. *Ultimò*, dit-il, *insurrexit una fatua Rosa Anglicana quæ mihi missa fuit et visa; credidi in eâ invenire odorem suavitatis, et inveni fabulas Hispani, Gilberti et Theodorici.* Il est pourtant vrai que Gaddesden tient assez bien son rang parmi les utiles compilateurs du moyen-âge, à qui il arriva bien rarement d'enrichir la science, mais qui rendirent au moins à leurs contemporains le service de la répandre, et à la postérité celui de la conserver.

(Freind.)

GAGLIARDI (Dominique), proto-médecin des états du pape, et professeur de médecine au collége de la Sapience, à Rome, à la fin du xviie siècle et au commencement du xviiie, est auteur des ouvrages suivans :

Anatome ossium, novis inventis illustrata. Rome, 1689, in-8; Leyde, 1723, in-8, et dans la bibliothèque anatomique de Leclerc et Manget. — Selou Gagliardi, la substance extérieure des os est composée de plaques osseuses de longueur et d'épaisseur différentes, ainsi que l'avait dit Malpighi. Gagliardi ajoute que ces plaques sont assujéties et unies ensemble par de petits osselets qui les traversent, et font l'office de clous. Il décrit, avec plus de soin qu'on n'avait fait, les canaux vasculaires des os; il fait dépendre la dureté de l'os de la substance terreuse déposée entre les filamens qui en constituent la trame; et il rapporte l'observation d'une fille affectée d'un ramollissement des os, analogue à celui de la fameuse femme Suppiot.

Relazioni di mali di petto che cortano presentamente, nell'archiospedale di S. Spirito. Rome, 1720, in-8. — Péripneumonie épidémique dans laquelle on trouvait les poumons *gangreneux*, des fausses membranes dans les plèvres, des adhérences, des ulcérations, l'hépatisation des poumons; la saignée pouvait être utile au début du mal, mais plus tard elle jetait les malades dans une prostration funeste. L'auteur employait les vésicatoires et des électuaires huileux et adoucissans.

Educazione de Figliuoli morale e medica. Rome, 1720, in-8, 2 vol.

L'idea del vero medico fisico e morale, formata secondo gli documenti ed operazioni d'Ippocrate, divisa in VI giornata, per commodo maggiore della gioventu que desidera d'approfitarsi nella medicina per la via del virtu. Rome, 1717, in-8. — Cet ouvrage, dans lequel Gagliardi donne des instructions aux jeunes gens qui veulent faire des progrès dans la médecine, est plein, dit Chamberet, des préceptes les plus sages et les plus utiles, soit sur la science, soit sur la morale des médecins.

L'infermo istruito nella Scuola del desiganno, opera composta a beneficio di chi desidera vivere longamente. Rome, part. Ire, 1719, in-8; partie IIe, 1720, in-8. — Sur les abus préjudiciables à la santé, et les moyens de se procurer une longue vie.

(Portal. — Chamberet.)

GALEANO (JOSEPH), docteur en théologie, en philosophie et en médecine, était né à Palerme, en 1605. Les éloges emphatiques que lui a donnés Mongitore et qu'ont répétés à l'envi les biographes venus depuis, le feraient volontiers prendre pour un prodige; il ne fut pourtant rien moins que cela aux yeux de ceux qui le jugent d'après ses œuvres. Il jouit néanmoins de son vivant de la réputation de médecin fort savant et de praticien très habile, et ses avis furent recherchés de tous les grands personnages de la Sicile et de l'Italie. Il enseigna la médecine à Palerme pendant près d'un demi-siècle, avec la plus grande distinction, il fut deux fois recteur de l'académie des médecins, et conseiller de l'intendant de l'état sanitaire de la ville. Il mourut, dit-on, des suites d'une saignée mal pansée, le 28 juin 1675. On trouve dans Mongitore la longue liste de ceux qui ont donné de grands éloges à Galeano et l'indication des ouvrages qu'il a mis au jour. Ce n'est pas ici le lieu de le considérer comme poète.

Epistola medica, in quâ de epide- *micâ febre theoricè et practicè agitur, tum controversiæ omnes de diætá pharmaciá et chirurgiá in malignis febribus enodantur.* Palerme, 1648, in-4.

Smilacis asperæ, et salsæ parillæ causa. Palermo, 1653, in-4.

Politica medica pro leprosis. Apologetica epistola, in quá summatim quæcumque adversus sententiam italicè priùs prolatam de explorandis leprosis latinè fuerunt impugnata expurgantur. Palerme, 1637, in-4.

Hippocrates redivivus paraphrasibus illustratus, septem aphorismorum Hippocratis sectiones. Paraphrases Claudii Galeni. Palerme, 1650, in-12, 1663, in-12, 1701, in-12.

Oratio de medicinæ præstantiá. Palerme, 1649, in-4.

La lepra unita col mal francese, o altro contagioso male; in quale degli spedali debba curarsi : distintion, e decisioni medicinali. Palerme, 1656, in-8.

Idea del cavar sangue. Palerme, 1659, in 12.

Il caffe con piu diligenza esaminato in ordine al conservamento della salute dei corpi humani. Palerme, 1674, in-4.

Del conservar la sanità libri sei di Galeno. Palerme, 1650, in-8.

Del vero metodo di conservar la sanita, e di curare ogni morbo col solo uso dell' acquavita, discorso di Bruno Cibaldi (Galeano) Romano. Palerme, 1662, in-12.

Discorso intorno all'uso dell' acquavita, nel quali sono le condizioni della perfetta acquavita, acciæ se ne possono servire i corpi per conservamento della salute. Palerme, 1667, in-12.

Lettera del Dottor Pelagio Sugapene (Galeano) a Bruno Cibaldi in approvazione del suo discorso intorno all' uso dell' acquavita. Palerme, 1667, in-12.

Le gendre de Galeano, Isidore Palesteros, avait commencé, sous le titre de *Vigiliarum medicinalium lucubrationes, cum Hippocrate redivivo, etc.,* in-12, une collection des ouvrages de son beau-père, qui devait former quinze volumes, mais ce projet fut abandonné.

Nous n'indiquerons point ici les nombreux ouvrages poétiques de Galeano, on en peut voir la liste dans Mongitore ou dans Manget.

GALE (Thomas), le Paré de l'Angleterre, naquit en 1507, et eut pour maître Richard Ferris, qui fut depuis premier chirurgien de la reine Élisabeth. Gale servait en qualité de chirurgien dans l'armée de Henry VIII à Montreuil, en 1544, et il était dans celle de Philippe à St. Quentin, en 1557. Après ces campagnes il se retira à Londres, ou il jouit de la plus grande réputation comme chirurgien. Il vivait encore en 1586; on n'indique pas l'époque de sa mort.

An excellent treatise of wounds made with gun-shot; in which is confuted both the grosse error of Jerome of Brunswicke, John Vigo, Alphonse Ferri and others, in that they make the wound venomous, which cometh through the common powder and shotte. And also there is set out

*a perfect and true methode of cu-
ring those woundes.* Londres, 1563,
in-8.

*An Enchiridion of chirurgerie ;
containing the exact and perfect cure
of woundes, fractures and dislocations. Newly compiled and published.*
Londres, 1563, in-8.

. *Certain works in chirurgerie newly
compiled and published : I. the institution of chirurgerie ; II. an Enchiridion,
the cure of wounds, fractures and
dislocations ; III. of Wounds made
with Gun shot, etc. ; IV. antidotari
the principal and secret medicines.*
Londres, 1563, in-8.

Un second volume des *OEuvres
chirurgicales* de Th. Gale (*chirurgical
works*), parut en 1566 ; les deux premières pièces qu'on y trouve ont
pour titre :

*A brief declaration of the worthy
art of medicine.*

The office of a chirurgeon.

L'objet principal de ces ouvrages
est de recommander les études scientifiques, et de montrer la liaison qu'ont
entre elles toutes les branches de l'art de
guérir. Il s'élève avec force contre
l'empirisme et contre l'invasion de
gens illétrés dans l'exercice de l'art.
On peut juger, d'après un passage du
livre qui vient d'être indiqué, du déplorable état de la chirurgie militaire
à cette époque. « Je me rappelle, dit-
il, qu'à mon arrivée à l'armée, près
de Montreuil, sous Henri VIII, je
trouvai là grand nombre de drôles
qui avaient l'impudence de faire les
chirurgiens. La plupart étaient des
châtreurs de truies ; d'autres, de chevaux, et plusieurs, des chaudronniers de campagne et des savetiers.
Cette noble secte était connue sous le
nom de *sangsues de chien* (?). Avec

ces sortes de guérisseurs, le traitement n'était jamais long : deux pansemens suffisaient communément ; les
blessés esquivaient le troisième en
partant pour l'autre monde. Le duc
de Merfolk ayant pris le commandement de cette armée, ne tarda pas à
être instruit de ce désastre, et pour
reconnaître la cause qui rendait mortelles les plaies les plus légères, il appela quelques chirurgiens habiles, et
je fus du nombre. Nous fîmes notre
ronde dans le camp, et bientôt nous
rencontrâmes plusieurs de ces *bons
compagnons* qui usurpaient ainsi le
nom et les gages de chirurgien. Nous
leur demandâmes s'ils étaient chirurgiens : ils répondirent que oui. Nous
leur demandâmes de rechef sous quels
maîtres ils s'étaient instruits. Ces af-
fronteurs à face impudente nous répondirent, l'un sous un tel devin,
l'autre sous un autre, qui tous étaient
morts. Nous nous informâmes encore
avec quelle drogue : ils nous montrèrent un pot ou une boîte qu'ils
avaient dans leur *boujette*, pleine d'une
vilainie propre à graisser les pieds des
chevaux. D'autres, et ceux-ci étaient
savetiers ou chaudronniers, faisaient,
avec la poix de cordonnier et de la
rouille de vieux chaudrons, un onguent qu'ils appelaient merveilleux.
Ces garnemens une fois démasqués,
le général les fit livrer à la prévôté
pour être pendus, en récompense de
leurs dignes services, à moins qu'ils
n'avouassent franchement qui ils
étaient, quelle était leur profession,
ce qu'ils firent à la fin, comme on l'a
vu ci-dessus.

*Certain Works of Galen, called
methodus medendi ; with a brief declaration of the worthy Art of medicine, the office of a chirurgeon, and*

an epitome of the 3d. book of Galen,
of natural faculties. All done into
English. Londres, 1586, in-4.

The whole works of that fa-
mous chirurgeon M. John Vigo; newly
corrected by men Skilful in that art,
whereunto are annexed certain Works
compiled and published by a Thomas
Gale. Londres, 1586, in-4.

(Aikin.)

ſ GALEOTI (PIO URBANO), accoucheur à Naples dans le dernier
tiers du siècle passé, est auteur d'un traité d'obstétrique. Nous
n'avons point vu cet ouvrage, aucun journal de l'époque ne nous
le fait connaitre, et tout ce que nous apprend à son sujet l'historien
de l'art des accouchemens, Osiander, c'est que les principes sur lesquels est fondé l'ouvrage de Galeotti sont ceux de Smellie et de
Levret.

L'ostetricia pratica di Pio Urbano Galeotti. Naples, 1787, iu-8.

GALIEN (CLAUDE), naquit à Pergame, ville de l'Asie-Mineure,
célèbre par l'oracle d'Esculape, au temps de l'empereur Adrien,
l'an 128 de l'ère chrétienne. La plupart des historiens placent sa
naissance à l'an 131, mais Goulin a prouvé que cette date est
inexacte. Il eut pour père Nicon, sénateur de Pergame; homme
érudit, philosophe, mathématicien, architecte et surtout habile dans
la connaissance des dialectes de la langue grecque, qui lui servit de
maître dans l'étude de ces diverses sciences, et particulièrement de
la dialectique où il se rendit supérieur à tous les médecins qui se
trouvèrent plus tard à Rome en même temps que lui. (*Ren. Char-*
terii vitâ Galeni oper. Hipp. et Galeni, t. I, p. 56. C. Labbe éloge
de Galien, Paris. 1660. *et in Fabricii Biblioth. græc.* L. 4. *Goulin,*
Encycl. méthod. méd. art. Galien.)

Il apprit sous de bons maîtres, d'abord la philosophie des
stoïciens, puis celle de Platon, ensuite celle d'Aristote et enfin
celle d'Épicure : après quoi, averti, comme il le dit lui-même,
par un songe de son père, il s'appliqua à la médecine, à
l'âge de dix-sept ans. Il eut pour premier maître un disciple d'Athénée, chef de la secte pneumatique, qu'il quitta bientôt
comme un homme sans talens et sans jugement. Puis il suivit successivement les leçons de plusieurs disciples de Quintus, médecin célèbre de ce temps et plus célèbre anatomiste, tels que Satyrus,
Pelops, Numesianus Phecianus, qui enseignaient la médecine à Pergame où dans d'autres villes; Pelops à Smyrne, Numesianus à Co-

rinthe. Ils étaient tous de la secte dogmatique et faisaient profession
de suivre Hippocrate, ce qui contribua, sans aucun doute, à inspirer
à Galien le projet de relever la médecine hippocratique; il profita
en outre des leçons de Stratonicus, disciple de Sabinus, du platoni-
cien Albinus, d'un Lucius qui enseignait à Alexandrie, ville où séjourna long-temps Galien. Il y entendit des médecins de toutes les
sectes et fut en état de choisir dans chacune ce qu'il jugea y avoir de
meilleur. Instruit des principes de la médecine, il parcourut diverses
contrées de l'Europe et de l'Asie pour étudier les médicamens sur
leur sol natal et en faire provision; il visita les îles de Chypre, de
Crète, de Lemnos, la Celesyrie et l'Égypte. Revenu dans sa patrie
à l'âge de vingt-huit ans, il fut chargé, par le pontife de Pergame,
du traitement des gladiateurs, et remplit cette charge avec tant de
bonheur qu'il rendit la santé à tous les blessés que le traitement
prescrit par d'autres médecins avait jetés dans un état dangereux.

A l'âge de 33 ans, il quitta sa patrie à cause d'une sédition qui s'y
éleva, et partit pour Rome où il exerça la médecine, dont les Grecs
étaient encore presque exclusivement en possession. Il eut pour
amis, à Rome, Endemus, célèbre philosophe péripatéticien, qu'il
guérit d'une fièvre triple quarte, causée par l'usage immodéré de la
thériaque, par l'emploi du remède même qui avait causé le mal,
Sergius Paulus, préteur, Barbarus, parent de l'empereur Lucius, Septime-Sévère, alors consul et plus tard empereur des Romains, Boethus, dont il guérit l'épouse de flueurs blanches opiniâtres, dans un espace de temps fort court.

Après un séjour de quatre ou cinq ans à Rome, pour se dérober
à l'envie des médecins grecs qui exerçaient leur art dans cette ville,
et à la peste qui ravageait l'Italie, il se retira de nouveau à Pergame. Mais bientôt, rappelé par le philosophe Marc-Aurèle Antonin, et par Lucius Verus, il se rendit à Aquilée, et revint à Rome
avec les empereurs, à cause des ravages de la peste. Lucius Verus
étant mort dans ce voyage, il refusa de suivre en Germanie Marc-
Aurèle Antonin, qui désirait l'avoir près de lui comme médecin, et
demeura à Rome, où il composa, outre plusieurs autres ouvrages,
ses livres de l'*Usage des parties*, et donna des soins à Commode
et à Sextus, les deux fils de l'empereur. Il guérit Marc-Aurèle, revenu de Germanie avec un dérangement d'estomac causé par
l'usage d'alimens froids et cruds, en lui faisant boire du vin avec
addition de poivre, et lui appliquant sur l'estomac de l'huile de
nard. Il prépara aussi de la thériaque pour l'usage de ce prince

Enfin, dans sa vieillesse, il rentra, dit-on, dans la ville qui l'avait
vu naître. Il vécut à Rome sous l'empire de Marc-Aurèle Antonin
le philosophe, de Commode, de Pertinax, de Septime-Sévère, pour
lequel il prépara aussi de la thériaque, et mourut âgé de soixante-
dix ans, sous l'empire de ce dernier (*Leclerc*, p. 3, l. III, c. 1,
p. 666), ou, selon d'autres, de Caracalla (*Charter. vita Galeni*,
tom. I, c. 42, p. 95.

Galien ne s'éleva pas pendant sa vie, ni même immédiatement
après sa mort, à ce haut degré d'estime qui le fit prendre par les
Arabes pour un oracle dont il fallait suivre en tout point la doctrine; il reçut pourtant de tous ceux qui ont parlé de lui, les plus
grands éloges, et en jouit même de son vivant pour son habileté en
médecine, et pour la grande connaissance qu'il avait de la philosophie, de la dialectique, de la géométrie et de la grammaire.
Il écrivit sur ces diverses sciences plus de cinq cents livres, dont
une partie périt même de son temps, dans l'incendie qui consuma
à Rome le temple de la Paix. Un grand nombre restent encore
cachés dans les bibliothèques; mais cependant la plus grande partie
en est venue jusqu'à nous; ce qu'il faut attribuer au zèle avec lequel
fut cultivée la médecine galénique par les médecins grecs qui vécurent après lui, par les Sarrasins, par les Arabistes et les restaurateurs en Europe de la littérature médicale.

Le système de médecine de Galien régna despotiquement sur
tout le monde civilisé pendant plus de treize siècles, et ne fut
ébranlé que par les attaques violentes de Théophraste Paracelse.

Avant d'exposer ce système, qui tient une si grande place dans
l'histoire, il convient de jeter un coup-d'œil sur l'état de la médecine avant Galien.

La voie qu'Hippocrate avait ouverte en traçant une démarcation
profonde entre les systèmes philosophiques et la médecine, ne fut
pas long-temps suivie. Les dogmatiques ses successeurs, firent consister le plus haut degré de perfection de la science qu'ils cultivaient
à pouvoir donner raison de tout, et tout expliquer au moyen de la
doctrine des quatre qualités des élémens. Plus tard, l'épicurisme
transporté dans la médecine donna naissance au méthodisme.
Celui-ci, rapprochant la totalité des observations recueillies sur
les maladies, les classant selon leurs analogies, et saisissant leurs
communautés, voyait celles-ci se réduire à deux caractères généraux, et faisait rentrer toutes les modifications pathologiques pos-
sibles dans trois catégories, séparées ou réunies: *strictum*, *laxum*.

mixtum. Les pneumatistes, classe de médecins qui se rattachait par une filiation directe à l'école des philosophes pour qui tous les phénomènes du monde étaient expliqués dès qu'on avait donné au monde grossièrement matériel et inerte une âme moins matérielle et active pour le mettre en mouvement, les pneumatistes, disons-nous, en introduisant un *esprit* dans le corps de l'homme pour le faire vivre, et en attribuant à ses *désordres* les dérangemens de la santé, avaient transformé la science médicale en une métaphysique nuageuse.

Le solidisme absolu des Erasistratéens n'avait cessé de faire face et de tenir tête à la doctrine qui déduisait toutes les maladies de l'altération de quelque humeur.

Au milieu de tant de doctrines disparates, soutenues avec une égale ténacité, quoique avec des droits fort inégaux au suffrage d'un juge impartial, les éclectiques ou episynthétiques se présentaient avec la prétention de prendre un lambeau de chaque doctrine et d'en faire un système régulier, riche des qualités de chacune d'elles, et exempt de tous leurs défauts.

Les erreurs choquantes, les lacunes, les contradictions mutuelles de tous les dogmatismes connus, firent nier jusqu'à la possibilité de dogmatiser; on contesta à l'esprit humain toute autre faculté que celle de recueillir par l'expérience des notions individuelles, sans pouvoir jamais les systématiser; d'où l'empirisme logique, qui compta en médecine, plus que dans aucune autre science, des partisans nombreux et distingués, mais en même temps l'empirisme routinier et crédule, pour qui l'art de guérir ne consista le plus souvent qu'en un recueil de recettes de bonnes femmes, ou de pratiques superstitieuses.

Telles étaient les écoles médicales qui se disputaient la prééminence au temps où parut Galien. Le nombre de leurs adeptes n'était point le même. Chacune avaient eu une époque de splendeur où elle avait dominé ses rivales. C'était alors le tour de l'empirisme; mais de l'empirisme dégénéré. Sous sa domination, l'anatomie, la physiologie, la pathologie et la thérapeutique générales, toute la partie scientifique de la médecine en un mot, était mise en oubli.

Il ne faut pas taire néanmoins que plusieurs parties des sciences médicales avaient fait dans les derniers siècles de très-remarquables progrès. Favorisée par l'appui et les encouragemens des souverains, l'anatomie humaine, créée à Alexandrie, n'avait cessé que depuis peu d'être cultivée avec la plus grande ardeur, et par des hommes du premier mérite. Les relations ouvertes avec l'Afrique, en transportant en Italie des maladies auparavant inconnues dans ce pays, avaient agrandi le champ de la pathologie, et fournissaient à l'esprit d'observation un aliment attrayant par sa nouveauté. L'Orient avait enrichi la matière médicale d'une foule de substances d'une vertu médicale supérieure à celles qu'elles venaient remplacer.

Dans de telles circonstances, un homme doué d'une aussi haute capacité que Galien, devait exercer sur son époque une influence puissante; et la décadence rapide que devaient éprouver après lui les sciences et les lettres, la barbarie qui devait suivre, assuraient un long avenir à l'empire qu'il allait prendre sur les esprits. L'apparition d'un homme doué d'un jugement sévère, ennemi des hypothèses, capable de systématiser les notions acquises sans les altérer par aucun mélange d'explications imaginaires, et de tracer le vaste tableau des connaissances de détail fournies par l'expérience du passé, sans y mêler aucun trait d'imagination, l'apparition d'un tel homme eût été pour l'avenir de la médecine une faveur du ciel. Malheureusement Galien ne fut point cet homme-là. Il eut tout le talent qu'exigeait une aussi grande tâche, autant de savoir, plus de savoir même qu'il n'est permis d'en espérer d'un seul homme, mais ces grandes qualités se trouvaient alliées en lui à l'esprit le plus systématique, au dogmatisme le moins réservé; et, comme il arrive d'ordinaire, ce fut par ces défauts qu'il agit le plus fortement sur son siècle et sur la postérité, ce fut non pas sa science mais ses hypothèses qu'il leur imposa de recueillir et de conserver.

Galien fut un dieu pendant près de quatorze siècles; son culte fut renversé au dix-septième, et depuis il n'a plus passé que pour une fausse idole. Il est réellement l'un ou l'autre à même titre, selon l'aspect sous lequel on le considère. Nous allons l'envisager alternativement et comme écrivain systématique, et comme représentant de toute la science positive de son siècle.

SYSTÈME DE MÉDECINE DE GALIEN.

Le raisonnement et l'expérience adoptés chacun exclusivement comme source de la connaissance par les dogmatistes et les empiriques, furent proclamés par Galien également indispensables. La connaissance de l'art suppose *la méthode* qui coordonne les principes généraux, et l'observation qui examine et apprécie les détails. Les principes dirigent la pratique, qui sans eux n'est que la routine. La pratique affermit les principes, qui sans elle ne sont que des hypothèses.

Voilà en apparence la part faite à l'observation et au raisonnement; voilà posés les principes d'une logique très-solide. Seulement on n'y voit pas déterminé l'ordre dans lequel l'expérience et le raisonnement doivent concourir pour engendrer une science positive. Or, aussitôt qu'il se met à l'œuvre, Galien montre évidemment qu'il n'a point compris l'ordre naturel des idées, et que son esprit, d'ailleurs si élevé, n'a même pas d'aptitude à le comprendre. Il fallait étudier d'abord les faits particuliers, et s'élever ensuite à des axiomes progressivement plus étendus; il prend les choses par les principes les plus généraux, il veut faire la médecine a priori. Galien déduit la médecine de la physiologie, la physiologie de la physique, et celle-ci de la philosophie régnante. Suivons-le dans la marche hypothétique et hasardeuse qu'il lui a plu d'adopter.

L'élément est la partie constitutive des corps la plus petite et la plus simple. Sa petitesse le dérobe à l'investigation de nos sens, sa simplicité fait qu'il échappe à la raison. L'analyse est donc forcée de s'arrêter aux élémens secondaires immédiats des corps qui sont le feu, l'eau, l'air et la terre. Chacun de ces élémens est doué d'une qualité qui lui est propre : le feu est chaud, l'air froid, l'eau humide, la terre sèche. Ces qualités étant la *condition nécessaire* par laquelle les élémens nous sont connus, sont *des qualités premières,* sont les élémens eux-mêmes. Ces qualités primitives n'existent jamais *pures* dans les corps. Ceux-ci résultant, non de l'agrégation des élémens, mais de leur mixtion intime, ont des qualités *composées* ou *secondes.* Ce mélange des élémens, et cette combinaison des qualités constituent le tempérament propre de chaque être, et font que chaque particule du corps de l'animal est distincte de toute autre, et a une action qui lui est propre; que telle particule est plus chaude, telle autre plus froide, telle plus humide, telle autre plus sèche. De là les qualités binaires du chaud sec, du chaud humide, du froid sec, du froid humide. De là enfin autant de *compositions* diverses, et autant de tempéramens des corps, qu'il y a de combinaisons posssibles des quatre qualités premières.

Le corps humain est composé de ces élémens, et il y a trois de-

grés de composition. Les parties similaires, les parties instrumentales (les organes) et le corps entier.

Il y a de plus, outre ces élémens et ces parties composées d'élémens, quatre humeurs, le sang, la pituite, la bile jaune et la noire.
Le sang est composé des élémens les plus simples, il fournit à la
génération et à la nutrition du corps humain. Les trois autres humeurs proviennent du sang, et sont naturelles à l'animal, mais on
doit les considérer comme excrémentitielles, puisque leur sécrétion
surabondante et leur rétention porte le trouble dans l'économie.
Les qualités de ces quatre humeurs sont composées des qualités
premières. Le sang est chaud et humide; la pituite, froide et humide; la bile jaune est chaude et sèche; la bile noire, froide et
sèche.

Ces trois dernières humeurs sont engendrées par le sang, le sang
l'est par l'aliment. L'estomac, comme toute partie instrumentale
qui travaille à une préparation ou sécrétion quelconque, a quatre
facultés naturelles : *attractive, rétentrice, altérante* et *excrétrice*;
c'est par ces facultés que sont opérées les transformations, les sécrétions et les excrétions des substances qui parviennent à ces organes.
Le chyle est élaboré dans l'estomac, et passe de là, par les veines
mésaraïques, au foie où il est converti en sang ; c'est aussi dans ce
dernier organe que se fait la dépuration du sang; la vésicule attire
ce qu'il y a de doux et de jaune, la rate ce qu'il y a d'épais et de
limoneux. C'est par les reins qu'est éliminée l'eau dont la trop
grande quantité rendrait le sang impropre à la nutrition.

Les esprits sont le principe moteur dans le corps animal, ils diffèrent de l'air, mais on en puise les matériaux dans l'atmosphère.
Dans le foie, qui est l'organe fabricateur du sang, il se sépare de
ce fluide des vapeurs subtiles, ce sont *les esprits naturels*, ces esprits transportés au cœur se mêlent à l'air introduit par la respiration et forment *les esprits vitaux*; dans le cerveau ils deviennent
des esprits animaux.

Le foie, comme organe préparateur du sang d'où dépendent la
nutrition, et l'accroissement du corps et la propagation de l'espèce,
est le siége principal des facultés naturelles; le cœur des facultés
vitales, puisque, au moyen des artères il distribue dans tout le
corps le principe de la chaleur et de la vie; le cerveau des facultés
animales, car il est la source du sentiment et du mouvement. Les
actions naturelles, vitales et animales se divisent en internes et externes. Les actions internes de la faculté naturelle sont la digestion,

la coction et la sanguification : l'action externe est la distribution du sang veineux dans toutes les parties du corps. Les actions vitales internes sont les passions de l'âme : les actions externes sont le mouvement des artères, et la distribution qui en résulte du sang à toutes les parties du corps où il entretient la chaleur et la vie : les actions internes de la faculté animale sont l'imagination, le jugement et la mémoire : les externes sont la sensation et le mouvement.

Les mouvemens qui se passent en nous sont de deux espèces : mouvement par rapport au lieu, mouvement par rapport à la qualité. Le premier se nomme *action*, il est actif; le second, *altération*, il est passif.

La santé est cet état du corps dans lequel il n'y a point de douleur, et où les fonctions s'exécutent sans difficulté. Elle résulte d'une température moyenne des élémens et des qualités *eucrasia*, et d'une certaine convenance ou symétrie des parties. Elle suppose une composition convenable des humeurs, une action bien réglée de la part des esprits. Il faut donc pour jouir de la santé, que les parties similaires soient à un degré convenable et proportionné de chaud, de froid, d'humide et de sec; que les organes ou parties instrumentales soient dans leur état naturel par rapport à leur situation, leur grandeur, leur figure, leur nombre. L'homme qui jouit de ces avantages, possède une bonne constitution qui peut être ordinaire ou athlétique.

La maladie est une disposition ou une affection contre nature des parties du corps, qui empêche premièrement, et par elle-même, leur action. Il faut y distinguer l'altération même du corps, et l'affection, ou modification de l'action qui en résulte immédiatement. Dans toute affection contre nature du corps, où son action se trouve lésée, on peut tout rapporter à trois chefs: la maladie, la cause de la maladie, le symptôme de la maladie; ou, ce qui revient au même, à quatre: la fonction viciée, la cause qui l'a immédiatement viciée (cause prochaine), les causes qui ont précédé l'affection, les symptômes qui la suivent.

Il y a deux genres de maladie: maladie des parties similaires, maladie des organes. Les deux genres se divisent en lésion de l'action, lésion de la structure.

Le premier genre consiste dans l'intempérie des parties similaires, et cette intempérie est avec ou sans matière. Sans matière si la partie pèche simplement par excès ou défaut de chaud, de froid, de sec ou d'humide; avec matière si à l'intempérie d'une partie se joint la congestion sur cette partie d'une humeur animée d'une intempérie analogue. L'intempérie est simple ou composée; simple si une seule qualité domine, composée si elle résulte de la prédominance de deux qualités. Égale ou inégale : égale, si toutes les parties du corps ou d'un organe sont dans le même état, iné-gale si ses diverses portions sont affectées d'intempérie différente.

Le second genre de maladies est celui des parties instrumentales. On les divise en quatre espèces : lésion des organes par rapport à leur figure, au nombre de leurs particules, à leur grandeur et à leur position. Les maladies des organes sont également simples ou composées.

Un troisième genre de maladies est commun aux parties simi-laires et instrumentales, ce sont les lésions de continuité.

Les causes des maladies sont internes ou externes. Les causes externes sont occasionnelles ou procathartiques : elles dépendent des six choses non naturelles. Celles-ci mettent en jeu les causes internes qui sont de deux ordres : antécédentes, ou conjointes, et qui diffèrent encore selon qu'elles siègent dans les solides ou dans les humeurs. Les humeurs peuvent pécher par excès, par défaut et par cacochi-mie. C'est surtout le sang qui pèche par excès ou défaut, les trois autres humeurs par cacochimie; elles peuvent en ce cas altérer la composition du sang.

La pléthore est de deux sortes, par rapport aux forces, par rap-port aux vaisseaux.

L'excès des qualités propres des humeurs constitue l'acrimonie.

Les causes internes antécédente et conjointe, ne sont apercevra-bles que par la raison, ne sont connues que par la maladie qu'elles déterminent. La cause conjointe se nomme encore prochaine, parce que la maladie ne saurait exister sans elle. On doit encore distinguer des causes manifestes, cachées, générales, particulières, locales, accidentelles, etc., etc., etc.

Les symptômes sont des affections contre nature, dépendantes de la maladie, et qui la suivent comme l'ombre suit le corps. On les divise en trois classes : symptômes de l'action lésée; symptômes d'excrétion, et symptômes de rétention. Les excrétions critiques diffèrent des symptômes en ce qu'elles résultent des efforts de la nature, et les symptômes de la maladie.

Les signes des maladies sont diagnostiques ou prognostiques. Les diagnostiques sont pathognomoniques, qui caractérisent les maladies, ou adjoints.

Les signes prognostiques se tirent de la nature connue de la maladie, de celle de la partie affectée, du tempérament, des dispositions, de l'âge du malade, de la saison, du climat, etc.

L'examen du pouls est de la plus grande importance pour le diagnostic et le prognostic des maladies.

Le premier principe du traitement des maladies est de seconder la nature, et de les combattre par leurs contraires. L'indication se tire de la prévision des résultats. Il faut chasser les maladies et conserver les forces. Le premier se fait par les contraires, le second par les moyens qui aident la nature. On satisfait à toutes les indications par le régime, les médicamens et la chirurgie. Dans la prescription du régime, Galien prend pour guide Hippocrate; il fait quelques emprunts à Asclépiade. Quant aux remèdes à administrer, aux alimens à accorder aux malades, voici sur quels principes il en réglait le choix. Tous les corps ayant pour principes les quatre élémens, doivent avoir aussi les qualités qui distinguent ces élémens, le chaud, le froid, le sec et l'humide. On sait que dans le corps humain ces qualités ne sont pas toujours également tempérées, et qu'il peut y avoir excès de chaleur, de sécheresse, de froid ou d'humidité, ou de plusieurs de ces qualités réunies. La même chose a lieu dans les autres corps de la nature. Composés des mêmes élémens, ils en ont aussi les qualités : et comme leur composition varie, de même varie en eux le degré auquel ils possèdent chaque qualité; dans l'un c'est le chaud qui domine, dans un autre c'est le froid ou l'humide. La santé parfaite chez les êtres animés, consistant dans la juste proportion de chaque élément, se conserve en eux par l'usage d'alimens qui n'y introduisent rien qui puisse faire prédominer ou le chaud ou le froid, ou le sec, ou l'humide, et comme la santé comporte jusqu'à un certain point l'intempérie des qualités fondamentales, si cette intempérie est chaude, elle réclame des alimens rafraîchissans; si elle est froide, des échauffans; humide, des desséchans, et réciproquement; un régime ainsi réglé corrige parfaitement les vices des tempéramens. La même règle s'applique aux maladies; les contraires sont guéris par les contraires, le froid par le chaud, l'humide par le sec, le froid-humide par le chaud-sec, le chaud-sec par le froid-humide. Ainsi donc, toute qualité médicamenteuse revient, en dernière analyse, à la qualité de chaud, de froid, de sec ou d'humide. Toute maladie, soit des parties similaires, soit des organes, dépendant de l'excès d'une des qualités élémentaires, ou de plusieurs qualités combinées, il faut employer pour les guérir des médicamens dans lesquels prédominent les qualités contraires. Aux maladies qui consistent en une intempérie simple, les remèdes doués d'une qualité simple; à celles qui consistent en une intempérie composée, les remèdes doués d'une qualité composée.

Galien classa les remèdes en catégories, selon le degré de leur puissance. Une intempérie étant guérie par son contraire, il aurait pu arriver, si l'on n'avait pas tenu compte du degré de l'une et de l'autre, qu'une intempérie faible fût transformée en une intempérie opposée si l'on eût employé pour la combattre un remède dans lequel la qualité contraire eût été proportionnellement trop puissante. Les qualités des médicamens, comme les intempéries morbides, soit simples, soit composées, furent donc divisées en quatre classes, selon le degré de leur énergie. Ainsi, par exemple, le poivre fut chaud au quatrième degré, la cannelle au troisième, le lin au premier. L'art de composer les médicamens fut fondé sur ces bases. S'il y avait excès de quelque qualité dans une substance médicamenteuse, on la tempérait par l'addition d'une autre; si elle manquait, on y suppléait par une seconde. Les remèdes qui changeaient ainsi les qualités du corps, Galien les nommait des *altérans*; les *purgatifs* constituaient une autre classe de médicamens: ils avaient la propriété d'évacuer chacun une humeur particulière.

Telle est la doctrine médicale galénique, considérée dans ses généralités, et tel est Galien, envisagé comme écrivain systématique. Ce n'est guère que sous ce point de vue qu'il a été présenté par les historiens. Or, c'est de beaucoup le moins favorable aux yeux de quiconque n'est pas disposé à s'émerveiller à l'aspect d'un vaste système, vrai ou faux, par cela seul qu'il est bien lié et conséquent dans toutes ses parties. Pour peu qu'on ait l'habitude d'apprécier l'influence des systèmes sur la marche de la science, non d'après des vues à priori, mais par la connaissance réfléchie et les expériences du passé, on ne peut s'empêcher de reconnaître que le système de Galien a eu l'influence la plus funeste. Ce n'est donc point là qu'il faut chercher les titres réels de Galien à une gloire immortelle. C'est dans le prodigieux savoir qu'il posséda, et dans l'immense service qu'il rendit à la postérité en lui transmettant l'ensemble le plus complet que l'on possède de toutes les notions positives qui avaient été acquises jusqu'alors, dans chacune des branches des sciences médicales; car il les posséda toutes au plus haut degré où un homme de son siècle pût prétendre. Nous jetterons un coup-d'œil rapide sur l'anatomie, la physiologie, la pathologie et la thérapeutique spéciales et la chirurgie de Galien, et nous indiquerons les découvertes les plus importantes ou les perfectionnemens les plus remarquables dont il les a enrichies; mais nous devons faire remarquer auparavant que les limites étroites dans lesquelles nous devons nous renfermer ne nous permettent pas de prétendre à donner une idée un peu complète des travaux de Galien dans ces divers genres.

Anatomie de Galien. — Galien a disséqué un grand nombre d'animaux, et il a cru que la structure du singe était parfaitement semblable à celle de l'homme. Cette fausse supposition lui a fait adopter quelques erreurs qui ont été reçues sans examen, par le respect servile qu'on avait pour son autorité.

Quoique incomplète, l'ostéologie de Galien est plus exacte que celle de Celse et de Rufus. Il a mieux décrit le sphénoïde, le temporal, le canal nasal du maxillaire supérieur, l'ethmoïde, les cornets des fosses nasales et la cloison osseuse qui les divise. Il a bien décrit l'articulation de la tête avec la première vertèbre; il a connu les osselets sésamoïdes. Il a dit que la mâchoire inférieure, le sternum, le sacrum et le coccix étaient composés de plusieurs pièces, sans faire remarquer que cela n'est vrai que dans les premières périodes de la vie.

La description des muscles est moins intéressante dans Galien, et plus obscure parce qu'il ne les a point désignés par des noms propres, et qu'il décrit les muscles du singe pour ceux de l'homme. Il avait d'ailleurs cultivé cette partie de l'anatomie avec beaucoup de soin. Les muscles qu'il a découverts, ou qui étaient peu connus avant lui, sont le peaucier, le buccinateur, le pyramidal du nez, le plantaire et le palmaire, les sphincters externe et interne de l'anus, le petit pectoral, le rhomboïde, le petit droit antérieur de la tête, quelques-uns des extenseurs de l'épine, les intercostaux, le poplité, et enfin les lombricaux et les interosseux des pieds et des mains, dont on a attribué à tort la découverte à Riolan, ou à Habicot. Galien est plus exact, et il intéresse davantage quand il indique la situation et les usages des viscères, quoique ce soit toujours d'après les animaux; car le cerveau, par exemple, dont il donne la description, n'est pas celui de l'homme, mais du bœuf, tel qu'on le vend, dit-il, tout préparé dans les grandes villes, et propre

à en faire la dissection. Il a décrit tout l'intérieur de ce viscère, et
jusqu'aux plus petites parties: les ventricules, la cloison transparente, la voûte à trois piliers, les lignes saillantes qui se remar-
quent sur sa surface concave, et qu'il a comparées aux cordes d'une
lyre, les glandes pinéale et pituitaire, l'*infundibulum*, les corps
cannelés, les couches des nerfs optiques, les cordons médullaires
situés dans la partie postérieure des ventricules latéraux, et dont
la figure ressemble à celle des cornes de bélier, ou des pieds de
cheval marin, les tubercules quadrijumaux surnommés *nates* et
testes, l'appendice vermiforme, la commissure artérienne ou corde
de Willis, la fente que Sylvius a nommée aqueduc, et qui commu-
nique du troisième au quatrième ventricule, le cordon médullaire
et fibreux qui en termine l'ouverture, et qu'on nomme commissure
postérieure, la protubérance annulaire, les cuisses et les bras de la
moelle alongée. Dans la description des nerfs, il s'attribue la découverte du nerf récurrent.

Le cœur est assez bien décrit, Galien a fort bien connu l'ouverture de la cloison interauriculaire, qu'on a eu tort par conséquent
de nommer le *trou de Botal*. Il a disséqué avec soin les vaisseaux
propres du cœur, mais il a prétendu que ce viscère ne recevait pas
de nerfs, bien loin d'en être la source, comme l'avait dit Aristote.

Dans l'angiologie; il donne plus de place à l'histoire des veines
qu'à celle des artères. Il n'est pas exempt de graves erreurs, mais
néanmoins, il est le premier qui ait donné une angiologie de quelque importance. Il a connu les anastomoses des vaisseaux mammaires avec les intercostaux et les épigastriques.

Physiologie de Galien. — Nous dirons d'abord quelques mots
sur la physiologie générale de Galien.

Doctrine des forces vitales :

Trois forces fondamentales président à la vie des animaux. L'une
réside dans le cerveau, une autre dans le cœur, la troisième dans
le foie. La première agit par les nerfs et régit les fonctions *animales*,
la seconde, par les artères, les fonctions *vitales*, l'autre, par les
veines, les fonctions *naturelles*. L'intelligence, l'action des sens, la
sensibilité générale, le mouvement volontaire, ressortent de la première; les passions de l'ame, l'entretien de la chaleur naturelle dans
tout le corps, le mouvement pulsatif des artères, dépendent de la
seconde; la troisième préside aux fonctions nutritives.

Des facultés d'un ordre inférieur existent dans les corps animés en nombre égal à celui des phénomènes essentiellement divers qui se passent en eux.

1° Faculté *générative*, qui *change* et qui *forme* les parties.

2° Faculté d'*accroissement*.

3° Faculté *nutritive*, qui *attire*, qui *retient*, qui *altère* ou *assimile*, et qui *expulse*.

Le cerveau, les organes des sens, les muscles, le cœur, les poumons, etc., etc., ont aussi leurs facultés propres.

Passons à la physiologie spéciale.

Le cerveau est le siége de l'ame. L'ogane propre de celle-ci est l'esprit ou pneuma-animal qui remplit les ventricules cérébraux. C'est du cœur qu'il tire sa source. Il en vient par les artères qui vont du cœur au cerveau. Le cerveau tient aussi sous son empire l'action des organes des sens et le mouvement volontaire. Tous les nerfs ont leur origine dans le cerveau. Ils sont de deux espèces : les uns mous, les autres durs. Ceux-là sont les organes de la sensibilité, ceux-ci le sont du mouvement; les premiers se rendent aux organes des sens, les autres aux muscles. Galien fait avec autant de détail que de soin l'histoire de chaque sens et du mécanisme de sa fonction. Nous noterons en passant qu'il considère le crystallin comme l'organe essentiel de la vision. L'histoire des mouvemens volontaires doit beaucoup à Galien. Il fut le créateur de la mécanique animale, sur laquelle on n'avait jeté que quelques idées vagues ou fausses, et qu'il étudia en anatomiste exercé et en mécanicien habile. Il reconnut dans les muscles des propriétés diverses : une tonicité organique, qu'ils tiennent de leur structure, et une contractilité volontaire qu'ils doivent aux nerfs qui s'y distribuent, et qu'ils perdent si ceux-ci viennent à être détruits.

Galien a beaucoup approché de la connaissance de la circulation du sang, mais il n'a pu l'atteindre, quoi qu'en aient dit plusieurs historiens de la médecine, et récemment encore M. Hecker. Il démontra, par des expériences péremptoires, contre le sentiment d'Érasistrate, que les artères contiennent du sang; il connut parfaitement la direction du cours du sang dans les artères, et sut très-bien que, parti du cœur, ce liquide était transporté par elles dans toutes les parties du corps; il n'ignora point les relations qui existent entre les extrémités des systèmes artériel et veineux, au moyen desquelles le sang passe du premier dans le second; il sut même que le sang, passé des artères dans les veines, était versé par les gros troncs de ces derniers dans les cavités droites du cœur; enfin, pour indiquer le dernier pas qu'il ait fait vers la connaissance de la vérité, il enseigna qu'*une partie du sang* passait du ventricule droit du cœur dans la veine (artère) pulmonaire, et dans les divisions de ce vaisseau dans les poumons, mais il s'arrête là. Il touchait presque à l'une des plus belles découvertes qui aient été faites en physiologie; le faible espace qui l'en séparait fut pour lui une barrière infranchissable. Les historiens dont j'ai déjà parlé, préoccupés de l'idée que Galien ayant connu les anostomoses des artères et des veines, avait dû penser que le sang arrivé aux extrémités des divisions de l'artère pulmonaire, devait passer dans les veines du même nom et revenir au cœur, pour être de nouveau distribué par tout le corps, lui ont prêté cette opinion. Ils ont eu tort, et je l'ai démontré par cent passages de Galien, qui ne permettent aucun doute, à M. Gerdy, qui s'était, comme tant d'autres, laissé tromper par les apparences. La véritable doctrine de Galien est celle-ci. Du sang qui arrive dans le ventricule droit du cœur, *une partie* va par l'artère dans les poumons, et sa destination ne dépasse point ces organes. *L'autre partie* traverse la cloison interventriculaire par des trous à peine perceptibles sur le cadavre, mais qui sont beaucoup plus dilatés pendant la vie. Cette partie du sang, arrivée du ventricule droit dans le ventricule gauche, s'y combine *avec l'air* venu des poumons dans cette cavité, et, ainsi combiné, il passe dans l'aorte et va se distribuer partout.

Il est de toute certitude que Galien a complétement ignoré le retour du sang du poumon dans les cavités gauches du cœur.

L'espace nous presse; en voilà assez sur la physiologie de Galien. Nous ne pouvons finir néanmoins sans parler de l'habileté du médecin de Pergame dans l'art de faire des expériences. Nous citerons les plus remarquables, comme elles se présenteront à notre souvenir. Il a étudié les effets de la destruction de la moelle épinière à des hauteurs diverses, ceux de la perforation des parois de la poitrine d'un côté ou des deux côtés à la fois, de l'excision d'une ou plusieurs côtes, de la section des nerfs qui se rendent aux muscles intercostaux de celle du nerf récurrent. Il a lié les uretères, pour démontrer que c'est par cette voie que l'urine va des reins dans la vessie. Il a fait des expériences très-difficiles pour étudier le mécanisme de la déglutition, etc.

Hygiène de Galien.—Galien a été long-temps le meilleur écrivain que l'on possédât sur l'hygiène. En effaçant tout ce qu'il y a de mauvaise théorie dans son ouvrage, il reste encore un ample recueil de conseils utiles et de préceptes judicieux. Une partie en est empruntée par Galien à ses prédécesseurs; mais il y a quatre articles sur lesquels il a fait plus de recherches qu'eux dans l'étude des moyens de conserver la santé. Ils sont relatifs 1° à l'enfance ; 2° à la vieillesse; 3° aux différens tempéramens; 4°.à la classe de ceux qui ne sont pas maîtres de leur temps.

Autant que possible il convient que les enfans soient nourris du lait de leur mère, qui naturellement leur doit être plus propre qu'un lait étranger. Ce doit être leur seule nourriture jusqu'à ce qu'ils aient leurs premières dents. Qu'on soit attentif à remarquer ce qui excite leurs cris et qui leur cause des agitations violentes. Tous les matins, et quand leur estomac est vide, il faut les laver à l'eau tiède, en prenant soin de les bien frotter et sécher ensuite. Bien éloigné d'approuver l'usage des peuples du Nord, qui plongent dans l'eau froide leurs enfans d'abord après qu'ils viennent de naître, il parle de cette coutume avec le dernier mépris, et dit qu'il n'a non plus d'envie d'écrire pour ces Germains et pour ces Barbares, que pour des ours et pour des lions. Galien insiste sur le soin qu'on doit prendre des nourrices, soit par rapport à la diète, soit par rapport à l'exercice, soit par rapport au sommeil, etc., si l'on veut qu'elles aient de bon lait. Rien n'est plus nécessaire aux petits enfans que de respirer un air pur; ainsi l'on doit éviter de les tenir dans des chambres trop renfermées, et les éloigner des lieux marécageux, des vapeurs des grandes villes, etc.

Entre les préceptes relatifs aux vieillards, on peut citer celui d'exciter les fonctions de la peau par l'usage des frictions et de la brosse; de prendre toujours un exercice modéré, qui entretient leurs forces, mais de ne le jamais pousser jusqu'à la fatigue, qui les amaigrit et les épuise; de prendre une nourriture fluide et réchauffante, de boire un vin généreux et diurétique, et d'entretenir avec soin la liberté du ventre.

La connaissance des tempéramens est une condition sans laquelle on ne saurait régler d'une manière convenable les moyens de l'hygiène, et notamment les particularités du régime. Galien s'étend longuement là-dessus.

Pour ce qui est des personnes employées dans les affaires publiques, des gens de lettres à qui des occupations accumulées no laissent pas la liberté de disposer d'eux et de leur temps, Galien leur prescrit trois règles : Premièrement, que toutes les fois qu'ils ont fait des efforts de travail et d'étude plus que de coutume, ils redoublent de sobriété; secondement, il leur ordonne d'observer le régime le plus simple, celui qui facilite le plus la digestion; troisièmement, enfin il veut que, quelles que soient leurs affaires, ils aient chaque jour quelque moment consacré à l'exercice, ou si cela est impossible, de se faire tirer quelquefois un peu de sang, pour prévenir la pléthore, et de prendre de temps en temps quelque doux purgatif, pour se nettoyer l'estomac et les intestins, et les débarrasser des impuretés qui s'y accumulent; sans quoi ils ne sauraient manquer d'être attaqués de divers accidens fâcheux.

Médecine pratique de Galien. — Ce n'est pas chose facile de dégager les notions positives que Galien posséda sur les maladies et leur traitement, du fatras de dialectique dans lequel elles sont perdues. C'est surtout dans la lecture de ses ouvrages pathologiques qu'on est accablé de cette prolixité asiatique du médecin de Pergame, qui le dispute aux médecins arabes les plus diffus. C'est là surtout qu'on voit sous la plume de l'historien qui analyse avec sévérité, de longs traités se réduire à quelques lignes substantielles. Mais aussi le nombre des ouvrages pathologiques de Galien est immense. J'espère donner en un autre temps un résumé de ces travaux qui représente, d'une manière aussi complète que possible, l'ensemble des connaissances que Galien posséda sur les maladies. Ce résumé ne saurait entrer ici; et je dois me borner à exposer un petit nombre de notions tirées de la pathologie galénique. Je ne m'arrêterai point à la pathologie générale, assemblage purement verbal de définitions, de divisions et de subdivisions interminables sur la maladie considérée d'une manière abstraite; sur les causes, sur les symptômes des maladies en général, considérées non comme l'observation nous les présente, et dans la réalité des faits, mais envisagées spéculativement dans les conceptions hypothétiques qu'on s'en forme. On n'a que trop imité pendant une longue suite de siècles cette partie des travaux de Galien, et les traces de cette *pathologie dialectique* ne sont point encore effacées des traités de pathologie générale les plus modernes. De toutes les généralités de Galien nous ne conserverons que la définition qu'il donne de la maladie, dans laquelle il se montre aussi *organicien* qu'aucun des médecins qui se qualifient maintenant de ce nom. La maladie est selon lui tout dérangement de quelque partie du corps qui en trouble les fonctions, menace l'existence, ou rend l'exercice de la vie pénible ou douloureux. Les symptômes suivent la maladie comme l'ombre suit le corps.

Les maladies se divisent en celles des parties similaires, c'est-à-dire des systèmes artériel, veineux, nerveux, osseux, cartilagineux, ligamenteux, membraneux et musculaire auxquels il faut ajouter les quatre humeurs; en maladies des parties instrumentales ou organes, comme le cerveau, le cœur, les poumons, le foie, etc.; et enfin en maladies de tout le corps.

Considérées relativement à leur nature, les maladies des parties similaires peuvent être ramenées à des intempéries ou disharmonies entre les qualités élémentaires dont elles sont pourvues. Les humeurs pèchent par leur surabondance : c'est la pléthore; ou par les vices de leur composition : cacochymie. Les maladies des organes sont des altérations ou de leur forme, ou de leur nombre, ou de leur quantité ou volume, ou de leur situation. Les solutions de continuité sont un genre de maladies commun aux parties similaires et aux parties instrumentales ou organes.

Dans la pathologie spéciale, nous signalerons la doctrine des fièvres, très-longuement et très-systématiquement développée par Galien. Pour donner une idée de sa manière de les envisager nous dirons qu'il admettait trois espèces de fièvres intermittentes. La quotidienne, la tierce et la quarte, qu'il considérait comme essentiellement différentes. Car la première dépendait d'un état putride de la pituite, la seconde d'une altération analogue de la bile jaune, la dernière de la putridité de l'atrabile. Les fièvres continues proviennent aussi d'une altération de la bile jaune.

Indiquons encore deux classes de maladies fort communes; les inflammations et les hémorrhagies, sur lesquelles Galien a rassemblé des généralités tirées en partie de l'observation, en partie et principalement de ses conceptions systématiques; et disons enfin quelques mots de la pathologie tout à fait spéciale de Galien, c'est-à-dire de ses notions sur les maladies individuelles de chaque partie du corps.

C'est ici le lieu de parler de la vaste étendue des connaissances de l'auteur et de son extrême sagacité à découvrir le siège des maladies les plus cachées. Le traité *de Locis affectis*, qui a pour objet cette partie de la science, est le plus remarquable de tous ses ouvrages, et le plus beau monument qui nous reste de l'esprit d'observation de l'antiquité.

Un médecin méthodiste traitait depuis long-temps sans succès par des remèdes topiques, une paralysie de l'avant-bras et de la main; Galien reconnut que le véritable siège de la maladie était la moëlle épinière; il attaqua le mal dans sa source et guérit le patient. Il rapporte une foule d'exemples d'erreurs analogues commises par des médecins réputés fort habiles, et qui lui fournirent ainsi l'occasion de montrer sa supériorité sur eux.

Dans l'impossibilité de parcourir le cadre nosologique pour indiquer les connaissances de Galien sur chaque point, nous nous bornerons à dire que s'il ne décrivit pas les maladies avec la même pureté et la même vivacité de trait qu'Hippocrate, Arétée ou Cœlius-Aurélianus, il en parla du moins de manière à prouver qu'il connaissait à peu près toutes celles que nous connaissons aujourd'hui. Et quant au traitement, il fournit, sur une foule de points, des préceptes et des renseignemens utiles qu'on chercherait vainement ailleurs.

Chirurgie de Galien. — La chirurgie n'est point oubliée dans les œuvres de Galien, mais ce n'en est pas la partie brillante. Le médecin de Pergame avait pratiqué la chirurgie dans sa jeunesse, et même avec beaucoup de succès, puisque, chargé, pendant près de trois ans, dans sa ville natale, de soigner les gladiateurs, il n'en avait pas perdu un seul, tandis qu'avant lui ils périssaient presque tous; mais lorsqu'il fut à Rome, il abandonna la chirurgie, pour se renfermer dans l'exercice de la médecine, conformément à l'usage qui commençait à s'établir dans les grandes villes, de séparer l'une de l'autre, dans la pratique, les diverses branches d'un art trop étendu pour être exercé tout entier par un seul homme. Ce qui détermina le choix de Galien, c'est peut-être qu'il ne se sentait pas cette fermeté d'ame sans laquelle on ne saurait devenir un grand opérateur, et dont quelques circonstances de sa vie nous montrent qu'il était dépourvu. On peut citer pourtant un cas dans lequel il fit voir qu'il ne manquait point de hardiesse comme chirurgien.

Un serviteur de Marcellus le mimographe, ayant reçu, en s'exerçant à la lutte dans une académie, un coup violent sur le sternum, eut une carie profonde de cet os. Aucun des médecins qui avaient été appelés pour le traiter, n'avait osé entreprendre d'enlever l'os corrompu, à cause du mouvement du cœur, qu'on sentait immédiatement dessous, et dans la crainte d'ouvrir la poitrine. Galien pratiqua cette opération; le péricarde, altéré par la pourriture, laissait voir le cœur à nu; le malade fut guéri en peu de temps. Galien rapporte quelques autres cures chirurgicales non moins brillantes.

Nous saurions au juste jusqu'où s'étendirent ses connaissances et son habileté en chirurgie, s'il avait composé le traité qu'il avait promis sur cette partie de l'art de guérir, ou si cet ouvrage était parvenu jusqu'à nous, au cas qu'il l'ait écrit; mais cette chirurgie de Galien n'existe pas. Il parle néanmoins de la plupart des maladies chirurgicales dans son grand ouvrage *de Methodo medendi*, dans le traité *de tumoribus*, dans celui *de medicamentorum compositione secundum locos*, et, par occasion, dans plusieurs autres. Peyrilhe a rassemblé ces fragmens avec soin, et en a composé une longue section de son histoire. On y remarque peu de choses nouvelles, ou du moins celles qui le sont n'ont pas une grande importance. La partie de la chirurgie où Galien se montre le plus habile et le plus exercé, est celle relative aux bandages et appareils, dont il a traité dans ses commentaires sur les œuvres chirurgicales d'Hippocrate. C'est dans ces commentaires que nous apprenons que Galien a réussi assez fréquemment à réduire des luxations contre lesquelles divers chirurgiens avaient épuisé, sans succès, leur patience et leur habileté.

Après avoir donné du système et des connaissances médicales de Galien, un résumé aussi complet que nous le permettait l'étroitesse du cadre dans lequel il fallait se renfermer, il nous reste encore à remplir une tâche non moins difficile : celle d'indiquer les ouvrages de Galien que nous possédons, et les éditions qui en ont été faites. Le plan de notre ouvrage nous prescrivait de les énumérer, si la chose était possible, dans l'ordre chronologique selon lequel ils furent écrits. Galien fournit lui-même presque tous les renseignemens nécessaires pour ce classement de ses œuvres. Il y a beaucoup à gagner, dans la lecture de chaque ouvrage du médecin de Pergame, à connaître l'époque où il fut écrit, et quelquefois même la circonstance qui lui donna naissance. L'ordre chronologique est donc celui que nous avons préféré. Si l'on a besoin de voir l'ensemble des écrits de Galien classés dans un ordre systématique, il suffira de jeter les yeux sur une édition quelconque de ses œuvres complètes. Nous n'avons pas cru qu'il fût nécessaire de répéter une seconde fois dans un autre ordre une aussi longue liste que celle des ouvrages de Galien.

§ 1ᵉʳ. — OUVRAGES LÉGITIMES
DE GALIEN.

De sectis ad eos qui introducuntur;
il n'existe point d'édition grecque séparée de cet ouvrage. Il fait partie
d'une collection grecque-latine d'opuscules philosophiques de Galien, publiée par Théodore Goulston. Londres, 1638, in-4. — Cet ouvrage,
recueilli aux leçons de Galien par ses
disciples, expose les principes des
sectes dogmatique, empirique et méthodique, réfute ceux des deux dernières, et soutient la cause du dogmatisme.

*De optimâ sectâ ad Tra-ybulum
liber.* En grec et en latin, dans la
même collection que le précédent. —
L'objet en est le même, et les argumens qu'il renferme ne sont point
différens.

De optimâ doctrinâ liber; en grec
et en latin avec les précédens. *Et de
optimo docendi genere libellus, novæ
medicorum græcorum editionis specimen exhibens. Car.Gottl.Kühn.*Leipzig,
1818, in-8 ; en latin : *Cl. Galeni contra academicos et pyrrhonios; interprete Erasmo Roterodamo.* Anvers,
1569, in-4.

*De sophismatis seu captionibus pe-
nes dictionem.* — Il n'y en a point
d'édition séparée.

*Quod optimus medicus sit quoque
philosophus.* Édition grecque séparée
(Paris), *ex officinâ Fr. Morelli* 1577,
in-4 ; avec l'*exhortatio ad discend.
bon. art. stud. Jo. Posselii.* Rostock,
1591, in-4 ; à la suite du *Traité des
airs, des eaux et des lieux,* trad. par
Coray, éd. de 1816. — Éditions grecques-latines, trad. d'Érasme ; Paris,
1544, in-4 ; *Ph. Fr. Meckelio, cum
fasces acad. obtineret, gratulabundus*

*Cl. Gal. tract. de optimo medico phi-
losopho gr. et lat. recudi curavit Kurt.
Sprengel.* Halle, 1788 , in-4 ; et dans
le recueil de T. Goulston. — Édition
latine : *Versio Sixti Arcerii cum orat.
adhort. ad artes.*Franeker, 1616, in-4.

*Galeni pergameni Paraphrasta
Menodoti suasoria ad artes oratio.*
Éditions grecques. *Studio J. Posselii.*
Rostock, 1591, in-4, avec le traité
*Quod optimus medicus sit quoque phi-
losophus.* — *Galeni admonitio ad lit-
teras addiscendas. Primum græcè separatim edidit, editiones principes
inter se contulit, locos quamplurimos
emendavit, explicavit, illust. Jan. Cornarii correct. adj. indic. locuplet. addidit Jo. Ge. Gu. Kœhler.* Leipzig,
1778, in-8. Éditions grecques-latines:
*Gal. paraphrasis in Menodoti exhort.
ad artes, cum Fred. Jamotii annota-
tion.* Paris, 1581, in-4. *Gal. adh. ad
art. cum suâ annotatione et vers.
Erasmi edid. Abr. Willet.* Leyde, 1812,
in-8 ; dans la collection de Goulston,
et à la suite des éditions de Callima-
que, Londres, 1741, in-8. 1751, in-8,
et des *Fables d'Esope,* Édimbourg,
1747, in-12, 1767, in-12. — Édition
latine : *Vers. Erasmo.* Bâle, 1526,
in-8. — La plus grande partie de cet
opuscule est une critique très-vive de
l'athlétique. Éloge de la médecine.

*De constitutione artis medicæ ad
Patrophilum liber.* Il n'y a point d'é-
dition grecque séparée. Édition grecque-latine. *Stud. Jani Antoniaci* (Gonthier d'Andernach). Paris, 1531. Édition latine. Trad. du même. Paris,
1528, in-8. — Cet opuscule contient
les principes fondamentaux du système élaboré plus tard par Galien, et
présente une sorte de résumé général
de la médecine.

De elementis secundum Hippocra-

tem, libri II. Éditions grecques: *Gal. de elem. sec. Hipp.*, lib. II. *Ejusdem de opt. corp. nostri constitutione. Ejusd. de bono habitu.* Paris, *ap. Sorbon.* 1530, in-8. Paris, 1546, in-fol., avec d'autres opuscules. — Éditions latines: *Vert. Jo. Guinther. Andernac.* Paris, 1541; avec le traité *de Nat. facult.* Lyon, 1548, in-12, et avec divers autres, Bâle, 1529, in-4; *vert. Victor. Trincavelli*, Lyon, 1550, in-12. — Le premier livre expose les opinions des médecins et des philosophes sur les élémens; il est surtout dirigé contre Athénée, et a pour objet de montrer jusqu'à quel point, en physiologie, les qualités des élémens peuvent tenir lieu des élémens eux-mêmes. Le deuxième livre traite des quatre humeurs comme étant les élémens propres des animaux pourvus de sang.

De temperamentis libri tres. Il n'y a point d'édition grecque séparée. — Éditions grecques-latines: *Gal. de Temp. lib. III. Ej de inæquali temperie libell. cum his Hipp. juramentum. Adjecimus eorumdem libellorum lat. quoque vers. et in prædictos Galeni libellos introductionem.* Cambridge, 1521, in-4. Paris, 1523, in-fol. Bâle, 1538, in-8 (*ed. Seb. Singkheler*). — Éditions latines. Venise, 1498, in-8. Lyon, 1588, in-8. — Le premier livre traite des tempéramens et de leurs espèces, et de l'homme le mieux tempéré. Dans le second sont exposés les signes de chaque tempérament. Le troisième a pour objet le tempérament ou les qualités fondamentales des médicamens qu'on emploie intérieurement ou à l'extérieur. Tout y est expliqué par les combinaisons et les prédominances du chaud, du froid, du sec et de l'humide.

De atrabile liber. Éditions grecques. Paris, 1530. in 8. Bâle, 1546, in-fol. — Éditions latines: *Vert. J. Guinth. Andern.* (*cum aliis libris*). Bâle, 1529, in-4 (voy. plus haut). Paris, 1534, in-fol.

De inæquali intemperie. Il n'y a point d'édition grecque séparée. Édition grecque-latine: Bâle, 1538, in-8, avec le traité *de Temperamentis.* Éditions latines: *Galen. de inæquali distemperantiâ, cum Galeni et græc. quorumd. libris Geo. Valla interprete.* Venise, 1498, in-fol. *Th. Linacro vertente cum libr. de temperam.* Cambridge, 1521, in-4. Paris, 1523, in-fol. *Gal. opera* (*varia*) *Nic. Leoniceno interpr.* Paris. *ex off. H. Stephani*, 1514, in-4: *Vers. Linacri emendata per Lalamantium*, etc. (avec d'autres ouvrages). Genève, 15-9. in-8.

De optimâ corporis nostri constitutione. Édition grecque: avec les Traités *de Elementis*, etc., et *de bono habitu*: Paris, *ap. Sorbon.* 1530, in-8; et avec d'autres. Paris, 1546, in-fol. — Édition latine: avec le Traité *de inæquali intemperie vert. Lalamantio.* Genève, 1579. in-8.

De bono habitu. Édition grecque indiquée à l'article précédent. Édition latine: avec le traité *De inæquali intemperie*, et quelques autres. Trad. de Geor. Valla. Venise, 1498, in-fol. Trad. de J. Gonthier d'Andernach, avec d'autres traités. Bâle, 1529, in-4. Heduæ, 1537, in-8.

De facultatibus naturalibus libri III. Édition grecque: Anvers. 1547, in-8. Éditions latines: trad. de Linacer. Londres, 1523, in 8; Paris, 1528, in-8; Lyon, 1540, in-fol.; 1548, in-12; 1550, in-12. Trad. de Gonthier d'Andernach: Paris, 1528,

in-8 ; 1534 , in-fol. ; 1541 , in-fol. ;
1547 , in-12. — Ouvrage dirigé en
grande partie contre Erasistrate et
Asclépiade. L'auteur prétend prouver
par des raisonnemens , et même par
des expériences , l'attraction de l'aliment et de l'excrément dans le rein ;
il défend, contre Erasistrate, les quatre
qualités des alimens. Le livre II* roule
sur la faculté *concoctrice* ; le IIIe sur
la faculté *retentrice* (force altérante et
force d'assimilation).

*De substantiâ facultatum natura-
lium fragmentum.* Il n'y a point d'édition grecque séparée. Edition grecque-
latine dans le recueil de Théod. Gouls-
tou , indiqué plus haut. Editions latines : *Vert. J. Guintherio Andern.*
Paris, 1528 , in-8 ; Lyon , 1551 ,
1552 , in-12. *Ed. Vict. Trincavellii
hoc tit.: Gal. de natur. facult. lib. III.
Th. Linacro interp. accedunt schol.
doctiss. et epitome Jac. Sylvii in eos-
dem libr. Acced. de nat. fac. substantiâ liber ; et, an sanguis naturâ in
arteriis contineatur, Vict. Trincav.
interpr.* Lyon, 1550, in-12.

*De anatomicis administrationibus
libri IX.* Editions grecques : Paris,
1531, in-fol. ; Bâle, 1531, in-fol. (?)
*Galeni libri aliquot græci , partim
hactenus non visi , partim mendis repurgati et restituti et adnotat. illustrati per J. Caium (de decretis Hipp.
et Platon.; de medicamentis quæ inter
se comnutantur ; anat. libri IX.; de
musculorum motu libri II. Libri VII
de utilitate partium fragm. in codd.
gr. impress. desideratum ; denique
Hippocr. de medicam. lib.).* Bâle ,
1544 , in-4. Editions latines : *Vert.
J. Guinth. Andern.* Paris, 1531, in-
fol. ; ibid., 1546 , in-fol. ; Lyon,
1551, in-12. Edition française : Lyon,
1512, in-8, trad. de Dalechamp. *Ibid.*
— Cet ouvrage est ce que Galien
fait de plus complet et de meilleur sur
l'anatomie. On y voit combien étaient
restreints pour les anciens les moyens
de cultiver cette science. Galien recommande d'aller étudier l'ostéologie à
Alexandrie, où les professeurs ont des
os à montrer à leurs élèves ; il dit en
avoir eu à sa disposition, provenant
de tombeaux que des débordemens de
rivières avaient bouleversés ; d'autres,
pris sur des cadavres de malfaiteurs
jetés à la voirie, et d'autres provenant d'enfans abandonnés. Les livres
I à V traitent des muscles et des vaisseaux, des muscles surtout ; dont plusieurs furent décrits pour la première
fois avec soin par Galien. Le livre VI
traite des organes de la digestion. Le
livre VII, de la structure du cœur ;
le VIII*, des organes respiratoires. Le
livre IX est sur le cerveau. Ce dernier
est incomplet ; la fin, qui en est perdue, donnait l'anatomie de la moelle
épinière. Le temps nous a ravi le liv.X,
sur l'œil, la langue, le pharynx;
le XI*, sur le larynx et l'os hyoïde;
le XIIe, sur les artères et les veines;
le XIIIe, sur les nerfs du cerveau;
le XIVe, sur les nerfs de la moelle épinière ; et le XVe, sur les organes de la
génération.

Liber de ossibus ad tirones. Editions
grecques: *Ed. cum Præf. Jac. Sylvii.*
Paris, Vascosan, 1535 , 1543, in-4;
dans la collection de J. Caius (Kaye),
indiquée à l'article précédent. *Galen.
de ossibus lib. græcè cum præf. Sal.
Alberti.* Vittemberg, 1579 , in-8.
Editions grecques-latines : *Vert. Ferd.
Balamio cum notis perpet. Caip.
Hoffmanni.* Francfort-sur-le-Mein ,
1630, in-fol. *Galen. de ossibus ; gr.
et lat. Acc. Vesalii, Sylvii, Heneri,
Eustachii ad Galeni doctrinam exer-*

citationes (*Hipp. de oss. natur. Celsi de oss. figurâ.*) *ex bibl. Jo. van Horne.* Leyde, 1665, in - 12. Éditions latines: *Ferd. Balamio interprete.* Lyon, 1535, in-8 ; Paris, 1535, in-4 ; Paris, 1548, in-4. — *Cum libris de venarum, nervorum, arteriarum, vocalium instrumentorum et vulvæ dissectione et de musculorum motu.* Lyon, 1551, in-12, avec des planches grossières ; Copenhague, 1579, in-8. *Salom. Alberti interprete:* Wittemberg. 1579, in-8 (?) ; Rostock, 1636 ; Leyde, 1627, in-8. — Éditions françaises: trad. de J. Canape. Lyon, 1541, in-12, 1583 ; trad. de J. Loyne, avec les *Comm. de Sylvius.* Orléans, 1571, in- . — Description bien faite du squelette, non de l'homme, mais du singe.

De venarum arteriarumque dissectione liber. Il n'y a point d'édition grecque séparée, ni d'édition grecque-latine. — Éditions latines : *Gal. dissect. venar. arteriarumque comment. Ejusd. de nervis compendium Ant. Fortolo interp.* Paris, 1526, in-4 ; Bâle, 1529, in-8 ; Paris, 1546, in-fol. ; avec les *Comment. de iis quæ medice dicta sunt in Platon. Timæo.* Lyon, 1550, in-8, et avec d'autres traités, Lyon, 1551, in-16.

De nervorum dissectione. Il n'y a point d'édition grecque séparée, ni d'édition grecque-latine. — Éditions latines : *Galeni diss. venarum et arter. comm. Ejusd. de nervis compendium. Anton. Fortolo interpr.* Paris, 1526, in-4. Bâle, 1529, in-8. Paris, 1546, in fol. *Interpr. Augustino Gadaldino,* avec le livre *de musculor. dissect.* et d'autres ouvrages. Lyon, 1556, in-8. — C'est un des meilleurs ouvrages anatomiques de Galien, et le premier traité régulier de névrolo-

gie. Toutefois il est fait d'après le singe, et erroné par rapport aux nerfs qui offrent dans l'homme des particularités qui lui sont propres.

De musculorum dissectione. Il n'y a point d'édition grecque de cet ouvrage, soit séparée, soit dans la collection des œuvres de Galien. Éditions latines : *Augustino Gadaldino interprete,* avec le traité précédent et quelques autres. Lyon, 1556, in-8. Lyon. 1551, in-16. Édition française : Traduction de Dalechamp. Lyon, 1564. — Beaucoup de muscles sont décrits par Galien pour la première fois.

De uteri dissectione. Il n'y a point d'édition grecque. Éditions latines : *Gal. de uteri dissect. lib. I, de fœtûs formatione, lib. I, et de semine, lib. II, cum aliis Galeni. Jano Cornario interprete.* Bâle, 1536. in-fol. ; *Jo. Guintherio Andern. interprete.* Paris, 1536, in-fol. ; et avec d'autres traités. Lyon, 1551, in-16. *Jo. Bernardo feliciano interprete cum aliis Galeni.* Bâle, 1535, in-fol. Francfort, 1604, in-12. — Galien n'a disséqué que des matrices d'animaux, jamais l'utérus humain.

An in arteriis naturâ sanguis contineatur. Il n'y point d'éditions grecques. — Éditions latines : *Vertente Jo. Guintherio Andern. cum aliis quibusdam Galeni libris.* Paris, 1536, in-fol. ; *interprete Victore Trincavellio, cum libris III de Natur. facult. Th. Linacr. interpr. et libr. de subst. fac. natural.* Lyon, 1550, in-12. — Ouvrage écrit contre Erasistrate, qui avait soutenu qu'il n'y avait dans les artères que de l'esprit et non du sang. Il y a dans ce traité beaucoup d'expériences remarquables.

De motu musculorum libri duo.

Édition grecque : *Galeni libri aliquot. græci partim hactenus non visi, partim mendis repurgati et restituti, cum annotationibus Jo. Caii.* Bâle, 1544, in-4. — Editions latines : *Cl. Gal. pergam. de motu musculorum, libr. II. Nic. Leoniceno interpr. acc. ejusd. quos oporteat purgare medicamentis et `quando.* Londres, 1522, in-4. Paris, 1528, in 8. — Editions françaises. Traduction de J. Canape. Paris, 1541, in-4. Lyon, 1552, in- .

Vocalium instrumentorum dissectio. Il n'y a point d'édition grecque de ce traité. — Edition latine : *Galeni aliquot opuscula, qvæ nunc primum Venetor. operâ inventa et excusa latine ; sc. de muscul. dissect. ad tyr. lib. ; de nervor. dissect. ad tyr. liber integer; de vocalium instrument. dissect. Augustin. Gadaldino interprete; brevis denotatio dogmat. Hippocr. Conr. Gesnero. Fragment. ex IV comment., quos ipse Galenus inscripsit de iis quæ medicè dicta sunt in Platonis Timæo, Augustino Gadaldino interpr. Principium comment. I. in libr. I. Hippocr. epidem. Nic. Machello ; Oribasii de cucurbit. hirudin. derivat. revuls. sermo, Aug. Gadaldino interprete.* Lyon, 1556, in-8. — Ce n'est qu'un fragment de l'ouvrage que Galien avait écrit sous ce titre.

De caussis respirationis. Il n'y a point d'édition grecque séparée. — Editions latines : *Interprete Jano Cornario* (avec le livre *de utilit. respirationis,* et d'autres traités). Bâle, 1556, in-fol. *Interprete Jo. Valsæo,* avec le livre *de diffic. respirat.* Paris, 1553, in-fol. — L'authenticité de ce traité est suspecte; il paraît n'être qu'un fragment ou un recueil de passages de divers écrits de Galien, relatifs à ce sujet.

De Hippocratis et Platonis decretis libri IX. Édition grecque : *Galeni libri aliquot græci partim hactenus non visi, partim mendis repurgati et restituti, cum annotationibus Jo. Caii. De decretis Hippocr. et Plat.,* etc., etc. Bâle, 1544, in-4. — Editions latines : *Vertente Jo. Bern. Feliciano* (avec d'autres traités). Bâle, 1535, in-fol., séparément 1550, in-16 (?). Lyon, 1550, in-16. *Vertente Jo. Guintherio Andern.* Paris, 1534, in-fol. *Galeni de Hipp. et Platon. dogmat. lib. IX, Jan. Cornario interprete acced. adnot. quædam cum indice.* Lyon, 1550, in-12. *Jo. Caii opera aliquot et versiones partim jam nata, partim recognita et aucta ; sc. Caii de med. methodo, lib. II. De ephemera britannica, lib. I. acc. Galeni de libris suis, lib. I. De ordine libr. suorum, lib. I. De ratione victûs sec. Hippocr. in morbis acut. lib. I, antea non editus, de placitis Hipp. et Platon. lib. I. eod. Caio interprete.* Louvain, 1556, in-8. — *Fusissimum hoc et dialecticum opus,* dit Haller. Il est très diffus en effet et plein d'arguties, mais on y trouve, au milieu d'un fatras de discussions inutiles, d'opinions hypothétiques sans fondement, beaucoup de remarques physiologiques intéressantes, et des expériences fort ingénieuses faites sur des animaux vivans.

Fragmentum in Timæum Platonis vel e quatuor commentariis quos ipse inscripsit de iis quæ medice scripta sunt in Platonis Timæo. Il n'existe point d'édition grecque de ce fragment. — Edition latine : *Interprete Augustino Gadaldino,* dans la collection indiquée p'us haut : *Galeni aliquot opuscula, quæ nunc primum venetorum opera inventa et excusa* latiné, etc., etc. Lyon, 1550, in-8. Louvain, 1556, in-8.

De semine libri duo. Il n'y a point d'édition grecque séparée. — Editions latines: *Galeni de semine libri II. Jo. Guintherio interprete. Adjectæ sunt castigationes exempl. græci.* Paris, 1533, in-8. — *Gal. in lib. Hipp. de victûs rat. in morb. acut. comment. IV Jo. Valsæo interprete, nec non ejusdem de semine libri II Jo. Guinthero interprete.* Bâle, 1533, in-fol. — *Galeni de uteri dissect. lib. I. de fœt. form. lib. I. et de semine libri II, et alia Galeni,* etc., *Jano Cornario interprete.* Bâle, 1536, in-fol. Leyde, Elzeviers, *interpr. Guinther.* 1634, in-16. — Charlier a ajouté, dans son édition, un troisième livre, qui n'existe plus qu'en latin, et qui est évidemment supposé.

De usu partium corporis humani libri XVII. Il n'existe que des éditions grecques partielles. *Fragm. lib. VII., curante Jo. Caio.* Bâle, 1544, in-fol. — *Decem libri.* Paris, 1543, in-fol. *Galeni de usu part. corp. hum. liber IV, græce per Vitum* (Ortelium) *Winsemium.* Witttemberg, 1549, in-8. — Editions latines: *Nic. Culabro interprete.* Paris, 1528, in-4; 1531, in-fol. ; avec d'autres traités : Bâle, 1533, in-fol. — *Cl. Galeni de usu partium corporis humani lib. XVII, Nic. Regio Calabro interprete ; denuo exactiore curâ ad græc. exemplar. veritatem castigati per Jac. Sylvium et Mart. Gregorium.* Paris, 1538, in-fol; Lyon, 1550, in-12. — *Interprete J. Guintherio Andern.* Bâle, 1531, in-fol. — Editions françaises : *De l'usage des parties du corps humain, livres XVII,* par Claude Galien; traduits fidèlement du grec en français par Dalechamp. Lyon, 1565,

in-8 ; *ibid.,* 1566; Paris, 1608, in-8 ; *ibid.,* 1659, in-4 ; *ibid.,* 1664, in-4. — Cet ouvrage est le chef-d'œuvre physiologique de Galien, et l'on peut dire de la médecine ancienne : il contient beaucoup d'anatomie, et l'on y trouve des observations fort importantes pour la pathologie.

De instrumento odoratus. Il n'y a point d'édition grecque séparée. — Edition latine : *Curâ Guintherii.* Paris, 1536, in-fol., avec d'autres traités. — Galien n'ignorait point que la membrane pituitaire a une étendue considérable ; mais il ne regardait point cette membrane comme l'organe de l'odorat. Selon lui, le siège de l'olfaction résidait dans les ventricules antérieurs du cerveau, où l'air pénétrait, en passant à travers la lame criblée de l'ethmoïde.

De locis adfectis libri sex. Editions grecques : *curâ Th. Plateri.* Bâle, 1554, in- . — Editions latines : *De affectorum locorum notitia, libri IV. Guill. Copo interprete.* Venise, 1550, in-fol. *Gal. de aff. loc. not. libri VI. G. Copo interprete.* Paris, H. Estienne, 1513, in-4 ; Paris, 1520, in-fol. *Gal. de aff. loc. not. lib. VI. G. Copo interpr. ex secundâ recognitione* (sans lieu d'impression), 1527, in-12 ; Lyon, 1547, in-12 ; Lyon, 1549, in-16; Lyon, 1562, in-16. — C'est l'ouvrage le plus important que l'antiquité nous ait transmis sur le diagnostic des maladies.

De differentiis febrium libri II. Editions grecques. Paris, 1557, in-8, avec d'autres traités — Editions latines: *Libri de diff. febrium a Galeno editi tres translationes cum antiquâ Leoniceni et Laurentiani: breviter ac faciliter expositæ : et digressionibus scientificis Thaddei, Dini et Th. de*

Garbo illustrate, a Rustico Placentino ordinate et cura ejus impresse in Papiensi Gymnasio. Pavie, 1519, in-4. — *Galen. de diff. febr. lib. II. interp. Laurentio Laurentiano.* Coloniæ, 1526, in-8; Paris, 1532, in-fol.; Lyon, 1547, in-12; 1548, in-12. — *Galen. de diff. febr. lib. accurate revisi à Sim. Thomas.* Lyon, 1548, in-12; 1550, in-16; 1557, in-12.

De morborum temporibus. Il n'y a pas d'édition grecque séparée. — Edition latine : *Galeni de diebus decretoriis libri III. De morborum temporibus lib. I. De generalib. morbor. temporib. liber. (J. Guintherio interprete.)* Paris, 1529, in-8.

De respirationis usu. Il n'y a pas d'édition grecque séparée. — Edition latine : *Interprete Jano Cornario, cum libro de causs. respirationis et aliis.* Bâle, 1536, in-fol.

De usu pulsuum. Edition grecque. Paris, 1543, in-fol. — Editions latines : *Th. Linacro interprete.* Londres, 1522, in-4; Paris, 1528, in-8; Lyon, 1547, in-12; 1549, in-12; 1550, in-12.

De pulsibus libellus ad tirones. Editions grecques. Paris, 1529, in-8; Colon., 1529, in-8; Paris, 1543, in-fol. — Edition latine : *Vertente Mart. Gregorio. De pulsuum usu, interpr. Th. Linacro.* Lyon, 1556, in-12. — *Interprete J. Guintherio Andern.* Paris, 1531, in-fol., avec d'autres traités.

De pulsuum differentiis libri IV. Il n'y a point d'éditions séparées de cet ouvrage.

De dignoscendis pulsibus libri IV. Point d'édition à part.

De caussis pulsuum libri IV. Point d'édition séparée.

De præsagitione ex pulsibus lib. IV. Il n'y a pas d'édition séparée de cet ouvrage.

Galeni synopsis librorum suorum sexdecim de pulsibus. Il n'existe pas d'édition grecque de ce traité, ni d'édition latine séparée.

De diebus decretoriis libri III. Il n'y a pas d'édition grecque séparée. — Editions latines : *Gal. de dieb. decret. lib. III. De morbor. temp. lib. I. De general. morbor. tempor. liber (Jo. Guintherio interprete).* Paris, 1529, in-8 ; Paris, 1530, in-8 ; Lyon, 1554, in-16 ; Bâle, 1554. — *Galen. de dieb. decret. lib. III. Jo. Guinth. interpr.* Lyon, 1550, in-12; 1551, in-12.

De crisibus libri III. Il n'y a pas d'édition grecque séparée. — Editions latines : *Galeni opera, Nic. Leoniceno interprete de differ. morborum lib. II; de inæquali temperaturâ lib I; de arte curandi ad glauconem lib. II; de crisibus libri III.* Paris, H. Estienne, 1514, in-4; séparément, 1528, in-8; 1530, in-fol.; 1541, in-fol.; Lyon, 1543, in-16; 1559, in-12. — *Galeni libri de crisibus, interprete Hieron. Boniperto, cum adnotation. errorum fere 300, quæ in aliis horum libr. version. reperiuntur. Acced. ejusdem Boniperti quæstio : an expediat humores non concoctos.... minorare.* Venise, 1547.

De difficultate respirationis lib. III. Il n'y a pas d'édition grecque séparée de cet ouvrage. — Editions latines : *Vertente Th. Linacro.* Bâle, 1536, in-fol. — *Cum libro de causs. respirationis Jo. Vassæo interprete,* 1554, in-fol.; *interprete J. Cornario.* Bâle, 1536, in-fol., avec d'autres traités.

De caussis procatarcticis. Il n'existe

point d'édition grecque de ce traité, ni d'édition latine séparée.

De plenitudine. Il n'y a pas d'édition grecque séparée. — Editions latines : *Galeni de plenitudine. Polybus de salubri victûs ratione privator. Jo. Guintherio Andern. interpr. Apuleius Platonic. de herbar. virtut.; Ant. Benivenii libell. de abditis nonnull. ac mirand. morbor. et sanat. caussis,* 1528, in-fol. — *Galeni aliquot libelli, sc. corporis temper. animi mores sequi; de vitiis animi et eorum remediis; de sectis ; introductorius; de plenitudine ; de optimo corporis statu,* etc., etc., *per Jo. Guintherium.* Bâle, 1529, in-4. Autres éditions : Paris, 1531, in-8; Bâle, 1539, in-4.

De tumoribus præter naturam. Editions grecques : Paris, 1557, in-8; Wittemberg, 1589, in-8. Edition latine : *Vertente J. Guintherio Andernach.* Bâle, 1529, in-4, avec d'autres traités indiqués plus haut à l'article *De plenitudine.* Edition française : Traduction de P. Colet. Lyon, 1540, in-8.

De tremore, palpitatione, convulsione et rigore. Il n'y a point d'édition grecque séparée. — Edition latine : *Interprete Nic. Lavachio.* Venise, 1536, in-8.

De simplicium medicamentorum temperamentis et facultatibus lib. XI. Il n'y a pas d'édition grecque séparée. — Editions latines : *Interprete Jo. Gerardo, goudano, cum libro de facultatum substantiâ.* Paris, 1530, in-fol.; 1543, in-8; Lyon, 1547, in-12; Lyon, 1552, in-12 ; Strasbourg, 1561, in-8. Edition française : Traduction de Herve Favard, avec des notes de Fuchs, de Sylvius, et d'autres. Limoges,   , in-8.

Ars medica. Editions grecques : *Galeni ars medicinalis, græce, cum lectionibus variis, excud. Chr. Wechelius.* Paris, 1548, in-4. *Galeni ars medica græce et latine, interprete Nic. Leoniceno, in usum Schol. Argentor. separatim expressa.* Strasbourg, 1586, in-8. Des exemplaires de cette édition ne contiennent que le grec.—Editions latines : Traduction faite d'après la la version arabe : *Tegni Galieni,* dans plusieurs éditions de l'*Articella,* depuis la première, Venise, 1483, in-4; la même traduction dans la collection de Rusticus Placentinus, Venise, 1507, in-8. Traduction faite sur le grec par Laurentius Laurentianus, dans les éditions plus récentes de l'*Articella;* Traduction de Leoniceno, Venise, 1508, in-fol. ; Ferrare, 1509, in-fol., avec les Commentaires de Galien sur les *Aphorismes d'Hippocrate* séparément, Bâle, 1549, in-fol.; Anvers, 1549, in-8; Helmstad, 1587, in-8; Venise, 1606, in-12. Traduction de Martin Akakia, Paris, 1538, in-4; 1543, in-4; Venise, 1544, in-8; *ibid.,* 1587, in-8; Lyon, 1548, in-16; 1561, in-12; Bâle, 1549, in-8. Traduction de J. Manardi, avec celle de Leoniceno et les Commentaires de J. Agricola Ammonius, Bâle, 1541, in-8. Traduction par un anonyme, Lyon, 1543, in-12; 1545, in-12, avec d'autres traités. — De tous les ouvrages de Galien, et l'on pourrait dire de tous les ouvrages de médecine, c'est l'*ars medica* ou l'*ars parva, microtechne, microtechni, microtegne, tegni, articella,* qui a joui de la plus grande faveur dans tout le moyen âge. Ce fut le code de la médecine pour les Arabes et les arabistes, et jusqu'au seizième siècle. On l'expliquait dans les écoles, et les candidats n'étaient admis à la licence qu'après

avoir prouvé, en commentant quelques articles de cet ouvrage, qu'ils
s'étaient bien pénétrés de sa lecture.
Ce fut un grand malheur pour la médecine, que les écoles du moyen âge
n'eussent pas adopté pour bréviaire
l'ouvrage de Celse, résumé plus plein
de choses que de mots, plutôt que
l'*ars parva* de Galien, résumé qui,
quoique fort court, n'en est pas moins,
comme tous ses livres, plus plein de
mots que de choses.

De differentiis morborum liber.
Éditions grecques: Anvers, 1550, in-8,
avec les traités *de caussis morborum*,
lib. I; *de different. symptomat.*
lib. I; *de caussis symptom.*, lib. III.
— Éditions latines: *Galeni opera
Nic. Leoniceno interprete de different. morbor.*, lib. II; *de inæquali
temperat.*, lib. I; *de arte curativâ ad
Glaucon.*, lib. II; *de crisibus, lib. III.*
Paris, 1514, in-4, et dans les recueils
indiqués aux articles suivans.

De morborum caussis liber. Éditions
grecques, dans le recueil indiqué à
l'article qui précède. — Éditions latines, dans le recueil indiqué ci-
après.

*De differentiâ symptomatum, li-
bri III.* Édition grecque. Anvers,
1550, in-8, éd. indiquée ci-dessus. —
Éditions latines: *Galeni de diff.
symptomatum lib. III, Thom. Linacro
interprete.* Londres, 1524, in-4. Paris, 1528, in-8. *Galeni de morborum
et symptomatum differentiis et caussis,
libri VI, Guill. Copo interprete, ab eoque collati et castigati.* Paris, 1523,
in-12; 1527, in-12. Lyon, 1530,
in-16. Lyon, 1547, in-16. Bâle,
1560, in-12.

*De compositione medicamentorum
secundum locos, lib. X.* — Édition
grecque: *Curâ fr. Rotæ cum com-*

mentar. Bologne, 1553, in-3. —
Éditions latines: Paris, 1530, *interprete Jo. Guintherio Andernac.* Paris,
1535, in-fol. *Galeni de compositione
pharmacorum localium, s. secundum
locos, libri X, recens fideliter converti
à Jan. Cornario; unâ cum ejusd.
Cornarii commentar. medicor. in eos-
dem libros libris X.* Bâle, 1537, in-fol.
*Galenus de compos. pharmacorum,
cum ejusdem et aliorum sylvulâ experimentorum, per Conr. Gesnerum.*
Zurich, 1541, in-8. *Galeni de compos. phærm. loc. lib. X. J. Cornario
interpr.* Lyon, 1549, in-12.

*De compositione medicamentorum
per genera, lib. VII.* Il n'y a point
d'édition grecque séparée. Éditions
latines: *Jo. Guintherio interprete.
Cum lib. de compositione medic. sec.
locos.* Paris, 1530, in-fol. *Galeni de
compositione medicam. κατὰ γένη,
libr. VII, per J. Guinther. latinitate
donati. Ejusd. de ponder. et mensuris lib., Andr. Alciato interpr.* Bâle,
1530, in-fol. Paris, 1535, in-fol.

Methodi medendi libri XIV. Édition grecque. Venise, 1500, in-fol.
avec d'autres traités. Éditions latines:
Th. Linacro interprete. Paris, 1514,
in-fol. *Galeni method. medend. vel
de morb. curand. Th. Linacro, anglo, interp. lib. XIV. In fine apposui-
mus, quæ ipse Linacer recognovit in
opera de sanitate tuendâ.* Paris, 1519,
in-fol. Leipsig, 1519, in-fol. (?) Paris, 1526, in-8. *Galeni method. med.
vel de morb. curand. Thom. Linacro
interpr. libri XIV, post gallicam im-
pressionem II.* 1525, castigationibus
decorati, quos idem interpres recognovit. Venise, 1527, in-4. Bâle, 1529,
in-8. Paris, 1530, in-8. 1538, in-8.
Lyon, 1546, in-16. 1549, in-8.
Éditions françaises: Paris,

Paris, 1554, in-16. Trad. des six premiers livres seulement.

Ad Glauconem de medendi methodo, libri II. Éditions grecques: Venise, 1500, in-fol. avec le traité *de Methodo medendi, lib. XIV,* et d'autres ouvrages. *Galeni de ratione medendi, lib. II græce, cum præf. Jo. Guintherii, de veteris medicinæ interitu.* Paris, 1536, in-8. Éditions latines: *Galeni opera,* etc., etc., *Nic. Leoniceno interprete.* Paris, H. Estienne, 1514, in-4, avec d'autres traités déjà indiqués. Séparémen*, Venise, 1538, in-12. Lyon, 1549, in-12. Paris, 1528, in-8; 1537, in-8. *Galeni, de ratione curandi ad Glaucon., lib. II. Mart. Akakia interprete cum ejusd. commentariis.* Paris, 1538, in-4. Venise, 1547, in-8. Lyon, 1547, in-8. Lyon, 1551, in-16. Paris, 1587, in-8.

De venæ sectione adversus Erasistratum liber. Il n'y a pas d'édition grecque séparée. Édition latine: avec les traités *de venæ sect. adv. Erasistrateos, et de curandi ratione per sang. missionem. Interpr. Jos. Tectandro.* Lyon, 1549, in-12.

De venæ sectione adversus Erasistrateos Romæ degentes. Il n'y a pas d'édition grecque séparée. Édition latine: *Interprete Jos. Tectandro.* Lyon, 1549, in-12; dans le recueil indiqué à l'article précédent.

De curandi ratione per venæ sectionem. Édition grecque. Paris, 1530, in-8. Éditions latines: *Vertente Theodorico Goudano, cum libris de sanguisugis, revuls. cucurbitulis et scarif.* Venise, 1537, in-12. Bâle, 1532, in-fol. *Vertente Leonhardo Fuchsio, qui longè emendatiorem versionem suam fecit adhibitis codd. Vatican.* Lyon, 1546, in-8; 1550, in-12.

Vertente Guid. Patino, curante Lud. Bavot (dans la collection de Guibert) Paris, 1649, in-8. *Vert. Jos. Tectandro.* Lyon, 1549, in-12; avec les deux ouvrages précédens. Édition française: traduction de L. Bavot: Le livre de Galien, de l'*Art de guérir par la saignée,* trad. du grec; ensemble un discours sur les causes pour lesquelles on ne saigne pas encore tant ailleurs qu'à Paris, et pourquoi quelques médecins même ont détracté de cette pratique de Paris. Paris, 1603, in-12.

De marasmo liber. Édition grecque: *curâ G. Morelii.* Paris, 1557, in-8, avec d'autres traités. Édition latine: *Herm. Cruserio interprete.* Paris, 1533, in-4.

Pro puero epileptico consilium. Édition grecque. Bâle, 1531, in-fol. avec d'autres traités. Il n'y a pas d'édition latine séparée.

Ad Thrasybulum liber, utrum medicinæ sit vel gymnastices hygieine. Point d'édition grecque ni latine séparée.

De attenuante victûs ratione. Il n'en existe point d'édition grecque. — Édition latine: *Vertente Mart. Gregorio, cum libris de alimentorum facultat.* Lyon, 1549, in-16. Édition française: Traduction de J. Le Bon. Paris, 1556, in-16.

De sanitate tuendâ libri VI. Éditions grecques: *Galeni de tuendâ valetud. lib. VI, græce, ad vetusta exemplar. castigat. per Jo. Caium.* Bâle, 1547, in-8. *Curâ Prosp. Galenii.* 1538, in-8, avec d'autres traités. Éditions latines: *Interprete Th. Linacro.* Paris, 1517, in-fol.; Venise, 1523, in-4; Colon., 1526, in-8; Paris, 1526, in-4; 1530, in-fol.; 1538, in-fol.; Lyon, 1548, in-12;

1559, in-12. *Vertente Albano Torino.* Bâle, 1538, in-8. *Vita medica h. e. Galeni Hygieine, sive methodus sanit. tuend. lib. VI ; novâ eaque omnium accuratissimâ versione et perpetuis commentariis et castigationibus illustrati, a Casp. Hoffmanno, curante Sebast. Scheffero.* Francfort, 1680, in-4.—C'est un des meilleurs ouvrages de Galien, et même un des bons traités d'hygiène que nous possédions.

De alimentorum facultatibus lib. III. Edition grecque. Paris, 1557, in-8. — Editions latines : *Interprete et enarratore Mart. Gregorio.* Lyon, 1547, in-16 ; 1549, in-16 ; 1550, in-12. *Galeni de alimentorum facultatibus lib. III ex Mart. Gregorii interpr. pluribus in loc's emendata. Subjunctus est alimentorum index græcus, latinus, gallicus et b, giæus.* Lyon, 1633, in-12. Edition française : l'œuvre de Cl. Galien : *Des choses nutritives,* trad. par J. Mossé. Paris, 1552, in-12.

De probis pravisque alimentorum succis. Edition grecque : Paris, 1536. — Editions latines : *Vertente Ferd. Balamio, cum aliis Galeni.* Bâle, 1535, in-fol. *Vertente Seb. Scrofa.* Lyon, 1547, in-12. *Galeni de bono et malo succo liber I a Seb. Scrofa in lat. conversus.* Paris, 1546, in-8. *Galeni de cib. boni et mali succi, interprete Julio Alexandrino.* Rostock, 1694, in-8.—Edition française : Traité des viandes de bon et de mauvais suc. Paris, 15....

Quod animi mores corporis temperamenta sequuntur. Edition grecque : *curâ Fed. Morelli.* Paris, 1528, in-8. Edition grecque latine : *curâ Theodori Goulston* (avec d'autres traités). Londres, 1640, in-4. Editions latines : *Galeni aliquot libelli, scilicet corporis temperaturam animi mores*

sequi ; de vitiis animi eorum remediis ; de sectis, etc., etc., interprete J. Guntherio Andernach. Bâle, 1529, in-4, avec d'autres traités. *Interp. J. Guint.* 1617, in-12.

Linguarum s. dictionum exoletarum Hippocratis explicatio ad Theutram scripta. Edition grecque : *Dictionarium medicum vel expositiones vocum medicinalium, ad verbum excerptæ ex Hippocrate Aretæo, Galeno, Oribasio, Rufo ephesio, Aetio, Alexandro Trall. Paulo Ægineta, Actuario, Corn. Celso cum latinâ interpretatione, lexica duo in Hippocratem huic editioni præfixa sunt, unum Erotiani, nunquam antea editum, alterum Galeni, multo emendatius quam antea excusum, exc. H. Stephanus.* Paris, 1564, in-8. — Edition grecque-latine : *Erotiani, Galeni et Herodoti glossaria in Hippocratem ex rec. H. Stephan. gr. lat.,* etc., etc. *Edent. J. G. Fr. Franzio.* Iéna, 1788, in-8.

De septimestri partu. — Editions grecques : *Galenus de septimestri partu ; brevis designatio dogmatum Hippocratis ; de ptissana ; de ossibus libri, Græce ; emendati per Jo. Caïum.* Bâle, 1557, in-8 ; *ibid.,* 1549, in-8. Edition latine : *Interprete Jo. Guintherio.* Paris, 1536, in-fol.

De libris propriis liber. Il n'y a pas d'édition grecque séparée. Édition latine : *Jo. Caii opera aliquot et versiones, partim jam nata, partim recognita et aucta ; scil. Caii de medendi methodo libri II ; de ephemera Britannica lib. I ; acc. Galenus de libris suis liber I ; a Jo. Caio, Brit. interpr. de ordine librorum suorum lib. I, non antea editus ; de placitis Hippocr. et Plat. lib. I ; eodem Caio interpr.* Lovanii, 1556, in-8.

De ordine librorum suorum ad Eugenium. Il n'y a pas d'édition grecque séparée. — Edition latine, dans le recueil indiqué à l'article précédent.

De ptissana liber. Edition grecque : *Galenus de septimestri partu ; brevis designatio dogmatum Hippocratis ; de ptissana ; de ossibus libri. Græcè ; emendati per J. Caium.* Bâle, 1557, in-8. Editions latines : *Interprete Ant. Ludovico* (avec d'autres traités) Lisbonne, 1540, in-fol. *Interprete Ipolito.* Bâle, 1533, in-fol., avec d'autres traités. *Galeni 1° de optima corporis nostri constitutione; 2° de pleniore habitu ; 3° de inæquali intemperie ; 4° quomodo morbum simulantes sunt deprehendendi; 5° de Ptissana ; item. Jo. Lalamantii de ptissana sui temporis libellus emendata per eundem Lalamantium versio latina.* Heduæ, 1578, in-8; Genève, 1579, in-8.

De parvæ pilæ exercitio. Edition grecque : *Paris, apud Fed. Morellum.* 1563, in-8.

De hirudinibus, revulsione, cucurbitulâ, incisione et scarificatione. Edition grecque : *Galeni de urinis liber, nec non de boni et mali succi cibis liber, et de hirudinibus revulsione, cucurbitulâ et scarificatione libellus. Græce. Paris, apud Sim. Colinæum,* in-8, sans date. Editions latines : *Interprete Leonhardo Fuchsio.* Lyon, 1550, in-16. *Galeni de curandi ratione per sanguinis missionem. Ejusd. de sanguisugis, revulsione, cucurbitulâ et scarificatione tractatulus. Theodorico Goudano interprete.* Venise, 1537, in-12.

Quomodo morbum simulantes sint deprehendendi. Il n'y a point d'édition grecque séparée. Editions latines : *Galeni 1° de optim. corp. nostri constit.;* 2° *de pleniore habitu ;* 3° *de inæq. temper ;* 4° *quomodo morbum simulantes sint deprehendendi ;* 5° *de ptissana...... emendata per Lalamantium versio latina.* Heduæ, 1578, in-8 ; Genève, 1579, in-8.

De dignotione ex insomniis. Il n'y a pas d'édition grecque séparée. Edition latine : *Augerii Ferrerii, Tolosatis medici, liber de somniis. Hippocratis de insomniis liber. Galeni liber de insomniis. Synesii liber de somniis.* Lyon, 1549, in-12.

De propriorum animi cujusque affectuum dignotione et curatione. Editions grecques : *Galeni aureolus libellus. Quomodo quis et dignoscat et sanet proprios animi sui adfectus : ex emendatione accuratâ Jo. Caselii.* Helmstadt, 1592, in-4. Edition grecque-latine : *curâ Theod. Goulston.* Londres, 1640, in-4, avec d'autres traités déjà indiqués. *Galeni libellus, quomodo quis animi sui adfectus dignoscat et corrigat. Jo. Caselio interprete in studiosæ juventutis usum iterum edidit Jo. Hem. Æber.* Rudolstat et Iéna. 1715, in-4. — Editions latines : Paris, 1528, in-8, avec d'autres traités. *Interprete J. Guintherio Andernac.* Bâle, 1529, in-4, avec d'autres traités. *Bernardin. Donatus, Veron. Galen. libellus : quemadmodum quis animi sui adfectus dignoscat et corriget. Jo. Caselio interprete.* Helmstadt, 1596, in-3. Edition française : Paris, 1557, in-16.

De cujuslibet animi peccatorum dignotione atque medelâ. Il n'y a pas d'édition grecque séparée. Edition grecque-latine : *Curâ Theod. Goulston.* Londres, 1640, in-4, avec d'autres traités. — Cet ouvrage est une suite du précédent.

De prænotione ad Epigenem liber.

Il n'y a point d'édition grecque séparée. Éditions latines : *Galeni de prœsagiturâ. Georg. Valla interprete.* Venise, 1498, in-fol. avec d'autres ouvrages de Galien et de divers médecins grecs. *Interprete Leonh. Jacquino, cum explanationibus.* 1540, in-4. — Galien parle avec complaisance de son bonheur dans le pronostic des maladies, et raconte ses nombreux et étonnans succès en ce genre.

De antidotis, libri II. Il n'y a point d'édition grecque séparée. Édition latine : *Cum notis Fr. Tidicæi.* Thorun, 1607, in-4. *In compendium redacti ab Andr. Lacuna.* Anvers, 1575, in-12, avec le traité *de Theriaca ad Pisonem.* — Le premier livre est tout entier consacré à la thériaque.

De fœtuum formatione libellus. Il n'y a point d'édition grecque séparée. Éditions latines : *Interprete Jano Corrio.* Bâle, 1535, in-fol., avec d'autres traités. *Versio Jan. Bern. Feliciani.* Bâle, 1535, in-fol. avec d'autres traités. *Interp. J. Guintherio, Andernac.* Paris, 1536, in-fol. avec d'autres traités. Édition française : *De la formation des enfans au ventre de la mère.* Paris, 1559, in-8. — Haller place ce livre au rang des meilleurs de Galien, et pense que c'est un des derniers qu'il ait écrits.

§ II. — Ouvrages attribués a Galien, dont l'authenticité est incertaine.

Introductio s. medicus. Éditions grecques-latines : *Seb. Singkeleri medicorum schola h. e. Cl. Galeni isagoge s. medicus. Ejusd. definition. medicin. liber, grœce et latine.* Bâle, 1537, in-8. Paris, 1536, in-8. Edi-

tions latines : *G. Valla interprete* (avec d'autres traités). Venise, 1498, in-fol. *Interpr. Fr. Philelpho, in ejus Epist. orat. et al. opuscula.* Venise, 1492, in-fol., p. 77. *Interprete Jo. Guintherio, Andernac. Galeni aliquot libelli, ... partim recogniti, partim nunc primum versi.* Bâle, 1529, in-4. Paris, 1558, in-8. Lyon, 1552, in-16. *Vertente Calisto Procacini.* Rome, 1627, in-4.

De subfiguratione empiricâ. Il n'existe point d'édition séparée de cet ouvrage, grecque ni latine.

De voce et anhelitu. Point d'édition à part.

De respirationis usu. Pas d'édition séparée.

An animal sit quod est in utero. Il n'y a point d'édition grecque séparée. Éditions latines : *Interprete Matth. Theod. Melanello.* Anvers, 1540, in-4. *Galenus de eo quod sit animal id quod in utero continetur, interprete Ant. Ludovico.* Lisbonne, 1540, in-fol. avec d'autres traités.

Galeni liber, an omnes partes animalis quod procreatur fiant simul. Il n'y a point d'édition grecque. Éditions latines : *Jo. Guintherio interprete.* Paris, 1536, in-fol. Bâle, 1536, in-fol. avec d'autres traités.

De consuetudine. Il n'y a point d'édition à part.

De motu thoracis et pulmonis. Il n'y a point d'édition grecque séparée. Éditions latines : *Interpr. Jo. Guinther.* Paris, 1536, in-fol. Bâle, 1536, in-fol. avec d'autres traités.

De totius morbi temporibus. Il n'y a point d'édition grecque séparée. Édition latine : *Jo. Guintherio interprete, cum libris III de diebus decretoriis, et cum libro de morborum temporibus.* Paris, 1529, in-8.

De typis. Il n'y a point d'édition à part de ce traité.

Adversus eos qui de typis scripserunt, vel de circuitibus. Point d'édition à part.

De comate secundum Hippocratem liber. Edition grecque : *Galeni libri aliquot partim hactenus non visi, partim mendis repurgati et restituti, cum annotationibus Jo. Caii. Galeni de Hipp. et Plato. decretis. De comate secundum Hippocratem. De succedaneis. Hippocr. de pharmacis.* Bâle, 1544, in-4.

De victûs ratione in morbis acutis ex Hippocr. sententiâ. Point d'édition à part.

De purgantium medicamentorum facultate. Edition grecque : Paris, 1557, in 8. Editions latines : *Interprete P. Lombardo : de qualitat. purgationis. Cum ejus synopsi de balneis Puteolanis. In Grævii Thesaur. rerum italicar.* T. IX, p. 4. Paris, 1528, in-8. — *Interprete Jo. Polito cum libell. de his, quos purgare oporteat, quibus medicamentis, et quo tempore.* Paris, 1544, in-4. Bâle, 1544, in-4.

De remediis parabilibus, libri II. — De remediis facile parabilibus, liber tertius Galeno adscriptus. Editions grecques : *Galeni de facilibus paratu remediis liber græce.* Paris, 1530, in-8; *ibid.*, 1536, in-8. Editions latines : Bâle, 1576, in-8. *Curante J. Hollerio.* Paris, 1543, in-16; 1549, in-8. *Vertente Sebast. Scrofa.* Paris, 1548, in-8. — De ces trois livres, le dernier est tout-à-fait indigne de Galien, les deux autres sont plutôt d'un sectateur de l'école empirique que d'un dogmatique tel que le médecin de Pergame.

De theriaca ad Pisonem liber. Paris, 1531, in-fol.; 1534, in-fol.; 1536, in fol. *Galeni de theriacâ ad Pisonem, interprete et commentatore Jo. Juvene medico; ejusdem de antidotis, libri II ab Andr. Lacuna in epitomen redacti. Acced. Jo. Juvenis epist. complect. medicamenta bezoardica quorum usus a peste præservat.* Anvers, 1575, in-12. *De herba panacea, quam alii tabacum, alii pedum vocant, ab Ægidio Everato in ordinem redactus. Acced. Galenus de theriacâ ad Pisonem etejusd. de antidotis, libri II ab Andr. Lacuna in compendium redacti.* Anvers, 1587, in-12.

De theriacâ ad Pamphilianum. Il n'y a point d'édition à part de ce traité.

De fasciis liber. Il n'y a pas d'édition grecque séparée. Editions latines : *In Chirurgia e græco in latinum conversa, Vido Vidio interprete, cum nonnullis ejusd. Vidii commentariis.* Paris, 1544, in-fol. p. 415, fig. *Galeni de fasciis libellus, a Vido Vidio latinitate donatus, congruisque iconibus illustratus,* in-12, sans date ni lieu d'impression. Lyon, 1553, in-16, et dans les *Scriptor. chirurg.* ed. *Conr. Gesner.* Zurich, 1555, in-fol.

§ III. — Ouvrages évidemment supposés, compris dans la collection des œuvres de Galien.

De historiâ philosophicâ. En grec parmi les œuvres d'Aristote; ed. de Venise, 1497, in-fol. Edition latine : *Andr. Lacuna interprete.* Coloniæ, 1543, in-8. — C'est l'ouvrage attribué à Plutarque, avec quelques changemens au commencement.

Definitiones medicæ ad Theutram scriptæ. Edition grecque-latine : *Seb. Singkeler, medicorum schola, h, e.*

Cl. Galeni isagoge s. medicus. Ejusd. definition. med. liber, græce et latine. Paris, 1536, in-8. Editions latines : *Galeni Definitiones medicæ, interprete Jona Philologo.* Paris, 1528, in-8 ; Coloniæ, 1529, in-8. ✠

De partibus artis medicæ. Il n'y a point d'édition grecque de ce traité, ni d'édition latine séparée.

De anatomia vivorum liber. Il n'existe point d'édition grecque, ni d'édition latine séparée.

De anatomia parva liber. Il n'existe pas d'édition grecque de ce traité, ni d'édition latine à part.

De anatomia oculorum. Il n'en existe pas d'édition grecque. Editions latines : Paris, 1536. *Interpr. Matth. Theod. Melanellus.* Anvers, 1540, in-4.

De compage membrorum s. de naturâ humanâ. Il n'en existe pas d'édition grecque, ni d'édition latine séparée.

De naturâ et ordine cujuslibet corporis. — Cet ouvrage paraît avoir été écrit en latin. Il n'en existe point d'édition à part.

Quod qualitates incorporeæ sunt, Galeno adscriptus liber. Point d'édition à part.

De motibus manifestis et obscuris. Il n'existe qu'en latin, et n'a point eu d'édition séparée. — Ce traité a été probablement composé d'après des fragmens d'un ouvrage de même titre composé par Galien. Il n'est pas sans mérite.

De facultatibus corpus nostrum dispensantibus. N'existe qu'en latin, et n'a pas eu d'édition à part.

De dissolutione continua, s. de alimentorum facultatibus. N'existe qu'en latin, et n'a point en d'édition séparée.

réc. — Extrait de Galien par quelque médecin arabiste.

Præceptum Galeni de humani corporis constitutione ; de diæta quatuor anni tempestatum et duodecim mensium. Il n'y a point d'édition séparée de cet ouvrage.

De humoribus liber. Edition grecque-latine : *Galeni de humoribus liber græcè, nunquam antea typis excusus cum versione latinâ, notis marginalibus, et tabella totius libri Bernardi, Rhegini.* Strasbourg, 1558, in-8. Edition latine : *Vertente Rasario.* Sarragosse, 1567, in-4.

De prænotione liber. Il n'y a point d'édition séparée de cet ouvrage.

Galeni omnino vera expertaque præsagitia. Il n'y a point d'édition grecque séparée. Edition latine : *Interprete G. Valla.* Venise, 1498, in-fol. avec d'autres ouvrages. Bâle, 1541, in-8.

De venæ sectione. Il n'y a point d'édition séparée de ce traité.

Prognostica de decubitu ex mathematicâ scientiâ. Il n'y a point d'édition à part de cet ouvrage.

De urinis liber Galeno adscriptus. Editions grecques : *Galeni de urinis liber, necnon de boni et mali succi cibis liber, et de hirudinibus, revulsione, cucurbitulâ et scarificat.* Parisiis, apud Si·n. Colinæum, in-8, sans date. Parisiis, apud Morellum, 1550, in-8. Edition grecque-latine : *Ab innumeris mendis repurgatus, græce et latine, studio Salom. Alberti.* Wittemberg, 1586, in-8.

De urinis compendium. Il n'y a pas d'édition séparée de ce traité.

De urinis ex Hippocrate, Galeno aliisque quibusdam. Point d'édition à part.

Quæsita in Hippocratem de urinis.

Il n'en existe pas d'édition grecque. Edition latine : *Georg. Vallæ de urinæ significatione ex Hippocrate, Paulo Ægineta ac Theophilo. It. Galeni quæstiones in Hippocr. Dioclis epist. de boná valetudine tuendá.* Strasbourg, in-8, sans date.

De pulsibus ad Anton. disciplinæ studiosum ac philosophum. Il n'y a point d'édition séparée de ce traité.

Compendium pulsuum Galeno adscriptum. Ce traité n'existe qu'en latin et n'a point eu d'édition à part.

De adfectuum renibus insidentium dignotione et curatione liber adscriptilius. Il n'y a pas d'édition grecque séparée de ce traité. Editions latines : *Galeni de renum adfectuum dignotione liber. Christoph. Sotere* (Heyl) *interprete.* Mayence, 1530, in-8, avec d'autres traités. Bâle, 1533, in-fol. — Fabricius pensait que ce traité est probablement l'ouvrage de Démétrius Pepagomène.

De colico dolore libellus. Il n'existe pas d'édition grecque. Edition latine : avec le traité *de clysteribus et colicá liber a Johannitio e græca in arabicam, et inde a Kalonymo in hebraïcam linguam translatus, jam primum editus (Interprete Fr. Raphelingio).* Leyde 1591, in-8.

Galeni introductorius liber varias morborum curas complectens. N'existe qu'en latin. *Curá Jo. de Tornamira, cum Valesci de Tarantá Philon. pharmaceut.* Lyon, 1535, in-8.

De curá icteri Galeni adscriptus liber. N'existe qu'en latin, et n'a point eu d'édition à part.

De melancholiá ex Galeno, Rufo, Posidonio et Marcello, Sicamii Aetii libellus. Ce traité n'a point eu d'édition séparée.

Galeni de oculis liber adscriptitius

in VI sectiones distributus. Il n'existe point d'édition grecque de cet ouvrage : Editions latines : *Vertit et edidit Matth. Theod. Melanellus.* Anvers, 1540, in-4. *Liber de oculis et de anatome oculorum.* Paris, 1536.

De picá, vitioso appetitu, ex Galeno per Aetium. N'existe qu'en latin et n'a point été imprimé à part.

De Gynæceis i. e. de passionibus mulierum, Galeno adscriptus liber. Il n'existe point d'édition grecque, et il n'y a pas d'édition latine séparée.

De curá lapidis Galeno adscriptus liber. N'existe qu'en latin et n'a point eu d'édition séparée.

Liber secretorum ad Monteum, Galeno adscriptus. Il n'en existe point d'édition grecque. *Sylva experimentorum a Conr. Gesnero edita.* Zurich, 1541, in-8.

De medicinis expertis Galeno attributus liber. Il n'en existe pas d'édition grecque, ni d'édition latine à part.

Fragmentum libri I de dunamidiis Galeno adscripti. Il n'y en a pas d'édition grecque : Edition latine : *Per Hieron. Surianum.* Venise, 1520.

Galeni sapientissimi de ponderibus et mensuris doctrina. Edition grecque : *curá Morelli.* Paris, 15.. Grecque et latine : *Galeni libellus de ponderibus et mensuris, ex collat. c. iis quæ apud Paulum Æginetam et scholiasten Nicandri leguntur, emendatus est, græce et latine in cppend. ad thes. gr. linguæ. H. Stephani.* p. 214. *Vertente J. Guintherio,* Bâle, 1530, in-fol. Editions latines : *Synopsis mensurarum et ponderum ponderationisque mensurabilium sec. Roman. Athenienses, γιωμγέυς καὶ ἱππιατρεὺς ex præstantissimis authoribus hujus generis contracta*

*operá Mich. Neandri. acc. etiam quæ
ap. Galenum hactenus extabant, de
ponderum ac mensurarum ratione valdè
depravata, nunc gr. et lat. multo cor-
rectiora ejusd. Mich. Neandri opera.*
Bâle, 1555, in-8.

De succedaneis liber. Édition grecque (avec d'autres traités): *Galeni
libri aliquot partim hactenus non visi,
partim mendis repurgati et restituti,
cum annotationibus Jo. Caii.* Bâle,
1544, in-4. Éditions latines: *G. Valla
interprete.* Venise, 1498, in-fol.
Paris, 1530, 1557, in-8, avec d'autres
traités.

*De simplicibus medicamentis ad
Paternianum, Galeno attributus.* Il
n'en existe point d'édition grecque,
ni d'édition latine séparée.

Galeno adscriptus liber de plantis.
Il n'existe pas d'édition grecque, ni
d'édition latine séparée.

*Galeno adscriptus liber de virtute
centaureæ.* Il n'en existe pas d'édition grecque. Editions latines: *Galeni
de centaureá.* Lyon, 1525, in-4. —
*In hoc volumine continentur Jo. Se-
rapionis de simpl. medic. Averrois de
iisdem. Rasis, fil. Zachariæ, de iisdem. Incerti item auctoris de centau-
reo libellus, hactenus Galeno adscriptus,* etc. Strasbourg, 1531, in-fol.
Séparément, Venise, 1497, in-fol.;
Strasbourg, 1541, in-fol.

*Galeno adscriptus liber de clysteri-
bus.* Il n'en existe point d'édition
grecque. Edition latine: *Galeni de
clysteribus et colica liber, a Johannitio
è græca in arabicam et inde a Kalonymo in hebræam linguam translatus;
lat. interpr. Raphelingius.* Leyde, 1591
in-8.

Galeni de catharcticis. Point d'édition à part.

Galenus de peste. Il n'existe point

d'édition grecque de ce traité. Édition
latine: *J. B. van Helmont opusc. med.
inaudit. de lithiasi, de febrib. de humor. Galeni liber de peste.* Amsterdam, 1648, in-4.

§ IV. — COMMENTAIRES DE GALIEN
SUR HIPPOCRATE.

*In librum Hippocratis de naturá
humaná commentarii duo.* Il n'y a
point d'édition grecque séparée. Éditions latines: *Interprete Hermanno
Cruserio.* Paris, 1531, in-4. *Cum ipso
libro et Hipp. de victús ratione salubri.* Paris, 1534, in-12; Venise,
1538, in-12; 1539, in-12. *Vertente
Andr. Brentio.* Lyon, 1549, in-16.
*B. Hollerius edidit Hippocratis, libr.
gr. et lat. fecit que Galeni commentarios latinos.* Bâle, 1536. in-8. 1562,
in-8.

*In Hippocratem de salubri diætæ
ratione privatorum.* Il n'y a pas d'édition grecque. Edition latine: *Vertente
Jo. Vassæo et Jo. Guintherio.* Bâle,
1533, in-fol.

*In Hippocratem de aere aquis et
locis commentarii III.* — Il n'y a point
d'édition à part de ces commentaires.

*In Hippocratem de alimento com-
mentarii IV. Hippocratis coi liber de
humoribus. Galeni in eumdem librum
comment. græc. nunc primum in lucem
editus, idque cum latiná Nic. Vigorii,
Methodun. D. med. interpretatione.*
Paris, 1555, in-4. Edition latine:
*Galeni in Hippocr. libr. de humorib.
comment. III. Ejusd. reliquum sexti
comm. in VI de vulgar. morb. itemque VII et VIII. Jo. Bapt. Rasano
interprete.* Venise; 1562, in-8.

*In Hippocratis prognosticon com-
mentarii tres.* Il n'y a pas d'édition

grecque séparée. Éditions latines :
Paris, 1526, in-fol.; 1527, in-fol.
Interprete Vassæo, 1535, in-fol. *Cum
commentariis et adnotationibus Christoph. a Vega.* Lyon, 1551, in-8.
*Ad prognosticon latina paraphrasis
ad mentem Galeni, P. Blondelli.* Paris, 1575, in-4. *Cl. Galeni in Hippocr. coi prognosticum commentar. in
III libros divisus, interpr. Jo. Gorræo.* Lyon, 1552, in-12. *Ex versione
H. Blacvodei,* Paris, 1625, *Theodæi
expos. in divin. libr. prognosticor. cum
Galeni comment.* Venise, 1527,
in-fol.

In Hippocratis prædictionum librum I, commentarii III. Il n'y a pas
d'édition grecque séparée. Éditions
latines : *Hipp. prædict. lib. vertente
Laurentio Laurentiano cum comment.
Galeni.* Paris, 1520, in-8; 1543, in-8.

*In Hippocratis de morbis popular.
libr. I, comment. III.* Il n'y a pas d'édition grecque à part. Éditions latines:
*Libri epidem. Hippocr. I, III et VI,
cum Galeni in eos commentar. Jo.
Vassæo interprete.* Lyon, 1550, in-12;
Paris, 1557, in-12. *Principium comment. I in libr. I Hipp. epid. interpr.
Nic. Machello cum Galeni aliquot et
aliis.* Lyon, 1556, in-8.

*In Hippocr. de morbis popul.
libr. II commentarius.* Il n'y en a
point d'édition séparée.

*In Hippocratis de morb. popul.
lib. III, commentarii III.* Il n'y en a
point d'édition grecque à part. Edition latine : *Ed. Vassæi.* Lyon, 1550,
in-12, indiqué plus haut.

*In Hippocratis de morb. popul.
libri VI, commentarii VI.* Il n'y en a
pas d'édition grecque séparée. Edition latine : *Galeni in Hipp. epid.
lib. VI, commentarii sex, itemque
VII et VIII, cum commentariis III*

in libr. de humoribus. *Interprete J.
Bapt. Rosario.* Venise, 1562, in-8.

In Hippocratis aphorismorum libros VII commentarii septem. Il n'y
a point d'édition grecque séparée.
Éditions latines : *Galen. comment. in
aphor. Hippocr. ex versione Constantini africani ex arabico.* Venise,
1493. *Vertente Laurentio Laurentiano.* Venise, 1494. *Vertente Theod.
Gaza.* Venise, 1495, in-fol. *Particulæ septem aphor. Hippocr. cum duplici translatione antiquâ et cum expositione magni Galeni, necnon Jac.
Foroliviensis, et additamentis Marsilii. Industriâ et labore D. Hieron. de
Bompili de Oleariis de Verona.* Venise, 1508, in-fol. *Vertente Nicol.
Leoniceno.* Paris, 1526, in-8. *Recogniti à Daviano.* Paris, 1542, in-8;
Lyon, 1547, in-12. *Cum Jo. Signoreti excerptis aphoristicis et symbolis.*
Lyon, 1668, in-12. *Thaddæi expositio.* Venise, 1527, in-fol. *Vertente
Constantino, Laurentiano, Leoniceno
et Theod. Gaza, cum Galeni comment.: in Articella.* Lyon, 1527, in-4.
*Græc. et lat. ex versione Nic. Leoniceni curâ Jo. Davioni cum comment.
Galeni.* Paris, 1542, in-8; Lyon,
1668, in-12. *Aphorismi cum comment Galeni lat. interpr. Nic. Leoniceno.* Paris, 1526, in-8. *Hippocr.
aphorismor. gemina lectio gr. lat.
cum Galeni censura in eos omnes, qui
minus erant absoluti, per Joan. Morisotum.* Bâle, 1547, in-8. *Interprete
Guil. Plantio cum ej. notis.* Lyon,
1552, in-8; 1573, in-12; Genève,
1580. *Cum Galeni commentariis in
epitomen redactis per Jo. Butinum.*
Lyon, 1555, in-12; 1580, in-12;
Genève, 1625, in-12. *Cum aphor.
in ordinem digest.* Genève, 1625,
in-12. *Galen. in aphor. Hippocr.*

Leyde , 1613 , in-4. *Aphor. Hippocr. vertente An. Foesio, commentarii Galeni G. Plantio interpr. curâ Adr. Tollii.* Leyde , 1633 , in-12. *Prim. lib. comment. vertente Jo. Breche.* Lyon , 1585 , in-16 ; Rouen, 1646 , in-12. *Galeni comm. in aphor. in compend. redegit Symphor. Campegius.* Lyon , 1516 , in-8. *Ant. Musæ Brassavolæ in VIII libros aphorism. Hippocr. et Galeni comment. adnotationes.* Bâle, 1541, in-fol. *Cum comment. in textu Hippocr. et comment. Galeni.* Ferrare, 1594. Venise, 1721, in-4.

Galeni adversus Lycum liber, quod nihil in eo aphorismo peccet Hippocrates, cujus initium: qui crescunt , plurimum habent coloris innati. Il n'y a point d'édition à part de cet opuscule.

Galeni contra ea quæ è Juliani aphor. Hippocr. dicta sunt libellus. Point d'édition à part.

In Hippocr. de diæta acutorum librum commentarii IV. Point d'édition grecque séparée. Editions latines : *Studio Nic. Lavachii.* Florence, 1533, in-4. *Paulo Juliano interprete.* Verone, 1542 , in-8. *Jo. Vassæo interprete cum annotationibus Jo. Molini.* Lyon , 1565 , in 12. *Hippocr. de diæta acutorum , cum Galeni commentariis, et Galeni de semine lib. II.* Bâle, 1533 , in-fol. ; Bâle, 1542 , in-8 ; 1543 , in-8 ; 1551 , in-fol. ; Lyon , 1565 , in-12. *Cum Jo. Martini adnotat. Epitome comment. Galeni* , etc., à *Symphor. Campegio.* Lyon , . *Ant. Musæ Brassavolæ in libros de ratione victûs in acutis morb. Hippocr. et Galeni comment. adnotationes.* Venise, 1546, in-fol.

In Hippocr. de officina medici librum commentarii III. Point d'édition grecque séparée. Edition latine dans *Vidi Vidii chirurgia et græco in lat. versa.* Paris, 1544 , in-fol.

In Hippocratis librum de fracturis comment. III. Point d'édition grecque séparée. Edition latine dans l'ouvrage indiqué à l'article précédent.

In Hippocratis librum de articulis commentarii IV. Il n'y a point d'édition à part.

§ V. ÉDITIONS GÉNÉRALES DES OEUVRES DE GALIEN.

Editions grecques : *Galeni librorum, part. I, II, III, IV, V. Venetiis apud Aldum.* Sans date (1525), in-fol. — Belle édition , rare et recherchée, due aux soins d'Asulanus et de J.-Bapt. Opizoni.

Galeni pergameni , summi semper viri , quique primus artem medicinæ universam, apud priores homines obscuram et veluti errantem , in perspicuam quamdam et propriam expositionem traduxit, opera omnia , ad fidem complurium et per quam vetustorum exemplarium ita emendata ac restituta , ut nunc primum nata atque in lucem edita videri possint. Basileæ apud And. Cratandr. 1538, in-fol., 5 vol. — Leonhard Fuchs et Joachim Camerarius sont les deux critiques qui ont le plus travaillé à cette édition. Jérôme Gemusæus y a eu également part. Quoique plus complète que la précédente, cette édition laisse encore beaucoup à désirer pour la correction.

Editions grecques-latines : *Hippocratis coi et Claud. Galeni. Pergameni Archiatron opera. Renat. Charterius, vindocinensis, Doct. med. Paris. Reg. christianiss. consiliar. medicus, ac professor, plurima interpretatus, univer-*

la emendavit, instauravit, notavit, auxit, secundum distinctas medicinæ partes in XIII tomos digessit, et conjunctim græce et latine primus edidit. Lutetiæ Paris. ap. Jac. Villery, 1679 (1639-79), in-fol. — Cette edition a été l'objet de beaucoup de critiques ; et s'il fallait adopter le jugement de quelques Aristarques sévères, Chartier aurait corrompu le texte de Galien en une infinité d'endroits en prétendant le corriger. Villiers a pris la défense de l'édition d'Hippocrate et de Galien, dans une lettre insérée parmi les *Mémoires historiques*, etc., de Goulin, et tirée à part. Paris, in-4.

Claudii Galeni opera omnia. Editionem curavit D. Carolus Gottlob Kühn. Leipzig, 1821-183, in-8, 20 tom. en 22 vol. index.

Editions latines : *Galeni pergamensis, medicorum omnium principis, opera edita studio Diomedis Bonardi, etc., Venetiis, per Phil Pintium de Caneto impressa.* 1490, in-fol.

Operum Galieni impress. secunda, curâ Hier. Suriani. Venetiis, per Bern. Benatium. 1502, in-fol., goth.

C'est probablement la troisième édition que Conr Gesner indique sous la date de 1511.

Quarta impressio ornatissima : continens omnes Galeni libros, melius quam prius ordinatos, et magis quam antea emendatos. Emittensque alios ejusdem libros nunquam cum aliis impressos, etc. Papiæ, per Jacob. Paucidrapium de Burgofrancho, 1515-1516, in-fol., 3 vol. Le troisième volume a un titre particulier.

Impressio quinta. Curâ Scipionis Ferrarii, Venetiis, expensis Lucæ Ant. de Giunta Florentini. 1522, in-fol., 3 vol.

Galeni operum impressio novissima summo labore diligentique studio ab innumeris fermè erroribus asserta: omnes tam veteres quam novas interpretationes continet: ac quatuor voluminibus digesta est, etc., etc. Curâ Scip. Ferrarii, Venetiis expensis Lucæ Ant. de Giunta. In-fol, 4 vol.

Lucas Ant. de Giunta avait préparé à grands frais une autre édition, dont les traductions avaient été revues, et qui avait été mise en ordre par J.-B. Monti ; la mort ne lui permit pas de la publier lui-même : ce furent ses fils, Thomas et J. Marie, qui la mirent au jour, et c'est à cette édition que commence la série des dix que l'on doit à la même imprimerie.

Galeni operum editio prima. Venetiis apud Juntas. 1540, in-fol., 4 vol.

Editio altera. Curâ Augustin Gadaldini. Acced. Ant. Musæ Brassavolæ index copiosissimus. Venise, 1550, in-fol., 5 vol.

Editio tertia. Ibid., 1556, in-fol., 5 vol.

Editio quarta, quam pluribus sane castigationibus, ex variorum codicum Græcorum lectione illustrata. Locis nunc primum in margine signatis, quos Galenus passim ex Hippocrate citat. Ibid., 1565, in-fol., 5 vol.

Editio quinta. Ibid., 1570, in-fol., 5 vol.

Galeni opp. sextâ hac nostrâ editione non parum ornamenti adepta, etc., etc. Venetiis apud Juntas. 1586, in-fol., 5 vol.

Editio septima. Accessit Brassavolæ index in omnes Galeni libros, omnium longe plenissimus perfectissimusque. Ibid., 1597, in-fol., 5 vol.

Editio octava. Ibid., 1600, in-fol., 5 vol.

Editio nona. Ibid., 1609, in-fol., 5 vol.

Editio decima. Ibid., 1625, in-fol., 5 vol.

Les deux dernières éditions sont celles que l'on préfère.

A côté de ces éditions des Juntes se placent avec honneur celles de Froben.

Omnia Claud. Galeni pergameni opera, quotquot apud Græcos in hunc usque diem extiterunt tunc olim, tunc non ita pridem hominum doctissimorum diligentiâ in latinam linguam conversa, deinde recognita et pristinæ integritati restituta, etc., etc. Duplex præterea adjectus est index totius operis Bâle, 1542, in-fol. en huit parties.

Cl. Galeni pergam. opera quæ ad nos extant omnia, partim jam pridem, partim penitus recens, a viris doctissimis in lat. ling. conversa, et nunc multis recentissimis translationibus per Janum Cornarium medicum physicum exornata : ab eodemque recognita ex toto, et innumeris locis restitutis absolutissima. Accesserunt etiam nunc primum, capitum numeri et argumenta per Conradum Gesnerum medicum in omnes libros quæ...... ita copiose ac methodice tractantur, ut legitimæ epitomes instar haberi possint, etc. Bâle, 1549, in-fol., huit tomes, non compris les *Isagogici libri* et l'*Index.*

Cl. Galeni pergam. omnia, quæ extant, in lat. sermon. conversa, quibus post summam antea adhibitam diligentiam, multum nunc quoque splendoris accessit, quòd loca quamplurima ex emendatorum exemplarium collatione et illustrata fuerint et castigata ; his accedunt nunc primum Conr. Gesneri præfatio et prolegomena

tripartita, de vitâ Galeni, ejusque libris et interpretibus, ex IIIâ officin. Frobenianæ editione. Bâle, 1562, in-fol., huit tomes, plus les *Prolégomènes,* les *livres Isagogiques* et deux *Index.*

Outre ces éditions des Juntes et de Froben, il en existe encore plusieurs autres.

Galeni omnia opera. Curant. vict. Trincavellio et Aug. Riccio. Venise, 1541, in-8, 10 vol.

Galeni omnia quæ exstant, latinè conversa, diligentia et studio J.-Bapt. Rasarii emendata, novo ordine, classibus scilicet sex disposita, librorum nuper inventorum aucta ; acced. et illi, quos non classicos existimavit, nec non libri Galeno adscripti, a Rasario, tum nova interpretatione, tum plerique correctionibus illustrati. Venise, 1562, in-fol., 4 vol. index.

Galeni opera omnia latinè. Lyon, 1550, in-fol. ; *ibid.,* 1554, in-fol.

Ces éditions complètes des œuvres de Galien ont rendu presque inutiles les recueils partiels qui existaient auparavant. Les principaux ont été indiqués dans le premier paragraphe de cette bibliographie, à l'occasion des ouvrages qui en font partie : nous n'y reviendrons pas.

L'étendue considérable et surtout l'extrême prolixité des ouvrages de Galien a fait sentir le besoin de les résumer, et a donné naissance à trois abrégés, dont un, celui *de Lacuna,* est un ouvrage de beaucoup de mérite. En voici les titres :

Speculum, sive, epitome Galeni, seu Galenus abbreviatus, vel incisus et intersectus, quæcunque in speculo continebantur, comprehendens. Medicinæ propugnaculum, in speculum medicinæ Galeni. Galeni vita. De

elementis Galeni epitoma. De genera-
tione animalium epitoma. De passione
uniuscujusque particulæ corporis et
curá ipsarum, qui liber decem trac-
tatuum, sive Myamir intitulatur, epi-
toma. Sylva febrium ex Galeni libris
ad complementum libri Myamir. De
Gynæciis, liber, hoc est, de passio-
nibus mulierum. De Dynamidiis, liber.
De morbis oculorum, Galeni, libri duo.
Addita sunt, etc., etc. Lyon, 1516,
in-8; 1517, in-8. — Epitome com-
mentariorum Galeni in libros Hippo-
cratis coi. Primus aphorismorum. Se-
cundus prognosticorum. Tertius regi-
minis acutorum morborum. Quartus
epidemiorum. Ejusdem centiloquium
isagogicum in libros Hippocratis. In
quo præclarissima quæque digna lec-
tu, quæ, a Galeno scriptæ sunt, bre-
viter et placido stylo narrantur. Lyon,
1516, in-8.

Epitome Galeni pergameni ope-
rum, in quatuor partes digesta, pul-
cherrima methodo universam illius
viri doctrinam complectens; per An-
dræam Lacunam secobiensem, equitem
auratum, et medicum longè excellen-
tissimum, summá fide studioque col-
lecta, etc. Venise, 1549, in 8, 4
vol. Basileæ apud Mich. Isingri-
nium, 1551, in-fol.; Lyon, 1553,
in-16, 4 vol.; Bâle, 1571, in-fol.;
Strasbourg, 1604, in-fol. — Andr.
Lacunæ epitome omnium rerum et
sententiarum quæ annotatu dignæ in
commentariis Galeni in Hippocratem
extant, in elenchum minimè pœni-
tendum digesta. Cui accessere non-
nulla Galeni enantiomata summo stu-
dio collecta. Lyon, 1554, in-8.

Theatrum Galeni, hoc est, uni-
versæ medicinæ, à Galeno diffusè
sparsimque traditæ promptuarium,
qua vel indicis loco in omnes Galeni
libros, vel locorum communium in-
star in re medica lector utetur. Aloysii
Mundellæ Brixiensis studio et la-
bore per multos annos conditum
nunc demum editum. Bâle, 1568,
in-fol.

(Ackermann. — Haller.)

GALL (François-Joseph), l'un des plus grands philosophes des temps modernes, et le créateur de la physiologie intellectuelle, vit le jour à Tiefenbrunn, près de Pforzeim, dans le duché de Baden, le 9 mars 1758. Il fit ses études médicales à Strasbourg et fut reçu docteur à Vienne, en 1785. Ce fut dans cette capitale qu'il se fixa pour exercer l'art de guérir. Quoique livré à la pratique, c'est la partie philosophique de la médecine, dont il s'occupa avec prédilection, et son premier ouvrage sur la nature et l'art en médecine, annonça au monde un libre penseur de plus. Ses premières observations sur la physiologie intellectuelle et la cranioscopie remontent jusqu'à l'époque de ses premières études du collége, et depuis il n'avait cessé d'être dominé par les grandes idées que ces premiers faits avaient éveillées dans son esprit. Ce ne fut que dans les dernières années du dix-huitième siècle qu'il crut pouvoir faire connaitre ses opinions, et en 1798 qu'il annonça, dans une lettre adressée au baron de Retzer, insérée dans le *Mercure* de Wieland, la prochaine publication d'un ouvrage étendu sur sa doctrine, dont il donnait à l'avance une légère idée.

L'impression que firent sur les esprits les premières leçons de Gall, alarma la cour de Vienne, et un édit impérial interdit au philosophe le droit d'éclairer les sujets de l'empereur. Cette doctrine de la tête, disait le facétieux monarque, n'était bonne qu'à tourner les têtes, et à introduire partout le matérialisme. Un voyage que Gall n'avait entrepris que pour aller voir sa famille, le conduisit dans des pays qui n'étaient pas comme l'Autriche le séjour de l'obscurantisme, et où les grands et les souverains eux-mêmes furent jaloux de l'entendre. Il commença à Berlin un cours de phrénologie, le 3 avril 1805, et 500 auditeurs se pressèrent à ses leçons. Deux médailles frappées en son honneur conservent le souvenir de l'admiration qu'il excita. La même année, il fut à Dresde, où il lui fut défendu de recevoir des femmes dans son auditoire; de Dresde à Torgau, et de Torgau, par Woerlitz, à Halle, où il gagna pour partisans à sa doctrine anatomique et physiologique les célèbres anatomistes et physiologistes Reil et Loder. De Halle il se rendit à Iéna, où il eut pour auditeur la duchesse Anne-Amélie de Saxe-Weimar, accompagnée du célèbre Wieland. Il avait le projet de visiter toutes les principales villes de l'Europe. Au commencement de 1806, il était à Copenhague; de Copenhague, il vint à Hambourg, de Hambourg à Amsterdam et à Leyde. Il était à Francfort à la fin de l'année 1806, à Carlsruhe au commencement de la suivante; un peu plus tard à Heidelberg, où il eut à soutenir une dispute scientifique avec le professeur Ackermann. Au mois d'avril, il était à Munich; à Zurich le 16 juillet; il arriva à Paris, au mois d'octobre 1807. Il avait annoncé depuis long-temps le projet de venir dans la capitale de France, qu'il regardait comme le centre du monde savant, et où il comptait trouver les plus grands anatomistes de l'époque. Ces voyages donnèrent à Gall la facilité d'étudier l'organisation d'un grand nombre d'hommes éminens et d'hommes extrèmement bornés, pour mieux saisir, par ce rapprochement, la différence de l'un à l'autre. Il recueillit des faits innombrables dans les écoles et dans les grands établissemens d'éducation, dans les maisons d'orphelins et d'enfans-trouvés, dans les hospices de fous, dans les maisons de correction et dans les prisons, dans les interrogatoires judiciaires, et même sur les places d'exécution; des recherches multipliées sur les suicides, sur les imbéciles et sur les aliénés, contribuèrent puissamment à rectifier et à fixer ses opinions ; il mit à contribution beaucoup de cabinets anatomiques et physiologiques , et les musées renfermant des statues ou des bustes antiques des hommes les plus remarquables que l'histoire nous ait fait connaître.

C'est à Paris que Gall a le plus long-temps professé sa doctrine ; c'est là que se sont formés ses disciples les plus distingués. Nous n'ajouterons plus rien sur sa vie, qui fut employée tout entière , et aux travaux de l'enseignement et à ceux du cabinet. Gall mourut en 1828, ayant mis la dernière main à l'édifice élevé par lui avec les matériaux amassés pendant trente années, , et après avoir achevé la deuxième publication du grand ouvrage qui renferme le dépôt de toutes ses pensées. Il ne se faisait point illusion sur l'état d'imperfection où il laissait encore, après tant de travaux ; la science qu'il avait créée, et il formait les vœux les plus ardens pour que l'avenir lui donnât un successeur digne de la continuer.

« Le fondement de cette doctrine utile est posé, dit-il, et il doit être aussi inébranlable que le sont les matériaux, les faits, dont il est construit. Mais que je suis loin de croire que l'édifice soit achevé ! Ni la vie, ni la fortune d'un seul homme, ne sauraient suffire à ce vaste projet ; jusqu'à présent j'ai été abandonné à mes propres moyens. Il faudrait encore un concours immense des circonstances les plus heureuses, pour élever cette étude au degré de perfection dont elle est susceptible. »

« Un regret qui m'a toujours poursuivi, et qui me poursuit encore, dit-il en terminant son ouvrage, c'est celui que je n'ose pas me flatter que jamais mon entreprise soit continuée dans tous ses détails, que jamais mes peines soient appréciées. Quiconque n'est pas poussé par un instinct inné d'observations ; quiconque trouve trop difficile l'abnégation de ses opinions et de son savoir puisé dans l'instruction antérieure ; quiconque tient plus à la confection de sa fortune qu'à l'exploitation des trésors de la nature ; quiconque n'est pas muni d'une patience inébranlable contre les interprétations de l'envie, de la jalousie, de l'hypocrisie, de l'ignorance, de l'apathie et de l'indifférence ; quiconque a une trop haute idée de la force et de la justesse de ses raisonnemens pour se croire obligé de les soumettre à une expérience mille et mille fois répétée , ne perfectionnera jamais la physiologie du cerveau. »

Il serait superflu d'entreprendre de faire ici l'exposition de la doctrine de Gall ; les principes généraux en sont connus de tout le monde, et le résumé le plus concis des principes particuliers dont elle se compose, ne saurait entrer dans l'espace que nous pouvons donner à cet article. Nous nous bornerons donc à indiquer ses ouvrages.

Recherches sur le système nerveux en général et sur celui du cerveau en particulier, mémoire présenté à l'Institut de France le 14 mars 1808, suivi *d'Observations sur le rapport qui en a été fait à cette compagnie par ses commissaires,* par F.-J. Gall et G. Spurzheim. Paris, 1809, in-4, 277 pp., 1. pl. ; en allemand sous ce titre : *Untersuchungen über die Anatomie der Nervensystems, überhaupt, und des Gehirns insbesondere, etc.* Paris et Strasbourg, 1809-10, 467, pp., in-8, 3 pl.

Introduction au cours de physiologie du cerveau, ou Discours prononcé à la séance d'ouverture du cours public de l'auteur. Paris, 1808, in-8.

Anatomie et physiologie du système nerveux en général, et du cerveau en particulier, avec des observations sur la possibilité de reconnaître plusieurs dispositions intellectuelles et morales de l'homme et des animaux, par la configuration de leurs têtes. Paris, 1810-1820, in-fol., 4 vol., fig., ou in-4, 4 vol. et atlas in-fol. Les deux premiers volumes publiés avec Spurzheim.

Sur les fonctions du cerveau et sur celles de chacune de ses parties, avec des observations sur la possibilité de reconnaître les instincts, les penchans, les talens et les dispositions morales et intellectuelles des hommes et des animaux par la configuration de leur cerveau et de leur tête. Paris, 1822-1825, in-8, 6 vol. — C'est le faux titre commun à tout l'ouvrage ; il se compose de quatre parties ayant chacune un titre particulier : *Sur l'origine des qualités morales et des facultés intellectuelles de l'homme, et sur les conditions de leur manifestation,* 2 vol. — *De l'influence du cerveau sur la forme du crâne ; difficultés et moyens de déterminer les qualités et les facultés fondamentales, et de découvrir le siège de leurs organes,* 1 vol. — *Organologie, ou exposition des instincts, des penchans, des sentimens et des talens, ou des qualités morales et des facultés intellectuelles fondamentales de l'homme et des animaux, et du siège de leurs organes,* 2 vol. — *Revue critique de quelques ouvrages anatomico-physiologiques, et exposition d'une nouvelle philosophie des qualités morales et des facultés intellectuelles,* 1 vol.

GALLANDAT (DAVID-HENRY), né dans un bourg du canton de Berne en 1732, alla étudier la chirurgie à Flessingue dès 1744. Il partit pour l'île Saint-Eustache en 1752, en qualité de chirurgien. Il fit le voyage de Guinée l'année suivante, et y revint en 1755 et 1757. A son retour il vint à Paris perfectionner ses études. En 1760, il fut nommé professeur d'anatomie, de chirurgie et d'accouchemens à Middelbourg, et en 1772, opérateur et lithotomiste de la province. Il obtint le doctorat en médecine à Leyde, en 1775, et mourut au mois de mai 1783.

Gallandat a mis au jour :

Grondbeginselen der Vroedkunde : Principes de l'art des accouchemens. Middelbourg, 1764, in-8 ; 1772, in-8.

Observations sur les maladies chroniques et leur traitement parmi les nègres de la Guinée, dans les *Mémoires de la Société des sciences de Harlem.* T. VI, part. II, p. 676 et 688. Comment. de rebus in med. gestis. T. XII.

Lettre à l'auteur du Journal de médecine sur le dragonneau ou veine de Médine, et sur l'usage du sublimé corrosif dans cette maladie. Journ. de méd. chir. et pharm. 1760. T. XII.

Guérison de diverses maladies par l'emphysème artificiel, chez les nègres de Guinée. Mém. de la Soc. des Sc.

de Harlem, T. VIII, part. II, p. 235, Comment. de rebus in med. gestis. T. XVII.

Observations sur une sueur de sang. Mém. de la Soc. des sc. de Harlem T. XIV, part. II, p. 46. Comment. de rebus in med. gestis, T. XX.

Sur une méthode singulière de guérir diverses maladies du corps humain, telles que le marasme, l'hypochondrie, le rhumatisme ; au moyen de l'emphysème artificiel. Nouveaux Mémoires de l'Acad. roy. des sciences de Berlin. Hist. ann. 1772, p. 43.

Observation d'un empyème guéri par l'opération. Mém. de l'Acad. des sc. de Harlem. T. X, p. 443.

(Comment. de reb. in med. gest.)

GALLATIN (JEAN-LOUIS), né à Genève en 1751, disciple du célèbre Tronchin, prit ses degrés à Montpellier, et devint médecin du duc d'Orléans, et médecin de l'hôpital Necker. Il mourut à Paris en 1783.

Diss. de aquâ. Montpellier, 177 , in-4.

Observations sur les fièvres aiguës. Paris, 1781, in-8.

GALLESKY (JEAN-GODEFROY), médecin pensionné de la ville et du canton de Tilsitt, mort le 12 juin 1776, a écrit deux opuscules estimés.

Abhandlung vom Miserere oder von der Darmgicht, nebst einigen Bemerkungen von den heilsamen Kräften des Leinöls in dieser Krankheit. Mittau et Riga, 1767, in-8,

96 pp. — Quoique l'objet essentiel de cet opuscule soit d'exposer les bons effets de l'emploi de l'huile de lin à grandes doses dans l'iléus, l'auteur ne néglige point de parler des autres

moyeus de traitement, et il le fait d'une manière judicieuse. On trouve dans ce mémoire neuf observations détaillées de Miserere; huit malades ont été guéris; le neuvième, qui succomba, était au dixième jour de sa maladie, et dans un état tout-à-fait désespéré, quand Gallesky le vit pour la première fois.

Bemerkungen und Versuche über einige Ursachen des unter dem Hornvieh vorkommenden Viehsterbens, Kœnigsberg, 1772, in-8.

(Meusel.—*Comment. de reb.*)

GALLOT (JEAN-GABRIEL.), docteur en médecine de la Faculté de Montpellier, médecin à Saint-Maurice-le-Girard, près la Châtaigneraye, Bas-Poitou, membre correspondant de la société royale de médecine, député du département de la Vendée à l'Assemblée nationale, secrétaire du comité de salubrité formé dans le sein de cette assemblée.

Analyse des eaux minérales de Fontenelles, de la Brossardière, de Réaumur, de Boisse et de la Ramée, en Bas-Poitou, dans les *Mémoires de la Soc. roy. de méd.* T. 1, p. 405. — Gallot envoya à la Société royale de médecine l'histoire de diverses autres sources minérales; elle n'a pas été publiée.

Mémoire historique sur la fièvre catarrhale-bilieuse, etc., qui a régné épidémiquement à la Forêt-sur-Saivre et aux environs, en mars, avril et mai 1784, etc., in-8, 11 pp.

Lettre à M. Bongourd, sur une opération césarienne. Journal de méd. chir. pharm. T. XXXIV, p. 177.

Lettre à M. Pietsch sur deux observations : sur un accouchement laborieux et sur une opération césarienne, insérées dans le deuxième cahier du *Supplément au Journal de méd.* à l'année 1770. *Journ. de méd.,* etc. T. 34, p. 375.

Observation d'une plaie à la tête, avec fracture au crâne. Journal de médecine, etc. T. XLIV, p. 156.

Observation d'une maladie soporeuse causée par la colère. Journ. de méd. T. XLIV, p. 330 (230).

Mémoire sur deux symptômes singuliers observés dans deux maladies. Journal de médecine, T. XLIV, p. 524.

Recueil d'observations ou Mémoire sur l'épidémie qui a régné en 1784 et 1785 dans la subdivision de la Chataigneraye, en Bas-Poitou; suivi d'un Supplément sur les maladies régnantes pendant l'année 1786, accompagné de notices sur les mêmes maladies dans les différens départemens de la généralité de Poitiers. Ouvrage qui a remporté un des premiers prix de la société royale de médecine de Paris, le 29 août 1786, publié par ordre du gouvernement. Poitiers, 1787, in-4, 208, pp.

Supplément au mémoire général sur l'épidémie de 1784 et 1785, contenant l'histoire des maladies régnantes en 1786 dans le département de la Chateigneraye et une grande partie du Poitou, publié par ordre du gouvernement et aux frais du roi, par approbation et sous le privilège de la société royale de médecine, 1787, in-4, 52 pp.

Vues générales sur la restauration de l'art de guérir, lues à la séance publique de la Société de médecine de Paris, le 31 août 1790, et présentées au comité de salubrité de l'Assemblée nationale, le 9 octobre, suivies d'un *Plan d'hospices ruraux, pour le sou-* *lagement des campagnes*, 1790, in-8.

Observations sur le projet d'instruction publique, lu par M. Talleyrand-Périgord au nom du comité de constitution, et sur le projet de décret sur l'enseignement et l'exercice de l'art de guérir, présenté par le comité de salubrité. 1791, in-8.

GALVANI (Louis), physicien célèbre et médecin, naquit à Bologne, le 9 septembre 1737. Plein d'un zèle fervent pour la religion, et rigide observateur des pratiques les plus minutieuses du catholicisme, il voulait s'ensevelir dans un cloitre; on parvint heureusement à l'en détourner; il embrassa la médecine. Il parvint au doctorat en 1762, et fut créé professeur d'anatomie. Quoique occupé avec prédilection de la culture des sciences physiques, il ne négligea point la pratique de la médecine, et il exerça constamment avec beaucoup d'habileté la chirurgie et l'art des accouchemens. De profonds chagrins commencèrent à altérer sa santé depuis 1790. Il mourut le 4 décembre 1798.

De renibus atque ureteribus volatilium. In Act. Institut. Bononiens. .... — L'auteur décrit avec une exactitude scrupuleuse les reins des oiseaux et les variations nombreuses de ces organes dans les diverses espèces. Diverses particularités de l'anatomie des nerfs et des vaisseaux, sont des découvertes de Galvani, et se trouvent là pour la première fois.

De volatilium aure. In Act. instit. Bononiens. . . . . Depuis trois ans, Galvani étudiait l'organe de l'ouïe, et préparait un grand ouvrage sur cette matière, quand Scarpa publia le sien. Galvani y retrouvant la plupart des faits qu'il avait annoncés dans les séances particulières de l'Institut, et qu'il croyait lui appartenir en propre, renonça au projet qu'il avait conçu, et se borna à consigner dans une courte esquisse, les remarques qui ne se trouvaient pas dans le livre de Scarpa.

De viribus electricitatis in motu musculari commentarius. In Act. instit. Bononiens. 1791, t. VII. — L'épouse de Galvani prenait des bouillons de grenouilles; son mari, qui l'aimait avec passion, s'occupait lui-même du soin de les lui préparer. On avait posé sur une table, où se trouvait une machine électrique, quelques-unes de ces grenouilles écorchées; l'un des aides qui coopéraient aux expériences, approcha, sans y penser, la pointe d'un scalpel des nerfs cruraux internes de l'un de ces animaux; aussitôt tous les muscles des membres furent agités de fortes convulsions. Madame Galvani, femme pleine de sagacité, frappée de la nouveauté de ce phénomène, crut s'apercevoir qu'il concourait avec le dégagement de l'étincelle électrique. Elle courut en avertir son mari Son soupçon fut bientôt vérifié. On répéta la même expérience; les mêmes nerfs furent touchés sur d'autres grenouilles tandis que la machine électrique était en repos, et les contractions n'eurent pas lieu. De ses expériences répétées un nombre infini de fois, Galvani crut pouvoir conclure que les ani-maux sont doués d'une électricité particulière, inhérente à leur écono-mie, beaucoup plus abondamment ré-pandue dans le système nerveux, sé-crétée par le cerveau, et distribuée par les nerfs aux différentes parties du corps. Les principes théoriques de Galvani n'ont pas résisté à l'épreuve des expériences innombrables qu'ils ont provoquées, mais il reste au phy-sicien italien la gloire d'avoir le pre-mier remué fortement la science sur un point dont on ignorait l'existence avant lui. (Alibert, *Eloge de Galvani.*)

GANDINI (Charles), médecin à Gênes, dans la seconde moitié du dernier siècle, joignit la culture des sciences physiques à celle de la médecine, et voulut trop souvent imposer à celle-ci des lois empruntées aux premières. Ses ouvrages ne répondent point, par leur mérite, aux éloges pompeux donnés à l'auteur par ses con-temporains.

Disamina delle cagioni, che hanno ritardato e ritardano il progresso della medicina. Gênes, 1753, in-8.

Osservazioni, riflessioni, nuove scoperte sulle leggi de' movimenti animali, Gênes, 1769, in-4. — Le cerveau et les nerfs sont le principe de tout mouvement dans l'économie. L'auteur donne dans cet ouvrage une sorte d'embryogénie hypothétique, dans le goût de celle qu'on trouve dans le Timée de Platon, ou dans le traité des chairs de la collection hip-pocratique.

Orazione eccitatoria all' introdu-zione dell' innesto de vajuolo del sig. Dott. P. F. Pizzorno etc. con l'ag-giunto de' motivi che devono obbli-gare li medici ad abbracciare la pra-tica di esso de Dottore Carlo Gandini. Lucques, 1759, in-8, 125 pp.

Gli elementi dell' arte sfygmica, ossia la Dottrina del polso ricavata dall' antica e moderna storia della medicina Chinese ed Europea, indi combinata e ridotta a regole non meno sicure che facili. Gênes, 1769, in-8, 294 pp. 2 pl. — Cet ouvrage peut intéresser comme tableau des opi-nions émises sur la séméiotique du pouls, mais non à un autre titre.

Saggio di lettere apologetiche cri-tiche concernente l'arte raggionevola di medicina (sous le pseudonyme de Dicéophile). Lucques, 1759, in-4.

Lettera sull' inoculazione del va-juolo, 1766.

Riflessioni sopra l'aringa medica d'Ign. Monti 1767.

(Haller. — *Esprit des journaux.* — Bonino.)

GANDOGER DE FOIGNY (Pierre-Louis), médecin consultant de Stanislas, roi de Pologne, professeur d'anatomie, de chirurgie et de botanique à Nancy, médecin des hôpitaux et membre de plusieurs académies, était né à Lyon le 6 août 1732. Gandoger, éloigné à sept ans, et privé à quinze d'un père qui avait perdu sa fortune et négligé l'éducation de son fils, ne dut rien qu'à son propre goût pour l'étude, et à l'ardeur avec laquelle il s'y livra. Ses progrès dans les mathématiques lui valurent de la part de Clairaut, le nom de *Petit Bernouilli*. Il suivit d'abord la carrière du génie. Mais la paix ayant fermé la voie à son avancement, il se tourna vers la médecine. Ce fut à Paris qu'il fit ses études et prit ses degrés. Fixé en Lorraine en 1763, il jouit dans toute la province de la plus grande considération. Il mourut à Malzeville le 5 août 1770.

Traité pratique de l'inoculation. Nancy, 1768, in-8. — Traité fort complet sous le rapport pratique, et assez intéressant dans la partie relative à l'histoire de l'inoculation en Asie et en Europe.

GARBO (Dino del), l'un des plus célèbres professeurs de médecine du quatorzième siècle, était fils d'un chirurgien distingué de Florence nommé Buono. Il étudia la médecine à Bologne sous Taddeo. Devenu docteur, il remplaça son maître dans la chaire de médecine, en 1306. Appelé à enseigner à Padoue, l'an 1313, il fut dans cette ville pendant quatre ou cinq ans, jusqu'au moment où les discordes civiles l'obligèrent de retourner à Florence. En 1320, il alla occuper la chaire de médecine à l'Université nouvellement instituée de Sienne. Cette Université n'ayant pas subsisté, Dino del Garbo s'établit de nouveau dans sa patrie, où il fut regardé comme un oracle. Sa mémoire est ternie par la part qu'il prit au meurtre juridique du malheureux Cecco d'Ascoli, qui fut brûlé vif comme sorcier. Il ne survécut pas long-temps à sa victime, car il mourut en 1327, quatre jours après le supplice de Cecco. L'intérêt qu'on peut espérer de trouver dans les livres de Dino del Garbo, ne doit point se mesurer sur la célébrité dont l'auteur jouit de son vivant; ils n'en peuvent offrir que comme monument de l'état déplorable de la médecine au commencement du quatorzième siècle.

Recollectiones in Hippocratem, de   naturá fœtus. Venise, 1502, in-fol.

avec d'autres traités sur le même sujet.

Chirurgia, cum tractatu ejusdem de ponderibus et mensuris; nec non de emplastris et unguentis. Additi sunt insuper Gentilis de Fulgineo super tractatu de lepra: et Gentilis de Florentia super tractatibus de dislocatione et fracturis commentarii. Ferrare, 1485, in-fol. Venise, 1536, in-fol.

Enarratio cautionis Guidonis de Cavalcantibus de naturâ et motu amoris. Venise, 1498, in-fol.

Super IV fen primi Avicennæ præclarissima commentaria, quæ dilucidatorium totius practicæ generalis medicinalis scientiæ nuncupantur. Venise, 1514, in-fol.

Expositio super canones generales de virtutibus medicamentorum simplicium secundi canonis Avicennæ. Venise, 1514, in-fol.

De cœna et prandio, epistola, avec les ouvrages d'André Thurinus. Rome, 1545, in-fol.

(Tiraboschi, *Storia della lettura italiana. — Lindenius renovatus.*)

GARBO (Thomas del), fils de Dino, mourut en 1370, dans un âge peu avancé. Cette époque est fixée dans une lettre de Petrarque à Jean Dondi, du 17 novembre 1370 : « Il y a trois jours, dit-il, que j'ai perdu celui de mes compatriotes qui connaissait le mieux mon tempérament. Il est mort dans un âge encore frais, et avec une complexion non d'homme fort robuste, mais de taureau. »

Thomas del Garbo enseigna la médecine, premièrement à Pérouse, ensuite à Bologne, d'où il retourna à Florence, où il mourut. Il jouit d'autant de célébrité que son père, et a écrit des ouvrages qu'on peut placer en effet sur la même ligne que ceux de ce dernier.

Summa medicinæ... accedunt tractatus duo : I de restauratione humidi radicalis : II de reductione medicinarum ad actum. Venise, 1521, iu-fol. Lyon, 1529, in-fol.

Expositio super capitulo de generatione embryonis III canonis fen XXV Avicennæ. Venise, 1502, in-fol. avec des traités de Dino del Garbo et de Jacques de Forli sur le même sujet.

Commentaria in libros Galeni de febrium differentiis, cum textus Galeni, seu, commentariorum annotatione secundum Nic. Leoniceni et antiquam traductionem. Paris, in-4.

(Tiraboschi. — *Lindenius renovatus.*)

GARDANE (Joseph-Jacques), né à la Ciotat, en Provence, fut reçu docteur en médecine à Montpellier vers l'année 1760, et vint se fixer à Paris, où il prit aussi le grade de docteur régent. Appuyé par la faveur de quelques grands personnages, il obtint la charge de censeur royal. Les accusations graves portées contre lui par Goulin, pour ne rien dire de celles d'un homme dont la parole a moins de poids, de Lefebure de Saint-Ildefont, rendent fort suspects les éloges qu'on lit dans quelques biographies de son désintéressement et de la noblesse de son caractère. Plusieurs de ses ouvrages ont une teinte de charlatanisme, et il n'est pas sûr que pour la composition des plus importans, Gardane n'ait pas emprunté le secours des manuscrits qu'il était chargé d'examiner en sa qualité de censeur.

Observations sur la meilleure manière d'inoculer la petite-vérole. Paris, 1767, in-12.

Mémoire dans lequel on prouve l'impossibilité d'anéantir la petite-vérole. Paris, 1768, in-12.

Conjectures sur l'électricité médicinale, avec des recherches sur la colique métallique. Paris, 1768, in-12. — L'auteur commence par quelques considérations générales sur l'emploi de l'électricité en médecine, mais il s'étend particulièrement sur les avantages de ce moyen employé contre la paralysie qui succède à la colique de plomb. Il s'élève contre la méthode anti-phlogistique de traitement, proposée par de Haen contre cette dernière maladie. Suivant lui, c'est le traitement de la charité qui doit être préféré dans tous les cas.

Essais sur la putréfaction des humeurs animales, sur la suppuration et sur la croûte inflammatoire, traduits du latin de différens auteurs. Paris, 1769, in-12.

Recherches pratiques sur les différentes manières de traiter les maladies vénériennes. Paris, 1770, in-8.

Mémoire sur l'insuffisance et le danger des lavemens anti-vénériens, pour servir de suite aux *Recherches pratiques,* etc. Paris, 1771, in-8.

Moyens de détruire le mal vénérien. Paris, 1772, in-8.

Manière sûre et facile de traiter les maladies vénériennes, approuvée par la Faculté de médecine de Paris, et publiée par ordre du gouvernement. Paris, 1773, in-12.—Cette méthode consiste dans l'emploi du mercure précipité d'une solution de sublimé par l'eau de chaux.

Avis au peuple sur les asphyxies ou morts apparentes et subites, contenant les moyens de les prévenir et d'y remédier, avec la description d'une nouvelle boite fumigatoire portative. Paris, 1774, in-12.

Le secret des Sutton dévoilé, ou l'inoculation mise à la portée de tout le monde. Paris, 1774, in-12.

Détails de la nouvelle direction du bureau des nourrices de Paris. Paris, 1775, in-12. — Quelques remarques intéressantes sur les maladies vénériennes des enfans. Procès d'une nourrice qui se plaint d'avoir été infectée de la vérole par son nourrisson, et obtient des parens des dommages-intérêts.

Traité des mauvais effets de la fumée de la litarge, trad. du latin, de M. Stockhusen, et commenté. 1776, in-8. — Les notes ajoutées par Gardane ont pour objet de faire remarquer la conformité des principes de Stockhusen avec ceux des médecins de l'hôpital de la Charité, et de les confirmer les uns par les autres.

Eloge historique de M. Théophile de Bordeu. Paris, 1777, in-8,

Catéchisme sur les morts apparentes, dites asphyxies, ou *Instruction sur les manières de combattre les différentes espèces de morts apparentes, par demandes et par réponses, fondée sur l'expérience, et mise à la portée du peuple, imprimée et publiée par ordre du gouvernement.* Paris, 1781, in-12, 116 pp. Dijon, 1783, in-8.

Mémoire concernant une espèce de colique observée sur les vaisseaux, lu à l'assemblée publique de la Société de médecine de Paris. Paris, 1783, in-12, 29 pp. — Considérant l'analogie de cette colique avec la colique des peintres, et cette circonstance qu'elle n'attaque que les officiers, et parmi ceux-ci les plus sédentaires, Gardane pense qu'on en doit trouver la cause dans la peinture des chambres dans lesquelles ces officiers sont constamment renfermés.

Lettre adressée aux auteurs de ce journal (encyclopédique), *pour servir de réponse à celle de M. Bruslé, médecin de la marine au département de Brest,* etc. *Journal encyclopédique,* mai 1786, p. 95. — M. Bruslé avait accusé Gardane d'être cause de la mort d'une dame et de plusieurs matelots, qu'on avait traités de la colique suivant la méthode indiquée par lui. Gardane se défend en montrant qu'il n'avait eu évidemment en vue qu'une espèce particulière de colique, qui n'était pas celle dont ces matelots et cette dame avaient été affectés, ce dont M. Bruslé aurait dû s'apercevoir.

Observation sur le pouls des urines. Journal de médecine, 1770, t. XXXII, p. 42.

Lettre à M. Roux, auteur du Journal de médecine, contenant quelques observations sur le pouls critique. Journal de médecine, 1767, t. XXVI, p. 399.

Gardane fut rédacteur de la Gazette de santé de 177 à 17 .

Des maladies des créoles en Europe, avec la manière de les traiter, et des observations sur celles des gens de mer, et sur quelques autres plus fréquemment observées dans les climats chauds. Paris, 1784, in-8.

Recherches sur la mort des noyés et sur les moyens d'y remédier. Journal de physique, 1778. *Extrait dans le* Journal *encyclopédique,* août 1778, p. 41; septembre, p. 228. — L'auteur a fait de nombreuses expériences sur les animaux. Ses conseils sur le traitement des noyés sont généralement bons, et en opposition avec des pratiques dangereuses accréditées auparavant.

Recherches sur la cause de la mort des personnes suffoquées par la vapeur du charbon, et sur les moyens d'y remédier. Journal de physique, 1778, extrait dans le *Journal encyclopédique,* novembre 1778, p. 14. — C'est par l'anéantissement de l'action du cerveau que meurent les asphyxiés par le charbon.

Lettre sur le traitement des asphyxies, adressée aux auteurs de ce journal. Journal encyclopédique, décembre, 1779, p. 497. — L'auteur réclame comme *sienne* la méthode de traitement approuvée dans le rapport qui fut fait sur son mémoire à l'Académie des Sciences, et que les rapporteurs disaient être conforme à celle de

Portal, quoiqu'elle en différât beaucoup.

(*Journ. encyclop.—Journ. de méd.
—Ersch.*)

GARDEIL (Jean-Baptiste), naquit à Toulouse en 1726, d'une famille honorée du Capitoulat. Après avoir terminé d'une manière brillante ses humanités, il entra dans la congrégation de l'Oratoire et fut envoyé à Paris, au noviciat. Plein d'ardeur pour l'étude, il s'adonnait à la fois aux mathématiques, au droit, à la médecine, et apprenait le latin, le grec, l'hébreu, l'anglais, l'italien et l'espagnol. Des liaisons s'établirent entre le jeune oratorien, Diderot et d'Alembert, et bientôt il quitta l'Oratoire pour les salons du baron d'Holbach. Le transfuge de la religion le fut plus tard de la philosophie. Gardeil fut chargé assez long-temps de la rédaction de la *Gazette de France*. Ce travail lui laissa assez de temps pour fouiller dans la collection des manuscrits grecs de la Bibliothèque royale. Ce ne fut qu'assez tard qu'il se décida à se vouer à la médecine. Il cultiva les sciences naturelles, et fut nommé membre correspondant de l'Académie royale des Sciences, pour la botanique. Il fit quelques voyages dans le midi de la France, et se fixa enfin à Toulouse. Il gagna, au concours, la chaire de médecine, et celle de mathématiques de l'Université. Trente ans de sa vie furent consacrés par lui à la traduction des œuvres d'Hippocrate, et il avait mené à fin cette grande entreprise quand il mourut, le 19 avril 1808, âgé de plus de quatre-vingt-deux ans.

Elémens de physiologie, de pathologie et de thérapeutique. Toulouse (?), 177 , in-8.

Traduction des œuvres médicales d'Hippocrate sur le texte grec, d'après l'édition de Foës. Toulouse, 1801, in-8, 4 vol.

Lettre à Bernard de Jussieu sur le tripoli. Acad. roy. des Sciences de Paris.

Gardeil avait fait diverses traductions du grec, qui sont restées manuscrites.

GARDINER (John), membre du collége royal des médecins et de la société royale d'Edimbourg, vécut dans la seconde moitié du dernier siècle. Nous manquons de renseignemens sur sa vie, et nous ne connaissons de lui que ses ouvrages.

Dissertatio medica de vino. Edimbourg, 1758, in-8.

Observations on the animal œconomy, and on the causes and cures of diseases. Edimbourg, 1784, in 8. — Ouvrage écrit dans les principes de la doctrine de Cullen. E. B. G. Heberstreit en donna une traduction allemande, et l'enrichit de notes instructives.

An inquiry into the nature, cause and cure of the gout, and some of the diseases with which it is connected. Edimbourg, 1792, in-8, 43-242 pp. — L'auteur soutient que depuis Galien, la science n'a point avancé dans la connaissance de la maladie dont il traite. Il n'admet point la doctrine de Cullen, qui fait consister la goutte en une affection nerveuse; selon lui, c'est une maladie inflammatoire spéciale, plus ou moins compliquée de symptômes nerveux. La *Gazette de Salzbourg* donne un extrait de cet ouvrage de Gardiner.

Essays, litterary, political and œconomical. Edimbourg, 1803, 1804, in-8, 2 vol.

Method of giving the solution of corrosive sublimate in small doses; in Essays and observations physical and litterary 1771, tom. III, p. 380. — Gardiner a trouvé la liqueur de Van Swiéten, efficace contre les maladies vénériennes simples, mais il l'a vue échouer dans les cas rebelles, et irriter vivement l'estomac et les intestins, causer des gastralgies, des vomissemens, etc.

On the abuse of caustics in venereal Warts. In Essays, and observations physical and litterary, etc., 1771, tom. III, p. 395. — Les caustiques sont de mauvais moyens : ils ne guérissent que pour un temps. L'auteur vante les vertus de la sabine.

Reuss attribue à Gardiner la *Pharmacopœa collegii regii medicorum Edinburgensis,* 1792, in-8. (Reuss. — Girtanner. — Rob. Wat. — Duncan, *Medical commentaries.*)

GARDINI (François-Joseph), naquit à Vascagliana, petit bourg près de San Damiano, dans la province d'Asti, le 22 janvier 1740. Il fit ses humanités au collège d'Asti, et étudia la philosophie à Turin, mais particulièrement la physique, qui y était alors enseignée par l'illustre P. Beccaria. Il embrassa ensuite la médecine, et fut reçu docteur en 1762. Il se fixa aussitôt dans son pays natal, et partagea son temps entre la pratique de l'art de guérir et la culture des sciences naturelles et de la physique, pour lesquelles il avait le goût le plus décidé. Nommé professeur de philosophie à Alba, en 1783, il occupa cette chaire de la manière la plus distinguée, jusqu'en 1800, qu'il fut nommé professeur au collège d'Asti. Après cinq ans de séjour dans cette ville, il reprit la chaire de philosophie d'Alba, qu'il ne quitta plus que quand il eut obtenu la vétérance après trente ans d'enseignement, en 1813. Il passa le reste de ses jours à San Damiano, et mourut frappé d'apoplexie, le 15 mai 1816.

Gardini tint un rang honorable parmi les physiciens les plus distingués de l'Italie; il fut le précurseur de Galvani dans l'étude de l'électricité animale. Il travailla beaucoup à étendre les rapports des sciences physiques avec la médecine, et à faire participer celle-ci aux progrès qui avaient renouvelé la face de ces sciences. Peu de médecins passaient pour lui être supérieurs dans la pratique de leur art. Il fut un des plus zélés promoteurs de l'inoculation de la variole, et surtout de la vaccine.

Les ouvrages de Gardini consistent pour la plupart en des mémoires couronnés par diverses académies, et ont pour objet des questions de physique médicale. En voici les titres :

L'applicazione delle nuove scoperte del fluido elettrico agli usi della ragionevole medicina. Gènes, 1774, in-8. A la page 155 de ce volume commence une dissertation latine en réponse à cette question mise au concours par l'Acad. roy. de chirurgie : *Quelle est, dans le traitement des maladies chirurgicales, l'influence des choses nommées non naturelles ;* dissertation qui paraît être de C. Gardini.

De effectibus electricitatis in homine dissertatio præmio donata ab illustr. sc. Ludg. Acad. Gènes, 1780, in-8. — Cet ouvrage, dit Bonino, abonde en pensées profondes et originales. L'auteur a précédé Bichat dans la division des deux vies organique et animale, et des systèmes nerveux tenant chacune d'elles sous sa dépendance. Gardini se montra aussi profondément versé dans la connaissance de la physiologie que dans celle de la physique.

De influxu electricitatis atmosphericæ in vegetantia dissertatio ab Acad. sc. Ludg. præmio donata an. 1782. Turin, 1784, in-8.

Riflessioni ed esperienze sull' articolo scoperte ed invenzioni, etc., in fisica, riguardo l'azione dell' elettricità sulla vegetazione, esposte con lettera al signor Fiobert, in giornale scientifico, letterario e delle arti, etc. Turin, 1789, tom. IV, p. 160.

De naturâ ignis electrici. Dissertation couronnée, en 1788, par l'Académie de Mantoue, et imprimée par son ordre. 1792.

Dissertazione sopra il quesito : verificare con più accurati mezzi se l'acqua sia un corpo composto di diverse arie, come in oggi pensano alcuni moderni fisico-chimici, appure se sia un vero elemente semplice come si è universalmente creduto per lo passato. (Imprimée par ordre de l'Académie de Mantoue, qui accorda un second prix à Gardini.) 1794.

De effectibus procellarum supra hominem et cætera animantia. Bruxelles, 1811, in-8. — Ouvrage couronné par la société de Bruxelles, et formant le... volume des actes de cette société.

Descrizione della malattia detta Brianue. In giornale scientifico, letterario e delle arti. Turin, 1789, supplément au deuxième trimestre, page 319.

Descrizione d'un instrumento proprio per conoscere l'elettricità tanto giornaliera, quanto spontanea degli uomini, animali, e quella, que può

suscitasse in qualunque operazione ar-
tificiale, o naturale, fisica, chimica,
etc. Jiornale scientifico, etc. 1789,
supplément au deuxième trimestre,
p. 371.

    Esperimenti fatti nel mese di Mar-
zo 1789 *sopra l'elettricità spontanea*
degli uomini, ogni giorno, e massime
sopra gli scuolari tutti giovani, e so-
pra diverse altre persone. Jiornale

scientifico, etc. 1789, supplément au
troisième trimestre, p. 402.

    Beaucoup d'autres mémoires, de
physique médicale et de médecine,
adressés par Gardini à diverses sociétés savantes, sont restés manuscrits,
et ne sont connus que par l'éloge de
ce médecin, publié par G. C. Tarabra
(Turin, 1816), et par la *Biografia
medica piemontese,* de Bonino.

GARENGEOT (Réné-Jacques Croissant de), naquit le 30 juillet 1688, à Vitré, petite ville de Bretagne où son père était chirurgien royal et de l'hôpital. Il reçut une éducation soignée, et son
père lui donna les premiers principes de la chirurgie. Il fut employé pendant cinq ans dans l'hôpital d'Angers et dans les grands
hôpitaux de la marine en Bretagne, ensuite il fit deux campagnes
sur mer. Il vint à Paris en 1711, et se logea chez un chirurgien
demeurant dans les écoles de la Faculté de médecine et employé
par elle. Une résidence de six années dans l'école de médecine,
lui procura des instructions familières de Winslow. Garengeot suivait en même temps la pratique de Méry à l'Hôtel-Dieu, puis celle
de son successeur Thibaut; en ville, il adopta pour maîtres en
chirurgie, d'abord Arnaud, et ensuite J.-L. Petit. Plusieurs ouvrages de mérite avaient déjà fait connaître avantageusement
Garengeot, qu'il n'était point encore agrégé au collége des chirurgiens de Paris. Les moyens pécuniaires lui avaient manqué pour
obtenir ce titre, la générosité de Mareschal y pourvut, et Garengeot fut reçu en 1725. Depuis lors il fit des cours d'anatomie aux
écoles de médecine, il fut nommé, en 1728, démonstrateur royal
de matière médicale, puis d'opérations aux écoles de chirurgie,
et, la même année, membre de la société royale de Londres. Lors
de l'institution de l'Académie royale de chirurgie, il fut choisi
pour remplir l'office de commissaire pour les extraits, qu'il conserva jusqu'en 1742, époque où il obtint la place de chirurgien-
major du régiment du Roi, infanterie. Il en remplit les fonctions
avec zèle et habileté, jusqu'à sa mort, qui arriva subitement, par
une attaque d'apoplexie le 10 décembre 1759. Il était âgé de
soixante-onze ans.

    Garengeot fut sans contredit un des chirurgiens les plus
instruits de son temps. Nul n'eut à subir pourtant de plus rudes

atteintes que lui de la part de la critique. Ce ne fut pas seulement des Français qui le critiquèrent, il eut aussi des antagonistes en Allemagne et en Angleterre. « Il en aurait fallu bien moins à beaucoup d'autres, dit Morand, pour lui faire abandonner la plume; mais Garengeot était ferme; il s'était attendu à cette guerre littéraire, et dès 1728, il avait annoncé dans sa myotomie, que son parti était pris, et que sans faire attention aux contradictions, il écrirait avec une honnête liberté tout ce qu'il aurait fait et vu faire, quand cela pourrait être utile aux jeunes chirurgiens. Il a amplement tenu sa parole. Il n'est pas possible, ajoute Morand, de refuser des éloges à un zèle si soutenu; aussi en arracha-t-il de ses adversaires mêmes; j'ai pensé dire de ses ennemis. Et quoique cet homme imperturbable ait quelquefois prêté le flanc à de justes critiques, je ne crois rien avancer de trop en disant que ceux qui voudront savoir l'histoire moderne et les progrès de la chirurgie d'une partie de ce siècle, seront obligés de consulter les ouvrages de Gareugeot. »

Traité des opérations de chirurgie, fondé sur la mécanique des organes de l'homme et sur la théorie et la pratique la plus autorisée. Enrichi de cures très-singulières et de figures en taille-douce représentant les attitudes des opérations. Paris, 1720, in-12, 2 vol. 2e édit., revue, corrigée et augmentée; *ibid.*, 17..., in-12, 3 vol.; *ibid.*, 1748, in-12, 3 vol. — Cet ouvrage conservera toujours de l'intérêt pour les observations particulières qui s'y trouvent, et dont la plupart sont tirées de la pratique d'Arnaud ou de J.-L. Petit.

Nouveau traité des instrumens de chirurgie les plus utiles, et de plusieurs nouvelles machines propres pour les maladies des os; dans lequel on examine leurs différentes parties, leurs dimensions, leurs usages, et on fait sentir la vraie manière de s'en servir. Paris, 1723, in-12, 2 vol. Nouvelle édition dans laquelle on a ajouté en forme de notes les citations de l'auteur tirées de sa Chirurgie pratique, La Haye, 1725, in-12, 2 vol.

Miotomie humaine et canine, ou la manière de disséquer les muscles de l'homme et des chiens. Paris, 1724, in-12, 236 pp. Deuxième édition augmentée d'une *Miologie, ou Histoire abrégée des muscles.* Paris, 1728, in-12, 322 pp. Troisième édition, revue, corrigée et beaucoup augmentée par l'auteur. Paris, 1750, in-12, 2 vol.

Splanchnologie, ou l'anatomie des viscères, avec des figures originales tirées d'après les cadavres; suivie d'une dissertation sur l'origine de la chirurgie. Paris, 1728, in-12, 540 pp. ibid., 1739, in-12, 522 pp.; *ibid.*, 1742, in-12. Deux tomes en 1 vol. — La *dissertation sur l'origine de la chirurgie* est aussi tirée à part.

L'opération de la taille par l'appareil latéral, ou la méthode de frère

Jacques, corrigée de tous ses défauts.
Paris, 1730, in-12, 118, pp.

On trouve plusieurs mémoires ou observations de Garengeot dans les mémoires de l'Académie des sciences, et dans ceux de l'Académie de chirurgie.

(Morand, *Eloge de Garengeot*)

GARIOPONTUS, médecin de Salerne, au onzième siècle, n'est connu que par ses ouvrages. Ils sont écrits dans un latin barbare, et tirés en grande partie de ceux de Théodore Priscien. On a cru y reconnaître un partisan de l'école méthodique; mais il est probable que l'auteur a emprunté son méthodisme comme tout le reste, sans trop se piquer de suivre rigoureusement les principes d'une école plutôt que d'une autre.

Gariopontus n'intéresse que comme appartenant à une époque stérile qui ne fournit qu'à peine les matériaux nécessaires pour constater l'état où se trouvait alors la médecine en Europe. Si l'on pouvait adopter les conjectures de Reinesius, Gariopontus serait le véritable auteur du traité *de Dynamidiis*, faussement attribué à Galien, et parconséquent le premier qui aurait imaginé le système qui consiste à deviner les vertus des simples d'après leur figure et leur couleur, système digne du onzième siècle auquel Paracelse a voulu ravir une aussi belle invention en se l'attribuant à lui-même.

Passionarius Galeni de ægritudinibus a capite ad pedes. Lyon, 1516, in-4; *ibid.*, 1526, in-4. — *Ad totius corporis ægritudines remediorum praxeos, libri V.* Bâle, 1531, in-4.—

De morborum causis, accidentibus et curationibus, libri octo. Bâle, 1536, in-8.

(Kestner.—*Lindenius renovatus.*)

GARIOT (Jean-Baptiste). Nous admettons ici cet auteur, sans avoir de renseignemens sur sa vie, et sans pouvoir affirmer qu'il soit mort. Reçu au collège Royal de chirurgie de Madrid, il était, à Paris, en 1805, chirurgien honoraire de la chambre et dentiste du roi d'Espagne. On lui doit, sur l'art du dentiste, un ouvrage qui est estimé et devenu rare.

Traité des maladies de la bouche, d'après l'état actuel des connaissances en médecine et en chirurgie; qui comprend la structure et les fonctions de la bouche, l'histoire de ses maladies, les moyens d'en conserver la santé et la beauté, et les opérations particulières à l'art du dentiste. Paris, 1805, in-8; 15 pl.

GARLICH (Thomas), chirurgien anglais du dernier siècle, a écrit, sur la gonorrhée virulente et sur son traitement par les injections, deux ouvrages qui ont échappé aux recherches d'Astruc et de Girtanner, et qui ne figurent point dans leurs bibliographies des maladies vénériennes.

A mechanical account of the cause and cure of a virulent gonorrhœa. Londres, 1719, in-8 ; *ibid.*, 1727, in-8.

A treatise on the efficacy of injections in the cure of a virulent gonorrhœa. Londres, 1741, in-8.

Le *Journal des savans de...,* donne l'annonce d'un essai de Garlich *sur la goutte*, dont il ne fait point connaître le titre anglais, mais à l'égard duquel il dit que la maladie y est décrite et expliquée suivant les principes de la mécanique, et que l'auteur donne une nouvelle méthode de la traiter.

GARMANN (Chrétien-Frédéric), licencié en médecine, médecin pensionné de la ville et du canton de Chemnitz, né à Mersebourg en 1640, mourut en 1708. Compilateur laborieux et crédule, Garmann a ramassé sans critique tous les faits vrais ou controuvés, toutes les opinions judicieuses ou extravagantes qui se rapportaient de près ou de loin aux sujets qu'il entreprenait de traiter.

Dissertatio de nutritione infantum ad vitam longam. Leipzig, 1667, in-4.

Dissertatio de gemellis et partu numerosiore. Leipzig, 1667, in-4.

De miraculis mortuorum, libri III, præmissa est dissertatio de cadavere et miraculis in genere. Leipzig, 1670, in-4 ; Dresde, 1709, in-4.

Homo ex ovo, seu de ovo humano Dissertatio. Chemnitz, 1672, in-4.

Oologia curiosa ortum corporum naturalium ex ovo demonstrans. Zwickau, 1691, in-4.

Epistolarum centuria posthuma a filio edita. Rostock, 1714, in-8.

Garmann était membre de l'Académie des curieux de la nature. Il a inséré plusieurs observations dans les éphémérides de cette société.

GARN (Jean-André), né à Zaymünde près de Magdebourg, en 1755, reçu docteur à Leipzig en 1778, fut médecin pensionné des villes et du canton de Dahm et de Schlieben en Saxe. Suivant l'*Allemagne littéraire* de Meusel, il vivait encore en 1820.

Dissertatio inauguralis de torpedine recensione e genere anguillæ. Leipzig, 1778, in-4.

*Unmaasgebliche Vorschlæge zur Errichtung einer öffentlichen Krankenpflege für Arme jeden Orts, und zur

Abstellung der Kuren durch After-ærzte. Wittemberg et Zerbst, 1789, in-8. — Cet opuscule sur les moyens d'assurer aux pauvres les secours de la médecine, et de les arracher aux manœuvres des charlatans est l'œuvre d'un philanthrope et d'un médecin judicieux.

Vermischte wichtige Krankenfælle, nebst Curart und Erfolg. Wittemberg et Zerbst, 1789, in-8, 140 pp. — Recueil de faits intéressans, bien ob-servés. Extrait dans la *Gazette de Salzbourg.*

Medicinische Aufsætze für Aerzte, auch zum Theil für Rechtsgelehrte. Wittemberg et Zerbst, 1791-93, in-8. 2 part., 164-236 pp. — Recueil de quarante-six dissertations médicales ou médico-légales, les unes de Garn, quelques autres empruntées à divers auteurs. La *Gazette de Salzbourg* en donne une idée peu avantageuse.

Beschreibung des hæufigsten teut-schen Pflanzengifte nebst Anzeige der gegenmittel desselben, ein Hülfsbuch zur Verhütung und Minderung des Schadens, welcher aus mangelhafter Kenntniss der Pflanzengifte und deren gegenmittel bei Menschen und Thie-ren erwæchst. Wittemberg et Zerbst, 1792, in-8, 16-120 pp. — Ouvrage populaire, qui serait fort utile s'il remplissait son objet, qui est de pré-venir l'empoisonnement par les plantes les plus communes et d'en guérir les accidens, mais dont l'exécution est fort imparfaite, et qui est tiré en grande partie de la toxicologie végé-tale de Gmelin.

Ueber Vorurtheile, 'Aberglauben, Unglauben, Leichtglæubigkeit der meisten Menschen in der practischen Arzneiwissenschaft und Wundarznei-kunst. Wittemberg, et Zerbst, 1795, in-8, 190 pp. — Les erreurs et les préjugés populaires relatifs à la méde-cine, sont combattus par Garn avec simplicité et solidité.

Beantwortung der Frage : ob es wahr ist, das der Mohnsaame Kin-dern nicht zu reichen sey, und selbi-ger der Verstand schwæche? Was Physici und Ærzte hierinnen für Er-fahrungen haben? In den Dresdn. gel. Anzeig. 1789, no 7, p. 57.

Noch etwas über die Entstehung des Hundswuth. Dresdn. gel. Anzeig. 1791, art. 8, p. 77.

Beobachtung des Blasenfiebers bei zween Blatterkranken. In Hufeland's Journal der Heilk. 1798. T. VI.

Practische Beitrœge. In Hufeland's Journal, etc., 1807. T. XXVI.

Ueber den Verfall des Nahrungs-standes in den Landstædten, die Theu-rung der Bedürfnisse u. s. w. und die zweckmæssigsten Mittel, diesen Uebeln abzuhelfen, als wohlgemeinte Winke zur Beherzigung für Patrioten. Leip-zig, 1805, in-8.

Garn a publié encore quelques au-tres articles dans les journaux.

(Meusel. — *Med. chir. Zeitung.* — Usteri.)

GARNET (Thomas), médecin anglais, né en 1766, à Casterton près de Kirkby-Lonsdale, dans la province de Westmoreland, fut placé à l'âge de quinze ans, comme apprenti, auprès d'un chirur-gien apothicaire, homme très-versé dans la connaissance des sciences exactes, qu'il enseigna avec succès à son élève : mais la chimie attira plus particulièrement son attention. Il suivit ensuite, à l'Université d'Edimbourg, les cours de médecine de Brown, dont il adopta la doctrine nouvelle avec enthousiasme. En 1787, il publia une leçon sur l'hygiène, et prit, l'année suivante, le degré de docteur en médecine. Après avoir perfectionné ses études par la fréquentation des hôpitaux de Londres, il exerça sa profession, d'abord à Bradford, dans le comté d'York, où il donna des leçons particulières sur la physique et la chimie. En 1791, le docteur Garnet transféra sa résidence à Knaresborough, où il eut de la vogue, et s'occupa de l'analyse des eaux de Harrowgate, dont il donna le résultat au public. En 1792, ayant formé le projet de passer en Amérique, il n'attendait plus à Liverpool que l'occasion du départ d'un vaisseau, lorsqu'il fut vivement sollicité de donner dans cette ville un cours sur la physique, la chimie et autres sujets : ces leçons eurent un si grand succès, qu'il fut invité à aller à Manchester, où elles furent également goûtées. Il renonça alors au projet de quitter sa patrie, et s'étant mis sur les rangs pour la chaire de professeur fondée à Glascow par Anderson, il l'obtint en 1796 ; mais malgré la réputation dont il y jouissait, il la résigna en 1799, pour accepter la place de professeur de physique, de chimie et de mécanique, qui lui fut offerte par l'institut royal récemment établi à Londres. Des contrariétés lui firent abandonner cette place peu de temps après ; il résolut de ne professer dorénavant que pour son propre compte, fit construire et approprier à ses projets une salle particulière, et y donna successivement un cours de zoonomie, et un autre de botanique, en continuant d'exercer avec réputation sa profession de médecin. Il y avait à peine quelques semaines qu'il avait été nommé médecin du dispensaire de Sainte-Marie-le-Bon, à Londres, lorsqu'il y contracta dans ses visites journalières une fièvre typhoïde à laquelle il succomba le 28 juin 1802.

Experiments and observations on the Horley-green spaw near Halifax, with an account of two other mineral waters in Yorkshire. 1789, in-8.

Account of a suppuration of the liver, terminating successfully, after a large discharge of purulent matter by the anus. In Duncan's med. commentaries Dec. II, T. III, p. 393.

Dissertatio de visu. Edimbourg, 1788, in-8.

Experiments and observations on the crescent water at Harrowgate. Edimbourg, 1791, in-8.

Treatise on the mineral waters of Harrowgate: containing the history of these waters, their chemical analysis, medical properties and plain direc-

tions for their use. Edimbourg, 1792, in-8.

Meteorological observations made on different parts of the western coast of great-Britain. In Memoirs of the litterary and philosophical Society of Manchester, T. IV, P. I, p. 234. P. II, p. 517.

A case of petechiæ unaccompanied with fever, with observations on the same. Mem. of medical soc. of London, T. IV, p. 233.

Observations on the Wigglesworth water. Mem. of med. soc. of London, T. V, p. 119.

Observations on the nature and virtues of the Harrowgate-Water. Mem. of med. soc. of Lond. T. V, p. 123.

History of a case of dropsy, cured by the use of the Infusum nicotianœ. In Duncan, Med. commentar. Dec. II, vol. 6, p. 271.

Account of the discovery of azote, or phlogistical air, in the mineral waters of Harrowgate. In new Lond. med. Journ. T. I, p. 25.

A case of tœnia, or tape-worm, cured by flowers of sulphur. In new London med. Journ. T. I, p. 32.

Observations on the methods used for obtaining the different permanently elastic fluids from mineral waters. New London med. Journ. T. I, p. 233.

Outlines of a course of lectures on chemistry ...... 1797, in-8.

A lecture on the preservation of health, 1797, in-8.

Observations on a tour throug the Highlands and part of the western isles of Scotland, particularly Staffa and Iholmkill: to which are added a description of the falls of the Clyde; of the country round Moffat and an analysis of its mineral waters; illus- *trated by a map and 52 plates engraved in the manner of aqua tinta, from drawings taken on the spot by W. H. Watts, miniature and Landscope painter.* .... 1800, in-4, 2 vol.

Account of the benefit of oxygenated muriate of potash, employed as a medecine. In Medical repository. T.I, p. 578.

Letter on the use of oxygenated muriat of potash. In Duncan, Annals of med. 1798, p. 444.

Annals of philosophy, natural history, chemistry, literature, agriculture and the mechanical and fine arts for the year 1800, T. I, 1801, in-8.

A lecture on the preservation of health being a popular illustration of the Brunonian doctrine ...... 1801, in-8.

A short account of Gilsland and its mineral waters. In Monthly Magazine. Y. 1800, febr. p. 40.

Observations on the irritability of vegetables. In Monthly Magaz. 1801, oct. p. 190.

Observations on rain gages. In Trans. of the R. Irish Academy. T. V, p. 357.

Account of the good effects obtained from sulphurated vegetable alkali and powder of charcoal in florid consumptions. In Duncan med. comment. Dec. II. T. X, p. 368.

On publia, après la mort de Garnet, par souscription au profit de ses enfans :

Popular lectures on Zoonomia; or the Laws of animal life; arranged according to the Brunonian theory. Londres, 1804, in-4.

(Reuss, *das gelehrte England.* — Rob. Watt. — Suard, dans la *Biogr. univers.*)

GARNIER (Pierre), de Lyon, fils d'un médecin distingué, étudia la médecine à Montpellier. En 1695 il succéda à Jean-Louis Panthot, dans la place de médecin de l'Hôtel-Dieu. Il introduisit dans le service de la pharmacie de cet hôpital des améliorations qui furent imitées dans beaucoup d'autres. Il mit à profit les moyens qu'il avait d'étudier les maladies vénériennes dans un établissement où elles affluaient en grand nombre, et il publia sur ce sujet un ouvrage essentiellement pratique qui n'est pas sans mérite, quoique on ne puisse adopter sans grande restriction la méthode curative suivie par l'auteur. En 1710, une maladie pestilentielle ravageait le Beaujolais; appelé au secours des habitans de cette province, Garnier s'y rendit en toute hâte. Ses succès répondirent à son zèle, il sauva beaucoup de monde; mais il paya leur vie de la sienne; il fut pris du typhus et y succomba, dans un âge peu avancé. Une circonstance de la vie de Garnier, qui ne doit pas être omise, c'est qu'il réunissait chez lui dans des conférences habituelles tous les hommes qui cultivaient les sciences et les lettres, et que ces réunions formèrent le noyau primitif de l'*Académie* de Lyon.

Formules nouvelles de médecine, latines et françaises, à l'usage de l'Hôtel-Dieu de Lyon : ouvrage dédié à MM. les recteurs et administrateurs du même hôpital. Lyon, 1693, in-12. *Formules nouvelles*, avec un *Traité de la vérole.* Lyon, 1693, in-12. Nouvelle édition, avec des augmentations, Lyon, 1726, 1730. — Astruc apprécie d'une manière fort juste le *Traité de la vérole :* « Hic auctor, omissis quæ dubia sunt aut incerta, explorata tantum et comperta profert, atque curationi luis venereæ unicè intentus, quæcumque ad illum scopum facere videntur, ingenuo animi candore enucleat. Duo tamen desiderari videntur; *alterum*, ut non de lue tantum venerea, sed de singulis morbis venereis pari diligentiâ verba fecisset : *alterum* ut singula paulo fusiùs, atque adeò enucleatiùs explicavisset. Adde ab illo proponi tantùm ad luis curationem hydrargyrosim plenam et quotidianam, à quâ ptyalismus cietur nimius, tumultuarius, periculi plenus, nullâ mentione factâ hydrargyroseos intercalaris et parcioris, quæ morbo salivatione facili, paucâ, moderatâ medetur.

Examen de la lettre de M. de Rhodes. Lyon, 1691, in-4. .

Apologie sur le dialogue satyrique de Neophyle et de Mystagogue. Lyon, 1691, in-4.

Dissertation physique en forme de lettre à M. de Seve, etc., dans laquelle il est prouvé que les talens extraordinaires qu'a Jacques Aymar, de suivre, avec une baguette, les meurtriers et les voleurs à la piste, de trouver de l'eau, l'argent caché, les bornes transplantées, etc., dépendent d'une cause très-naturelle et très-ordinaire. Lyon, 1692, in-12.

Histoire de la maladie et de l'ou-

verture du corps de M. de Seve. Lyon, 1695, in-12.

(Astruc. — Pointe, *Notice hist. sur les médecins du grand Hôtel-Dieu de Lyon.*)

GARNIER (Laurent), fils du précédent, n'avait que sept ans quand il perdit son père. Il fit ses études médicales à Montpellier, obtint le bonnet doctoral en 1722, et fut nommé médecin de l'Hôtel-Dieu de Lyon en 1730. Le mauvais état de sa santé ne lui permit d'occuper cette place que jusqu'en 1735. Il fut médecin ordinaire du roi, doyen du collége des médecins de Lyon, associé honoraire de l'Académie des sciences et belles-lettres de la même ville. Garnier mourut à Paris le 29 août de l'année 1784.

Observations pratiques sur les fièvres intermittentes guéries par la graine de panais. Lyon, 1744, in-8, 20 pp.

L. Garnier donna une édition fort augmentée du *formulaire* de P. Garnier. Paris, 1764, in-12 ; *ibid.*, 1785, in-12.

Les recueils périodiques contiennent quelques articles de lui :

Observations sur une hydropisie ascite compliquée avec une grossesse, guérie, etc. Journ. de méd., 1756, t. IV, p. 106.

Lettre aux auteurs du Journ. de médecine, *relative au mémoire de M. Baumes, sur le diabetes.* Journ. de méd. 1781, t. LVI, p. 353. — Garnier a guéri une diabete, et s'est guéri lui-même de sueurs excessives par l'emploi de l'ipécacuanha.

L. Garnier avait écrit des *Dissertations sur différens points de médecine-pratique et de physiologie*, qui sont restées manuscrites, et qu'on conserve dans la bibliothèque de Lyon.

(Pointe.—*Journ. de méd.*)

GARTSHORE (Maxwill), docteur en médecine, membre de la société royale de Londres, de la société des antiquaires de la même ville, médecin de l'hôpital des femmes en couches de Saint-Martins-Lane de Westminster et de Londres. Gartshore fut un des accoucheurs les plus célèbres de Londres au dernier siècle. Il était né à Kirkendbright en Ecosse, l'an 1732; il mourut en 1812.

Diss. de papaveris usu tam noxio quam salutari in parturientibus ac puerperis. Edimbourg, 1764, in-8.

Case of fatal ileus. In medical observations and inquiries, tom. IV, p. 223.

Two cases of the retroverted uterus. In medical observ. and inquir. tom. V, p. 381.

A case of difficult deglutition, occasioned by an ulcer in the œsophagus, with an account of the appearances on dissections. In Medical communications, tom. I, p. 242.

A remarkable case of numerous births, with observations. In philosoph. Transactions, 1787, p. 344. *London medical journal*, tom. X, p. 1.

Observations on extra-uterine cases and on ruptures of the uterus. In London medical journal, tom. VIII, p. 4. — Mémoire intéressant rempli d'observations et de recherches.

An account of the species of erysipelas, at is appeared in infants at the british Lying-inn hospital. In Medical communications, tom. II, p. 28.

Biographical account of D' Ingenhousz. In Thomson, annals of philosophy, 1817, tom. X, p. 161.

(Reuss.—Rob. Watt.)

GASC (Jean-Baptiste), maître en chirurgie, chirurgien des hôpitaux de la ville de Cahors, puis chirurgien accoucheur à Tonneins, membre des sociétés de médecine de Paris, Montpellier, Bordeaux, Toulouse, etc., a été confondu par Callisen, Quérard et d'autres bibliographes, avec Jean-Charles Gasc, qui est probablement son fils ou son neveu. J.-B. Gasc fut un praticien habile et un écrivain judicieux et instruit. Nous ignorons l'époque de sa mort.

Observation sur une hernie abscédée dans laquelle l'intestin s'est trouvé percé, et de laquelle il est sorti quantité de vers, guérie sans opération. Journ. de méd. chir. et pharm. Suppl. de 1770, tom. XXXIV, p. 544. — La guérison fut complète et sans fistule.

Observation sur l'extirpation d'un polype utérin, guéri. Journ. de méd. chir. pharm., 1771, tom. XXXVI, p. 256-64.

Description d'un brouillard extraordinaire qui a eu lieu le 19 nivôse an II, dans la commune de Tonneins, dép. de Lot-et-Garonne. Rec. de la soc. de méd., tom. VI, p. 416.

Observation d'une plaie faite aux parois de l'abdomen, pendant les douleurs de l'enfantement. Recueil périodique de la soc. de méd., an VIII (1800), tom. VII, p. 161-67. — *Rapport* par Baudelocque, tom. IX, p. 385.

Mémoire sur les pertes de sang dépendant du décollement du placenta implanté à la circonférence de l'orifice interne de l'utérus. Annales de la soc. de méd. de Montpellier, tom. VI, part. 1, p. 82.

Mémoire sur une fièvre catarrhale maligne observée à Tonneins vers la fin de l'automne de 1805 et le commencement de l'hiver de 1806. Annales de la soc. de méd. de Montpellier, tom. VIII, p. 193.

Histoire d'une affection convulsive dont la convalescence a été traversée par des symptômes cataleptiques. Annales de la soc. de Montpellier, tom. X, p. 39.

Mémoire sur une tetanos traumatique guéri. Annales de la soc. de méd. de Montpellier, tom. XI, p. 396.

Recueil de plusieurs mémoires et observations sur divers points de doctrine de l'art et science des accouchemens. Paris, 1810, in-8, 200 pp. —

Ce volume renferme trois mémoires, dont un déjà indiqué : 1° *Des pertes de sang dépendant du décollement du placenta implanté à la circonférence de l'orifice interne de l'utérus;* 2°*Des accidens que peuvent produire les vices du* cordon ombilical dans l'accouchement relativement à la mère et à l'enfant; 3° *Des convulsions qui surviennent aux femmes pendant la durée de leur grossesse, ou pendant le travail de l'enfantement.*

GASTALDY (Jean-Baptiste), conseiller médecin ordinaire du roi, naquit à Sisteron en 1674. Il alla fort jeune à Avignon, pour faire ses études, et s'y fixa après les avoir terminées. Agrégé à la Faculté de médecine de cette ville, il en occupa la première chaire pendant plus de quarante ans. Il professait avec talent et dans une latinité pure et élégante. C'est à ses qualités comme professeur qu'il faut attribuer la grande réputation dont il jouit, car le mérite de ses ouvrages ne suffit pas pour l'expliquer. Gastaldy passa aussi pour un habile praticien, et il montra le plus grand zèle dans la peste qui ravagea Avignon en 1720.

Voici les titres de ses écrits, qui ne sont que des opuscules académiques.

Institutiones medicinæ physico-anatomicæ. Juxta neotericorum mentem et nuperrima clarissimorum medicorum experimenta. Avignon, 1712, in-12, 220 pp. — L'auteur annonce avoir beaucoup profité des leçons de Chirac, pour la composition de son ouvrage. Celui-ci est écrit dans les principes de l'école chimique.

An alimentorum coctio seu digestio e fermentatione vel a tritu fiat? Avignon, 1713, in-12, 45 pp. — Après un aperçu historique de la doctrine de la digestion par trituration, l'auteur se prononce pour celle de la fermentation. Puis il développe celle-ci, et répond aux objections qu'on lui a opposées.

Dissertatio de somnambulis. Avignon, 1713, in-12.

An Salinæ sanguinis constitutioni fluviatiles? Avignon, 1713, 17 pp.— Analyse du sang selon la chimie d'alors. Si ce liquide contient trop de sel (ou plutôt d'acide selon les explications même de Gastaldy), les écrevisses conviennent beaucoup à cause de leur nature alcaline.

An venena inter se essentialiter differant, et aliquod detur remedium omnibus venenis indistinct. conveniens. Avignon, 1715, in-12, 12 pp. — Énumération des poisons réels ou imaginaires. Leur nature est diverse, et ils réclament des traitemens différens.

An Salinæ sanguinis constitutioni aquæ medinenses. Avignon, 1715, in-12. — A Avignon, le sang est plus sujet à la *calure* qu'ailleurs; mais aussi, près d'Avignon, se trouve le meilleur remède contre cet état morbide : ce sont les eaux minérales de la fontaine de Monfria.

An dolori nephritico balneum. Avignon, 1715, in-12. — Le sujet de cette dissertation est beaucoup plus général que son titre. Il y est traité de la néphrétique sous tous ses rapports; la question du bain n'occupe que la dernière page.

An phthisi Anglorum incipienti clima Avenionense. Avignon, 1716, in-12, 18 pp. — Malgré les hypothèses chimiques de l'auteur sur les causes de la phthisie des Anglais, et sur l'influence que l'air d'Avignon doit exercer sur leurs poitrines, cette dissertation n'est pas dépourvue d'intérêt.

An febribus intermittentibus quina quina, et quo pacto in earum curatione operatur. Avignon, 1717, in-8, 21 pp. — L'auteur blâme beaucoup les hypothèses, quoiqu'il ne fasse que cela dans tout ce qu'il écrit. Il prétend expliquer la *nature* des fièvres, et établir ensuite que le quinquina ne les guérit qu'à titre de médicament amer et astringent.

An emphysemati diaphoretica? Avignon, 1718, in-8, 18 pp. — Observations d'un emphysème causé par une contusion violente de la poitrine sans fracture de côte.

An dentur varia remedia anthelmentica seu intestinorum vermes enecantia, quo pacto agant singula, et an inter ipsa aliquod detur cæteris præstantius. Avignon, 1717, in-12.

An cataracta vitio lentis? Avignon, 1718, in-8.

An variolarum una sit eademque natura et una eademque esse debeat curatio. Avignon, 1718, in-8, 21 pp. — La portion la plus grossière de la matière séminale qui se glisse dans l'œuf au moment de la conception, ne pouvant ni s'unir à la substance des parties solides de l'embryon, ni se mêler intimement avec les fluides, demeure embarrassée dans les soufres du sang, jusqu'à ce qu'une cause extérieure vienne à la développer et à lui donner occasion de faire fermenter les humeurs. De là la variole!! Le traitement est un peu moins mauvais que la théorie.

An cataracta a vitio humoris aquei vel crystallini oriatur, reverà a glaucomate differat, et aliter quam operatione chirurgicá curári possit. Paris 1719, in-8, 20 pp. — L'auteur combat l'opinion, encore nouvelle alors, qui fait placer le siége de la cataracte dans le crystallin. Il soutient avec les anciens que l'opacité réside dans l'humeur aqueuse et est due à la présence d'une fausse membrane. Il admet pourtant que le crystallin puisse quelquefois devenir opaque, mais il exige qu'on donne dans ce cas à la maladie le nom de glaucome, et non celui de cataracte.

An doloribus rheumaticis balneum aquæ frigidæ. Avignon, 1718, in-4, 17 pp. — Gastaldy a moins mis du sien dans cette thèse, c'est-à-dire de ses doctrines, et elle est meilleure que les autres. Il a fait sur un grand nombre de rhumatisans l'expérience du bain froid, et il en a obtenu les plus grands succès.

An calculosis conveniat semen paliuri. Avignon, 1720, in-12, 14 pp. — Cette thèse offre quelque intérêt sous d'autres rapports que celui qu'annonce le titre.

An morbi omnes primum ex fluidis. Avignon, 1726, in-12, 21 pp. — Au moyen de la fermentation, l'auteur ne trouve rien dans les maladies qu'il n'explique très-facilement.

An a parciori victu mentis et cor-

poris sanitas? Avignon, 1728, in-8, 21 pp. — Suivant Gastaldy, Probus, Trajan, Antonin et Marc - Aurèle, étaient des gens fort sobres, tandis que Caligula, Néron, Othon, Héliogabale n'étaient pas moins gourmands que cruels.

(*Journal des savans.*)

GASTELIER (René-George), né à Ferrières, en Gatinais, le 1er octobre 1741, se fixa à Montargis, où il pratiqua l'art de gérir avec beaucoup de distinction. Chargé en 1776, par le ministre Turgot, de faire un rapport sur l'agriculture, le commerce et les moyens de salubrité de la province du Gatinais, il s'acquitta avec talent de cette mission honorable. Gastelier fut nommé maire de Montargis, et, en 1787, membre de l'assemblée provinciale de l'Orléanais. Lors des premières élections municipales qui eurent lieu d'après les formes populaires de la nouvelle constitution, il fut réélu maire de Montargis à la presque unanimité. Le duc d'Orléans lui ayant fait présent à la même époque, d'un bâtiment situé dans cette ville, il ne l'accepta que pour le mettre à la disposition des habitans. Il fut nommé, en 1791, député du Loiret à l'Assemblée législative. Dans la séance du 21 avril, il fit hommage à l'Assemblée de cinq médailles d'or qu'il avait obtenues en prix, de la société royale de médecine, et de quatre-vingts jetons d'argent. Le 11 juillet, il s'éleva contre les pétitions dont l'assemblée était assaillie par les habitans de la capitale, et représenta que quatre-vingt deux départemens n'avaient pas envoyé des députés pour écouter sans cesse le quatre-vingt troisième. En 1793, il fut déclaré traître à la patrie, emprisonné comme tel. Le 9 thermidor lui rendit la liberté. Il fut forcé néanmoins de se tenir caché pendant plusieurs années. Il eut en revanche les bonnes grâces de la restauration, et fut décoré en 1817 du cordon de Saint-Michel. Il mourut à Paris, où il s'était fixé depuis quelques années, le 20 novembre 1821.

Quoique entachés de vieilles théories les ouvrages de Gastellier sont d'un habile praticien, qui a beaucoup vu, et qui mérite d'être consulté.

Avis à mes concitoyens, ou Essai sur la fièvre miliaire essentielle, avec quelque observations. Paris, 1773, in-12, 376 pp.

Traité de la fièvre miliaire épidémique. Paris, 1784, in-12, 401 pp.

Histoire d'un enfant monstrueux, en tout genre, par laquelle il est physiquement démontré que l'enfant peut se nourrir et croître dans le sein de sa mère sans le secours du cordon ombilical. Journal de médecine, 1773, tome

XXXIX, et séparément, 18 pp. in-8.

Observation sur la végétation d'une espèce de corne de bélier qui avait pris naissance à la partie inférieure du temporal gauche d'une femme octogénaire. Histoire de la société royale de médecine pour l'année 1776.

Mémoire sur la topographie médicale et sur l'histoire naturelle du Gatinais, couronné par la société royale de médecine, et inséré dans les Mémoires de cette société pour l'année 1779.

Traité de la fièvre miliaire chez les femmes en couches, ouvrage qui a été couronné par la Faculté de médecine de Paris, dans sa séance publique tenue le 5 novembre 1778. Montargis, 1779, in-8, 177 pp. et la table. — La Faculté de médecine de Paris avait recommandé dans son programme à ceux qui voudraient concourir, d'éviter toute explication systématique, d'emprunter leurs tableaux de l'observation seule, et de fonder le traitement sur l'expérience.

Mémoire sur les maladies auxquelles les bestiaux sont sujets dans le Gatinais. Couronné par la société royale de médecine, et inséré parmi ceux de cette société, pour l'année 1780.

Mémoire contenant une série d'observations météorologiques, nosologiques, etc., ainsi qu'un précis historique des épidémies qui ont régné pendant douze ans dans le Gatinais. Couronné par la société royale de médecine, et inséré parmi ceux de cette société pour 1783.

Annus physicus, Annus medicus, mémoire couronné par la soc. royale de médecine, et inséré parmi ceux de cette société pour 1783.

Traité sur les spécifiques en médecine. Paris, 1783, in-8, 163 pp. — Gastelier n'admet point de spécifiques.

Histoire d'une épidémie du genre des catarrheuses putrides des plus graves et des plus contagieuses; mémoire couronné par la soc. roy. de médecine. Orléans, 1787, in-8, 68 pp., tabl.; et dans l'Histoire de la soc. royale de médecine pour 1785.

Observations et réflexions relatives à l'organisation actuelle de la médecine. Paris, 1806, in-4, 30 pp.

Notice chronologique de mes ouvrages, depuis 1771 jusqu'à ce jour. Paris, 1816, in-4.

Exposé fidèle des petites-véroles survenues après la vaccination; suivi d'observations sur la petite-vérole naturelle, sur la petite-vérole artificielle et sur la vaccine. Paris, 1819, in-8.

Gastelier a traduit du latin les *Principes de médecine de Home.* Montargis, 1772, in-8.

Note des ouvrages sur le magnétisme animal qui se trouvent chez lui. Paris, 1786, 10 et 9 pp.

Histoire de l'épidémie de Ceriziers, Theil et Vaumart. Sens, 1795, in-8, 80 pp.

Dissertation sur le supplice de la guillotine. Sens, an IV (1796), in-8, 20 pp. — Gastelier soutient, contre Sœmmerring et Sue, qu'après la décapitation, et dans le moment même de l'exécution, le patient ne doit éprouver aucune douleur. Quand il écrivait cet opuscule, il était en prison et devait subir le supplice le 15 thermidor, sans la mort de Robespierre, qui arriva le 9.

Des maladies aiguës des femmes en couches. Paris, 1812, in-8, 234 pp., sans les préliminaires.

A mes concitoyens. Paris, 1816, in-8.

*Controverses médicales sur les ma-
tastases laiteuses et sur la péritonite.*
Paris, 1817, in-8. — L'époque où
parut l'ouvrage de Gastelier sur les
maladies des femmes en couches était
précisément celle où les idées encore
nouvelles émises sur la péritonite considérée comme cause essentielle et
constituante de la fièvre puerpérale
obtenaient l'assentiment le plus général. On accueillit avec peu de faveur
et l'on considéra comme une œuvre
remplie d'erreurs tombées en désué-
tudes, un livre où cette maladie était
encore attribuée à une métastase du
lait, et considérée comme une affection fébrile générale ; cet ouvrage
essuya de vives critiques dans quelques sociétés savantes, et la presse
périodique ne l'épargna point. C'est
pour soutenir ses opinions que Gastelier publia ces *Controverses médicales.* La dispute ne finit point là. En
rendant compte de ce dernier opuscule, Fournier disait :

« Telle est l'histoire de M. Gastelier, qui combat la péritonite avec la
même ardeur dont Guy Patin était
animé contre l'émétique. Le médecin
du siècle présent se sert des mêmes
armes qu'employait celui du dix-septième siècle. Cette analogie n'est pas
la seule que je remarque entre ces
deux hommes distingués ; M. Gastelier a tout le savoir, tout l'esprit, toute
la moquerie de l'ennemi de l'antimoine et des apothicaires ; et si notre
vénérable doyen fût né sous Henri IV,
s'il eût vécu sous Louis XIII et sous
Louis-le-Grand, il eût été tout ce qui
fut Guy Patin. » *Journ. universel des
sciences méd.*, tom. VI, p. 71.

Pour repousser les attaques de ce
nouvel adversaire, et celles du rédacteur de la *Gazette de santé*, Mon-
tègre, Gastelier mit au jour la

Suite des controverses médicales.
Paris, 1818, in-8, 56 pp.

GATAKER (Thomas), chirurgien du roi d'Angleterre et de la
princesse de Galles, fut aussi chirurgien de l'hôpital George de
Londres. Il mourut en 1769. Gataker fut un habile praticien, et on
le reconnaît pour tel dans les ouvrages qu'il a laissés. Ces ouvrages
ne sont indiqués qu'incomplètement dans la *Biographie médicale.*
L'auteur de l'article consacré à Gataker dans cet ouvrage, n'a
connu le chirurgien anglais que d'après la bibliographie syphilitique de Girtanner.

*Observations on venereal complaints
and on the methods recommended for
their cure.* Londres, 1754, in-8 ;
second part., 1755, in-8. — Cet
ouvrage parut sans nom d'auteur.
Dans la gonorrhée l'urètre n'est point
ulcéré. La matière de l'écoulement et
du mucus et non du pus. Les rétré-

cissemens de l'urètre ne sont point
causés par des caroncules. Les méthodes de traitement usitées contre la
gonorrhée sont plus nuisibles qu'utiles. L'abus des balsamiques est une des
causes principales de la fréquence des
testicules vénériens.

Observations on internal use of the

solanum, or Nightshade, 2.°édit. Londres, 1757, in-8, 92 pp. *a supplem.* Londres, 1757, in-8. — Ouvrage tout expérimental et tout pratique, dans lequel l'auteur expose avec soin ce qu'il a vu se passer chez les sujets auxquels il administrait le solanum, et les changemens qui se sont opérés dans les maladies pour lesquels on employait ce remède.

An account of the structure of the eye; with occasional remarks on some disorders of that organ. Londres, 1761, in-8. — Ouvrage superficiel dans la partie anatomique. L'auteur semble n'avoir eu d'autre but en décrivant l'œil, que de trouver dans cette description un cadre où il pût placer des remarques chirurgicales détachées. Il critique vivement la méthode d'opérer la cataracte par extraction, et veut qu'on préfère toujours l'abaissement.

Essays on medical subjects; originally printed separately. To which is now prefixed an introduction, relating to the use of hemlock and corrosive sublimate, and to the application of caustic medicines in cancerous disorders. Londres, 1764, in-8. — Les ouvrages précédens se retrouvent dans ce recueil. Il y a de plus des remarques sur l'emploi de la ciguë, sur celui des caustiques dans les maladies cancéreuses, sur le sublimé et sur quelques autres sujets. Dans les deux lettres à un chirurgien sur les maladies vénériennes, on remarque la réfutation d'une opinion encore fort répandue alors, qui faisait provenir l'écoulement blennorrhagique d'un ou de plusieurs ulcères qui auraient existé dans l'urètre. Gataker était partisan des injections astringentes.

GATTENHOF (GEORGES-MATHIEU), naquit en 1722, à Maennerstadt, en Franconie, fit ses études à Gœttingue et à Wurtzbourg; fut reçu à l'Université de cette ville maitre ès-arts, puis docteur en 1748. A peine revêtu du doctorat, il fut choisi pour exercer à Bruchsal, et l'année suivante à Gernsheim, les fonctions de médecin-physicien. Appelé en 1750 à l'Université de Heidelberg, pour occuper la chaire d'anatomie, il fut successivement promu à celles de physiologie, de pathologie, de médecine-pratique, de matière médicale et de botanique. Gattenhof joignait à ces honorables emplois les titres de vice-chancelier, de comte palatin et d'archiatre du prince-évêque de Spire. Il mourut le 16 janvier 1788.

Dans sa longue carrière académique, Gattenhof a composé et fait soutenir sous sa présidence un grand nombre de dissertations; il a publié de nombreux programmes inauguraux. Tous ces opuscules se font remarquer par une latinité correcte et élégante, par des connaissances solides et par un grand fond d'érudition. J'en avais lu une partie, et j'avais recueilli sur presque tous des renseignemens propres à indiquer ce que chacun renferme d'intéressant;

mais au moment de mettre cet article sous presse mes notes se trouvent perdues et le temps me manque pour recommencer ce travail.

Dissertatio. — De Calculo renum et vesicæ. Wurzbourg, 1748, in-4.

Diss. de paraphrenitide. Heidelberg, 1751, in-4.

Diss. de ventriculi et intestinorum ratione habenda in ordine ad æstimandas medicamentorum vires. Heidelberg, 1756, in-4.

Diss. de curis infantum physico-medicis. Heidelberg, 1766, in-4.

Diss. de Crusta sanguineâ sic dicta inflammatoria. Heidelberg, 1766, in-4.

Diss. de hypochondria. Heidelberg, 1768, in-4.

Diss. Venæ sectionis veræ indicationes. Heidelberg, 1771, in-4.

Diss. Symptomatum quorumdam febrilium momenta. Heidelberg, 1773, in-4.

Diss. quæ inflammationis rationem exhibet. Heidelberg, 1773, in-4.

Diss. de inflammationis caussis et eventibus. Præmisso Programmate de viribus vitalibus. Heidelberg, 1775, in-4.

Progr. de abdominis crassi et obesi fatis. Heidelberg, 1775, in-4.

Prog. de vesicæ urinariæ in graviditate et post partum adfectionibus. Heidelberg, 1775, in-4.

Prog. de atrophia infantili. Heidelberg, 1775, in-4.

Prog. de naturæ circa longevitatem regulis. Heidelberg, 1775, in-4.

Diss. frigoris febrilis examen. Heidelberg, 1776, in-4.

Diss. Caloris febrilis examen. Heidelberg, 1778, in-4.

Diss. Plethora. Heidelberg, 1779, in-4.

Prog. annum medicum Heidellergensem 1778 exhibens. Heidelberg, 1779, in-4.

Prog. exhibens anni medici Heidelbergensis, 1779, *quadrimestre primum.* Heidelberg, 1779, in-4.

Diss. inflammationis Therapia. Heidelberg, 1781, in-4.

Diss. debilitas febrilis. Heidelberg, 1781, in-4.

Diss. Stirpes agri et horti Heidelbergensis, ordine Ludwigii, cum characteribus Linneanis, Hallerianis aliorumque, in usus academicorum. Heidelberg, 1782, in-8.

Progr. imaginatio prima et altera Boerhaavii. Heidelberg, 1783, in-4.

Diss. an febrium biliosarum præsertim epidemicarum caussa in bile? Heidelberg, 1786, in-4.

Diss. inflammationum fallaciæ. Heidelberg, 1786, in-4.

Diss. Peripneumoniæ et pleuritidi spuriæ momenta. Heidelberg, 1786, in-4.

Diss. de rachitide brevia momenta. Heidelberg, 1786, in-8.

Un recueil des opuscules de Gattenhof avait été promis et l'édition en était commencée. Elle n'a pas été poussée au-delà du premier volume. Il a pour titre :

Collect. Diss. et programm. quas in usus academ. elaboravere incl. acad. heidelb. Professores, præfatus est H. Tabor, vol. 1. *continens Gat-*

tenhofii Diss. med. Heidelberg, 1791, in-8.

Sæmmtliche akademische Schriften;

herausgegeben von J. A. C. Varren-hagen. Dusseldorf, 1794, in-8.

(Hamberger et Meusel.)

GATTI (Angelo), de Mugello, en Toscane, voyagea dans le Levant et dans la Barbarie. Il fut professeur extraordinaire de médecine théorique à l'Université de Pise, au milieu du dernier siècle. Venu à Paris en 1761, partisan de l'inoculation, qu'on pratiquait avec de grands succès à Florence, il fut prié par un ami d'inoculer ses enfans; cet ami était le baron d'Holbach. Le succès encouragea quelques personnes à lui demander le même service; celles-ci en déterminèrent d'autres, et bientôt il fut l'inoculateur à à la mode. Quand la Faculté de médecine discutait encore sur la question de savoir s'il ne fallait pas repousser l'inoculation comme on avait autrefois repoussé l'antimoine, Gatti obtenait une autorisation spéciale d'inoculer les élèves de l'école militaire, et de répandre de plus en plus un moyen que l'expérience avait déjà montré propre à diminuer les ravages de la variole. Gatti y contribua plus que personne en France, soit par les inoculations qu'il pratiqua lui-même, soit par les ouvrages qu'il publia; ouvrages écrits dans un excellent esprit, et dont l'intérêt a survécu jusqu'à un certain point aux circonstances qui les firent naître. Pour écrire ces ouvrages dont le style ne manque pas d'élégance, Gatti dit avoir emprunté la plume d'un ami, et cet ami est l'abbé Morellet.

Lettres de M. Gatti, médecin consultant du roi, et professeur de médecine en l'Université de Pise, à M. Roux, docteur régent de la Faculté de médecine de Paris, etc. Paris, 1763, in-12, 36 pp.

Eclaircissement sur l'inoculation de la petite-vérole, pour servir de réponse à un écrit de M. Rast. Bruges et Paris, 1764, in-12.

Réflexions sur les préjugés qui s'opposent aux progrès et à la perfection de l'inoculation. Bruxelles, et se vend à Paris, 1764, in-12, 239 pp.

Nouvelles réflexions sur la pratique de l'inoculation. Bruxelles et Paris, 1767, in-12, 204 pp.

Barbier (*Dictionn. des Anonymes*), attribue à M. de Chatellux l'opuscule suivant dont Gatti est le véritable auteur.

Réponse à une des principales objections qu'on oppose maintenant aux partisans de l'inoculation de la petite-vérole. In-12 de 24 pp.

GATTINARA ou GATTINARIA (Marc), de Vercelli, fleurit

dans la seconde moitié du quinzième siècle. Malacarne s'est trompé
en plaçant l'époque de sa mort vers 1506, il avait cessé de vivre
le 14 février 1496. Les auteurs de la *Biographie médicale*, copiant
Eloy, qui juge assez mal quand il se hasarde à juger par lui-
même, accusent Gattinara du plus grossier empirisme. On serait
fort en peine de trouver au quinzième siècle un médecin qui n'eût
point mérité plus ou moins un semblable reproche. Mais voici
quelques fragmens de Gattinara qui prouvent qu'il ne fut pas plus
empirique qu'un autre, qu'il raisonnait après avoir observé, et
même qu'il raisonnait assez bien. Dans le traitement de l'épilepsie,
il veut qu'on tâche de remonter à la connaissance de la cause du
mal, et de s'assurer si son action ne serait point encore persis-
tante. Qu'on voie, dit-il, si la maladie ne dépendrait point *ab aliqua materia retenta in aliquo membro saniosa, et virulenta,
puta in membris exterioribus, ut coxis, brachio, pede, vel digito,
cas dans lequel, ajoutait-il, debet fieri talis excoriatio, et aper-
tio, ut materia exeat, ut mihi contigit de quodam, cui sæpe ad-
veniebat paroxismum epilepsiæ, quem interrogavi an aliquod sibi
accidisset : ut puta casus, vel percussio. Qui respondit quod non.
Feci eum exuere, et inveni coxam unam tumidam sed nullum
perceperat dolorem. Interrogavi quod illorum prius evenit an tumor an epilepsia. Ille nescivit respondere. Unde videns nullum
regimen præcessisse in sex rebus non naturalibus quod esset me-
lancoliæ generativum arbitratus sum et merito causam epilepsiæ
tumorem illum : feci aperire locum cum cauterio et inventa est in
loco humiditas multa putrefacta in tantum quod usque ad os erat
putrefactum : et ita dimisso loco aperto processi exsiccando hu-
miditatem illam malam, et continuo paroxismi tardaverunt et in
tantum processi donec extractum est de osse putrefacto, et ex
certo non rediit paroxismus epilepsiæ.*

L'ouvrage de Gattinara a pour titre :

De curis ægritudinum particula-rium, sive expositio in nonun Alman-soris. Lyon, 1504, in-4; *ibid.* 1506, in-4, avec d'autres ouvrages; Pavie, 1509; Bologne, 1517, in-8; Venise, 1521, in-12; Lyon, 1525, in-8; Bologne, 1527, in-8; Venise, 1532, in-8; Lyon, 1538, in-8; Paris, 1540, in-8; Lyon, 1542, in-8; Paris, 1549, in-8; Venise, 1556, in-8; *ibid.*, 1559, in-12; Francfort, 1575, in-12; *ibid.*, 1604, in-8; Lyon, 1639, in-8. Le titre de l'ouvrage n'est pas le même dans toutes les éditions. — Albugo guéri par l'insufflation de sucre candi. Prolapsus de l'anus. Prolapsus de la matrice, extirpation de cet organe faite avec succès. Efficacité des lavemens avec des jaunes d'œufs contre la dysenterie, de la térébentine contre l'ardeur d'urine, des coquilles d'œufs contre l'ischurie. Observation de diabetes. Gattinara indique divers lithontriptiques pour la gravelle des reins, mais quand la pierre est dure et dans la vessie, alors, dit-il, nihil est melius quam incisio, quæ non debet fieri in commissurá, sed lateraliter, et non in corpore. Il s'est guéri lui-même de la goutte en s'abstenant, selon les préceptes de Rhazès et d'Avicenne, de boire du vin pendant deux ans, en se purgeant fortement chaque mois, et doucement deux fois par semaine.

(Bonino. — Haller.)

GAUBIUS (Gerôme-David), né à Heidelberg, le 24 février 1705, commença ses études médicales dans cette ville, puis à Harderwick, et allà les continuer dans l'école qui possédait alors le professeur le plus célèbre de l'Europe, à Leyde, ou se pressaient autour de Boherhaave ces disciples de prédilection qui devaient soutenir pendant un demi-siècle la gloire de son nom. Reçu docteur en 1725, Gaubius partit pour la France, il vint à Paris, où il séjourna près d'un an, passa par Strasbourg, où il s'arrêta quelque temps, et rentra à Heidelberg. Il revint bientôt en Hollande où la ville de Deventer lui accorda le titre de médecin pensionné. Appelé à Amsterdam pour combattre une épidémie meurtrière, il y montra le plus grand zèle et une grande habileté pratique. Il se fixa dans cette ville. Il fut appelé en 1731, à remplacer Boerhaave dans la chaire de chimie de l'Université de Leyde, et y joignit, deux ans après, celle de médecine. Il les remplit pendant près de quarante ans, et ne les quitta que quand l'âge lui fit une loi du repos (en 1775). Il mourut le 29 novembre 1780.

Trois ouvrages ont établi solidement la réputation de Gaubins. Le premier est un traité dans lequel il a donné des préceptes très-sages et très-savans sur l'art de prescrire les formules des médicamens. Son but principal a été de porter la réforme dans cette partie de l'art, et de simplifier les formules monstrueuses employées jusqu'alors. Le second ouvrage que nous avons en vue, et le plus important de Gaubius, est sa pathologie. Après avoir commenté pendant vingt ans les institutions de Boerhaave, il sentit enfin la nécessité de leur substituer un livre plus en harmonie avec les opinions de son temps. Et cet ouvrage doit être considéré, quelque opinion qu'on ait sur les principes qui y sont développés, comme un des livres les mieux faits que l'on possède sur la pathologie générale. Le troisième ouvrage, dans lequel Gaubius a montré les connaissances les plus étendues et les plus variées en physique, en chimie et en médecine est le recueil qu'il publia sous le titre d'*Adversaria*. Tous les ouvrages de Gaubius sont écrits avec précision et pureté, et ne sont pas dépourvus d'élégance.

Diss. inaug. qua idea generalis solidarum corporis humani partium exhibetur. Leyde, 1724, in-4.

Oratio de chemiâ, artibus academicis ritè inferendâ, sub auspiciis muneris professiorii publicè recitata. Leyde, 1732, in-4.

Libellus dé methodo concinnandi formulas medicamentorum. Leyde, 1739, in-8. *Editio aucta.* Leyde, 1752, in-8; Francfort, 1756, in-8; Leyde, 1767, in-8; Bâle, 1782, in-8; traduit en français. Paris, 1749, in-8.

Dissertatio de modo quo ossa se vicinis accommodant partibus. Leyde, 1743, in-4.

De regimine mentis, quod medicocorum est sermo I et II. Leyde, 1747, 1764, in-8; Strasbourg, 1776, in-8.

Institutiones pathologiæ medicinalis. Leyde, 1758, in-8; Leipzig, 1759, in-8; *editio II cum novâ præfatione auctoris.* Leyde, 1763, in-8; Venise, 1766, in-8; Leyde, 1776, in-8; *editio III, plenissima posthuma, curante Hahnio.* Leyde, 1781, in-8; Vienne, 1782, in-8; *ad editionem tertiam edi-*

dit cum additamentis Joh. Christ. Gottlieb Ackermann. Nuremberg, 1787, in-8; trad. en français par Sue le jeune. Paris, 1770, in-12.

Adversariorum varii argumenti liber unus. Leyde, 1771, in-4.

Oratio panegirica in auspicium tertii sæculi academiæ Batavæ quæ Leydæ est. Leyde, 1775, in-4.

Commentaria in institutiones pathologiæ medicinalis, auctore J. D. Gaubio, collecta et digesta a F. Dejean. Vienne, 1792-93, in-8, 3 vol.

Opuscula academica omnia. Leyde, 1787, in-4.

On doit à Gaubius la traduction latine de la *Biblia naturæ* de Swammerdam, publiée par Boerhaave. Il a soigné l'édition donnée par le même de l'ouvrage de Prosper Alpino, *De præsagiendâ vita et morte, etc.,* et mis une préface à la troisième édition du Traité de Parenti sur les doses des médicamens. (Leyde, 1761, in-8; Vienne, 1761, in-8.)

(Meusel, *Lexicon.*—Haller.—Vicq d'Azyr.)

GAUKES (Yves), médecin des dix-septième et dix-huitième siècles, pratiqua son art avec réputation à Embden, dans l'Ost-Frise. Il fut peut-être un bon praticien, mais il n'y a guère de plus mauvais théoricien que lui. Sprengel le place dans l'école des médecins Newtoniens; mais il appartient essentiellement à celle de Descartes par son goût pour la méthode à priori, et par son assurance à donner les hypothèses les plus fausses pour des vérités incontestables.

Praxis chirurgico-medica, experimentis propriis, iisque infinitis, viginti ter annorum spatio, et quod excurrit, magno negotio collecta. In qua morborum qui ob vitia succorum sanguinem antecedentium, et ipsius quoque sanguinis contingunt, causæ, phænomena, atque curationes succinctè ac methodicè describuntur. Groningue, 1700, in-8; Embden, 1703, in-8; Amsterdam, 1708, in-8; Naples, 1727, in-8. — Vingt observations, avec des remarques pour expliquer pourquoi l'auteur a employé tel ou tel moyen dans le traitement des maladies dont il fait l'histoire. Beaucoup d'hypothèses cartésiennes, grand fatras de raisonnement et quelques faits intéressans. Lombrics sortis par des abcès. L'auteur vante beaucoup, dans le traitement de la vérole, l'ethiops minéral, le précipité rouge adouci, et une tisanne faite avec les bois sudorifiques et un nouet renfermant du mercure métallique et de l'antimoine cru.

Genees en heelkonstige redenvœring van de Scheurbock. Utrecht, 1701, in-8.

Redenvœring over de buytengewoone Zoogenamde Slaapsiekte te Stolwik voorgevallen. Embden, 1707, in-8.

Dissertatio de medicinâ ad certitudinem mathematicam evehendâ, continens certa hujus artis principia, et quomodo ex iis omnia mechanicè et methodo mathematicâ demonstrari possint. Amsterdam, 1712, in-4. — Le rédacteur des *Act. erudit. Lips.* (1713), a fort bien prouvé que la méthode de Gaukes n'a de mathématique que le nom, et que tout en voulant apprendre à son siècle à raisonner juste, cet auteur raisonne lui-même de la manière la plus fausse. Il est cartésien prononcé, et les hypothèses ne lui coûtent pas plus qu'à l'inventeur des tourbillons.

Introductio in praxim medicinæ et chirurgiæ universalem. Groningue, 1721, in-8. — Hygiène et pharmacologie.

(*Act. erudit. Lips.* — Haller. — Lefebure de Saint-Ildefont.)

GAUTHIER (Hugues), né à Riceys, en Bourgogne, fit ses études médicales à Montpellier et y fut reçu docteur. Il vint ensuite à Paris, où il fut le disciple et l'ami de Ferrein. Il se fit agréger à la Faculté de médecine en 1763, et fut conseiller-médecin du roi. Il mourut vers 1778.

Introduction à la connaissance des plantes, ou *Catalogue des plantes usuelles de France.* Avignon et Paris, 1760, in-12, 168 pp. Nouvelle édition: Paris, 1785, in-8.—Les plantes sont distribuées en six classes, selon leurs qualités sensibles dominantes : 1º saveur douce, mucilagineuse; 2º odeur agréable ou désagréable; 3º saveur amère; 4º âcre; 5º acide, austère, astringente; 6º plantes qui contiennent une substance gommeuse, résineuse ou saline. Supplément pour les drogues étrangères. L'auteur faisait, dans son jardin, un cours de botanique.

Manuel des bandages de chirurgie. Paris, 1760, in-12 (?).

Élémens de chirurgie-pratique, faisant partie des œuvres de M. Ferrein, rédigés et mis en ordre sur les propres manuscrits de l'auteur. T. I, Paris, 1771, in-12. — C'est la médecine opératoire que l'auteur désigne par le nom de chirurgie. Ce premier volume comprend les tumeurs et les plaies considérées dans les divers systèmes organiques, les nerfs, les tendons, les aponévroses, les vaisseaux sanguins, etc., et dans les diverses régions, le bas-ventre, la poitrine, la tête, etc. Cet ouvrage n'est pas sans mérite. Il n'a pas été continué.

Dissertation sur l'usage des caustiques pour la guérison radicale et absolue des hernies ou descentes, de façon à n'avoir plus besoin de bandages pour le reste de sa vie. Paris, 1774, in-12. — L'auteur prétend que le peu de succès des anciens dans l'emploi de ce moyen, tient uniquement aux vices de leurs procédés; mais qu'en se servant de l'acide sulfurique, le seul caustique dont il recommande l'usage dans cette opération, elle est d'une efficacité certaine, et exempte de tout danger.

Lettre à M. de Sartine...., contenant les épreuves faites de la méthode du sieur Maget...., pour la guérison radicale des hernies. *Journal de méd.,* 1773, tom. XL.

Lettre à l'auteur du journal, contenant quelques réflexions sur la méthode de guérir les hernies par les caustiques, et le procès-verbal de deux cures opérées par cette méthode. *Journ. de méd. chir. et pharm.,* 1775, tom. XLIII.

GAUTIER d'AGOTY (JACQUES), peintre et graveur, a des titres a figurer dans ce Dictionnaire, par l'application qu'il fit de son art à des sujets de médecine. Il inventa l'art de graver avec quatre couleurs, et il donna plusieurs recueils de planches anatomiques représentant les organes chacun avec leurs couleurs naturelles. Gautier d'Agoty, né à Marseille au commencement du dix-huitième siècle, mourut à Paris en 1785, du chagrin d'avoir été rayé de la liste des membres de l'Académie de Dijon, et d'avoir vu cette nouvelle désagréable publiée dans les journaux. Nous n'indiquerons ici, des productions de Gautier, que celles qui se rapportent à l'objet de ce Dictionnaire.

Essai d'anatomie en tableaux imprimés. Paris, 1745, in-fol. — Cet ouvrage, composé de huit planches, fut suivi d'un autre qui en contient douze, et qui a pour titre : *Suite de l'Essai d'anatomie.* Paris, 1745, in-fol. — — Quelques exemplaires de celui-ci sont intitulés *la Myologie du tronc et des extrémités.* Tous deux reparurent ensemble sous le titre nouveau de :

Myologie complète, ou description de tous les muscles du corps humain, formant 20 planches. Paris, 1746, in-fol. — Le texte est de Duverney, dont les préparations avaient servi de modèle au dessinateur.

Anatomie complète de la tête et de toutes les parties du cerveau. 8 pl., avec les tables explicatives. Paris, 1748, in-fol.

Anatomie générale des viscères, angeiologie et névrologie, avec la figure d'un hermaphrodite, décrite par Mertrud, 18 planch. Paris, 1752, in-fol.

La Zoogénie, ou Génération des animaux. Paris, 1750, in-12.

Exposition anatomique de la structure du corps humain, contenant la splanchnologie, et la nevrologie, 20 pl. Marseille, 1759, 1763, 1770, in-fol.

Exposition anatomique des maux vénériens, sur les parties sexuelles de l'homme et de la femme, 4 pl. Paris, 1773, in-fol.

Exposition anatomique des or- ganes des sens, jointe à la névrologie entière du corps humain; sept planches. Paris, 1775, in-fol. — Le texte explicatif contient diverses hypothèses sur l'électricité animale, et sur le siége de l'ame.

Anatomie des parties de la génération de l'homme et de la femme, avec ce qui concerne la grossesse, l'accouchement, et l'angéiologie du fœtus. Paris, 1773, in-fol. deuxième édit., augmentée de la symphise du pubis, et de la description des parties susceptibles d'être intéressées dans cette opération. Huit planches. Paris, 1785, in-fol.

Arnaud Éloy Gautier, fils du précédent, réunit en un seul recueil toutes les planches anatomiques de son père.

Cours complet d'anatomie, peint et gravé en couleur, et expliqué par Jadelot, de Nancy, 1773, in-fol.

GAVARD (HYACINTE), l'un des anatomistes distingués du dix-huitième siècle, né à Montméliand en 1753, vint de bonne heure à Paris, faire ses études médicales. Desault le distingua bientôt entre les disciples les plus zélés qui se pressaient à ses leçons d'anatomie. Le disciple devint maître à son tour; et l'on remarqua dans son enseignement non-seulement l'exactitude et la précision de Desault, mais l'intérêt des considérations physiologiques par lesquels il savait animer l'aride description des organes. Les premiers ouvrages qu'il publia le placèrent au rang des hommes les plus distingués. Il fut choisi par le gouvernement pour donner les secours de l'art aux élèves de l'école de Mars. Il mit à l'épreuve dans cette école une méthode d'enseignement qu'il se proposait de mettre en pratique pour les petits ramoneurs de Paris, et qui se rapproche beaucoup de l'enseignement mutuel. Malgré ses talens, ses utiles travaux, et la réunion des qualités les plus rares et les plus précieuses, Gavard n'obtint que la stérile considération de quelques hommes instruits et amis de la vérité; il vécut pauvre, et mourut dans la force de l'âge et presque ignoré en l'an x (1802.)

Méthode pour apprendre à écrire, à lire, et à écrire sous la dictée, à l'usage des écoles primaires. Paris, an III, in-8. — Cette méthode exige beaucoup moins de temps pour apprendre à la fois à lire et à écrire, qu'on n'en met, selon la méthode ordinaire, pour chacune de ces choses séparément. Elle est beaucoup plus économique, et offre le très-grand avantage de simplifier, d'étendre et de multiplier l'enseignement, au point qu'avec un petit nombre de professeurs, on peut former un très-grand nombre d'élèves. Il ne faut pour cela que placer dans les écoles un tableau sur lequel on trace les lettres, les syllabes, etc.

Traité d'ostéologie, suivant la méthode de Desault. Paris, 1791, in-8, 2 vol.; deuxième édition, revue et augmentée d'un *Traité des ligamens.* Paris, 1795, in-8, 2 vol.

Traité de myologie. Paris, 1791, in-8; deuxième édition, revue et corrigée: Paris, 1802, in-8.

Traité de splanchnologie. Paris, 1800, in-8; revue et corrigée: *Ibid.,* 1802, in-8; *ibid.,* 1809, in-8.

Tous ces traités sont remarquables par la précision minutieuse des descriptions. La splanchnologie est supérieure à presque tous les ouvrages publiés antérieurement sur cette partie de l'anatomie.

Observation sur la fracture de la clavicule et la luxation de l'extrémité scapulaire de cet os, et description d'un bandage propre à la cure de ces maladies. Journ. de méd., chir. et pharm. 1787, tom. 71, p. 445.

Observation sur la ligature d'un polype utérin, et d'une portion de la matrice à laquelle il était adhérent. Journ. de méd., chir. et pharm. 178., tom. LXXII, p. 259.

Description d'une pince à gaine (de Hunter), propre à retirer les corps étrangers du canal de l'urètre, ou d'autres cavités profondes et étroites, avec des observations relatives à ce sujet. Journ. de méd., chir. et pharm. 1787, tom. LXXIII, p. 76, fig.

Bons effets de l'emplâtre de cantharides, appliqué sur la tête, dans les commotions du cerveau. Journ. de chirurg. de Desault, tom. I, p. 177. Journ. de méd., chir. et pharm. 1791, tom. LXXXVIII.

Gavard préparait encore d'autres ouvrages de médecine et d'anatomie, dont les manuscrits, presque indéchiffrables, ont été dispersés après sa mort.

(Chamberet, *Biogr. univ.* — *Journ. de méd.*)

GAZOLA (JOSEPH), naquit à Vérone en 1661. Après avoir fait ses humanités et sa philosophie dans sa patrie, il alla à Padoue étudier la médecine, et y fut reçu docteur le 17 mai 1683. Il consacra encore trois années à ses études, puis revint se fixer dans sa patrie en 1686. Tout en se livrant à la pratique de l'art de guérir, il ne voulut point abandonner les sciences physiques et mathématiques, dont il s'était beaucoup occupé; il fonda une académie *degli aletofili,* qui prit ces sciences pour objet de ses travaux. Gazola accompagna en Espagne Jean de Pesaro, ambassadeur de la république de Venise. Il demeura trois ans à Madrid, et gagna les bonnes graces de la reine régente, qui lui procura l'honneur d'être mis, en 1692, au nombre des médecins de l'empereur Léopold. Avant de retourner dans son pays, il vint en France et séjourna quelque temps à Paris. Il passa ensuite à Gênes, parcourut la Toscane et l'état de l'Eglise, et arriva en 1696 à Naples, où il contracta une étroite amitié avec Leonardo de Capoa. Il fut de retour à Vérone, le 28 mars 1697. Une attaque d'apoplexie mit fin à ses jours le 16 février 1715.

Comme Leonardo di Capoa, son ami, Gazola fut du petit nombre des médecins qui ne se faisaient point illusion sur le degré de certitude de l'art de guérir à cette époque, et qui s'en expliquèrent avec franchise.

Entusiasmos medicos, politicos, y astronomicos. Madrid, 1689.

Origine, preservativo, e remedio del corrento contagio pestilenziale del bue. Vérone, 1712, in-4. — L'auteur adopte l'opinion de Ramazzini sur l'épizootie, et tourne en ridicule ceux qui la faisaient provenir d'une influence maligne des astres. Le traitement qu'il recommande, basé sur une étiologie hypothétique, ne vaut pas mieux que les idées qu'il combat; mais les préceptes hygiéniques qu'il donne à la suite sont plus judicieux.

Il mondo ingannata da falsi medici. Opera postuma. Prague, 1716, in-8, 214 pp. Trad. en français, par A. F. D. D. C., sous ce titre : *Préservatif contre le charlatanisme des faux médecins.* Leyde, 1735, in-8. — L'auteur fait une critique très-vive de la médecine en général, mais particulièrement des médecines galénistes, dont l'Italie abondait encore à cette époque. Il pense que dans l'état où se trouvait alors l'art de guérir, et avec le nombre prodigieux d'artistes ineptes qui pullulaient, il y avait beaucoup moins d'inconvénient pour les malades à se passer de médecins, qu'à se livrer à leurs secours si souvent meurtriers. Il ne nie point pour cela la possibilité et l'existence de la médecine, et, pour donner un échantillon de sa manière de l'entendre : il indique les moyens de favoriser le travail de la nature médiatrice pour arrêter, à leur début, la plupart des maladies que la médecine ordinaire rendrait dangereuses. La critique de Gazola est ordinairement juste, ses vues sont judicieuses; mais il lui échappe quelquefois des opinions qui ne sont pas moins fausses que les erreurs qu'il combat: comme quand il rejette, à peu près sans restriction, l'emploi de la saignée et des vésicatoires, et surtout comme quand il parle de l'astrologie, en homme disposé à en adopter les rêveries

(Niceron.—*Acta eruditor. Lips.*)

GEACH (François) docteur en médecine, membre de la Société royale, chirurgien, puis médecin en chef de l'hôpital royal de Plymouth, né en 1724, et mort en 1798, est auteur des ouvrages suivans.

Medical and chirurgical observations on inflammations of the eyes ; on the venereal disease ; on ulcers , and gunshot wounds. Londres, 1766, 1768, in-8. — Dans les affections vénériennes chroniques , la salsepareille et le lait ont des succès là où échoue le mercure. Geach a éprouvé sur lui-même les mauvais effets des purgatifs dans la gonorrhée. Il recommande les injections astringentes.

Some observations on D. Baker's essay on the endemial colic of Devonshire. To which are added, some remarks on the same subject, by the rev. M. Alcok. Londres, 1767, in-8.

Reply to D. Saunders pamphlet relative to the dispute concerning the Devonshire cyder. Londres, 1769, in-8.

Some observations on the present epidemic dysentery. Londres, 1781, in-8.

Case of a man who had six stones taken out of the gall-bladder. In Philosoph. Transact., 1763, p. 231.

Case of a man wounded in the left eye with a small sword. In Philosoph. Transact., 1763, p. 234.

GEBAUER (JEAN-CHRÉTIEN EHRENFRIED) né à Probsthayn, le 11 avril 1742, membre du collège médical et sanitaire de Glogau, médecin pensionné de la principauté de Liegnitz, est auteur des ouvrages suivans.

Dissertatio de dosibus refractis medicamentorum. Erlang, 1765, in-4.

Dissertatio de eo, quod conjugium confert ad sanitatem hominis tam conservandam, quam restituendam. Leignitz, 1766, in-4.

Von den grossen Einfluss der Religion in die Arzneygelahrheit. Leignitz, 1772, in-4.

Von der næthingen Sorge der Obrigkeiten für die Gesundheit der Unterthanen. Liegnitz, 1773, in-4.

Von dem Einflusse einiger Leidenschaften auf das Vergnügen und Glück des ehelichen Lebens. Liegnitz, 1790, in-8.

(Hamberger et Meusel, *das gelehrt Deutschland.*)

GEBHARD (JACQUES-LOUIS), né à Marienborn, dans la Vettéravie, le 22 août 1752, étudia la chirurgie à Herrnhut, à Zurick et à Dresde. En 1779, il ouvrit une pharmacie à Ebersdorf. Il obtint le doctorat en médecine et en chirurgie à Iena en 1781, et revint à Ebersdorf, dans le Voigtland, pratiquer l'art de guérir. Il mourut le 17 décembre 1793.

Dissertatio inauguralis (Præside Chr. Gf. Gruner) sistens historiam osteosteatomatis maxillæ feliciter curati. Iena, 1781, in-4, 30 pp.

Allgemeine Gesundheitsregeln; eine Wochenschrift auf das Jahr 1790 (Lohenstein et Leipzig), 1790, in-8. — Journal d'hygiène populaire, paraissant par demi-feuille chaque semaine, écrit d'une manière judicieuse,

et à la portée du public auquel il s'adresse.

Von dem Gebrauche der Spanischen Fliegen oder Blasenpflaster. Leipzig, 1793, in-8.

Gebhard a inséré quelques articles dans la feuille d'Annonces de Lobenstein.

(Meusel, *Lexicon*.)

GEBHARD (FRANÇOIS), professeur d'anatomie et d'accouchemens à Fribourg, passé sous silence par tous les biographes, mérite d'être connu comme auteur d'un opuscule intéressant sur l'hyperostose vénérienne des os. Ni Girtanner, ni Lefeburc de Saint-Ildefont ne l'ont connu.

Adversaria medica. Çum tabulâ ænea. Bâle, 1777, in-8, 39 pp. — Outre le mémoire mentionné sur l'hyperostose, ce recueil contient un

cas de hernie formé par une appendice de l'intestin, et de rein unique, observé sur une petite fille d'un an.

GEHLER (JEAN-CHARLES) fit ses études à Gorlitz, à Leipzig et à Strasbourg. Il fut bachelier en médecine l'an 1757, docteur en 1758, agrégé à la faculté de médecine de Leipzig l'année suivante, professeur extraordinaire de botanique en 1762, professeur ordinaire de physiologie en 1773, de thérapeutiques en 1789; il fut nommé en même temps doyen perpétuel de la faculté de médecine, et médecin pensionné de la ville. Né à Gorlitz le 17 mai 1732, il mourut le 6 mai 1796.

Diss. de characteribus fossilium externis. Leipzig, 1757, in-4.

Diss. de horrore ut signo. Leipzig, 1758, in-4.

Diss. de sanguine in partu profluente. Leipzig, 1760, in-4.

Programma de usu macerationis seminum in plantarum vegetatione. Leipzig, 1763, in-4.

Diss. I et II de utero secundinas expellente. Leipzig, 1765, 1767, in-4.

Diss. I et II de partus naturalis adminiculis. Leipzig, 1772, in-4.

Programma de prima fœtus respiratione. Leipzig, 1773, in-4.

*Ant. Baumé erläuterte experimental Physik, aus dem Franz. uebersezt *und mit Anmerkungen versehen.* Leipzig, 1775-76, in-8, 3 vol., pl.

Diss. de plumbo, ejusque in corpus humanum vi medicamentosa. Leipzig, 1776, in-4.

Diss. I et II de eclumpsiâ parturientium, morbo gravi quidem, neque adeo funesto. Leipzig, 1776, 1777, in-4.

Programma de insigni magnesiæ officinalis differentiâ. Leipzig, 1779, in-4.

Programma magnesiæ genuinæ naturæ usus medicus. Leipzig, 1780, in-4.

Progr. de rupturâ perinæi in partu cavendâ. Leipzig, 1781, in-4, 15 pp.— La partie consacrée à l'exposition des causes de la déchirure du périnée dans l'accouchement est la meilleure de l'opuscule.

Progr. quatenus aer in pulmones haustus vitam alat. Leipzig, 1781, in-14, 16 pp.—Gehler n'admet point que l'air soit un aliment du corps, ni qu'il y introduise un principe de vie. L'action principale de ce fluide consiste à entraîner avec lui en sortant des poumons des matières qui deviendraient nuisibles si elles n'étaient excrétées.

Progr. de variis aerem corruptum emendandi mediis. Leipzig, 1781, in-4, 18 pp. — Parmi les moyens indiqués on ne peut guère citer comme conservant encore leur utilité, que les moyens de ventilation.

Progr. de dubiâ vini adulterati per liquorem probatorium docimasiâ. Leipzig, 1782, in-4, 16 pp. — Ce programme et le suivant prouvent que la prédilection de Gehler pour l'obstétrique ne lui a pas fait négliger les travaux chimiques.

Progr. de vini ferro adulterati docimasiâ. Leipzig, 1783, in-4.

Progr. de utero in partu rupto. Leipzig, 1783, in-4, 16 pp.—Exposé des causes de la rupture ; incertitude des signes qui l'annoncent.

Progr. de uteri in partu, rupturam minitantis, therapiâ. Leipzig, 1783, in-4, 15 pp. — Les saignées recommandées par Levret sont sans effet. La dilatation forcée du col, conseillée par Cranz, ne peut être adoptée; les bains, les fomentations, etc., recommandés par Baudelocque, sont plus nuisibles qu'utiles. L'opération césarienne est presque l'unique ressource qu'on ait contre cet accident terrible.

Progr. de deligatione funiculi umbilicalis. Leipzig, 1784, in-4, 14 pp. — Avant de donner des conseils sur la manière de pratiquer la ligature du cordon ombilical, l'auteur commence par démontrer que c'est une grave erreur de penser que cette ligature est toujours superflue.

Progr. de modo funiculum umbilicalem deligandi. Leipzig, 1784, in-4, 15 pp.

Progr. de justo deligandi funiculum umbilicalem tempore. Leipzig, 1784, in-4, 16 pp. — L'auteur veut qu'on ne fasse jamais la section du cordon, chez les enfans bien vivaces, que quand les artères ombilicales ont cessé de battre.

Progr. de uteri in partu rupti therapia. Leipzig, 1784, in-4, 14 pp. — Ce programme contient une observation de rupture de l'utérus, recueillie par Gehler dans sa propre pratique.

Progr. de puerperis cautè fasciis involvendis. Leipzig, 1784, in-4, 16 pp.

Progr. de fasciarum in puerperio noxâ. Leipzig, 1785, in-4.

Diss. resp. J. A. F. Lamprecht, Ætiologiæ morborum quorumdam ex superioris anni constutione. Leipzig 1786, in-4, 30 pp. — Esquisse superficielle de la constitution météorologique et médicale de l'année insalubre de 1785.

Progr. fossilium physiognomiæ. Leipzig, 1786, in-4, 12 pp. — L'auteur prouve, par des exemples, que l'aspect extérieur des minéraux ne saurait suffire seul à leur classification.

Progr. observationes de dentitione tertiâ. Leipzig, 1786, in-4, 15 pp., 1 pl. — Opuscule intéressant où se trouvent rassemblés un certain nombre de cas de troisième dentition.

Progr. de caussis suffocationis fœtus in partu artificiali. Leipzig, 1787, in-4. — Exposé des causes qui font périr le fœtus, telles que la disproportion de la tête du fœtus, et des dimensions du bassin, la distension trop forte du cou, la compression du cordon, etc. Trente années de pratique ont appris à Gehler que la version par les pieds est plus dangereuse pour le fœtus que l'application du forceps.

Progr. de tincturæ cinnamomi ad compescandas uteri hæmorrhagias virtute dubiâ et suspectâ. Leipzig, 1787, in-4, 16 pp. — Ce médicament, recommandé par Mohrenheim et Mursinna, n'a pas toutes les vertus qu'on lui attribue, et manque souvent son effet.

Progr. de usu cinnamomi in partu valdè dubio. Leipzig, 1787, in-4, 16 pp. — L'auteur n'admet l'emploi des excitans que dans les douleurs faibles, il les proscrit dans les cas ordinaires.

Diss. resp. F. Glo. Engelmann, cur rarum sit suffocatos, submersos, et laqueo suspensos vitæ reddi? Leipzig, 1787, in-4, 31 pp.

Programma vitæ fœtus, in partu artificiali periclitantis, præsidia. Leipzig, 1788, in-4, 16 pp. — Excellens avis d'un praticien fort expérimenté.

Pr. I et II de parturientis situ ad partum apto. Leipzig, 1789, in-4, 14 et 16 pp. — Dans le premier programme destiné à faire l'apologie de la chaise obstétricale des allemands, l'auteur cherche à prouver par des raisons tirées de l'anatomie que la position assise est préférable au décubitus; dans le deuxième, il recommande la position debout au commencement du travail, puis ensuite celle sur la chaise obstétricale ordinaire.

Progr. vitam Ern. Gottlob Bosii continens. Leipzig, 1789, in-4.

Progr. de vectis obstetricalis usu dubio. Leipzig, 1789, in-4, 16 pp.

Progr. de meconii in partu effluxu dubio fœtus mortui signo. Leipzig, 1790, in-4, 16 pp. — Gehler détermine avec soin les cas et les circonstances ou la sortie du meconium est un signe probable ou incertain de la mort du fœtus.

Progr. de forcipis Johnsonianæ præ Leuretianâ et Smellianâ præstantiâ. Leipzig, 1790, in-4, 16 pp., 1 pl.

Progr. de nimio sanitatis studio, sæpe vel optimam sanitatem frangente, part. I, II, III; Leipzig, 1790-91, in-4, 20-12-15 pp.

Dissert. resp. P. P. Hæring, de hydrothorace. Leipzig, 1790, in-4, 40 pp. — L'auteur admet quatre espèces d'hydrothorax; de la plevre, du péricarde, du mediastin et du poumon.

*Progr. de effluente meconio neoge-

niti vitam non probante. Leipzig, 1790, in-4, 14 pp. — Ce programme est comme une suite et un développement de celui indiqué plus haut.

Diss. resp. Ch. L. A. Schærus, sistens de herniâ scrotali meletemata quaedam. Leipzig, 1790, in-4, 40 pp.

Progr. de connubio lactis cum acidodulcibus sanitati neutiquam infenso. Leipzig, 1791, in-4.

Progr. de situ fœtûs in utero. Leipzig, 1791, in-4.

Progr. de capitis fœtus, in partu obliquo siti aptâ solutione, part. I-IV. Leipzig, 1792-93, in-4, 16-16-16 et 18 pp.

Progr. de noxa e nimis præcipitato medicinæ studio oriundo. Leipzig, 1793, in-4, 14 pp.

Diss. resp. Fr. Lud. Angermann catameniorum phænomena in muliere sanâ et ægrotante. Leipzig, 1793, in-4, 32 pp.

Programma de quibusdam rarioribus agri lipsiensis petrificatis. Spec. I. Tribolites S. Entomolithus paradoxus Linnæi. Leipzig, 1793, in-4, fig.

Progr. momenta quædam, quæ ad vitam hominum submersorum restituendam multum facere videntur. Leipzig, 1693, in-4, 12 pp.

Progr. de recta potûs in sanis hominibus administratione. Leipzig, 1793, in-4.

Progr. salubritas habitationum placitis recentiorum physicorum dijudicata. Leipzig, 1794, in-4.

Progr. de medicamentorum compositorum scrutinio chemico, dubio persæpe ac fallaci, pars I et II. Leipzig, 1794, in-4.

Progr. de criteriis vitæ et mortis physico-medicis. Leipzig, 1795, in-4.

Ueber die Zerreissung der Gebærmütter, dans le *Neue Sammlung der auserlesenen neuesten Abhandlungen für Wundærzte.* St. 7.

Après la mort de Gehler, son ancien disciple et son ami C. G. Kühn, a publié en allemand la collection de ceux de ses opuscules académiques qui sont relatifs aux accouchemens. Voici le titre de cette collection :

Kleine Schriften, die Entbindungskunst betreffend; aus dem Lateinischen, mit einigen Zusætzen, von C. G. Kühn. Leipzig, 1798, in-8, 2 part.

Gehler a fourni des extraits aux *act. erudit.* Lips., et travaillé à la *Leipziger gelehrte Zeitung,* de 1782 à 1784.

Le *Sylloge opusc. obstetr.* de Schlegel, contient quelques-unes des thèses obstetric. de Gehler.

(Meusel. — Usteri. — Dœring.)

GEMMA (JEAN-BAPTISTE) de Venise, disciple de Trincavella, fut médecin de Sigismond III, roi de Pologne, il mourut en 1581, laissant une histoire de la maladie pestilentielle qui avait ravagé Venise en 1575 et 1576. Cet ouvrage fut publié sous le titre suivant :

Methodus rationalis nova atque dilucidissima curandi bubones carbunculique pestilentis, in qua morbi essentia, causæ, signa, prognosticon, præcautio atque curatio ostenduntur. Grætz, 1584, in-4; Dantzig, 1589, in-4; Francfort, 1603, in-8; Venise, 1602, in-4. — La peste qui est ici décrite, fut des plus violentes. Presque tous ceux qui périrent eurent des bubons et des charbons. En 1571, plus de 40,000 soldats avaient été enlevés par la peste. Tous les remèdes que l'auteur propose sont des remèdes excellans. Il parle des amulettes avec mépris. Il favorise le développement des bubons, et leur suppuration. Il excite la sueur. Il cautérise les charbons, y applique des ventouses scarifiées, ou les extirpe en totalité.

(Manget. — Haller.)

GENDRON (Claude Deshais) natif de la Beaume, fit ses études médicales et fut reçu docteur à Montpellier. Médecin ordinaire du frère de Louis XIV, et dans la suite, médecin du duc d'Orléans, régent du royaume, il eut la clientelle des grands et y gagna la fortune. Cette position lui procura aussi des relations avec les savans et les littérateurs les plus distingués de l'époque; il fut l'ami de Boileau. Dans un âge avancé il quitta Paris et se retira à Auteuil dans la maison qui avait appartenu autrefois à l'auteur du *Lutrin*, et il y vécut en philosophe. Un jour Voltaire, encore jeune, allant lui présenter un de ses ouvrages, fut inspiré en passant le seuil de la demeure de Despréaux, et fit cet impromptu:

C'est ici le vrai parnasse
Des vrais enfans d'Apollon;
Sous le nom de Boileau ces lieux virent Horace;
Esculape y paraît sous celui de Gendron.

Ce médecin mourut dans sa retrait le 3 septembre 1750, à l'âge de 87 ans.

Recherches sur la nature et la guérison des cancers. Paris, 1700, in-12. — Il y a quelques faits d'anatomie pathologique. A une époque où une foule de charlatans et de médicastres se vantaient d'avoir des secrets pour guérir radicalement le cancer, Gendron fit voir que l'extirpation est le seul moyen sur lequel on puisse compter. Il conseillait, pour calmer les douleurs, l'application topique de la belladone, dont son oncle, l'abbé Gendron, lui avait appris les bons effets.

GENDRON (Louis-Florentin Deshais). *Voyez* DESHAIES.

GENGA (Bernardin) docteur en philosophie et en médecine, était de Mandolfi dans le duché d'Urbino. Il fut professeur d'anatomie et de chirurgie à Rome, dans la seconde moitié du dix-septième siècle, et chirurgien de l'hôpital du Saint-Esprit. Il est un des premiers qui aient associé dans leurs écrits l'anatomie et la chirurgie; qui ait ouvert aux peintres et aux sculpteurs la source du vrai dans les arts d'imitation, et qui, tout en appréciant le mérite des œuvres d'Hippocrate assez pour s'en faire le commentateur, ait su se soustraire à cette sorte de fascination qui fait admirer dans les écrits du père de la médecine jusqu'à ses erreurs les plus patentes.

Anatomia chirurgica, ossia istoria dell' ossa e moscoli del corpo umano, con le descrizzione dé vasi. Rome, 1672, in-8; *ibid.*, 1675, in-8 ; Bologne, 1687, in-8. — Genga revendique, pour Fra Paolo Sarpi, la découverte de la circulation. Il fait quelques remarques sur les bubons vénériens; sur le siége de la gonorrhée; sur les fractures du crâne, à l'occasion desquelles il rejette l'application du trépan sur les sutures. Observation de plaies du cerveau avec perte de substance, suivie de guérison. Genga recommande la cautérisation de l'antélix dans certains cas d'odontalgie violente, ou peut-être de névralgie de la face.

Anatomia per uso ed intelligenza del disegno, ricercata non solo sugli ossi, e moscoli del corpo umano, ma dimostrata ancora sulle statue antiche più insigni. Rome, 1691, in-fol.

In Hippocratis aphorismos ad chirurgiam spectantes commentaria latino ac italico idiomate ad communiorem intelligentiam exarata. Rome, 1694, in-8 ; Bologne, 1697, in-8; *ibid.*, 1717, in-8; *ibid.*, 1725, in-8. — Geng a apris pour texte cinquante aphorismes choisis parmi ceux qui se rapportent le plus directement à la chirurgie. Ses commentaires sont entremêlés d'observations particulières, généralement intéressantes, et de remarques pratiques le plus souvent justes.

GENTILE DA FOLIGNO, en latin Gentilis Fulginas, ou Fulgineus. Né dans la ville dont il porte le nom, Foligno fut un célèbre commenteur d'Avicenne au quatorzième siècle. Dans ce ce siècle, dit Tiraboschi, on gratifiait assez légèrement un homme du titre de *grand entre tous les médecins.* On avait fait cet honneur à Pierre d'Abano, à Dino et Thomas del Garbo, à Niccolo Falcucci; un médecin du quinzième siècle, Michel Savonarola accorda libéralement le même titre à Gentile de Foligno, et il s'exprime de manière à faire penser qu'il l'avait déjà obtenu de ses contemporains. Cet honneur fut fait à plusieurs autres, tant il était facile, dans ces temps de ténèbres et d'ignorance, de passer pour un homme rare et merveilleux. Du reste on sait fort peu de chose sur le compte de ce *médecin divin*. Gentile fut professeur, de 1337 à 1345, à Padoue, où Ubertino Carrera, seigneur de cette ville, l'avait appelé pour avoir près de lui, infirme qu'il était, un médecin aussi fameux, à qui fût confié le soin de sa santé. Il ne faut pas taire, à l'honneur de ce médecin et de la faculté de Paris, que par son conseil Ubertino envoya douze jeunes gens d'espérance étudier la médecine à Paris. Fabricius, j'ignore, dit Tiraboschi, sur quel fondement, donne à Gentile le titre de premier médecin de Jean XXII, et ajoute qu'il mourut à Pérouse dans la fameuse peste de 1348. En effet Mansi a trouvé dans la bibliothèque de Malatesta à Césène une consultation de Gentile sur la peste qui ravagea Pérouse en cette année, et Tiraboschi produit, d'après Gaetano Monti, un passage d'un disciple de Foligno qui nous apprend positivement que son maitre tomba malade le 12 juin 1348 et mourut six jours après. Son corps fut transporté de Pérouse à Foligno. Les commentaires diffus de Gentile sur l'ouvrage diffus d'Avicenne demandent pour être lus une patience à toute épreuve. Les historiens qui ont surmonté les dégoûts d'un pareil travail donnent à entendre que la peine qu'on y prend n'est pas entièrement perdue. De cet auteur Eloy en a fait deux, et de ses deux articles il n'y en a pas un qui soit exact.

Expositiones cum textu Avicennæ, Venetiis, apud Octav. Scotum, 1484, 1486, in-fol. Apud Baptistam à Tortis, 1492, in-fol., 4 vol. His adjecta sunt quæstio de febre: de actuatione medicinarum ; de phthisi: de majoritate morbi ; tractatus de proportione medicinarum, seu dosi, et consilia varia. — Avicennæ medicorum principis canonum liber una cum lucidissimâ Gentilis Fulginas expositione, qui merito est speculator appellatus, additis annotationibus omnium auctoritatum et priscorum et recentiorum auctorum; propriis locis secundum propria eorum cupita vel commenta, pulchro etiam indice exornatus, qui secundum capitulorum numerum dubiorum ordinem ostendit. Nuper solerti curâ correctus, ab infinitisque fere erroribus emendatus, et noviter in ædibus heredum Octaviani Scoti ac sociorum, omni cum diligentiâ impressus.* — Et à la fin : *Venitiis ere ac solerti curâ heredum olim Dni. Octaviani Scoti, etc., anno 1520, in-fol., 4 vol.*

Opuscula illustrium medicorum de dosibus, seu de justa quantitate et proportione medicamentorum. Nunc recens fidelius et diligentius quàm antea edita, et à multis mendis vindicata; 1584, in-8.

Opus excellentissimi Egidii de urinis et pulsu, cum expositione clarissimi magistri Gentilis de Fulgineo, in-4 sans date; Venise, 1494, in 8; Lyon, 1505, in-8.

Questiones extravagantes noviter cum summo labore collecti, et cum magna diligentiâ emendati. Venise, 1520, in-fol. — Divers fragmens de

Gentile ont été insérés dans les re-
cueils *de Balnis, de Febribus*, etc.   (Tiraboschi. — *Lindenius renovatus.*)

GEOFFROY (ÉTIENNE FRANÇOIS) naquit à Paris le 13 février
1672. Son père, Matthieu François Geoffroy, pharmacien fort distingué, donna les plus grands soins à son éducation, et dirigea ses
études vers les sciences naturelles, croyant se préparer en lui un
successeur. En 1693, il l'envoya chez un pharmacien de Montpellier. En même temps qu'il profitait de cet enseignement domestique,
Étienne François Geoffroy suivit les cours de la faculté de médecine. Avant de revenir à Paris, il voyagea dans les provinces méridionales du royaume, et visita les ports de l'Océan. En 1698, il accompagna en Angleterre le comte de Tallard, comme médecin,
quoiqu'il n'en eût pas encore le titre. Il gagna à Londres l'estime
et l'amitié de plusieurs savans, du chevalier de Sloane, entre
autres, et il fut nommé membre de la société royale. Il passa de
là en Hollande, et, en 1700, il fit un voyage en Italie, avec l'abbé
de Louvois. Le temps était venu pour Geoffroy de déclarer enfin
la carrière qu'il voulait suivre, et de laisser connaître à son père
que quoiqu'il eût subi l'an 1693 les examens de pharmacien,
son intention était d'être médecin. Il se mit donc sur les bancs de la
faculté, fut reçu bachelier en 1702 et docteur le 26 août 1704. Au
bout de trois ans il fut chargé de suppléer Fagon dans la chaire de
chimie du jardin des plantes, et il le remplaça définitivement
en 1712. Son professorat se fit remarquer en ce que la durée des
leçons fut doublée et la matière médicale ajoutée à l'objet ordinaire
des cours. Professeur en médecine au collége royal de France
après la mort de Tournefort, en 1709, ce fut aussi la matière médicale qu'il enseigna, et c'est sur ces deux cours que se fonde la
grande réputation dont il jouit pendant un demi-siècle. Après
avoir été deux fois doyen de la Faculté de médecine, et l'un des
membres les plus actifs de l'académie des sciences, Geoffroy mourut
phthisique le 6 janvier 1731, à l'âge de 59 ans.

Outre un grand nombre de mémoires insérés parmi ceux de l'académie royale des sciences, on doit à Geoffroy quelques thèses de
médecine et l'ouvrage indiqué plus bas.

An recens nato lac recens enixæ
matris? Aff. Paris, 1703, in-4.

An medicus philosophus meckanico-
chymicus? Aff. Paris, 1703, in-4.

An omnis morbus a coagulatione?
Aff. Paris, 1703.

An hominis primordia vermis?. Aff. Paris, 1704, in-4. Trad. en français par Nic. Andry: Si l'homme a commencé par être ver? Paris, 1705, in-12.

Tractatus de materiâ medicâ, sive de medicamentorum simplicium historiâ, virtute, delectu et usu. (*Edente De Courcelles.*) Paris, 1741, in-8, 3 vol. Trad. en français par Ant. Bergier sous ce titre: *Traité de la matière médicale, ou de l'histoire, des vertus, du choix et de l'usage des remèdes simples.* Paris, 1741-43, in-12, 7 vol. — L'ouvrage de Geoffroy comprenait la matière médicale tirée du règne minéral; la partie relative aux plantes médicinales; traitée par ordre alphabétique, était interrompue à l'article *mélisse.* Ant. Bergier, aidé par Bernard de Jussieu, compléta cette partie. Paris, 1750, in-12, 3 v. Arnaud de Nobleville et Salerne ont donné la matière médicale zoologique. Paris, 1756-57, in-12, 6 vol. Et enfin, pour terminer l'ouvrage, Goulin en a dressé la table alphabétique. Paris, 1770, in-12. C'est comme illustration de l'ouvrage de Geoffroy que Gorsault publia ses figures des plantes médicinales. Paris, 1764, in-8, 4 vol.—On a fait pendant long-temps, en France, le plus grand cas de la matière médicale de Geoffroy. Un célèbre Écossais, un peu sévère, mais fort judicieux, s'exprime sur cet ouvrage d'une façon fort peu favorable. « Etienne-François Geoffroy, dit-il, était un homme de génie, et jugeait même bien à beaucoup d'égards; néanmoins, on ne reconnaît pas toujours son jugement dans ses écrits sur la matière médicale. Dans la partie qui traite des végétaux, il nous donne une histoire exacte des analyses qui ont été faites sous la direction de l'académie des sciences; on ne doit pas aujourd'hui considérer ces analyses comme fort utiles; néanmoins Geoffroy tente souvent d'expliquer les vertus des plantes par les sels, les huiles et les terres qu'elles paraissent contenir. Quant aux vertus particulières, Geoffroy en parle rarement d'après sa propre expérience; il s'en rapporte en général au témoignage de ceux qui l'ont précédé; il ne montre pas beaucoup de jugement dans le choix de ses auteurs, ni en rapportant les éloges outrés qu'ils font des médicamens, ou leurs erreurs manifestes.

(*Hist. de l'Acad. des Sc.* — Cullen, *mat. méd.*)

GEOFFROY (ETIENNE LOUIS), naturaliste et médecin fort distingué, et professeur de la faculté de médecine de Paris, membre de la société botanique de Florence, de la société de Stockholm, correspondant de l'institut de France, etc., naquit à Paris, le 2 octobre 1725. Quoiqu'il eût perdu son père dès l'âge de cinq ans, son éducation fut très-soignée. Elle n'était pas encore achevée qu'il avait déjà montré le goût le plus marqué pour les sciences naturelles; il suivit la carrière de la médecine. Il entra en licence en 1746, et fut reçu docteur en 1748. Il suivit longtemps encore les hôpitaux et la pratique de Bourdelin, avant de se livrer à l'exercice de l'art.

Il employait tous ses instans de liberté à des recherches d'anatomie comparée, et à des études de zoologie; il rassemblait les matériaux de son importante histoire des insectes des environs de Paris; il fondait un système de classification des animaux à coquilles, puisant ses caractères non dans la forme de celles-ci, mais dans la considération des animaux qui les habitent; enfin il faisait sur la structure de l'organe de l'ouïe des reptiles et des poissons, des découvertes qui furent refaites quinze ans plus tard et qui passèrent encore pour nouvelles. Il faisait diversion à ses travaux scientifiques en sacrifiant non aux plaisirs, mais aux muses, et renfermant les préceptes de l'hygiène dans des vers d'une latinité pure et élégante. Tout cela n'empêchait point Geoffroy de se livrer à l'exercice de son art. Pendant quarante ans il fut un des praticiens les plus répandus de la capitale; dans les dernières années du siècle passé, il se fixa à Chartreuse près de Soissons. Ce fut alors que l'Institut lui donna le titre de correspondant. Geoffroy mourut dans sa retraite le 11 août 1810, à l'âge de près de 85 ans.

An pro diversis a conceptu temporibus, varia nutritionis fœtus via? Aff. Paris, 1746, in-4.

An omne esculentum vegetabile, culturâ salubrius? Aff. Paris, 1747, in-4.

An parcior obesis, quam macilentis sanguinis missio? Aff. Paris, 1748, in-4.

An in vulneribus profundè contusis incisiones cultro chirurgico profundè institutæ, necessariam præparent aut promoveant suppurationem? Aff. Paris, 1748, in 4.

An in empyematis operatione, scalpellum acu triangulari præstantius. Respondente Lud. Maria Girard de Villars. Aff. Paris, 1758, in-4. — La *Biographie médicale* attribue à Et.-L. Geoffroy une autre thèse qui est de son père.

Histoire abrégée des insectes qui se trouvent aux environs de Paris, dans laquelle ces animaux sont rangés suivant un ordre méthodique. Paris, 1762, in-4, 2 vol.; *ibid.*, 1764, in-4, 2 vol. Dans cette édition, qui est une contrefaçon, les figures sont beaucoup moins belles. Paris, 1799, in-4, édition enrichie d'un supplément et de figures coloriées.

Traité sommaire des coquilles, tant fluviales que terrestres, qui se trouvent aux environs de Paris. Paris, 1767, in-12.

Dissertation sur l'organe de l'ouïe de l'homme, des reptiles et des poissons. Amsterdam et Paris, 1778, in-8. — La structure de l'oreille des reptiles y est décrite plus exactement qu'elle ne l'avait encore été. Casserio avait déjà connu un des osselets de l'oreille des poissons, qui porte son nom; Klein avait aperçu les deux autres; mais en 1753, date du mémoire de Geoffroy, personne n'avait décrit leurs canaux demi-circulaires, au nombre de trois dans la plupart des poissons, et de deux seulement dans quelques-uns. Ce n'est que quatorze ou quinze ans plus tard que Camper et Vicq-d'Azyr ont donné sur l'organe de l'ouïe des poissons des détails qui, quoique moins étendus que ceux de Geoffroy, s'en rapprochent beaucoup dans les points principaux.

Hygieine, sive ars sanitatem conservandi. Paris, 1771, in-8 ; traduit en français par Delaunay. Paris, 1774, in 8. — C'est dans sa voiture, dans les momens où il ne pouvait plus lire, que Geoffroy composa cet ouvrage, auquel on donne un rang honorable parmi les poëmes latins modernes.

Manuel de médecine pratique à l'usage des chirurgiens et des personnes charitables qui s'adonnent au service des malades dans les campagnes. Paris, an IV, in-8, 2 vol.

Les Mémoires de l'Académie des sciences (Savans étrangers, tom. IX, 1780) renferment deux mémoires de Geoffroy, sur les *Bandages propres à retenir les hernies*, dans lesquels on examine en détail les défauts qui les empêchent de remplir leur objet, avec 5 planches.

(*Biblioth. médicale.*)

GEORGET (Etienne-Jean), naquit à Vernon, petit village près de Tours, le 9 avril 1795. Né d'une famille de simples cultivateurs, il ne reçut qu'une éducation bien incomplète ; mais telle fut l'heureuse organisation qu'il reçut de la nature, que par lui-même, et sans secours étranger, il s'éleva bien au-dessus de la condition inférieure dans laquelle il était né, et qu'il arriva, quoiqu'il soit mort à la fleur de l'âge, à se placer aux premiers rangs dans une carrière qui semblait lui être interdite par sa position. Il vint, en 1812, à Paris, où il se livra avec ardeur à l'étude de l'anatomie, de la physiologie et de la chimie. Les événemens politiques de la fin de 1813 engagèrent ses parens à le rappeler auprès d'eux. Il entra à l'hôpital général de Tours, et y fit pendant l'année 1814 le service d'élève. Il avait si bien profité de son court séjour dans la capitale, qu'il put faire à ses condisciples des leçons de chimie et de physiologie. De retour à Paris, il fut admis après les concours ordinaires, dans les hôpitaux. Après une année d'internat à l'hôpital Saint-Louis, il passa, en 1616, à l'hospice de la Salpêtrière, où il fut attaché à la division des aliénés. Cette circonstance décida de la direction des travaux de Georget, car tout ce qu'il écrivit eut pour objet ou les maladies qu'il avait observées dans cet hôpital ou celles qui s'y rattachent d'une manière plus ou moins indirecte. Il était encore élève lorsqu'il remporta le prix d'un concours fondé par M. Esquirol, sur les altérations que l'on trouve dans les cadavres des aliénés. Sa thèse de réception, qui suivit de près, a pour objet les causes de l'aliénation. En moins de deux ans, à partir de cette époque, parurent son traité de la folie et sa physiologie du système nerveux, ouvrages remarquables par une force et une indépendance de pensées peu communes. Ennemi des subtilités métaphysiques qui ont si long-temps entravé la marche des sciences d'observation, Georget rejette ces causes occultes, ces principes substantiels, distincts de l'organisme, dont tant de physiologistes ont abusé pour expliquer les phénomènes des êtres organisés, et particulièrement les fonctions du système nerveux. Il montre que, quel que soit le nombre de ces principes que l'on admette, de quelque faculté que l'imagination se plaise à les orner, ces hypothèses ne conduiront point, dans la connaissance de la vie, au-delà de ce que nos sens peuvent nous apprendre sur les conditions de son exercice. Il s'élève avec une chaleur dont la source ne peut être que dans une conviction profonde, contre ceux qui ne croient pas devoir ajouter un principe immatériel à l'estomac pour lui donner la faculté de digérer, au foie, pour opérer la sécrétion de la bile, à chaque partie du corps, pour assimiler à sa substance les matériaux apportés par la circulation, mais qui ne peuvent se dispenser d'en donner un au cerveau, sinon pour qu'il envoie à tous les organes la faculté de sentir ce qui les touche, du moins pour sentir lui-même à sa manière, pour réfléchir, pour vouloir, etc. Il leur reproche de regarder des phénomènes généraux, très-répandus dans la nature, comme moins surprenans que les phénomènes plus limités de l'intelligence; d'avoir assez de présomption pour ne pas avouer qu'ils ne conçoivent pas mieux comment deux substances peuvent se combiner pour en former une qui ne ressemble ni à l'une ni à l'autre, comment un grain peut germer, un arbre porter des fleurs et des fruits, un estomac digérer, etc., qu'ils ne comprennent comment un cerveau peut sentir, juger, réfléchir.

Georget fut un des collaborateurs les plus distingués et les plus actifs du *Dictionnaire de médecine*. Il fournit à cet ouvrage tous les articles relatifs aux affections mentales et aux maladies nerveuses. Il fut un des fondateurs des *Archives générales de médecine*, et chargé jusqu'à sa mort de la direction de ce journal. Les derniers travaux qu'il ait mis au jour, provoqués par des procès criminels dans lesquels furent condamnés comme coupables des hommes qui paraissent plutôt avoir été des fous que des scélérats, eurent pour objet d'éclairer l'application des lois pénales par les lumières que peut fournir l'étude de toutes les nuances de l'aliénation. Pendant qu'il s'occupait de ces travaux, il refondait dans son esprit, les deux grands ouvrages qui avaient fait sa réputation, mais dont le succès ne pouvait lui cacher les défauts. On pouvait attendre de Georget un livre où se retrouverait la vigueur de ses premières productions, unie à une raison plus mûre, à un goût plus sévère et à des formes plus correctes; une mort prématurée brisa toutes ces espérances. Depuis 1824, époque où il avait eu une hémoptysie grave, sa santé ne s'était jamais complètement rétablie; il succomba en mai 1828, aux progrès rapides d'une phthisie pulmonaire.

Des causes de la folie, thèses de la Faculté de Paris, 1819, nᵒ

De la folie. Considérations sur cette maladie; son siège et ses symptômes; la nature et le mode d'action de ses causes; sa marche et ses terminaisons; les différences qui la distinguent du délire aigu; les moyens de traitement qui lui conviennent; suivies de recherches cadavériques. Paris, 1820, in-8.

De la physiologie du système nerveux, et spécialement du cerveau; recherches sur les maladies nerveuses en général, et en particulier sur le siège, la nature et le traitement de l'hystérie, de l'hypochondrie, de l'épilepsie et de l'asthme convulsif. Paris, 1821, in-8, 2 vol.

Examen médical des procès criminels des nommés Leger, Feldtmann, Lecouffe, Jean-Pierre et Papavoine, suivi de quelques considérations médico-légales sur la liberté morale. Paris, 1825, in-8.

Discussion médico-légale sur la folie, ou aliénation mentale, suivie de l'examen du procès d'Henriette Cornier, et de plusieurs autres procès dans lesquels cette maladie a été alléguée comme moyen de défense. Paris, 1826, in-8.

Nouvelle discussion médico-légale sur la folie, suivie de l'examen de plusieurs procès-criminels. Paris, 1827, in-8.

Les articles fournis par Georget au *Dictionnaire de médecine*, sont les suivans: *Ataxie,—Catalepsie,—Cauchemar,—Céphalalgie,—Crétinisme,—Délire,—Delirium tremens,—Douleur,—Dyspepsie,—Encéphale* (Consid. pathol. sur l'),—*Encéphalite,—Epilepsie,—Folie,—Gastralgie,—Hystérie,—Hypochondrie,—Idiotisme,—Liberté morale,—Névrose,—Onanisme,—Suicide.*

GERBESIUS (Marcus), né dans la Croatie, et médecin à Laybach, dans la Carniole, mourut en 1718. Il était membre de l'Académie des Curieux de la nature, et a fourni beaucoup d'observations au recueil publié par cette société. Eloy, Adelung et les auteurs de la biographie médicale n'ont connu que son ouvrage le moins important. Celui qui lui donne quelque titre à figurer dans l'histoire de la médecine a pour objet de montrer l'influence des conditions diverses de l'atmosphère sur la production et la marche des maladies. Gerbesius donne le journal de ses observations, comprenant à la fois et l'histoire des phénomènes météorologiques et celle des malades qu'il avait soignés. Cet ouvrage n'est pas sans mérite.

Chronologia medico-practica exactam temporum, auræ, tempestatum, et humanorum corporum, inde ortarum alterationum descriptionem cum suis historiis medicis, causis et curationibus, potissimum ad modernorum mentem adumbratam continens, in quinque annos distincta, etc. Francfort, 1713, in-4, avec l'ouvrage suivant :—

Intricatum extricatum medicum, *seu tractatus de morbis complicatis, in quo intricatissima quæque in praxi medica occurrentia breviter pertractantur, et dilucidè resolvuntur, et vel propterea lectu utilissimus. Cum indice rerum et verborum accuratissimo, necnon appendice, de moderno pecorum interitu.* Francfort, 1713, in-4.

GERICKE (Pierre), conseiller et médecin du duc de Brunswick, professeur ordinaire de chimie et de médecine théorique à l'Université de Helmstadt, membre de la société royale des sciences de Berlin, était né le 4 avril 1693 à Stendal, dans la vieille Marche, où il fit ses premières études. En 1711, il entra au collége de Joachimstal à Berlin; en 1712, il commença à Iena, l'étude de la théologie, qu'il abandonna bientôt pour celle de la médecine; il continua celle-ci à Halle en 1716, puis à Leipzig; enfin, depuis 1718, à Altdorf, où il fut reçu docteur en 1721. Deux ans après il fut nommé professeur extraordinaire de médecine et de philosophie à Halle; en 1730, professeur ordinaire d'anatomie, de pharmacie et de chimie à Helmstadt, et en 1731, membre de la société des sciences de Berlin. Il succéda, en 1744, à Brandon, professeur de médecine théorique, et mourut le 8 octobre 1750. Gericke n'a guère publié que des opuscules académiques, dont quelques-uns sur des matières étrangères à la médecine, pour lesquels nous renverrons à la liste qu'en a donnée Adelung.

Diss. inaug. de studio novitatis in medicinâ. Altorf, 1721, in-4.

Diss. de exulceratione vesicæ. Halle, sous un autre nom que le sien.

Diss. de studio novitatis in anatomiâ, et physiologiâ sub auspicium professionis medicæ et philosophiæ. Halle, 1724, in-4.

Diss. de influxu lunæ in corpus humanum. Halle, 1724, in-4.

Programma de conjungendis physicâ cum medicinâ. Halle, in-4.

Diss. de contagiis. Ibid., in-4.

Diss. theses selectiores physicas et medicas exhibens. Ibid., in-4.

Oratio solemnis de optimâ medicinam docendi et discendi ratione, dicta cum profess. ordin. anat. chymiæ et pharmaciæ in acad. Julia susciperet. Helmstadt, 1730, in-4.

Diss. inaug. de vulnerum renunciatione. Helmstadt, 1731, in-4.

Programma de admirandâ ac miserandâ machinâ corporis humani. Helmstadt, 1732, in-4.

Diss. de valetudinis ratione et præsidiis autumno. Helmstadt, 1732, in-4.

Programma de venarum valvulis earumque usu. Helmstadt, 1733, in-4.

Diss. inaug. de morbo miliari, alias purpurâ dicto. Helmstadt, 1733, in-4.

Diss. inaug. exhibens singularia quædam de sensibus, præcipuè externis. Helmstadt, 1733, in-4.

Programma quo usus anatomiæ, præsertim theoreticæ, recensetur. Helmstadt, 1735, in-4.

Diss. inaug. de ischuriæ causis. Helmstadt, 1736, in-4. — Bonne dissertation, au jugement de Haller.

Programma de anatomiæ, præsertim practicæ, vero usu. Helmstadt, 1736, in-4.

Von den Vorrechten der Therapie. Wolfenbuttel, 1736, in-4.

Abhandlung von der Heilungsgelahrtheit, darin der Nutzen, die Beschaffenheit, die Theile, der Unfang, der Werth und die Fürtrefflichkeit dieser Wissenschaft gewiesen werden; nebst einer Anzeige der Collegiorum, in welchen er dieselbe vortraget, und seiner bisher im Druck gegebenen Schriften. Wolfenbuttel, 1737, in-4.

Diss. inaug. de materia perlatâ. Helmstadt, 1737, in-4.

Diss. de necessariâ vulneris inspectione post homicidium. Helmstadt, 1737, in-4.

Oratio solemn. de academiarum Juliæ et Georgiæ Augustæ fortunâ concordi. Helmstadt, 1737, in-4.

Programma quo inspectionem cadaveris in homicidio apud Romanos olim in usu fuisse ostenditur. Helmstadt, 1738, in-4.

Oratio solemn. de veri medici officio et imperio in eos qui opera ipsius utendum putant vel habent, etc. Helmstadt, 1739, in-4.

Diss. inaug. de dolorum utilitatibus e mechanicis causis deductis. Helmstadt, 1739, in-4.

Programma de resurrectione mortuorum, rationi non, sed Platonis dogmatibus contrario, in quo simul Evangelium medici exploditur. Helmstadt, 1739, in-4.

Programma de Athotis, Tosothri et antiquissimorum Ægyptiorum anatomiâ fabulosâ. Helmstadt, 1739, in-4.

Diss. inaug. de circulatione sanguinis. Helmstadt, 1739, in-4.

Diss. inaug. de medicina universali. Helmstadt, 1739, in-4.

Diss. in quâ conjecturæ physico-medico-hydrostaticæ de respiratione fœtûs, in Italiâ tertio abhinc anno propositæ examinantur. Helmstadt, 1740, in-4.

Fundamenta Chimiæ rationalis, Berlin et Leipzig, 1740, in-8.

Oratio solemnis de libertate academica. Helmstadt, 1741, in-4.

Programma de cordis et vasorum ei proxime connexorum situ. Helmstadt, 1741, in-4.

Programma mirarum sed vanarum artium in oppugnanda veritate exemplum in historia resurrectionis Christi exhibens. Helmstadt, 1741, in-4.

Diss. inaug. de lapide philosophorum, an medicina universali, vero an falso. Helmstadt, 1742, in-4.

Diss. de crisibus. Helmstadt, 1742, in-4.

Diss. de indulgendo ægrotorum appetitui. Helmstadt, 1742, in-4.

Diss. de insomniis. Helmstadt, 1742, in-4.

Programma, de sanitatis studio necessario et caussis ejus, vulgo neglecto. Helmstadt, 1743, in-4.

De generatione hominis. Helmstadt, 1744, in-8.

Oratio solemnis de institutis et scholis medicis in Ægypto, deque medicinæ statu in Græcia ante Hippocratis tempora. Helmstadt, 1745, in-4.

Diss. inaug. de medicamentis attenuantibus. Helmstadt, 1745, in-4.

Diss. inaug. de corpore humano, machina naturali. Helmstadt, 1745, in-4.

Diss. inaug. de regimine capitis, præcipue quoad calorem et frigus. Helmstadt, 1745, in-4.

Diss. de viis genituræ ad ovarium, et conceptione. Helmstadt, 1746, in-4.

Disquisitio de viis genituræ ad ovarium et conceptione; accedunt observationes quædam physiologicæ de primis hominibus. Helmstadt, 1746, in-3.

Prælectiones chymicæ extraordinariæ. Helmstadt, 1748, in-8.

Diss. inaug. de variolis. Helmstadt, 1745, in-4.

Programma de gymnasticæ medicæ veteris inventoribus. Helmstadt, 1748, in-4.

Diss. de temperamentis. Helmstadt, 1748, in-4.

Diss. de camphoræ usu medico. Helmstadt, 1745, in-4.

Diss. commentatio prima de scholis et institutis medicis in Ægypto et Græcia. Helmstadt, 1749, in-4.

Gedanken über das Verfahren, welches er verschiedenen gelehrten Tagebücher und Wochenblættern beobachtet wird. Helmstadt, 1749, in-4.

(Adelung. — Meusel.)

GERSDORF (Jean) Meister Hans von Gersdorf, nommé vulgairement Schyllhans, natif de Silésie et d'origine noble, fut chirurgien à Strasbourg et vécut dans la première moitié du seizième siècle. Il est le premier qui ait écrit un traité de chirurgie en langue vulgaire, et le premier aussi qui ait fourni à des hommes illétrés, occupés jusqu'alors de l'office le plus subalterne dans l'exercice de l'art de guérir, les moyens de se hasarder à pratiquer la chirurgie tout entière. Ce reproche adressé à Gersdorf (dont on pourrait à d'autres égards lui faire un mérite), ne doit point le priver des éloges qui lui sont dus. Percy, en parlant des progrès de la chirurgie dans le traitement des plaies d'armes à feu dit : « Il était réservé à l'Allemagne d'opposer les sages ressources d'un art conservateur aux terribles effets d'un art qui n'existe que pour la destruction, et ce fut de son sein quoique inculte et sauvage, que sortirent la plupart des instrumens extractifs dont on fit usage dans la suite. » En 1517, maitre Jean de Gersdorf en publia plusieurs dans son traité de chirurgie pratique, on y voit des tirefonds très bien faits, un entre autres dont la canule se termine par trois petites pointes propres à assujettir la balle pendant qu'on la perce avec la mèche spirale, ce qui annonce la sagacité qu'avaient déjà les chirurgiens de son pays et de son temps, et enlève le mérite de cette idée à certains auteurs qui ont voulu se l'attribuer. On y trouve aussi différens tireballes rostriformes tels que le bec de grue et celui de corbin, une curette droite et une autre dont le cuilleron est recourbé; enfin des dilatatoires doubles et à bascule proscrits depuis avec raison, par la saine chirurgie.

Feldbuch der Wundartzney. Strasbourg, 1517, in-fol. ; *ibid.*, 1528, in-4; 1540, in-4; 1542, in-fol.; Francfort, 1551, in-fol. ; *ibid.*, 1598, in-4 ; *ibid.*, 1604, in-4. Latiné : *De chirurgia et corporis humani anatomiâ.* Strasbourg, 1551, in-8.—Gersdorf nous apprend qu'il fit des démonstrations d'anatomie, à Strasbourg, sur le cadavre d'un pendu. Il tire sa chirurgie de Lanfranc, de Guy de Chauliac, mais surtout d'Albucasis; dans les plaies où une artère seule était blessée, il en faisait la ligature.

GERSON (Joseph) né à Actona en 1756, fit ses études médicales à Copenhague, fut reçu docteur en médecine à Gottingue, et se fixa à Hambourg, où il mourut le 10 mars 1801. Il s'occupait particulièrement de l'exercice de l'art des accouchemens, et c'est sur cette partie de la médecine que roulent les opuscules qu'il a mis au jour.

Sylloge observationum de partu laborioso, præside Murray. Gottingne, 1776, in-4.—Fort bonne dissertation contenant des faits intéressans et écrits avec pureté et élégance. Les observations qu'on y lit sont au nombre de quinze. Nous citerons la première sur la perforation dans un cas d'hydrocéphale; la deuxième et la troisième sur l'application du forceps quand la tête est mal située, d'après la méthode de Saxtorph ; la quatrième sur un accouchement difficile, à cause de la sortie du bras, terminé par la version; la cinquième et la sixième sur les convulsions durant le travail de l'accouchement; la septième sur une rupture de l'utérus et de la vessie dans l'accouchement, observation déjà publiée par Rogert dans le recueil de la société de Copenhague, mais plus complet ici et plus exact; la huitième sur une ischurie très-grave, après un accouchement très-facile; la neuvième, sur des symptômes de fièvre putride provoqués par le séjour dans l'utérus de lambeaux d'un placenta dilacéré, observation déjà publiée par Gerson dans le recueil de la soc. de Copenhague, et indiquée plus bas; la treizième, sur les hémorrhagies utérines. Tode a donné un bon extrait de cette dissertation dans sa *Medicinisch-chirurgische Bibliothek*, tom. V.

Beobachtung bey einer Frau, die eine Frucht in ihrer Muttertrompete drey Jahre und einige Monate getra- gen, *welche durch den Hintern ent-bunden worden; mit erläuternden Geschichten und Anmerkungen.* Hambourg, 1784, in-8, 72 pp. — Quoiqu'il existe dans les archives de la science un certain nombre de cas.le fœtus sortis par l'anus de leur mère après avoir séjourné plus ou moins de temps dans son sein, l'observation de Gerson n'est pas sans intérêt. Les remarques dont l'auteur l'a accompagnée, n'ont qu'une médiocre importance.

Historia febris putridæ ex dilaceratá et relictá post abortum in utero placentá ortæ. In Societatis medicæ Hanniensis collect., tom. II , pages 204-213.

(*Comment. de rebus in med. gestis.* — Tode, *Med.-chir. Bibliotek.* — Steph. Vigiliis de Kreutzenfeld.)

GERVAISE (Nicolas), médecin né à Paris, reçu docteur en médecine à Montpellier et bachelier de la faculté de Paris le 1er avril 1658, fut admis gratuitement par cette dernière à l'examen de la botanique le 21 du même mois. N'ayant pu obtenir la même faveur pour les autres actes, il soutint dans l'année une seule thèse et ne poussa pas plus loin sa licence. Gervaise répondit en vers latins aux argumens qui lui furent faits dans une thèse soutenue le 20 mars 1659 sous la présidence de Renaudot. Les ouvrages de ce medecin poète sont écrits en vers.

De phlebotomiá carmen heroïcum, etc. Paris, 1658, in-4.

Hippopotamia, sive modus profligandi morbos per sanguinis missionem, etc. Paris, 1662, in-4.

Catharsis, sive ars purgandi, etc. Paris, 1666, in-4.

Guy-Patin attribuait à Gervaise un poème intitulé : *Fuquetus in vinculis ad virginem matrem.*

(Andry, *Encycl. method. med.*)

GESENIUS (Guillaume) né à Schœninger dans le duché de Brunsvick, fit ses études médicales à Halle, en 1780, pratiqua l'art de guérir, d'abord à Nordhausen, puis à Waldenried, depuis 1795, et mourut le 1er avril 1801 après avoir publié les ouvrages suivans :

Dissertatio de animi passionum in corpus efficaciâ, præs. J. F. Gli. Goldhagen. Halle, 1784, in-4, 46 pp. — L'auteur appuie d'observations pratiques ce qu'il dit sur l'influence de l'amour, de la haine, de la terreur, etc. Il a reproduit son ouvrage en allemand, augmenté de nouveaux faits, sous le titre suivant:

Medicinisch-moralische pathematologie, oder Versuch über die Leidenschaften und ihrer Einfluss auf die Geschæfte des kœrperlichen Lebens. Erfurt, 1786, in-8.

Versuch einer lepidopteorologischen Encyklopædie, oder Handbuch für angehende Schmetterlingssammler. Erfurt, 1786, in-8.

Ueber das epidemische fæulichte Gallenfieber in den Jahren 1785 und 1786. Leipzig, 1788, in-8, 122 pp.— Histoire bien faite d'une épidémie violente de fièvres dites *bilieuses putrides,* dans laquelle il ne manque que des recherches d'anatomie pathologique. On trouve un bon extrait de cet opuscule dans le n° 9 des *Arzneykundige Annalen de Tode.* Nous tirerons quelques propositions de l'ouvrage de Gesenius. Il confirme l'observation de Stoll, que, dans le temps des épidémies, les maladies sporadiques se ressentent plus ou moins du caractère particulier de l'épidémie. Il lui a paru qu'on pouvait prévenir le développement de la fièvre épidémique qu'il décrit, en excitant et en entretenant une forte transpiration; la saignée, quelque petite qu'elle ait été, a toujours entraîné des suites fâcheuses,

même dans les sujets les plus pléthoriques; elle a abattu les forces des malades, jeté dans le délire et rendu la convalescence tardive, pénible, souvent imparfaite : l'observation lui a prouvé que les personnes les plus sanguines sont les moins maltraitées dans ces sortes d'épidémies. Le tartre émétique a produit des effets plus heureux que tout autre vomitif. Les vomissemens spontanés survenus après le septième jour ont été d'un augure funeste; le quinquina, donné dans le temps de la rémission, est devenu laxatif, et n'a point augmenté la chaleur ni la fièvre; le vin a été d'un puissant secours ; dans les cas où la faiblesse était un des symptômes les plus fâcheux, un vomitif a souvent relevé les forces.

Tabellarisches Verzeichniss der einfachen Arzneymittel den Gewæchsreichs, nach iedes Gewæchses officineller, sowohl systematischer, Benennung, Vaterlande, Sammlungszeit, Eigenschaften, Bestandtheilen, arzneylichen Kræften, Anwendung, etc., in alphabetischen Ordnung der Apoteker Benennungen. Stendal, 1790, infol. — Tableau synoptique assez utile des plantes médicinales. Cet ouvrage est comme la première ébauche du suivant :

Handbuch der praktischen Heilmittellehre, zum Gebrauch für angehende Aerzte. Stendal, 1791, in-8, 679 pp.; *ibid.,* 1796, in-8, 612 pp. — La *Gazette de Salzbourg* ayant fait une critique un peu sévère de cet ouvrage (1792, tom. IV, pp. 321-33) l'auteur se défendit, et avec avantage sur quelques points, dans le même journal (1791, tom. II, pp. 298-304). La deuxième édition a reçu des additions nombreuses et des améliorations ; la *Gazette de Salzbourg* en rend un compte favorable (1796, tom. III, p. 199).

(*Med. chir. Zeitung.* — Tode, *Arzneikundige Annalen.* — Usteri, *Repertorium.* — Doerjng. — *Journal de médecine.*)

GESNER (CONRAD), célèbre naturaliste et l'un des médecins les plus savans du seizième siècle, naquit à Zurich, en 1516, de parens peu fortunés et chargés de famille. Son éducation, commencée avec soin, aurait été interrompue, si les dispositions extraordinaires qu'il avait montrées dès ses premières études ne lui avaient gagné la bienveillance et la protection d'un de ses maîtres, qui lui fournit les moyens de les continuer. A quinze ans il perdit son père et son protecteur presque en même temps ; il se mit au service de Wolfgang Fabrice Capiton, de Strasbourg, chez lequel il put continuer l'étude de la langue hébraïque, jusqu'à ce que l'Académie de Zurich lui accordât une pension qui le mit en état de faire un voyage en France. Il demeura un an à Bourges, où il s'appliqua avec beaucoup d'ardeur à la lecture des auteurs grecs et latins ; donnant d'ailleurs des leçons à des jeunes gens pour suppléer à l'insuffisance de la pension qu'il recevait. Il vint ensuite à Paris, où il trouva toute facilité pour se livrer à sa passion effrénée pour toutes sortes de lectures. De Paris il retourna à Strasbourg où il n'eut guères le temps de s'arrêter, car l'Académie de Zurich le rappela pour le charger de la conduite d'une école. Ce fut là qu'il commença à s'appliquer d'une manière sérieuse à l'étude de la médecine, pour laquelle il avait eu dès sa première jeunesse un goût bien prononcé. Il ne tarda pas beaucoup à aller continuer ses nouvelles études à l'université de Bâle. Il fallut les interrompre encore au bout d'un an pour aller professer la langue grecque à Lausanne, mais il les reprit trois ans après, d'abord à Montpellier ; puis à Bâle, où il reçut le bonnet de docteur. De retour à Zurich, il fut nommé professeur de philosophie. Il occupa cette chaire avec beaucoup de réputation pendant 24 années ; c'est-à-dire jusqu'à sa mort, qui arriva le 13 décembre 1565. C'est dans cet intervalle de temps, dont une grande partie était absorbée par l'exercice de l'art de guérir et par les devoirs du professorat, qu'il mit au jour ses ouvrages, dont le nombre et le volume semblent annoncer les travaux de la vie la plus longue. Quoique commandés, pour la plupart, par la nécessité, et écrits avec la précipitation que commande le sentiment du besoin, ces ouvrages sont remarquables. C'est surtout comme naturaliste et comme philologue que Gesner tient un rang des plus élevés parmi ses contemporains. Ce n'est pas dans ce dictionnaire que peuvent être examinés convenablement ses travaux en ce genre. Nous dirons seulement qu'il marque une ère nouvelle en zoologie, pour avoir le premier bien compris que l'étude des livres ne saurait remplacer l'étude de la nature, et surtout en botanique; puisqu'il connut la valeur relative des caractères tirés des fleurs et des fruits comparés à ceux qu'on tirait des feuilles, des formes extérieures, ou de conditions aussi peu essentielles; rien n'égala d'ailleurs l'amour dont il fut animé pour ces sciences, auxquelles les embarras de sa position ne l'empêchèrent pas de faire de très grands sacrifices, comme celui d'entretenir chez lui un dessinateur et un graveur sur bois, afin d'obtenir des planches plus exactes que toutes celles qui avaient été faites jusqu'alors. Le sort de ces planches mérite d'être connu. Gesner en avait fait graver plus de 1500 pour une histoire générale des plantes. Quand il se vit atteint de la maladie pestilentielle à laquelle il succomba en quatre jours, il les remit à son ami Gaspard Wolf, ainsi que ses manuscrits, avec prière de les publier. Wolf annonça cette publication et en donna un specimen à la suite de la vie de Gesner par Simler; mais des maladies répétés ne lui permirent pas de tenir sa promesse. Il les vendit 150 florins à Joachim Camerarius, qui s'en servit pour l'édition d'un abrégé de Mathioli, dans lequel il est difficile de déterminer quelles sont, parmi les planches, celles qui viennent de Gesner. Une autre partie des gravures du naturaliste de Zurich passa, au bout de près de deux siècles, dans les mains de Trew, de qui les reçut C. C. Schmiedel, qui les a mises au jour.

Nous n'indiquerons point ici les soixante-six ouvrages de Gesner, dont Niceron a donné la liste; nous choisirons dans ce nombre ceux dont le sujet a quelques rapports avec l'objet de ce dictionnaire, renvoyant pour les autres à la source qui vient d'être indiquée et à celles qui le seront plus bas.

Medicamentorum succedorum Galeno adscriptorum tabula latinitate donata, adjectis etiam Græcis multo castigatioribus et annotationibus in quosdam locos. Eadem ex libris Dioscoridis, Aetii et Paulii Æginetæ passim excerpta et in unum diligenter conscripta, nuncque primum in lu-

cem edita. Bâle, 1540, in-8, à la suite. de l'ouvrage d'Actuarius : *De compositione medicamentorum.*

Enchiridion historiæ plantarum ; ordine alphabetico, ex Dioscoride sumptis descriptionibus, et multis ex Theophrasto, Plinio, ac recentioribus Græcis additis : facultatibus autem ex Paulo Ægineta plerumque quam brevissimè adscriptis, in gratiam medicinæ candidatorum, qui cognitionis stirpium causá rusticari interdum solent. Bâle, 1541, in-8 ; Venise, 1541, in-16 ; Paris, 1541, in-16.

Compendium ex Actuarii Zachariæ libris de differentiis urinarum, judiciis causis et prævidentiis. Universalis doctrina Cl. Galeni Pergameni, de compositione pharmacorum secundum locos affectos, a capite ad calcem, particularibus medicamentis omissis. Sylvula Galeni experimentorum ex libris ejus collecta, et aliorum quorumdam. Zurich, 1541, in-8.

Apparatus et delectus simplicium medicamentorum, ex Dioscoride et Mesuæo præcipue, alphabeti ordine. Universalia Pauli Æginetæ præcepta de medicamentorum secundum genera compositione, et ejusdem argumenti omnia quæ in Galeni libris de compositione medicamentorum secundum genera præcepta exstant. Lyon, 1542, in-8 ; Venise, 1542, in-16.

Catalogus plantarum nomina latinè, Græcè, Germanicè, et Gallicè e regione proponens, secundum ordinem alphabeti, latinis præeuntibus, unà cum vulgaribus pharmacopolarum nomenclaturis. His accedunt in calce nomenclaturæ stirpium secundum varias gentes, Dioscoridi adscriptæ, in ordinem litterarum digestæ. Zurich, 1542, in-8.

De lacte et operibus lactariis libel-

lus philologus pariter ac medicus. Cum epistolá ad Jacobum Avienum Glaronensem de Montium admiratione. Zurich, 1543, in-8. *Iterum edidit, præfatus est et indicem adjecit J. G. F. Franzius.* Leipzig, 1777, in-8.

Bibliotheca universalis, sive catalogus omnium scriptorum locupletissimus, in tribus linguis, latiná, græcá et hebraïcá : extantium et non extantium, veterum et recentiorum in hunc usque diem, doctorum et indoctorum, publicatorum et in bibliothecis latentium. Opus novum, et non bibliothecis tantum publicis privatisve instituendis necessarium, sed studiosis omnibus cujuscumque artis aut scientiæ ad studia melius formanda utilissimum. Zurich, 1545, in-fol., 1262 pp., préf. — Si l'on considère l'époque où cet ouvrage fut composé, et l'âge de l'auteur quand il parut (28 ans), on ne pourra s'empêcher de le regarder comme un prodige de travail et d'érudition. Un abrégé de cette bibliothèque a été publié successivement par Conrad Lycosthènes, Josias Simler, et Jean-Jacques Frisius, lequel abrégé est devenu lui-même un ouvrage important, mais ne doit pas faire oublier celui de Gesner. Un supplément de ce dernier fut publié en 1555, composé des articles nouveaux de la première édition de l'*Epitome* de J. Simler. La deuxième édition de cet *Epitome* est de Zurich, 1574; celle de J.-J. Frisius de 1583. Niceron et Clément ont donné l'histoire de ces abrégés et des supplémens de Duverdier et d'Hallerword à la bibliothèque de Gesner.

Pandectarum sive partitionum universalium, qui secundus Bibliothecæ universalis tomus est, libri novem decim. Zurich, 1548, in-fol. — Les ouvrages indiqués dans la *Bibliotheca universalis*, par nom d'auteur, sont ici classés par ordre systématique de matières. Le livre vingtième, qui devait être consacré à la médecine, n'a pas été publié; le vingt-unième parut à part: *Partitiones theologiæ, pandectarum universalium liber ultimus.* Zurich, 1549, in-fol. de 90 feuillets.

Gesner eut part à l'édition des *OEuvres de Galien*, publiée par Froben en 1549; il fournit les argumens qui sont en tête de chaque traité, et dont quelques-uns forment un excellent résumé de Galien.

Enumeratio medicamentorum purgantium, vomitoriorum et alvum bonam facientium, ordine alphabetico descripta. Bâle, 1546, in-8, avec le livre d'Ant. Musa: *De catapotiis.*

Historiæ animalium liber primus, de quadrupedibus viviparis. Zurich, 1551, in-fol., fig. en bois; Francfort, 1620, in-fol., fig.

Historiæ animalium liber II, qui est de quadrupedibus oviparis. Zurich, 1554, in-fol., fig.; Francfort, 1617, in-fol., fig.

Appendix historiæ quadrupedum viviparorum et oviparorum. Zurich, 1554, in-fol., fig.

Historiæ animalium lib. I et II (junctim). Francfort, 1603, in-fol., fig.; Heidelberg, 1606, in-fol., en allemand.

Historiæ animalium liber III, qui est de avium naturâ. Zurich, 1555, in-fol., fig.; *ibid.*, 1582, en allemand; Francfort, 1600, in-fol., allem.; Francfort, 1617, in-fol., lat.

Historiæ animalium liber IV, qui est de piscium et aquatilium animantium naturâ. Zurich, 1558, in-fol., fig.; Francfort, 1620, in-fol.; Zurich, 1575,

in-fol., allem.; Francfort, 1598, in-fol., allem.

Historiæ animalium liber V, qui est de serpentum naturâ. Zurich, 1587, in-fol., fig.; Francfort, 1621, in-fol., fig.; Zurich, 1589, et Heidelberg, 1613, in-fol., fig., allem. — Ouvrage posthume publié d'après ses manuscrits par Jac. Carrono. Gasp. Wolf y ajouta, d'après les manuscrits de Gesner également:

Historiæ insectorum libellus, qui est de scorpione. Zurich, 1587, in-fol., fig.; Francfort, 1621, in-fol., fig.

Historiæ animalium lib. III, IV et V (junctim.) Heidelberg, 1613, in-fol., fig., en allem. *Lib. I, II, III, IV et V.* Francfort, 1620, in-fol., fig. en bois; Francfort, 1669, in-fol., vol. 1, all., par les soins de G. Horst.

Icones animalium quadrupedum viviparorum et oviparorum, quæ in historiâ C. Gesneri animalium describuntur, cum nomenclaturis singulorum Latinis, Italicis, Gallicis et Germanicis plerumque, per certos ordines digestæ. Zurich, 1553, in-fol.; *ibid.*, 1560, in-fol.; Heidelberg, 1606, in-fol.

Icones avium omnium, quæ in historiâ avium Conr. Gesneri describuntur, cum nomenclaturis, etc. Zurich, 1560, in-fol.; Heidelberg, 1606, in-fol.

Nomenclator aquatilium animantium. Icones animalium aquatilium in mari et dulcibus aquis degentium plusquam nec, cum nomenclaturis, etc. Zurich, 1560, in-fol. Heidelberg, 1606, in-fol.

De piscibus et aquatilibus omnibus, libelli tres novi. Zurich, 1556, in-8.

De omni rerum fossilium genere, gemmis, lapidibus, metallis, libri aliquot collecti. Zurich, 1565, in-8.

Thesaurus Evonymi (pseudonyme) *philiatri de remediis secretis , liber physicus ,' medicus et partim etiam œconomicus.* Zurich, 1552, in-8 ; *ib* , 1558, in-8.

Catalogus rei herbariæ scriptorum. A la tête du traité de Jérôme Tragus : *De stirpium...... nomenclaturis.* Strasbourg, 1552, in-4.

De Thermis et fontibus medicatis Helvetiæ et Germaniæ libri duo. Dans le recueil *de Thermis.* Venise, 1553, in-fol.

Enchiridion rei medicæ triplicis. Illius primum quæ signa ex pulsibus et urinis dijudicat. Deinde therapeuticæ de omni morborum genere curando singillatim. Tertio diæteticæ, vel de ratione victus, præsertim in febribus. Zurich, 1555, in-8.—La préface est de Gesner : il n'est que l'éditeur du reste.

De chirurgia scriptores optimi quique veteres et recentiores, in unum conjuncti volumen. Zurich , 1555, in-fol. — L'éditeur Gesner y a mis un aperçu historique sur la chirurgie, et un catalogue des chirurgiens célèbres par leurs écrits ou par leur habileté pratique.

Sanitatis tuendæ præcepta, littera- *lis præcipuè, et qui minus exercent necessaria. Contra luxum conviviorum. Contra notas astrologicas ephemeridum de secandis venis.* Zurich, 1556, 1562, in-8.

De Galeni vita , ejusque libris et interpretibus prolegomena. A la tête de l'édition de Froben , de Bâle, 1562.

Evonymi de remediis secretis liber secundus, nunc primum operá Caspari Wolphii in lucem editus. Zurich, 1569, in-8 ; Francfort , 1578, in-8.

Epistolarum medicinalium libri tres. His accesserunt aconiti primi Dioscoridis asseveratio, et de oxymelitis elleborati utriusque descriptione et usu libellus, omnia nunc primum per Casparum Wolphium in lucem data. Zurich, 1577, in-4.

Epistolæ hactenus non editæ. A la suite du traité de J. Bauhin : *De plantis a divis sanctisque nomen habentibus.* Bâle, 1591, in-8.

Epistolarum medicinalium liber IV. Wittemberg, 1584, in-4.

Opera botanica , edidit C. C. Schmiedel. Nuremberg, 1753-71, in-fol., 2 vol.

(Gesner , *Biblioth. univ.*—Nicéron.—Gronovius.—Haller.)

GESNER (JEAN AUGUSTIN PHILIPPE), né à Rothenbourg sur la Tauber le 22 février 1738, fit ses études médicales et fut reçu docteur à Erlang. Médecin pensionné de la ville impériale de Rothenbourg, il fut nommé en 1774 conseiller du prince d'OEtting-Walterstein, en 1788 conseiller intime du prince de Hohenlohe-Schilling, et, la même année, doyen du collége de médecine de Rothenbourg. Gesner est mort le 28 février 1801.

Versuch einer Erklærung der Crystallisation überhaupt. Erlang, 1759, in-4.

Beweis dass unsere Seele ihrer Vorstellungen und Wirkungen sich allzeit bewusst sey. 1760.

Diss. de acrium in corpore humano agendi modo. 1760, in-4.

Geschichte des Wildbades bey Rothenburg ob der Tauber. 1765, in-8. Rothenbourg, *mit medicinischen Anmerkungen und Beobachtungen.*

Die Vortheile des Alters zu Obrigkeitlichen Aemtern. Nordlingen, 1766.

Wiederlegung des Vorurtheils von den zweiten Kindheit der Alten. Nordlingen, 1766.

Schwaben zur Arzneygelahrheit und Naturkunde. Ce recueil a aussi paru sous le titre de:

Sammlung von Beobachtungen aus der Arzneygelahrheit und Naturkunde. Nordlingen, 1769-76, in-8, 5 vol. — Il y a beaucoup de travaux intéressans. La plupart sont de Gesner lui-même.

Die Entdeckungen der neuesten Zeit in der Arzneygelahrheit, tom. I-IV (pour les années 1770-79). Nordlingen, 1777-88, petit in-8; deuxième édition du premier volume, *ibid.,* 1786, in-8, avec un faux titre: *Die*

Entdeckungen des siebenten decennii des achtzehnten Jahrhunderts in der Arzneygelahrheit, gesammelt und mit einigen Anmerkungen herausgegeben von G. — Résumé fort utile de ce que renferment de plus intéressant les nombreuses publications médicales des années 1770-1779.

Bekanntmachung obrigkeitlich getroffener Anstalten gegen die Wasserscheue oder die Hundswuth. Rothenbourg, 1783, in-8.

Obrigkeitlich bekanntgemachter Gemeinnützlicher Unterricht über die Kinderblatternkrankheit und deren sichersten Behandlung. Rothembourg, 1783, in-8.

Gesner a coopéré à divers recueils périodiques, et inséré, dans les nouveaux *Actes des curieux de la nature,* des observations sur un asthme périodique, sur une hydropisie, et des expériences sur la bile.

(Mensel.—*Comment. de reb. in med. gest.*)

GESSCHER (David Van) chirurgien d'Amsterdam membre de la société Hollandaise et Zéelandaise des sciences, de la société des sciences d'Utrecht, et de beaucoup d'autres académies, chirurgien de l'hôpital Saint-Pierre, directeur et secrétaire de la société d'Amsterdam pour les progrès de la médecine, fut un des chirurgiens les plus distingués qui vécurent dans le dernier tiers du siècle passé. Ni Eloy, ni la biographie universelle, ni la biographie médicale, ni aucun autre recueil de même genre, n'ont donné place dans leurs colonnes à van Gesscher.

Proeve over de voornaamste langdurige Gezwellen: Essai sur les principales tumeurs chroniques. Amsterdam, 1767, in-8; traduit en allemand, Leipzig, 1787, in-8.—Cet ouvrage est divisé en huit chapitres: le premier traite des tumeurs en général; le deuxième, des tumeurs des glandes, des scrofules, du squirre et du cancer ou carcinome; le troisième, des tumeurs enkystées, de l'atherome, de la loupe, du ganglion et de la grenonillette ; le quatrième, des tumeurs adipeuses ou steatomes; le cinquième, des tumeurs dures ou sarcomes, du polype des fosses nasales, des parulis, du polype des parties génitales de la femme, des tumeurs des articulations ; le sixième, des tumeurs aqueuses, de l'œdème, de l'hydrocéphale et du spina-bifida, des hydatides, de l'hydrocèle et de l'hydrarthrose; le septième, des tumeurs des vaisseaux sanguins, de l'anévrysme et des varices; le huitième enfin, des tumeurs de nature douteuse, du bronchocèle ou hernie du cou, des abcès froids et des humeurs lymphatiques. Tout l'ouvrage est écrit dans un bon esprit d'observation, dégagé d'hypothèses. Le diagnostic et le traitement y sont particulièrement soignés.

Verhandelung over de bestandbarheit en noodzakeligheit der afzetting, in verscheide heelkondige gebreeken. Amsterdam, 1771, in-8. Traduit :

Abhandlung von der Nothwendigheit der Amputation. Aus dem Hollændischen zur Uebersetzung und zum Drucke befœrdert von Blatthæus Mœderer. Fribourg, 1775, in-8, 218 pp.—Ouvrage peu étendu, dit Richter, mais plein d'expérience et de jugement. Nul n'a discuté les principes de Bilguer, contre l'amputation, avec plus de justesse et de solidité. Cet ouvrage est divisé en cinq parties. Dans la première, l'auteur défend l'amputation contre quelques objections générales de Bilguer, et, à propos du danger de l'opération, van Gescher dit qu'à Edimbourg, de dix-neuf amputés Monro n'en a perdu qu'un seul, van der Haar, en Hollande, un sur vingt, et Faure, en France, aucun sur dix opérations. Dans la deuxième partie, l'auteur détermine les cas et les circonstances où l'opération est incontestablement nécessaire. Dans la troisième partie, il rapporte trente-huit observations empruntées à divers auteurs, d'amputations pratiquées avec succès dans les conditions qu'il vient d'établir, et quatorze cas propres à démontrer le danger qu'il y a de ne pas amputer dans les circonstances qui exigent l'opération. La quatrième partie contient un examen critique du traitement proposé par Bilguer pour éviter l'amputation, et de la valeur des faits invoqués par le chirurgien prussien à l'appui de sa doctrine.

De l'ouverture des abcès (en hollandais) *dans le Verhandelingen uitgegeeven door de hollandsche Maatchappye der weetenschappen te Haarlem XIV Deel.* Harlem, 1773, in-8, p. 493-549. — Préceptes pratiques relatifs aux abcès de toutes les parties du corps.

Remarques sur les bougies, et description d'un bandage pour les hernies ombilicales (en hollandais), dans les *Verhandelingen der Zeeuwschen genootschap. II. Deel.* Middelbourg, 1771, in-8; 1772, in-8, p. 343, 644.

Heelkunde van Hippocrates. Amsterdam, 1790-91, in-8. — *Die Wundarzneykunst des Hippocrates.* Leipzig, 1795, in-8. — Recueil des aphorismes d'Hippocrate, et des passages pris dans ses œuvres, qui se rapportent à la chirurgie, avec des commentaires de van Gescher. Quoique classés dans un ordre systématique, ces matériaux ne forment point un tableau fidèle et complet de la chirurgie hippocratique.

Abhandlung von den Wunden aus dem Hollandischen übersetzt und mit Anmerkungen vermehrt, von A. F.

Lœffler. Leipzig, 1796, in-8, 456 pp., fig. — Au jugement de la *Gazette de Salzbourg*, l'ouvrage de van Gesscher est fort incomplet, mais les précieuses additions du traducteur en ont fait un excellent livre.

Aanmerkingen over de Wangestalten des Ruggraat, en de Behandeling der Ontwrichtingen en Breuken van het Dyebeen. Amsterdam, 1792, in-8, 107 pp. — *Bemerkungen über die Entstellung des Rückgrat's, und über die Behandlung der Verrenkungen und Brücke des Schenkelbein's, übersetzt mit einigen Anmerkungen und Zusætzen von Joh. Georg. Wewezer.* Gottingen, 1794, in-8, 16-128 pp., 2 pl. — Beaucoup de remarques judicieuses sur la gibbosité; machine pour le redressement de la colonne vertébrale. Dans l'article sur le traitement des fractures de la cuisse, van Gesscher revendique la méthode proposée par Brünninghausen; long-temps avant la publication des mémoires de ce chirurgien, il avait traité des fractures de la cuisse suivant cette méthode, et plusieurs chirurgiens étrangers, Hunczowski entre autres, en avaient été témoins. Richter donne dans sa bibliothèque un extrait substantiel de cet ouvrage.

Bernstein attribue à tort à van Gesscher un ouvrage d'un autre chirurgien d'Amsterdam, E. C. Swagerman, sur les lésions de la colonne vertébrale.

Van Gesscher a publié les deux premières parties des *Mémoires de la société d'Amsterdam pour les progrès de la médecine*, dont il était le secrétaire.

Verhandelingen van het Genootschap ter bevordering der heelkunde te Amsterdam, 1re part. Amsterdam, 1792, in-8, 265 pp., 7 pl.; 2e part., ibid., 1793, in-8, 306 pp., 1 pl. — Il y a dans ce recueil plusieurs mémoires de van Gesscher.

Heelkundige mengelsoffen. Amsterdam, 1778, in-8.

Hedendaagsche œffenende heelkunde. Amsterdam, 1781-86, in-4, 3 vol. en 10 parties, 40 pl. — *Algemen Register op de hedendaagsche oeffenende heelkunde D. van Gesscher door Johannes Dooms.* Amsterdam, 1787. — Traité fort complet de chirurgie et de médecine opératoire, qui peut figurer sans désavantage à côté de ceux de Callisen et de Richter.

Brief an Eduard Sandifort behelzende en voorloppend berigt van eenige proeven en waarnenmingen opzigtelik tot het gebruik van de Spælting der openeeven bytende kwik des Hn. Loof in de Venusziekte. Gravenhage, 1773, in-8.

Schets der heelmiddelen, ten gebruike zijnert oehoorders. Amsterdam, 1802, in-8.

Schets der heelkundige Ziekiekunde. Amsterdam, 1803, in-8.

Schets der heelkundige geneeswijze. Amsterdam, 1806, in-8.

(*Comment. de rebus in sc. nat. et med. gestis.* — *Richter Bibliothek.* — *Tode Bibliothek.* — *Tode Annalen.* — *Med. chir. Zeitung.*)

GEUNS (Mathias Van), de Groningue, prit ses premiers degrés en médecine dans la faculté de cette ville en juin 1758. Il partit bientôt après pour un voyage scientifique et il séjourna quelque temps à Paris. De retour en Hollande il alla achever ses études à Leyde et fut reçu docteur en 1761. Il revint alors pratiquer l'art de guérir à Groningue et fut médecin pensionné et archiatre de la ville. En 1775, il fut appelé à occuper à Hardewick la chaire que Osterdyk laissait vacante; et à professer à la fois la matière médicale, la botanique, la chimie, l'art des accouchemens et la médecine pratique. Il fit son entrée dans cette faculté en juin 1776, par un discours sur cette question : *an expediat reipublicæ medicinam facientium opera?* Après quinze années d'un professorat aussi fatigant, il fut nommé à Utrecht premier professeur de médecine pratique, avec le titre d'archiatre de la province. Il y ouvrit ses cours le 6 juin en prononçant un discours de *providentiâ politicâ uno maximo adversæ civium valetudinis præsidio.* Van Geuns mourut à Utrecht le 8 décembre 1817, à l'âge de 83 ans.

De eo, quod vitam constituit in corpore animali, disquisitio physiologica, publice in inclitâ groningo-omlandica academia defensa, praes. van Doeveren. Amsterdam, 1758. — L'auteur résume, dans les corollaires suivans, toute la doctrine qu'il a développée: « Corporis œconomia non absolvitur pleno causarum et effectuum circulo. — Primum enim et verum agendi initium præbere videtur vis propria fibris motricibus indita, quæ absolvatur conatu se contrahendi, in actum deducendo per irritamenta corpori naturalia. — Quamvis non sine jure urgeri videatur, quod ex conscienciæ absentia influxus animæ in corpus, ut veri et primi ipsius motoris, ipse ille influxus negari non possit; non est tamen cur hic influxus invocetur etiam abiis, qui omni corpori quamcumque vim abnegant. — Decessus animæ non esse videtur causa mortis corporis sed migrat potius anima ob inutile factum suum domicilium. — Hinc ob exeutam a suo corpori animula, actiones corporis vitales et naturales, adebque nutritio et incrementum, non mox perirent. — Quod irritamenta blanda sæpe valeant præ vehementer acribus non repugnare videtur naturæ ordini. — Opium, vinum, et plethora, eadem fere effecta producunt, licet diversimode agant. — Fibræ etiam sola vicinitate et implicatione mutua in actione consentire videntur. — Absque vi partiam vitali, irritabili, nulla esse videtur inflammatio. »

Dissertatio medica pathologica inauguralis de morte corporis et causis moriendi... Pro gradu doctoratus, etc. Leyde, 1761, in-4., recus. in Sandifort thesaur. Disp. — L'auteur ne tente point de s'elever de prime-abord à l'explication des causes prochaines et du mécanisme de la mort. Il étudie son sujet dans les faits particuliers avant de poser des principes. Quand toutes ses conclusions seraient fausses, le soin qu'il a pris de recueillir le plus de cas particuliers qu'il a pu faire, et de les rapprocher selon leurs analogies, donnerait encore du prix à son travail.

Mémoire sur la dysphagie (en hollandais), qui remporta le prix proposé par la Société de Harlem. Dans les *Verhandelingen uitgegeeven door de Hollandsche Maatschappye de Weetenschappen te Haarlem.* 1769, t. II, part. 1, p. 3-178. — Mémoire intéressant, terminé par des observations d'anatomie pathologique.

Mémoire sur une difformité singulière trouvée sur un fœtus (en hollandais). Dans les *Verhandelingen uitgegeeven door de Hollandsche Maatschappye de Weetenschappen te Haarlem,* tom. VIII, pp. 169-196. — C'est un cas de hernie diaphragmatique observé par van Geuns à Paris. Remarques sur des cas analogues. — Observation sur une difformité singulière trouvée dans le bassin d'un fœtus. Cette observation se rapporte au même sujet moustrneux que la précédente, et se trouve dans le même recueil. Tom. IX, part. 3, pp. 583-602.

De heerschende persloop (dysenteriu epidemica), die in de laatste jaren, vooral in 1783 de Provincie van Gelderland fel gatroffen heet. Amsterdam, 1784, in-8. — *Abhandlung über die epidemische Ruhr, besonders des Jahrs 1783. Aus den Hollændischen übersetz, und mit einigen Anmerkungen begleitet von Johann Bernhard Keup.* Dusseldorf, 1790, in-8, 367 pp. — Ce traité de la dysenterie est fort remarquable, à en juger par l'extrait qu'en donne la *Gazette de Salzbourg.* Nous ne le connaissons que par cet extrait.

Oratio de humanitate, virtute medici præstantissimâ. Harderwick, 1790. — Discours prononcé le 26 juin, par van Geuns, en donnant à son fils le bonnet doctoral.

Orationes II de civium valetudince reipublicæ rectoribus imprimis commendandâ, habitæ D. 10 jun. A. 1778 et 13 jan. 1787 cum magistratu academico prima atque altera vice abiret. 1791, in-4, 131 pp. — Fragmens intéressans d'hygiène publique et de police médicale.

(*Comment. de reb. in med. gest.* — *Med. chir. Zeitung*)

GEUNS (ETIENNE JEAN VAN), fils du précédent, naquit là Groningue, en 1767. Dès sa plus tendre enfance il montra le goût le plus prononcé pour les sciences physiques. Après d'excellentes études premières il commença, sous son père, alors professeur à Hardewick, l'étude de la médecine. A peine âgé de vingt ans, il composa, sur une question difficile, (les avantages que les hollandais peuvent retirer des recherches en histoire naturelle) et dans l'espace de quelques semaines seulement, un mémoire qui remporta le prix proposé par l'Académie des sciences de Harlem. Van Geuns fit un voyage scientifique en Allemagne; à son retour en Hollande, il fut revêtu du doctorat, d'abord en philosophie, puis en médecine, sous les auspices de son père. En 1790 il s'établit à Amsterdam. On lui offrit en 1791 la chaire de botanique et de chimie de l'Université d'Harderwick, il la refusa pour partager avec Nahuys, à l'Université d'Utrecht, l'enseignement dont ce professeur était chargé. Une mort prématurée enleva Van Geuns le 16 mai 1795.

Plantarum Belgii confederati indigenarum spicilegium quo Davidis Gorteri flora septem provinciarum completatur. Harderwyk, 1788, in-8.—Geuns enrichit la Flore de Gorter de plus de deux cents espèces.

Diss. inaug. philos. pro gradu doctoratus de corporum habitudine, animæ hujusque virium indice, ac moderatrice. D. 20 april, 1789. Harderwyk, in-4, 44 pp. — Opuscule intéressant pour le psychologiste comme pour le physiologiste. Beaucoup d'érudition grecque et romaine.

Quæstiones academicæ medici argumenti, quas..... pro gradu doctoratus... publico ac solemni examini submittit St. Jo. van Geuns, etc. Harderwyk, 1790, in-4, 46 pp. — Cet opuscule, embrassant une foule de sujets divers, prouve beaucoup de savoir dans l'auteur, mais ne fait presque que les indiquer.

Oratio inauguralis de physiologia corporis humani cum chemia conjunctione utili et per necessariá. Utrecht, 1794, in-4.—Discours d'ouverture pour le cours de physiologie.

Oratio de instaurando inter Batavos studio botanico. Utrecht, 1791, in-8. — Discours prononcé par E. J. van Geuns lorsqu'il entra en fonctions comme professeur à l'université d'Utrecht.

La thèse suivante a été soutenue sous la présidence de E. J. van Geuns, qui paraît y avoir eu quelque part.

Diss. chymico-physiologica de naturá et utilitate liquoris amnii. Resp. Hub. van den Bosch. Utrecht, 1793, in-4, 54 pp.

La *Biographie médicale* attribue à tort à E. J. van Geuns le discours de son père : *De humanitate, virtute medici præstantissimá.*

GHERARDINI (Michel) médecin italien, fort distingué, quoique mis en oubli par tous les biographes, fut médecin du grand hôpital et de l'hospice de Santa Corona à Milan. Il occupait la première de ces places avant l'année 1780; nous ne trouvons nulle part l'indication de l'époque de sa mort, mais il est probable qu'il ne vivait plus en 1810, car Ed. Loder, dans son voyage médical en Italie, ne le cite point parmi les médecins du grand hôpital de Milan dont il parle, ce qu'il n'aurait sans doute pas manqué de faire, parce que le nom de Gherardini était un nom bien connu de ses compatriotes, ses ouvrages ayant été traduits en allemand.

Osservazioni medico-pratiche sulla cura della rabbia, fatte nello spedale maggiore di Milano. In Giornale per servire alla storia ragionnata della medicina di questo secolo, tom. V.

Storia della pellagra. Milan 1788, in-8. — Ouvrage d'un médecin savant et d'un bon observateur.

GHISI (Martin) médecin de Crémone, du milieu du dernier siècle, est devenu célèbre depuis qu'on s'est occupé d'une manière particulière de l'étude du croup. Ghisi décrivit, en habile observateur, l'épidémie d'angine qui régna à Cremone en 1747, et 1748 et qui exerçait en même temps ses ravages en France, en Allemagne, en Angleterre, etc. Ghisi n'a point trouvé place dans les biographies médicales publiés jusqu'à ce jour. Les circonstances de sa vie ne sont point connues, et son ouvrage l'est peu; car il est assez rare en France, et de tous les journaux contemporains, nous ne connaissons que les annonces littéraires de Gottingue qui en aient parlé.

Lettere mediche del D. Martino Ghisi medico cremonese; la prima tratta di vari mali curati col mercurio crudo; la secunda contiene l'istoria delle angine epidemiche degl' anni 1747 e 1748. Cremone, 1749, in 4, la première lettre de 116 pages, la deuxième de 22 pages et tabl. — Ghisi avait déjà donné au recueil de Roncalli une lettre sur l'épizootie des bêtes à cornes, et sur l'emploi du mer- cure. Il vante ici beaucoup l'usage de ce remède dans une foule de maladies où l'on n'avait pas coutume de l'employer. Son histoire de l'angine épidémique contient, avec la description des symptômes de la maladie, celle des lésions trouvées sur les cadavres.

(Haller, *Tagebuch der medicinischen Litteratur*, tom. II, pp. 134-136.)

GIANELLA (Charles), médecin de Legnano avait fait ses études médicales et reçu le grade de docteur en philosophie et en médecine à Padoue. Après avoir exercé pendant une vingtaine d'années l'art de guérir dans sa ville natale, il fut nommé, en 1752, professeur de médecine théorique à l'Université de Padoue. Il ne mérite point l'oubli dans lequel l'ont laissé les historiens et les biographes; il fut un des partisans les plus judicieux du méthodisme rajeuni des derniers siècles, et l'un des précurseurs de brownisme et du physiologisme moderne. Gianella a écrit plusieurs ouvrages:

Saggio di medicina teorica pratica, in cui si dimonstra che il medico allora sia d'ottimo discernimento, quando arriva a conoscere la cagione, e la differenza del male. Dissertazione epistolare; etc. Veniss, 1732, in-8, 180 pp., prélim. — Doctrine fort analogue au méthodisme, mais dans laquelle trouvent néanmoins place les altérations des humeurs. Principes généraux assez sages sur le traitement des maladies.
Epistola ad Morgagnam de legendorum librorum medicorum ratione

instituendâ. Venise, 1746, in-8. — C'est une courte bibliographie médicale critique : elle n'est pas exempte d'erreurs assez graves, et n'a rien de bien remarquable.

De successione morborum, libri III. Padone, 1742, in-8, 176 pp., recus. *in Schlegel thesaur. pathol. therap.* — Maladies de l'esprit et maladies qui en dépendent ; maladies provenant d'autres maladies, par l'effet des rapports de proximité, de fonctions, de sympathies, par métastase. Le sujet est difficile, et n'a pas été épuisé par Gianella.

Trattato di medicina preservativa, diviso in sette parti, in cui brevemente si ragione delle sei cose da' medici dette non naturali e s'insegna parimente là maniera di conservar la sanita e prolungare la vita. Vérone, 1751, in-4. — Traité d'hygiène bien complet, mais dans lequel il y a peu de choses nouvelles.

Dissertatio. Non semper ex cadaverum sectione colligi potest, recte nec an perperam sit curatio morborum instituta. Padoue, 1755, in-4.

(*Acta eruditorum.* — Haller. — *Commentarii de rebus in med. gestis.*)

GIANNINI (Joseph) né à Parabiego, près de Milan, en 1773, abandonna la théologie, qu'il avait d'abord embrassée, pour se donner à la médecine. Il fit ses études à Pavie, où il compta parmi ses maîtres J.-P. Frank, Scarpa, Volta et Spallanzani, et fut reçu docteur en médecine en 1796. Il se fixa alors à Milan, et jouit bientôt, dans l'exercice de son art, d'une réputation méritée d'habileté. En même temps il mit au jour des ouvrages qui le firent honorablement connaître comme auteur. Il devint médecin du grand hôpital de Milan, sa réputation le fit nommer en 1810, médecin de la cour. Il mourut en 1818, de phthisie pulmonaire, à l'âge de 45 ans. Giannini fut un des partisans les plus décidés de l'emploi des affusions froides dans le traitement des fièvres et de diverses maladies.

Memorie di medicina. Milan, 1800-1802, in-8. — M. Boisseau indique, comme faisant partie de ce recueil, les mémoires suivans : *Saggio sulla diagnosi delle malattie nervose ed in-* [illegible] ... *farmacopea di Brugnatelli.* — *Breve memoria sul vajulo vaccino.* — *Memorie sulla necessità di propagare la vaccina.* — *Resultamenti d'osservazioni e sperienze sull' inoculazione del vajaolo vaccino.*

Della natura delle febbri e del modo di curarle. Milan, 1805-1818, in-8, 4 vol. Naples, 1817, in-8, édition augmentée d'une *Appendice* [illegible] nature des fièvres, et de la meilleure méthode de les traiter, avec quelques corollaires sur celles des maladies à paroxismes, sur le traitement et l'extinction des fièvres contagieuses, sur l'usage des immersions froides, sur l'existence et le caractère de la complication morbeuse, enfin sur la modification relative qu'exige l'indication curative. Ouvrage traduit de l'italien ,

avec des notes et des additions, par N. Heurteloup. Paris, 1808, in-8. 2 vol.—Cet ouvrage a eu peu de succès en France.

De la goutte et du rhumatisme, traduit de l'italien par M. Jouenne, avec des notes du D' Mario de Saint-Ursin. Paris, 1811, in-12.

(Boisseau, dans la *Biogr. méd.*)

GIBBONS (Thomas), docteur médecin à Hadleigh, dans le comté de Suffolk, à la fin du dernier siècle et au commencement de celui-ci, est auteur des opuscules suivans:

Some cases of biliary obstructions from calculi cured by salivation. In Duncan, Annals of Medicine, 1796, tom. I, p. 279. — Gibbons rapporte neuf cas de guérison d'ictère, causée par des calculs biliaires, qu'il a obtenue en donnant le mercure jusqu'à salivation.

Medical cases and remarks. Part. I: On the good effects of salivation in Jaundice, arising from calculi. Part. II: On the free use of nitre in Hæmor-rhagy. Sudbury, 1799, in-8. 2° édition, with additions. Londres, 1801, in-8.—Sur le premier sujet, Gibbons rapporte six nouvelles observations, outre celles indiquées plus haut. Il ne croit pas le nitrate de potasse moins efficace contre l'hémoptysie et l'hématémèse, et contre les hémorrhagies internes en général.

(Reuss.—Duncan, *Annals.*—*Allgem. med. Annalen.*)

GIBSON (Benjamin), médecin et oculiste anglais, ne nous est connu que par les ouvrages suivans, dont le dernier a échappé jusqu'ici aux historiens de l'opération de la pupille artificielle et de la kératonyxis.

On the use of the sutures in the skulls of animals. In Nicholson's Journal, tom. XIII, p. 342, 1806.

Observations on the effects of mad-der Root on the bones of animals. In Nicholson's Journal, tom. XIII, page 496.

Practical observations on the formation of an artificial pupil, in several deranged states of the eye; to which are annexed, remarks on the extraction of soft cataracts; and those of the membranous kind, through a punctum in the cornea. Londres, 1811, in-8.

Nous trouvons, dans le *Sammlung auserlesener Abhandlungen zum Gebrauch praktischen Aerzte* (t. XXIV,

p. 419), un mémoire *Ueber die Ur-sache der eiterförmigen Augenen-tzündung bey neugebohrnen kindern*, dont la source et le titre original

ne sont pas suffisamment indiqués.

(*Rob. Watt.* — *Catal. of library of coll. med. chir. London.*)

GIBSON (John), docteur en médecine, chirurgien de la marine anglaise.

Treatise on continual, intermitting, eruptive, and inflammatory fevers ; with observations extracted from the writings of the most eminent practitioners, both ancient and modern, and confirmed by the author's own experience, in the course of twenty year's practice. To which is added, an account of epidemic fevers, from Hippocrates, Sydenham, and Lancisi. Londres, 1769, in-8

The principal elements, or primary particles of bodies inquired into, and found to be neither tose of the chemists, nor of the natural philosophers ; but earth, water, air, fire, and frost. (Taken from the observance of nature, and numerous experiments. Londres, 1772, in-8, huit feuilles.

A treatise on bilious diseases and indigestion ; with the effects of quassia and natron in these disorders. Londres, 1799, in-8.

(*Reuss.* — *Rob. Watt.* — *Comment. de rebus in med. gestis.* — *Allgem. med. Annalen.*)

GIFFARD (William), chirurgien et accoucheur, exerça son art à Londres avec beaucoup de célébrité à la fin du dix-septième siècle, et au commencement du dix-huitième. Il recueillit avec beaucoup de soin l'histoire des cas intéressans qu'il eut occasion d'observer dans sa pratique, et il laissa manuscrit, en mourant, un recueil qui fut mis en ordre et publié par un de ses amis. Nous emprunterons à cet éditeur quelques-uns des traits du portrait qu'il a tracé de Giffard. « C'était, dit-il, un homme franc et naturel, et ce caractère se faisait remarquer dans toute sa conduite ; il a paru dans des occasions délicates que son jugement était solide et qu'il ne se laissait pas prévenir. Son adresse et son expérience dans sa profession, et surtout sa charité envers les pauvres, à qui il était toujours prêt de donner ses soins, lui avaient acquis long-temps avant sa mort l'estime et l'amitié de tous ceux qui le connaissaient. Pour ses observations, elles sont écrites dans le même goût que celles du fameux M. Mauriceau. Il nous a donné dans ce recueil les relations exactes et fidèles de deux cent vingt-cinq accouchemens, dont un grand nombre étaient très dangereux et très difficiles. J'aurais souhaité, continue l'éditeur, que le style de notre auteur eût été plus correct ; mais il en est des livres comme des hommes, on doit principalement faire attention à l'utilité dont ils sont au genre humain, et l'on peut assurer que ceux qui liront ces observations en vue d'en profiter pour la pratique des accouchemens, ne croiront pas avoir mal employé leur temps. »

Ce recueil contient en effet beaucoup d'observations fort intéressantes. En voiçi le titre.

Cases in midwifery, written by the late M. William Giffard, surgeon and Man-midwife, revis'd and publis'd by Edward Hody, M. D. and Fellow of the Royal society. Londres, 1734, in-4, 520 pp., fig.—Giffard avait ppblié lui-même les deux observations suivantes :

Of a preternatural bony substance, found in the cavity of the thorax. In *Philos. transact.,* 1726. Abridg., t.VII, p. 159.

On the delivery of a fœtus at the anus. Philos. transact., 1730. Abridg., tom. VII, p. 433.

(*Bibliothèque britannique,* 1736, tom. VII.)

GILBERT surnommé *l'Anglais*, le premier auteur pratique qu'ait produit l'Angleterre, et dont les écrits aient été conservés, fleurit, suivant Freind, vers la fin du treizième siècle. Bayle le place en 1210, mais Leland, sans donner à la vérité les raisons sur lesquelles il fonde son assertion, dit qu'il était de date plus récente. Gilbert cite Averrhoès, qui atteignit la fin du douzième siècle, et dont les ouvrages ne furent traduits que vers le milieu du treizième, comme nous l'apprend Roger Bacon. Gilbert cite un traité *de speculis*, qui est sans nul doute celui du moine célèbre qui vient d'être nommé ; enfin Gilbert transcrit de Théodoric un fragment sur la lèpre, et Théodoric a vécu bien avant dans le treizième siècle. Leland le loue beaucoup sur sa grande érudition, et son savoir en philosophie et en médecine, qu'il avait acquis par l'étude et par ses voyages : il le loue sur les cures qu'il a faites, sur les bons principes qu'il donne touchant la conservation de la santé, et particulièrement sur ce qu'il s'est mis à la portée des esprits les plus ordinaires. Si cet éloge est poussé un peu trop loin, comme je m'imagine qu'il l'est, dit Freind, je crois qu'on peut bien dire ceci de notre compatriote avec justice, qu'il a écrit aussi bien qu'aucun de ses contemporains d'aucune autre nation, et qu'il n'a fait que comme eux, s'il a pris le fond de ce qu'il a compilé des écrits des arabes. Il est vrai qu'il prend assez de liberté avec eux ; quelquefois il transcrit des chapitres entiers mot pour mot de Rhazès, comme, par exemple, sur la goutte. Il y a en lui cela de remarquable que non-seulement il cite souvent Alexandre de Tralles, mais encore qu'il extrait quelques-unes de ses meilleures observations, ce qui fait voir au moins qu'il savait puiser aux bonnes sources. Quoique du temps de Gilbert on eût grande foi aux charmes et autres pratiques empiriques, sa pratique était généralement réglée sur le raisonnement, et telle qu'elle avait été laissée par les Grecs. Gilbert a un chapitre remarquable sur les maladies que détermine le commerce avec une femme qui a cohabité avec un lépreux; chapitre qui a été invoqué par ceux qui veulent trouver dans le moyen-âge et même dans l'antiquité des preuves de l'existence de la syphilis.

Compendium medicinæ tam morborum universalium, quam particularium. Lyon, 1510, in-4; Genève, 1608, in-4 et in-12, sous le titre de :

Laurea anglicana, sive compendium totius medicinæ.

(Freind.—*Lindenius renovatus.*)

GILBERT (Nicolas Pierre), naquit à Brest en 1751. Il étudia la chirurgie dans sa ville natale, et fit, en 1770, une campagne aux Indes Orientales. Les souffrances qu'il éprouva pendant tout le voyage l'obligèrent à quitter le service de santé de la marine, où il s'était déjà fait distinguer. Il vint à Paris perfectionner ses études médicales; mais quand il fallut prendre ses degrés, il fut obligé de chercher une faculté moins coûteuse que celle de la capitale, et se fit recevoir à Angers. Il se fixa aussitôt après à Landernau. La société royale des médecins couronna une topographie de cette ville et des environs que lui adressa Gilbert, et donna à l'auteur le titre de membre correspondant. Il quitta Landernau pour Morlaix et Morlaix pour Rennes. Incarcéré en 1793, il rédigea dans sa prison un mémoire estimé sur la *concordance entre les nouveaux et les anciens poids et mesures ,* question mise au concours par le gouvernement, et dont Gilbert gagna le prix. Rendu à la liberté il obtint l'emploi de médecin ordinaire aux armées; et au bout d'un an il fut nommé médecin en chef de l'armée de Sambre-et-Meuse. Quand les hôpitaux militaires d'instruction furent établis, en 1796, Gilbert fut appelé à celui de Paris, comme médecin en chef et professeur. Médecin en chef de l'armée de Saint-Domingue en 1802, il remplit des fonctions analogues à la grande armée, de 1806 à 1812. Revenu à Paris à cette époque, il reprit son service à l'hôpital du Val-de-Grâce. Il succomba le 19 décembre 1814 à une inflammation chronique du foie.

Plan d'un cours d'institution de médecine pratique sur les maladies les plus fréquentes chez les gens de guerre, classées par familles, précédé d'un discours sur la médecine morale. Paris, an IV, in-8.

Quelques réflexions sur la médecine légale. Paris, 1601, in-8, 20 pp.

Tableau historique des maladies internes de mauvais caractère qui ont affligé la Grande-Armée dans la campagne de Prusse et de Pologne, et notamment de celles qui ont été observées dans les hôpitaux militaires et les villes de Thorn, Bromberg, Fordon et Culm, dans l'hiver de 1806 à 1807, le printemps et l'été de 1807, suivi de réflexions sur les divers modes de traitement adoptés par les médecins français et allemands. Berlin, 1808, in-8. — Il y a deux parties dans cet opuscule : une théorique, qui n'est qu'un brownisme exprimé en une terminologie nouvelle ; l'autre, pratique. Celle-ci présente l'histoire des maladies de mauvais caractère observées dans l'armée et dans les populations au milieu desquelles elle séjourna. La diarrhée fut la première, la dysenterie lui succéda, dont les ravages furent considérables, et celle-ci fut remplacée par le typhus, qui fit encore plus de mal.

Histoire médicale de l'armée française à Saint-Domingue en l'an X, ou Mémoire sur la fièvre jaune, avec un aperçu de la topographie médicale de cette colonie. Paris, an XI (1803), in-8. — ouvrage intéressant et bien écrit. La topographie de Saint-Domingue est incomplète, mais présente ce qu'il y a de plus utile à en connaître. Observations particulières de fièvre jaune ; histoire générale de cette maladie. Gilbert n'admet point qu'elle soit contagieuse.

Les théories médicales modernes comparées entre elles, et rapprochées de la médecine d'observation. Paris, an VII, in-8, 20 pp.

(Gasc, *Notice sur Gilbert. Journ. gén. de méd.* — Chaumeton, *Biogr. univ.* — *Bibliothèque médicale.*)

GILCHRIST (Ebenezer), médecin distingué, né à Dumfries en Écosse, l'an 1707, mourut dans la même ville, le 15 juin 1774. Il était membre de la société de médecine d'Édimbourg, et a fourni divers articles au recueil des *Essais* de cette société ; mais ce qui l'a surtout fait connaître, c'est l'ouvrage qu'il a publié sur l'utilité des voyages sur mer pour la guérison de diverses maladies.

On the use of sea voyages, in medicine. Londres, 1756, in-8. *With a supplement confirming the said use; with further instances of its success,* ibid., 1771. Trad. en français par Bourru sous ce titre : *Utilité des voyages sur mer,* etc. Londres, 1770, in-8. — L'auteur rapporte un assez grand nombre de guérisons de consomption et de maladies chroniques diverses, qu'il dit avoir opérées par ce seul moyen; mais ces cas n'ont pas toute la précision qui leur serait nécessaire pour paraître bien concluans; le supplément renferme des considérations pratiques sur l'emploi des bains dans les fièvres graves.

An essay on nervous fever in medical essays and observations of society of Edimburgh, t. IV, p. 347. Trad. franç., tom. IV. — L'auteur recommande d'user largement de l'opium. *Continuation of the same subject.*, *ibid.*, tom. V, p. 505. Trad. franç., tom. V.

Answer to an objection against inoculation. In Essays physical and litterary, etc. tom. II. p. 396.

Account of a very infectious Distemper prevailing in many places. In Essays physical and litterary, etc. tom. III, p. 154. — Sur le Sibbens.

Observations on the catarrhal epidemic of 1762. In Essays physical and litterary, etc. tom. III, p. 409.

Of the urinary Bladders thickened. In Essays physical and litterary, etc., tom. III, p. 471.

(Rob. Watt.)

GILIBERT (Jean Emmanuel) médecin et naturaliste distingué, né à Lyon le 21 juin 1741, reçut une éducation soignée. Ses parens le destinaient à l'état ecclésiastique, mais ses goûts l'entraînèrent vers les sciences d'observation. Il alla étudier la médecine à Montpellier, en 1760. La faculté et le corps médical de la ville se partageaient en deux partis: celui des naturistes, entre lesquels Sauvages Venel et Leroi tenaient le premier rang, et celui des médecins agissans, marchant sous la banière de Fizes et de Haguenot. Un élève devait choisir : Gilibert suivit la pratique des uns et des autres dans les hôpitaux et en ville. Après avoir ainsi recueilli avec détail plus de trois cents observations, il compara les résultats, et il vit que la médecine expectante ou fort circonspecte dans l'emploi des moyens thérapeutiques, avait non-seulement l'avantage du nombre des guérisons, mais encore celui des convalescences plus faciles et moins prolongées; il fut prononcé dès lors qu'il serait médecin naturiste et expectant. Il en soutint le symbole, dans une thèse *de natura medicatrice* contre Fizes qui, repoussé dans toutes ses attaques, finit par dire à Gilibert: « Juvenis, tua doctrina non promittit opes, plebs amat remedia », argument péremptoire aux yeux de beaucoup de gens du métier, mais les principes de conduite que Gilibert s'était prescrit, empêchèrent qu'il ne changeât ses convictions. Reçu docteur au mois d'août 1763, ce médecin séjourna encore quelque temps à Montpellier, puis il revint à Lyon. Près de trois années furent consacrées par lui à y suivre la pratique des hôpitaux et à recueillir de nouvelles observations. A la fin de 1766, il se fixa dans un pelit endroit nommé Chazei, sur l'Azergue, où il exerça toutes les parties de l'art de guérir: la médecine, la chirurgie et la pharmacie. Nommé professeur de botanique au collége de médecine de Lyon à la fin de........ il quitta ses champs à regret. Il s'acquitta des fonctions du professorat avec beaucoup de zèle, et il enseigna à la fois la botanique, l'anatomie et la chirurgie, jusqu'en 1775, que des désagrémens qu'il éprouva lui firent désirer de quitter la France. Haller, avec qui il était en correspondance, lui procura la place de directeur de l'école de médecine comparée de Grodno, il en prit possession à la fin de cette année; il la conserva à Wilna, après la translation de l'école dans cette ville. L'extrême délabrement de sa santé lui fit désirer et il obtint sa retraite en 1783. Il fut de retour à Lyon, le 15 du mois d'avril. Au mois de septembre de l'année suivante il fut nommé médecin ordinaire du grand hôpital, membre de l'Académie des sciences, et de la société d'agriculture. Elu maire de la ville en 1793, il devint suspect, et fut emprisonné. Rendu momentanément à la liberté, il dut s'expatrier pour ne pas la perdre de nouveau; au bout de dix-huit mois, il put rentrer dans sa patrie. La chaire d'histoire naturelle à l'école centrale lui fut décernée; et il l'occupa avec le plus grand honneur. En 1810 commencèrent pour lui les tourmens de la goutte et de la pierre; il succomba le 2 septembre 1814.

Les chefs-d'œuvre de M. de Sauvages, ou Recueil des dissertations de cet auteur, qui ont remporté le prix dans différentes académies, corrigés, traduits et commentés par Gilibert. Lyon, 1770, in-12, 2 vol. — L'éditeur a mis à la fin de ce recueil un mémoire sur les allaitemens mercenaires, considérés comme une cause de dépopulation.

L'anarchie médicinale, ou la Médecine considérée comme nuisible à la société. Neuchâtel, 1772, in-12, 3 vol. — Haller, à qui Gilibert avait dédié son ouvrage, dit de lui: « L'auteur présente un tableau fidèle et animé de tous les abus qui déshonorent l'art de guérir: il peint des plus vives couleurs l'ignorance, le monopole, le charlatanisme et la mauvaise foi des pharmaciens, des chirurgiens, et des médecins eux-mêmes. » Les réformes qu'il propose sont d'un homme éclairé et judicieux.

Flora lithuanica. Grodno, 1781, in-12, 2 vol:

Indagatores naturæ in Lithuaniâ. Wilna, 1781, in-8.

Exercitium botanicum in scholâ principe universitatis vilnensis peractum. Wilna, 1782, in-12.

Prælectiones antonii De Haen. Lyon, 1784, in-4, 2 vol. — Avec une préface et une table de Gilibert.

Caroli Linnæi, botanicorum principis, systema plantarum Europæ. Lyon, 1785, in-8, 4 vol.

Caroli Linnæi fundamentorum bo-

tanicorum pars prima. Lyon, 1786, in-8, 2 vol.

Abrégé du système de la nature de Linné. Lyon, 1802, in-8, fig.

Démonstrations élémentaires de botanique, 3e édition. Lyon, 1789, in-8, 3 vol. — Excellente édition d'un ouvrage estimé de Latourette et Rosier, qui avait paru en 1766, et en 1773, en 2 vol. Gilibert en donna une quatrième édition en 1796, en 4 vol. in-8, accompagnée d'un atlas in-4. de 2 vol.; mais celle-ci ne jouit pas de la même faveur que les précédentes, qui constituaient un excellent traité élémentaire de botanique.

Exercitia phytologica, quibus omnes plantæ Europeæ quas vivas invenit in variis herbationibus, in Lithuaniâ, Galliâ, Alpibus, analysi novâ proponuntur; ex typo naturæ describuntur, novisque observationibus; tempore florendi, usibus medicis et œconomicis, propriâ autoris experientiâ natis. Lyon, 1792, in-8, 2 vol.

Adversaria medico-practica prima seu annotationes clinicæ, quibus præcipuè naturæ medicatricis jura vindicantur, artisque priscâ simplicitas numerosis peculiaribus observationibus stabilitur. Lyon, 1791, in-8, 1 pl. — L'auteur caractérise ainsi son ouvrage, et en explique le but : « Hæc collectanea, sub titulo Adversaria prima divulgatâ, offerunt meras annotationes clinicas. Nec ratiocinia nec puras immediatas inductiones calamo permisi: lectori corollaria deducenda reliqui. Tu, sagax, his perlectis, tres, ni fallor, utiles veritates demonstratas invenies, quas in hâc epistolâ syntheticè indicavi : 1° naturam morborum esse medicatricem; 2° paucâ simplicia et indigena remedia sufficere ad implendas omnes indicationes ; 3° clinicum in praxi his remediis evacuationes procurare, debilem naturam roborare, fortiorem debilitare posse.

Histoire des plantes d'Europe, ou Elémens de botanique pratique. Lyon, 1798, in-12, 2 vol., fig.; deuxième édit. Lyon, 1806, in-8, 3 vol.

Le calendrier de Flore. Lyon, 1809, in-8.

Le médecin naturaliste, ou observations de médecine et d'histoire naturelle. Lyon et Paris, 1800, in-12, fig.

(Pointe, *Notice hist. sur les méd. du grand Hôtel-Dieu de Lyon.*)

GILLES de CORBEIL *Ægidius Corboliensis* (PIERRE), l'un des rares écrivains qui nous restent du douzième siècle, et l'un des plus précieux pour l'histoire de la médecine au moyen âge, était de Corbeil, près Paris. Il nous apprend lui même qu'il étudia la médecine à Salerne ; on ignore s'il le fit aussi à Montpellier et à Paris. Il eut la charge de premier médecin de Philippe-Auguste, et, s'il faut en croire Gabriel Naudé, il fut en même temps doyen de la faculté de Paris, ou du moins il y enseigna la médecine. Gilles mourut au commencement du treizième siècle. Le défaut de renseignemens exacts sur ce médecin a donné lieu à une multitude de conjectures. Ainsi l'on n'est pas même d'accord sur son véritable prénom. J. Riolan, Ducange, Astruc, Ackermann, Haller et Choulant sont pour celui de *Pierre*; Jœcher, Adelung, Withof, Kestner, Wächler et Sprengel le nomment Jean; l'opinion des premiers est la plus probable, mais le silence de l'auteur (quoiqu'il parle souvent de lui) et des manuscrits, lui ôte toute certitude. Les dissidences sont encore plus nombreuses à l'égard de la patrie de Gilles: les uns, avec Trithême, le font grec et athénien; tels sont Pasch. Lecoq ou Gallus, Van der Linden, Mercklin, Wächler. D'autres le nomment à la vérité Gilles l'athénien, mais pensent qu'il n'a droit à ce titre que pour avoir étudié quelque temps à Athènes. Peu satisfait des motifs sur lesquels s'appuient les opinions précédentes, Withof en a imaginé une encore plus dépourvue de probabilité : il le surnomme non pas *Atheniensis* mais *Atholiensis*, et en fait ainsi un écossais, sans apporter la moindre preuve à l'appui de cette idée. Leland, et Bale après lui, parlent bien d'un Gilles qui était anglais, mais c'est de Jean Gilles, de Saint-Gilles, moine Dominicain, comme il est facile de s'en convaincre; or c'est sur ces biographies que s'appuyent Pitseus et tous ceux qui ont prétendu faire un anglais de notre Gilles. Freind lui-même a connu le peu fondement de cette opinion, puisqu'il se range du parti de ceux qui le font athénien. L'origine que nous lui avons donnée se fonde sur de nombreuses probabilités, et sur le témoignage d'un autre Gilles, poète comme lui, son contemporain et son compatriote, puisqu'il était de Paris. Tout le monde est à peu près d'accord sur l'époque où vécut Gilles de Corbeil, à l'exception de Trithême, qui le fait fleurir au huitième siècle; opinion évidemment fausse puisqu'il cite Constantin l'Africain (mort en 1087), Romuald (mort en 1181) et d'autres médecins de la même époque, et qu'il paraphrasa en vers les glosés de Matthias Platearius sur l'antidotaire de Nicolaus Præpositus, d'où il résulte qu'il doit être incontestablement placé à la fin du douzième siècle et au commencement du treizième.

Gilles de Corbeil composa sur la medecine quatre ouvrages en vers. Ils intéressent à plusieurs titres: d'abord parce que, ayant pour auteur un des hommes les plus distingués de son siècle, ils tiennent, parmi les ouvrages de l'époque, le même rang que Gilles parmi ses contemporains. Aussi formèrent-ils long-temps le texte des leçons qu'on faisait dans les écoles de médecine. En second lieu ces ouvrages étant écrits en vers, se sont conservés dans leur pureté, et n'ont pas subi ces altérations innombrables qui rendent presque méconnaissables les divers manuscrits d'un même ouvrage de pareille époque, et les diverses éditions de presque tous les écrivains du moyen-âge. C'est une source abondante et pure pour l'historien des écoles de Salerne, de Montpellier et de Paris, et pour celui de la pharmacologie. L'histoire de la pathologie lui aurait sans doute les mêmes obligations si son ouvrage sur les signes des maladies (*liber de signis morborum*) ne s'était perdu. Il nous reste encore de lui un traité sur les urines, un autre sur le pouls, un troisième sur les médicamens composés. (*Liber de urinis;—liber de pulsibus;—libri IV de laudibus et virtutibus compositorum medicaminum.*)

Les deux premiers ont été publiés réunis, et avec les commentaires de Gentile de Foligno. Padoue, 1484, in-4°, Venise, 1494, in-4°, Lyon, 1505, in-8°, *ibid.* 1515, in-8°, *ibid.* 1526, in-8°, Bâle, 1529, in-8°.

Le dernier ouvrage n'avait point encore été imprimé quand Polycarpe Leyser l'inséra dans la précieuse collection publié par lui sous le titre d'*Historia poetarum et poematum medii ævi.* Halle, 1721, in-8° page 502 — 691.

M. Louis Chonlant, savant professeur de l'Université de Dresde, a donné une excellente édition de ces divers ouvrages. Elle a pour titre :

Ægidii corbeliensis carmina medica ad fidem manuscriptorum codicum et veterum editionum recensuit, notis et indicibus illustravit Ludovicus Chonlant. Leipzig, 1826, in-8.

C'est d'après cette édition qu'a été fait l'article qui précède.

GIRARD (Barthelemi), docteur en médecine, médecin consultant ordinaire du roi, intendant des eaux minérales de Bagnols et de Saint-Laurent, et depuis, professeur d'histoire naturelle à l'école centrale de la Lozère, membre correspondant de la société royale des sciences de Montpellier, et de la société royale de médecine de Paris, né à Saint-Chely, département de la Lozère, vers la fin de l'an 1731, a écrit sur la littérature, les sciences naturelles, les mathématiques, la politique, etc. Ses ouvrages de médecine sont les suivans :

De vero medicinæ fundamento, observatione, eâque rectius instituendâ. Paris, 1763, in-8.

Lupiologie, ou *Traité des tumeurs* connues sous le nom de loupes, avec des détails sur les effets et la manière d'agir des caustiques ; des recherches sur le ganglion, le goitre, les tumeurs enkystées des paupières, la ranule, l'hydropisie de la moelle épinière, et des réflexions sur les moyens de perfectionner l'art de guérir. Londres, et se trouve à Paris, 1775, in-12, 495 pp.—Monographie assez bonne pour l'époque où elle parut, mais qui en laisse encore désirer une où il y ait plus de place pour les faits et moins pour la théorie. Elle est divisée en trois parties : pathogénie des loupes, traitement de ces maladies, de quelques tumeurs enkystées en particulier. Toute la thérapeutique roule sur la question de savoir si c'est au caustique ou au bistouri qu'il faut avoir recours.

Lettre sur l'établissement et les succès de l'inoculation dans le diocèse de Mende ; avec quelques réflexions sur l'inoculation du roi. *Journ. de méd., chir. et pharm.* 1774, tom. XLII, pp. 526-544.

Les autres productions de Girard sont dispersées dans le *Journal de Trévoux*, le *Journal de Verdun*, le *Journal de Buchoz*, l'*Annuaire républicain de Lalande*, etc., etc.

(Ersch.—Desessarts.)

GIRARDI (MICHEL), naquit à Limone di Benaco, dans le territoire brescian, le 31 novembre 1731. Il commença ses études à Brescia, et alla les achever à Padoue. Ses premiers travaux eurent pour objet l'efficacité de l'*uva ursi* contre la gravelle, et l'inoculation dont l'usage était encore récent, et qui le compta parmi ses adversaires. Choisi pour suppléer Morgagni dans la chaire d'anatomie de l'Université de Padoue, il s'acquitta de cette charge de manière à ne pas laisser regretter l'absence de l'illustre titulaire de cette chaire. L'éclat de son enseignement le fit appeler à Parme pour y occuper d'abord la chaire d'institutions de médecine théorique, et ensuite celle d'anatomie. Il devint membre de l'institut de Bologne, de la société italienne des sciences et de la société royale de Madrid. Il mourut le 17 juin 1797, avec la réputation de professeur plein de zèle, d'anatomiste exact et laborieux, de physiologiste et de médecin judicieux, d'écrivain correct et élégant, mais n'ayant mis au jour qu'un petit nombre d'ouvrages.

De uvâ ursi. Padoue, 1764, in-8. —Dès le quatorzième et le quinzième siècle, on avait vanté les bons effets de l'*uvâ ursi* dans les maladies des reins ; De Haen, dans le dix-huitième, donna une extension beaucoup plus grande aux vertus de ce remède ; Girardi, plus réservé, se borna à le présenter comme calmant les douleurs de la gravelle et celles qui sont produites par la présence du calcul dans la vessie.

Lettera sul ritorno del vajuolo dopo l'inserto. Padoue, 1766, in-8. — Girardi tire un principe général de cas exceptionnels.

*Jo. Dominici Santorini septem decim tabulæ, quas nunc primum edit *atque explicat, iisque alias addit de structurâ mammarum et de tunicâ testis vaginuli Michael Girardi.* Parme, 1775, in-fol.

Saggio di osservazioni anatomiche intorno agli organi della respirazione degli uccelli. Dans les *Memorie della Soc. italiana delle sc.,* tom. II, 2ᵉ part

Saggio di osservazioni anatomiche intorno agli organi elettrici della torpedine. Mem. della Soc. ital. delle sc., tom. III.

Osservazioni e riflessioni sulla tonaca vaginale del testicolo. Mem. della Soc. ital., delle sc., tom. IV.

Proluzione sulle cose anatomiche. Parme, 1782. — Discours inaugural roulant principalement sur les dents et sur le prétendu hermaphrodisme de la fameuse Michelle-Anne Drouart, de Paris.

Prolusio de origine nervi intercostalis. Florence, 1791, in-12.—Ce discours, dit M. Desgenettes, destiné à être prononcé à une ouverture de cours, et qui ne le fut point, ex l'exposition d'un travail fort étendu et fort exact de Fontana, présenté par Girardi avec des applications heureuses à la théorie et à la pratique de la médecine. L'édition originale était fort incorrecte; mais M. Desgenettes en fit imprimer une très-élégante et très-correcte, à Paris, en 1792, in-8.

Girardi laissa manuscrits divers ouvrages qui n'ont point été publiés.

(Guillon, *Biogr. univ.* — Desgenettes, *Biogr. méd*)

GIRAUD (Bruno), l'un des disciples les plus distingués de Desault, était né à Dompierre, département de la Mayenne. Après des études premières imparfaites, il vint à Paris étudier la chirurgie, pour laquelle il avait une vocation décidée ; le concours lui ouvrit les portes de l'Hôtel-Dieu, et lui donna le maître que lui désignait son amour pour son art; il fut admis aussi à l'école pratique en 1790 et s'y distingua. Quand la mort eut enlevé à Desault son élève le plus affectionné Manouri, Giraud fut choisi pour le remplacer, et chargé par conséquent de l'enseignement de l'anatomie, et de la pratique des opérations sur les yeux. Desault mourut Giraud le suppléa pendant quelque temps. Il aurait pu le remplacer; mais il donna un rare exemple de modestie en refusant un poste qu'il trouvait trop élevé pour sa jeunesse. Il préféra le second. En 1806, le roi Louis Napoléon le nomma son premier chirurgien et le détermina, non pas à force d'or mais à force de bontés, à le suivre en Hollande; il fut nommé successivement, dans ce royaume, chirurgien de la famille royale, de l'armée, de la maison militaire du prince, et appelé à l'enseignement public de la chirurgie et de l'anatomie, à l'Académie d'Amsterdam. Il revint à Paris lors de l'abdication du roi de Hollande.

Giraud était débile; une diathèse scorbutique, que le climat hu mide de la Hollande avait beaucoup développée, un état œdémateux des jambes qui faisait craindre une ascite commençante, rien ne put l'empêcher de reprendre son service à l'Hôtel-Dieu et la carrière de l'enseignement, dans laquelle il rentra par un cours d'anatomie pathologique qu'il ne put terminer. Il succomba le 15 janvier 1811, il était membre de la société médicale d'émulation, et de celle de médecine pratique.

Mon opinion sur les opérations césarienne et de la symphise. Paris, 1790, in-8. — L'opération césarienne ne doit être pratiquée que dans les cas où le diamètre antéro-postérieur du bassin n'a qu'un pouce ou moins, ou quand un ostéostéatome volumineux rétrécit entièrement la cavité pelvienne. Dans tous les autres cas, la symphyséotomie doit être pratiquée de préférence.

Description d'un hermaphrodite. Paris, an IV.

Propositions de chirurgie clinique. Paris, 13 floréal an XI. — Thèse inaugurale sur les plaies de tête, les maladies des yeux, les hernies, les anévrysmes, le cancer, etc.

Clinique chirurgicale (?).

(Mouton, *Notice sur Bruno Giraud, bull. de la Soc. méd. d'émulat.* 1811.)

GIRAUD (CLAUDE-MARIE) médecin poète, né en 1711 à Lons-le-Saulnier, fit ses études à l'Université de Besançon, et après y avoir pris ses grades, se rendit à Paris, où il fut attaché pendant quelques temp à l'Hôtel-Dieu. Il visita l'Italie et les provinces méridionales de la France, puis revint dans la capitale se livrer de nouveau à l'exercice de son art et à la culture des lettres. Giraud mourut à Paris vers 1780.

Lapeyronie aux enfers, ou *Arrêt de Pluton contre la faculté de médecine.* Chez Minos, 1742, in-12, en vers.

Diabotanus, ou *l'orviétan de Salins,* poème (en prose), traduit du languedocien. Paris, 1749, in-12. — *La Thériacade,* ou *l'orviétan de Leodon* (Lons-le-Saulnier), poème héroï-comique, suivi de la *Diabotanogamie,* ou *les Noces de Diabotanus.* Genève (Paris), 1769, in-12, 2 vol.—L'auteur, dit Sabatier, dans ses *Trois siècles de la litt. franç.,* a su répandre dans son ouvrage des traits d'esprit, de la morale, et quelques saillies d'une imagination pleine d'enjouement. L'épisode de Soleunus, dans la *Diabotanogamie,* est comme un tableau de l'Albane.

La Procopade, ou *l'Apothéose du docteur Procope* (Couteau, méd.) poème en six chants. Londres (Paris), 1754, in-12.—La poésie, dit le même critique, y parle le langage du docteur Diafoirus, mais avec assez d'esprit et de talent pour faire regretter que le poète ait choisi des sujets si bizarres.

Epitre (en vers) *sur les ecclésias-*

tiques, adressée à l'abbé Lambert. Paris, 1759, in-12.

Epître du Diable à M. de Voltaire. 1760, in-8, souvent réimprimée et insérée dans le *Recueil des satiriques du dix-huitième siècle.*

Vision de Sylvius Gryphaletes, ou *le Temple de mémoire.* Londres, 1767, 2 vol. Le second volume contient des lettres mêlées de vers; le *Temple de l'Hymen,* en prose et en vers; des *Epîtres,* des *Stances,* des *Odes,* des *Épigrammes, La Peyronie aux enfers* et la *Procopade.* Le premier volume a été réimprimé, avec des corrections, sous ce titre: *Le Temple de mémoire,* ou *Visions d'un soli-taire.* Paris, 1775, in-8. — L'auteur, dit Sabatier, eût mérité d'y avoir une place distinguée, s'il l'eût construit avec un peu plus de soin et plus de goût. Sabatier traite ici Giraud en confrère anti-philosophe : le temple du goût de ce dernier n'est réellement qu'une sorte de parodie de celui de Voltaire.

Nous ne citerons ni l'hymne de Giraud sur la Pentecôte, ni les poésies et les articles littéraires qu'il a répandus dans l'*Almanach des Muses* et les journaux.

(Sabatier, *les Trois siècles de la la litt. franç.*—Ersch, *la France littéraire.*— Weiss, *dans la Biogr. univ.*)

GIRAULT (Benigne), né à Auxonne en 1725, fit ses études médicales à Montpellier et à Paris, se fixa dans sa ville natale, fut nommé médecin des salles militaires de l'hôpital civil, et mourut en 1795.

Mémoires sur le privilége des gradués, et sur le danger de permettre l'exercice de l'art de guérir à ceux qui ne peuvent justifier d'études préalables. Dijon, 1754.

Observations de médecine-pratique faites dans les salles militaires de l'hôpital d'Auxonne pendant l'année 1783. *Journal de méd. militaire,* t. IV et tom. V, 1784 et 1785.

Observations sur les fièvres intermittentes traitées depuis cinq ans dans la salle militaire de l'hôpital d'Auxonne. Extrait dans le Journal de méd., chir. et pharm. 1786, t. LXVII, pp. 13-56.

GIRTANER (Christophe), médecin, chimiste, naturaliste et écrivain politique, naquit à Saint-Gall, en Suisse, le 7 décembre 1760. Doué des plus heureuses dispositions, il fit des études primaires brillantes, et se rendit à Gottingue pour étudier la médecine. Reçu docteur en 1783, il continua quelque temps encore ses études, puis il partit pour un voyage scientifique. Il visita Lyon, Montpellier, Grenoble, etc. Il était à Paris au commencement d'avril 1785. Il passa en Angleterre et en Ecosse, revint à Gottingue en 1787, et commença en 1790 à faire des cours particuliers. A cette époque, la société des sciences d'Edimbourg l'admit au nombre de ses membres ordinaires, et il fut nommé membre honoraire de la société royale de médecine de la même ville. En 1793, il devint conseiller privé du duc de Saxe-Cobourg. Il s'était signalé par la publication de ses *Nouvelles historiques et Considérations politiques sur la révolution française* (Berlin, 1791-97, in-8, 13 vol.), par son *Tableau de la vie domestique, du caractère et du gouvernement de Louis XVI* (1792, in-8), et plus tard, par sa traduction annotée des *Mémoires du général Dumouriez* (1794, in-8, 2 vol.), comme un des ennemis acharnés de notre révolution. Toutes ces publications, étrangères à sa profession et à l'objet de ce Dictionnaire, ne l'empêchèrent pas de mettre au jour de nombreux ouvrages de médecine, dans lesquels on remarque une grande érudition, qui est à la vérité plus étendue que solide, mais qui suffit pour prouver qu'il dut avoir une prodigieuse activité; car il mourut à la fleur de l'âge le 17 mai 1800.

Girtaner a été jugé avec une extrême sévérité par des bibliographes qui lui avaient trop d'obligations pour qu'on puisse leur pardonner cette ingratitude.

Dissertatio de terra calcarea crudâ et calcinatâ. Gottingue, 1783, in-4 — Girtanner donnait cette dissertation comme le spécimen d'un ouvrage étendu, qu'il promettait de publier plus tard.

Abhandlung über die venerische Krankheit. Tom. I, Gottingen, 1788, in-8, 459 pp., pl. ; tom. II et III, *ib.*, 1789, in-8, 933 pp.; 2ᵉ édition, *ib.*, 1793, in-8, 2 tom. en 3 part.; 3ᵉ édition, du premier volume seulement, publiée par L. C. G. Cappel, avec des notes ; *ibid.*, 1802, in-8. — Si le tome premier de l'ouvrage de Girtaner a perdu de son intérêt, le deuxième conserve toute son importance. Il est rempli par une bibliographie critique de 1912 ouvrages sur les maladies vénériennes, publiés de 1496 à 1793. Cette bibliographie n'est pas plus exempte d'erreurs que celle dans laquelle on lui reproche amèrement ses inexactitudes, au moment même où l'on en commet trois sur ce seul article (*Voy.* la *Biogr. méd.*, tom. IV, p. 432, où il est dit, à tort, que la bibliographie de Girtanner ne s'étend que jusqu'en 1777, où l'on n'indique pas que les éditions postérieures à la première ont plusieurs volumes, où l'on cite sans nulle remarque, et par conséquent comme une réédition complète, celle de 1802, qui ne comprend que le premier volume, et où l'on se garde bien de dire que c'est de cette source qu'on a tiré, sans la citer jamais, une multitude d'articles); mais, telle qu'elle est, on peut la placer au rang des biographies spéciales les plus complètes et les plus utiles qui existent.

Versuche über das Berlinerblau. Ueber den Pyrophorus. Ueber die Niederschlagung des Goldes durch Kupfer-Vitriol. in Crell's neueste Entdeckungen in der Chemie, *Th. X.* — *Ueber die Untersuchung des Mineralwassers. Ibid.*, *Th. XI.* — *Ueber die Auflœsbarkeit des Eisens im reinen Wasser. In* Crell's chemischen Annalen, t. I, p. 195-200.

Naturhistorische Bemerkungen auf einer Reise nach den Schweitzergebürgen, Graubünden und einen Theil Italiens. In Magazin für das Neneste ans der Physik, tom. IV, pp. 14-39. *Nachtrag dazu. Ibid.*, tom. V, pp. 89-93.

Neue Chemische Nomenklatur für die Teutsche Sprache. Gottingue, 1791, in-8.

Physiognomischer Almanach für das Jahr 1792. Gottingue (1791), in-12.

Anfangsgründe der Antiphlogistischen Chemie. Gottingue, in-8; 2.e édit., retravaillée, *ibid.*, 1795, in-8. — Girtanner fut un des premiers, en Allemagne, à adopter les principes de la chimie pneumatique. Le rédacteur de la *Gazette de Salzbourg* disait, en terminant l'analyse de cet ouvrage : je m'engage à prouver, dans un ouvrage exprès, que tout le système chimique antiphlogistique est une hypothèse, et la doctrine du phlogistique une vérité inébranlable !

Abhandlung über die Krankheiten der Kinder und über die physische Erziehung derselben. Gottingue, 1794, in-8, xvi-432 pp. — Ouvrage aussi bon, quoi qu'on en ait dit, qu'aucun autre de la même époque sur la même matière. Il devait être suivi d'une deuxième partie qui n'a point paru.

Ueber das Kantische Princip für die Naturgeschichte; ein Versuch, diese Wissenschaft philosophisch zu behandeln. Gottingue, 1796, in-8.

Sur l'irritabilité considérée comme principe de vie dans la nature organisée. Dans le Journal de Physique, 1790, tom. XXXVI.

Ausfürliche Darstellung des Brownischen Systems der praktischen Heilkunde ; nebst einer vollstændigen Litteratur und einer Kritik desselben. Tom. I, Gottingue, 1797, in-8 ; tom. II, *ibid.*, 1798, in-8. — L'exposition et la critique de la doctrine de Brown, par Girtanner, n'ont plus d'intérêt ; mais la partie littéraire peut être utile pour l'histoire de cette école, un moment célèbre.

Ausfürliche Darstellung des Darwinischen Systems der Praktischen Heilkunde ; nebst einer Kritik desselben. Gottingue, 1799, in-8, 2 vol. — Le rédacteur de la *Gazette de Salzbourg* assure avoir pu lire tout entier l'ouvrage de Girtanner sans y trouver la moindre obscurité. Ce n'est pas un petit mérite d'avoir su faire de Darwin un auteur toujours clair. Du reste, cet ouvrage ne peut être aujourd'hui que d'un bien faible intérêt.

Medicinische Neuigkeiten aus den südlichen Frankhreich. In Blumenbach's medicinische Bibliothek, t. II, pp. 386-512.

Medicinische Bemerkungen. In Blumenbach's medicinische Bibliothek, tom. III, p. 527.

(Meusel, *das gelehrte Deutschland.* — Meusel, *Lexikon.* — *Med. chir. Zeitung.*)

GLACAN (Neil O') plus connu sous le non de Nellanus Glacanus, né dans le comté de Donegall en Irlande, était premier professeur de médecine à l'Université de Toulouse, quand la peste régna danscette ville, au commencement du dix-septième siècle. Il se distingua par son courage et son habileté dans le traitement de cette maladie. Il passa depuis en Italie, et obtint une chaire dans l'Université de Bologne. Il mourut dans cette ville vers le milieu du dix-septième siècle. Ce médecin était peu connu avant que M. Desgenettes eût pris soin d'exposer avec quelques détails le contenu de son principal ouvrage. N'ayant point à notre disposition ce livre, qui est assez rare, nous profiterons pour le faire connaître de l'extrait qu'en a donné le savant professeur.

Tractatus de peste, seu brevis, facilis et experta methodus curandi pestem. Toulouse, 1629, in-12. — L'auteur traite d'abord de l'essence, des causes, des variétés, des signes et du prognostic de la peste, ainsi que du régime qu'il convient d'observer dans cette maladie. Il détermine ensuite l'emploi de la saignée, et celui des médicamens particulièrement purgatifs. Trois chapitres assez étendus sont employés à indiquer 1° les remèdes curatifs et préservatifs, recommandés par les auteurs; 2° ceux dont l'efficacité a été reconnue par Glacan lui-même; 3° enfin ceux qui ont été administrés populairement et avec succès. Glacan passe à la considération du charbon ou anthrax, aux complications que présentent la scarlatine, les douleurs de tête opiniâtres, une somnolence profonde, les vomissemens et le cours de ventre. Vient ensuite la double indication d'une première méthode de fumiguer et lessiver les maisons, les meubles et les vêtemens infectés, et d'une seconde méthode propre à sanifier les convalescens de la peste avant qu'ils rentrent dans la société. On s'aperçoit en lisant l'ouvrage de Glacan, qu'il connaissait bien les écrivains qui avaient traité cette matière avant lui, et qu'il avait acquis précédemment beaucoup d'expérience à Salamanque, à Valence, en Espagne, et à Figeac en France.

Cursus medicus, libris tredecim propositus. Bologne, 1646, in-4; *ibid.* 1655, in-4.

(Desgenettes, *Biog. univers.* — Haller.)

GLADBACH (Jean-Bernard de), médecin à Kreutznac, à la fin du dix-septième siècle et au commencement du dix-huitième, avait fait ses études médicales à Leyde, sous Harmesius et Ouerkamp, qu'il appelle ses *illustres* maîtres. Dès qu'il voulut se livrer à la pratique, il s'aperçut que leurs enseignemens ne suffisaient pas pour faire un grand médecin; il sentit le besoin de recommencer et de faire par lui-même son éducation. Il débuta par le doute, presque aussi philosophiquement qu'avait fait Descartes; mais il procéda comme lui suivant la méthode la plus funeste aux sciences qui ait été imaginée, la méthode des hypothèses. Il adopta d'abord les principes de Bontekoe, qui dérivait toutes les maladies du scorbut; plus tard il reconnut que les maladies si diverses auxquelles l'homme est sujet ne pouvaient être ramenées à une seule, et il admit quatre maladies fondamentales, dont toutes les autres étaient des formes variées, ou des effets: la fièvre, le scorbut, la cachexie, et le catarrhe.

Nous n'aurions parlé ni de cette doctrine ni de son auteur, si les premières pages de sa préface ne semblaient promettre un homme qui pense, et s'il n'était nécessaire en quelque sorte d'admettre Gladbach dans un ouvrage ou figure déjà Bontekoe.

Praxeos medicæ idea novissima. Herborn, 1694, in-8; *ibid.* 1711, in-8, 500 pp. — Nouvelle pratique médicinale de Gladbach, d. m. où il est traité de la fièvre, du scorbut, de la cachexie et du catarrhe, avec les remèdes qui conviennent à leur guérison. Ouvrage utile aux médecins et aux chirurgiens. Traduit par M. Devaux. Paris, 1711, in-12.

(Gladbach.)

GLANDORP (Mathias-Louis), naquit à Cologne en 1595, de Louis Glandorp, habile chirurgien, originaire de Brême. Il étudia successivement à Brême, à Cologne, puis à Padoue, où la réputation de Fabrizio d'Aquapendente et de Spiegel attiraient alors en grand nombre des élèves de toutes les contrées de l'Europe. Il y fut reçu docteur en médecine en 1618, et il revint se fixer à Brême. Sa réputation fut bientôt des plus brillantes; l'archevêque le choisit pour médecin, la république pour physicien ou médecin pensionné; il mourut en 1640.

A l'exemple des hommes célèbres de l'école italique, dont il avait suivi les leçons, Glandorp pratiqua en même temps la médecine et la chirurgie; ce sont même des sujets chirurgicaux qui font l'objet des ouvrages qu'il a publiés. Dans son *Speculum chirurgicum*, qui roule en grande partie sur les plaies, le chapitre des plaies de tête est remarquable par les observations que rapporte l'auteur. Il cite le cas d'un blessé auquel Spigel appliqua sept fois le trépan, et qui fut guéri. — Abcès dans le cerveau, ouvert, excision d'une portion de substance cérébrale, et guérison, quoique l'opération eût causé de violentes convulsions du côté du corps opposé à la blessure. — Enfoncement des os du crâne, non relevé, mort; abcès dans le cerveau. Les chirurgiens avaient pu observer sur le malade les mouvemens naturels du cerveau. Autres observations de plaies de tête mortelles. — Exemples de paupières, de lèvres, d'oreilles et de nez conservés quoiqu'ils eussent été détachés presque complètement et qu'ils ne tinssent plus que par un mince pédicule. — Plaie de la cornée sans perte de la vue. — Plaie pénétrante de poitrine; pus rendu par les crachats; guérison. — Plaie du diaphragme, guérison. — Plaie de l'œsophage, et du colon, celle-ci réunie au moyen de la suture du pelletier; guérison. — Plaie profonde du foie également guérie. Une femme avait, avec les dents, emporté une partie du scrotum de son mari, la gangrène en avait détruit une autre partie; il y eut une sorte de régénération de cette partie. — Sequestres osseux enlevés, etc., etc.

Speculum chirurgicum, in quo quid in unoquoque vulnere faciendum, quidve omittendum, præmissâ partis affectæ anatomicâ explicatione, observationibusque ad unumquodque vulnus pertinentibus adjunctis, conspicitur ac pertractatur. Brême, 1619, in-8. — La partie anatomique de l'ouvrage ne présente rien de particulier.

Tractatus de polypo narium, affectu gravissimo, observationibus illustratus. Brême, 1628, in-4. — Haller reproche à Glandorp un abus d'érudition. Cette érudition n'empêche pas l'ouvrage du chirurgien de Brême d'être un des meilleurs de l'époque sur ce sujet.

Methodus medendæ paronychiæ : accessit decas observationum. Brême, 1623, in-8. — On remarque la description du panaris dans lequel les tendons et le périoste sont enflammés, l'os carié. Glandorp recommande l'incision profonde du mal. Les dix observations se rapportent à des cas très graves.

Gazophylacium polyphisium fonticulorum et setaccorum. Brême, 1633, in-4. — Ample collection de figures des instrumens employés pour ouvrir des fonticules et placer des sétons.

Opera omnia. Londres, 1729, in-4. — Ce recueil est précédé d'une courte notice biographique sur Glandorp.

(George Matthiæ. — Haller. — Portal.)

GLASER (Gotthard-Johann) de Riga, fit ses études médicales à Iena, fut reçu docteur en 1772, nommé en 1783, médecin du canton de Fellin, où il s'était établi après sa réception, et mourut le 24 février 1813, dans sa soixante-quatrième année. Il n'avait écrit que sa dissertation inaugurale.

Diss. inaug. med. de febribus malignis (præside E. A. Nicolaï). Iéna, 1772, in-4, 26 pp.

GLASER (Friedrich-Reinhold von), fils du précédent, naquit à Fellin le 9 mai 1792. Il fit ses études médicales à Dorpat, puis dans l'hôpital militaire de Riga; il fut reçu docteur en 1816, dans l'Université de Dorpat, et s'établit dans sa ville natale. Il promettait un homme distingué, mais une mort prématurée l'enleva le 29 février 1824.

Diss. inaug. med. de virtute et vi medica lepidii ruderalis Linn. In morbis tum internis tum externis adhibiti. Dorpat, 1816, in-8, XVI-64 pp.

(*Recke und Napiersky, Allgem. Schrift. und gelh. Lexikon der Prov. Livland, Esthland und Kurland.*)

GLASS (Thomas), médecin à Exeter, au milieu du dernier siècle, n'a trouvé place dans aucune biographie. Il fut pourtant un bon observateur, et il a mis au jour un assez grand nombre d'ouvrages, dont un a été cité quelquefois comme un modèle de la manière hippocratique dans l'observation des faits et dans la déduction des conséquences.

Commentarii duodecim de febribus ad Hippocratis disciplinam accommodati. Amsterdam, 1743, in-8. *Editio nova, curante E. G. Baldinger.* Iena et Leipzig, 1771, in-8.

An account of the ancient Baths, and their use in physic. Londres, 1752, in-8.

*A letter to D' Baker on the means of procuring a distinct and favourable kind of Small Pox; and on the use of cold air and cold water in putrid fe-*vers. Londres, 1767, in-8. — *Second letter to D' Baker, on certain methods of treating the Small Pox, during the eruptive Stage.* Londres, 1768, in-8.

An examination of M. Henry's strictures on Glass' magnesia. Londres, 1774, in-8·

Account of the influenza, as it appeared at Exeter, in 1775. In Med. observat. and inquiries. T. VI, p. 364.

GLEIZE (   ), maître en chirurgie et oculiste du collège royal de chirurgie d'Orléans, oculiste du comte d'Artois et du duc d'Orléans.

*Nouvelles observations pratiques sur les maladies de l'œil et leur traitement; ouvrage fondé sur une nouvelle théorie, dans lequel l'auteur ex*plique et concilie plusieurs méthodes d'opérer la cataracte, et propose différens instrumens nouveaux pour cette opération, ainsi que pour les diverses maladies qui affectent l'œil. Paris, 1786, in-8, 238 pp. Nouvelle édition, augmentée, etc. Orléans, 1811, in 8, avec 4 pl. et le portrait de l'auteur. — L'ouvrage est divisé en deux parties : la première contient tout ce qui a rapport à la cataracte; la seconde traite des maladies qui affectent le plus ordinairement l'organe de la vue, du traitement et des opérations qui leur conviennent. Gleize veut qu'on opère la cataracte par abaissement, chez les sujets d'une mauvaise constitution, chez ceux qui ont les yeux saillans, chez les asthmatiques, chez ceux affectés d'emaillement des paupières, de larges taies de la cornée, de larmoiement, de mobilité de l'œil; ces cas excepté, il prescrit la méthode par extraction.

Mémoire sur l'ophthalmostat de M. Demours, et sur une nouvelle manière de s'en servir. Journal de méd. chir. et pharm. 1788, tom. LXXV, pp. 281-90.

Réglement de vie, ou comment

doivent se gouverner ceux qui sont *affligés de la faiblesse de la vue, avec les moyens de s'en préserver.* Orléans et Paris, 1787, in-8.

Mémoire sur les avantages du séton à la nuque dans les ophthalmies humides ou invétérées; avec une méthode de le pratiquer et de le panser plus douce que celle qu'on avait employée jusqu'à présent. Journ. de méd., chir. et pharm. 1789, tom. LXXVIII, pp. 194-216.

Des staphylomes, de leurs funestes effets sur le globe de l'œil et sur la vue; nouvelle théorie de ces maladies, moyen de les prévenir et de les traiter, et méthode de les opérer, plus douce et plus sûre que celle qu'on avait employée jusqu'à présent. Journ. de méd. chir. et pharm. 1789, tome LXXXI, pp. 369-410.

On attribue à Gleize des *Réflexions judicieuses contre le duel* (1790, in-8), dont le titre ne l'est guère.

(Ersch.—*Journ. de méd.*)

GLISSON (FRANÇOIS), célèbre anatomiste anglais, et le précurseur des doctrines modernes sur l'irritabilité, vit le jour à Rampisham, dans le comté de Dorset, en 1597. Il fit ses humanités au collége de Cambridge, prit le grade de maître ès-arts à Oxford, en 1627, s'appliqua ensuite à l'étude de la médecine, dans la première de ces Universités, y fut reçu docteur, nommé membre du collége des médecins le 30 septembre 1634, et obtint la chaire de médecine et d'anatomie, qu'il occupa pendant un grand nombre d'années.

Au commencement de la guerre civile, il se retira à Colchester, qu'il habitait pendant le siége qu'en firent les troupes parlementaires. Après la reddition de cette ville, il vint se fixer à Londres, où il fut l'un des premiers membres de cette réunion de savans qui fut l'origine de la société royale. Il mourut en 1677.

Haller, dans sa *Bibliothèque anatomique*, dit de lui : « Vir profundæ meditationis, multiplici præter anatomicam cognitioncm, laude conspicuus, non quidem amplâ dissecandorum cadaverum opportunitate instructus, ea, quæ ei supererat, sollicitè usus est, ut tamen in hypotheses pronus esset. » Haller a apprécié d'une manière fort juste les idées de Glisson sur l'irritabilité, mais Weber, dans son histoire de la doctrine de l'irritabilité, a exposé avec plus de développement tout ce qui se rapporte à cette doctrine, dans les ouvrages du médecin anglais. Voici le passage de Weber: « (1672), Glissonius ostendit, vim vivam elementis, caussam itaque motus ipsi corpori inesse, neque in animalibus solis substitit (de nat. substant. exerget.)Absolvere nunc (1677, Tr. de vent. et intest.) opus cujus primas lineas duxerat Glissonius. Fibras corporis animati docuit, facultate se contrahendi insitâ gaudere, quam novo *irritabilitatis* nomine notatam, ab omnibus hactenùs cognitis viribus separavit (cap. VII, de irritabil. fibr.); fibras cordis virtute micationis vitalis sanguinis in ejus ventriculis contenti, per vices irritatas, ad se contrahendas excitari et pulsationem facere, mox irritatione remissâ relaxari. Perceptionum quæ ad motum fibrarum spectant, tres species distinguit: *naturalem*, qua fibra, alterationem sibi illatam sive gratam sive ingratam percipiens, ad eam appetendam vel fugiendam, et conformiter ad se movendam excitatur; *sensitivam*, qua fibra sensu alterationem in externo organo factam advertens, ad aliquid appetendum, seque conformiter movendam impellitur; *tertiam*, ab appetitu animali regulatam, qua cerebrum fibras musculorum ad ea, quæ appetit, exsequenda, abintus commovet. Ex naturali perceptione irritabilitatem oriri, putat, et absque sensu esse, in cujus decreti gratiam nonnulla phœnomena adducit, v. g. motum tumultuosum animalium, qui aliquandiù persistit, decollatis eorum capitibus, fibrarum muscularium in animalibus defunctis, acribus et pungentibus liquoribus tactarum, contractionem, molitationem atque intorsionem intestinorum, adhuc calentium in abdomine recens aperto, e. q. s. r. Neque tamen intra musculorum systema naturalem hanc perceptionem adeo que irritabilitatem subsistere, sed longissimè patere, ita ut ossa et denique ipsos succos corporis humani irritabiles faciat. Gradus etiam facultatis hujus constituit, et irritabilitatem moderatam, nimis tardam, et nimis acutam habet; hanc *irrequietam* cognominat, quod fibras ad inquietudinem disponat, sive *prurientem* quod quasi ambiat et aucupetur movendi ansam. »

Ces idées de Glisson furent mises en oubli jusqu'à ce que les expériences de Haller sur l'irritabilité eurent donné l'éveil au monde médical, vers le milieu du dernier siècle.

Voici les titres des ouvrages de Glisson.

Tractatus de Rachitide, seu morbo puerili, Rikets dicto. Londres, 1650, in-8; *ibid.*, 1660, in-12; Leyde, 1672, in-8; Lahaye, 1682, in-12. *Huic postremæ editioni continuè observationes subtexuit Georgius Bate et Ahasverus Regemorterus.*

Anatomia hepatis, cui præmittuntur quædam ad rem anatomicam universè spectantia, et ad calcem operis subjiciuntur, nonnulla de lymphæ ductibus nuper repertis. Londres, 1654, in-8; Amsterdam, 1659, in-12; *ib.*, 1665, in-12; Lahaye, 1681, in-12.

Tractatus de naturâ substantiæ energeticâ, seu, de vitâ naturæ, ejusque tribus primis facultatibus : I. *perceptivâ ;* II. *appetitivâ ;* III. *motivâ, naturalibus,* etc. Londres, 1672, in-4.

Tractatus de ventriculo et intestinis ; cui præmittitur alius de partibus continentibus in genere ; et in specie, de iis abdominis. Londres, 1677, in-4; Amsterdam, 1677, in-12.

Les œuvres de Glisson ont été réunies, à l'exception du traité *De naturâ substantiæ,* etc.

Opera omnia medico-anatomica. Leyde, 1691, in-12, 3 vol.; *ibid.,* 1711.

(Hutchinson, *Med. biogr.*—*Lindenius renovatus.*—Haller.—Weber, *de init. ac progress. Doctrin. irritab.*)

GMELIN (Jean-Frédéric), docteur en philosophie et en médecine, professeur de médecine et de chimie à l'Université de Gottingue, conseiller du roi de la Grande-Bretagne et du duc de Brunswick Lunebourg, mourut à Gottingue le 1er novembre 1804, dans sa cinquante-sixième année. Il était né à Tubingue le 8 août 1748, s'était livré très jeune à l'étude des sciences naturelles et médicales; avait voyagé trois ans en Hollande, en Angleterre et en Autriche, avait fait à Tubingue des leçons d'histoire naturelle et de botanique, avait été nommé en 1775 professeur ordinaire de philosophie et extraordinaire de médecine à l'Université de Gottingue, y était devenu professeur ordinaire de médecine en 1780; et s'était fait un nom célèbre par ses écrits sur l'histoire naturelle, la physique, la chimie, la matière médicale, la pharmacie, et la technologie. Parmi tant de travaux, son histoire de la chimie est son plus beau titre de gloire.

Rede über die Frage : warum schöpft der Mensch Athem ? Tubingue, 1767, in-4.

Irritabilitas vegetabilium in singulis plantarum partibus explorata, ulterioribusque experimentis confirmata. Tubingue, 1768, in-4.

Enumeratio stirpium agro Tubin-

gensi indigenarum. Tubingue, 1773, in-8, 334, pp., préf. ind. — Ouvrage fort estimable sous le rapport botanique, et auquel l'auteur a donné de l'intérêt en indiquant les usages médicaux ou économiques des plantes qu'il décrit.

Dissertatio an adstringentia et roborantia stricté sic dicta ferreo principio suam debeant efficaciam ? Tubingue, 1773, in-4.

Abhandlung von den giftigen Gewæchsen, so in Teutschland wild wachsen. Ulm, 1775, in-8.

Programma de alcalinibus et præcipitationibus chemicis ope eorum factis. Gottingue, 1775, in-4, 3 feuilles et demie. — Discours inaugural pour la prise de possession de la chaire de médecine.

Von dem Einfluss der Naturgeschichte in die Haushaltungskunst, dans le Magasin fuer Aertzte de Baldinger, 1775. — *Von den Gewæchsen deren knollichte Wurzeln gespeiset werden; ibid. — Abhandlung von denienigen Rinden, welche die Stellen der Fieberrinde vertreten Kœnnen; ibid. — Versuche über eine bessere Art das Spiesglasöl zu machen; ibid.*

Onomatologia botanica completa; oder vollstandiges botanisches Wörterbuch, nach der Lehrart des Ritters von Linné abgefast. Francfort et Leipzig (Nuremberg), 1771 - 77, in-8, 9 parties. — *Lateinisches und Teutsches Register über alle 9 Theile der onomatologie botanicæ.* Nuremberg, 1778. — Gmelin est seul auteur des 8 dernières parties, il a eu quelques collaborateurs pour la première.

Allgemeine Geschichte der Gifte, 1 *Theil.* Leipzig, 1776, in-8, 590 pp. 2 *Theil: allgemeine Geschichte des Pflanzengifte.* Nuremberg, 1777, in-8,

560 pp. 3 *Theile, nebst Register über alle 3 Theile.* Nuremberg, 1777, in-8, 316 pp. 2ᵉ éd. Gottingue, 1801. — Cette toxicologie a été long-temps la meilleure et la plus complète que l'on possédât.

Abhandlung von den Arten des Unkrauts und von dessen Benutzung, nebst einer Zugabe von Ausrottung desselben. Lubeck, 1779, in-8.

Einleitung in die Chemie, zum Gebrauch der Universitæten. Nuremberg, 1780, in-8.

Einleitung in die Mineralogie zum Gebrauch akademischer Vorlesungen. Nuremberg, 1780, in-8. — Pour classer les minéraux, Gmelin considère à la fois les caractères extérieurs et la constitution chimique de ces corps.

Einleitung in die Pharmacie. Nuremberg, 1781, in-8.

Ueber die neuern Entdeckungen in der Lehre von des Luft und deren Anwendung auf Arzneykunst. In Briefen an einen Arzt. Berlin, 1784, in-8.

Grundsætze der technischen Chemie. Halle, 1786, in-8; 2ᵉ éd. Gottingue, 1795-96, in-8, 2 vol.

Chemische Grundsætze der Probir- und Schmelzkunst. Halle, 1786, in-8.

Abhandlung über Wurmtrocknis. Leipzig, 1787, in-8. — *Anhang dazu, bestehend in Aktenstücker, die Trockniss am Harze betreffend, und Auszügen aus derselbigen. Ibid.* 1787, in-8.

Grundriss der allgemeinen Chemie, zum Gebrauch bey Vorlesungen. Gottingue, 1789, in-8; 2 vol.; 2ᵉ édit, 1804.

Grundriss der Mineralogie. Gottingue, 1790, in-8, 589 pp.

Grundriss der Pharmacie, zum Ge-

brauche bey seinen Vorlesungen. Gottingue, 1792, in-8.

Gœttingisches Journal der Naturwissenschaften. 1-4 Heft. Gottingue, 1797-98, in-8, fig.

Geschichte der Chemie. Gottingue, 1797-99, in-8, 3 vol.

·*Progr. Beytrag zu den Nachrichten von dem ersten Ursprung der pneumatischen Chemie.* Gottingue, 1798, in-8.

Programma de aeris vitiosi exploratione. Gottingue, 1794, in-4.

Apparatus medicaminum tam simplicium quam compositorum in praxeos adjumentum consideratus. P. II. *Regnum minerale complectens.* Gottingue, 1795-96, in-8, 2 vol. — Complément de l'*apparatus* de Murray.

Eine chemische Untersuchung des geheimen Mittels vor, welches ein wienerscher Arz, Bœr, als ein specifisches Mittel im Kindbettfieber empfiehlt. In der Versammlung der kœnigl. Geselschafft der Wissenschaften zu Gœttingen. 1793.

Gmelin a inséré une multitude d'articles dans les *Annales chimiques* de Crell, dans les *Mémoires de la Société de Gottingue,* et dans divers journaux. On lui doit la 13ᵉ édition du *Systema· naturæ* de Linné, édition très-augmentée, faite avec beaucoup de travail mais sans critique. Les 5ᵉ 6ᵉ et 7ᵉ éditions de la *Materia medica* de Lœseke, la 3ᵉ et la 4ᵉ des *Anfangsgründe der Naturgeschichte* d'Erxleben, et diverses traductions du français, de l'anglais et de l'italien.

(Meusel. — *Der Biograph*).

GOCKEL (Eberhard), l'un des promoteurs du système iatrochymique en Allemagne, naquit à Ulm en 1636, de Balthazar Gockel, prédicateur de l'évangile. Il devint médecin pensionné de la ville de Giengen, puis de celle de Ulm, médecin du duc de Wurtemberg, et passait pour un praticien fort habile. L'Académie des curieux de la nature le compta au nombre de ses membres sous le nom d'Alector. Il mit au jour.

Fidus Achates, oder Frauen und Kinderbüchlein. Ulm, 1665, in-8.

Politisch-historisch und medicinische Betrachtung des Zorns, und deren daraus entschenden Krankheiten. Halle, 1668, in-8.

Epitome theoriæ practicæ de odontalgiá, oder Bericht von dem Zahnweh. Nordlingen, 1668, in-8.

Enchiridion medico practicum de peste, atque ejus origine, causis et signis prognosticis, quin etiam præservationis ac curationis modo et antidotis; partim ex probatissimorum medicorum; utpote Josephi Quercetani, Gregorii Hostii, Raymundi Mündereri, Athanasii Kircheri, aliorumque scriptis; partim ex autopsiá, et practicis observationibus Dn. parentis concinnatum, cui annexus est libellus de venenis. Augsbourg, 1669, in-8.

Von den wuetenden Hundesbissen. Augsbourg, 1679, in-8.

Consiliorum et observationum medicinalium decades VI. Collectæ et per experientiam comprobatæ. Augsbourg, 1682, in-8.

Beschreibung des durch das Silber

glett versüssten Sauern Weins, und der davon entstandenen neuen, vormahls unerhœrten Weinkrankheit. Ulm, 1697, in-8.

Kurze und Curiœse Beschreibung des Gockelhans und der so genannten Hahnen-öder Basiliken Eyes. Ulm, 1697, in-8.

Der Eyerlegende Hahn, Ulm, 1697, in-8.

Polyhistoricus magico - curiosus. Frahcfort, 1699, in-8.

Bericht von dem Beschreyen und Verzaubern, auch denen daraus entstandenen Krankheiten. Leipzig, 1699, in-8; Francfort et Leipzig, 1717, in-8.

Gallicinium medico-practicum, sive consiliorum, observationum et curationum medicinalium novarum centuriœ duœ cum dimidiâ, in quibus omnibus non solum varii singulares casus enumerantur, sed etiam per causas, rationes, et principia tam antiquorum quam neotericorum medicorum dilucidè pertractantur ac resolvuntur; atque selectioribus per 44 annos propria experientiâ comprobatis remediis illustrantur, etc. Ulm, 1700, in-4 ; ib., 1722, in-4.

Il y a dans les *Éphémérides des curieux de la nature* un grand nombre d'observations d'Eber. Gockel. Manget en a donné la liste, et en a inséré plusieurs dans sa *Bibliotheca script. med.*

(Linden. — Manget. — Kestner. — Jœcher. — Conradi, *Catal. biblioth.* Halding.)

GOCLENIUS (Rodolphe) né à Wittemberg en 1572 de Roldophe. Goclenius, poète et professeur de philosophie, avec lequel on l'a souvent confondu, étudia la médecine à Marbourg, et fut reçu docteur en 1601. En 1608 il fut nommé professeur de physique, et, en 1612, de mathématiques, dans cette Université. Il mourut en 1621, ayant publié un grand nombre d'ouvrages. Partisan des rêveries de l'uranoscopie, de la chiroscopie, de la métoposcopie, de la physiognomantie et de la chiromantie, il se signale aussi par son enthousiasme pour la médecine sympathique. Malgré tant de folies il se trouve un ouvrage parmi tous ceux qu'il a faits, qui prouve qu'il était bon observateur, et c'est en considération de celui-là, que nous devons accorder dans ce dictionnaire une place à l'auteur.

Psychologia, hoc est de hominis perfectione, animâ et imprimis ortu hujus, commentationes ac disputationes quorumdam clarissimorum virorum, correctœ et auctœ. Marbourg, 1597, in-8.

Physiologia crepitus ventris, et risûs, cum ritu depositionis scholasticœ, etc., etc. Francfort, 1607, in-8.

De pestis febrisque pestilentialis causis, subjecto, differentiis, et signis liber. Marbourg, 1607, in-8.

De vitâ prorogandâ tractatus. Francfort, 1608, in-8; Mayence, 1608, in-8.

Uranoscopia. II Chiroscopia. III Metoposcopia. IV Ophthalmoscopia. Francfort, 1608, in-12.

Tractatus de magneticâ curatione vulneris citrà ullam et superstitionem et dolorem et remedii applicationem, orationis formâ conscriptus, a priori tum ob rerum et causarum, tum exemplorum etiam augmentum longe diversus. Accesserunt etiam antiquissimorum sophorum, *Rhagœlis, Thetclis, Chaelis, Salomonis* et *Hermetis periapta et signaturæ, quibus, quousque et quantum sit habenda fides, simul indicatur.* Marbourg, 1608, in-8, 1609, in-12, 1613, in-12, *accessit in fine oratio de Luxuriosis et portentosis, etc., etc. Recus. in theatro sympathetico, etc.* Nuremberg, 1662, in-4. — Le titre qu'on vient de lire prouve qu'il existe une édition antérieure à celle de 1608. Les bibliographes ne l'indiquent point.

Enchiridion remediorum facile parabilium olim per Q. Apollinarem vernaculâ linguâ conscriptum, nunc e germanico in latinum sermonem versum. Francfort, 1610, in-8.

Loimographia. In quâ graves quædam arduæque quæstiones, medicorum quorumdam ignorantiam et errorum in curandâ peste detegentes explicantur: symptomata omnia, quæ peste laborantes inquietare solent, enumerantur; contagionis quoque natura et causæ eruuntur; et quid in specie in peste Marpurgensi anno 1611 evenerit, passim inseritur. Francfort, 1613, in-8. — L'auteur, dit un excellent juge en ces matières, M. Desgenettes, traite avec sagesse plusieurs points intéressans de la doctrine de la contagion, considérée en général. Il expose, comme un témoin fidèle, les caractères, la marche et la terminaison heureuse ou fatale de la peste. Il indique aussi fort judicieusement l'emploi des moyens énergiques et efficaces, tels que les vésicatoires. En voyant que Goclenius possédait les talens d'un bon observateur, on ne peut s'empêcher de regretter qu'il se soit si souvent livré aux écarts d'une imagination déréglée.

Synarthrosis magnetica, opposita infaustæ anatomiæ Johannis Roberti, jesuitæ, pro defensione Tractatus de magneticâ vulnerum curatione. Marbourg, 1617, in-8, et dans le *Theatrum sympatheticum.* — Roberti ayant publié une nouvelle réfutation de Goclenius, celui-ci répliqua par l'écrit suivant :

Morosophia Roberti, jesuitæ, in refutatione Synarthroseos Goclenianæ. Francfort, 1619. — La dispute n'en resta pas là.

Acroteleution astrologicum. Marbourg, 1618, in-4.

Assertio medicinæ universalis, adversus universalem vulgo jactatam. Francfort, 1620, in-4.

Tractatus physicus et medicus de sanorum diæta; seu de septem rebus non naturalibus. aere: cibo et potu; sumno et vigiliâ: motu et quiete: perturbationibus: excretis et retentis: cum appendicœ præcipuorum corporis humani morborum et symptomatum. Adjunctâ methodo generali, et compendiariâ, etc. Alph. Bertolii, et *Jo. Cratonis de Krafftheim,* etc. Francfort, 1621, in-8.

Chiromantica et physiognomica specialis cum experimentis memorabilibus. Marbourg, 1621, in-8; Hambourg, 1661, in-8.

Mirabilium naturæ, liber, concordantias et repugnantias rerum in plantis, animalibus, animaliumque morbis et partibus manifestans, adjecta est in fine brevis et nova defensio magneticæ curationis vulnerum ex solidis

principiis. Francfort, 1625, in-8, *ibid.*
1643, in-8.

(*Lindenius renovatus.* — Manget.
— Haller. — Desgenettes.)

GODARD (GUILLAUME-LAMBERT), docteur en médecine à Verviers, membre des académies de Dijon et de Bruxelles, a écrit quelques mémoires académiques qui ont été couronnés, et un assez grand nombre de petits articles insérés dans le journal de médecine. Il vécut dans la seconde moitié du dix-huitième siècle. Quoique beaucoup vantés à l'époque de leur apparition, les ouvrages de Godard n'ont qu'une valeur fort médiocre. Les vaines explications et les théories ridicules y tiennent plus de place que les faits.

La physique de l'âme humaine. Berlin, 1755, 2 vol. in-8. — Quoique cet ouvrage soit attribué par divers biographes au médecin Godard, nous doutons qu'il soit de Guillaume Lambert.

Observation sur une fièvre urticaire ou érisypélateuse de la rare espèce. Journal de méd. chir. et pharm. 1759, tom. X, p. 316-19.

Marque singulière de la grossesse du sexe. Journ. de méd. chir. et pharm. 1759, tom. XI, p. 529-532.

Obs. sur une excroissance à la racine de la langue, extirpée par la ligature. Journal de méd. chir. et pharm. 1760, tom. XIII, p. 66-67.

Histoire d'une plaie accompagnée de différens symptômes. Journal de méd. chir. et pharm. 1760, tom. XIII, p. 250-264.

Guérison d'une épilepsie, qui rendait les yeux microscopiques. — Journ. de méd. chir. et pharm. 1760, tom. XIII, p. 393-408.

Histoire d'une fièvre continue qui dégénéra en intermittente anomale. Journal de méd., chir. et pharm. 1761, tom. XIV, p. 203-211.

Mort subite causée par le trop d'embonpoint. Journ. de méd., chir. et pharm. 1761, tom. XIV, p. 401-410.

Hydropisie guérie par une attaque d'apoplexie. Journal de méd., chir. et pharm. 1761, tom. XIV, p. 499-503.

Observation sur une fièvre cachectique. Journal de méd., chir. et pharm. 1763, tom. XVIII, p. 324-329.

Dissert. sur la nature, la manière d'agir, les espèces et les usages des antispasmodiques proprement dits, qui a remporté le prix de l'Académie de Dijon en 1764. Dijon, 1765, in-4.

Dissertation sur la vertu des noix de galle prises intérieurement. Journ. de méd. chir. et pharm. 1778, tom. XLIX, p. 242-266 et 367-372.

Dissert. sur les antiseptiques, qui obtenu l'accessit de la même académie, impr. dans les dissert. sur les antiseptiques. Dijon, 1769, gr. in-8.

GOEDEN (HANS-ADOLPHE), né le 14 mai 1785, pratiqua successivement l'art de guérir à Bunzlau, puis à Gumbinnen en Lithuanie, à Loevemberg en Silésie, enfin à Friedland, dans le Mecklembourg

Strelitz, où il mourut le 14 novembre 1826. Ses ouvrages, écrits dans le goût de la *Philosophie de la nature*, et d'après des principes qui lui sont propres, paraissent avoir obtenu quelque faveur en Allemagne. On les aurait accueillis moins favorablement en France.

Andeutung der Idee des Lebens. Berlin (1808), in-8.

Ein Fragment zum System der Krankheiten des Menschen. Berlin, 1806, in-8, VI-23 pp. — La classification des maladies de Gœden est une sorte d'amalgame de celles de Brown avec celle de la philosophie de la nature.

Theorie der Entzündung, ein nosologisches Fragment, als Ankündigung seines Werks über den Typhus. Berlin, 1811, in-8, 50 pp.

Ueber die Natur und Behandlung des Typhus. Ein Versuch in wissenschaftlich erfahrnem Sinne. Herausgegeben und mit einer Vorrede versehen von D' Ernst Horn. Berlin, 1811, in-8, 358 pp. — On trouve dans les *Annales médicales d'Altenbourg* (1813), un extrait, au moyen duquel on peut prendre une connaissance suffisante de ces deux ouvrages.

Bemerkungen über die Natur und Behandlung der Gicht. In Horn's Archiv für med. Erfahrung. 1811, tom. II.

Bemerkungen über die febris nervosa epigastrica. In Horn's Archiv. 1812, tom. I.

Bemerkungen über das gastrische Fieber. In Horn's Archiv. 1812, tom. II.

Betrachtungen über das Wesen des Bœsartigkeit im Fieber. In Horn's Archiv. 1814, p. 273.

Die Geschichte des ansteckenden Typhus, in vier Büchern, erster Band, erstes Buch. Das Wissenschaftliche. Breslau, 1816, in-8, 40-375 pp. — Ouvrage très-systématique. Le typhus est une affection inflammatoire de l'élément nerveux des tégumens; il a trois stades, où il revêt trois natures dans son cours: état catarrhal, état inflammatoire, état nerveux. Il est de trois espèces, selon les organes dans le domaine desquels le mal prend son principe: typhus encéphalique, typhus hépatique, typhus gastro-ictérique. L'ouvrage de Gœden n'a pas été achevé.

Von der Arzneikraft der Phosphorsæure gegen den ansteckenden Typhus. Berlin, 1815, in-8. — Ouvrage écrit dans le même esprit que le précédent; dont il forme, sous quelques rapports, le complément.

Von dem Wesen der Medizin, eine Einladungsschrift zu seinen Vorlesungen, etc. Berlin, 1812, in-4, 24 pp. — La médecine des *Philosophes de la nature* est quelque chose de si obscur, que ceux qui ne sont pas *philosophes de la nature* n'y comprennent rien.

Von der Bedeutung und Heilmethode der Wasserscheu. Breslau, 1816, in-8, XVI-301 pp. — A part les hypothèses de la philosophie de la nature, il y a dans cet ouvrage à peu près tout ce qu'on peut désirer de trouver dans un traité sur l'hydrophobie. Pour noter une idée propre à l'auteur, nous dirons qu'il divise les principes de contagion en cosmiques, telluriques et organiques; et que le virus rabien est de cette dernière classe.

Von dem Wesen und Heilmethode der Scharlach-Fiebers. Berlin, 1822, in-8.

Von dem Delirium tremens. Berlin, 1826, in-8, VI - 182 pp. — L'auteur annonce que son ouvrage a une tendance toute pratique. Description soignée de la maladie; Gœden lui donne pour siège le plexus solaire; point d'autopsies; l'opium tient la première place dans le traitement.

Thomas Sydenham ; über seine Bedeutung in der Heilhunst. Berlin, 1827, in-8, IV-68 pp.

GOELICKE (André-Ottomar), né à Nicubourg, sur la Saal, dans la principauté d'Anhalt, fit ses premières études au gymnase de Zerbst; il fut deux ans à Berlin, instituteur des enfans de Krug von Nidda, premier médecin du duc de Brandebourg. Il sortit de cette maison pour aller à Francfort-sur-l'Oder, où il étudia la médecine pendant quatre années. Ce fut à Halle qu'il se fit recevoir docteur; après quoi il passa en Hollande. Il y séjourna un an, soit à Leyde, soit à Amsterdam, revint en Allemagne, pratiqua l'art de guérir à Zerbst, fut nommé professeur extraordinaire de médecine en 1709, puis suppléant du professeur ordinaire à l'Université de Halle, obtint la chaire ordinaire de médecine de la Faculté de Duisbourg, en 1718, et passa enfin à celle de Francfort-sur-l'Oder, qu'il occupa jusqu'à sa mort. Ce fut le 12 juin 1744, que Gœlicke cessa de vivre; il était dans sa soixante-quatorzième année. Sa longue carrière académique fut remplie par des travaux assez nombreux, parmi lesquels les plus étendus, sinon les meilleurs, sont ceux relatifs à l'histoire littéraire des diverses branches de la médecine.

Dissertatio de temperamentorum naturâ ac diathesi. Halle, 1705, in-4.

Epistola in quâ refutatur præjudicium medicos omnes romanos olim abjectæ conditionis et servos fuisse. Leipzig, 1705, in-4.

Gœlicke s'efforce d'établir, et cette opinion ne saurait plus être contestée, que les médecins n'étaient pas tous à Rome de la condition des esclaves; que, parmi les Grecs qui firent tant de bruit dans cette ville, plusieurs étaient des hommes libres.

Dissertatio quâ ostenditur partum octimestrem vitalem esse et legitimum. Halle, 1708, in-4. — Cette thèse, comme la plupart de celles de Gœlicke qui sont relatives à la médecine légale, offre quelque intérêt.

Dissertatio de damnis purgantium in diathesi phthisico-hydropica. Leipzig, 1708, in-4.

Oratio de mutilo medicinæ corpore resarciendo per chirurg. et pharmaciam postliminio revocandas. Halle, 1709, in-4.

Dissertatio de revellentibus ac derivantibus veterum, eorumque rationali explicatione. Halle, 1709, in-4.

De requisitis medicinæ professoris. Halle, 1709, in-4.

Novum artificium curandi procidentium uteri veram. Halle, 1710, in-4.—L'auteur recommande une machine élastique en forme de pessaire, composée de fils de fer ronlés en spirale.

De veritate practica diversionis veterum per revellentia et derivantia, earumque operandi ratione mechanica. Halle, 1712, in-4.

Historia anatomiæ nova æquè et antiqua, seu conspectus plerumque, si non omnium, tam veterum, quam recentiorum, qui a primis artis medicæ originibus usque ad præsentia nostra tempora anatomiam operibus suis illustrarunt. Halle, 1813, in-8; Francfort-sur-l'Oder, 1738, in-4. — Il n'est point vrai qu'Eidous ait traduit cet ouvrage, comme on le dit dans la *Biographie médicale*, d'après le dictionnaire d'Eloy. Tout mauvais que soit cet ouvrage, il a été copié, ainsi que le suivant, par Portal et par d'autres.

Historia chirurgiæ antiqua. Halle, 1713, in-8. *recentior, ibid.*

De optimâ lithotomiam administrandi ratione. Halle, 1713, in-4. — L'auteur se prononce en faveur du grand appareil.

Hippocrates ab atheismi crimine, nuper ipsi imputato, absolvitur. Halle, 1713, in-4. — Cet opuscule est dirigé contre Nicolas-Heuri Gundlling, qui y répliqua.

De medico cathedrali et clinico diversâque utriusque curandi ratione. Francfort-sur-l'Oder, 1715, in-4.

De sapientissimâ lege Atheniensium, quâ solemniter sanciverunt neque fæmina nevè servus medicinam disceret. Halle, 1717, in-4.

De frequentiâ ægrotandi in sexu sequiori præ virili. Francfort-sur-l'Oder, 1717, in-4.

Historia medicinæ universalis, quâ celebriorum quorumcumque medicorum qui à primis artis natalibus ad nostra usque tempora inclaruerunt, accuratè pertractantur. Halle, périodes I, II, 1717, III, IV, 1718; V, 1719; VI, 1720, 3 vol. in-8.—Cette histoire, dont la continuation fut peut-être empêchée par les critiques dont elle fut l'objet, finit à l'époque de l'établissement de l'école d'Alexandrie. Il y a bien des erreurs, et surtout une foule d'inutilités; mais si on la lit avec précaution, on peut y trouver quelques articles intéressans.

Specimina II medicinæ forensis de muliere quæ peperit undecimo mense. Francfort-sur-l'Oder, 1719, in-4.

Dissertatio de colicâ spasmodicâ. Francfort-sur-l'Oder, 1719, in-4.

Specimen quintum medicinæ forensis ad art. XXXV, const. crimin. carol. V et I Digest. lib. XXV, tit. IV, de inspiciendo ventre. Francfort-sur-l'Oder, 1721, in-4.

Dissertatio de dysenteria corruptâ cum salute ægri integrum restituendâ. Francfort-sur-l'Oder, 1721, in-4.

Dissertatio de hæmorrhoïdibus turbatis suo ordine restituendis. Francfort-sur-l'Oder, 1723, in-4.

Introductio in historiam litterariam scriptorum qui medicinam forensem commentariis suis illustrarunt. Francfort-sur-l'Oder, 1723, in-4; Francfort-sur-l'Oder, 1735, in-4. — Cette histoire littéraire a été long-temps la seule histoire spéciale que l'on eût sur la médecine légale.

Dissertatio de trichosi. Francfort-sur-l'Oder, 1724, in-4.

Dissertatio de usu et abusu phlebotomiæ in variolis. Francfort-sur-l'Oder, 1725, in-4.

Spiritus animalis ex foro medico relegatus. Francfort-sur-l'Oder, 1725, in-4. — Recueil de trois dissertations dans lesquelles Gœlicke combat l'hypothèse du fluide nerveux, et considère les nerfs comme des cordes tendues et vibrantes. Cet opuscule fut attaqué vivement par Jean-Philippe Burggrav.

Dissert. de sedimento urinarum. Francfort-sur-l'Oder, 1727, in-4.

Dissert. de impostura corticis peruviani. Francfort-sur-l'Oder, 1727, in-4.

Dissert. de epilepsiæ consensualis singularis specie. Francfort-sur-l'Oder, 1727, in-4.

Dissert. de cardialgiâ syncopticâ. Francfort-sur-l'Oder, 1728, in-4.

Dissert. de corticis chinæchinæ usu noxio licet recto in febribus. Francfort-sur-l'Oder, 1729, in-4.

Dissert. de apoplexia. Francfort-sur-l'Oder, 1729, in-4.

Dissert. de usu et abusu phlebotomiæ circâ æquinoctia. Francfort-sur-l'Oder, 1730, in-4.

Dissert. de lue contagiosâ bovillum pecus nunc depopulante. Francfort-sur-l'Oder, 1730, in-4.

Dissertatio de pulmonum infantis natatu vel subsidentiâ infallibili indicio eum vel vivum vel mortuum esse natum. Francfort-sur-l'Oder, 1730, in-4.

Spiritus animalis inerens exul justarumque imputationum plenissimè convictus. Francfort-sur-l'Oder, 1731, in-4.

Dissert. de empyemate. Francfort-sur-l'Oder, 1732, in-4.

Dissert. de dissociâ. Francfort-sur-l'Oder, 1732, in-4.

Observationes aliquot practicæ circà febrem vesicularem. Francfort-sur-l'Oder, 1732, in-4.

Dissert. de laude febris falsò suspectâ. Francfort-sur-l'Oder, 1733, in-4.

Dissert. de maturatione humorum in morbis. Francfort-sur-l'Oder, 1733, in-4.

Dissertatio de tendinum adfectibus. Francfort-sur-l'Oder, 1734, in-4.

Dissert. de officio medici circà superstitionem ægrotorum. Francfort-sur-l'Oder, 1734, in-4.

Dissert. de morbo ructuoso Hippocratis. Francfort-sur l'Oder, 1734, in-4.

Dissert. de emeticorum usu et abusu in praxi medicâ. Francfort-sur-l'Oder, 1734, in-4.

Dissert. de ossium structurâ et usu. Francfort-sur-l'Oder, 1735, in-4.

Dissert. de chirurgiæ cum medicinâ conjunctione. Francfort-sur-l'Oder, 1735, in-4.

Dissert. de ileo et herniâ. Francfort-sur-l'Oder, 1735, in-4.

Introductio in historiam litterariam scriptorum qui institutiones medicinæ, seu partem ejus, scriptis suis illustrant cordi habuerunt. Francfort-sur-l'Oder, 1735, in-4.

Institutiones medicinæ secundum principia mechanico-organica reformatæ. Francfort-sur-l'Oder, 1735, in-4.

Dissert. de singularibus hepatis humani in statu naturali et præternaturali. Francfort-sur-l'Oder, 1736, in-4.

Dissert. de meninge arachnoide cerebri. Francfort-sur-l'Oder, 1738, in-4.

Dissert. de cacochymiâ plethorâ pedissequâ. Francfort-sur-l'Oder, 1738, in-4.

Dissert. de febre lacteâ. Francfort-sur-l'Oder, 1738, in-4.

Dissert. de fibræ texturâ, usu et affectionibus, tam secundum quam præter naturam. Francfort-sur-l'Oder, 1738, in-4.

Dissert. de ingressu aëris in sanguinem sub respiratione, etc. Francfort-sur-l'Oder, 1739, in-4.

Dissert. de membranæ texturâ, usu et affectionibus tam secundum quam præter naturam. Francfort-sur-l'Oder, 1739, in-4.

Dissertatio de musculorum texturâ, usu et affectionibus, tam secundum, quam præter naturam. Francfort-sur-l'Oder, 1739, in-4.

Dissert. de onoporto carcinomatis everrunco. Francfort-sur-l'Oder, 1739, in-4.

Dissert. de genuino corporis organici motore. Francfort-sur-l'Oder, 1740, in-4.

Brevis et succincta historia medica de herniâ femorali. Francfort-sur-l'Oder, 1740, in-4.

Dissertatio de purpurâ albâ confluente. Francfort-sur-l'Oder, 1740, in-4.

Dissert. de studio mathematico cum medicinâ conjungendo. Francfort-sur-l'Oder, 1740, in-4.

Dissertatio de febre catarrhali petechizante nunc epidemicè grassante. Francfort sur l'Oder, 1741, in-4.

Dissert. de verâ methodo curandi hæmorrhagias spontaneas. Francfort-sur-l'Oder, 1741, in-4.

Utrum homo sit machinâ hydraulica pneumatica, necnè. Francfort-sur-l'Oder, 1741, in-4.

Dissert. de mesenterii adfectibus. Francfort sur-l'Oder, 1742, in-4.

Dissertatio de consensu et dissensu mechanicorum et organicorum, modoque illos conciliandi. Francfort-sur-l'Oder, 1742, in-4.

An in medico practico fortuna requiratur. Francfort-sur-l'Oder, 1743, in-4.

Gœlicke commença, en 1736, la publication d'un journal intitulé :

Selecta medica franco-furtensia anatomen practicam, chirurgiam, materiam medicam, universamque medicinam illustrantia. in-8, parties.

(Adelung.—Haller.—Hefter.)

GOERCKE (JEAN) docteur en médecine et en chirurgie, médecin de l'état-major général du roi de Prusse, chef du service de santé des armées, conseiller médecin en chef intime et membre de la section de la police de santé au ministère de l'intérieur, directeur de l'Institut médico-chirurgical Frédéric Guillaume, second directeur de l'Académie médico-chirurgicale militaire, chevalier de divers ordres de Prusse, d'Autriche et de Russie, officier de la Légion-d'Honneur, membre de l'Académie Joséphine médico-chirurgicale de Vienne, membre honoraire de l'Académie des curieux de la nature, de la société médico-chirurgicale de Westphalie, de l'Académie de chirurgie de Copenhague, correspondant de la société de la faculté de médecine de Paris, et de la société médicale d'émulation de la même ville, etc.

Gœrcke naquit le 3 mai 1750 à Dorffen, d'un prédicateur de l'é-
vangile. Il perdit son père à l'âge de 8 ans; sa mère donna tous ses
soins à son éducation, et l'envoya à l'école d'Angerbourg à 10 ans, et
plus tard à celle de Sensbourg. Le frère de sa mère, Apfelbaum,
chirurgien militaire, l'appela près de lui à Tilsit, à l'âge de treize
ans, lui fit continuer ses études littéraires et lui donna les premiers
principes de la chirurgie. La mort lui enleva ce protecteur, mais sa
bonne étoile le conduisit à Kœnigsberg, ou Gerlach, chirurgien
général d'armée depuis cette époque, le prit chez lui et le traita
comme son fils. Chirurgien d'une compagnie depuis le 1ᵉʳ octobre
1767, Gœrcke suivit avec exactitude les cours de l'Université. En décembre 1774, il obtint une place de chirurgien d'une compagnie,
dans le régiment du prince royal à Postdam. En 1776, grace à l'a-
mitié généreuse du général Winming il put faire un voyage, dans
lequel il parcourut le Hartz, il visita Gottingue, où il connut Richter, Murray, Wrisberg, Blumenbach, Baldinger, etc., et Dessau,
où il lia connaissance avec Basedow et Wolcke. Il revint à Postdam,
où il mit l'hiver à profit pour ses études. L'été suivant il visita
Halle et L   zig. Le 24 mars 1778, Gœrcke fut nommé chirurgien
de la con   ·   .es du corps de Frédéric II, dans la garde
royale. Su la .   .andation de Théden, le roi Frédéric Guillaume II lui fit compter cent frédérichs d'or pour un voyage scientifique qu'il entreprit le 5 novembre 1787. Il visita Vienne, Prague,
revint à Vienne où il séjourna sept mois, partit pour l'Italie avec de
nombreuses recommandations de Brambilla, visita Venise, Padoue,
Vicence, Vérone, Mantoue, Modène, Bologne, Florence, Sienne,
Rome, Naples, et toutes les villes où se trouvaient quelques établissemens qu'il eut intérêt à connaître. De Naples il vint à Livourne,
à Pise, à Gênes, puis à Pavie, à Milan, à Turin, à Genève, à Lyon,
et à Paris, où il fut l'élève particulier de Desault. Il reçut dans cette
ville, en 1788, le brevet de chirurgien de régiment. Avant de rentrer
dans sa patrie, il alla visiter Londres et Edimbourg. Il apprit à Londres sa nomination à la place de suppléant de Théden. Et il revint
par Delft, La Haye, Leyde, Harlem et Amsterdam, à Berlin. Au mois
de mars 1790, Gœrcke remplaça Théden comme chirugien de l'ar-
tillerie, dans l'armée de Silesie, et prit une grande part à la direction des hôpitaux; il fut de retour le 27 juin de la même année.
Deux ans plus tard, il fut nommé chirurgien général et co-directeur
du service de santé des hôpiaux militaires prussiens en France.
Les services qu'il rendit, fixèrent de plus en plus sur lui les faveurs

du gouvernement, et la mort de Théden le porta au poste le plus élevé dans la hiérachie médicale militaire.

Les réformes utiles qu'il introduisit dans le service de santé des armées, les services personnels qu'il rendit à son pays, lui valurent la réputation la plus brillante et la plus honorable. Ses titres à la reconnaissance de son pays sont exposés avec détail dans un écrit publié pour célébrer le jubilé de la cinquantième année de ses services, dont nous donnerons l'indication. C'est là qu'il faut chercher sur le compte de Gœrcke, des détails qui ne sauraient trouver place dans ce Dictionnaire. Tout ce que nous ajouterons c'est que Gœrcke mourut à Sans-Souci le 3o juin 1822. Il n'a publié que les deux opuscules suivans:

Neue Etat für die Feldlazarethe. 179G.

Kurze Beschreibung der bei der Königlich Preussichen Armee stattfindenden Kranken-und Transportmittel für der auf dem Schlachtfelde schwer Penvundeten. Mit vier Kupfertafeln. Berlin, 1814, in-8, 32 pp., 4 pl.

(Berstein. — *Med. chir. Annalen.* —*Johann Gœrcke's Leben und Wirken gerschildert bei gelegenheit seiner 5ojahrigen Dienstjubelfeier, an 16 october 1817, auf Weranstaltung der Königl. preuss. Militærærzte.* Berlin, in-8, 113 pp., avec le portrait de Gœrcke.)

GOERTZ (Jean-Frédéric), né à Tuckum le 17 février 1755, étudia d'abord la médecine à Mittau, puis à Berlin, et enfin à Gottingue, où il fut reçu docteur en 1783. Il s'en retourna presque aussitôt en Courlande, et s'établit à Mittau. Il y mourut le 17 mars 1808.

Ein Mittel gegen die Blutaäerknoten an den Fussen der Schwangern. In Richter, Chirurgische Bibliothek, t. VI, p. 541.

Dissertatio inaug. medico-chirurgica, in qua novum ad ligaturam polyporum uteri instrumentum proponit et describit. Gottingue, 1783, in-8, 53 pp., 1 pl. — Fort bonne dissertation contenant l'histoire pathologique des polypes utérins, la description et la critique des instrumens proposés pour leur ligature, le traitement que réclament ces maladies, enfin et surtout

la description d'un instrument nouveau. Richter, dont Goertz avait été le disciple, a donné un extrait de cette thèse, et la figure de l'instrument dans sa *Bibliothèque chirurgicale.*

Nutzen des Galvanismus bey Amaurosis und Thrænenfistel. In Hufeland's Journal der praktischen Heilkunde, tom. XVI, u° 4.

(Reck eund Napiersky, *Allgem. schrift. und Geleh. Lexikon, des Prov. Livland, Esthland und Kurland.* — Richter, *Chirur. Bibl.*)

GOETZ (François-Ignace), médecin connu par son zèle pour l'inoculation et sa haine pour la vaccine, naquit à Guebersweir près de Colmar, le 26 décembre 1728. Il jouissait de la réputation de grand praticien, et il avait surtout celle d'heureux inoculateur, quand il fut appelé, en 1780, pour inoculer la sœur de Louis XVI. Deux ans après, la cour de Turin réclama de lui le même office pour les princes et les princesses. La découverte de la vacine devait être vue d'un mauvais œil par un homme à qui l'opération qu'elle venait remplacer avait valu tant de succès et une clientelle si brillante; il ne dépendit pas de lui que la découverte de Jenner ne fût étouffée dès sa naissance. L'inoculation donnait alors le spectacle que donneront éternellement les opinions humaines : elle avait invoqué la tolérance, quand elle était faible et proscrite, elle devenait intolérante à son tour quand elle avait la force de son côté. Gœtz vécut assez pour voir le triomphe général et complet de la méthode préservative qu'il détestait; il mourut le 28 juin 1813.

Traité complet de la petite-vérole et de l'inoculation. Paris, 1790, in-12, avec le portrait de l'auteur.

De l'inutilité et des dangers de la vaccine, prouvés par les faits. Paris, an XI, in-8.

La vaccine combattue dans le pays où elle a pris naissance, ou Traduction de trois ouvrages anglais (de Rowley, Moseley et Squirrel), avec deux gravures coloriées. Paris, 1807, in-8. — Ces deux gravures représentent de hideuses difformités attribuées à la vaccine; la police en fit défendre la publication : la plupart des faits allégués dans ces ouvrages avaient été démentis à Londres, et les assertions réfutées long-temps avant que Gœtz les fit passer dans notre langue.

GOHL (Jean-Daniel), né à Berlin en 1675, étudia la médecine à Halle, y fut reçu docteur en 1698, revint s'établir dans sa ville natale, devint membre de la société royale et de l'Académie des Curieux de la nature, fut nommé en 1711, inspecteur des eaux minérales de Freyenwald, et, en 1721, médecin pensionné du cercle du haut Barnim. Il mourut en 1731, laissant plusieurs ouvrages manuscrits outre ceux qu'il avait publiés; il eut à soutenir contre Stenzel et Burggrav des disputes assez vives. Haller, qui lui a accordé un fort long article dans sa Bibliothèque de médecine le caractérise ainsi : « Acris Stahlii assecla et defensor, chemiæ et clinicæ addictior, a botanicis, anatomicis et elegantioribus studiis alienior.

Il soutint pour sa réception, sous la présidence de Stahl, une dissertation fort estimée, qu'on regarde comme l'ouvrage du président:

Diss. de morborum ætatum fundamentis pathologico therapeuticis. Halle, 1698, in-4; *ibid.*, 1707, in-4.

Diss. epistolaris de motu tonici demonstratione per revulsionem et derivationem veterum. Halle, 1707, in-4.

Diss. epistolaris de regimine febrium acutarum. Halle, 1708, in-4.

Ex neglectis hæmorrhoïdis polypi cordis, seu de motu asthmatis convulsivi. Berlin, 1710, in-4. — En allemand; *Umstændliche. Relation eines extraordinairen Casus einer convulsivischen Engbrustigkeit, da man nach den Tode gefunde seltsame grosse Herzgewæchse.* Berlin, 1710, in-4. — Pour expliquer la mort du malade, on trouva à l'autopsie, outre les concrétions polypiformes qui remplissaient le cœur et les gros vaisseaux, les poumons enflammés et hépatisés. Il y avait eu amaurose dans les derniers temps de la vie, ce que Gohl explique en disant que l'ame avait oublié de régler les fonctions des yeux, occupée qu'elle était de plus graves soucis. — Valentini inséra cette obsertation dans sa *Praxis medica infallibilis.*

Historia pestis, das ist Wahrheit gemæse Nachricht von der Natur und Cur der Pest in kurze Theses verfasset. Berlin, 1709, in-4; 1719, in-4. — L'auteur rejette l'emploi de la saignée, et ne compte que sur les sudorifiques.

Gedanken von gesunden und langen Leben des Menschen. Berlin, 1709, in-4.

(URSINI WAHRMUND). *Versuch patriotischen Gedanken über den ver-wirrten kranken Verstand besonders in der Therapie.* Berlin, 1729, in-8. — Haller a analysé assez longuement cet ouvrage : « Fusissimum opus contra mechanicorum sectam, et animales spiritus. Actiones vitales animæ rationali subjici, distinguere speciem medicamenti, et toni ope eorum actionem ad legitimam sedem delegare et sæpe emendare, quæ medicus peccat; venæ sectio alieno loco adhibita rheumatismi naturam ad pertinacem revocat, non semper contraria curantur contrariis, et diaphoretica in febribus calidis salubria esse. Sanguinem male coloratum, non ideo malam humorum conditionem indicare. Sanguinis circuitum multorum præjudiciorum causam esse, male selectam venarum evertere, quem tamen veteres nimii fecerint. Venæ magnæ incisæ derivant ac revellunt. Venæ sectio in senibus necessaria. Pro arteriotome in motibus convulsivis. Nulla dosi medicamenta lithontriptica; et adstringentium effectum sæpe noxium esse. Salivationem neque in morbis hypochondriacis valere, neque in amaurosi, neque in scorbuto. Ita de reliquis evacuantibus et medicamentis hosce ad titulos relatis. Quæ in universum ad id consentiunt, ut efficaciam plerorumque auxiliorum dubiam reddunt, ad expectationem Stahlianam mentem medici revocent. »

Ganz generale Instruction von der Tugend und dem Gebrauch des Freyenwalder Gesunbrunnens. Berlin, 1716, in-8.

Epistola de spinâ ventosâ. Halle, 1727, in-4.—Opuscule intéressant.

Compendium oder Einleitung zur Praxi Clinica. Leipzig, 1733, in-8; Berlin, 1739, in-8 ; cinquième édition sous le nom frauduleux de Casp.-Melch. Blazer ; *ibid.*, 1755, in-8. — L'ouvrage avait paru, dès 1717, à Francfort, sons le nom de C. M. Blazer ; Gohl réclama l'ouvrage comme lui ayant été soustrait. Act. Berol., dec. I, p. 97.

Gohl publia sous son nom l'ouvrage qu'il avait donné sous le pseudonyme d'Ursini Wahrmund, en le refondant : *Aufrichtige Gedanken über den Vorurtheilen kranken Verstand.* Halle, 1733, in-8.

Medicina practica clinica et forensis, collectio casuum rariorum et notabilium medico-clinicorum chirurgicorum atque forensium responsis et epicrisibus sectionibus anatomicis et depositionibus illustratorum, præmissa est præf. a El. Schadnchmid. Leipzig, 1735, in-4.

Abhandlung von der A. 1729, 1730 *und* 1731, *in den Mittelmark und dem Oberbarnimschen Kreise grassirenden Viehseuche.* Leipzig, 1731, in-4 ; Berlin, 1735, in-4.

En 1717, Gohl commença à publier une sorte de journal de médecine-pratique, intitulé : *Acta medicorum berolinensium in incrementum artis et scientiarum collecta et digesta.* Decas I, ann. I-X, Berlin, 1717-22, in-8 ; dec. II, ann. I-X, *ibid.*, 1723-1730 ; dec. III, ann. I, *ibid.*, 1731, in-8. — Recueil où l'on trouve un grand nombre de faits intéressans, et qui peut avoir donné l'idée du *Commercium noribergense* et des journaux spéciaux de médecine plus récens.

Compendium oder Kurze Einleitung zur Praxi chirurgicâ cum præfatione Jac. Trew von den Eigenschaften eines guten Chirurgi. Nuremberg, 1736, in-8.

GOLDHAGEN (Jean-Frédéric-Gottlieb), docteur en philosophie et en médecine, né à Nordhausen en 1742, termina ses études à Halle, 1765, et devint professeur extraordinaire de médecine dans cette Université, en 1769. Il obtint, l'année suivante la chaire ordinaire de philosophie et d'histoire naturelle, à laquelle il joignit plus tard celle de médecine. Il mourut le 10 janvier 1788. Goldhagen était membre du conseil des mines, conseiller intime du roi de Prusse, et médecin pensionné de la ville de Halle. Professeur judicieux et savant, il servit l'instruction des élèves, mais il a peu fait pour la science, et n'a rien publié de considérable. Il eut part seulement aux thèses soutenues sous sa présidence, et c'est sous son nom que l'on cite les suivantes ;

Diss. dubitationes quædam de motus muscularis explicatione. Halle, 1765, in-8.

Diss. de sympathiâ partium corporis humani. Halle, 1767, in-4.

Diss. de tensione nervorum. Halle, 1769, in-4.

Diss. resp. Poppo Ibno Weyers, analecta de Rheumatismo. Halle, 1782, in-8, 37 pp. — Rien de remarquable.

Diss. resp. G. F. Baumgarten de febris Hemitritæi antiquitatibus. Halle, 1782, in-4, 28 pp. — Fragment d'une histoire de la pathologie des fièvres, fait avec soin et critique.

Diss. resp. El. Akord de ruminatione humaná, singulari quodam casu illustrata. Halle, 1783, in-8, 24 pp. — Bonne dissertation contenant une observation curieuse. L'auteur attribue la rumination à la présence des vers dans les premières voies.

Diss. resp. F. K. A. Bartels, analecta de inflammatione. Halle, 1783, in-8, 26 pp. — Les espèces diverses d'inflammations sont distinguées d'après leurs causes.

Diss. resp. P. Cramer, de anginæ gangrænosæ differentiis. Halle, 1783, in-4.

Diss. resp. W. Gesenius, de animi passionum in corpus efficacia. Halle, 1784, in-4, 46 pp. — Cette dissertation est de Gesenius.

Diss. resp. F. G. F. Haussleutner, an facile carere possit medicina diversis acrimoniarum vocabulis. Halle, 1784, in-8, 39 pp. — L'auteur montre qu'on attribue à tort à des âcretés humorales une foule de maladies qui ne dépendent que de l'irritation des voies digestives.

Diss. resp. Dn. F. Hering, de diagnosi febrium in primo stadio. Halle, 1784, in-8, 47 pp.

Diss. resp. K. A. Funker, de thoria congestionum quatenus praxi inservit. Halle, 1784, in-4, 28 pp..

Diss. resp. D. Levi, de laude medicamentorum simplicium restringendâ. Halle, 1784, in-8, 32 pp. — Coup d'œil historique sur la matière médicale ancienne. Quelques remarques sur la combinaison et l'incompatibilité de certains médicamens.

Diss. resp. Val. Tphl. Gerth, Diabetis indolem et medelam sistens. Halle, 1786, in-8. — Simple exposé, mais fait avec soin, des opinions émises sur les diabètes.

Diss. resp. F. G. Franke, de valore crisium rite æstimando. Halle, 1786, in-8, 36 pp.

Diss. resp. K. F. W. Kleemann, sist. quædam circa reproductionem partium corporis humani. Halle, 1786, in-8, 52 pp. — Le sujet de cette thèse est intéressant, mais elle ne renferme rien de neuf.

Diss. resp. F. Sm. Luther, Examen doctrinæ cullenianæ de natura morborum arthriticorum. Halle, 1786, in-8, 28 pp. — Faibles argumens pour relever l'humorisme renversé par Cullen.

Diss. resp. F. Zweigel, de aquæ frigidæ usu secundum doctrinam veterum. Halle, 1786, in-8, 46 pp. — Opuscule érudit sur l'usage de l'eau froide, soit comme boisson, soit à l'extérieur.

Diss. resp. J. K. F. Wainschenk, Quatenus phrenitis proprium sibi locum vindicat in systemate ægritudinum. Halle, 1785, in-8, 57 pp. — Discussion sur cette question: La phrénésie est-elle une maladie essentielle, ou n'est-elle que le symptôme d'une autre affection? L'auteur conclut pour cette dernière opinion.

Diss. resp. D. Wormes, de vi thoracum in feminæ corpus, formam, partium et lactationem. Halle, 1787, in-4, 52 pp.

Diss. resp. W. Forster, de aëre marino, ejusque in corpus humanum efficacia. Halle, 1787, in-8, 40 pp. — Bonne compilation.

Diss. resp. A. F. Dulscius, de atra-

bile. Halle, 1787, in-8, 56 pp.—Diss. plus savante que solide.

Diss. resp. J. F. G. Bruch, inquirens quæstionem : Quid frugi redundaverit in medicinam ex assiduâ solidi vivi in morbis indagatione? Halle, 178-, in-8, 40 pp.

(*Comment. de reb. in med. gestis.*—Usteri, *Repertorium.*—Doering, *Repertorium.*—Meusel.)

GOLDSON (Wᴵʟʟᴵᴀᴹ), membre du collége royal des chirurgiens de Londres, à la fin du dernier siècle et au commencement de celui-ci, a écrit sur des sujets très-divers : sur les accouchemens, sur des cas de variole après la vaccine, et sur les découvertes géographiques faites dans l'Amérique du Nord. Voici les titres de ses ouvrages :

An extraordinary case of lacerated vagina, at the full period of gestation ; with observations tending to shew, that many cases related as ruptures of the uterus, have been lacerations of the vagina. Londres, 1787, in-8. — L'observation de Goldson est fort curieuse, et il soutient une opinion fort juste, quand il affirme qu'un grand nombre de cas donnés pour des ruptures de l'utérus, n'étaient en réalité que des ruptures de vagin.

Observations on the passage between Atlantic and the pacific Ocean, in two memoirs on the Straits of anian, and the discoveries of De Fonte ; with an historical Abridgement of discoveries in the North of America, elucidated by a new and original map. Londres, 1793, in-4.

Cases of small pox subsequent to vaccination ; with facts and observations. Portsmouth, 1804, in-8.

Some recent cases of small Pox subsequent to vaccination, to which are added, experiments to ascertain the effects of vaccinating in the hand in imitation of the casual disease; with facts and observations on the effects of eruptive diseases, in removing the security derived from Cow Pox. Londres, 1805, in-8.

GOLDWIZ (Sᴇʙᴀsᴛᴵᴇɴ), docteur en médecine et en philosophie, né à Kissingen, petite ville et bailliage de l'évêché de Wurzbourg, pratiqua la médecine dans sa ville natale, et fut, depuis 1786, médecin inspecteur des eaux minérales de Kissingen et de Bocklet. Goldwiz fut un médecin fort instruit, mais qui a peu écrit. Il a étudié d'une manière toute particulière, et avec plus de critique qu'on n'avait fait avant lui, le rôle que la bile joue dans l'économie, soit en santé, soit dans la production ou dans le cours des maladies. Ce fut l'épidémie bilieuse qui régna à Vienne en 1778, qui éveilla l'attention de Goldwiz sur ce sujet. Mettant de côté toutes les opinions reçues jusqu'alors, il entreprit de le traiter d'après ses propres expériences et ses observations. La partie physiologique de son travail a perdu de son intérêt parce que les recherches chimiques qui en font la base ont beaucoup vieilli; mais la partie pathologique, que l'auteur travailla plus long-temps, et qui repose en grande partie sur d'autres bases, conserve encore de l'importance.

Neue Versuche zu einer wahren Physiologie der Galle. Bamberg, 1785, 250 pp., in-8.

Neue Versuche über die Pathologie der Galle. Bamberg, 1789, in-8, 3a8 pp. — Monographie fort curieuse, dans laquelle l'auteur étudie, sous tous les rapports, le rôle que joue la bile dans l'économie, par rapport aux maladies. Il traite de la plupart des affections du foie, de la vésicule biliaire; il considère les calculs biliaires sous tous les rapports, etc., etc. Il y a beaucoup d'anatomie pathologique dans cet ouvrage. La *Gazette de Salzbourg* en donne une analyse étendue.

Von einem chronischen Abgange häufiger schleimigter Materie mit dem Urin. In Baldinger's N. Magazin für Aerzte, tom. VII, p. 5o4.

Neueste Geschichte des Mineralquellen zu Bocklet. In der Würzburg. Gel. Zeit. 1793. Beylage, 73.

Die Mineralquellen zu Kissingen und Bocklet, im fränkischen hoochstifte Würzburg, untersucht, beobachtet und beschrieben von Seb. Goldwiz. Bamberg, 1796, in-8, 340 pp., 1 pl. — Ce livre mérite une place parmi le petit nombre de bons ouvrages qui se trouvent dans l'énorme masse de ceux qui ont été écrits sur les eaux minérales.

(*Med. chir. Zeitung.*)

GÖLIS (Léopold-Antoine), docteur en médecine, directeur et médecin de l'hospice des Enfans malades des pauvres de Vienne, s'est fait une grande réputation dans le traitement des maladies du premier âge. Il était membre du conseil sanitaire impérial, et professeur à la Faculté de médecine de Vienne. Né en 1765, il est mort le 20 février 1827.

Warnung vor der Hæutigen Bræune u. s. w. sorgfältigen Müstern gewidmet. Vienne, 1808, in-8 d'une demi-feuille.

Praktischen Abhandlungen über die Vorzüglicheren Krankheiten des kindlichen Alters. 1ster Band, Von den hitzigen Gehirnhœlen-Wassersucht, mit beigefügter Geschichte des Wiener Kinder-Kranken-Instituts, und einer Uebersichts-Tabelle, welche alle seit zwanzig Jahren in diesem Institut vorgekommenen Krankheitsformen, und die Zahl der kranken Kinder jæhrlicht answeiset. Vienne, 1815, in-8, 307 pp. 2ter Band, vom innern Chronischen Wasserkopfe und den verschiedenen Arten des æussern

Wasserkopfs. Vienne, 1818, in-8, 234 pp. — Cet ouvrage est le fruit d'une pratique extrêmement étendue. L'auteur a fait plusieurs centaines d'autopsies.

Tractatus de rite cognoscendâ et sanandâ anginâ membranaceâ. Vienne, 1817, in-8, 176 pp. — Ouvrage composé pour le fameux concours sur le croup ouvert devant la Faculté de Paris. Il n'y obtint aucune distinction, et l'auteur l'aurait laissé dans ses cartons, s'il n'avait été sollicité par divers médecins, et par J.-P. Frank entre autres, de le mettre au jour. Il méritait réellement d'être publié.

Vorschlæge zur Verbesserung der kœrperlichen Kinder erziehung, in dem ersten Lebensperioden, mit Warnungen vor tückischen und schnell tœdtenden Krankheiten, schædlichen Gewohnheiten und Gebræuchen und Verderblichen kleidungstücken. Vienne, 1811, in-8, 167 pp.; deuxième édition : Vienne, 1823, in-8, 8-191 pp., 3 pl.

(Meusel.—*Allgem. med. Annalen.*)

GONTHIER (Jean), *Joannes Guinterius ; Joannes Guinterius Andernachus*, l'un des principaux restaurateurs de la médecine grecque, au seizième siècle, et l'un des promoteurs les plus zélés des études anatomiques, naquit en 1487, à Andernach dans l'archevêché de Cologne, de parens peu avantagés de la fortune. Envoyé dès l'âge le plus tendre à l'école de sa patrie, il y donna bientôt les plus flatteuses espérances. A douze ans, il quitta le lieu de sa naissance, et fut étudier à Utrecht; il s'y lia d'amitié avec Lambert Hortensicus, avec lequel il s'appliqua à l'étude des belles-lettres et surtout à celle de la langue grecque. Ses facultés ne lui permettant pas de faire un long séjour à Utrecht, il alla à Deventer où il ne subsista, pendant quelque temps, que par les secours que lui procurèrent ceux que touchait son état. Enfin, par son travail et son industrie, il trouva le moyen d'aller à Marbourg, étudier la philosophie et particulièrement la physique. Il y donna des marques si positives de l'étendue de ses connaissances, que les habitans de Goslar l'engagèrent à venir instruire la jeunesse de leur ville. Ils le nommèrent recteur de leurs écoles.

Quelques années après, il fut à Louvain, où les magistrats le retinrent, et lui accordèrent une place de professeur de langue grecque. Ses auditeurs furent nombreux; il comptait parmi eux le célèbre Vésale. Gonthier ne conserva pas long-temps cet emploi; son goût le porta vers l'étude de la médecine. Il vint à Paris, où cet art était alors plus florissant que dans toutes les autres contrées de l'Europe; il y étudia sous les professeurs les plus célèbres; et son esprit étant orné des connaissances préliminaires à l'étude de la médecine, il y fit de rapides progrès. Il lut les ouvrages des médecins grecs avec une attention particulière, et en traduisit plusieurs, surtout Hippocrate et Galien. J. Lascaris, le célèbre Guillaume Budé furent ses amis : il eut aussi un protecteur zélé dans le cardinal du Bellay.

En 1528, il se présenta pour être bachelier ; il fut admis le 17 avril, et eut Jean Fernel pour collègue de licence. L'exemple de ce dernier excitait encore plus Gonthier à l'ardeur du travail. Enfin il fut reçu docteur le 29 octobre 1531 ; et cinq ans après, François premier lui donna une place parmi ses médecins.

Gonthier continua l'étude de la médecine, et particulièrement celle de l'anatomie. Il l'enseigna publiquement, et eut pour auditeurs Sylvius, Vésale, Rondelet.

En 1536, il composa, en faveur de ses élèves, un traité élémentaire qui présente en raccourci un tableau fidèle de ses connaissances anatomiques, et de celles des anciens. Il reconnaît, à la tête de cet ouvrage, qu'il a emprunté de Galien, pour ainsi dire, jusqu'à ses expressions.

Il fit plusieurs découvertes anatomiques.

Gonthier étudia avec ardeur la chirurgie, et renouvela, par une traduction fidèle, les observations de quelques anciens sur cet art. Il ne négligea pas les autres branches de la médecine. Ses ouvrages prouvent aussi son goût pour la botanique et la chimie.

Il employait dans la pratique le mercure avec succès ; il se servait aussi de l'antimoine. Enfin, partisan des innovations utiles, comme de la science des anciens, il emprunta plusieurs choses des ouvrages de Paracelse.

La réputation de Gonthier était très répandue. Christian III, roi de Danemarck, tâcha de l'attirer à sa cour, et lui fit des offres avantageuses ; mais les sollicitations de ce prince ne purent arracher Gonthier d'un royaume qu'il regardait comme sa patrie. Il fut cependant obligé de quitter la France sous Henri II, à cause de son attachement aux nouvelles opinions. D'abord il alla à Wittemberg, puis il se retira à Metz. Les troubles de la guerre, qui s'étendirent jusque dans la Lorraine, l'obligèrent à la quitter, et à choisir Strasbourg pour le lieu de sa retraite. Les magistrats de cette ville lui firent un accueil honorable, et lui donnèrent rang parmi les premiers citoyens ; on lui confia aussi une chaire de professeur dans l'école de cette ville : il y expliqua Démosthène, les ouvrages philosophiques d'Aristote, et quelquefois Hippocrate et Galien. L'envie ne respecta pas ses talens : il quitta sa chaire et se livra tout entier à l'exercice de son art. De tous côtés on le demandait, ses visites s'étendaient jusques aux extrémités de la province. Il ne refusait aucun de ceux qui désiraient le consulter; en voyageant il examinait les productions naturelles du pays, et il comparait ses observations avec celles des anciens. C'est ainsi qu'il parcourut toute l'Alsace, plusieurs contrées de l'Allemagne et différentes villes d'Italie. On doit à ses voyages une partie considérable des observations qu'il a rassemblées dans son traité sur les bains.

Les princes honoraient alors les talens par des lettres de noblesse. Ce fut sur la fin de la carrière de Gonthier, que les honneurs de cette espèce vinrent le chercher; mais sa réputation était déjà faite. Il ne put en jouir long-temps : la mort le surprit au milieu des fonctions de son état, le 4 octobre 1574, à l'âge de 87 ans; sa santé avait toujours été vigoureuse : il s'était fait de bonne heure un tempérament robuste qu'aucun excès n'affaiblit jamais. Ses mœurs furent pures et sévères.

Les ouvrages de Gonthier doivent être divisés en deux classes, les uns sont des traductions des plus habiles médecins de l'antiquité; les autres lui appartiennent d'une manière plus particulière : il y présente des observations des anciens, enrichies d'idées nouvelles, corrigées en quelques endroits, et qu'il s'est ainsi appropriées. Ces derniers ouvrages sont écrits sous forme d'entretiens familiers. Ses dialogues ressemblent aux entretiens philosophiques des anciens, et le style répond partout au caractère de Gonthier, et à la nature des objets qu'il traite.

Anatomicarum institutionum secundum Galeni sententiam libri IV. Bâle, 1536, in-8. — *Cum Theophili Protospatarii de corp. hum. libris V.* Bâle, 1539, in-4; 1556, in-8; Lyon, 1541, in-8. — *Cum opusculo G. Vallæ de partibus corp. hum.* Venise, 1555, in-16. — *Ab Andræa Vesalio auctiores redditi.* Padoue, 1558, in-8; Wittemberg, 1616, in-8. — Le quatrième livre de cet ouvrage est employé à expliquer une partie de l'anatomie, fort négligée de son temps : c'est la dissection des extrémités. On n'avait aucun écrit latin sur cette matière.

De victus et medendi ratione, tum alio, tum pestilentiæ maximè tempore observandâ, commentarius; per Joannem Guinterium Antokiadænum. Strasbourg, 1542, in-8. — *Cum Marsilii Ficini de studiosorum sanitate tuendâ, de vitâ producendâ, de vitâ cœlitus comparandâ,* etc. Bâle, 1549, in-8. — *Cum Marsilii Ficini de vitâ, libris II.* Paris, 1549, in-8. — *Cum*

Thesauro sanitatis Johannis Liebault. Paris, 1577, in-16.

Introduction du livre précédent, faite par Gonthier lui-même, en faveur de ceux qui n'entendent pas le latin, sous ce titre : *Instruction très-utile, par laquelle un chacun pourra se maintenir en santé, tant en temps de peste comme en autre temps.* Strasbourg, 1547, in-8.

Avis, régime et ordonnance pour connaître la peste et les fièvres de peste qui règnent à présent ; comme il faut s'y conduire, et même s'en garantir ; de quels remèdes on doit se servir pour la guérir, etc. (en allemand). Strasbourg, 1564, in-4; 1610, in-8. — Ce livre fut fait d'après un ordre du sénat par Gonthier et deux autres docteurs en médecine de la ville.

Court abrégé d'un livre sur la peste, pour le commun des hommes (en allemand), Strasbourg, 1564, in-4. — Ce livre est l'abrégé du précédent.

De pestilentiâ, commentarius in IV dialogos distinctus, Strasbourg, 1563, in-8.

Commentarius de balneis et aquis medicatis, in III dialogos distinctus, Strasbourg, 1565, in-8.

De medicinâ veteri et novâ, tum cognoscendâ, tum faciundâ, commentarii duo. Bâle, 1571, in-fol., 2 vol. avec le portrait de Gonthier. — Il y a huit dialogues dans chaque volume.

Gynæciorium commentarius de gravidarum, parturientium puerperarum et infantium curâ. Ex bibliothecâ schenc- *kianâ emissus, à Joanne-Georgio Schenckio.* Strasbourg, 1606, in-8. — Schenckius est l'éditeur de cet ouvrage, qui aurait été perdu sans ses soins ; il y a ajouté une liste des ouvrages anciens et modernes sur la matière traitée par Gonthier.

Syntaxis græca, nunc recens nata et edita. Paris, 1527, in-8. Gonthier fit cet ouvrage, en 1526, étant à Liége, où il enseignait le grec et le latin.

Outre ces nombreux ouvrages de Gonthier d'Andernach, il nous reste encore à signaler d'autres travaux de ce médecin qui ne sont pas les moins importans : ce sont ses traductions de la plupart des médecins grecs. Gonthier a traduit une grande partie des œuvres de Galien, et ses traductions ont été jugées des meilleures, car on les a choisies, pour la plupart, pour entrer dans les collections des œuvres complètes du médecin de Pergame. Il a traduit l'opuscule de Polybe sur le régime ; les œuvres de Paul d'Égine, les commentaires attribués à Oribase sur les aphorismes d'Hippocrate, le livre de Rhazès sur la variole, d'après la version grecque ; les œuvres d'Alexandre de Tralles. On lui doit la première édition qui ait paru des livres de Cœlius Aurelianus, sur les maladies aiguës, et celle de divers ouvrages de Galien, traduits par d'autres que par lui.

(Hérissant, éloge de Gonthier. — Haller — Andry).

GOOCH (BENJAMIN), l'un des chirurgiens les plus distingués de l'Angleterre au dernier siècle, pratiqua son art à Shottisham, dans le comté de Norfolck. Il mourut vers 1780, dans un âge avancé. Il a publié plusieurs ouvrages, qui consistent, pour la plus grande partie, en des faits particuliers, et qui devront à ce caractère de conserver long-temps une partie de l'intérêt qu'ils eurent dans leur nouveauté.

Cases and pratical remarks in surgery; with sketches of Machines of simple construction, easy application, and approved use. Londres, 1758, in-8, fig.; *the second edition, with large additions and emendations.* Norwich, 1767, in-8. — Il y a beaucoup d'observations remarquables dans cet ouvrage. Fracture du crâne, on relève les fragmens, le malade va mieux; retour des accidens, sept couronnes de trépan, guérison. Deux autres cas de trépan suivis de succès. Anus contre nature guéri. Remarques sur l'amputation. Cas de ramollissement de tous les os chez une femme de trente ans. La deuxième édition de cet ouvrage est doublée d'étendue.

A practical treatise on wounds, and other chirurgical subjects, to which is prefixed a shorth historical account of the rise and progress of surgery, tom. I. Norwich, 1767, in-8. — Ce volume, la deuxième édition du précédent, et celui qui va suivre, forment ordinairement une même collection. Le *Traité des plaies* est précédé d'une esquisse de l'*Histoire de la chirurgie,* d'un mérite au-dessous du médiocre. Le Traité des plaies n'est pas un bon livre dans son ensemble, mais il renferme beaucoup d'observations et de remarques importantes.

Medical and chirurgical observations, as an appendix to a former publication. Londres, 1773, in-8, fig.—Cette production de la vieillesse de l'auteur est fort inférieure aux ouvrages précédens. Toutes les observations qui s'y trouvent ne sont pas de Gooch; une partie lui ont été communiquées par des chirurgiens qui n'avaient pas le même talent d'observation que lui.

Morbid separation of the cuticle from the cutis. In Philos. Transact., 1769. Abridg., tom. XII, p. 647.— Observation reproduite dans l'ouvrage précédent.

Remarks and considerations relative to the performance of amputation above the knee, by the single circular incision. In Philos. Transact. 1775. Abrid., tom. XIII, p. 666.

Concerning aneurysms of the Thigh. Philos. Transact., 1775.

Tous les ouvrages de Gooch ont été réunis :

Chirurgical works, a new edition with corrections and additions. 1792, in-8, 3 vol.

(*Comment. de rebus in med. gestis.* — *Richter. Bibliothek.* — *Journ. encyclop.* — Reuss. — Rob. Watt.)

GOOD (John-Mason), chirurgien, membre de la société royale de Londres, l'un des médecins les plus savans et les plus érudits de l'époque, est auteur d'un assez grand nombre d'ouvrages, tous fort estimés en Angleterre; mais peu connus sur le continent. Good est mort il y a peu d'années, dans un âge assez avancé.

Maria; an elegia ode. Londres, 1786, in-4.

Dissertation on the diseases of prisons and poor-houses, published at the request of the medical society of London. To which is added a singular case of preternatural fœtation, with remarks on the phænomena that occurred. Londres, 1795, in-12.

On the history of medicine, as far as it relate tho the profession of the apothecary; from the earliest accounts to the present period: the origin of druggists, their general encroachments on compound pharmacy, and the evils to which the public are thence exposed; as also from the unskilful practices of ignorant medicasters; and the means which have lately been devised to remedy these growing abuse. Published at the Request of the committee, of the general pharmaceutic association of great Britain. Londres, 1795, in-12.

Dissertation on the best means of maintening and employing the poor in Parish work-houses. Londres, 1798, in-8; *ibid.,* 1805, in-8.

Second adress to the members of the corporation of surgeons. 1800, in-8.

On the general structure and physiology of plants, compared with those of animals, and the mutual convertibility of their organic elements. Londres, 1808, in-8.

An essay of medical technology. 1810, in-8.

A physiological system of nosology, with a corrected and simplified nomenclature. Londres, 1817, in-8.

The study of medicine. Londres, 1822, in-8, 4 vol. Autres éditions.

Mason Good a fait un grand nombre de traductions de l'hébreu, du grec, de l'allemand, etc., en prose et en vers; il a composé divers poèmes, rédigé l'*Annual register* et la *Gallery of nature and art.*

GOODWYN (Edmond), reçu docteur en médecine à Edimbourg en 1786, s'est fait connaître par ses recherches sur l'asphyxie. Il avait déjà composé sa thèse inaugurale sur ce sujet quand la *société d'humanité* de Londres proposa un prix pour le meilleur traité qui paraîtrait sur les moyens de rendre la vie aux asphyxiés. Goodwyn partagea le prix du concours. Il appliqua les nouvelles découvertes faites en chimie à la théorie de la mort des noyés. Il prouva que sous l'eau la mort est causée principalement par le défaut d'oxigénation du sang, et que le meilleur moyen de rappeler à la vie une personne asphyxiée de cette manière, consiste non-seulement à la réchauffer, mais encore à lui insuffler de l'oxigène dans les poumons.

Dissertatio inauguralis de morbo et morte submersorum investigandis, Edimbourg, 1786, in-8.

The connection of life with respiration; or an experimental inquiry the effects of submersion, strangulation, and several kind of noxious airs, on living animals; with an account of the nature of the disease they produce, its distinction from Death itself, and the most effectual means of cure.

Londres, 1788, in-8, trad. en français par Hallé. Paris, 1798, in-8.

GORCY (Pierre-Christophe), inspecteur honoraire du service de santé, médecin en chef de l'hôpital militaire de Metz, officier de la Légion-d'Honneur, membre de plusieurs sociétés savantes et fondateur de la société des sciences médicales de Metz, était né à Pont-à-Mousson le 17 mars 1758. Après y avoir terminé ses études, il s'établit à Metz où il pratiqua l'art de guérir pendant un assez grand nombre d'années. Parti comme médecin de l'armée de Sambre-et-Meuse, en 1791, il fit les campagnes de Hollande, d'Italie, d'Allemagne et d'Espagne. En quittant les armées il revint se fixer à Metz où il fut premier professeur à l'hôpital militaire d'instruction. Il mourut en 1828 dans sa soixante-neuvième année.

Mémoire extrait d'un journal d'observations faites pendant l'année 1792, dans les armées françaises du Nord, du centre et des Ardennes. Metz, an VIII (1800), in-12.

Topographie médicale de Longwy.

. . . .

Mémoire à consulter sur une faiblesse du genou droit qui arrive subitement et par intervalles, et qui ne se fait sentir que quand le malade est à jeûn. Journal de médecine, 1788, tom. LXXVII, p. 275.

Mémoire sur les différens moyens de rappeler à la vie les asphyxiques.

Journal de médecine, 1789, t. LXXIX, pp. 349-396, 1 pl.

(Colique) iliaque compliquée à la suite d'un accouchement des plus heureux. Journal de médecine, 1791, tom. LXXXVI, pp. 374-88.

Réflexions sur une observation de tympanite aiguë, etc. *Journal de médecine,* 1792, tom. XC, pp. 397-421.

Recherches historiques et pratiques sur l'hydrophobie. Paris, 1821, in-8. —Cette monographie, qui fut honorée d'une médaille au concours du cercle médical, en 1816, est écrite dans un bon esprit et avec érudition.

GORDON (Bernard de), *Bernadus Gordonius* ou *de Gordonio,* l'un des médecins les plus célèbres du moyen-âge, et l'un des premiers professeurs qui aient illustré la faculté de Montpellier, était probablement né au lieu de Gordon, en Rouergue, avant le milieu du treizième siècle. Il commença à enseigner en 1285, il continuait de professer en 1305, et suivant Ranchin, il vivait encore en 1318. Ce sont là presque les seules circonstances qu'on connaisse de sa vie; mais ce que l'on sait bien, c'est qu'il jouit d'une grande réputation,

et que ses ouvrages, comparés à tous ceux de la même époque,
prouvent qu'il la méritait. Ce n'est pas qu'il eût un génie qui le mit
au-dessus de son siècle : comme ses contemporains il fut entiché des
rêveries de l'astrologie judiciaire, comme eux il crut à la vertu des
amulettes, aux merveilles de l'uromancie; mais toutes les fois qu'il
ne trouva pas sur son passage de ces préjugés accrédités contre lesquels il n'avait pas une assez forte tête pour ne point échouer, il
écrivit en homme instruit et de jugement. Ses ouvrages sont d'une
grande importance pour l'historien, qui y trouve le tableau le plus
fidèle et le plus complet qui existe de la médecine au treizième
siècle. On trouve dans son *Lilium medicinæ*, la composition d'un
collyre qu'il prétend excellent et capable de faire lire à un vieillard
le caractère le plus menu sans le secours de lunettes (*sine oecula-
ribus*), passage qui prouve, sinon l'excellence du collyre de Gar-
don, au moins l'existence des lunettes à cette époque. C'est dans
le même ouvrage qu'il donna la composition du trochisque connu
encore sous son nom. On voit enfin qu'il connaissait quelques procédés de chimie pharmaceutique, puisqu'il parle de l'huile de tartre par défaillance et qu'il décrit la manière de la préparer. Nous
avons déjà prononcé le nom du principal ouvrage de Gordon, nom
singulier comme ceux de la plupart des livres de la même époque,
où l'on aurait pris de la simplicité pour de la bassesse, et ou l'on ne
trouvait rien de trop pompeux dans les titres de *lumen luminum,
rosarium philosophorum, flos florum* etc. ; Gordon choisit *Lilium
medicinæ*. Il explique lui-même dans préface ce qui l'a déterminé
à donner ce titre à une pratique générale de médecine : « Hunc librum, dit-il, intitulo *Lilium medicinæ* : in lilio enim sunt multæ
flores, in quolibet flore sunt septem folia candida, et septem grana
quasi aurea; similiter liber iste continet septem partes, quárum
prima erit aurea, rutilans et clara; tractabit enim de morbis plurimis universalibus, incipiens a febribus : aliæ autem sex partes erunt
candidæ et transparentes propter earum grandam manifesta-
tionem. » Voilà quel était le goût du siècle.

<table>
<tr><td>

*De conservatione vitæ humanæ a
die nativitatis usque ad ultimam ho-
ram mortis tractatus, nunc demum
editus operâ Joachimi Raudisii.* Leip-
zig, 1570, in-8 ; Lyon, 1580, in-8,

*Opus, Lilium medicinæ inscriptum,
de morborum propè omnium curatio-*

</td><td>

*ne, septem particulis distributum, unâ
cum aliquot aliis ejus libellis ; videli-
cet, de indicationibus curandorum
morborum ; de victus ratione, et phar-
macorum usu in morbis acutis ; de
prognosticis, tractatus, quinque par-
ticulis distributus ; de urinis et caute-*

</td></tr>
</table>

lis earum ; de pulsibus. Accesserunt præterea pharmacorum quæ hodie in frequenti sunt practicantium usu, aliquot schemata, omnibus medicinam facere volentibus omnino necessaria, per Remaclum Fuchsium. Venise,

1494, in-fol. ; Paris, 1542, in-8; Lyon, 1559, in-8.

De urinis tractatus. Ferrare, 1487, in-fol.

(Astruc.—*Lindenius renovatus.*)

GORDON (John), un des anatomistes distingués qu'ait produits l'Angleterre, naquit le 19 avril 1786, à Forres, bourg royal du comté de Murray, en Ecosse. Il commença ses études dans son endroit natal, et les continua à l'Université d'Edimbourg, depuis 1799. En 1801, il entra *en apprentissage* chez le docteur Thomson, professeur distingué de chirurgie, et mérita sa bienveillance et son amitié par son ardeur pour l'étude et son exactitude à remplir tous ses devoirs. Il suivait en même temps les cours de médecine de l'Université, et les leçons particulières des professeurs les plus renommés; au commencement de 1805 Gordon obtint le diplôme du collège royal des chirurgiens d'Edimbourg, et le 24 juin de la même année il fut reçu docteur en médecine à l'Université. Ses amis auraient désiré le voir entrer au service de la compagnie des Indes; les conseils de Thomson le décidèrent à viser au professorat en anatomie et en physiologie. Pour perfectionner ses connaissances en anatomie, il vint passer à Londres l'hiver de 1805, et il s'appliqua aux dissections, dans l'amphithéâtre, et sous la direction du professeur Wilson. A son retour à Edimbourg, il fut élu président de la société de médecine, dont il était membre depuis 1803. Dans l'été de 1807, il fit des leçons d'ostéologie à une réunion d'amis; encouragé par le succès qu'il y obtint il commença en hiver ses cours publics, auxquels afflua bientôt la foule des élèves. Dans les premiers temps Gordon professait concurremment et en les liant l'une à l'autre, l'anatomie et la physiologie. Mais il reconnut plus tard que c'était au détriment de toutes deux, et, depuis 1813, il sépara ces deux cours. Au jugement de ceux qui le connurent, Gordon eut peu d'égaux comme professeur, et personne ne le surpassa; il fut d'une rare habileté en anatomie; et en physiologie ses connaissances furent étendues et solides, ses vues justes et élevées. Cet homme distingué mourut à la fleur de l'âge, le 14 juin 1818, après quelques jours de maladie.

Essay on dislocation of thigh Bone. 1808. — Ce fut son acte probatoire quand il fut reçu membre du collége royal des chirurgiens.

On the extrication of caloric during the coagulation of the Blood. In Thomson Annals of philosophy, etc., 1814, tom. IV, p. 139.

A system of human anatomy. Tom. I, Edimbourg, 1815, in-8.

Outlines of lectures on human physiology, Edimbourg, 1817, in-8.

Engravings illustrating the anatomy of the skeleton; in 22 plates. Edimbourg, 1817, in-8; *ibid.,* 1818,

in-8. — **Les gravures sont élégantes**; le texte ne consiste qu'en une simple explication des planches.

Observations on the structure of the Brain y comprising an estimate of the claims of D. Gall and Spurzheim to discovery in the anatomy of that organ. Edimbourg, 1817, in-8.

(Ellis, *Memoir of the Life and Writting, of John Gordon,* etc. Edimbourg, 1823, in-12. — *The medico-chirurgical Review,* etc. 1823-24, tom. IV, p. 29.)

GORRIS (Jean de), naquit à Paris en 1505, fut docteur le 18 avril 1541, élu doyen en 1548, et continué en 1549. De Gorris était très attaché à la religion calviniste; il fut rayé du tableau de la Faculté avec plusieurs autres médecins de la même opinion; ce fut en vain qu'il redemanda en 1570 les honneurs de la régence. L'année suivante les médecins exclus présentèrent une requête au roi Charles IX. On sait avec quelle cruelle perfidie la cour affectait de témoigner de la bienveillance aux protestans; le roi leur accorda le 15 mai 1571 des lettres qui cassaient la délibération prise contre eux par la Faculté, et les réhabilitaient dans tous leurs droits, à l'exception de celui de faire des leçons, qu'elle ne leur interdisaient pas, mais dont-elles les dispensaient. Cependant la Faculté répondit que cette affaire regardait l'Université, et les médecins ne purent jouir du bénéfice de leurs lettres.

De Gorris passa à travers les horreurs de la Saint-Barthélemy. Il en avait sans cesse devant les yeux les déplorables scènes; un accident abréga ses jours : comme il allait visiter Guillaume Viole, évêque de Paris, des sergens entourèrent sa litière, cet événement lui causa une telle frayeur qu'il en devint comme perclus de tous ses sens; il vécut pendant plusieurs années dans ce triste état, et mourut à Paris en 1577, âgé de 72 ans.

Gorris appartient à cette école hippocratique philologique qui contribua puissamment à la renaissance de la médecine grecque par l'épuration des textes des livres de l'antiquité, et qui prépara les voies à l'étude de la nature, en mettant à la portée de toutes les intelligences les modèles que nous ont transmis les hommes qui l'ont le mieux connue.

Il est auteur des ouvrages suivans :

Definitionum medicarum, libri 24 litteris græcis distincti. Paris, 1554, in-fol., et dans le même format, à Francfort, en 1578 et 1601.—De Gorris a traduit en français, et publié à part, la préface qu'il a mise à la tête de cet ouvrage.

Hippocratis libelli aliquot latinè versi, cum annotationibus. Paris, 1544, in-4.

Hippocratis de genitura et natura pueri libellus græcè et latinè. Accesserunt ejusdem interpretis annotationes, in quibus tota temporum pariendi ratio apertissimè explicatur. Paris, 1546, in-4.

In Hippocratis librum de medico annotationes et scholia. Paris, 1543, in-8.

Nicandri alexipharmaca, græcè et latinè, interprete Joanne Gorræo cum vetustis scholiis græcis, et ejusdem Gorræi annotationibus : accedit in fine ejusdem de corpore marino ad Gulielmum Rondeletium apologia. Paris, 1557, in-4.

La version en vers latins des deux poèmes de Nicandre, faite par de Gorris, est estimée pour son élégance. Léger Duchêne l'a fait entrer dans un recueil de poésies qu'il a donné en 1560, in-16.

Gorris est l'auteur de plusieurs ouvrages, qui ont été mis en ordre, augmentés et publiés avec les précédens par Jean de Gorris, son petit-fils, sous ce titre: *Joannis Gorræi, medici parisiensis,opera. Definitionum medicarum libri XXVI à Joanne Gorræo filio, Ludovici XIII Francorum et Navarrorum regis medico ordinario, locupletati et accessione magnâ adaucti; Nicandri theriaca et alexipharmaca, cum interpretatione et scholiis ejusdem J. Gorræi parisiensis; Hippocratis libelli de geniturâ, de naturâ pueri, de arte, de priscâ medicinâ, de medico, eodem J. Gorræo interprete, cum annotationibus et adjectis unicuique libello brevibus scholiis; Formulæ remediorum quibus vulgò medici utuntur, authore Petro Gorræo bituricensi.* Paris, 1622. *Apud societatem minimam.*

GORTER (Jean de), naquit à Enckhuysen, le 19 février 1689. Il montra, dès sa plus tendre jeunesse une ardeur incroyable pour l'étude, et une grande rectitude de jugement. Dès qu'il eut atteint l'âge où l'on fait choix d'une profession, il commença l'étude de la chirurgie, d'abord chez un praticien d'Enckhuysen, ensuite à Harlem, sous Tialling van der Hout. Quand il eut appris tout ce qu'il pouvait espérer d'apprendre de son maître, il résolut de se livrer à l'étude de la médecine. Il commença à perfectionner ses connaissances en grec et en latin, et se mit en état de suivre avec profit les exercices académiques. Il se rendit à Leyde en 1709, et profita si bien des leçons qu'il y entendit, et qu'il ne négligea jamais de rédiger pour mieux se les approprier, qu'il fut en état de se faire recevoir docteur en 1712. Il revint aussitôt dans sa ville natale, où son temps fut partagé entre la pratique de l'art de guérir, et une révision continuelle de ce qu'il avait appris dans ses cours, et de ce qu'il apprenait tous les jours. La lecture de l'ouvrage de Borelli éveilla en lui le génie des mathématiques. Non-seulement il put, sans maître, se rendre cette science familière, mais il inventa même une mécanique d'une grande puissance, et divers instrumens dont il avait besoin pour ses études; un fauteuil-balance, par exemple, au moyen duquel il put répéter les expériences statistiques médicales de Sanctorius, et en faire de nouvelles. Ce fut l'origine de son *Traité de la Transpiration insensible*, ouvrage qui lui valut, de la part de Boerhaave, à qui le manuscrit avait été présenté, les éloges les plus vifs, et des sollicitations de le mettre au jour. L'illustre professeur de Leyde ne voulut point laisser un homme de ce mérite dans l'obscurité de la pratique dans une petite ville, il lui fit offrir et le décida à accepter la chaire de médecine dans l'Université d'Harderwik, en 1725. Il professa, selon les saisons, l'anatomie, la physiologie, la chimie, la botanique, la pathologie générale, la médecine pratique et la chirurgie; il fit même des leçons de clinique, et il donna en peu de temps à la faculté d'Harderwick un éclat qu'elle n'avait jamais eu. Il occupait depuis près de trente ans ce poste honorable, quand l'impératrice Elisabeth le nomma son médecin en second en lui donnant son fils, David Gorter, pour adjoint. Il fallut non-seulement les offres les plus brillantes, mais les sollicitations les plus pressantes et les plus flatteuses de la part de la souveraine du nord pour décider Gorter à quitter la chaire qu'il avait illustrée. Il partit pour Saint-Pétersbourg en 1754, avec son fils et la plus grande partie de sa famille. Catherine leur fit l'accueil le plus bienveillant, et lui continua toute sa faveur aussi long-temps qu'elle put le retenir auprès d'elle. Gorter ayant perdu en 1758, son épouse, qu'il aimait tendrement, obtint la permission de revenir dans sa patrie. Il revint chargé de marques de satisfaction et avec la moitié de ce qu'il avait reçu quand il exerçait les fonctions d'archiâtre, c'est-à-dire 2,500 roubles de pension. Gorter mourut le 11 septembre 1762, avec la réputation d'un des médecins les plus savans, et d'un des plus judicieux écrivains de son siècle. Il était membre de l'académie des Curieux de la nature, de l'académie des sciences de Saint-Pétersbourg et de celle de Harlem.

Gorter est un des précurseurs des doctrines organiques de notre temps. Après avoir suivi et enseigné quelque temps les principes de l'école iatromathématique et ceux de Boerhaave, il cessa d'être satisfait des hypothèses de ces deux écoles, et il sentit qu'il n'était pas possible de refuser aux êtres organisés et vivans des propriétés spécifiques qui les distinguent des corps inorganiques. Il leur donna l'irritabilité, qu'il répandit dans toutes leurs parties. Appliquant ces vues à la pathologie, il soutint que l'inflammation n'a point pour cause essentielle, comme on le disait d'après Boerhaave, une erreur de lieu des globules rouges du sang qui passeraient dans des vaisseaux qui n'en contiennent pas naturellement, mais que l'irritation était la véritable cause de ce phénomène pathologique important.

Disputatio medica inauguralis de obstructione. Leyde, 1712, in 4.

De perspiratione insensibili sanctoriana batava. Leyde, 1725, in-4; editio altera, multis in locis aucta et emendata, atque commentariis in omnes aphorismos italicos Sanctorii adornata. Leyde, 1736, in-4, 3 pl. avec le portrait de l'auteur. Padoue, 1748, in-4.

Oratio inauguralis, de dirigendo studio in medicinæ praxi, sive de tabulis pro disciplinâ medicâ concinnandis, dicta publicè, ipsis idibus junii 1726. Harderwick, 1726, in-4. Leyde, 1727, in-4, avec le traité suivant. Padoue, 1751, in-4.

De secretione humorum e sanguine, ex solidorum fabricâ præcipuè et humorum indole demonstrata. Leyde, 1727, in-4, 1 pl. Padoue, 1751, in-4.

Oratio de praxis medicæ repurgatæ certitudine, dicta publicè die 14 junii 1729. Leyde, 1731, in-4, avec l'ouvrage suivant.

Compendium medicinæ in usum exercitationis domesticæ digestum, pars I de morbis generalibus. Leyde, 1731, in-4, 2 pl. *Pars II, therapeuticam exhibens.* Leyde, 1737, in-4. Francfort et Leipzig, 1749, in-4. Pa-

doue, 1751, in-4. Venise, 1751, in-4.

Oratio de animi et corporis contentione mirabili, tam in secundâ quam adversâ valetudine, publicè dicta die 12 junii 1730. Leyde, 1731, in-4; Padoue, 1751, in-4.

Materies medica compendio, medicinæ accommodata, exhibens formulas, in usum studiosorum conscriptas. Harderwyk, 1733, in-4.

Morbi epidemici brevis descriptis et curatio per diaphoresin. Harderwyk, 1735, in-4.

Oratio pro medico dogmatico, habita a. d. 19 junii 1736. Harderwyk, 1741, in-4, avec la *Medicina dogmatica.*

Exercitationes medicæ quatuor: I. de motu vitali; II. de somno et vigiliâ; III. de fame; IV. de siti. Amsterdam, 1737, in-4; Padoue, 1751, in-4. La première avait paru à Harderwyk, en 1734, et la deuxième, en 1737.

Oratio in centesimum natalem, seu annum Jubilæum academiæ Ducatus Gelriæ et comitatus Zutphaniæ, quæ est Harderwici; habita a. d. 11 junii 1748. Amsterdam, 1748, in-4.

*Medicina hippocratica, exponens aphorismos Hippocratis. Lib. I, Amsterdam, 1739, in-4. *Lib. II, ibid.*, 1740. *Lib. III et IV, ibid.*, 1741. *Lib. V, VI et VII, ibid.*, 1742, in-4. Réimpression de l'ouvrage entier: Padoue, 1747, in-4; *ibid.*, 1753, in-4.—Ouvrage fait dans un bon esprit, et plein de remarques utiles. Gorter n'a point un respect servile pour toutes les opinions de l'auteur qu'il commente, en quoi il se distingue de presque tous les commentateurs d'Hippocrate.

Medicina dogmatica, tres morbos particulares, delirium, vertiginem et tussim, aphoristicè conscriptos et commentariis illustratos, pro specimine exhibens. Harderwyk, 1741, in-4. Padone, 1751, in-4.

Chirurgia repurgata, ab auctore recensita, emendata, multis que in locis aucta, accessit materià medica chirurgiæ repurgatæ accommodata. Leyde, 1742, in-4; Florence, 1745, in-4; Padone, 1750, in-8; Vienne et Leipzig, 1762, in-4.

Praxis medicæ systema. Pars I, de morbis generalibus; pars II, de morbis particularibus. Harderwyk, 1750, in-8; Padone, 1752, in-4; Leipzig, 1755, in-4.

Formulæ medicinales cum indice virium, quo ad inventas indicationes inveniuntur medicamina, in usum medicorum, praxin inchoantium. Harderwyk, 1752, in-8; Amsterdam, 1755, in-8, contrefaçon faite en Allemagne; deuxième édition : Francfort et Leipzig, 1760, in-4.

Methodus dirigendi studium medicum. Harderwyk, 1753, in-4.

Gorter a publié, en outre, divers mémoires en hollandais, dont on peut voir les titres dans le tom. II des *Commentaires de Leipzig*, et fourni des observations aux diverses académies dont il était membre. On trouve, au même endroit que nous venons d'indiquer, les titres d'un assez grand nombre d'ouvrages que Gorter a laissés manuscrits. Nous indiquerons, d'une manière spéciale, le recueil publié, à Padoue, de la plupart des opuscules de Gorter; en voici les titres :

Opuscula varia, medico-theoretica. Padoue, 1751, in-4.—On trouve dans ce volume: I. *Tractatus de secretione humorum.* II. *Oratio de dirigendo studio in medicinæ praxi.* III. *Exercitatio de motu vitali.* IV. *Exercitatio de somno et vigiliá.* V. *Exercitatio de fame.* VI. *Exercitatio de siti.* VII. *Exercitatio de actione viventium particulari.* VIII. *Oratio de praxis medicæ repurgatæ certitudine.* IX. *Oratio de animi et corporis consensione mirabili, tam in secundá quam adversá valetudine.*

Opuscula medico-practica. Padoue, 1751, in-4. — Ce volume contient : I. *Medicina dogmatica.* II. *Oratio pro medico dogmatico.* III. *Morbi epidemici anni 1734 descriptio et curatio.*

Des deux fils de J. Gorter, l'aîné, David, dont il a été parlé dans cet article, s'est distingué comme botaniste. On peut voir son histoire dans Richter.

(*Memoria Johan. de Gorter, in comment. de rebus in med. gestis.* — Richter, *Geschichte der Medicin in Russland.*)

GOSSE (Henri-Albert), né à Genève le 25 mai 1753, vint à Paris en 1780, étudier la pharmacie. La manière dont il se distingua dans deux concours ouverts devant l'Académie des sciences sur des sujets de salubrité publique, lui valut le titre de membre correspondant de cette société savante. Il revint à Genève, y monta une officine, continua de cultiver avec zèle la chimie et les sciences naturelles, et mourut le 1er février 1816. Il fut le fondateur de la société helvétique pour toutes les sciences naturelles, et l'un des fondateurs de la société de physique et d'histoire naturelle de Genève.

Mémoire sur la question suivante : Déterminer les maladies auxquelles sont exposés les doreurs sur métaux, et la meilleure manière de les en préserver ; couronné par l'Académie royale des Sciences de Paris. 1783.

Mémoire sur cette question : Déterminer la nature et les causes des maladies des ouvriers employés dans la fabrique des chapeaux, et couronné par l'Académie royale des Sciences. 1785.

Expériences sur la digestion dans l'ouvrage suivant : Expériences sur la digestion de l'homme et des différentes espèces d'animaux, par l'abbé Spallanzani, avec des considérations sur la manière de cet auteur pour interpréter la nature, et les conséquences pratiques qu'on peut tirer de ses découvertes. Genève, 1783, in-8.

Quérard attribue à H. A. Gosse l'ouvrage suivant :

Sur l'hygiène des professions insalubres. Genève, 1817, in-8, qui est de A. L. Gosse, le fils, et qui n'est autre chose qu'un mémoire inséré par lui dans la *Bibliothèque universelle* de 1817, dont on a tiré à part un petit nombre d'exemplaires.

(Senebier.—Ersch.)

GOUBELLY (Claude-André), docteur-régent de l'ancienne Faculté de médecine de Paris, professeur d'accouchemens et des maladies des femmes en couche, eut la réputation d'un homme habile dans la pratique de l'art des accouchemens. Il a écrit les ouvrages suivans :

An capite fœtus incuneato vectis forcipibus anteponendus ? Paris, 1772, in-4. — L'auteur conclut pour l'affirmative.

Nouvelle méthode de tailler, inventée et proposée par C. A. Goubelly, et pratiquée publiquement par l'auteur, le 9 mai 1776, dans le cours français de chirurgie de M. Lafisse, Docteur, Régent, et professeur des écoles de la faculté de Paris. *Journal de méd.,* 1777, tom. IV, p. 52.

Connaissances nécessaires sur la grossesse, sur les maladies laiteuses, et sur la cessation du flux menstruel, vulgairement appelée temps critique; ouvrage utile au sexe et aux gens de l'art. Paris, 1785, in-12, 2 vol. — Au milieu d'un fatras de théorie surannée, on trouve dans cet ouvrage des remarques pratiques utiles, et c'est sous ce point de vue seulement qu'on peut adopter le jugement par lequel se termine un extrait qui en a été inséré dans le *Journal de méd.* : « les principes (de ce traité) sont conformes à la raison et à l'expérience.

M. Goubelly nous parait avoir un mérite particulier, c'est d'avoir beaucoup observé le moral des femmes dans les différentes situations où il les a envisagées. »

(Ersch. — Sue. — *Journal de méd.*)

GOUEY (Louis-Léoer de), maître chirurgien juré reçu à Paris, et résidant à Rouen, eut à soutenir, probablement contre la communauté des chirurgiens de cette dernière ville, des discussions dont il parle lui-même de la manière suivante, dans son épitre à Mareschal ; « Je sais, dit-il, combien il est nécessaire que je m'appuie sur votre protection pour garantir cet ouvrage de la mauvaise critique. J'ai eu recours à votre juridiction pour être reçu dans la profession que je fais, et pour être à l'abri de la calomnie d'une communauté inférieure en tout à la vôtre. On a tâché de me décrier en différens endroits, publiant partout mille faussetés capables de détruire la réputation des plus habiles dans l'art dont je fais profession. Votre intégrité m'a mis à couvert des mensonges de mes ennemis, etc. » De Gouey dut en avoir beaucoup, car il avait le défaut le plus propre à exciter la haine ; je veux dire une grande vanité. Il composa un abrégé d'anatomie, de chirurgie et d'obstétrique qu'il était sur le point de publier, en 1710, quand des raisons qu'il ne fait pas connaître l'obligèrent d'aller en Pologne, où il demeura six ans. Ce ne fut qu'à son retour que cet ouvrage vit le jour.

La véritable chirurgie établie sur l'expérience et la raison, avec des nouvelles découvertes sur l'ostéologie et sur la myologie : des remarques nécessaires sur les maladies et sur la pratique, et un nouveau système sur la génération du fœtus ; divisée en cinq parties. Rouen, 1716, in-8. — Ouvrage superficiel, mais dans lequel se trouvent quelques observations intéressantes. Portal et Haller ont admis, sur sa parole, un cas de prétendue blessure de l'artère fémorale guérie par une simple compression de quelques jours seulement ; mais il suffit de lire la relation du fait, pour juger qu'il n'y a nulle apparence que ce fût l'artère qui fut blessée, et dont on obtint la parfaite guérison en moins de neuf jours.

GOULARD (Thomas), chirurgien du milieu du dernier siècle, né à Saint-Nicolas-de-la-Grave, près de Montauban, devint démonstrateur royal de chirurgie et d'anatomie à Montpellier, et chirurgien-major de l'hôpital militaire de la même ville. Son premier ouvrage offre un caractère douteux qui jette sur l'auteur un vernis de charlatanisme; mais dans ses publications ultérieures, Goulard se lava de cette espèce de souillure, et si son enthousiasme pour les vertus des préparations de plomb est traité de charlatanisme, ce fut du moins, dès qu'il ne fit plus un secret de ses remèdes, un charlatanisme désintéressé et de bonne foi. C'est sous ce point de vue que durent le considérer ses contemporains, car les titres honorifiques ne lui manquèrent pas. Il fut maire de la ville d'Alet, conseiller du roi, membre de la société royale des sciences de Montpellier, et associé correspondant de l'Académie royale de chirurgie.

Mémoire sur les maladies de l'urètre et sur un remède spécifique pour les guérir, de même que beaucoup d'autres maladies chirurgicales. Montpellier, 1746, in-8, 56 pp. — Goulard dit en commençant, qu'il n'a été animé que par les succès de Daran; qu'il a ambitionné d'être son émule; qu'il s'est appliqué à la découverte de son remède, ou d'un remède qui lui fût égal; que ses recherches ont été heureuses, et qu'il est certain d'avoir trouvé le secret de Daran, ou qu'il en a inventé un qui guérit les mêmes maux, et dont l'efficacité est plus prompte. La vertu de son remède ne se borne pas à guérir les callosités, les carnosités et les hypersarcoses; il le change, selon le besoin, en emplâtre, en poudre ou onguent, en liqueurs. Il remplace les corrosifs, excepté pour faire les escarrhes; il tient lieu de calmans et d'anodins; il est un puissant astringent; il est résolutif, repercussif, suppuratif et grand détersif; enfin il convient sur toutes les parties du corps, pour l'ophthal-mie, les hémorrhoïdes, en gargarisme, etc., etc. Ce remède si merveilleux, Goulard s'en réserva le secret!!

Lettre de M. Goulard, conseiller, etc., etc., à M. de la Martinière, etc. Montpellier, 5 novembre 1751, in-8, 21 pp. — Dans cette lettre, Goulard décrit la composition de ses bougies pour les maladies de l'urètre, et celles des diverses préparations de plomb qu'il employait contre une foule de maladies, de l'eau végéto-minérale, en particulier, à laquelle on a donné son nom.

Remarques et observations pratiques sur les maladies vénériennes, avec une seconde édition des maladies de l'urètre, et la composition des bougies spécifiques pour guérir les embarras de ce conduit, et autres formules nouvelles très-utiles pour le traitement des maladies vénériennes. Pézénas, et se vend à Montpellier, 1760, in-12, 382, pp. — Il y a sept chapitres, le premier sur le traitement des maladies vénériennes en général; le deuxième sur la gonorrhée ; le troisième sur les bubons ; le quatrième sur les chancres ; le cinquième sur le phymosis et le paraphymosis ; le sixième sur le traitement des maladies vénériennes chez les femmes grosses, les nourrices et les enfans ; le septième sur les préparations de plomb. Chaque point de doctrine est suivi d'observations particulières détaillées. Nous noterons une remarque de l'auteur : c'est que de même que certaines maladies affectent de se montrer dans certaines saisons, de même il arrive quelquefois de voir de temps à autre beaucoup de personnes qui ont toutes les mêmes symptômes véroliques, ou des chancres, ou des bubons, ou le phymosis, etc. ; ceci mériterait d'être vérifié. *En exposant les inconvéniens de la salivation*, Goulard dit avoir observé nombre de fois qu'elle occasionnait une diminution passagère de l'ouïe, il l'attribue à l'état de phlogose et de tuméfaction de toutes les parties intérieures de la bouche, qui obstrue pour un temps la trompe d'Eustachi, puisque la surdité diminue à mesure que l'inflammation se dissipe.

Traité des effets des préparations de plomb, et principalement de l'extrait de Saturne employé sous différentes formes, pour différentes maladies chirurgicales. Pézénas et Montpellier, 1760, in-12. — Beaucoup d'observations dont quelques-unes fort curieuses.

OEuvres de chirurgie. Paris, 1763, in-12, 2 vol ; *ibid.* 1767, in-12, 2 vol. Liège, 1779, in-8, 2 vol.

On trouve dans les mémoires de l'Académie royale de chirurgie, la description de divers instrumens inventés par Goulard.

GOULIN (Jean) naquit à Reims le 10 février 1728. Quoiqu'il eût perdu son père de très-bonne heure, il reçut une éducation fort soignée. A défaut de la fortune nécessaire pour se faire avocat ou médecin, il fut placé chez un procureur, puis chez un employé aux aides. L'iniquité des commis, leurs exactions atroces le révoltèrent ; il sentit que sa conscience ne pouvait se ployer à des fonctions avilissantes. Un protecteur lui procura un emploi de répétiteur dans une pension ; il trouva plus tard des répétitions à donner en ville. Il partagea son temps entre les occupations qu'il eut à y remplir et l'étude de la médecine. Une maladie lui fit perdre ses élèves, ruina toutes ses ressources et l'obligea à vendre la bibliothèque qu'il avait formée du produit de ses épargnes, ou plutôt du fruit de ses privations. Il fut obligé d'aller prendre le grade de docteur dans une Faculté de province, n'ayant pas de quoi payer à Paris les frais d'une réception coûteuse. Il paraît n'avoir jamais exercé l'art de guérir. Il avait sans doute un goût irrésistible pour les travaux littéraires, car il ne cessa jamais de leur donner tout son temps : en quoi il fit preuve d'une fidélité bien surprenante à une ingrate, car la littérature, à laquelle il donnait quinze à dix-huit heures par jour d'un

travail de fer, n'empêcha pas qu'il ne fût presque toute sa vie réduit à lutter contre la misère. Enfin, à l'âge de 68 ans, le 2 messi-
dor an III, il fut nommé à la place de professeur d'histoire de la
médecine dans la Faculté de Paris. Il fit son cours avec beaucoup de
zèle pendant trois années, et il se disposait à commencer la quatrième quand la mort le surprit, le 11 floréal an VII, à l'âge de 71
ans. Goulin fut un homme extrêmement laborieux, connaissant
bien les langues savantes, qui avait beaucoup lu et beaucoup extrait; qui avait étudié autant qu'aucun homme de son temps la bibliographie médicale; qui avait recueilli sur l'histoire de la médecine une masse considérable de documens utiles; mais ayant peu
de critique, encore moins de vues élevées, et entièrement dépourvu
de goût. Son caractère moral fut digne de la plus haute estime, et
on le fait suffisamment connaître en signalant l'habitude que Goulin
avait prise, et qu'il conserva jusqu'à sa mort, de consigner dans un
registre chaque jour, et presque à chaque heure, tout ce qu'il avait
fait, et presque tout ce qu'il avait pensé; habitude qui ne saurait
appartenir qu'à un homme qui s'étudie sans cesse et qui ne perd
jamais de vue l'intention et l'espoir d'un perfectionnement moral.

La partie la plus importante des travaux de Goulin est, sans nul
doute, la partie qui est restée manuscrite, à en juger par l'exposé
fort imparfait que nous en a donné Suc. Nous ignorons en quelles
mains ont passé ces ouvrages, qui avaient surtout pour objet l'histoire de la médecine.

Goulin a publié d'assez nombreux ouvrages, et il a eu part à un
bien plus grand nombre encore, en tête desquels figure un autre
nom que le sien. Nous ne les indiquerons pas tous; mais on en peut
voir la liste dans l'éloge de Goulin par Suc.

*Lettre à M. Vandermonde, sur Hec-
quet; médecin. Journal de médecine,*
tom. XVI; p. 373.

*Eloge de Paris, opticien. Jour-
nal encyclopédique.* 1765, juillet.

Lettres à un médecin de province,
pour servir à l'histoire de la médecine
en France. Paris, 1769, in-8, 96 pp.
— Ces lettres sont au nombre de six;
une septième a été imprimée, mais
n'a point paru. Goulin en a dit les raisons dans la préface du tom. X de la
Bibliothèque choisie de médecine,
dans ses *Mémoires littéraires,* etc.

Bibliothèque choisie de médecine, etc.
(de Planque), tom. X de l'édition
in-4, XXVIII, XXIX, XXX et XXXI
de l'édition in-12. Paris, 1770.

*Table alphabétique générale de la
traduction du traité de matière médicale d'Ét. Fr. Geoffroy.* . . . . . .
Paris, 1770, in-12.

Vocabulaire français, abrégé du *Dictionnaire de l'Académie française.* Paris, 1771, in-8, 2 vol.

Lettre à M. Fréron, ou Critique de l'histoire de l'anatomie et de la chirurgie de M. Portal. Paris, 1772, in-8.

Le médecin des dames, ou l'art de les conserver en santé. Paris, 1771, in-12 (avec Jourdain).

Le médecin des hommes, depuis la puberté jusqu'à l'extrême vieillesse. Paris, 1771, in-12.

Dictionnaire raisonné universel de la matière médicale. Paris, 1773, in-8, 4 vol. Avec les planches de Garsault sur la matière médicale, sous ce titre : *Dictionnaire des plantes usuelles,* et avec cette date : Paris, 1793, in-8, 8 vol. — Ouvrage attribué à tort à de Labeyrie.

Mémoires littéraires, critiques, philologiques, biographiques et bibliographiques, pour servir à l'histoire ancienne et moderne de la médecine. Paris, 1775-76, in-4, 2 vol.—Le deuxième volume a été interrompu après la douzième feuille.

Etat de la médecine, de la chirurgie et de la pharmacie pour 1777. Paris, in-12, avec de Horne et la Servolle.

Abrégé de l'histoire naturelle, à l'usage des écoles militaires. Paris, 1777 et 1778, in-12, 2 vol.

Dissertation dans laquelle on explique un passage de Cicéron, relatif à la médecine, et dans laquelle on démontre, par occasion, que Lyso, dont parle cet auteur, ne fut point médecin, bien qu Bernier, Daniel Leclerc, Éloy et Mathias lui aient donné cette qualité. Journal de médecine, tom. LI, pp. 421-47.

Observations sur une nouvelle édition grecque et latine des aphorismes d'Hippocrate. Journal de médecine, 1779, tom. LII, pp. 207, 304, 409, 494; tom. LIII, p. 124. — Goulin donna encore, en 1785, un article critique intéressant sur les aphorismes d'Hippocrate, à l'occasion d'une édition publiée par Bosquillon.

Explication d'un passage des épidémies d'Hippocrate. Paris, 1783, in-8.

Conjectures sur le temps où ont vécu plusieurs anciens médecins. 1781, in-12.

Chargé, dans la partie médecine de l'*Encyclopédie méthodique,* de fournir les articles biographiques et historiques, Goulin n'a fait, à un pe it nombre d'exceptions près, pour cette dernière partie, que copier textuellement le dictionnaire d'Éloy, dont il avait ailleurs parlé avec beaucoup de mépris, comme ont fait depuis d'autres biographes qui n'avaient guère moins d'obligation que Goulin à ce dictionnaire tant décrié par eux. Goulin a reproduit ici, mais en les augmentant et les corrigeant, ses conjectures sur l'âge des médecins anciens. Il avait commencé, sur la vie de Galien, un article qui aurait offert quelque intérêt, mais il l'a interrompu à moitié fait, et y a cousu un lambeau d'Éloy.

Les ouvrages auxquels Goulin a eu une part plus ou moins importante, sont :

Annales topographiques pour les années 1760-61-62.

Abrégé du dictionnaire de Trévoux, par Berthelin. 1762, 3 vol. in-4.

Dictionnaire domestique portatif, de la page 285 du tom. I, à la troisième feuille du tom. II.

Dictionnaire des termes de médecine, chirurgie, etc., par Lavoisien. 1763.

Examen de l'inoculation, par Do-rigny. 1763.

Dictionnaire physiologique, par Dufieu, 1764, 2 vol.

Dictionnaire anatomique, par Dufieu. 1765, 2 vol.

Recherches sur la population. 1766.

Traité des maladies vénériennes, par Jauberthou. 1766.

Dictionnaire raisonné d'hippiatrique, par Lafosse.

Goulin partagea avec Bacher le travail de la rédaction du *Journal de médecine* de 1777 à 1782, et de 1784 à 1791.

Il travailla, avec l'abbé de Fontenay, au *Journal général de France*, en 1783.

Il rédigea la *Gazette de santé* en 1784.

Il a traduit du latin la thèse de Falconet, sur la taille; celle de Castell, sur l'insensibilité des tendons, la dissertation de Huxam sur la colique du Devonshire, le traité des alimens de Lieutaud.

Il a revu et préparé, pour l'impression, un grand nombre d'ouvrages, entre autres les *Mémoires de Bajon sur Cayenne.*

Il a dressé les tables de plusieurs ouvrages étendus.

Enfin, il a été l'éditeur de beaucoup de livres, dont quelques-uns seulement sont relatifs à la médecine.

(P. Sue, *Mém. histor., littér. et crit. sur la vie et sur les ouvrages, tant impr. que manuscr., de J. Goulin.* Paris, an VIII, in-8, VIII - 127 pages.)

GOURMELEN (ÉTIENNE), né dans le pays de Cornouailles, en Bretagne, fit ses premières études avec succès dans sa patrie. Ses progrès dans la physique, et plus encore son inclination naturelle, le déterminèrent à étudier la médecine, malgré le désir de ses parens peu favorisés de la fortune. Il vint à Paris, étudia avec une constance et une assiduité peu communes les meilleurs ouvrages de médecine anciens et modernes, et fut reçu bachelier le 2 avril en 1558. Il parut avec éclat dans tous ses actes. Docteur le 5 mars 1561, on le fit doyen en 1574, et on le continua en 1575. Il avait été chargé, en 1567 et en 1568, en qualité de professeur des écoles, d'expliquer Hippocrate et Galien. Ses disciples furent nombreux et surent profiter de ses lumières. Ce concours d'auditeurs et la réputation de Gourmelen le suivirent au collége royal, lorsque Henri III le nomma, en 1588, pour y remplir la chaire de professeur en chirurgie. La manière dont il s'en acquitta le fit regarder comme l'un des plus habiles professeurs de son siècle. Il mourut à Melun le 12 août 1593. Gourmelen fit sa principale étude de la chirurgie. Il publia plusieurs ouvrages :

Stephani Gormelini curiosolitæ synopseos chirurgiæ libri sex. Paris,

1566, in-8. Traduit en français par André Malésieu sous ce titre : *Le sommaire de toute la chirurgie*, contenant six livres, composé en latin par Etienne Gourmelen, Paris, 1571, in-8. — Gourmelen, suivant Quesnay (*Recherches sur l'origine et les progr. de la chir. en France*), a donné des préceptes sur un art qu'il ignorait ; il n'est qu'un compilateur qui déguise sous une nouvelle forme les écrits des anciens, et qui est hérissé d'une philosophie scholastique.

Hippocratis libellus de alimento, à Steph. Gormelino curiosolitâ Doct. med. Parisiensi è græco in latinum conversus, et commentariis illustratus. Paris, 1572, in-8. — Il avait expliqué ce traité trois ans auparavant dans les écoles de médecine.

Steph. Gormelini curiosolitæ, etc., *Chirurgiæ artis ex Hippocratis et aliorum veterum medicorum decretis, ad ratiotinii normam redactæ.* 1580, in-8. — Gourmelen dit dans sa préface, qu'il avait lu et examiné une partie des ouvrages d'Aristote, et tout ce que l'on avait écrit sur la chirurgie depuis 240 ans, et qu'il avait comparé ses écrits avec ceux d'Hippocrate et des autres anciens médecins. Il rapporte aussi plusieurs faits qui concernent l'histoire de la chirurgie de Paris, les réglemens qui défendaient d'admettre personne à la profession de chirurgien, qui n'eût été examiné en présence de quatre docteurs de la Faculté de médecine. Cet ouvrage forme le septième livre de la médecine de Perdulcis, imprimée en 1639. A Paris, chez Jean Bessin.

Avertissement et conseil à Messieurs de Paris, tant pour se préserver de la peste, comme aussi pour nettoyer la ville et les maisons qui en ont été infectées. Paris, 1581, in-8.

Le guide des chirurgiens, fait en latin, puis translaté en français, par Germain Courtin. Paris, 1634.

Réplique sous le nom d'un de ses écoliers (B. Comparat de Carcassonne), à l'apologie qui est contre lui dans les œuvres d'Ambroise Paré.

Gourmelen avait entrepris un grand ouvrage sur la pharmacie, mais son âge avancé l'empêcha de l'achever.

Il avait composé des *Mémoires sur l'histoire de Bretagne*, qui n'ont pas été imprimés.

Son *Traité de pharmacie* ou sa *Pharmacopée* est en manuscrit à la Bibliothèque du roi, n. 6879.

(Gouget, *Mém. sur le collège de France.* — Suppl. au Moreri. — Andry, *Encycl. meth.*)

GOURRAIGNE (HUGUES), docteur en médecine de la Faculté d'Orange et professeur de la Faculté de médecine de Montpellier, fut un des adeptes et des soutiens des principes de Fizes, et non moins partisan que lui des explications et des hypothèses. On ne parle de lui que parce qu'il eut, en son temps, une assez grande réputation, et que ses écrits sont indiqués ailleurs sans être accompagnés d'un mot qui donne la mesure de leur importance. Portal a omis cet auteur dans son histoire de l'anatomie et de la chirurgie. Gourraigne mourut en 1753,

Dissertationes medicæ, cum specimine de febribus. Orange, 1727, in-8.

Dissertatio de respiratione. Montpellier, 1729, in-4. — Selon Gourraigne, le poumon est passif dans la respiration, et le thorax lui-même n'est dilaté que par le ressort de l'air auquel il cède passivement. Cette étrange doctrine ayant été réfutée dans le *Journal des savans,* Gourraigne chercha à se défendre.

Réponse au Journal des Savans sur la respiration. Montpellier, 1730, in-4.

Tractatus de febribus, juxta circulationis leges. Montpellier, 1730, in-12.

Dissertationes medico-chirurgicæ de circulationis legibus seu de tumoribus. Montpellier, 1731, in-8. — Quelques observations mêlées à beaucoup de théorie.

De tumoribus tunicatis. Montpellier, 1732, in-8.

Duodecim quæstiones medicæ defensæ. Montpellier, 1732, in-4.

Dissertatio de ferri usu et abusu in mediciná. Montpellier, 1736, in-4.

Dissertatio de naturá et causis fluiditatis sanguinis naturalis et deperditæ, ubi de diluentibus et emollientibus, de lactis naturá et usibus in mediciná. Montpellier, 1741, in-4.

De humorum crassitudine. Montpellier, 1743, in-8.

Physiologiæ conspectus. Montpellier, 1741, in-8.

Pathologiæ conspectus. Montpellier, 1743, in-8.

De sanguinis missione. Montpellier, 1743, in-8. — Dissertation dirigée principalement contre les opinions de Sylva.

Haller dit que Gourraigne soutint encore, en 1748, douze thèses de concours, mais il n'en donne pas les titres.

(Haller, *Method. stud. méd.*)

GOURSAUD, chirurgien de Paris, au milieu du dernier siècle, se distingua dans les concours de l'académie royale de chirurgie, et devint membre de cette société. Le recueil des mémoires et prix publiés par elle renferme trois mémoires de Goursaud, dont le plus intéressant est celui sur les hernies.

Mémoire sur cette question : déterminer ce que c'est que la métastase, les maladies chirurgicales où elle arrive, et celles qu'elle produit; les cas où l'on doit l'éviter, et ceux où il faut la procurer; enfin les moyens que l'on doit employer dans l'un et l'autre cas. Prix de l'Acad. roy. de chir., tom. III, p. 1, in-8.

Mémoire sur cette question : Déterminer le caractère des tumeurs scrophaleuses, leurs espèces, leurs signes, et leur cure. Prix de l'Acad. roy. de chir., tom. III, p. 260.

Remarques sur la différence des causes de l'étranglement dans les hernies. Mem. de l'Acad. roy. de chir., tom. IV, p. 290, in-8. — On remarque particulièrement dans ce mémoire ce qui est relatif à l'engouement des hernies.

GRAAF ou GRAEF (Reinier de), célèbre anatomiste, naquit à Schoonhaven, en Hollande, le 30 juillet 1641. Il étudia la médecine à Leyde, sous François De Le Boe. Etant venu en France en 1665, il fut reçu docteur en médecine à Angers, le 23 juillet de la même année. Revenu en Hollande, en 1666, il se fixa à Delft, où il pratiqua son art avec distinction. Il mourut le 17 août 1673, âgé de 32 ans, des chagrins que lui causa une dispute de priorité qu'il soutint contre Swammerdam. De Graaf a laissé, quoique mort à la fleur de l'âge, la réputation d'anatomiste habile; ses recherches sur les organes génitaux de l'homme, et surtout ceux de la femme, offraient, quand elles parurent, beaucoup de choses nouvelles. Graaf fut un sectateur ardent de son maître De Le Boe. Il fit servir son adresse dans les expériences à fournir des appuis à la doctrine du fameux Chemiatre. Il recueillit sur des animaux vivans une certaine quantité de suc pancréatique, qui se trouva acide, ce qui cadrait fort bien avec les idées de De Le Boe.

Dissertatio medica de naturâ et usu succi pancreatici. Leyde, 1663, in-12; *ibid.*, 1671, in-8; *ibid.*, 1674, in-8; en français avec des additions. Paris, 1666, in-12.

Epistola de nonnullis circa partes genitales inventis novis. Leyde, 1668, in-12.

Tractatus de virorum organis generationi inservientibus. Item de clysteribus et usu syphonis in anatomiâ. Leyde, 1668, in-8.

De mulierum organis generationi inservientibus; tractatus novus, demonstrans tam homines et animalia cætera omnia, quæ vivipara dicuntur, haud minus, quam ovipara, ab ovo originem ducere. Leyde, 1672, in-8.

Partium genitalium defensio adversus Joh. Swammerdam. Leyde, 1673, in-8.

Les œuvres de De Graaf ont été réunies sous ce titre :

Opera omnia. Leyde, 1677, in-8; Londres, 1678, in-8. Leyde, 1705, in-8. (En hollandais), Amsterdam, 1686, in-8.

(Niceron. — Haller.)

GRABA (Jean-André), né à Erfurt ou à Mulhouse, étudia six ans la médecine à Kœnigsberg. Au bout de ce temps, et sans se faire recevoir docteur, il s'établit à Erfurt pour y pratiquer la médecine. Une vive dispute s'engagea entre lui et la faculté de médecine de cette ville, qui voulait lui interdire le droit de pratiquer sans avoir pris ses grades. Enfin, après une sorte d'entrevue parlementaire avec le docteur Leichern, il se décida à aller prendre à Giessen le bonnet doctoral, qu'il obtint en 1658. A son retour à Erfurt, il fut nommé médecin pensionné de la ville et du canton.

En 1668, il alla occuper la même place à Mulhouse. Sa vie médicale finit comme elle avait commencé; il eut avec le docteur Vol. And. Moellenbrock une dispute littéraire si violente qu'elle finit par un procès en calomnie. Graba mourut à Mulhouse en 1669. Il était membre de l'académie des Curieux de la nature, sous le nom de Céphale.

Casus laborantis affectu hypochon- driaco cum symptomatibus scorbuticis. Giessen, 1658, in-4.

Beschreibung der Unaufhörlichen giftbösen anfælligen Landfiebern. Erfurt, 1660, in-8.

Kurze Erinnerung von der hin und wieder grassirenden Seuche der Blattern und Masern. Erfurt, 1661, in-8.

Kurzer Unterricht von Scharbok. Erfurt, 1661, in-8.

Medicinalische Erinnerung wie man sich bey jetziger gefahrlichen bösen Seuche von der Pest verhalten möge. Erfurt, 1666, in 8.

Elaphographia, sive cervi descrip- tio physico-medico-chimica, in qua tam cervi in genere, quam in specie ipsius partium consideratio theorica et practica instituitur : ad multifarium usum, præsertim medicum, omnibus fere corporis humani affectibus, ceu panacea apprime conveniens : secun- dum leges ac methodum academiæ naturæ Curiosorum elaborata, multi- que medicinæ secretis instructa. Iéna, 1668, in-8.

(Kestner , *Lexicon. — Lindenius renovatus.*)

GRABNER ou GREBNER (DAVID DE), né à Breslau en 1655, étudia la médecine à Kœnigsberg. Après cinq années d'études dans cette Université, il visita la Hollande, l'Angleterre et la France, passa en Italie, et se fit recevoir docteur à Padoue. A son retour en Allemagne, il fut quelque temps médecin pensionné de la ville de Franstadt, et bientôt après il se fixa dans sa ville natale, où il de- meura jusqu'à sa mort, le 21 janvier 1737. Grabner fut un homme d'une grande lecture, et ses ouvrages peuvent encore être utiles pour des recherches.

Medicina vetus restituta, sive para- graphe hippocratico - galenica in Theodori Craanen tractatum physico- medicum de homine. Leipzig , 1695, in-4.—L'auteur accumule, sur chaque sujet, sans beaucoup de jugement ni de goût, une multitude de citations, de passages d'écrivains anciens qui s'y rapportent.

Diarium medicum Vratislaviense accedit de experientia tractatus. Bres- lau, 1703, in-4. — Observations mé- téorologiques telles qu'on peut en faire sans thermomètre et sans baro- mètre.

Tractatus philologico-physico-me- dici septem. Breslau, 1707, in-4.— Le premier traité a pour objet les observations prises à Breslau, de 1692 à 1702. — Le deuxième forme l'histoire des maladies qui regnèrent à Breslau en 1699.—Le troisième traite du plagiat en médecine, et montre Aly-Abbas copiant Avicenne; Barbette Rivière; Marcellus Ingressia; Dolæus copiant J. Craanen, Schneider et Wedel; Fernel copiant Ulrich de Hutten; J.-B. de Lamswerde Marchetti, Duhoreus, Cœlius Rhodiginus et d'autres; Laz. Mercado Paulmier, Actuarius et d'autres; Laz. Rivière Salius Diversus; et enfin les auteurs de l'histoire des maladies de Breslau, la chirurgie de Dolæus et des dissertations inaugurales. — Le quatrième traité a pour titre : *Theatrum medicum antagonisticum seu catalogus librorum eristicorum*, etc., et pour objet l'histoire des disputes en médecine. — Le cinquième est intitulé : *Additamenta ad Theodori Craanen Tr. de homine*, et

contient des remarques utiles, recueillies avec érudition. Il y a aussi des observations propres à l'auteur, comme l'histoire d'un polyphage. — Sixième traité : *Specimen medicinæ practicæ veterum restitutæ :* le traité de Galien, *de curandi ratione per venæ sectionem*, en forme la base; il est accompagné de longues scholies ramassées de toutes parts. — Le septième traité n'est pas relatif à la médecine.

Mantissa operum hucusque editorum tripartita. Breslau, 1708, in-4. — Haller incline à attribuer à Græbner l'opuscule suivant :

Apologetica epistola contra auctorem observationis 238, E. N. C., vol. V.

La vie de Græbner a été écrite dans une lettre de J. Ernest Stieff, imprimée à Breslau, 1734, in-4.

(Kestner, *Lexikon*.—Haller.)

GRADI ou GRADIBUS (Jean-Mathieu de), né de la noble famille des comtes de Ferrare, mais plus connu sous le nom de la petite ville où il vit le jour, Grado dans le Frioul, fut reçu docteur en médecine à Milan en 1436, professa long-temps la médecine dans l'Uversité de Pavie, et mourut en 1472. Argelati a fixé cette époque d'après des documens qui prouvent qu'on s'est trompé en plaçant la mort de Mathieu de Gradi en 1460, et que Portal n'est pas moins dans l'erreur en le faisant vivre jusqu'à 1480. Ce médecin jouit d'une grande réputation et fut médecin de la duchesse Blanche Marie, épouse du duc François Sforza. Il légua sa fortune à l'hôpital de Pavie, à condition que dans sa maison serait fondé un collége où un certain nombre de jeunes gens feraient leurs études de médecine, ou de théologie et de droit-canon.

Practicæ pars prima et secunda, vel commentarius textualis, cum ampliationibus et additionibus materiarum in nonum Rhazis ad Almansorem : adjuncto etiam textu. Pavie, 1497, in-fol; Lyon, 1527, in-4; Venise, 1520, 1560, in-4, sous ce titre : *Practica, seu commentaria in no-*

num Rhazis ad Almanzorem Johannis Matthæi Gradii, mediolanensis, in quibus morborum omnium, qui unamquamque humani corporis partem invadunt, natura, signa, causæ, curationesque luculentissime explicantur, Antonii de Gradi, medici, de febribus aureum opusculum, etc.

Expositiones super vigesimam secundam sen tertiæ canonis Avicennæ. Milan, 1494, in-fol. *Adjectæ sunt expositiones super lib. Avicennæ de urinis.*

Consiliorum secundum vias Avicennæ ordinatorum utile repertorium; additis antiquissimi medici Rabbi Moysis de regimine vitæ, quinque tractatibus, necnon Raymundi Lullii de secretis naturæ libris duobus. Venise, 1514, in-fol.; Lyon, 1535, in-fol.

Tractatus de urinis. Milan, 1594, in-4.

(Tiraboschi.—Manget.)

GRAHAM (JAMES), médecin de Londres, mort en 1830, dans un âge fort avancé est auteur des ouvrages suivans, dont nous ne connaissons que les titres.

Throughts on the present state of the practice in disorders on the Eye and Ear; to which is added an address to the inhabitants of great Britain, an singular casus, authentic and remarkable cures lately performed in London in the diseases of those organs. Londres, 1775, in-8.

The general state of medical and chirurgical practice, ancient und modern, exhibited; the ridiculous manner of using the Bath waters, etc. Bath, 1778, in-4. Londres, 1779, in-12.

A short treatise of the all-cleansing, all-healing, and all-invigorating qualities of the simple Earth. Newcastle, 1790, in-8.

The guardian goddess of health. Londres, in-8.

GRAINGER (JACQUES), poète et médecin, naquit à Dunse en Ecosse, en 1723. Il fit ses études sous la direction d'un habile chirurgien d'Edimbourg, et il partit comme chirurgien militaire, dans un régiment de l'armée commandée par le comte Stair en Allemagne. A la paix d'Aix-la-Chapelle, il vendit sa commission et se fixa à Londres. Une élégante traduction en vers des élégies de Tibulle, accompagnée du texte et de notes savantes, qu'il publia peu de temps après, fonda d'une manière solide la réputation de Grainger, et lui procura des liaisons avec les littérateurs les plus distingués de l'époque. Il se décida néanmoins à quitter Londres pour aller exercer la médecine à St.-Christophe. Il fit la traversée avec le gouverneur de cette colonie et avec sa fille, dont il obtint la main. Il dut à la position que cette alliance lui donna dans le pays, tout le succès qu'il pouvait désirer, mais il ne négligea point pour cela de cultiver les lettres, et ce fut alors qu'il composa son poème en vers blancs sur la canne à sucre. Il vint le publier à Londres, et repartit peu de temps après pour Basseterre. Une fièvre épidémique qui régna dans cette ville mit fin à ses jours le 24 décembre 1767.

Grainger a donné l'histoire des maladies observées par lui dans la campagne de Hollande en 1746, 1747, 1748 et 1749. Ce sont les mêmes qu'a décrites Pringle, et il était difficile de soutenir la concurrence avec ce célèbre observateur. Aussi, Grainger dit-il s'être attaché particulièrement aux choses qui avaient été négligées par Pringle, ou traitées par lui avec peu de développement. Quoi qu'il en soit, il est resté fort en arrière de son modèle.

Diss. de modo excitandi ptyalismum et morbis inde pendentibus. Edimbourg, 1753, in-8. Recus. in Haller, disp. med. pract. t. I, p. 511, et à la suite de l'ouvrage suivant. — L'auteur attribue au soufre la propriété d'affaiblir l'effet du mercure sur les glandes salivaires. Il dit avoir remarqué que la salivation diminue la taille; qu'un individu qui salive peut être raccourci d'un demipouce. Il dit aussi que durant la salivation l'épiderme du scrotum se renouvelle entièrement. On prévient l'effet du mercure sur la bouche en associant à son usage celui de l'ipécacuanha.

Historia febris anomalæ Batavæ, annorum 1746, 1747, 1748, etc, accedunt monita syphilitica. Edimbourg, 1753, in-8; 116 pp. préf. et 34 pp. pour le deuxième opuscule.

Dysenterie opiniâtre guérie par l'eau de chaux; dans les Essais et Observations de la soc. d'Edimbourg. T. II.

An Essay on the more common west India diseases; and the remedies which that country itself produces. To which are added, some hints on the management of negroes. Londres, 1764, in-8, anonyme. 2e éd. With notes and a Linnean index by W. Wright. Edimbourg, 1802, in-8.

(Comment. de rebus in med. gestis. — Girtanner.)

GRAMBERG (Gerhard-Antoine), médecin de la Chancellerie, de la cour et de la garnison à Oldenbourg, né à Tettens dans le Jeverland le 5 novembre 1744, est mort à Oldenbourg le 10 mars 1817.

Dissertatio inauguralis de hæmoptysi et speciatim ejus nexu cum varia adversa in hypocondriis valetudine. Gottingue, 1766, in-4.

Obs. fractura ossium spontanea. In nov. act. acad. nat. Curios. T. IX.

Obs. vomica rupta ventriculum per-forans. In nov. act. acad. nat. Curios. T. IX.

Memoria P. H. G. Mœhringii. In nov. act. acad. nat. Curios. T. IX.

De verá notione et curá morborum primarum viarum commentatio cui alterum præmium ill. acad. imper. nat. Curios. 1792 *decrevit.* Erlang, 1793, in-8, 178 pp. — Compilation bien faite et utile pour connaître les idées de l'époque sur un sujet dont elle s'occupa beaucoup.

Pharmacopœa Oldenburgica. Oldenbourg, 1801, in-8.

Ueber die in Oldenburg bemerkten ungewœhnlichen Krankheiten. Oldenbourg, 1808, in-8.

Gramberg a en outre inséré un grand nombre d'articles dans divers journaux littéraires ou scientifiques.

(Meusel.—*Med. chir. Zeitnng.* — *Allgem. med. Annalen.*)

GRANT (William), médecin de Londres, mort le 30 novembre 1786, s'est rendu célèbre par ses recherches sur les constitutions médicales et les maladies régnantes qu'il observa à Londres, d'une manière constante, pendant trente-six années. On a comparé l'histoire des épidémies de Grant à celle d'Hippocrate. C'est lui faire beaucoup trop d'honneur, non qu'il n'y ait, pour le praticien, plus de remarques utiles dans l'ouvrage de l'observateur anglais que dans celui du médecin de Cos ; mais parceque, dans la conception de son ouvrage, Hippocrate s'éleva au-dessus de son siècle, et que Grant, tout bon observateur qu'il était, resta au-dessous du sien sous quelques rapports. En disant cela nous ne prétendons point méconnaître le mérite de Grant. Ce mérite frapperait davantage si son principal ouvrage, celui par lequel il est surtout connu en France, était écrit avec moins de confusion et d'obscurité. Ces défauts rebutent beaucoup de lecteurs, et font renoncer à la lecture de l'ouvrage. L'auteur ayant résumé dans un passage clair et concis son traité des fièvres, qui n'est ni l'un ni l'autre, nous croyons devoir transcrire ici ce passage, qui en fait bien saisir l'objet et le plan.

Je vais exposer, dit Grant, la méthode que j'ai suivie dans ce travail pénible et difficile. Pour parvenir à la connaissance juste et précise de chacune des fièvres, j'ai jugé nécessaire de les diviser en classes... Ma première division générale des fièvres fut en *communes* et *non communes.* Par fièvres *communes* j'entends celles qui paraissent dans le cours de chaque année, et qui reviennent à-peu-près régulièrement, en sorte qu'elles paraissent dépendre principalement des changemens de la saison et des qualités sensibles de l'air,

jointes à quelques fautes comises dans les autres choses non naturelles. Ainsi elles peuvent être considérées comme épidémiques,
mais elles ne sont pas contagieuses.

Les fièvres *non communes* ne paraissent pas chaque année, elles
n'appartiennent pas à telle ou telle saison; elles se manifestent subitement, inopinément et irrégulièrement. Ces fièvres sont contagieuses,
et peuvent par ce moyen devenir épidémiques

En considérant toutes les fièvres communes, j'ai découvert qu'une
moitié de ces fièvres participaient de ce que nous appelons inflammations; et l'autre moitié était unie avec ce que nous appellons putridité. Voilà les deux genres principaux des fièvres communes. J'ai
encore observé que les fièvres inflammatoires étaient très-fréquentes
dans l'hiver et dans le printemps; et les putrides dans l'été et dans
l'automne.

Mais cette division étant trop générale, j'ai subdivisé chaque genre
en quatre espèces. J'ai distingué les fièvres de l'hiver et du printemps
en fièvres inflammatoires simples, fièvres inflammatoires catarrheuses,
fièvres inflammatoires humorales et fièvres inflammatoires intermittentes. J'ose avancer qu'il n'y a aucune des fièvres communes connues
jusqu'à ce jour qui ne puisse être classée sous l'une ou l'autre de ces
deux espèces; de même toutes les autres maladies aiguës ou demi-
aiguës, qui arrivent dans la même saison, quoiqu'elles diffèrent à
raison de quelques symptômes de la fièvre réelle qui donne le nom
à la constitution générale, paraissent néanmoins dépendre de la
même cause, d'autant plus qu'elles cèdent au même traitement D'où
je conclus qu'elles sont de la même nature, et qu'elles ne doivent
être considérées que comme des variantes de la même espèce.

Ainsi la dysenterie, le rhumatisme et les autres maladies de constitution catarrheuse, céderont toutes au même traitement qui réussit dans le vrai catarrhe, avec quelques légères différences nécessaires peut être pour modérer les symptômes urgens, dépendans de
la nature de l'organe attaqué. Il est certain que dans ces maladies,
nulle autre méthode ne sera suivie d'un aussi heureux succès Pareil-
lement, la colique, la jaunisse et les intermittentes du printemps
céderont, malgré la diversité des symptômes, au même traitement
qui réussit dans la fièvre humorale ou épidémique de cette constitution.

J'ai suffisamment parlé de ces maladies et de l'érésipèle dans
la première partie de cet ouvrage pour faire connaître leur diffé-

rence spécifique et la méthode particulière de traiter chacune d'elles.

J'ai ensuite cherché dans la seconde partie la nature des fièvres non communes, et j'ai trouvé qu'elles n'étaient pas produites dans le corps comme les fièvres communes, qu'elles n'étaient pas l'effet des fautes commises relativement à quelqu'une des choses non naturelles, mais qu'elles étaient produites par un véritable poison, absorbé et retenu dans le corps. Ces fièvres sont au nombre de huit, elles diffèrent essentiellement entre elles : chacune exige une méthode de traitement distincte et particulière; et la connaissance parfaite qu'on a de l'une ne mène pas, autant qu'on pourrait d'abord se l'imaginer, à la connaissance parfaite de l'autre, elles sont par conséquent distinguées par leurs noms particuliers, savoir, la peste, la petite vérole, la petite vérole volante, la rougeole, la rougeole des petits enfans, la coqueluche, l'angine maligne et la fièvre pestilentielle de Sydenham.

J'ai aussi fait quelques observations sur les fièvres non communes, et j'ai traité amplement de l'angine maligne. Quant aux sept autres, il me paraît que les praticiens, généralement parlant, sont aujourd'hui bien instruits de ce qui concerne la petite vérole et la rougeole des petits enfans, qui, quoique les effets d'un véritable poison, sont d'une nature si bénigne, qu'elles exigent rarement leurs secours, mais qu'ils n'ont pas encore de notions certaines sur la coqueluche. Pour moi, j'avoue que je ne suis pas satisfait de mes connaissances sur cette dernière maladie, et qu'à l'égard de ceux qui en ont été attaqués et qui ont été confiés à mes soins, je n'ai fait jusqu'à présent que modérer les symptômes les plus graves.

Je n'ai jamais vu la peste, en sorte que je ne puis rien dire de cette maladie terrible, d'après mes propres observations. Il ne me reste donc à présent à considérer que la fièvre pestilentielle de Sydenham, que j'ai souvent eu occasion d'observer, et qui ne paraît pas être encore bien connue de la plupart des médecins.

An inquiry into the nature, rise and progress of the fever most common in London, as they have succeded each other in the different seasons for the last twenty years ; with some observations on the best method of treating them. Londres, 1771, in-8; deuxième édition sous ce titre :

Observations on the nature and cure of fevers. Londres, 1773, in 8, 2 vol. Trad. en français, par Lefèvre de Villebrune, sous ce titre : *Recherches sur les fièvres, selon qu'elles dépendent des variations des saisons, et telles qu'on les a observées, à Londres, ces vingt dernières années-ci; avec des observations de pratique sur la meilleure manière de les guérir.* Paris, 1773, 1776, in-12, 3 vol.—Cette traduction comprend non-seulement l'ouvrage précédent, mais celui qui va suivre: elle est terminée par les *Réflexions sur la nature des fièvres de Curry.*

Essay on the pestilential fever of Sydenham commonly called the gaal, hospital, ship, and camp fever. Londres, 1775, in-8. — La traduction de cet ouvrage forme le tome troisième de celle indiquée à l'article précédent.

Short account of the present epidemic cough and fever. Londres, 1776, in-8.

A short account of the fever and sore throat which began to appear in and about London, sept. 1776. Londres, 1777, in-8.

Some observations on the origin, progress, and method of treating the atrabilious temperament and Gout. Londres, 1780, in-8. — *Chapter IV, containing the regular, or cardinal fit.* 1781, in-8. — *Chapter V, containing the irregular, or complicated gout.* 1781, in-8.

Observations on the late influenza, febris catarrhalis epidemica of Hippocrates, as it appeared in 1775 and 1782. Londres, 1782, in-8.

Les ouvrages indiqués dans les quatre paragraphes précédens ont été réunis sous un titre commun:

Will. Grant's miscellaneous works, et ne sont pas la partie la moins intéressante des œuvres de Grant.

(Reuss. — Rob. Watt. — Blumenbach, *Med. Bibliothek.*)

GRAPENGIESSER (CHARLES-JEAN-CHRÉTIEN), né à Parchim, dans le Mecklembourg-Schwerin, en 1773, reçu docteur en médecine à Gœttingue le 4 avril 1795, membre du collége médico-chirurgical de Berlin, depuis 1803, fut médecin pensionné de la même ville, premier médecin du prince royal, et médecin-conseiller du roi. Il mourut le 13 octobre 1813, du typhus, qu'il avait contracté dans l'hôpital militaire, dont il était alors médecin en chef. Ses écrits sont peu nombreux, mais intéressans.

Dissertatio inauguralis de hydrope plethorico. Gottingue, 1795, in-8, 36 pages.—Toutes les hydropisies ne reconnaissent point pour cause la faiblesse, et ne cèdent point aux remèdes excitans. Il y a des hydropisies actives, par pléthore, qui réclament l'emploi de la saignée, et ne cèdent qu'à ce moyen; il y en a d'aiguës et de chroniques.

Versuche, den Galvanismus zur Heilung einiger Krankheiten anzuwenden; angestellt und beschrieben u. s. w. mit 4 Kupfern. Berlin, 1801, in-8. 2te verbesserte und vermehrte Ausgabe. *Ibid.,* 1802, in-8. — Ouvrage intéressant dont il y a un extrait fort étendu dans le tome huitième de la *Bibliothèque germanique médico-chirurgicale,* de Breyer et Delaroche.

Grapengiesser a inséré quelques observations ou mémoires dans divers journaux.

(Meusel. — *Med. chir. Zeitung.* — Brewer.)

GRASHUIS (Jean), docteur en médecine de l'Université de Leyde, membre de l'Académie des curieux de la nature, de celle des sciences de Harlem, correspondant de l'Académie royale de chirurgie, pratiquait la médecine à Amsterdam au milieu du dernier siècle. Ses ouvrages, qui sont assez nombreux, mais peu étendus, annoncent un médecin érudit et un bon observateur; Haller n'en a indiqué, et la *Biographie médicale* n'en a connu que la moindre partie.

Diss. de phlebotomiâ. Leyde, 1720, in-4.

Exercitatio medico chirurgica de scirrho et carcinomate, in quâ etiam fungi et sarcomata pertractantur. Amsterdam, 1741, in-8, 102 pp. *præf. et ind* — Exposition historique des opinions des auteurs sur le squirrhe, le cancer, le sarcome et le fongus. Preuve de l'identité des maladies décrites sous ces diverses dénominations. Leur siége, à toutes, est le tissu cellulaire, la sanie âcre qu'elles fournissent est un produit du mélange des sécrétions anormales qui se forment dans la partie malade et de la graisse qui s'y corrompt.

Dissertatio de generatione puris, præmio ab academiâ regiâ chirurgicâ parisiensi anno 1746 proposito condecorata. Amsterdam, 1747, in-8. *Editio nova auctior*, en latin et en hollandais. *Accedit morbi non satis descripti hactenus brevis delineatio.* Horn, 1764, in-8. — La maladie décrite dans ce dernier opuscule est le catarrhe chronique de la vessie.

Van de operatien der Heelkonde. Amsterdam, 1748, in-8.

De colicâ pictonum tentamen accedit de naturâ sede et origine hydatidum disquisitio. Amsterdam, 1751, in-8, 105 pp. *Præf. ind.*

Tentaminis de colicâ pictonum appendix, decadem observationum sistens. Amsterdam, 1755, in-8, 45 pp., couronné par l'Académie de Harlem. — Le traitement recommandé par l'auteur se compose des anodins, des émolliens et des laxatifs légers, et Grashuis assure que ce traitement lui a toujours réussi.

De facili luem veneream curandi methodo, ad D. M. Maty, etc. Journal britannique, pour les mois de juillet et d'août 1754, p. 388. — Il s'agit d'une tisane avec des bois sudorifiques, dans laquelle on a mis un nouet de mercure et d'antimoine cru, dont Grashuis avait trouvé la composition dans Gaukes, comme il le déclare lui-même.

Urinæ difficultas, ultra viginti annos molestissima, subito tandem sublata. In Act. acad. nat. curiot. T. X.

*Gangrænosa excrescentia in capite membri virilis per ligaturam hujus partis curata. In Verhandelingen uit-

gegeven door. die hollandse Maats-   lem. 1760, T. V: *et in comment. de*
chappye der Weetenschappen te Har-   reb. in med. gest.

GRASMEYER (Paul-Fr....-Hermann), de Hambourg, fit ses études médicales à Gœttingue, y fut reçu docteur le 17 octobre 1789, et s'y fixa. Il s'est fait particulièrement connaitre par ses recherches sur le pus et sur les moyens de le distinguer des humeurs qui lui ressemblent. Il propose, pour expliquer le mystère de la génération, une théorie qui n'est ni plus ni moins vraie que toutes celles imaginées auparavant.

Dissertatio de conceptione et fœcundatione humanâ. Gottingue, 1789, in-8, 52 pp. *Recus. in Schlegel, syll. opusc. minor. ad artem obstetr. spectant.* — *Supplementa quædam ad dissertationem de conceptione. Ibid.,* 1789, in-8, 22 pp. — Selon Grasmeyer, la partie la plus fluide du sperme est absorbée par les vaisseaux inhalans du vagin, transportée dans le torrent circulatoire, et va, par cette voie indirecte, se mêler avec le fluide contenu dans une des vésicules de Graaf. De ce mélange résulte l'embryon, qui est transporté par un mouvement vermiculaire le long de la trompe dans l'utérus où il s'attache.

Abhandlung vom Eiter und den Mitteln, ihn von allen ihm æhnlichen Feuchtigkeiten zu unterscheiden. Gottingue, 1790, in-8, xxii-175 pp. — Il y a deux choses distinctes dans cet ouvrage : l'étude du pus en lui-même, et celle des caractères propres à le distinguer de toute autre substance. Dans cette dernière partie, Grasmeyer n'a pas mieux réussi que n'avaient fait avant lui Brugmans, Darwin, Home, Salmuth, et d'autres; mais son ouvrage a de l'intérêt dans la partie qui concerne l'étude du pus, ses différences selon les parties dans lesquelles il se forme, etc.

(Dœring. — *Med. chir. Zeitung.*)

GRATAROLO (Guillaume), l'un des médecins les plus célèbres du seizième siècle, naquit à Bergame en 1516. Il fit de brillantes études à Padoue, s'attacha particulièrement à la philosophie et à la médecine, fut reçu docteur et nommé presque aussitôt professeur en médecine, avec la charge spéciale d'expliquer le troisième livre d'Avicenne. A Bologne, Gratarolo lia une étroite amitié avec Pierre Martyr, et il puisa dans ses rapports avec lui une propension marquée pour les principes de la religion réformée. Véhémentement soupçonné d'hérésie, on lui aurait sans doute fait un mauvais parti s'il n'eut pris celui d'abandonner l'Université et d'aller se cacher en quelque sorte dans sa ville natale. L'exercice de la médecine, auquel il se livrait tout entier, le mit quelque temps à l'abri des pour-

sultes de ses ennemis, mais enfin il fut dénoncé à l'inquisition, et
il fut fort heureux d'échapper, par une suite précipitée, à la *justice*
de ce tribunal redoutable. Il s'arrêta quelque temps à Bâle; puis il
alla occuper la chaire de médecine de Marbourg, qui lui fut offerte.
L'apreté du climat ne lui permit pas de s'y fixer pour toujours. Il
revint à Bâle, où il mourut le 16 avril 1568, à l'âge de cinquante-
un ans. Gratarolo fut un homme savant et un bon observateur. La
médecine ne fut pas l'objet unique de ses travaux, il s'occupa beaucoup aussi d'alchimie et de philosophie.

Ses ouvrages sont assez nombreux.

Prognostica naturalia de temporum mutatione perpetua, ordine litterarum. Basileæ, 1552, in-8; ibid., 1554, in-8. *Adjecta sunt undecim signa terræ motus ex antonio Mizaldo.*

De memoria reparanda, augenda, conservanda, ac de reminiscentia liber, tutiora omnimodo remedia, et præceptiones optimas continens de prædictione morum ex inspectione corporis. Tiguri, 1553, in-8. Basileæ 1554, in-8. Romæ, 1555, in-8. Lugduni, 1558, in-16. Strasburgi, 1565; ibid., 1630, in-8. Francofurti, 1591, in-12; ibid., 1596, in-12. Traduit en français par Etienne Coppé. Lyon, 1536, in-16; ibid., 1558, in-16.

De prædictione morborum, naturarumque hominum facili. Tiguri, 1553, in-8. Basileæ, 1554, in-8.

De litteratorum, et eorum qui Magistratibus funguntur conservanda præservandaque valetudine, illorum præcipue, qui in ætate consistentiæ, vel non longe ab ea adsunt, compendium cum ex probatioribus auctoribus, tum ex ratione, ac fideli experientia concinnatum. Basileæ, 1555, in-8. Francofurti, 1591; ibid., 1596, in-12; ibid., 1617. Parisiis, 1561, in-12.

Pestis descriptio. Lugduni, 1555, in-8. Parisiis, 1561, in-12. Venetiis, 1576, in-12.

Opuscula a Guillelmo Gratarolo denuo correcta. Lugduni, 1555, in-16.

Dans ce recueil, autrefois fort recherché, d'opuscules publiés par Gratarolo, et avec beaucoup d'additions, on trouve entre autres les ouvrages suivans :

Petri de Abano de Venenis eorumque remediis.

Consilium de præservatione a venenis G. Gratarolo auctore.

Hermanni a Neunare, de novo hactenusque Germaniæ inaudito morbo idrokireto, hoc est sudatoria febre, quam vulgo sudorem Britannicum vocant, libellus.

Simonis Riguini Judicium doctissimum, duabus epistolis conientum, aliorumque doctissimorum medicorum sententiæ, et curationes probatæ ejusdem febris.

Curatio sudoris angliæ in Germania experta.

Joachim Schilleri herderensis de Peste Britannica, commentariolus aureus.

Alexandri Benedicti de pestilenti febre, lib. 1.

*De Regimine iter agentium, vel

equitum, vel peditum, vel navis, vel curru, seu rheda, etc. viatoribus, et peregrinatoribus quibusque utilissimi, libri duo. Basileæ, 1561, in-8. *Argentorati,* 1563, in-8. *Coloniæ,* 1571, in-8. *Nurimbergæ,* 1591, in-8.

Veri alchimiæ Scriptores. Basileæ, 1561, in-fol., 2 vol. — Outre divers ouvrages de Bacon, Riccardo, Alberti, Aristote, Arnaud de Villeneuve, Esserario, Rodomac, Rupescissa et Angurelli, ce recueil contient les quatre ouvrages suivans de Gratarolo :

Artis alchimiæ secretissimæ, et certissimæ defensio.

Lapidis philosophici nomenclatura.

Jo. Braceschi de alchymia dialogi duo. Traduit de l'italien par Gratarolo.

Modus faciendi quintam essentium, et de viribus, et usu aquæ ardentis.

Veræ alchymiæ, artisque metallicæ doctrina, certusque modus. Strasburgi, 1563, in-8.

De peste Theses. Basileæ, 1563, in-8.

De vini natura, artificio, et usu, deque omni re potabili. Basileæ, 1565, in-8.

De Thermis Rhæticis, vallis Transcheri agri Bergamatis, dans le recueil de Balneis omnia.

Willelmi Aneponymi Dialogus de substantiis physicis.

Incerti auctoris libri tres de calore vitali, de mari et aquis, de fluminum origine, industria G. Grataroli ab interitu vindicati. Strasburgi, 1567, in-8.

P. Pomponatii de naturalium effectuum admirandorum caussis sive de incantationibus. Opus a. G. Gratarolo editum. Basileæ, 1556, in-8,

P. Pomponatii opera. De naturalium, etc., item de fato, de libero arbitrio, prædestinatione, providentia Dei, libri quinque. Basileæ, 1567, in-8.

Aloysii Mundellæ Theatrum Galeni, hoc est universæ Medicinæ a Galeno diffuse, sparsimque traditæ promptuarium. Basileæ, 1568, in-8.

(*Lindenius renovatus.* — Manget. — Bonino.)

GRAU (JEAN-DAVID), né à Volkstadt, près de Rudolstadt, en 1729, fit ses études à Iéna depuis 1746. En 1756, il prit dans cette université les grades de docteur en philosophie et en médecine. Il y fit, pendant plusieurs années, des leçons de médecine, qu'il continua à Gœttingue depuis qu'il s'y fut établi en 1763. Nommé, en 1767, conseiller et médecin du margrave d'Anspach, il alla à Nordhausen, où il mourut l'année suivante.

Dissertatio de plethoræ caussis et effectibus. Iéna, 1756, in-4.

Dissertatio de mutationibus ex aëris calore diverso in corpore humano oriundis. Iéna, 1758, in-4.

*Dissertatio de genuina febres conti-**nuas curandi ratione in universum.* Iéna, 1760, in-4.

Ichnographia pathologiæ. Iéna, 1759, in-4.

Dissertatio de medicamentorum con-

solidantium agendi modo et usu. Iéna, 1761, in-4.

Dissertatio de prognosi status morbosi rite formandá. Iéna, 1761, in-4.

Dissertatio de secretione corporis humani in genere. Iéna, 1762, in-4.

Dissertatio de pure vero. Iéna, 1762, in-4.

Dissertatio de medicamentorum suppurantium agendi modo et usu. Erfurt, 1763, in-4.

Heterodoxe Sætze aus der Arzneygelahrheit, erstes Stück. Francfort, 1763, in-4.

Dissertatio de vi Vitali specimen, I. Iéna, 1763, in-4.

Abhandlung von den Wundmitteln überhaupt. Lemgo, 1763, in-8.

Dissertatio de liquore amnii. Gottingue, 1764, in-4.

Dissertatio de hydropis ascitis semiologia. Gottingue, 1764, in-4.

Anfangsgründe der Hebamenkunst. Lemgo, 1765, in-8.

Von den Erweichmitteln. Lemgo, 1765, in-8.

Principia cognitionis humanæ. Lemgo, 1767, in-8.

Abhandlung von der lebendigen Kraft des menschlichen Kœrpers; erstes Theil, welcher die Physiologie dieser Lehre enthælt. Lemgo, 1768, in-8.

Grau a publié: *Geo. Erh. Hamberger's semiotische Vorlesungen über Jodok Lomme'ns medicinische Wahrnehmungen, erster Band.* Lemgo, 1767. *Zweiter mit einer Vorrede von den Ursachen des Pulses u. s. w. begleitet.* Lemgo, 1768. *Dritter. Band.* Lemgo, 1768, in-4.

(Meusel, *Lexikon.*)

GRAUMANN (Pierre-Benoist-Chrétien), né le 23 novembre 1732 à Wahren, dans le Mecklenbourg, fut reçu docteur en médecine à Butzow en 1776, nommé l'année suivante professeur extraordinaire de médecine dans cette université, et professeur ordinaire en 1784. Quand l'Université de Butzow fut transférée à Rostock, il resta fixé dans la première de ces villes comme praticien et médecin pensionné du cercle de Butzow. Graumann mourut le 8 octobre 1803.

Dissertatio continens observationes physico-medicas et sententias. Butzow, 1776, in-4.

Betrachtungen über die allgemeine Stufenfolge der natürlichen Kœrper. Rostock, 1777, in-4.

Brevis introductio in historiam naturalem animalium mammalium, in usum audiorum. Rostock, 1778, in-8.

Oeffentliche Rede über die Freude des Landes bey der Geburt des durchl. Prinzen Fried. Ludwig von Mecklenburg. Rostock, 1778, in-4.

Diætetischer Wochenblatt. Rostock, 1781-1783, in-8, 3 vol.

Quacksalbereyen seiner Mitbürger, zur Warnung und Beherzigung geschrieben. Rostock, 1783, in-8.

*Abhandlung über die Franzosenkrankheit des Rindviehes und die Unschædlichkeit des Fleisches solcher

Thiere. Rostock et Leipzig, 1784, in-8.

Dissertatio de libitinâ, in urbibus non tolerandâ. Butzow, 1786, in-4.

(*Der Biograph.*, tom. III. - Mensel.)

GRAVES (ROBERT), docteur en médecine, membre de la société Linnéenne, médecin à Sherborne, dans le comté de Dorset, mort en 1830, s'est fait connaître par les ouvrages suivans :

An experiments inquiry into the constitutional principles of the sulphureous water of Nottingham, near Weymouth ; with observations relativ to its application in the cure of diseases. Londres, 1792, in-8.

A pocket conspectus of the new London, Edinburgh, and Dublin pharmacopœias ; wherein the virtues, uses, and doses of the several articles and preparations contained in those works, are concisely stated ; their pronunciation as to quantity is strictly marked, and a variety of other particulars respecting them given, calculated more especially for junior practitioners. Londres, 1796, in-12. *Third edition, corrected and adapted to the last improved editions of the Colleges.* Londres, 1805, in-12 ; quatrième édition, 1810, in-12.

An instance of a disease to which Sauvages has given the name of meteorismus ventriculi In Medical facts and observations, tom. I, p. 40, 1791.

A fatal instance of the poisonous effects of the œnanthe crocata (Linn.) *or Hemlock dropwent. In* Medical facts and observations, tom. VII, p. 308, 1797.

Case of a scirrhous affection of the stomach with an account of the appearences on dissection. In London med. journal, P. IV, p. 243.

GREDING (JEAN-ERNEST), l'un des meilleurs observateurs de l'Allemagne, et l'un des écrivains les plus utiles sur les maladies mentales, naquit à Weisnar le 22 juillet 1718. Ses parens commencèrent avec beaucoup de soin son éducation. Le goût des sciences, se développa en lui de très-bonne heure; mais des circonstances impérieuses l'obligèrent d'interrompre ses études et de se livrer à d'autres occupations. Enfin redevenu libre à dix-sept ans de suivre son inclination, il reprit, avec une ardeur incroyable l'étude du grec et du latin. Deux ans lui suffirent pour se mettre en état de commencer des études académiques. Il se rendit à Iéna en 1797. Après deux années de travaux assidus il quitta Iéna pour Leipzig, et arriva dans cette ville en octobre 1739. Il fut ensuite à l'Université de Zwickau, se fit recevoir licencié en médecine à Iéna en 1742 et revint à Zwickau, où il fut nommé médecin pensionné de la ville et du canton, place dont il remplit les devoirs avec un zèle et un talent remarquables. Le bruit de sa réputation parvint aux oreilles du ministre de Saxe, et la place de directeur de l'hospice de Wald-heim lui fut offerte. Il vit dans cette place un champ précieux d'observation à cultiver et des services à rendre, il l'accepta. Les épileptiques et les aliénés qui se trouvaient en grand nombre dans cet hospice fixèrent d'une manière particulière son attention. Il expérimenta tous les moyens de traitement vantés contre ces maladies, et il le fit en homme animé par le seul désir de connaitre la vérité, voyant les cas tels qu'ils étaient en réalité, et calculant les motifs de préférence que chaque méthode ou chaque remède avait en sa faveur, ramenant en un mot, autant que possible, les questions de thérapeutique à des questions de chiffres. Une marche non moins sévère était suivie par lui dans les recherches pathologiques. Nul malade ne mourait qu'il n'examinât ses organes avec le plus grand soin, pour déterminer, par le rapprochement d'un grand nombre de faits, quelles sont, dans les maladies qu'il observait, les parties constamment, ou ordinairement, ou rarement affectées, dans quelle proportion relative elles le sont, et comment elles le sont. Une partie des résultats de ses recherches fut publiée par lui dans le recueil périodique précieux dont son ancien maître Ludwig était l'éditeur: *Adversaria medica practica.* Ce médecin estimable mourut le 27 février 1775, à l'âge de cinquante-sept ans et sept mois. Les observations qu'il avait publiées, et les œuvres qu'il avait laissées manuscrites furent réunies et quelques-unes traduites par Charles-Guillaume Greding, son neveu, qui les mit au jour, d'abord en partie seulement, et ensuite en totalité.

Medicinisch-chirurgische Schriften. etc. 1 *Beobachtungen über die verschiedenen Ursprung un Siz des Sachswasserbruchs,* etc. 2. *Beobachtungen über die Kraft und Wirkung der weissen Niesswurzel,* etc. 3. *Beobachtungen über den Gebrauch und die Kraft der Eisenhütleinpflanze,* etc. 4. *Bemerkungen über die Kraft und Wirkung des Schierlings in Krebsgechwüren an den Brüsten und:* 5. *In Augenkrankheiten.* 6. *Medicinische Aphorismen über Melancholie,* etc. 7. *Anhang einiger geöfneter melancholisch-* rasenden und fallsüchtigen Personen. Altembourg, 1781, in-8.

La collection suivante est complète.

Johann Ernst Gredings, Licentiats und ehemaligen Arztes in Armenhause zu Waldheim, sæmmtliche medicinische Schriften, herausgegeben von Carl Wilhelm Greding, etc. Greiz, 1790-91, in-8, 2 vol, — Outre les six premiers mémoires indiqués à l'article précédent, le tome 1er renferme: 1. *Beobachtungen über die Kraft und Wirkung des extracts aus dem Bilsen-*

kraut, besonders in melancholischen und fallsuchtigen Krankheiten. 2. Beobachtungen über die Kraft und Wirkung des extracts aus dem Stechapfel, etc. 3. Beobachtungen über die Kraft und Wirkung des Kupferschwefels bei der Heilung der oft wiederkommenden Fallsucht. 4. Beobachtungen über die Kraft und Wirkung der Tollkirsche bei der Heilung der oft wiederkommenden Fallsucht. 5. Beobachtungen über die Kraft und Wirkung der Tollkirsch bei den Heilung der Gelbsucht.

Le tome 2° est consacré tout entier à l'anatomie des aliénés et des épileptiques.

Greding a publié en outre diverses traductions de l'anglais et du français.

(Lebens des Verfassers; in Greding's sæmmt. med. Schriften.)

GREGORY (JEAN), moraliste et médecin distingué, né à Aberdeen, étudia la médecine à Edimbourg, à Leyde et à Paris, fut professeur de philosophie au collége du roi (d'Aberdeen), se fixa à Londres, en 1744, et devint membre de la société royale en 1755. L'année suivante, après la mort de son frère Jacques Gregory, il alla le remplacer comme professeur de médecine au collége du roi. Vers 1766, il fut nommé premier médecin du roi pour l'Ecosse et professeur de médecine pratique à l'Université d'Edimbourg. Le 10 février 1773, il fût trouvé mort dans son lit.

Comparative view of the state and faculties of Man, with those of animal world. Londres, 1766, in-8; *ibid.*, 1785, in-12. trad. en français, par mademoiselle de Keralio, sous ce titre : *Essai sur les moyens de rendre les facultés de l'homme plus utiles à son bonheur.* Paris, 1775, in-12.

Observations on the duties, offices, and qualifications of a physician; and on the method of prosecuting inquiries into philosophy. Londres, 1770, 1772, in-8. Edimbourg, 1773, in-8. Londres, 1777, in-8. traduit en français par Verlac. Paris, 1787, in-12.

Elements of practice of the physic, for the use of students. Edimbourg, 1772, in 8. Londres; 1774, in-8.

A Father's Legacy to his Daughters. Londres, 1774, in-12; *ibid.*, 1813. Trad. en français et en italien, par J. Sivrac; Londres, 1794, in-12. trad. en français par Bernard; Leyde, 1781, in-8. par Morellet, 1774, in-12. réimprimé avec le texte ou séparément. Paris, 1800, in-12.

John Gregory, whole works; with an account of the life of the author. Edimbourg, 1788, in-12 ou in-8, 4 vol.

(Suard, *Biograph. univ.* — Rob. Watt.)

GREGORY (JACQUES), fils du précédent, naquit à Aberdeen en 1758, et y reçut les premiers principes de son éducation. Il fit ses études médicales à Edimbourg, alla les perfectioner à Londres, où il fut élève de l'hôpital Saint-George en 1773, et fut reçu docteur à Edimbourg l'année suivante. Durant l'année 1775, il voyagea sur le continent, visita la Hollande, la France et l'Italie. A son retour il fut nommé à la chaire de médecine théorique de l'Université d'Edimbourg, qu'il occupa avec beaucoup de distinction, jusqu'à la mort de Cullen, en 1790, qui laissa vacante la chaire de médecine pratique à laquelle passa Gregory. Le jeune professeur soutint dignement l'héritage de l'homme célèbre auquel il succédait. Ses leçons se faisaient remarquer par l'élégance du discours, la solidité des principes et surtout par la richesse des détails, avantage qu'elles devaient à la prodigieuse mémoire du professeur qui pouvait à volonté se rappeler non-seulement tous les faits tirés de sa pratique, qui était fort étendue, mais tous les détails des lectures qu'il avait faites.

Gregory mourut en 1822, à l'âge de soixante-quatre ans.

Dissertatio medica de morbis cœli mutatione medendis. Edimbourg, 1774, in-8. *Recus. in Smellie Thesaur. disp. edin.* T. III, p. 315.

Conspectus medicinæ theoreticæ ad usum academicum. T. I. Edimbourg, 1776. T. II, *ibid.* 1782, in-8. *Ed. augm.*, Edimbourg, 1788 1790, in-8. 2 vol.. 4ᵉ éd. 1812; 5ᵉ éd. 1815; 6ᵉ éd. 1818. — Ouvrage écrit avec pureté et même avec élégance. On reproche à l'auteur de n'avoir rien fait pour mettre les éditions qui ont suivi la deuxième en harmonie avec les progrès ultérieurs de la science.

Philosophical and literary essays. Edimbourg, 1792, in-8, 2 vol. *Select parts of the introduction to Dr Gregory's philosophical and literary essays; methodically arranged and illustrated with remarks by an Annotator.* Londres, 1793, in-8.

Memorial to the managers of the Royal infirmary of Edinburgh. Edimbourg, 1800, in-4; 2ᵉ éd. *ibid.* 1803, in-8.

Narrative of his conduct towards the Royal college of physicians of Edinburgh : drawn up and published by the college, in consequence of the various printed papers circulated, by him relative to their affairs. Edimbourg, 1809, in-4.

Gregory a laissé en mourant de nombreux manuscrits. Les suivans se trouvent dans la bibliothèque de la Société médicale et chirurgicale de Londres.

Clinical cases and Reports given at the Royal infirmary Edimburgh. 2 v. in-8 datés de 1777.

Lectures on fevers and inflammation. 1 vol. in-8 daté de 1797.

Lectures. 2 vol. sans date.

Gregory a été l'éditeur de l'ouvrage de son père : *A Father's Legacy to his Daughters.* Il a publié la septième édition des *Principes de médecine-pratique,* de Cullen, avec des notes.

(*The medico-chirurgical Review*, etc.,
by *Johnson*. 1821-22, tom. II, page
216.—Rob. Watt. — *A Catalogue of*
the library of the med. and chir. Soc.
of London, etc.)

GREVIN (JACQUES) naquit à Clermont en Beauvoisis en 1541.
Dès l'enfance, il eut du goût pour les lettres, et s'y fit remarquer.
Il est l'auteur de plusieurs ouvrages littéraires que nous passerons
sous silence. A 13 ans le grec et le latin lui étaient des langues familières. Il s'adonna de bonne heure à l'étude de la médecine, dans
laquelle il se fit une réputation brillante. Il fut reçu docteur le 16
mars 1565. Fut choisi pour médecin par Marguerite de France,
épouse de Philibert Emmanuel duc de Savoie, et jouit de toute
sa faveur.

Sous le décanat de Simon Piétre, il s'éleva une dispute au sujet
de l'antimoine, entre Jacques Grevin et Louis Delaunay médecin
de la Rochelle, cette dispute qui fut très-vive de part et d'autre,
provoqua le décret si fameux de la Faculté de médecine de Paris
contre l'antimoine.

Apologia adversus Launeum em-
pyricum Rupellacium, de facultatibus
antimonii. In-8. *Apologie sur les ver-*
tus et facultés de l'antimoine, auquel est
sommairement traité de la nature des
minéraux, venins, pestes, et plusieurs
autres questions naturelles et médicinales, pour confirmation de l'avis des
médecins de Paris, contre ce qu'a écrit
Louis Delaunay, empyrique. Paris,
1567, in-8.

Deux livres des venins, par Jacques
Grevin, avec les *OEuvres de Nicandre,*
trad. du grec en vers français par le
même Grevin. Anvers, 1568, in-4.

Cet ouvrage fut, par la suite, traduit en latin sous ce titre :

De venenis libri duo gallicè scripti,
et post modum operá Hieremiæ Mar-
tii, Augustani, in latinum sermonem
conversi, quibus adjunctus est ejus-
dem de antimonio tractatus, eodem
interprete. Antverpiæ apud Plantinum,
1571, iu-4.

Grevin s'adonna aussi à l'anatomie,
et y fit quelques progrès. Il publia :

Partium corporis humani, tum sim-
plicium, tum compositarum brevis
elucidatio ; cum epitome Vesalii.
Antverpiæ, 1565 et 1572, in-fol. —
Cet ouvrage parut en français sous ce
titre : *Les portraits anatomiques du*
corps humain, gravés en taille-douce
par le commandement de feu Henri VIII,
roi d'Angleterre, avec l'abrégé d'André Vésale, traduit du latin, et l'explication des figures, par Jacques
Grevin. Paris, 1569, in-fol.

(Gouget, *Supp. au dict. histor.* —
Andry.)

GRIMA (MICHEL-ANGE), maître en chirurgie à Florence, membre de l'Académie botanique de Florence, de celle des sciences naturelles de Cortone, professeur et démonstrateur d'anatomie et de chirurgie, chirurgien et inspecteur en chef des hôpitaux, chevalier de Malte, etc.

Mémoire sur la sensibilité des tendons, prononcé en italien à l'Académie des apathistes, etc. Paris, 1760, in-12. — Dirigé contre la doctrine de Haller. Expériences de Grima; résumé de celles de Fabrini, Laghi, et autres.

Della medicina traumatica, etc. Florence, 1773, in-4.

Réflexions sur le mémoire sur la taille latérale de M. Bromfield, premier chirurgien de Son Altesse Royale la princesse douairière de Galles, et des hôpitaux de Saint-Georges et de Loeck. Journal de méd. chir. et pharm., 1761, tom. XIV, p. 161.

Del nuovo e sicuro metodo di cucire gl' intestini, allora quando in occasione di ferita, o di altro vengan' offesi, od allontanati dalla loro naturale contiguità. Paris, 1760, in-4, 30 pp. —Après beaucoup d'expériences heureuses faites sur des animaux dont il avait cousu les intestins, et plusieurs observations faites sur l'homme, Grima croit pouvoir préconiser l'emploi de la suture, et il indique les meilleurs procédés à suivre en la pratiquant.

GRIMAUD (Jean-Charles-Marguerite-Guillaume de) naquit à Nantes en 1750. Il fit ses études médicales à Montpellier, où il fut le disciple de prédilection, et devint le protégé et l'ami de Barthez. Il mit si bien à profit les quatre années d'études qui précédèrent sa réception au doctorat, que sa thèse se fit remarquer comme une œuvre d'érudition aussi étendue que solide. Dès qu'il fut docteur en 1776, Grimaud vint à Paris perfectionner ses connaissances. Il était de retour à Montpellier depuis plusieurs années, lorsque les sollicitations de Barthez près de la cour, le firent nommer en 1781, adjoint et survivancier de ce célèbre professeur. Les vives réclamations de la Faculté, contre une nomination qui brisait l'institution du concours, ne réussirent point à la faire révoquer. Du reste, si l'on pouvait adresser à la faveur faite à Grimaud le juste reproche d'être illégale, on ne pouvait lui faire celui d'avoir pour objet un homme qui n'en fût pas digne. Grimaud entra en exercice par un cours de physiologie, et son enseignement eut un éclat bien propre à désarmer la Faculté à son égard. Après avoir essayé ses forces dans cette partie des sciences médicales, il entreprit de faire un cours sur les fièvres et son succès ne fut pas moins brillant. Au milieu des travaux que nécessitaient ses fonctions de professeur, il trou-

va le temps de composer pour un concours ouvert par l'Académie de Saint-Pétersbourg, un mémoire ou plutôt un ouvrage considérable sur la nutrition. L'excès du travail altéra rapidement sa constitution naturellement délicate; en 1799 il se sentit frappé à mort. Il retourna à Nantes au sein de sa famille, et il
succomba le 5 août de cette même année. Tout le monde a parlé de
la vaste érudition de Grimaud, des grandes vues et des aperçus ingénieux qui brillent dans ses œuvres, mais nul n'a apprécié avec
plus de justesse que Bérard ses qualités et ses défauts, les avantages
de la méthode philosophique qu'il suit dans ses recherches, et les
vices dont elle est entachée; nous nous plaisons à lui emprunter ce
passage d'un livre qui est trop peu lu.

Grimaud commence par établir que la notion de causalité est
circonscrite pour nous dans la connaissance des lois que nous avons
aperçues et observées dans l'ordre successif des phénomènes que
nous présentent les objets de la nature. Il pense que la véritable
manière de raisonner consiste à comparer ces lois les unes aux autres, et à s'assurer de leur ressemblance ou de leur opposition.
D'après ces vues, il sépare à jamais les phénomènes vitaux des
phénomènes mécaniques. Selon lui l'histoire, l'histoire aussi exacte
que possible des fonctions physiologiques et des maladies, est l'u-
nique base de la science de l'homme. Tous les raisonnemens, dit-il,
qui ne portent pas sur les faits, ne sauraient aboutir qu'à des conséquences vicieuses. La vie nous est absolument inconnue dans sa
nature; tout ce que nous en savons se réduit aux phénomènes que
nous avons pu saisir, et l'ensemble ou la collection systématique de
ces phénomènes observés pendant l'état de santé, compose, à proprement parler, tout le fond de notre science physiologique. De
même encore, pour acquérir sur l'état de maladie des connaissances
solides, il faut suivre la même route, il faut observer de la même
manière, il faut également amasser des faits pour nous procurer
des idées; et ces idées seront d'autant plus lumineuses, et elles
seront d'autant plus applicables à la pratique, que nous aurons
plus multiplié ces faits, et que l'ordre de distribution que nous aurons établi entre eux répondra plus exactement à leurs rapports naturels de dépendance et de succession. Toutes les théories qui ne
sont pas de simples collections de faits observés, rangés selon l'ordre de subordination naturelle, ne sont que des monumens élevés
à l'erreur, monumens d'autant plus funestes qu'ils auront été élevés par des hommes d'un plus grand génie.

D'après ces excellentes vues de philosophie, Grimaud classe un très-grand nombre de faits physiologiques et pathologiques, les considère sous le jour le plus vaste, et les débarrasse d'une foule de petites explications; mais malheureusement il n'échappe pas au danger de les réunir tous sous une seule hypothèse : l'admission d'un principe substantiel qui produit également les phénomènes vitaux et les phénomènes moraux; et observons qu'il s'est engagé dans ces suppositions par cette seule et même raison qui a égaré tant d'autres physiologistes, savoir, que l'on peut s'élever des phénomènes à leurs causes par la voie de l'expérience; qu'il n'y a aucun danger dans la recherche de ces causes, lorsqu'on y parvient par la comparaison analytique des faits, et que c'est même en cela que consiste le fond de la science, que l'on ne croit pas pouvoir exister sans cette détermination des causes. En d'autres termes, parce que l'on s'imagine que le progrès de la science est *d'expliquer* les phénomènes au lieu de se borner *à les connaître* et à *connaître toutes les conditions* nécessaires à leur production. Or tant qu'on partira de cette notion fausse de la science, et de la véritable portée de l'entendement humain, on sera inévitablement conduit à des systèmes hypothétiques, à des erreurs, à des extravagances. C'est ce qui est arrivé à Grimaud. Nous ne nous étendrons pas plus longuement sur ces considérations que nous avons suffisamment développées ailleurs (voyez l'article *Animisme* du Dictionnaire de médecine en 25 volumes).

Quant à la médecine pratique, Grimaud adopta l'application de l'analyse, telle que Barthez l'avait conçue, et suivit les développemens de cette doctrine dans l'étude des fièvres. Le cours des fièvres est un recueil immense des faits classés dans des vues très-solides, dans lequel il y aura toujours beaucoup à profiter pour quiconque saura bien séparer ces faits de l'hypothèse animiste de Grimaud, qui vient à chaque instant en altérer la pureté.

On doit à Grimaud les ouvrages suivans, dont les deux premiers seulement ont été publiés par lui.

Tentamen de irritabilitate. Montpellier, 1776, in-4.

Mémoire (premier et second) sur la nutrition. Montpellier, 1787 et 1789, in-8, 2 part. St.-Pétersbourg, in-4.—Le premier mémoire, en réponse à une question mise au concours par l'académie de S.-Pétersbourg, obtint des éloges, mais non le prix. La même question ayant été proposée une seconde fois, Grimaud envoya le second mé-

moire, qui eut exactement le même
succès que le premier.

Cours de fièvres. Montpellier, 1791,
in-8, 3 vol. — Edition mutilée par
des suppressions et des corrections,
qu'on attribua à Goguet. *Autre édition
publiée par Dumas , avec un discours
preliminaire.* Montpellier, 1791, in-8,
4 vol. *Seconde édition, augmentée
d'une introduction et de supplémens
qui rendent ce cours complet, par J.*

D. E. Demorcy-Delettre. Montpellier,
1815, in-8, 4 vol. — Il y a dans cette
édition une notice sur Grimaud.

Cours complet de physiologie, distribué en leçons. Ouvrage posthume,
publié par Lanthois. Paris, 1818,
in-8, 2 vol.; deuxième édition, revue,
corrigée et enrichie de notes. Paris,
1824, in-8, 2 vol. — C'est la même
édition, dont on a changé les titres.

GRIMM (Hermann-Nicolas), fils d'un chirurgien du roi de
Suède, né à Wisby, capitale de l'île de Gothland, en 1641, étudia
la médecine et la chirurgie, fit en 1663, un voyage à la nouvelle
Zemble, s'embarqua à son retour en qualité de chirurgien sur un
vaisseau hollandais, se trouva, en 1666, à Batavia, lorsque la peste
y exerçait ses ravages, était dans les Indes orientales en 1671, et
revint de là en Hollande. Il fut admis en 1680 dans le collége des
médecins de Nuremberg, repartit deux ans après pour les Indes
orientales, qu'il parcourut en différens sens, mais où il séjourna
peu. A son retour il fut d'abord médecin de la province de Sudermanie, d'où il passa, en 1685, au service du comte d'Ort-Fise.
Il fut ensuite, pendant deux ans, médecin pensionné de la ville de
Tonninger, dans le duché de Sleswigh; enfin il se rendit à Stockholm,
en 1706, et ne tarda pas à obtenir le titre de physicien de la ville et
celui de médecin du roi.

Grimm a rendu des services à l'histoire naturelle et à la pharmacologie; en faisant connaître des médicamens de la Nouvelle hollande et des Indes orientales, et les comparant avec ceux de notre
pays.

*Thesaurus medicus insulæ ceylaniæ, seu laboratorium ceylanicum ex
inquilinis Ceylaniæ simplicibus medicamentis concinnatum a Bartholomæo
Pielat latinitate donatum.* Amsterdam, 1679, in-12. — L'ouvrage avait
paru en flamand en 1677. La traduction ne porte point le nom de Grimm.

Compendium medico-chymicum,

*seu accurata medendi methodus quæ
excellentissimis medicamentis tam Europæ, quam Indiæ-Orientali proficuis, repleta, rariores præterea observationes, et curiosam optimorum medicamentorum, in libelli hujus formulis contentorum, præparationem exhibet.* Batavia, 1679, in-8; Augsbourg,
1684, in-8.

Pharmacopœia indica. 1684, in-8.

On trouve un grand nombre d'observations de Grimm dans les *Ephémérides des Curieux de la nature*, et dans les *Actes médico - philosophi-*

ques de Copenhague. Manget en a rapporté quelques-unes.

(Jœcher. — *Lindenius renovatus.* — Manget. — Haller.)

GRIMM (JEAN-FRÉDÉRIC-CHARLES), célèbre traducteur allemand d'Hippocrate, né à Eisenach en 1737, reçu docteur en médecine à Gottingue en 1758, médecin du duc de Saxe-Gotha et inspecteur des eaux minérales de Ronnebourg, s'est illustré par la meilleure traduction qui existe des œuvres complètes d'Hippocrate dans une langue moderne. Il mourut à Gotha, le 28 octobre 1821, dans sa quatre-vingt-cinquième année.

Diss. de vim. Gottingue, 1758, in 4.

Sendschreiben von der Epidemie zu Eisenach in der ersten Hælfte des Jahrs 1767, *und den Mitteln wiede dieselbe.* Hildburghausen, 1768, in-8.

Historia febris malignæ, quæ in urbe et agro Isenacensi annis, 1769, 1770 *et* 71, *epidemicè grassata fuit.* Nov. act. acad. nat. curios. Tom. III. Apend. — Epidémie de fièvre typhoïde; continuation de celle décrite dans l'ouvrage indiqué à l'article précédent.

Abhandlung von den mineralwassern zu Ronneburg, und der Art diese und andere eisenhaltige Brunnen weder langwierige Krankheiten gebrauchen. Altembourg, 1770, in-8, 236

pp., préf. — Ouvrage auquel quelques observations particulières détaillées donnent de l'intérêt.

Synopsis methodica, stirpium agri Isenacensis. In Nov. act. acad. nat. Curios. tom. III, append. *Continuatio, ibid.,* tom. IV.

Bemerkungen eines Reisenden durch Teutschland, Frankreich, England und Holland. Altembourg, 1775, in-8, 3 vol.

Hippocrates Werke; aus dem Griechischen übersetzt mit Erlæuterungen. Altembourg, 1781-91, in-8, 4 vol. — Traduction remarquable pour sa fidélité et pour l'importance des notes historiques et critiques dont elle est accompagnée.

(Meusel. — *Allg. med. Annalen.*)

GROENEVELT (JEAN), docteur en médecine, membre du collége royal de Londres, naquit à Deventer dans la province d'Overissell, dans le dix-septième siècle. Il fit ses études à Utrecht, reçut le bonnet doctoral dans cette ville et y pratiqua son art. Il s'exerça sous la direction de Velthuysen, célèbre lithotomiste d'Amsterdam à pratiquer la taille, et sut mériter l'estime de son maître, qui lui légua par testament les instrumens en usage pour cette opération, avec recommandation d'en user pour le bien de l'humanité. Groenevelt répondit aux vues de Velthuysen. Aussitôt après la mort de ce dernier, il se donna au public comme lithotomiste. De toutes les façons de tailler, il préféra celle de Colot, qu'il exécuta toujours avec succès. C'est sur cette méthode que roule principalement le premier des ouvrages de Groenevelt que nous allons citer :

Dissertatio lithologica variis observationibus et figuris illustrata. Londres, 1684, 1687, in-8. *A complete treatise of the stone and gravel ; with a discourse on lithontriptic medicines.* Londres, 1677, in-8 ; Londres, 1710, in-8.—Le nom de l'auteur a pris une tournure anglaise dans cette édition : on a changé le nom de Groenevelt en celui de Greenfield.

Practica quâ humani morbi describuntur. Francfort, 1688, in-8.

Tractatus de tuto cantharidum in medicina usu interno. Londres, 1691, 1698, 1703, 1706, 1710, in-8 ; en anglais, par Jean Martin, chirurgien. Londres, 1701, in-8.—L'auteur y soutient son opinion sur l'usage interne des cantharides contre la censure de quelques médecins de Londres, qui l'avaient déféré au collége royal, comme un homme qui introduisait des pratiques abusives et dangereuses.

Fundamenta medicinæ, etc. Londres, 1715, in-8 ; trad. en anglais : *Radiments of physic clearly described and explained,* etc. Londres, 1753, in-8.

(Eloy.—Robert Watt.)

GROSSI (Ernest de), naquit à Passaw, dans la basse Bavière, le premier juillet 1782, de Joseph Grossi, premier médecin du prince évêque Léopold. Dès l'âge de quinze ans il alla étudier la médecine à Vienne sous J.-P. Frank et Stoerck, et y passa quatre années : reçu docteur en médecine à dix-neuf ans, il revient à Passaw, où il suivit, durant trois années, les leçons de théorie et de clinique de l'école chirurgicale. Il passa ensuite une année à Halle et à Berlin, où il eut pour maîtres et pour amis Loder, Reil, Horkel, Mursinna; il fut alors nommé professeur à Salzbourg. Quand cette ville passa sous une domination nouvelle, Grossi revint à Passaw, où il fut nommé conseiller aulique, médecin ordinaire de l'hôpital; et où il seconda son père dans une pratique médicale fort étendue. Quand la mort eut enlevé ce dernier, en 1808, Grossi fut appelé à Munich, où il occupa de 1809 à 1814, une chaire chirurgicale dans l'Université. Au bout de quelque temps il abandonna le professorat pour la clientelle et les travaux du cabinet. Il fut nommé, en 1817, président du conseil sanitaire. A ce titre il s'occupa de l'organisation de diverses universités, particulièrement de celle de Wurzbourg, et de la rédaction d'une pharmacopée bavaroise. Grossi fut nommé en 1824 professeur ordinaire de médecine pratique à Munich et médecin de l'hôpital civil; il fit l'année suivante un voyage scientifique en France, en Portugal, en Angleterre, s'occupa d'une manière particulière de tout ce qui était relatif à l'anatomie pathologique et comparative. Nommé à son retour professeur de séméiotique et de clinique, il ne jouit pas long-temps des brillans succès qu'obtint son enseignement, car il mourut au bout de trois ans, le 31 décembre 1829, à l'âge de 47 ans. Une statue fut élevée en son honneur, près de l'hôpital, avec cette inscription (en langue allemande): «Imago viri nobilis, medici salutiferi, professoris egregii, docti naturæ perscrutatoris posita ab amicis et discipulis die natali XX julii MDCCCXXXI.

Versuch einer allgemeinen Krankheitslehre, entworfen auf dem Standpuncte der Naturgeschichte für die angehenden König. Baierischen Landsaerzte. Munich, tom. I, 1811, in-8, VI-XIX et 360 pp., tom. II, XXII-436 pp., in-8.— La gazette de Salzbourg, qui donne un long extrait de ce traité de pathologie générale, le place au rang des meilleures productions de l'époque.

Ernesti de Grossi, med. et chir. Doct., etc., etc., opera posthuma. Curantibus discipulis Sebastiano Fischer et Francisco Pruner, medicinæ et chirurgiæ doctoribus, tom. I-III.—

Ces volumes comprennent la pathologie générale, la séméiotique, avec une introduction à la clinique, et un système de nosologie. En remettant ses manuscrits à ses deux élèves, Grossi leur avait recommandé de publier ce qui leur paraîtrait suffisamment travaillé et susceptible d'offrir de l'intérêt et d'être utile au public. Leur préface promet une suite à ce premier recueil.

Grossi a inséré divers articles dans la Gazette de Salzbourg.

(*Vita Ernesti de Grossi in ej. op. posthum.*)

GROSSIN DU HAUME (ÉTIENNE), docteur régent de la Faculté de Paris dans la seconde moitié du dernier siècle, professeur de chirurgie française, médecin de l'Hôtel-Dieu, et écrivain fort médiocre, a mis au jour.

Mémoire sur les dissolvans de la pierre, avec quelques problèmes de chimie. Paris, 1776, in-4 de 22 pp.

Traité de la petite vérole, tiré des commentaires de Van Swieten, sur les aphorismes de Boerhaave, avec la méthode curative de M. de Haen. Paris, 1776, in-12, 400 pp. — Utile compilation.

Lettre d'un médecin de Paris à un médecin de province sur le traitement de la rage. Paris, 1776, in-4. — Duhaume donne d'abord une notice sur trois écrits dans lesquels les frictions mercurielles sont recommandées comme un moyen sûr de prévenir la rage. Ces écrits sont la dissertation de Desault, celle de Sauvages, et celle que Grossin du Haume soutint lui-même en 1759, pour sa réception au doctorat. Le traitement qu'il recommande contre la rage une fois déclarée, consiste en des saignées vigoureuses, des affusions d'eau froide, des sinapismes, des lavemens purgatifs et des frictions répétées avec des doses énormes de pommade mercurielle.

Conspectus œconomiæ animalis, s.

Compendium physiologiæ. Paris, 1777, in-12, 432 pp.

Tableau de l'économie animale, ou nouvel abrégé de physiologie. On y a joint un mémoire sur les *dissolvans de la pierre, avec une lettre sur le traitement de la rage.* Paris, 1778, in-12.

Discours sur la véritable gloire du chirurgien, prononcé aux écoles de médecine, pour l'ouverture solennelle des écoles de chirurgie, le 29 novembre 1778. Paris, 1779, in-4.

Traité des remèdes domestiques, pour faire suite au traité de la petite vérole. Paris, 1779, in-12, 172 pp. d'après Fréd. Hoffmann.

Discours prononcé au mois de septembre 1784, pour la préparation publique de la thériaque. Extrait. Journ. de méd. chir. et pharm., 1785, tome LXIV, p. 106.

GRULING (Philippe), médecin originaire de Stollberg, fut d'abord co-recteur à Nordhausen, puis s'adonna à la pratique de l'art de guérir. Il rendit de grands services à la ville de Nordhausen durant la peste qui y régna en 1625. L'année suivante il quitta cette résidence pour aller occuper la place de recteur à Stollberg. Peu de temps après il fut nommé bourgmestre et médecin du comte Stollberg. Gruling mourut en 1667, dans sa soixante-quatorzième année.

Florilegium hippocratico-chymicum, hoc est libellus insignis de quorumdam medicamentorum chymicorum, utpote, essentiarum, magisteriorum, extractorum, salium, tincturarum, florum, crocorum, oleorum, spirituum, fæcularum, balsamorum, aquarum, pulverum, etc., verâ præparatione, recto usu, et certâ dosi : multis exemplis, observationibusque, illustratus, et tali ordine dispositas ut in curandis morbis cuilibet medico cumulatè sufficiat. Leipzig, 1631, in-12; ibid., 1665, in-4. — Cette dernière édition porte un titre un peu différent de la précédente :

Florilegium Hippocrateo - Galeno chymicum novum, longè pluris priore auctum, et quasi prodromus Practici operis propediem insecuturi, in quo præscribitur plurimorum medicamentorum tum chymicorum è metallis, mineralibus et vegetalibus, præsertim novorum, rariorum et secretiorum, tum Hippocratico-Galenicorum conficiendorum, certa ratio : una cum ipsorum virtute, usu, dosi, notis, observationibus, et exemplis quam plurimis.

Curationum dogmatico-hermeticarum, in certis locis et notis personis optimè expertarum et rité probatarum centuria prima. Leipzig, 1638, in-8.

Von der Pest. Nordhausen, 1659, in-4. — Gruling décrit la peste qu'il avait observée en 1626.

Von den Kinderkrankheiten. Nordhausen, 1660, in-4.

Medicinæ practicæ libri quinque, in quibus modo omnes fere corporis humani morbi describuntur ; verum etiam eorum causæ, signa, prognoses et curationes prolixius depinguntur. Leipzig, 1668, in-4 ; *ibid.*, 1673, in-4. *Quâ editione planè nova post obitum authoris, dicti libri diligenter recensiti, et propè infinitis, iisque optimis experimentis ac observationibus locupletati sunt.*

Observationum et curationum Medicinalium dogmatico-hermeticarum, in certis locis et notis personis optimè expertarum probatarum centuriæ VII. Cum appendice quorumdam medicamentorum secretiorum. Lipsiæ, 1662, in-4 ; *ibid.*, 1668, in-4.

De triplici in medicina universalis evacuationis genere, et in specie I. de venæ sectione, scarificatione, hirudinibus, hæmorrhoïdum et menstruorum provocatione; II. de medicamentis purgantibus, clysteribus suppositoriis fotibus et unguentis laxativis; III. de sudoriferis, diureticis, balneis naturalibus et artificialibus, fontanellis, insensibili transpiratione, somno, ac veneris evacuatione. Novum ac posthumum opus multiplici experientiâ, ac fida ratione elaboratum, et chymicis potissimum observationibus illustratum. Ibidem, 1671, in 4.

Tractatus singularis de purgatione, quæ in medicina sit, cum multis observationibus à paucis hactenus notatis. Leipzig, 1668, in-4.

De calculo et suppressione urinæ. Leipzig, 1668, in-4.

(Kestner. — *Lindenius renovatus.*)

GRUNDMANN (Jean-Théophile), médecin à Hohenstein-Waldenburg, était né à Géra en 1756. Il était membre de la société allemande des sciences d'Iéna. Outre une traduction du traité de Raulin sur la phthisie pulmonaire, Grundmann a publié divers ouvrages.

Das Ronneburgische Intelligenzblatt. Ronnebourg, 1782, in-4.

Der Journalist für alle Stände. Chemnitz, 1785-86, in-8.

Abriss der Scharlachfieberepidemie, wie solche zu Hohenstein in Schœenburgischen und auf den umliegenden Doerfern vom Anfang des Jahres 1786 bis in das 1789ste Jahr herrschte. Géra, 1788, in-8, 76 pp. — L'auteur a remarqué que, dans les premiers jours de la scarlatine, le délire peut tenir à des causes diverses. L'une de ces causes est une inflammation de l'oreille interne, qui peut donner lieu au bout de quelques jours à un écoulement de sang et de pus, après lequel le délire cesse. Grundmann ne vit pas périr dans cette épidémie un seul des malades qui avaient pris un vomitif dès la première invasion de la maladie.

Einige Worte über Kühpocken und

Küpockenimpfung zur Belehrung für den Bürger und Landmann. 1803, in-8. — Ouvrage écrit avec simplicité et solidité.

(*Med. chir. Zeitung, Allgem. med. Annalen.*)

GRUNER (Chretien-Godefroy), l'un des médecins les plus érudits et les plus laborieux qu'ait produis l'Allemagne, naquit à Sagan, en Silésie, le 8 novembre 1744. Dès l'âge de quatre ans il fut envoyé à l'école. Cette contrainte précoce à l'étude était peu de son goût, et il en profita si peu, malgré, ou peut-être à cause de l'extrême sévérité de son maître, qu'à onze ans tout ce qu'il savait se réduisait à pouvoir lire et écrire médiocrement, et répéter quelques phrases latines. Un nouveau recteur qui sut mieux comprendre les dispositions de son élève et le caractère de son esprit, l'initia dans la connaissance réelle des langues et des littératures grecque et latine, dans celle de la géographie, de l'histoire et des antiquités, et sut allumer en lui une ardeur incroyable pour l'étude. Son père ne lui permit de s'y livrer qu'à condition qu'il s'appliquerait à l'étude de la théologie. Après trois ans passés au gymnase, il se rendit, en 1763, à l'Université de Leipzig, où il passa cinq années livré à ses études, et où quelques travaux littéraires lui fournirent les moyens de se former une petite bibliothèque de choix. L'indépendance de son esprit ne s'accommoda pas long-temps de la théologie ; il l'abandonna pour la médecine. Il fut reçu docteur à Halles en 1770, et alla se fixer à Sagan, où il eut bientôt une clientelle assez importante. Tous ses momens de liberté étaient donnés à l'étude, et il mit au jour quelques ouvrages qui répandirent son nom. Une place de professeur lui fut offerte à l'Université d'Iéna; il l'accepta en 1773. Ses succès dans le professorat furent brillans et se soutinrent dans sa vieillesse et jusqu'à sa mort; circonstance assez rare pour mériter d'être notée. Depuis lors sa vie se passa dans les exercices académiques, et fut remplie par d'innombrables travaux. Gruner mourut le 4 décembre 1815, dans la soixante-onzième année de son âge.

Dans la multitude de ses écrits, on remarque particulièrement ceux relatifs à l'histoire de la médecine, tels que sa classification critique des ouvrages attribués à Hippocrate, ses antiquités anatomiques et pathologiques, sa bibliothèque des médecins anciens, ses essais de nosologie tirés des historiens du moyen-âge, ses fragmens d'écrivains grecs ou arabes, ses dissertations et ses nombreux recueils sur l'histoire de la maladie vénérienne et sur celle de la variole et de la rougeole. On estime, dans un autre genre, ses travaux séméiotiques. On ne fait pas moins de cas des fragmens qu'il a donnés sur la médecine légale, dans des écrits académiques; enfin on reconnaît l'utilité des recueils dans lesquels il a condensé et conservé ce qui pouvait se trouver d'utile dans des dissertations destinées inévitablement à tomber dans l'oubli, et on ne peut lui refuser d'avoir contribué à ranimer le goût des bonnes études, et échauffé l'amour de la science par ces publications annuelles dont le nom ne s'applique chez nous qu'à des rapsodies insignifiantes, mais auxquelles il avait donné un caractère grave et élevé.

Diss. de causâ sterilitatis in sequiori sexu ex doctrinâ Hippocratis veterumque medicorum. Halle, 1770, in-4.

Censura librorum Hippocrateorum, quâ veri à falsis, integri à suppositis, segregantur; collegit ex optimis quibusque auctoribus, Erotiano, Galeno, Mercuriali, Foesio, J. A. Fabricio, Hallero, aliisque; omnia recensuit, dijudicavit, novumque in ordinem redegit. Breslau, 1772, in-8; *ibid.*, 1773, in-8.

Gedanken von der Arzneywissenschaft und den Aerzten. Breslau, 1772, in-8.

Programma : neque Eros, neque Trotula, sed Salernitanus quidam medicus, iique christianus, auctor libelli est qui de morbis mulierum inscribitur. Iéna, 1773, in-4.

Dissertatio : variolarum antiquitates ab Arabibus solis repetendæ. Iéna, 1773, in-4.

Analecta ad antiquitates medicas, quibus anatome Ægyptiorum et Hippocratis, necnon mortis genus quo Cleopâtra regina periit, explicantur : iterum retractavit. Breslau, 1774, in-4.

Morborum antiquitates collegit et optimis quibusque auctoribus, recensuit, ordinavit, et suo quemque morbus loco collocandum curavit. Breslau, 1774, in-8.

Diss. de causis impotentiæ in sexu potiori, et doctrina Hippocratis veterumque medicorum. Iéna, 1774, in-8.

Programma de febre urticatâ ab cancris fluviatilibus et fragariæ vescæ fractu. Iéna, 1774, in-4.

Programma de dæmoniacis à Christo sospitatore percuratis Iéna, 1774, in-4. *Editio altera, cum Trilleri exorcisatione de miranda lateris cordisque Christi vulnere.* Iéna, 1775, in-8.

Semiotice physiologicam et pathologicam generalem complexa ; in usum prælectionum academicarum. Halle, 1775, in-8.

Johannis Jacobi Reiski et Johannis Ernesti Fabri opuscula medica, ex monumentis Arabum et Ebræorum, iterum recensuit præfatus est, vitasque auctorum, indicemque rerum adjecit Halle, 1776, in-8.

Programma : specimen correctionum Galenicarum ab Gaspare Hofmanno olim conscriptarum. Iéna, 1776, in-4.

Diss. de fortuná et prudentiá medicá. Iéna, 1776, in-4.

Programma Stephani Alexandrini περι χρυσπευιας lectio prima. Græce et Latine. Iéna, 1777, in-4.

Diss. nævorum origines. Iéna, 1778, in-4.

Diss. de virtutibus agarici muscarii, vulgò Fliegenschwamm, tam in internis quam in externis. Iéna, 1778, in-8.

Diss. de variantis termini vitæ causis, illumque prorogandi subsidiis. Iéna, 1778, in-4.

Via et ratio formulas medicas conscribendi, in usum prælectionum academicarum. Halle, 1778, in-8.

Programma : variæ lectiones Xenocrateæ. Iéna, 1778, in-4.

De vena medinensi Arabum; in Act. Acad. Erf. 1778.

Anonymi fragmentum de venæ sectione, nunc primùm græcè et latinè. Iéna, 1779, in-8.

Johannis Ernesti Hebenstreit palæologia therapiæ, quá veterum de morbis curandis placita potiora recentiorum sententiis æquantur; accedit ejusdem ordo morborum causalis : nunc primùm juncta edidit, præfationem vitamque auctoris, notulas qualescumque indicemque rerum addidit C.-G. Gruner. Halle, 1779, in-8.

Delectus dissertationum medicarum Jenensium, vol. I. Altembourg, 1778, in-4., c. fig. vol. II. Heidelberg, 1783, in-4., c. fig.

Wöchentliche litterarische Nachrichten von Jahr 1781. Erfurt, 1781, in-8.

Almanach für Ærzte und Nichtærzte auf das Jahr, 1782, bis 1795. Iéna, 1781-94, in-8, 15 vol.

Diss. de rectá hirudinum applicatione. Iéna, 1780, in-4.

Diss. de anthropophago Bercano. Iéna, 1780, in-4.

Diss. de debilitate, causá febrium proximá non habenda. Iéna, 1780, in-4.

Diss. de dolorum partûs spasticorum naturá et medelá. Iéna, 1780, in-4.

Programma de vita Gaspari Hofmanni. Iéna, 1780, in-4.

Diss. de febre puerperarum. Iéna, 1781, in-4.

Diss. de usu acidorum et saponis hispanici, præsertim in febribus acutis inflammatoriis. Iéna, 1781, in-4.

Historia osteosteatomatis feliciter curati; dissertatio. Iéna, 1781, in-4.

Johannis Cratonii à Kraftheim epistola ad Johannem Sambucum de morte imperatoris Maximiliani II, nunc primum edidit C. G. Gruner. Iéna, 1781, in-8.

Bibliothek der alten Ærzten in Uebersetzungen und Auszügen. Leipzig, 1781-1782, 2 vol. in-8.

Oribasii medicinalium collectorum, liber I. E codice mosquensi; nunc primum græcè et latinè. programma. Iéna, 1782, in-4.

Oribasii medicinalium collectorum libri I et II; et fragmentum aliud è codice mosquensi, nunc primum græcè et latinè. Iéna, 1782, in-4.

Diss. de causis melancholiæ et maniæ dubiis in mediciná forensi cautè admittendis. Iéna, 1783, in-4.

Kritische Nachrichten von kleinen medicinischen Schriften inn-und ausländischer Akademien vom Jahr 1780, in Auszügen und kurzen Urtheilen. Leipzig, tom. I, 1783; II, 1784; III, 1788, in-8.

*Sammlung der gemeinnützigsten praktischen Aufsætze und Beobachtungen aus den Schriften der kænigli-

-chen medicinischen Gesellchaft zu Paris, übersetzt und mit Anmerkungen versehen. Hallo, 1784, in-8.

Christiani Langii, professoris medicinæ quondam Lipsiensis, facies Hippocratica levi penicillo adumbrata, recudi curavit. Iéna, 1784, in-8.

Der gemeinschaftliche Kelch, nebst einigen historischen und medicinischen Zweifeln: im Beitrag zur wohlgemeinten Ehrenrettung des herrn D. Tralles. Iéna, 1785, in-8.

Programma de momentis infanticidam excusantibus. Iéna, 1786, in-4.

Programma: fragmenta medicorum arabum et græcorum de variolis. Iéna, 1786, in-4.

Baptistæ Codronchii, de morbo novo, prolapsu mucronatæ cartilaginis dicto, libellus. Iéna, 1786, in-4.

Programma: fragmenta medicorum arabum et græcorum V. Iéna, 1787, in-4.

Programma. Josephi Grunbeck, Tractatus de scorra pestilentiali, sive mala de Franzos. Iéna, 1787, in-8. — Quelques exemplaires tirés à part, portent pour titre: *Tractatus de pestilentiali scorra s. mala de Franzos remediaque ejusdem continens. Compilatus a venerabili viro, magistro Joseph. Grumbeck de Burkhausen, super carmina quædam Sebastiani Brandt utriusque juris professoris iterum edi curavit D. Chr. Gottfr. Gruner, etc.*

Die venerische Ansteckung durch gemeinschaftliche Trinkgeschirre und durch den gemeinschaftlichen Kelch, aus Theorie und Erfahrung bewiesen. Ein Beytrag zur wohlgemeinten Verketzerung des herrn D. Tralles. Iéna, 1787, in-8.

Sendschreiben an den herrn Bergrath Müller zu Berlin. Leipzig, 1788, (1787) in-8.

Dissertatio de signis mortis diagnosticis dubiis cautè admittendis et reprobandis. Iéna, 1788, in-8.

Aphrodisiacus, sive de lue venerea in duas partes divisus, quarum altera continet ejus vestigia in veterum auctorum monumentis obvia, altera quos Aloysius Luisinus temere omisit scriptores medicos et historicos, ordine chronologico digestos. Collegit, notulis instruxit, glossarium indicemque rerum memorabilium subjecit. Iéna, 1789, in-fol.

Jani Cornarii professoris quondam aulici in universitate litteraria ienensi, celeberrimi, conjecturæ et emendationes Galenicæ. Nunc primum edidit Gruner. Iéna, 1789, in-8.

Programma de uteri orificio præpingui, caussa sterilitatis probabili. Iéna, 1790, in-4.

De variolis et morbillis fragmenta medicorum arabicorum, Constantini Africani, Matthæi Silvatici, Bernardi Gordonii, Johannis Anglici de Gaddesden, Gentilis de Fulgineo, Michaelis Scoti, Rolandi Parmensis, Guidonis de Cauliaco, Guilielmi Varignanæ, Valesci de Taranta, Johannis de Concoregio, Petri Hispani, Antonii de Gradis, Menghi Faventini, Blasii Astarii et Johannis Saliceti, junctim edidit, notulis et glossario instruxit. Iéna, 1790, in-4.

Programm. XIII. Friderici van der Mye de morbis et symptomatibus popularibus bredanis. Iéna, 1792, in-4.

Diss. de annis climactericis, Iéna, 1792, in-4. Accedunt *Gruneri lusus medici I. de clerico medico; II. Homo bulla est; III. mentiris ut medicus.*

Diss. de incontinentiis, Iéna, 1792, in-4.

Lusus medici I-IV. Iéna, 1792, in-4.

Oratio de eo quod naturale in medicinâ est. Iéna, 1792, in-8.

Facultatis medicæ marpurgensis de convulsione cereali epidemicâ novo morbi genere responsum I-X. Iéna, 1793, in-4.

De morbo gallico scriptores medici et historici, partim inediti, partim rari et notationibus aucti, accedunt morbi gallici origines maranicæ. Iéna, 1793, in-8.

Physiologische und Pathologische Zeichenlehre; eine freye, zum Theil ungearbeitete und vermehrte Uebersetzung, zum gebrauch akademischer Vorlesungen. Iéna, 1793, in-8.

Jura et privilegia doctoris medicinæ diplomate patavino expressa et illustrata. Iéna, 1793, in-8.

Programm. Catalogus Bibliothecæ græcæ ineditus. Iéna, 1794, in-4.

Nosologiæ historicæ specim. I-IX. Programm. Iéna, 1794-95, in-4.

Diss. de phrenitide verâ, semper biliosâ. Iéna, 1794, in-4.

Nosologia historica ex monumentis mediiævi lecta, animadversionibus historicis ac medicis illustrata. Iéna, 1795, in-8.

Commentatio de veneni notione dubiâ nec foro satis aptâ. Programma. Iéna, 1795, in-4.

Johannis Stephani Bernardi reliquiæ medico-criticæ. Programmata I-III. Iéna, 1795-96, in-4.

Vitæ liberæ et dissolutæ encomium, oratio, etc. Iéna, 1795, in-8.

Diss. de glossitide, ranulâ et glossanthrace. Iéna, 1795, in-8.

Programma de forensi veneficii notione ritè informanda. Iéna, 1796, in-4.

Programm. I-IV. Pandectæ medicæ.

Iéna, 1796, 1800, in-4; réimprimés ensemble sous ce titre : *Pandectæ medicæ sive succincta explicatio rerum medicarum in Institutionibus, Digestis, Novellis, obviarum.* Iéna, 1800, in-8.

Programma de semeiotice ætiologicâ meletemata. Iéna, 1796, in-4.

Programma de observationum medicarum studio ritè dirigenda. Iéna, 1797, in-4.

Ueber die Methodik in der gerichtliche Arzneygelahrheit; in Loder's Journal für die Chirurgie. T. I, 1797.

Programm. I-X de imputatione suicidii dubiâ, casu singulari illustratâ. Iéna, 1797-99, in-4.

Ein Paar Worte zur Belehrung, Berherzigung, und Besserung, an den Herrn ex-Professor Fichte. Iéna, 1799, in-8.

Programm. Spicilegium I-XIV scriptorum de morbo gallico. Iéna, 1799-1802, in-4.

Programma ad locum Hippocratis: medicina est additio et detractio. Iéna, 1800, in-4.

Programm. commentatio I-VI in locum Lutheri : de filiis per diabolum subditis. Iéna, 1800-1802, in-4.

Programma quæstio forensis : an vir, qui testes perdidit, fœcundus et testabilis esse possit ? Iéna, 1802, in-4.

Programma Zozymi de zythorum confectione, fragmentum I. Iéna, 1802. *Sectio II,* ibid. 1803. *Sectio III et IV,* ibid. 1803. *Sectio V,* ibid. 1805, in-4.

Programma variæ lectiones in Q. Serenum Sammonicum ex N. Marescalci enchiridio excerptæ. Iéna, 1803, in-4.

Programm: commentatio in locum

Celsi de sectis medicorum. Iéna, 1803, in-4.

Programm. de como, zythi, sive cerevisiæ veteris specie ad Digest, locum dubium. Iéna, 1805, in-4.

Itinerarium sudoris anglici ex actis designatum. Iéna, 1805, in-8.

Programma de stupore mentis, infanticidam non excusante. Iéna, 1805, in-4.

Vindiciæ mortis Jesu Christi veræ : avec la Diss, de son fils Car.-Frid.-Ferd. Gruner, *Commentatio antiquaria medica de J.-C. morte verá non simulatá,* et avec le disc. de Conring, *Discursus de J. C. cruento sudore,* qu'il accompagne d'un commentaire perpétuel. Halle, 1805, in-8.

Programm. I-VII Isidis, Christiani et Pappi Philosophi jusjurandum chemicum. Iéna, 1807-1808, in-8.

Lusus medici orationibus expressi. Insunt gonorrhœæ et calvitiei encomium, q. calvi venerei funus indicti-
vum et exequiæ, parentavit, etc. Iéna, 1808 (1807).

Programma. Das Immisch. spec. continens suicidium dubium casu singulari illustratum: Iéna, 1808, in-4.

Programma I-V. de prioritate mortis. Iéna, 1810-1814, in-4.

Kurzgefasstes System der gerichtlichen Arzneywissenschaft, entworfen von J. D. Metzger, nach dem Tode des Verf. revidirt, verbessert; mit den nœthigen Zusætzen und einem Register versehen von C. G. Gruner. Kœnigsberg, 1814, in-8.

Zozimi, Ganopolitani, de zythorum confectione fragmentum, nunc primum græce et latine editum, accedit historia zythorum sive cereviniarum quarum apud veteres mentio fit. Sulzbach, 1814, in-8.

Gruner a mis des préfaces à un grand nombre d'ouvrages, dont la plupart sont indiqués dans d'autres articles de ce dictionnaire..

(Hamberger et Meusel.—Meusel.—Dœring.—*Allgem. med. Annalen.*)

GUAINERIO (Antoine), célèbre médecin du moyen-âge. On n'a point de renseignemens précis sur le lieu ni sur l'époque de sa naissance. On sait seulement qu'il revêtit les insignes du doctorat à Padoue, qu'il visita Venise et une partie de la Lombardie, et que ses grades furent confirmés à Pavie. Il nomme lui-même ses maîtres avec reconnaissance. En 1412, Guainerio fut élu professeur de l'Université de Pavie, et en 1428, dans celle de Chieri. C'est là qu'il composa son commentaire *de Pleuresi* et celui *de Febribus.* Il devint plus tard archiatre d'Amédée VIII, et en cette qualité il voyagea en 1432 en Savoie et dans diverses provinces de la France, obtenant partout des témoignages de la plus grande estime de la part des médecins, et même de ceux de Paris, quoiqu'ils ne fussent pas trop d'accord avec lui dans la pratique. Dès 1431 il avait été appelé au concile de Bâle pour donner des soins à un prélat affecté d'une espèce de névrose, ayant pour principal symptôme une *faim sincopale.* En 1435, Guainerio accompagna le marquis de Montferrat aux eaux d'Aqui, et il profita du séjour qu'il y fit pour composer le premier ouvrage dont elles aient été l'objet. Vers la fin de la même année une maladie pestilentielle ayant fait invasion en Savoie, Amédée VIII le rappela, et le chargea d'arrêter les ravages de ce fléau. Guainerio parcourut les contrées ravagées par la maladie, et fut assez heureux pour en arrêter les progrès. Il se trouvait de nouveau à la cour du marquis de Montferrat en 1441. Il y resta jusqu'en 1445, que ce prince mourut. Il revint alors à Turin, à la cour du duc Louis-de-Savoie. On ignore à quelle époque Guainerio cessa de vivre; mais c'est à Pavie que se trouve son tombeau, avec une épitaphe qui a été transcrite par Scradero dans *ses Monumenta Italiæ. lib.* IV. p. 358.

Practica medicinæ Papiæ 1488 : *per Ant. de Carchano*, in-fol.

In nonum Almansoris commentaria ad corporis humani infirmitates universas maxime necessaria. Venise, 1497, in-fol.; *ibid.*, 1498, in-fol.

Antonii Guainerii, etc., *Practica feliciter incipit, impressum Venetiis* 1500 *expensis Antonii Moretti, per Johannem Herzog dictum de Londoia*, in-fol.

Ant. Guainerii etc., opus preclarum ad praxim non mediocriter necessarium. Papiæ, 1518, *per magistrum Bernardinum de Garaldis*, in-4. Lyon, 1525, *edibus Jacobi Myt, sumptu Constantini Frandin*, in-fol.

De ægritudinibus, capitis, etc., Lugduni apud Collatinum Frandin. 1525, in-4.

L'édition principale des *OEuvres de Guainerio* est la suivante : .

Antonii Guainerii præstantissimi opus preclarum, ad praxim non mediocriter necessarium ; cum permultis adnotamentis Joannis Falconis non inutiliter adjunctis ; aliisque in margine annotatis, diligentissime castigatum, in-fol. Et à la fin : *In hoc volumine aggregati sunt omnes tractatus, quos clarissimus, et verissimus medicinæ interres Antonius Guaynerius papiensis ad diversas corporis humani ægritudines edidit : una cum additionibus utilissimis excellentissimi Doctoris magistri Joannis Falconis consiliarii Regii in famosissimâ universitate montispesulensi Doctoris regentis nuperrimè additis, et aureum est volumen : et juvenibus ad opus practicum noviter emendatum, atque apostillatum per præstantissimum artium, et medicinæ doctorem magistrum Claudium de Astariis civem papiensem impressumque Lugduni sumptibus honestorum vivorum Scipionis, et fratrum de Gabiano, industriâ vero, ac arte solertissimi calcographi Jacobi Myt.*

Les divers traités contenus dans cette collection sont classés dans l'ordre suivant :

De ægritudinibus capitis. Fol. 1.

Guainerio a observé deux cas curieux de perte partielle de la mémoire. Réfutation de divers préjugés sur le cauchemar, que le vulgaire attribuait aux esprits malins ; sur l'influence d'un nombre pair ou impair de pilules qu'on administre; sur les jours lunaires, etc. Toutefois Guainerio n'interdit point absolument au médecin de se prêter aux préjugés des malades autant que son indulgence à cet égard peut leur être utile, et augmenter leur confiance en lui, parce que, dit-il, « quanto infirmus majori cum affectione medicamina subit, tanto avidius natura illa recipit, et multo meliorem (ceteris paribus) operationem efficit. » Guainerio a guéri plusieurs épileptiques par l'application du cautère à la nuque, un sexagénaire, entre autres, qui était épileptique depuis un grand nombre d'années; une dame, aliénée depuis deux ans, fut guérie par l'établissement d'un cautère sur la suture coronale, qu'on entretint pendant un mois.

Les chapitres sur les maladies des yeux, des oreilles, de la bouche, de la poitrine, des poumons et du cœur, sont une addition de J. Faulcon, éditeur de l'ouvrage.

De Pleuresi. Fol. 61.

En 1428 régnait en Piémont et dans la Lombardie une pleurésie très-aiguë dans sa marche, terrible dans ses effets, quand l'auteur, qui professait alors à Chieri, entreprit de dicter ce traité. Il blâme beaucoup l'emploi des purgatifs, auxquels il paraît que divers médecins avaient recours. Si l'on peut l'en croire, des empyèmes furent souvent ouverts avec succès, soit avec le bistouri, soit avec le cautère.

De passionibus stomachi, fol. 82.

Efficacité des eaux d'Acqui dans diverses affections chroniques de l'estomac. Critique judicieuse des médecins qui ne savent, dans leur pratique, que copier les préceptes qu'ils ont reçus, au lieu de les approprier aux exigences des cas particuliers : « Amplia phantasiam, leur dit Guainerio, amplia, dilata intellectum tuum, et para tibi remedia non secundum leges, sed secundum quod infirmo tuo magis profutarum vides...... non facias, ut aliquos e sociis nostris, quibus studium olet ita, ut cum medicamen aliquod a quovis auctore laudatum inveniant, indubii cum eo putant istam ægritudinem de facto curaro, etc. » Observation d'une fille qui mangeait démesurément, digérait assez bien, et se plaignait de quelques douleurs mordicantes dans les intestins, et de maux de tête assez fréquens. Après avoir pris un purgatif, elle rendit un ver de deux coudées et fut guérie. C'est une des observations de tænia les plus anciennes que l'on connaisse.

De fluxibus, fol. 115.

Ce traité renferme la plupart des maladies des intestins. L'auteur blâme en général l'usage des opiacés dans les diarrhées.

De ægritudinibus matricis, fol. 137.

Deux cas de femmes fécondes quoique non réglées. Danger de prendre la mort apparente de certaines hystériques pour une mort réelle. Dans les chutes complètes de l'utérus ; dont la réduction est impossible, Guainerio, s'appuyant de l'autorité de l'arabe Bibilkil, donne l'audacieux précepte de la résection de l'utérus, etc.

De ægritudinibus juncturarum, fol. 171.

Le chapitre sur la goutte est assez curieux. Guainerio, devinant la méthode de Cotugno, traite la sciatique par l'application du cautère à la partie antérieure de la jambe.

De calculosa passiono, fol. 192.

Histoire d'un individu qui n'avait de selles que tous les quinze jours, et qui rendait par l'anus des calculs gros

comme une noix. Guainerio abandon-
nait l'opération de la taille aux chirurgiens.

De peste, fol. 203.

Traité écrit avec beaucoup de soin,
et plein d'observations originales.
Guainerio le composa à Chambéry en
1436, un an après que cette ville,
toute la Savoie, le Dauphiné, Genève
et d'autres pays avaient été ravagés
par la peste. Préceptes d'higiène diffus, mais excellens. Guainerio connaissait des bubons produits par un coït
impur. Remarques excellentes sur la
rougeole, le charbon, la variole;
Guainerio a reconnu par des ouvertures de cadavres, que cette dernière
maladie n'attaque pas seulement la
peau, mais qu'elle se répète à l'intérieur, sur la surface des voies digestives, de la vessie urinaire, etc. La
saignée est fortement recommandée
au début de la peste.

De venenis, fol. 237.

Traité renfermant beaucoup de vérités qui étaient neuves alors.

De febribus, fol. 255.

*De balneis Aquæ civitatis antiquis-
simæ*, fol. 294.

Ouvrage important, reproduit depuis dans divers recueils, et récemment
dans le traité de Bertini sur les eaux
d'Acqui.

Antidotarium, fol. 297.

Pharmacopée abrégée.

Outre ces ouvrages, Guainerio en
avait encore composé un grand nombre d'autres qui n'ont pas été imprimés. Plusieurs sont conservés manuscrits dans la bibliothèque de Turin; Bonino en a donné une indication détaillée.

(Bonino, *Biografia medica Piemontese.*)

GUARINONE (CHRISTOPHE), né à Vérone, y fit ses humanités,
étudia la philosophie et la médecine à Padoue, fut reçu docteur
dans cette université, revint à Vérone, y donna des leçons de philosophie, fut agrégé au collége des médecins, et pratiqua l'art de
guérir avec beaucoup de distinction. Il fut quelque temps premier
médecin du duc d'Urbino; mais Rodolphe II l'ayant appelé à son
service, il se rendit à Prague, et fut conseiller et médecin de l'empereur, et chargé par lui de faveurs et de richesses. Etant allé à
Rome en pélerinage; il fut accueilli dans le palais du cardinal Va-
lerio, évéque de Vérone, et il se concilia la faveur des grands et du
pape au point que ce dernier déclarait qu'il le retiendrait volontiers
pour être son médecin s'il le pouvait faire sans contrarier l'empereur. De retour à Prague, Guarinone fonda une Académie de médecine, qui tenait ses séances chez lui toutes les semaines. Il mourut
dans un âge avancé vers l'an 1602.

*Commentaria in primum librum
Aristotelis, de historia animalium. In*
*quibus animantium differentiæ conspi-
cuæ fiunt, et sedulo ad certam divisio-*

nis normam ordinantur. Francfort, 1601, in-4.

Tractatus de methodo doctrinarum. Francfort, 1601, in-4.

De generatione viventium, etiam nascentium ex putredine. Francfort, 1601, in-4.

De principio venarum. Francfort, 1601, in-4.

De naturâ humana, sermones II. de intellectu agente. Francfort, 1601, in-4.

Explanatio locorum Aristotelis de immortalitate animarum.

Consilia medicinalia, in quibus universa praxis medica exactè pertractatur. Venise, 1610, in-fol.

(Manget.—Haller.)

GUATTANI (CHARLES) naquit à San Bartolomeo Bagni dans le Novarèse le 30 avril 1707. Ses parens donnèrent tous leurs soins à son éducation. Il fit ses humanités et sa réthorique dans sa ville natale. Les écoles du lieu ne lui offrant pas les moyens de pousser plus loin ses études, il fut envoyé à Rome près d'un parent, à l'âge de seize ans. Il suivit d'abord les cours du collége, et à l'âge de dix-neuf ans, il se présenta aux examens qu'il fallait subir à l'hôpital du Saint-Esprit, pour y être reçu élève en chirurgie. Il eut une des premières places dans le concours; et au bout d'un an, il eut un poste fixe dans l'hôpital. Après huit années d'études assidues, il fut élu substitut des chirurgiens ordinaires, le 20 juin 1738, et chargé par eux de la pratique des opérations. Jean-Pierre Gai, l'un des chirurgiens de l'hôpital étant mort le 5 octobre 1742, Guattani lui succéda. Après avoir mis au jour, en 1745, son premier ouvrage sur les anevrysmes, ouvrage qui reçut un accueil d'autant plus flatteur que la chirurgie était peu avancée sur ce sujet, il obtint par l'entremise de Leprotti d'être envoyé en France, aux frais du souverain pontife, pour étudier l'état de la science dans ce pays, qui avait la réputation d'être le plus avancé de l'Europe. Avant son départ le titre de chirurgien du pape lui fut conféré. Guattani séjourna dix-huit mois à Paris, et fut reçu membre de l'académie royale de chirurgié, et correspondant de celle des sciences. En retournant à Rome, il visita les diverses contrées de l'Italie et se lia d'amitié avec Bertrandi à Turin, Molinelli à Bologne, Morgagni à Padoue.

Guattani s'attacha dans sa pratique et sa clinique à l'hôpital, à simplifier le traitement des plaies et à substituer aux onguents compliqués dont on faisait alors un si grand abus, l'usage de l'eau froide et des pansemens rares. Il pratiquait les grandes opérations avec beaucoup d'habileté; et il fut le premier chirurgien de l'hôpital à qui fut confiée la pratique de l'opération de la taille, qui avait été jusque-là la propriété, en quelque sorte, de la famille des Norcini, et il forma des élèves et prit des mesures pour qu'elle ne sortît plus désormais du domaine de la chirurgie.

Guattani préparait un ouvrage pour la presse quand il fut atteint d'une affection aiguë du foie, à laquelle succéda au bout de trois mois une hydropisie ascite. La paracenthèse lui fut pratiquée au mois de juin 1773, et peu de jours après il succomba, à l'âge de soixante-quatre ans et deux mois.

Flajani a écrit l'éloge de Guattani : c'est de là qu'a été tiré cet article.

Observation anatomique sur un polype sanguin dans le ventricule gauche du cœur. Acad. roy. des Sc. de Paris, 1750, hist., p. 49.

Historiæ duæ anevrysmatum, quorum alterum in brachio per chirurgicam operationem sanatum, in femore alterum paucos intra dies lethale fuit. Rome, 1745, in-4.—La première observation est remarquable en ce que la guérison eut lieu, quoique les battemens fussent entretenus dans la tumeur par la circulation récurrente. Dans l'autre cas, un effort fit rompre la tumeur, et la mort suivit rapidement.

Observation anatomique sur une grande quantité d'hydatides, sorties d'une tumeur survenue à la région du foie. Acad. roy. des Sc. de Paris, 1767, hist., p. 44.

Observation anatomique sur deux anévrysmes, l'un à l'aorte, et l'autre à l'artère sous-clavière gauche, dans la même personne. Acad. roy. des Sc. de Paris, 1750, hist., p. 49.

Observation d'une veine azygos double. Acad. roy. des Sc. Savans étrangers, tom. III, p. 512.

De externis anevrysmatibus, manu chirurgicâ methodicè pertractandis, cum nonnullis circa anevrysmata, etc., observationibus. Rome, 1772, in-4.

*De externis aneurismatibus manu chirurgicâ methodicè pertractandis, cum nonnullis circa anevrysmata interna ac tribus aliis rarioribus chirurgicis observationibus, atque œsophagatomiæ operatione, e gallico sermone in latinum versa, omnia cùm tabulis archetypis. In Lauth, scriptor. latinor. de anevrysmatibus collect., etc. Strasbourg, 1784, in-4, pp. 101-234.

Mémoire sur l'œsophagotomie. Mém. de l'Acad. roy. de chirurgie, tom. III, p. 351, éd. in-4.

GUCKENBERGER (Ludolph), né à Hanovre le 23 juillet 1762, reçu docteur en médecine à Gottingue, le 18 septembre 1784, fut nommé, en 1787, médecin pensionné de la province à Frelosia en Tauride, devint, en 1793, médecin en chef des armées du Hanovre, passa au service de la Russie, et fut assesseur du collége impérial de Saint-Pétersbourg. Il était revenu en Allemagne et il était à Stuttgard quand il mourut, le 6 février 1821, d'un cancer à la langue.

De ligaturâ fistularium ani pro gradu doctoris disserit L. G. Gottingue, 1784, in-4, 19 pp. — Histoire des procédés employés successivement pour pratiquer la ligature de la fistule à l'anus, depuis Hippocrate et Celse. Avantages que l'auteur trouve à cette méthode d'opérer; et réfutation des reproches dont elle a été l'objet. Détails techniques sur l'opération. Cette thèse a été traduite en allemand et insérée dans le *Neuest. Sammlung ausserles. Abhandl. für Wundaerzte. T. XV.*

Sammlung medicinischer und chirurgischer original-Abhandlungen aus Sæmmtlichen Jahrgængen des hannöverischen Magazins von 1750 bis 1786. 3 Theile. Hanoyre, 1786-87, in-8.

Vernunftbüchlein für Mütter und Aerzte, oder Kunst, die Abkurzung des Lebens zu verhindern. Francfort-sur-le-Mein, 1818, in-8.

(Meusel. — Richter. — Dœring, *Allg. med. Annalen.*)

GUERARD (Bernard), docteur en médecine et en chirurgie, chirurgien de l'état-major et médecin de la garnison de Dusseldorf, professeur d'anatomie, de chirurgie et d'accouchemens dans l'école de cette ville, a vécu dans la seconde moitié du dix-huitième siècle. Il s'occupa particulièrement de l'art des accouchemens, et en fut le premier professeur dans l'école que fonda à Dusseldorf l'électeur Charles-Théodore du Pfalz. Guerard avait été l'élève de Fried, et les principes qu'il enseigna ne diffèrent pas de ceux de son maître. Il fit subir au levier de Roohuysen quelques modifications qui prouvent, suivant Osiander, qu'il n'avait que des idées fort confuses sur la manière d'agir et des avantages relatifs du levier et du forceps.

Anfangsgründe der Geburtshülfe, zum Gebrauche seiner Vorlesungen, und Vortheil aller Geheyratheten. Dusseldorf, 1775, in-8, 300 pp.; nouvelle édition, avec un supplément. Munster et Osnabrück, 1784, in-8, 307 pp. — Le supplément ajouté à cette édition est l'opuscule suivant:

Exposé des cas pour lesquels la section de la symphise des os pubis fut faite à Dusseldorf, et des suites de cette opération, avec quelques réflexions à ce sujet. Dusseldorf, 1778, in-8, 61 pp. — Observation fort curieuse, dont les particularités et le résultat sont fort peu favorables à la symphiséotomie. J. P. Brinkmann publia à l'occasion de ce fait : *Bemerkung über die neuerlich Vorgeschlagene und an einer Kreyssenden, verrichtete Operation der Durchschneid-*

ung der symphise der Schaambeine.
Dusseldorf, 1777, in-8, 24 pp. —
Guérard envoya la relation de son

opération à l'Académie royale de chirurgie.

(Richter, *Bibliothek.*—Osiander.)

GUERIN·DE MAMERS (H.), né en 1792 dans le lieu dont il avait adopté le nom, à Mamers, département de la Sarthe, fit ses études à Paris, fut interne des hôpitaux, et reçut le grade de docteur en médecine en 1821. Il fit des cours particuliers de physiologie et de médecine, parut dans quelques concours, eut quelque part à la traduction du Dictionnaire de chirurgie de Cooper, inséra de nombreux articles dans divers journaux, mit au jour plusieurs ouvrages et mourut en 1834. Il était membre de la société médicale d'émulation de Paris.

Essai sur quelques points de pathologie méd. (Diss. inaug.) Paris, 1821, in-4.

Résumé des travaux de la médecine physiologique dans le cours de l'année 1824. Paris, 1825, in-8, 40 pp.

Quelques cas, dits de chirurgie, traités conformément aux principes de la nouvelle médecine, et suivis de considérations sur certains points de thérapeutique externe. Paris, 1825, in-8, 48 pp.

Des irritations encéphaliques et rachidiennes sous le rapport de la thérapeutique, spécialement de l'emploi dans ces maladies de l'acide hydrocyanique et des bains par affusion. Paris, 1825, in-8, 65 pp.

Des irritations nerveuses sous le rapport de la thérapeutique. Paris, 1825, in-8, 62 pp.

De l'application de la physiologie à la pathologie, et de l'indispensable union de ces deux parties de la science. Paris, 1826, in-8, 20 pp.

Ces divers mémoires avaient paru dans les Annales de la médecine physiologique.

Nouvelle toxicologie, ou Traité des poisons et de l'empoisonnement sous le rapport de la chimie, de la physiologie, de la pathologie et de la thérapeutique. Paris, 1826, in-8, 8-412 pages.

J. Thomson, de la taille latérale suivant G. Cheselden ; suivi d'une nouvelle méthode pour la taille, trouvée par Dupuytren. Paris, 1818, in-8.

Mémoire sur l'emploi des évacuans. Bulletin de la Société médicale d'émulation, 1823, in-8.

Analyses d'ouvrages et articles divers dans le Bulletin universel des Sciences et de l'Industrie, et séparément. Paris, 1825, in-8, 24 pp.

De la nature et du traitement de la colique de plomb, dans les Annales de la médecine physiologique. 1827, in-8.

Des propriétés vitales, de l'expansibilité en particulier, et spécialement de cette force considérée comme principe de l'exhalation et de l'absorption, dans les Annales de la médecine physiologique ; et séparément, Paris, 1827, in-8, 24 pp.

Physiologie du système nerveux, dont il a paru sept articles depuis 1827. *Annales de la médecine physiologique.*

De l'aliénation mentale, dans le Journal complémentaire du dictionnaire des sciences médicales.

Guérin a fourni encore d'autres mémoires ou observations au *Bulletin des sciences médicales*, et à d'autres journaux.

GUÉRIN, maître en chirurgie de Rouen, et membre du collége de Saint-Côme de cette ville, avait été chirurgien major de la marine. Il vint plus tard se fixer à Paris. On a de lui:

Dissertation sur les maladies de l'urèthre, avec des réflexions sur la méthode qu'ont employée jusqu'à présent quelques praticiens. Paris, 1780, in-12, 317 pp. — On pourrait peut-être reprocher à M. Guérin, dit le rédacteur du *Journal de médecine*, de nous avoir donné plutôt des matériaux pour composer un bon ouvrage, que d'en avoir fait un lui-même; car on ne peut donner ce nom à un amas indigeste de phrases, dans lequel les causes d'une maladie sont confondues, où l'on répète sans cesse et sans nécessité les mêmes choses; où l'on ne trouve ni clarté, ni concision, et qui fourmille de fautes de style. Cependant nous convenons que cette dissertation contient des faits instructifs qui annoncent un bon artiste.» Guérin est grand partisan des bougies médicamenteuses.

Traité sur les gonorrhées. Paris, 1780, in-12, 88 pp., avec l'ouvrage précédent. — Guérin n'est pas pour la médecine expectante; non seulement il poursuit le mal par des frictions, par des purgatifs fréquens, par des pilules, mais il recommande encore d'employer les bougies dès que l'inflammation commence à tomber, quoiqu'il convienne qu'elles irritent, et qu'elles déterminent quelquefois l'engorgement des testicules.

Traité sur les gonorrhées, par Guérin, etc.; ouvrage relatif à la nouvelle méthode de traiter les maladies de l'urètre, etc., du même auteur. Nouvelle édition, corrigée et considérablement augmentée, tome second, à Paris, chez l'auteur, rue Sainte-Anne, au coin de celle des Orties, maison de l'épicier, au premier. 1782, in-12, 228 pp. — Il est bon de dire, après avoir donné au long ce titre, accompagné de l'adresse exacte de l'auteur, que Guérin s'élève avec beaucoup de vivacité, dans l'un de ses ouvrages, contre l'impudence des charlatans.

Extrait des maladies de l'urètre et des gonorrhées, 4ᵉ édition (?), corrigée et augmentée. Paris, 1805, in-8.

(Ersch.—*Journal de médecine.*)

GUÉRIN (Pierre (?)), membre du collége royal de chirurgie de Lyon, chirurgien major du grand Hôtel-Dieu de la même ville, démonstrateur de chirurgie, correspondant de l'académie royale des sciences de Montpellier, etc., eut une réputation d'habileté dans le traitement des maladies des yeux. Il eut avec Figuet, Viricel et Janin, de vives disputes, d'où naquit une polémique ardente, dont la chronique scandaleuse s'occupa un instant, mais qui est oubliée depuis long-temps.

Traité des maladies des yeux, dans lequel l'auteur, après avoir exposé les différentes méthodes de faire l'opération de la cataracte, propose un instrument nouveau qui fixe l'œil tout à la fois, et opère la section de la cornée. Paris, 1770 (1769), in-12. — Un autre Guérin, chirurgien et oculiste renommé, de Bordeaux, a aussi proposé un instrument destiné à suppléer, dans l'opération de la cataracte, le défaut d'habileté de l'opérateur. Son instrument n'a pas plus de partisans aujourd'hui que celui qu'il a inventé pour pratiquer la taille.

Observations de chirurgie sur quelques accidens consécutifs des opérations, et sur les moyens qu'il convient d'employer pour les prévenir ou les combattre. Journal de méd. chir. et pharm. 1777, tom. XLVIII, pp. 427-445.

GUGLIELMINI (DOMINIQUE), né à Bologne le 27 septembre 1655, s'appliqua en même temps aux mathématiques et à la médecine, et fit dans ces deux sciences des progrès également remarquables. A vingt-deux ans il fut reçu docteur en médecine. Il obtint peu de temps après l'autorisation de faire des cours de mathématiques, quoiqu'il n'eut point encore acquis la maîtrise en cette science. Il fut nommé en 1686 intendant-général des eaux du Bolognèse; charge très-importante, à raison de la grande quantité de rivières et de canaux qui coupent ce pays dans tous les sens, et qui y causeraient de fréquens ravages, s'ils n'étaient serveillés avec soin. Guglielmini se livra entièrement à des fonctions dont il appréciait l'étendue; et il s'en acquitta de manière à se concilier l'estime générale. Depuis 1690, il joignit à la place de surintendant des eaux, celle de premier professeur de mathématiques; et l'on créa pour lui, en 1694, une chaire d'hydrométrie. Ce nom, dit Fontenelle, était aussi nouveau que la place; et l'un et l'autre rappelleront toujours la mémoire de celui qui a rendu l'établissement nécessaire. Il accepta cependant, en 1698, la chaire de mathématiques à Padoue; mais il conserva toujours le titre et les appointemens de professeur de l'Université de Bologne. Depuis 1702, il occupa en outre à Padoue, la chaire de médecine théorique. L'excès du travail altéra la santé naturellement fort robuste de Guglielmini; des vertiges qui se répétaient fréquemment l'obligèrent à suspendre ses cours, mais ne suffiront pas malheureusement pour lui faire suspendre aussi ses lectures et ses méditations. Une epistaxis foudroyante mit fin à ses jours le 12 juillet 1710. Guglielmini était membre de l'académie royale des sciences de Paris, de celle de Berlin, de la société royale de Londres, de l'académie des curieux de la nature. Guglielmini est bien loin d'occuper en médecine le même rang qu'il tient parmi les hydrodynamistes. La culture des mathématiques donne, dit-on, plus de justesse à l'esprit, quel que soit l'objet dont il s'occupe. Et pourtant nous ne connaissons point d'auteurs en médecine qui aient plus mal raisonné que les mathématiciens de profession; qui se soient payés avec plus de facilité d'hypothèses gratuites ou d'assertions absurdes. Guglielmini en fournirait la preuve. La figure de la matière subtile et des particules salines suffit en effet à ce savant pour expliquer tous les changemens qui surviennent dans le mélange des solides et des fluides. Ce sont cette matière subtile et ces atomes salins qui entretiennent une fermentation continuelle dans le sang, et qui provoquent la fermentation contre nature ou la fièvre. Ce sont les lois de la statique et de l'hydrodynamique qui nous expliquent tous les changemens du corps animal; aussi Guglielmini pensait-il expliquer parfaitement la circulation, par l'ascension des liquides dans des tubes capillaires, et les sécrétions par la différence des diamètres des orifices des vaisseaux.

Volantis flammæ à perillustri et excellenti D. Geminiano Montanario Bononiensis Archigymnasii, professore mathematico opticè geometricè examinatæ epytropia. Conclusiones à Dominico Guilielmino propugnandæ. Bologne, 1677, in-4.

De cometarum naturâ et ortu epistolica dissertatio; occasione novissimæ cometæ sub finem superioris anni et inter initia currentis observatæ conscripta. Bologne, 1681, in-4.

Observatio solaris eclipsis anni 1684 Bononiæ, habita die 12 julii. Bologne, 1684, in-4; Padoue, 1711, in-4.

Riflessioni filosofiche dedotte dalle Figure de' sali, expresse in un discorso recitato nell' Academia Filosofica esperimentale de Monsig. Archidiacone Marsigli la sera delli 22 Marso 1688. Bologne, 1688, in-4; Padoue, 1706, in-4.

Aquarum fluentium mensura novâ methodo inquisita; pars I. Bologne, 1690, in-4.

Aquarum fluentium mensura novâ methodo inquisita, pars altera. Bologne, 1691, in-4.

Cet ouvrage, sur l'hydrométrie, se trouve, ainsi que les deux lettres, dont le titre va suivre, dans les *Miscellan. ital. physic. mathem. coll. a Gaudentio Roberto.* Bologne, 1692, in-4.

Epistolæ duæ hydrostaticæ; altera

apologetica adversus observationes contra mensuram aquar. fluentium à Cl. V. Dyonisio Papino factas, et actis erud. Lips. anni, 1691, insertæ, altera de velocitate et motu fluidorum in sifonibus recurvis suctoriis.

De sanguinis naturá et constitutione exercitatio physico-medica. Venise, 1701, in-8; Utrecht, 1704, in-8.

Pro theoria medica adversus empiricam sectam prælectio habita Patavii, dum à mathematicarum scientiarum cathedra ad primam theoreticæ medicinæ transitium fecit. Venise, 1702, in-8; Utrecht, avec l'ouvrage précédent.

De salibus dissertatio epistolaris physico - medico - mecanica. Venise, 1705, in-8; Leyde, 1707, in-8.

Lettres de G. Denoues, et de Guglielmini, et autres savans, sur différentes nouvelles découvertes. Rome, 1706, in-8.

Joseph. Donzelli simposium etc. medicum, sive quæstio convivalis de usu mathematum in arte medica. Venise, 1707, in-8.—Guglielmini paraît avoir eu une grande part à la composition de cet ouvrage.

Exercitatio de idearum vitiis, correctione et usu ad statuendam et inquirendam morborum naturam. Padoue, 1707, in-8.

De principio sulfureo dissertationes, quibus mantissæ loco accessit dissertatio de æthere; opus posthumum. Venise, 1710, in-8.

Epistola ad G. G. Leibnitium de aquarum fluentium mensurá, quá respondit epistolæ Dionysii Papini ad Hugenium. Dans les *Miscellan. berolinens.* Berlin, 1710, in-4.

Domini Gulielmini opera omnia mathematica, hydraulica, medica et physica in duos tomos digesta, accessit ejus vita a Joh. Baptista Morgagni scripta. Genève, 1719, in-4.

(Manget. — Haller.)

GUIDETTI (Jean-Thomas), naquit dans le bourg de Strambino, dans le Canavez, et fut reçu docteur en médecine à l'Université de Turin en 1677. Dans le cours de l'année 1701, il s'établit à Ivrée et y demeura jusqu'en 1721, avec le titre de vice-proto-médecin de la ville et de la province; en 1724 il fixa sa résidence à Turin, et y mourut dans un âge très-avancé. Il a publié un recueil de dissertations sur des sujets très variés. Le premier traite de la génération, et contient l'histoire du développement du poulet dans l'œuf. Dans le deuxième l'auteur fait provenir le germe de la variole et de la rougeole d'un trouble survenu dans la procréation du fœtus. La troisième a pour objet la théorie de la nutrition; la quatrième les fièvres bilieuses et la pleurésie bilieuse, que l'auteur attribue à une altération de la limphe et de la bile; on y trouve une description de deux grandes épidémies de pleurésie dans lesquelles la saignée avait toujours des suites fâcheuses, et qu'on guérissait par l'émétique.

Dissertationes physiologicæ et medicæ in duas partes divisæ. Turin, 1747, in-8.

L'ouvrage de Richa : *Constitutio epidemica Taurinensis, anni 1722,* Turin, 1723, etc., renferme une lettre de Guidetti, écrite de Turin en 1722, qui contient une courte relation d'une fièvre de mauvais caractère qu'il avait vue régner épidémiquement.

(Bonino.)

GUIDI (Guido), en latin Vidus Vidius, l'un des restaurateurs en France de la médecine et de la chirurgie grecques, était de Florence. Après avoir exercé quelque temps la médecine dans sa patrie, il passa en France, peut-être, comme le conjecture Fabbrucci, à la sollicitation de son compatriote Luigi Alamanni, qui y jouissait des bonnes grâces de François Ier. Ce dut être vers 1542, car il existe une lettre écrite à Guidi par Cl. Tolomei au mois de mai de cette année, dans laquelle cet ami se félicite de l'accueil que lui a fait le roi de France, d'un présent qu'il en a reçu, des appointemens annuels qui lui ont été assurés, et des espérances encore plus élevées qui lui ont été permises. Benvenuto Cellini dit l'avoir connu à Paris, et le dit dans les termes les plus flatteurs pour notre médecin. « Molto prima jo doveva ricordare dalla guadagnata amicizia del più virtuoso, del più amorevole, e del piu domestico uomo dabbene, ch' io conoscessi mai al mondo. Questo si fu Messer Guido Guidi eccellente medico e Dottore e nobil cittadino Fiorentino, etc. »

Guidi fut professeur public de médecine au collége de France, et premier médecin de François Ier. Après la mort du roi, en 1547, il fut rappelé en Italie par le duc Cosme I, qui le choisit pour son premier médecin, et nommé professeur à Pise, d'abord de philosophie, et ensuite de médecine. Il occupa ce poste pendant vingt années, honoré en même temps par Cosme de dignités ecclésiastiques et de bénéfices. Guido Guidi mourut à Pise le 26 mai 1569. Son corps fut transporté à Florence, et inhumé dans l'église de l'Annonciation. On doit à Salvino Salvini, auteur des fastes consulaires de l'Académie de Florence, un catalogue détaillé des nombreux ouvrages de Guido Guidi. La plupart ne furent imprimés qu'après sa mort, par les soins de Guido Guidi, surnommé le jeune, son neveu, qui fut comme lui professeur de l'Université de Pise, et qui eut le titre de médecin de la reine de France. Ce long retard mis dans la publication des ouvrages de Guidi, rend fort difficile de distinguer ce qui appartient à l'auteur, de ce qu'il a emprunté d'écrivains plus jeunes que lui. Ainsi l'anatomie de Guidi contient presque tout ce qu'il y a de neuf dans celles de Vesale et de Falloppia, et, quand il ne les cite pas, il n'est pas absolument certain qu'il ne soit point question de découvertes qui lui appartiennent et qu'il avait enseignées avant qu'ils eussent écrit. Toutefois il ne saurait être mis, comme anatomiste, sur la même ligne que ces deux grands hommes ; et dans les cas douteux il est plus sûr de prononcer en leur faveur. Guido Guidi rendit des services importans à la chirurgie en mettant la chirurgie grecque à la portée de ceux qui ignoraient la langue d'Hippocrate.

De febribus libri septem. Quibus accedunt Institutionum medicinalium, lib. tres. Florence, 1585, in-4 ; Padoue, 1591-1595, in-4, avec le traité de Louis Mercado, *de febre puncticulari*, et le *Compendium de febribus*, de Matthias Corte.

De curatione generatim, pars prima. In quâ rerum præter naturam ad humanum corpus pertinentium cognitio ac curatio in universum methodo exactissima traditur. Florence, 1587, in-4.

De curatione generatim partis secunda sect., duæ, in quibus methodo exactissima traditur cognitio ac curatio omnium affectuum præter naturam, ad quascumque humani corporis partes pertinentium. Florence, 1594, in-fol — *Utraque pars continens quadraginta quinque libros, quorum triginta quatuor ab ipso authore ante obitum editi reliqui undecim vix inchoati, à Vido Vidio nepote, elegantissimâ methodo conscripti sunt, conjunctim edita est.* Francfort, 1596, in-fol. *Huic editioni additus est index rerum et verborum locupletissimus : sublatis mendis, quæ in editione Florentinâ irrepserunt.*

De curatione generatim, partis secundæ, sectio secunda, diligentissimè

à *Vido Vidio, juniore, recognita seorsim excusa.* Venise, 1586, in-4.

Chirurgia è Græco in Latinum à se conversa : cum commentariis propriis et Galeni. Paris, 1544, in-fol. — Les ouvrages contenus dans ce recueil sont :

Hippocratis libri de ulceribus, de vulneribus capitis, cum Vidi Vidii in singulos commentariis.

Hippocratis de fracturis, cum tribus Galeni commentariis.

De officinâ medici cum ejusdem tribus commentariis.

De articulis, cum ejusdem quatuor commentariis.

Galeni de fasciis liber.

Oribasii de laqueis et machinamentis libellus. Quæ Vidus omnia transtulit.

De anatomiâ corporis humani libri VII. Venise, 1611, in-fol.

Ars medicinalis. In quâ cuncta, quæ ad humani corporis valetudinem præsentem tuendam, et absentem revocandam pertinent, methodo exactissima explicantur. Quæ per Vidum Vidium, juniorem, diligentissime recognita, ac multis, quæ ad eam perficiendam desiderabantur, partibus aucta, dicique expedita, nunc primum tota simul in lucem prodit. Venetiis apud juntas, 1611, in-fol., 3 vol.

Francfort, 1626, 1645, in-fol.; *ib.*, 1667, in-fol., sous ce titre: *Opera omnia medica, chirurgica anatomica*. Cette collection renferme:

Tome I.

Institutionum medicinæ, lib. III.

De tuendâ valetudine generatim, lib. VI.

De tuendâ valetudine membratim, lib. XIV.

Tome II.

De curatione generatim partis primæ, lib. XVII.

De curatione generatim partis secundæ, lib. XVII.

De curatione membratim. Vidi Vidii junioris, lib. XI. In quibus methodo exactissimâ traditur cognitio, ac curatio omnium affectuum præter naturam, ad quascumque humani corporis partes pertinentiam.

Tome III.

De ratione victûs, lib. VIII.
De medicamentis, lib. VIII.
De chirurgiâ, lib. IV.
De anatomiâ, lib. VII. Tabulis LXXVIII, in æs incisis, illustrati et exornati.

(Tiraboschi. — Manget.)

GUIDOT on **GUIDOTT** (Thomas), médecin anglais, dont le nom est lié à l'histoire des eaux de Bath, naquit en 1638 à Lamington, dans la province de Southampton. Il fit ses études à Oxford, fut reçu bachelier et docteur en médecine dans cette université et alla exercer à Bath. C'est de l'époque où Guidott fit connaître leurs grandes vertus que date la célébrité des eaux de Bath. Elles avaient à la vérité été employées autrefois, à la fin du seizième siècle, selon la relation historique de Guidot, et même selon toute apparence, bien plus anciennement encore, puisque Gilbert l'Anglais parle de l'emploi, dans quelques maladies chroniques, d'eaux minérales, qui ne peuvent guère être que celles-là. Mais c'est surtout depuis Guidott qu'on a vu les malades y affluer en grand nombre, et les médecins en faire souvent l'objet de leurs recherches.

An appendix concerning the antiquity of Bath; and an account of the nature of the hot waters there. Londres, 1669, in-8. Nous ne trouvons point l'indication de l'ouvrage de Guidot, dont celui-ci semble annoncer l'existence.

A querie concerning drinking Bath-waters, resolved. Londres, 1673.

Observations lately made at Bath. Londres, 1674, in-4.

Discourse of the Bath, aut the hot waters there; with some inquiries in to the nature of the waters of St.-Vincent Rok near Bristal, and that of castle carg. To which is added, a century of observations; with an account of the lives and character, of the physicans of Bath. Londres, 1676, in-8.

Liber de Thermis Britannicis, accedunt observationes hydrostaticæ, chromaticæ et miscellaneæ unius cujusque balnei apud Batoniam, naturæ omnibus exhibentes. Londres, 1681, 1691, in-4.

On Islington waters. Londres, 1684, in-4.

The register of Bath, in 200 observations; containing an account of cures performed, and benefit received by the use of the famous hot wells of Bath. Londres, 1694, 1697, in-8.

Bath: Memoirs, or observations made in 43 years practice at the Baths; what cures have been there wrought, by bathing and drinking those waters, by god's blessing on the directions of Robert Pierce. Bristol, 1697, 1725, in-8.

Theophill de urinis libellus. Thomas

Guidotius innumeras quibus hactenus scatuit, mendas sustulit, hiulea supplevit, de novo vertit et notas adjecit, etc. Leyde, 1703, 1731, in-8.

Apology for the Bath; being an inquiry into the right uses and abuses of the Baths in England, so for as may concern the hot waters of the Bath; with some reflections on cold bathing in sea waters, and dipping in baptism. Londres, 1705, 1728, in-8.

Collection of treatises concerning the city and waters of Bath. Londres, 1725, in-8.

(Rob. Watt.)

GUILLAUME DE SALICET, l'un des membres de cette école chirurgicale italienne à laquelle la chirurgie française dut sa renaissance. Nous emprunterons, sur le compte de ce chirurgien, un fragment d'un ouvrage précieux non encore connu du public, mais qui est destiné à voir 'e' jour.

Tous les biographes, y est-il dit, le font natif de Plaisance en Italie; quelques-uns placent sa naissance vers 1210, et lui donnent soixante-sept ans de vie. Ils ajoutent encore qu'il était clerc et qu'il fut professeur de chirurgie à Vérone, où il commença ses leçons vers 1275. Nous ignorons d'où ils tiennent toutes ces particularités, quant à nous, réduits aux seuls renseignemens qu'il nous donne lui-même, nous dirons: qu'il passa souvent d'une ville à l'autre, qu'il pratiqua beaucoup à Clermont; qu'il était déjà vieux lorsqu'il rédigea sa chirurgie, qu'il la commença à Bologne, et enfin qu'il la termina à Vérone l'an 1276, le vingt-cinquième jour de mai. Si l'on consulte les biographies sur le mérite des ouvrages de Salicet, il l'emporte de beaucoup sur ses prédécesseurs. Gui de Chauliac lui-même en donne une idée favorable en l'appelant : *Valens homo,* praticien habile; mais, si l'on prend la peine de l'apprécier, on ne trouve plus de quoi justifier ce jugement avantageux à moins qu'on ne borne le parallèle qu'on en fait, à ses prédécesseurs immédiats, et qu'on en excepte les Arabes et les Grecs. Les éloges de Gui de Chauliac sont d'un grand poids sans doute; mais les justifie-t-il,

en faisant moins usage dans sa composition des écrits de Salicita
que de ceux de Jamier, auteur d'une chirurgie selon lui *brute* et
grossière, de Théodoric qu'il nous donne pour compilateur des fables d'Hugo de Luques, etc.

D'un autre côté, quand on compare la théorie et les connaissances générales de Salicet, on le trouve en effet plus instruit à cet
égard que Théodoric et Bruno. Mais, si l'on ne considère que la
pratique, j'ose avancer que la chirurgie de Salicet est moins hardie,
moins vigoureuse que celle de Bruno et de Théodoric. Quant aux
inventions, on sent bien qu'il n'en faut pas chercher chez les chirurgiens de cet âge; ils durent se borner tous à rassembler les membres
épars de la chirurgie grecque, pour en former un corps entier et
régulier. Et c'est là le principal mérite de Salicet. Il n'atteignit pas
au but ; mais alors, c'était beaucoup d'en approcher.

Salicet mit plus d'ordre et de raisonnement dans sa chirurgie
que ses prédécesseurs. Il dit que l'hydrocéphale n'a lieu que dans
le ventre de la mère, ou peu de temps après la naissance de l'enfant. Il prétend ensuite avoir vu à Clermont un hydrocéphale guéri
spontanément, et avoir traité heureusement cette maladie, lorsqu'elle
n'occupe que le tégument propre et commun de la tête, par l'application des résolutifs et des confortatifs externes, aidés de deux
cautères au front et deux à l'occiput. Dans les plaies de la tête il
fait un précepte d'échauffer l'air avec un réchaud pendant le
pansement. Lorsqu'un bout de flèche ou d'épée fortement engagé
dans le crâne, a pénétré dans le cerveau, si l'on se hâte de l'extraire
chez un sujet faible, la mort est aussi prompte que certaine. Quand
le malade est fort on cerne le corps étranger, et on l'extrait. Mais en
général, Salicet aime mieux s'abandonner à la nature (pourvu sans
doute qu'aucun accident ne nécessite l'extraction) qui s'en débarasse
à la longue, comme il l'a vu lui-même arriver deux fois. Il temporisait également dans l'épanchement de sang sur le diaphragme.
Il blâme ceux que les premiers signes de cet épanchement déterminent à ouvrir la poitrine; il repousse toute contre-ouverture
quand l'ouverture de la plaie est suffisante pour donner issue à la
sanie. Si le contraire arrive, ce qu'il reconnaît par l'accumulation de
la matière, et les accidens qui l'accompagnent, il a recours à l'opération, et retire la tente qu'il avait mise dans la plaie supérieure
pour en hâter l'oblitération, mais si l'ouverture est insuffisante
pour donner complètement issue aux matières épanchées, et qu'aucun accident grave n'exige le secours de l'art, il attend l'appari-

tion d'une tumeur, qui n'arrive pas toujours dans l'endroit le plus déclive, et alors il se fait jour dans cette cavité, non entre la troisième et la quatrième côte, mais entre la quatrième et la cinquième. Lorsque le sang s'épanche dans la capacité de l'abdomen, s'il ne ressort pas tout par la plaie, il n'en redoute pas beaucoup la présence: ou il sera absorbé, ou il se rassemblera vers l'aine d'où il le retire par une incision.

Il observe une des différences essentielles du pneumatocèle, sa formation prompte et presque subite, et parle très-raisonnablement du bubonocèle. Il avait souvent guéri cette dernière maladie, avant que l'intestin fût descendu jusque dans les bourses, par l'application d'un mplâtre astrictif, et d'un brayer. Quand la hernie était complète, sans emporter le testicule, selon la coutume de son temps, il faisait avec succès une double ligature au sac, et le cautérisait, préparant ainsi la découverte *du point doré* faite dans le commencement du quatorzième siècle, par Bernard de Metz. Nous laisserons nos lecteurs déterminer le degré de confiance qu'on peut accorder au fait suivant rapportée par notre auteur. Un jeune homme de vingt-cinq ans, fort vigoureux, se luxa la cuisse; une année se passa sans réduction : Salicet ne la croit pas impossible. Après avoir mis le malade à l'usage des bains émolliens durant quinze jours, il la tente, et l'exécute heureusement au moyen du *tourniquet*, instrument anologue à la moufle, machine employée peu de temps après par Lanfranc, et fort usitée encore au dernier siècle. Disons enfin qu'il proscrivit l'usage d'introduire dans l'intestin divisé par l'instrument tranchant un tuyau de moelle de sureau ou quelque corps semblable, avant d'en faire la suture. Il donnne les motifs de cette proscription, lesquels, tout puissans qu'ils sont, ne suffirent pas pour empêcher des écrivains postérieurs de rappeler dans leurs écrits une pratique abrogée et si digne de l'être.

Summa conservationis et curationis. Plaisance, 1476, in-fol.; Venise, 1489, in-fol.; Leipzig, 1495, in-fol.

Cyrurgia. Plaisauce, 1476, in-fol.; Venise, 1502, in-fol.; Venise, 1546, in-fol., traduit en français par Nicolas Prévot; Lyon, 1492, iu-4; Paris, 1505, in-4; Paris, 1596, in-4.

(Peyrilhe, *Histoire de la chirurgie.* — Haller.)

GUILLAUMET (Tannegui), natif de Nîmes, fut chirurgien de Henri IV à l'époque où ce prince n'était que roi de Navarre et depuis qu'il fut monté sur le trône. On ignore l'époque de sa naissance et celle de sa mort. Il a laissé un journal dans lequel il avait noté succinctement les principaux événemens des troubles civils et religieux dont son pays natal fut le théâtre; depuis 1575 jusqu'en 1601. Il a publié un assez grand nombre d'ouvrages sur la médecine, qui n'ont pas une grande valeur.

Le questionnaire des tumeurs. Nimes, 1578 ; Lyon, 1579.

La doctrine des arquebusades. 1581.

Des arquebusades selon la doctrine nouvelle. 1590.

Le questionnaire des principes de la chirurgie. 1590.

Epitome des plaies. 1591.

Epitome des ulcères selon la doctrine ancienne. 1591.

L'ostéologie. 1601.

Le miroir des apothicaires, en forme de dialogue. 1607.

La ballade des plantes. 1607.

La ballade des drogues. 1607.

Ces trois derniers ouvrages furent publiés sous le nom de Léonard Guillaumet, apothicaire, frère de l'auteur.

Description du ventre inférieur. 1607.

Le premier livre de la crystalline selon la doctrine nouvelle. 1611.

Le livre des ulcères selon la doctrine nouvelle. 1611.

Livre nenadocal ou hospitalier, selon la doctrine nouvelle. 1611.

Traité second de la maladie appelée crystalline. 1614.

GUILLEMEAU (Jacques), le disciple le plus distingué d'Ambroise Paré, naquit à Orléans, vers 1550, d'une famille qui depuis un siècle comptait d'habiles chirurgiens parmi ses membres. Son père était chirurgien ordinaire du roi, place dont il fut pourvu lui-même sous le règne de Charles IX, et qu'il remplit avec distinction auprès des rois Henri III, Henri IV et Louis XIII. Ses ouvrages français et la traduction latine des œuvres de son illustre maître, à laquelle il eut beaucoup de part et dont il fut l'éditeur, prouvent que sa première éducation avait été très-soignée. L'Hôtel-Dieu fut sa première école; la pratique des armées perfectionna les connaissances qu'il y avait puisées. Il fut le disciple et le commensal d'Ambroise Paré. Pendant quatre ans d'exercice dans les hôpitaux de Flandre, Guillemeau eut de fréquentes occasions de voir opérer les chirurgiens les plus distingués que possédassent alors l'Allemagne, l'Espagne et l'Italie. Guillemeau fut élevé à la dignité de prévôt du collège de chirurgie le 1er octobre 1595. C'est par une erreur à peine concevable que J. Devaux rapporte la mort de Guillemeau au 13 mars 1609. Comment, en effet, pouvait-il ignorer que ce chirurgien embauma le corps de Henri IV, le 15 mai 1610! pouvait-il ne pas savoir que

Guillemeau dédia ses *œuvres* à Louis XIII, l'an 1612, trois ans après l'époque où l'auteur de l'*Index funereus* place sa mort.

Ce fut au mois de mars de cette même année 1612, que Guillemeau cessa de vivre.

Si l'on cherche dans Guillemeau le génie inventif on se verra trompé dans son attente ; mais si l'on ne cherche dans ses ouvrages qu'un précis clair, exact et judicieux de la chirurgie de la fin du seizième siècle, ou plutôt de la chirurgie de son maître, on sera pleinement satisfait. L'auteur avertit lui-même qu'il a beaucoup puisé dans les anciens; mais il ajoute avec la même franchise « qu'il n'est « pas entré dans le champ pour le laisser en friche. J'y ai apporté, « continue-t il, beaucoup d'amendement, arrachant les ronces et « les épines qui le remplissaient de difficultés, séquestrant les mau- « vaises herbes qui étouffaient le bon fruit de vérité, dirigeant et « rangeant le tout en bon ordre pour y apporter plus d'éclaircisse- « ment et de facilité : rendant même plus aisée la lecture des bons « auteurs à ceux qui n'ont pas atteint la connaissance des langues « savantes. »

Comme Paré, Guillemeau publia d'abord des ouvrages particu- liers, tels que son *Traité des maladies de l'œil*, des *Tables anato- miques*, le *Traité d'accouchement*, etc., dont il forma dans la suite la collection qui porte le titre de ses *œuvres*.

Quoique Guillemeau fût très versé dans la dissection, ses traités d'anatomie, propres d'ailleurs à répandre cette science, ne pouvaient contribuer à ses progrès. On doit lui faire honneur de l'ordre qu'il a mis dans cet ouvrage et des tables synoptiques qu'il y a jointes.

Quoiqu'il existât des modèles de ces tables, qu'il a disposées avec beaucoup d'ordre et de précision sur les tumeurs, les plaies et les ul- cères, elles ne sont pas sans mérite, et l'on doit croire que dans un siècle où ces compositions étaient du goût de la plupart des lec- teurs, elles durent être accueillies de manière à dédommager l'inven- teur de la peine qu'elles ont coûtée.

Le traité des opérations de chirurgie est original. C'est Paré analysé, fortifié de nouvelles preuves, rectifié dans quelques pro- cédés, enfin rendu plus précis et plus méthodique.

Le traité des maladies des yeux est un dépouillement fort exact des livres des médecins grecs. Il fut autrefois utile et il est encore curieux aujourd'hui. Mais l'ouvrage dans lequel Guillemeau s'éleva au-dessus de tous les auteurs qui l'avaient précédé, c'est son traité de l'*Heureux accouchement*. Les écrits de Rhodion, de Rueff, de Paré lui-même, ne sont que des ébauches imparfaites, comparés à celui de Guillemeau. Parmi une foule de choses intéressantes qu'il renferme, nous nous bornerons à en citer un petit nombre. C'est là qu'est établie pour la première fois la doctrine, dont on a fait honneur à Puzos, de la nécessité de terminer artificiellement l'accouchement, dans les cas de perte considérable, et dans ceux de convulsions. « Le plus fâcheux accident, dit Guillemeau, que peut éprouver la femme en travail, c'est le flux de sang ou les convulsions. L'un ou l'autre accident survenant, ou tous deux ensemble, sans aucun délai, il faut accoucher et délivrer la femme. Hippocrate l'a bien remarqué quand il dit : Si durant un travail difficile il survient un grand flux de sang sans douleur devant l'accouchement, il est à craindre que l'enfant vienne mort. Ce que nous avons vu plusieurs fois à notre grand regret advenir à quelques femmes qui en sont mortes, par l'opiniâtreté des parens et des amis, et même par la crainte de quelques médecins et chirurgiens, qui temporisaient sous l'espérance que le flux de sang cesserait, mettant en avant que l'enfant venait naturellement, étant bien situé, la tête la première, et que la mère s'en déliverait d'elle-même. Je sais que plusieurs médecins et chirurgiens, devant que de consentir à telle opération, ordonnèrent plusieurs remèdes, mais firent tirer une ou deux fois du sang du bras : mais de tous ces remèdes je n'en ai point vu qui aient profité et qu'enfin on n'ait été contraint d'y mettre la main : ce que je conseille de faire soudain, et principalement si la mère est à terme et prête d'accoucher : ce que l'on saura d'elle, comme l'on connaîtra par les tranchées qu'elle aura, ou qui auront précédé, et par la dilatation du col intérieur de la matrice qui sera ouvert. Sentant même au doigt comme les eaux se présentent, et où ces eaux seraient percées et sorties, tant plus tôt en faudrait tirer l'enfant, encore que la femme ne serait grosse que de quatre, cinq, six, sept, huit mois; il faut noter, que si ces dites eaux n'étaient percées, et que le flux de sang fût grand, il faudrait les percer, en dilatant et élargissant le col intérieur de la matrice, doucement pour en tirer l'enfant comme dirons ci-après. »

Ces préceptes sont étayés par des faits de succès qui prouvent combien il est utile de les suivre, et dangereux de s'en écarter; il en est de cette importante découverte comme de beaucoup d'autres, dont on ignore le véritable auteur. Guillemeau nous aide à remonter de quelques années, mais est-ce là qu'il faut s'arrêter? C'est la pratique ordinaire de Paré et Hubert, chirurgiens de Paris, et c'est de ces grands praticiens que notre chirurgien l'avait reçue. Il en fit usage sous les yeux de Paré, sur une demoiselle de Madame Seneterre, sur une mademoiselle Simon, fille d'Ambroise Paré, dès 1599, en présence de Hautin et Rigault, médecins de Paris, et de madame Lacharanne sage-femme. En 1600 il sauva par le même procédé une grande dame; ayant pour témoins de ses succès divers médecins. Enfin, « en 1603, dit Guillemeau, la demoiselle Dauzé fut surprise d'un flux de sang, étant assistée de madame Boursier, sage-femme de la reine. MM. Lefèvre, Riolan, Lemoine, médecin de Paris, Saint-Germain et un apothicaire, furent appelés pour la traiter; et comme elle perdait son sang, appelant M. Honoré, chirurgien du roi, lequel ne voulait rien tenter sans mon avis, l'on me mena; et soudain que je fus arrivé, mon opinion fut avec celle de la compagnie de l'accoucher, ce qui fut fait. »

Madame Boursier, qui publia quelque temps après un petit traité sur les accouchemens, fait mention de cette pratique, qu'elle connaissait comme témoin oculaire, au plus tard en 1603, puisque cette même année, elle avait été exécutée sous ses yeux par Honoré, et qu'elle connaissait sans doute par tradition dès 1599, ou même du vivant de Paré; cette sage-femme, dis-je, fit mention dans ce petit traité du conseil salutaire de hâter l'accouchement pour arrêter la perte, et sauver la mère et l'enfant. Astruc ne remontant pas plus haut, a cru que la dame Boursier avait découvert ce moyen, quoiqu'elle ne le dise pas en termes exprès, et n'a pas manqué d'en faire la remarque dans son Art d'accoucher, mais on voit maintenant que cet historien est dans l'erreur, et qu'en lisant Guillemeau, ce qu'il semble n'avoir point fait, il se serait mis dans l'impossibilité de la commettre, c'est lui sans doute qui, dispensant divers écrivains accoucheurs de remonter aux sources, les a jetés dans l'erreur que nous combattons. La dame Boursier avait du jugement, de l'expérience, mais elle se mêlait peu des accouchemens laborieux, et le peu qu'elle en dit, est pris des livres de Paré qu'elle avait beaucoup lus, ou de la pratique des accoucheurs ses contemporains, ainsi que les autres bonnes choses qu'on trouve dans son ouvrage.

Enfin, pour revenir à Guillemeau, les convulsions comme les pertes exigent, selon lui, une prompte délivrance: on peut par elle, sauver la mère et l'enfant, qui périssent tous deux pour

l'ordinaire si l'on omet ce secours quelquefois unique. Guillemeau rapporte quelques exemples où l'omission de ce précepte
est devenue funeste; et parmi ces exemples, on en trouve plusieurs où la matrice s'est rompue et a chaussé l'enfant par la cre-
vasse; on a trouvé, après la mort, l'enfant parmi les intestins, na-
geant pour ainsi dire dans le sang provenu de la rupture de ce
viscère.

C'est avec la même solidité que notre auteur donne à l'accoucheur
des règles de conduite qu'il doit suivre, lorsque le placenta est implanté sur le col de la matrice, ou tombé dans le vagin avant la
sortie de l'enfant. En traitant des maladies des femmes accouchées,
il constate par le fait la possibilité de réunir la déchirure chronique
du périnée depuis la fourchette jusqu'à l'anus, par le moyen de la
suture, après avoir rafraîchi les bords de la division.

Traité des maladies de l'œil. Paris, 1585, in-12; Lyon, 1610, in-12.

Tables anatomiques, avec les portraits et déclaration d'iceulx; et dénombrement de 500 maladies. Paris, 1586, in-fol.

Apologie pour les chirurgiens. Paris, 1593, in-12.

La chirurgie française recueillie des anciens médecins et chirurgiens, avec plusieurs figures des instrumens nécessaires pour l'opération manuelle. Paris, 1594, in-fol.

L'heureux accouchement des femmes. Paris, 1609, in-8. — *De la grossesse et accouchement des femmes, du gouvernement d'icelles et moyen de survenir aux accidens qui leur arrivent. Ensemble de la nourriture des enfans. Par feu Jacques Guillemeau, chirurgien ordinaire du roy, revou et augmentée de figures en taille-douce, et de plusieurs maladies secrettes; avec un traité de l'impuissance, par* Charles Guillemeau, *chirurgien ordinaire du roy.* Paris, 1647, in-8.

OEuvres de chirurgie. Paris, 1598, in-fol.; 1612, in-fol. Rouen, 1649, in-fol.

Amb. Paræi opera chirurgica, a Jac. Guillemeau latinitate donata. Paris, 1582, in-fol.; Francfort, 1594, in-fol.

(Peyrilhe, *Hist. de la chirurgie.* — Haller.)

GUILLEMEAU (Charles), fils de Jacques Guillemeau, fut
comme son père chirurgien ordinaire du roi et membre du collége
de chirurgie de Paris. Né en 1588, il se distingua de bonne heure
par l'enseignement de l'anatomie. Devenu dans la suite premier
chirurgien du roi Louis XIII, le titre de chirurgien ne suffit pas à
son ambition, il se mit sur les bancs de la Faculté et se fit recevoir
docteur en médecine. En 1634, il fut élevé aux honneurs du déca-

nat. Il eut à soutenir en cette qualité les droits et pérogatives de la Faculté de Paris, contre les prétentions de celle de Montpellier, dont Courtaud était alors le principal champion. Guillemeau le poursuivit par des écrits polémiques; et l'accabla d'injures que la grossièreté du temps peut à peine excuser. Ce médecin mourut le 21 novembre 1656. Il est auteur des ouvrages suivans :

Traité des abus qui se commettent sur les procédures de l'impuissance des hommes et des femmes. Paris, 1620, in-8, 42 pp., et la suite du *Traité de la grossesse et accouchement, etc., de Jacques Guillemeau.* Paris, 1621. — Beaucoup de biographes ont faussement attribué cet ouvrage au père de l'auteur.

Histoire des muscles du corps humain. Dans les ŒUvres de Jacques Guillemeau.

Ostémyologie, ou discours sur les os et les muscles. Paris, 1615, in-8.

Aphorismes de chirurgie. Paris, 1622, in-12.

Cani injuro, sive, curto, fustis, hoc est, responsio pro seipso ad alteram apologiam impudentissimi et importunissimi Curti, Mosppel. çanis cellarii, hoc est, Joh. Courtaud med. monspeliens. Paris, 1654, in-4.

Defensio altera, adversus impias, impuras et impudentes tum in se, tum in principem medicinæ, scholam parisiensem, anonymi oopreæ (nominatione Joh. Courtaud medici monspeliensis) calumnias ac contumelias. Paris, 1655, in-4.

Margarita, scilicet à sterquilinio cloaca Leonis a§v Cotyttii Baptæ spurçidici, barbari, solæsistæ, imo holobarbari, holosolæci verberonis Curti (sive ejusdem Joh. Courtaud, med. monspeliensis) I. Heroardi, verissimi aniatri indignissimi, quot fuerunt, archiatri, ut vulgo loquuntur, nepotis purulentiæ, ad stolidos, lividos, indoctos, absurdos ejus amatores, admiratores, buccinatores, et infamis operæ daribitores. Paris, 1655, in-4.

(*Lindenius renovatus.*)

 (Toussaint), docteur en médecine de la Faculté de Montpellier, agrégé au collége d'Orléans, médecin en survivance, puis médecin de l'Hôtel-Dieu, membre de la société royale d'agriculture de la même ville.

Observation sur une grossesse compliquée d'une anasorquie, d'un érésipèle, d'un ulcère phagédénique, et d'un enteritis, ou inflammation des intestins, avec un dévoiement continuel. Journ. de méd. chir. et pharm. 1766, tom. XXV, p. 206.

Observation sur un tétanos. Journ. de méd. chir. et pharm. 1766, t. XXV, p. 509.

*La nature opprimée par la médecine moderne, ou la nécessité de recourir à la méthode ancienne et hippocratique dans le traitement des *maladies.* Paris, 1768, in-12. — Beaucoup de divagations sur les facultés providentielles de la nature, et quelques remarques utiles sur l'abus des remèdes, leur fausse application, et les avantages, dans certains cas, d'une expectation commandée par l'ignorance de ce qu'il conviendrait de faire.

Observation sur une affection vaporeuse. Journ. de méd. chir. et pharm. 1767, tom. XXVII, p. 450.

Exposition des variations de la nature dans l'espèce humaine, où l'on demande si, posées, *les lois naturelles les plus générales sur lesquelles portent l'ordre et l'harmonie du corps humain, la nature peut quelquefois s'en écarter?* Paris, 1771, in-8, 240 pp.—C'est une sorte de recueil de cas rares, fait sans critique, et avec beaucoup de crédulité.

Examen chimique et pratique des eaux de la Loire et du Loiret, et des puits de la ville d'Orléans. Paris, 1769, in-12, avec Pozet.

(Ersch.—*Journal de méd.*)

GUISARD (Pierre), docteur en médecine de l'Université de Montpellier, naquit à Salle dans les Cévennes. Né d'une famille protestante il fut élevé dans la même religion. Il fit ses études dans le collège des jésuites à Montpellier, et son goût pour la médecine s'étant déclaré de bonne heure, il prit ses degrés dans la même université. Il alla ensuite prendre des leçons de pratique sous son père, Antoine Guisard, docteur en médecine, qui fut un habile praticien, et ne le quitta que pour exercer sa profession à Saint Hippolite, où la ville lui faisait une pension ; le désir de se perfectionner dans son art le détermina à aller à Lyon, où il suivit la pratique de l'hôpital. Revenu à Montpellier il étudia toutes les parties de la médecine, et en 1731 il se distingua au concours de deux chaires vacantes par l'abdication de Deidier et Astruc. Ses thèses de concours sont imprimées. Le docteur Marcaut, ayant été appelé à la cour, le chargea d'enseigner pour lui dans les écoles de médecine, ce qu'il fit avec beaucoup de zèle et de succès. En 1742, il fut amené à Paris ; il y séjourna un an et sut s'y faire estimer. On eût voulu l'y retenir, mais l'amour de la patrie le rappela à Montpellier. Dans l'espoir de faire ériger une chaire de physique expérimentale, il en fit dans cette ville un cours public et gratuit ; mais le peu d'ardeur qu'on mit à le suivre lui causa un vif chagrin qui acheva d'altérer sa santé déjà très délicate. Il mourut le 13 septembre 1746, âgé de quarante-six ans.

Quæstiones medico-chirurgicæ duodecim pro cathedrá vacante. Montpellier, 1731.

Chirurgia theorico-practica de vulneribus. Avignon, 1735, in-12.

L'art de guérir les plaies, traduit du

latin des *préleçons de chirurgie,* dictées dans l'Université de Montpellier par M. Guisard, etc. Nouvelle édition considérablement augmentée par l'auteur, enrichie de quelques observations, et mise dans un plus bel ordre que celle qui a paru en 1735. Paris, 1742, in-12. — Pratique de chirurgie, ou histoire des plaies en général et en particulier, contenant une méthode simple, courte et aisée pour se conduire sùrement dans les cas les plus difficiles, troisième édition, enrichie d'observations curieuses, et considérablement augmentée; avec un recueil de thèses du même auteur. Paris, 1742. in-12, 2 vol.—C'est dans cet ouvrage (tom. I) que se trouve la description et la figure de l'aiguille, plusieurs fois imitée, de Casa-Major, pour la ligature des vaisseaux.

Essai sur les maladies vénériennes, contenant, avec les signes qui les caractérisent, et le jugement qu'on doit porter sur les différens cas, un détail exact de la manière dont on les traite à Montpellier, les inconvéniens qui suivent le flux de bouche, les raisons qu'on a eues de le préférer dans les pays méridionaux, et les avantages qui reviennent d'une méthode beaucoup plus douce, plus simple, et infiniment plus assurée. La Haye (Avignon), 1741, in-8; Paris, 1743, in-12, sous ce titre : *Dissertation pratique, en forme de lettres, sur les maux vénériens;* seconde édition, revue, corrigée et augmentée considérablement. Autre édition : Paris, 1750, in-12. — *Lettre de M.... écrite à M. D. M...., au sujet d'un livre nouveau* (le précédent). *Mercure de France,* mars 1743, et séparément, 5 pp. in-12.—« Le grand remède, dit l'auteur de la lettre, dont le nom était si terrible, va devenir un jeu dont on sera quitte à fort bon marché. » Quel jeu! remarque Lefebure de Saint-Ildefont. Être enfermé dans une chambre pendant quarante jours et de plus, être frotté de mercure de la tête aux pieds, garder la même chemise, les mêmes bas, les mêmes caleçons pendant six semaines; être réduit à une diète austère : voilà les préceptes de M. Guisard, et voilà ce qu'il appelle un jeu !

(Notice sur Guisard, en tête de son *Traité des plaies. — Journal des Savans.*)

GULDBRAND (Jean-Guillaume), né à Nicoping, capitale de l'île de Falster, le 25 juillet 1744, fit ses études médicales à Copenhague. Après sept années d'études dans l'hôpital Frédéric, aux cliniques de Bang et de Saxtorph, il fut reçu docteur en médecine le 21 octobre 1774. En 1776, il fut nommé conseiller aulique. Il mourut probablement dans les premières années de ce siècle; car il écrivait encore pour les actes de la société royale de médecine de Copenhague, quand se composait le premier volume des actes de cette société, et son nom ne figure plus dans le tome deuxième. Guldbrand était membre de la société royale de médecine de Copenhague à laquelle il a communiqué un grand nombre d'observations, qui se trouvent dans les actes de cette société.

Diss. de sanguifluxu uterino , præside Saxtorph. Copenhague, 1794, in-8, 96 pp. — L'auteur a vu de grandes hémorrhagies suivre le cancer utérin. Dans un cas de cette dernière affection, la ciguë fut administrée pendant six semaines, sans aucun avantage. Metrorrhagies causées par la frayeur, la colère ; exemples de femmes réglées en été et non en hiver ; apparition des menstrues chez un grand nombre de malades à la fois, par une journée remarquable par la pesanteur de l'air ; quelques-unes de ces femmes avaient eu leurs règles quelques jours seulement auparavant, d'autres ne les avaient pas eues depuis fort long-temps. Hémorrhagies survenues dans des accès de fièvre intermittente ; métrorrhagie causée par le coït trop répété chez une nouvelle mariée ; hémorrhagie non suivie d'avortement chez une femme grosse ; le col utérin était fermé, et le sang était fourni par la surface du vagin. Hémorrhagie foudroyante après un accouchement qui paraissait fort heureux, etc.

De paresi metastasica brachii sinistri a gonorrhœa. In Societatis medicæ hanniensis collectanea, tom. II, p. 204.

Epilepsia tum gravidæ, tum lactantis infanti innoxia, et paralysis eruptis catamœniis soluta observatio-
nes. *In* Acta societatis medicæ hanniensis, tom. I, p. 84.

Salutaris fonticuli atque cetacei effectus binis observationibus confirmatus. In Acta societatis medicæ hanniensis, tom. I, p. 213.

De morbo maculoso hæmorrhagico observatio. In Act. societatis medicæ hauniensis, tom. II, p. 140.

Observatio de tussi purulenta per abcessum internum spontaneum curata. In Act. societatis medicæ hanniensis, tom. II, p. 201.

Fonticuli usus comprobatus in gravi inflammatione oculi. In Act. societatis medicæ hauniensis, tom. II, p. 309.

De vertigine periodica per zonam soluta; de erisypelate observationes. In Act. Regiæ societatis medicæ hauniensis, vol. I, p. 142.

Ad epidemiam morbillosam hanniæ circa primum anni 1781 quadrantem grassantem annotata medico-practica. In Act. Regiæ societatis medicæ hauniensis, tom. I, p. 303.

Semicupii tepidi effectus salubris et celer confirmatus in ischuria cyslos partiæ. In Act. Regiæ societatis medicæ hauniensis, tom. I, p. 349.

Vis antharthritica antimonii crudi comprobata exemplis. In Act. Regiæ societatis medicæ hauniensis, vol. III, p. 120.

De angina mercuriali observata. In Act. Regiæ societatis medicæ hauniensis, tom. III, p. 410.

GUMPERT (Christian-Gottlien), né en 1773, dans la Prusse méridionale, fut reçu docteur en médecine à Iéna, le 5 avril 1774, et mourut le 30 juillet 1832 à Posen, d'une attaque d'apoplexie. Il n'a écrit qu'un seul ouvrage, et l'on a lieu de le regretter, car celui-là est plein d'intérêt et d'érudition. Il a pour objet de recueillir les fragmens qui nous restent des ouvrages d'Asclépiade ; mais pour les mettre dans le plus grand jour, Gumpert a dû tracer le

tableau complet de l'état de la médecine à Rome au temps où Ascle-
piade vint s'établir dans cette capitale du monde; et il l'a fait avec
talent. S'il existait un semblable travail sur chacun des hommes qui
ont le plus marqué en médecine, et qui ont exercé quelque influence
sur leur siècle, l'entreprise d'une histoire générale de cette science
cesserait alors d'être au-dessus des forces d'un seul homme.

*Diss. inauguralis medica de Ascle-
piade Bithyno.* Iéna, 1794, in-8, 39
pages. — Cette thèse contient les cinq
premiers chapitres de l'ouvrage suivant, qui n'en diffèrent pas :

*Asclepiadis Bithyni fragmenta. Di-
gessit et curavit Christianus Gottlieb
Gumpert med. et chir. Doct. præfatus
est D. Christ. Gothfr. Gruner.* Wey-
mar, 1794, in-8, 188 pp.

GÜNZ (Justus-Gottfried), né à Kœnigstein le 1er mars 1714,
fit ses études à Leipzig, et y fut reçu docteur en philosophie l'an
1737, en médecine l'an 1738. Après avoir fait quelques voyages
scientifiques, de retour à Leipzig il fit, en 1739, un cours dont l'ouverture fut annoncée par un programme où était proposée une nouvelle théorie de la respiration. En 1747 il fut nommé professeur ordinaire de physiologie, d'anatomie et de chirurgie en 1748. Trois
ans plus tard, il alla à Dresde, en qualité de conseiller et médecin
du roi de Pologne et du duc de Saxe, tout en conservant néanmoins
le titre de professeur à Leipzig. Il mourut le 23 juin 1754. Tous
les écrits de Günz, qui ne sont pour la plupart que des opuscules
académiques, se font remarquer par une grande éruditon.

*Diss. de mammarum fabricâ et se-
cretione lactis.* Leipzig, 1734, in-4.

*De auctore operis de re medica,
vulgo Plinio Valeriano adscripti, libellus.* Leipzig, 1736, in-4.

*Epistola gratulatoria de votâ pue-
rorum comâ et juvenum barbâ apud
veteres.* Leipzig, 1737, in-4.

*Diss. sistens Δαιδουχίας, in sacris
Æsculapii.* Leipzig, 1737, in-4.

Diss. inauguralis de oscitatione.
Leipzig, 1738, in-4.

*Programma de libello Hippocratis,
qui agit de dissectione.* Leipzig, 1738,
in 4.

*Diss. quâ derivationem puris ex
pectore in bronchia, ad Galen. de loc.
affect. lib. V, cap. 3, pro loco in facultate medicâ exponit.* Leipzig, 1738,
in-4.

*Programma sistens novam senten-
tiam de respiratione.* Leipzig, 1739,
in-4.

*Observationum chirurgicarum de
calculum curandi viis, quas Foubert,
Garengeot, Pechet, Ledran et Lecat,
chirurgi galli repererunt liber unus.*
Leipzig, 1740, in-8.

L'auteur donne la préférence à la

méthode de Lecat, à laquelle il avait fait quelques corrections.

Commentatio medico-chirurgica de commodo parturientium situ. Leipzig, 1742, in-4.

Commentatio de arteriâ maxillari internâ. Leipzig, 1743, in-4.

Diss. sistens observationes medico-chirurgicas de herniis. Leipzig, 1744, in-4.

Observationum anatomico-chirurgicarum de herniis libellus. Leipzig, 1744, in-4.

Hippocratis coi, de humoribus purgandis liber, et de dietâ acutorum, libri III; cum commentariis integris Ludovici Dureti, Segusani; accessit continuatio prima libri secundi epidemion cum ejusdem auctoris interpretatione. Petrus, Girardetus, fac. med. Paris. doctor, emendavit, in ordinem distribuit, ac primum in lucem protulit, iterum recensuit, emendavit, paraphrasin, notas, præfationem et indicem novum adjecit J.-G. G.... Leipzig, 1745, in-8.

Programma de sanguinis motu per durioris cerebri membranæ sinus. Leipzig.

Programma de maxillæ articulo et motu. Leipzig, 1747, in 4.

Diss. de staphylomate. Leipzig, 1747, in-4.

Diss. sistens observationes anatomico physiologicas circâ hepar factas. Leipzig, 1749, in-4.

Programma de entero-epiploocele, qua ad anatomen cadaveris fœminini invitat. Leipzig, 1749, in-4.

Programma I et II : de cerebro observationes anatomicæ. Leipzig, 1750, in-4.

Diss. sistens animadversiones de subfusionis natura et curatione. Leipzig.

Programma de utero et naturalibus fœminarum. Leipzig, 1753, in-4.

Programma de lapillis glandulæ pinealis, in quinque mente aliénatis inventis. Leipzig, 1753, in-4.

Programma de ozenâ maxillarum ac dentium ulcere. Leipzig, 1753, in-4.

On a donné la description des pièces du musée de Günz.

Præparata anatomica in liquore, sicca et ossa, Gunziana. Dresde, 1756, in-12.

Günz avait une fort belle bibliothèque dont le catalogue a été imprimé sous ce titre :

Catalogus bibliothecæ Gunzianæ.

GÜNZ (Just-Wilhelm), né à Leipzig en 1747, y fut reçu docteur en médecine en 1772. En 1775, il succéda à Greding, comme médecin de l'hospice de Waldheim. Il revint plus tard dans sa ville natale ; et c'est là qu'il mourut le 16 mai 1815, ayant accompli sa soixante-huitième année. On lui doit l'opuscule suivant, qu'on avait trop oublié quand on s'est occupé, ces dernières années, du succédané de quinquina qui en fait l'objet.

De cortice salicis cortici peruviano substituendo commentarius. Dissert. inaug. Leipzig, 1772 ; ib., 1787, in-8.

Dans une lettre à Bernhardi, écrite en 1771, J. W. Günz a traité le sujet suivant :

De elasticitate, in- , 16 pp.—On trouve un extrait de cette lettre dans *Baldinger Auszüge aus den neuesten Dissertationen,* etc., *ersten Bandes sechstes Stück.* Berlin et Stralsund, 1772, in-8, p. 511.

GÜNTZ (Edouard-Wilhelm), médecin distingué, mort à la fleur de l'âge, naquit à Wurzen en 1800, fut reçu docteur en médecine à Leipzig le 10 avril 1827, et cessa de vivre en 1832.

Diss. inauguralis de via ac ratione quo in instituto Trieriano artis obstetriciæ usus et docetur et exercetur. Leipzig, 1827, in-4. — Callisen attribue, peut-être à tort, cette dissertation à Güntz. Elle est annoncée dans le tome VII du *Journal d'accouchemens,* de Siebold (page 1019), sous le nom de Edward Wilhelm Gœtz.

Der Leichnam des Menschen in seinen physischen Verwandlungen, nach Beobachtungen und Versuchen dargestellt, Th. I. (ayant aussi pour titre: *Der Leichnam des Neugebornen in seinen physischen Verwandlungen*). Leipzig, 1827, in-8, 16-278 pp., 2 pl. col.—On trouve un extrait fort étendu de cet ouvrage (par Riester) dans le *Journal des progrès des sciences et des institutions médicales,* tom. XVII, pp. 113-133; tom. XIX, pp. 91-113.

Güntz a traduit de l'italien en allemand (avec Radius) les *Observations pratiques de Baratta sur les maladies des yeux;* du français, Robert, *sur la variole, la varioloïde, la vaccine,* etc.; et enfin l'ouvrage de MM. Orfila et Lesueur, *sur les exhumations juridiques.*

GUTERMANN (Georges-Frédéric), médecin allemand du milieu du dernier siècle, exerça quelque temps l'art de guérir à Kaufbeuren, et se fixa à Augsbourg, où il mourut vers 1789. Il cultiva d'une manière particulière l'art des accouchemens, et ce fut un des adversaires du terrible partisan des instrumens obstétricaux de toute espèce, Jean-André Deisch. Ses ouvrages sont fort mal écrits, mais ils contiennent beaucoup d'observations utiles.

Nachricht von dem Gebrauch und Wirkungen bewæhrter balsamischer und stærkender, auch Geblüt und Mutter reinigenden Pillulen. Kaufbeuren, 1736, in-4.

Betrachtung des Leidens unsers Erlæsers Jesu Christi, ohnweit dem Hof mit Namen Gethsemane, an dem OElberg, nach der Beschreibung in der Psalmen des Königs und Propheten David's und in der Evang. Geschichte Matthæi, Marci und Lucæ. Augsbourg, 1743, in-4.

Erklærte Anatomie für Hebammen, samt derselben Nutzanwendung zur praxi, nach oberherrlichen Auftrage und Genehmhaltung geschrieben und in den Druck gegeben. Augsbourg, 1752, in-8.

Gutachten über das Einbelzen der Kinderblattern; ein Anhang zu D. Huxham's Tractat von der Kinderblatterkrankheit. Augsbourg, 1757, in-8.

Vernünftige und in wohl überlegter Erfahrung gegründete Bedenken, über mancherley aus Unwissenheit, wenn und wie ein Eind in Mutterleibe zu wenden, durch Misbrauch stumpfer und scharfer Instrumenten verunglückte Geburten, wie hingegen nach der æchten Entbindungskunst die Kinder und Mütter schonlich (sic) zu behandeln, und im Leben zu erhalten seyen; nach eingehohlten Gutachten herausgegeben von der wonhllœblichen Stadt Augsburg Physicus und zur Hebammen-Ordnung verordneten D. G. F. Gutermann u. s. w. mit einen responso der lœbl., medinischen Fakultæt zu Helmstædt und ergangenen ohrigkeit-verordnungen. Francfort et Leipzig, 1761. — *Andrer Theil mit der Facti species zu dem helmstædischen responso, und weiters ergangenen obrigkeitlichen Verordnungen.* Francfort et Leipzig, 1761, in-8.

Le véritable auteur de cet ouvrage est Heinrich Nepomuk Cranz, de Vienne.

Unterricht von æüsserlichen oder chirurgischen Arzneymitteln. Augsbourg, 1761, 2 vol. in-8.

Achte Entbindungskunst. Francfort et Leipzig, 1763, 2 vol. in-8.

Observatio de matrona, iterato abortu molisque uteri laborante in novis actis Acad. curios., vol. III. — *De vomitu aquæ ex gulæ cardialgia et cholica spasmodica chronica, crebrisque evomitionibus blennæ acidæ nigræ, atque alvi segnitie pertinacissima, cum relatione extispiciorum et judicio medicio pathologico. Ibid.*, vol. VI.

(Meusel.—Osiander.)

GUTFELD (Frédéric-Augustin-Philippe), né en 1777, dans le Holstein, reçu docteur en médecine à Altona en 1801, se fixa dans cette ville et y mourut à la fleur de l'âge le 12 septembre 1808. Il s'était distingué de très-bonne heure par des ouvrages qui furent couronnés dans divers concours, sur la fièvre jaune, les maladies contagieuses et pestilentielles, etc. S'il n'eût donné dans les travers de la philosophie de la nature, il eût pu devenir un médecin remarquable.

Abhandlung über den Typhus der Tropischen Regionen oder das Gelbe-Fieber; welcher von der medicin. Fakultæt zu Gœttingen am 4ten Jun. 1800 das Accessit zuerkannt wurde, aus dem Lateinischen (original non imprimé) übersetzt von dem Verfasser. Gottingue, 1801, in-8.

Untersuchungen über verschiedene Sœtze der herrschen den medicinischen Lehrgebæude, tom. I. Hambourg, 1802, in-8, 9-261 pp. — Beaucoup d'observations et de vues ingénieuses, gâtées par leur mélange avec des hypothèses empruntées à la philosophie de la nature.

Ueber das Verhæltnis der Wechse-lerregung, Nervenwirkung und Be-wegung in Thierischen Organismus. Gottingue, 1803, in-8.

Einleitung in die Lehre von den ansteckenden Krankheiten und Seu-chen. Posen, 1804, in-8, 168 pp. — La *Gazette de Salzbourg* donne un assez long extrait de cet ouvrage, dont elle fait l'éloge.

Ueber verænderte Modalitæt der Actionem Thierischer Organismen.

In Pfaff's und Scheel's Nordischen Archiv für Natur-und Arzneywissen-schaft, tom. I, n. 3.

Vermischte Bemerkungen aus der Praktik. In Horn's Archiv für Prak-tischen-Medicin und Klinik. 1808, tom. III.

Il y a encore d'autres mémoires de Gutfeld dans le journal médico-chi-rurgical de Pfaff, dans le *Magasin de Eggert,* etc.

GUY DE CHAULIAC, le plus célèbre chirurgien du moyen-âge et le père de la chirurgie française, occupe une place impor-tante dans l'histoire de l'art. Il naquit dans le village dont il porte le nom, à Chauliac, dans le diocèse de Mende en Gevaudan. Il était déjà clerc et avait au moins vingt-cinq ans en 1325 ; ainsi l'on peut fixer l'époque de sa naissance à la fin du treizième siècle. On présume qu'il étudia les humanités dans le collége de la cathédrale de Mende, qui jouissait alors d'une grande célébrité. Ce fut à Montpellier qu'il fit ses études médicales. Parmi les maîtres qu'il y entendit, il cite avec reconnaissance Raimond de Molières, Pierre de Toulouse, Pierre d'Horlac ou d'Aurilhac, et maître Barthélemi ou Berthomieu, appelé ou Bertrucius ou Bertran dans les exemplaires imprimés de la chirurgie de notre auteur. Brambilla pense que ce Bertrucius était le professeur Bertrucius de Bologne, et que Guy de Chauliac passa en Italie pour entendre ses leçons. Cette opinion n'est pas sans vraisemblance. En effet, Bertrucius enseignait l'ana-tomie; c'est un fait attesté par Guy de Chauliac ; il l'enseignait sur le cadavre humain, chose alors sans exemple en France, et qui le fut peut-être jusqu'en 1490, première époque de l'enseignement de cette science à Montpellier, tandis que Mondini avait disséqué trois femmes dès les premières années du quatorzième siècle, une en 1306 et deux en 1315. Une autre considération qui tendrait à ren-dre à l'Italie l'anatomiste Bertrucius, c'est qu'il est hors de toute vraisemblance que l'anatomie sur le cadavre une fois introduite dans une école aussi célèbre, aussi zélée et aussi nombreuse que celle de Montpellier, s'y fût éteinte pour ne s'y ranimer qu'après un in-tervalle de près de deux siècles.

Peu satisfait de la science qu'on puisait dans les écoles, Guy de

Chauliac fit une longue étude des livres de son art, et acquit une érudition infiniment plus étendue qu'aucun de ses contemporains.

Guy de Chauliac pratiqua dans diverses villes; il se fixa plus longtemps à Lyon qu'ailleurs. Il entra au service du pape Clément VI, à Avignon ou le saint-siége avait été transféré, au plus tard en 1348. On a lieu de croire qu'il jouit du même honneur sous Innocent V, à la mort duquel Guy de Chauliac, accueilli par Urbain V, son compatriote, couronné pape en 1362 devint son chapelain, commensal ou lecteur de sa chapelle. On ignore s'il jouit long-temps de cette dignité. Tous les renseignemens que nous avons sur son compte nous viennent de lui, et il ne paraît pas qu'il ait rien écrit après 1363, époque de la publication de sa chirurgie.

Cet ouvrage si célèbre, et dont l'histoire devrait être si bien connue, est pourtant l'objet d'une grande incertitude. Les manuscrits en sont assez nombreux; il en existe en latin, en français et en languedocien, c'est-a-dire dans la langue naturelle de l'auteur. Le manuscrit autographe existe-t-il? où est-il? en quelle langue est-il écrit? Si l'on compare les manuscrits et les exemplaires imprimés latins avec les manuscrits français, ces derniers paraissent plus exacts, plus entiers, moins modernisés, si l'on peut s'exprimer ainsi que les manuscrits latins. Mais plusieurs raisons empêchent de les supposer des copies de l'autographe, et l'on est porté à croire qu'ils ne sont que l'ancienne traduction française dont parle Laurent Joubert, la même qu'il fit imprimer après l'avoir un peu retouchée et par malheur beaucoup altérée dans la partie historique, pour assortir sans doute les titres, les qualités et les usages du quatorzième siècle à ceux du seizième. C'est une chose avancée par Joubert que l'ancienne traduction française était préférable aux éditions latines. Le traducteur avait donc suivi un meilleur exemplaire que ne le sont les imprimés. En quelle langue était donc écrit l'excellent manuscrit d'où l'on a tiré la version française? était-il l'autographe? on prétend que celui-ci existait encore au seizième siècle dans la bibliothèque du collége fondé par Urbain V, dans l'université de Montpellier; mais c'est une erreur détruite par Joubert, à qui sans doute, il importait beaucoup d'en faire la perquisition, afin de donner à son travail toute la perfection dont il était susceptible. Qu'est donc devenu l'autographe, soit qu'il ait ou n'ait pas existé dans la bibliothèque de Montpellier? Guy de Chauliac composa son ouvrage à la cour des papes. Ne pourrait on pas présumer que l'excellence et le succès de ce livre dut inspirer aux souverains pontifes le désir de conserver le manuscrit de l'auteur. C'est dans la bibliothèque papale, en effet qu'existe le plus ancien manuscrit de la chirurgie de Guy de Chauliac. Lacurne de Sainte-Palaye l'y découvrit sous le n° 4,804, parmi les auteurs espagnols et provençaux. Ce manuscrit, beaucoup plus correct que toutes les autres copies du même ouvrage, est écrit en languedocien. Mais peut-on conclure de ces deux qualités, du manuscrit, la correction et l'antiquité, qu'il est autographe, ou du moins une ancienne et bonne copie de l'autographe, et que par conséquent Guy de Chauliac écrivit en languedocien? nous ne pouvons qu'exprimer l'incertitude où l'on est à cet égard, et laisser chacun prononcer selon ce qui lui paraîtra le plus probable.

Nous l'avons dit bien des fois : pour apprécier équitablement un ouvrage il faut moins rechercher l'utilité dont il peut être aujourd'hui que les avantages qui résultèrent de sa publication quand il parut. Pour bien juger son auteur, l'équité veut de même qu'on le compare avec ses contemporains; qu'on envisage l'état où il prit la science ou l'art dont il traite, et l'état où il les a laissés. Quand Guy de Chauliac parut, la France n'avait point de chirurgie écrite. Les secours qu'il trouva, tant pour s'instruire que pour instruire les autres, lui vinrent du dehors et presque tous de l'Italie. Lanfranc seul avait porté la chirurgie en deçà des Alpes, mais quelle distance n'y a-t-il pas entre la chirurgie de Lanfranc et celle de Guy de Chauliac. L'ouvrage du chirurgien italien, peu répandu, rarement réimprimé, ne fut que d'une faible utilité; celui de Guy de Chauliac, reproduit dans toutes les langues et sous toutes les formes ne tarda pas à devenir le livre classique de toute l'Europe; une sorte de code pratique respecté partout, et jouissant partout de la plus grande autorité.

La chirurgie de Guy de Chauliac est précédée d'un court abrégé d'anatomie. Ce petit traité puisé dans Galien ou dans quelque source secondaire plus voisine et moins pure, ne contient rien de neuf; il prouve au contraire que l'anatomie était bien loin, au quatorzième siècle, d'avoir réparé les pertes qu'elle avait faites depuis le médecin de Pergame. La chirurgie elle-même est tirée de Galien, d'Oribase, de Paul d'Egine, de Rhazès, d'Avicenne, d'Albucasis, de Roger, de Roland et d'autres chirurgiens italiens. Guy de Chauliac déclare expressément qu'il extrait, choisit, rédige, compare et concilie les ouvrages alors existans, mais qu'il n'innove point. Mais à cette époque un inventeur aurait rendu des services moins impor-

tans qu'un compilateur judicieux. Les livres étaient d'une extrême
rareté, et, par leur prix, à portée de peu de chirurgiens : les fondre
presque tous en un seul, recueillir tout ce qu'ils avaient d'utile pour
n'en former qu'un petit volume, c'était mettre la science au niveau
de toutes les fortunes, donner la facilité de s'instruire à celui que
la disette des livres condamnait à l'ignorance, et créer non la chirurgie, à la vérité, mais des chirurgiens. Quoique resserrée dans
un petit volume, la chirurgie de Guy de Chauliac ne laissa en oubli
aucun objet important. On a fait à notre auteur le reproche d'avoir
amolli, efféminé la chirurgie des Grecs. Selon Marc-Aurèle Severino, le *judicieux* Chauliac était meilleur raisonneur qu'opérateur
habile. En effet sa chirurgie n'est pas vigoureuse ; elle n'est pas la
meilleure qu'il pût tirer des sources où il puisait ; mais elle était
peut-être la meilleure qu'il pût proposer à ses contemporains, la
seule qu'il pût leur faire adopter et qui leur convint. Sa pratique
fut conforme à ses préceptes : il s'abstint des grandes opérations.
La taille, l'abaissement de la cataracte, l'embryulcie, étaient du domaines des périodeutes, et il n'entreprit pas de le restreindre.

Chirurgiæ tractata. ptem. Cum antidotario. Venetiis, æ Octav. Sca-tum, 1490, in-fol.; a; *notum de vitalibus,* 1519; cu, tas, 1546, in-fol. Lyon, 1548, in-4 ; 1559, in-8; 1569, in-8 ; 1572, in-8 ; 1585, *cum notis Laur. Joubert,* in-4. — *La grande chirurgie.* Rouen, 1615, in-8. — Laurent Joubert, *Annota-tions sur toute la chirurgie de M. Guy de Chauliac.* Lyon, 1592, in-8 ; Rouen, 1615, in-8 ; Lyon, 1659, in-8 ; *avec les annotations de Mingelonseaux.* Bordeaux, 16..., in-8, 3 parties. — Il serait superflu d'indiquer tous les abrégés, plus ou moins ridicules qui ont été faits de la chirurgie de Guy de Chauliac sous les titres du *Guidon du chirurgien, Fleurs du Guidon,* etc.

(Peyrilhe, *Hist. de la chir.,* tom. III. — Haller.)

H

HAAFF (Gérard Ten), chirurgien de la marine de Rotterdam,
est, comme beaucoup d'autres chirurgiens hollandais du dernier
siècle, moins connu en France qu'il ne mériterait de l'être. Né vers
l'an 1725, je présume qu'il dut mourir vers 1783, car depuis cette
époque on ne trouve plus rien de lui dans les recueils scientifiques
dont il était un des plus actifs collaborateurs.

Siphra en pua naar den derden druck vertaalt met anmerkingen, etc. Amsterdam, 1753, in-8. — Remarques pratiques plus ou moins intéressantes sur un grand nombre de points relatifs à l'art des accouchemens.

Korte verhandeling door voorbeeden gesterkt nopens de nieuwe wyze om de cataracta te genezen door middel van het kryslalline vocht uit het oog te nemen. Rotterdam, 1761, in-8. — L'opération de la cataracte que Ten Haaf préfère est l'extraction. Observations de succès.

Bilis cystica. Leyde, 1772, in-4. — Recherches importantes sur la bile, au jugement de Sprengel.

Verhandeling over de vornaamste Kwetzuuren dredop Scheeps-Heelmeesteren op's Lands Schepen van Orlog konnen voorkomen. Rotterdam, 1781, in-8. — Bon ouvrage sur la chirurgie navale, c'est-à-dire sur les accidens qui peuvent arriver dans les voyages sur mer, et sur leur traitement.

Fracture de la cuisse mal traitée et guérie avec un raccourcissement considérable; rupture artificielle du cal, suivie de guérison sans raccourcissement. Observ. Insér. dans les *Verhandelingen uitgegeeven door Hollandse Maatschappye der Weetenschappen te Harlem.* 1757, troisième partie, pp. 158-182.

Observation d'un torticolis traité avec succès (par la section d'un des muscles sterno-mastoïdiens). Dans les *Verhandelingen uitgegeeven door de Hollandse Maatschappye der Weetenschappen te Harlem.* 1758, part. IV, pp. 293-304.

Guérison d'une fistule provenant d'une affection du rein. Obs. dans les *Verhandelingen uitgegeeven door de Hollandse Maatschappye der Weeten-schappen te Harlem.* 1760, part. V, p. 168-197.

Noyé rappelé à la vie par la saignée de la jugulaire. Obs. dans les *Verhandelingen uitgegeeven door de Hollandsche Maatschappye der Weetenschappen te Harlem.* 1761, t. VI, pp. 696-705.

Hernie ombilicale étranglée, chez une femme octogénaire, guérie. Obs. dans les *Verhandelingen uitgegeeven door de Hollandsche Maatschappye der Weetenschappen te Haarlem.* 1765, tom. VIII, pp. 495-510.

Perte rapide de la vue: guérison par l'opération (cataracte laiteuse; extraction). Obs. dans les *Verhandelingen uitgegeeven door de Hollandsche Maatschappye der Weetenschappen te Haarlem.* 1768, tom. X, p. 435.

Anmerkungen über die Verknæcherung der Veichen Theile, imbesondere der Hoden, nebst einer beygefügten Krankengeschichte. In Sammlung ausserlesener Abhandlungen zum Gebrauch für praktische Aerzte, t. V, p. 523.—Extrait des *Mémoires de Rotterdam*. Le recueil allemand que nous avons sous les yeux ne donne point le titre original du mémoire hollandais. La même remarque s'applique aux articles suivans:

Beobachtung von einem sehr beträchtlichen eingekleinmten Hodensackbruche, welcher durch das zurückbringen gehoben wurde. In Sammlung ausserlesener Abhandlungen, etc., tom. IX, p. 430.

Ueber die Heilung der Taubheit und des Sausens vor den Ohren durch Einspritzungen in die Eustachischs Ohrtrompete durch den Mund. Sammlung ausserlesener Abhandlungen, etc., tom. IX, p. 438.

Von einer im Unterleibe entstande-

nen *Speckgeschwulst. In* Sammlung ausserlesener Abhandlungen, etc., tom. XI, p. 564.

Sprengel et Bernstein nous apprennent l'existence d'un mémoire de Ten Haaf, sur la lithotomie, dans le tome XIX de la Soc. de Harlem, mais ils n'en donnent pas le titre. Ten Haaf admettait la lithotomie en deux temps, au moins pour les enfans.

HAAR (JACQUES VAN DER), d'Herzogenbusch, chirurgien en chef des hôpitaux militaires de Hollande, né vers 1720, et mort à la fin du dix-huitième siècle, fut un praticien fort distingué. Il répandit dans les actes de plusieurs académies, dont il était membre, un grand nombre de mémoires qu'il réunit, dans sa vieillesse, en une seule collection, en y ajoutant quelques remarques ultérieures, on y distingue un mémoire important sur l'inflammation, la suppuration, l'induration et la gangrène des os, des observations sur le traitement des tumeurs chroniques des articulations par des applications, des affusions et des bains d'eau froide; sur la trépanation des os longs, pour des collections purulentes dans la cavité médullaire et pour des fractures non réunies; sur le temps et le lieu des amputations dans les cas de gangrène; sur les luxations spontanées; sur les pieds bots; sur les ruptures et les plaies des tendons, particulièrement du tendon d'Achille; sur le gonflement de la langue et sa sortie hors de la bouche; sur l'utilité et les effets du bandage dans l'opération du bec de lièvre; sur diverses maladies de l'ovaire; sur l'extirpation de quatre polypes des fosses nasales pesant une livre; sur la non contagion de la dysenterie qui régna épidémiquement à Herzogenbusch en 1781 et 1783; sur la couenne inflammatoire du sang.

Korte Verhandeling van de Geschooten vonden. Hertogenbusch, 1747, in-8. *Nevens eenige bedenkingen over het behandelen van lyderen, wier ledematen ofgezet zyn,* etc. Amsterdam, 1786, in-8.

Verhandelingen over de Natuuren aart von de Klier-Knoest en Kankergezwellen : waarin tegelijk de verhandeling van et. Stœrck over de cicuta ter toetse gebracht word. Amsterdam, 1761, in-8. — Van der Haar ayant fortement attaqué les assertions de Stœrck sur les vertus de la ciguë contre le cancer, il se trouva quelqu'un qui prit la défense du médecin de Vienne. De là la publication de l'ouvrage suivant :

K. Agnomastik Apologia Haariana, of ernstige verdediging voor J. van der Haar en voor deszelfs laatst uitgekomen verhandeling over de natuur en aart der klier-knoest-en-Kankergezwellen. Amsterdam, 1761, in-8.

Uitgezochte genees-en Heelkundige mengelschriften, or Verhandelingen over gewigtige onderwerpen dier Weetenschappen en Handkunst; merendels door markwaardige voorbeelden opgeheldert en bevestigt. 1797, in-8, 2 part. de 292 pp., 2 pl., et 208 pp., 3 pl. —*Ausserlesere medicinische und chirurgische Abhandlungen und Beobachtungen, aus dem Hollændischen mit Anmerkungen und Zusætzen von J. A. Schmidt.* Leipzig, 1800-1802, in-8, 2 part.

Aanmerkungen over het zoo schielyk als gevaarlyk afhaalen der Nageboorte, aanstonds na de Geboorte van een Kind, met eene Voorrede van den hoogleraat A. Bonn. Amsterdam, 1797, in-8. — C'est un des meilleurs mémoires parmi ceux qui ont été écrits sur les dangers de la délivrance trop hâtive. Cet opuscule avait d'abord été publié dans les *Mémoires de la Société de Rotterdam;* il fait aussi partie du recueil précédent.

Proeve over de Herzenen en Zenuwen en eenige der zelver Ziekten, waar agter honderd-vyftig Waarneemingen. . . . . deuxième édition, Amsterdam, 1790, in-8, 188 pp. *Ueber die Beschaffenheit des Gehirns des Nerven und etl. Krankheiten derselben.* Stendal, 1794, in-8.

Korte Aanmerkingen over zoogenaambde slymgraveel. In Verhandel. van het Maatsch. te Haarlem, tom. X, partie 2, p. 17.

Aammerkingen over de nuttigheiden noodzaaklykheid van een voorbereiden verband, voor het opereren van hazenmonden, en den Kanker der Lippen. In Verhandel. van het Genootsch. te Rotterdam, tom. VII, p. 262.

Aaanr rkingen over het nadeel van

heete geesten en netdroogende poeders, en het voordeel van ettierlokkende middelen by ontbloote of bedorven beenderen. In Verhandel. van het Genootsch. te Rotterdam, tom. VII, p. 245.

Berigt om exter-öogen, en wratten gumakkelyk te daen verdwynen. In Verhandel. van het Maatsch. te Harlem, tom. XIII, partie 1, p. 605.

Aanmerkingen over de ontsteking, verzweering verharding, en versterring van de groote been-pypen. In Verhandel. van het Maatsch. te Harlem, tom. XV, p. 1.

Oordielkundige verhandeling over de eiger-nest-zakwalerzucht der in vrouvren. In Verhandel. van het Maatsch. te Harlem, tom. VI, partie 2, p. 743.

Koorte Aanmerkingen over de verplaatzing en intstortring van zog of melk, en over de oorzaaken des doods van eene kraam-vrouw. In Verhadel. van het Maatsch. te Harlem, t. VIII, part. 1, p. 381.

Bericht wegens het ligtvaaretig insteeken van kreeflers-oogen in oogen der menschen. In Verhandel. van het Maathch. te Harlem, tom. XVI, partie 2, p. 301.

Aanmerkingen over het breeken der peezen, voornanuntlyk die van Achilles. In Verhandel. van het Maatsch. te Harlem, tom. V, p. 311.

Aanmerkingen over het ontstoken of kortstactig vel op het uit een adergelaaten bloed. In Verhandel. van het Maatsch. te Harlem, tom XI, part. 1, p. 385.

Bericht om aangebooren horlvoeten der Kenderen te regt te bregen. In Verhandel. van het Maatsch. te Harlem, tom. XIX, part. 3, p 104.

Geneeskundige opheldering van den

*zender letterem van Joannes in zyn-
heilig Evangelie XIX, V. 34. Maareen
der krygs negten doorslak zyne zyde
met een speere, en terstond kwam
daar bloed enwater uit.* In Verhandel.
van het Maatsch. te Harlem, tom. VI,
part. 2, p. 923.

*Aanmerkingen over den juisten tyd,
de twee ons verstorve deelen, zonder
gevaav aftezetten.* In Verbandel. van
het Maatsch. te Harlem, tom. XII,
p. 291.

*Verhandeling over het tespanereou
ter genuzinge van verzweering. en
bederf. in het scheenbeen.* In Verhandel. van het Maatsch. te Harlem, tom.
V, p. 334.

HAARTMANN (Jean-Johanson), naturaliste et médecin suédois,
chevalier de l'ordre de Wasa, consacra d'abord quatre années à l'é-
tude de la pharmacologie dans une officine, il se rendit ensuite à
l'Université d'Upsal, où il s'appliqua à la médecine et fut reçu docteur. Il obtint la place de médecin provincial en Finlande, et au bout
de quelques années il fut nommé professeur de médecine à Abo. Il
occupait cette chaire depuis vingt-trois ans quand il mourut, en 1787.
Il laissa en mourant un témoignage d'attachement à l'académie qu'il
avait honorée comme professeur, en lui léguant plus de trente mille
francs.

*Sur l'épizootie qui a régné pendant
quelques années en Finlande* (en suédois), dans les mémoires de l'Académie des sciences de Stockholm, 1758,
T. 19. — Collection académique,
part. étrang.

*Relation d'expériences faites sur les
aliénés.* Mém. de l'Acad. de Stockholm, 1762, T. XXIII,

Contagion (pour l'homme) *de la
maladie charbonneuse des bœufs.*
Mém. de l'Acad. de Stockholm, 1764,
T. XXV.

Eau minérale artificielle; Mém. de
l'Académie de Stockholm, 1765,
T. XXVI.

*Des remèdes contre la maladie sy-
philitique, et de l'insuffisance de l'esprit mercuriel.* Mém. de l'Académ. de
Stockholm, 1768, T. XXIX.

*Description des fièvres qui ont régné
en 1774, 75, 76, 77, à Abo, en
Finlande et dans d'autres contrées
voisines.* Nouv. Mém. de l'Acad. de
Stockholm. T. II, 1781.

Sciagraphia morborum......

Dissertatio de apoplexiâ. Abo,
1771, in-8.

*Dissertatio de noxio phosphori uri-
næ in medicinâ usu.* Abo, 1773, in-8.

Dissertatio fundamenta diæteticâ.
Abo, 1777, in-8.

*Relatio de hæmoptico per spiritum
furmenti nitro saturatum curato. Nova
Acta upsaliensia*, vol. I, p. 109.

HAASE (Jean-Gottlob), anatomiste habile, né à Leipzig en
1739, fit ses études dans l'université de cette ville, et y fut reçu

docteur en médecine en 1765. Assesseur de la Faculté de médecine, quelques années après, il fut nommé professeur extraordinaire d'anatomie, et entra en fonctions le 11 janvier 1774. Il devint professeur d'anatomie et de chirurgie en 1786. Haase mourut le 10 novembre 1801. Il était, depuis 1787, membre de la société des sciences de Gottingue. Il n'a mis au jour que des opuscules académiques.

Dissertatio Zootomiæ specimen. Leipzig, 1707, in-4.

Dissertatio de fabrica cartilaginum. Leipzig, 1767, in-4.

Programma : experimenta anatomica ad nutritionem ungium declarandam capta. Leipzig, 1774, in-4.

Dissertatio de unguine articulari ejusque vitiis. Leipzig, 1774, in-4.

Dissertatio de abscessibus hepatis. Leipzig, 1776, in-4.

Dissertatio de motu chyli et lymphæ glandulisque conglobatis. Leipzig, 1778, in-4.

Dissertatio de usu opii salubri, et noxio in morbis inflammatoriis. Leipzig, 1780, in-4.

Cerebri nervorumque corporis humani anatome repetita, cum duabus tabulis. Leipzig, 1781, in-8.

Diss. de gravidarum varicibus. Leipzig, 1781, in-8.

Programma : myotomiæ specimen, quo musculi pharyngis velique palatini observationibus quibusdam illustrati continentur. Leipzig, 1784, in-4, 24 pp. — Description soignée des muscles du pharynx, exposé de leur manière d'agir dans la déglutition.

Programma de adminiculis motus muscularis. Leipzig, 1785, in-4. — En quoi les parties accessoires et environnantes des muscles favorisent-elles l'action de ces organes?

De vasis cutis et intestinorum absorbentibus plexibus lympathicis pelvis humanæ, annotationes anatomicæ. Leipzig, 1786, in-fol.

Programma de ventriculis cerebri tricornibus lucubrationes anatomicæ. Loipzig, 1789, in-4.

Programma de nervo phrenico dextri lateris duplici parisque vagi per collum decursu. Leipzig, 1790, in-4, 10 pp. — Opuscule intéressant réimprimé dans la collection de Ludwig; script. nevrol. minor. T. III

Animadversiones de plexibus œsophageis nervosis parisque vagi per pectus decursu. Leipzig, 1791, in-4.

Programma I-II de herniá à diverticulo intestini ilei natá. Leipzig, 1791-1792, in-4.

Programma de nervis narium internis. Leipzig, 1791, in-4.

Programma de fine arteriarum earumque cum venis anastomosi. Leipzig, 1792, in-4.

Programma de nervo maxillari superiore, sive secundo ramo quinti paris nervorum cerebri. Leipzig, 1793, in-4.

Programma I-II de narium morbis. Leipzig, 1794-1797, in-4.

Programma de fracturá colli ossis emoris cum luxatione capitis ejusdem ossis conjunctá. Leipzig, 1798, in-4.

Programma-III de præcipuis momentis, quorum ratio à medico forensi est habenda, officio suo honestè functuro. Leipzig, 1798, in-4.

*Programma de iis, quæ artem dif-

ficilem reddunt. Sectio I-VI. Leipzig, 1798-1800, in-4. •

Programma de hæmorrhagiá in morbillis symptomate, in cura eorum non negligendá. Leipzig, 1801, in-4.

Programma de iis, quæ artem medicam difficilem reddunt, sect. VII. Leipzig, 1801, in-4.

Amputationis ossium præcipua quædam momenta ex duplici casu, altero femoris, altero cruris resecti. Leipzig, 1801, in-4.

Programma de diathesi sanguinis phlogisticá in synochio inflammatorio. Leipzig, 1801, in-4.

Sous la présidence de Haase ont été soutenues les dissertations suivantes, auxquelles il a eu plus ou moins de part.

Diss. resp. F. Glo. Durr, de ventriculi vulnere egregie curato. Leipzig, 1790, in-4, 20 pp. — Guérison d'un individu qui avait reçu, dans la région épigastrique, un coup de couteau qui avait pénétré de trois pouces dans l'estomac; exposé des circonstances qui augmentent ou diminuent les dangers des plaies de l'estomac.

Diss. resp. Ch. D.t. Genthnerus, morborum quorumdam recens plenius descriptorum scrutinium pathologico-therapeuticum. Leipzig, 1784, in-4, 28 pp.

Diss. resp. J. S. Grimm. De morborum quorumdam recens plenius descriptorum scrutinium pathologico-therapeuticum secundum. Leipzig, 1789, in-4, 26 pp.

Ces deux dissertations intéressantes roulent principalement sur la fièvre scarlatine, la leucophlegmatie, l'hydrocéphale, la dentition difficile et les affections vermineuses.

Diss. resp. J. J. Haas de auditûs vitiis, surditatem et difficilem auditum producentibus. Leipzig, 1782, in-4, 12 pp. — Compilation bien faite.

(Meusel. — *Commentarii de rebus in med. gestis.* — Usteri *repertorium.* — Dœring.)

HABICOT (Nicolas), chirurgien et anatomiste qui n'était pas sans mérite, mais auquel l'esprit de parti avait fait une réputation fort au-dessus de celle qui lui était due, était de Bonny, en Gatinais. Il fit ses études à Paris et s'y fixa. Il prend dans quelques-uns de ses ouvrages le titre de chirurgien du duc de Nemours, et il était vraisemblablement attaché au parlement de Paris par quelque charge; car dans son traité sur la bronchotomie, il rapporte plusieurs cas singuliers qu'il avait vus à la conciergerie où il avait été mandé pour faire son rapport. Il fut aussi employé à l'Hôtel-Dieu et dans les armées. Plusieurs des ouvrages d'Habicot méritaient de faire sensation dans le monde médical, mais ceux qui firent le plus de bruit, quoiqu'ils eussent le moins de droit à attirer l'attention, sont celui qu'il écrivit sur les ossemens d'un prétendu géant, et ceux qu'il lança dans la dispute acharnée que celui-ci fit naître. Quesnay, dans ses recherches sur l'origine et les progrès de la chirurgie en France, a donné une relation détaillée de cette affaire, qui ne resta pas renfermée dans les limites d'une discussion scientifique, ni d'une dispute personnelle, mais qui devint une guerre de corps entre les chirurgiens et les médecins; ainsi il serait aussi inutile que fastidieux de la rapporter ici.

Habicot mourut le 17 juin 1624. Il avait long-temps enseigné l'anatomie, et il s'était fait remarquer par son habileté dans la pratique des opérations.

Problèmes sur la nature, préservation et cure de la maladie pestilentielle. Paris, 1607.—Habicot avait vu trois fois à Paris des maladies pestilentielles, en 1580, 1596 et 1606.

Semaine, ou pratique anatomique par laquelle est enseigné par leçons le moyen de désassembler les parties du corps humain les unes des autres, sans les intéresser. Paris, 1610, in-4; *ibid.*, 1630. in-8; *ibid.*, 1660, in-8. — Cette anatomie est divisée en sept journées, conformément à ce qui s'est pratiqué long-temps dans les écoles publiques, où l'on faisait un cours en 1er d'anatomie sur un seul cadavre. Habicot a partagé chaque journée en deux leçons, ce qui suppose quatorze séances pour démontrer l'anatomie tout entière.

Paradoxe myologiste, par lequel est démontré, contre l'opinion vulgaire tant ancienne que moderne, que le diaphragme n'est pas un seul muscle. Paris, 1610, in-8.

Gigantosteologie, ou discours sur les os d'un géant. Paris, 1613, in-8. — Habicot soutient que ces os, trouvés à vingt pieds sous terre, près du château de Langon, sont vraiment ceux d'un géant, de Theutobochus, roi des Cimbres. Son opinion fut combattue dans une brochure anonyme (de Riolan) intitulée *Giganto-machie,* pour répondre à la Gigantostéologie, laquelle est terminée par une sortie contre les chirurgiens en général.

Un défenseur de ces derniers répondit : *Monomachie, ou réponse d'un compagnon chirurgien nouvellement arrivé de Montpellier, aux calomnieuses invectives de la Gigantomachie de Riolan, docteur en la Faculté d'ignorance, contre l'honneur du collège des chirurgiens de Paris.*

Riolan répliqua : *l'Imposture découverte des os humains supposés, et faussement attribués au roi Teutobochus.* Paris, 1614, in-8. Un nouveau champion vint se mêler à la dispute; relever quelques erreurs d'Habicot et combattre Riolan; mais surtout défendre l'honneur des chirurgiens, par une brochure intitulée : *Discours apologétique touchant la vérité des géans, contre la gigantomachie d'un soi-disant écolier en médecine.* Paris, 1615, in-8. Ce discours est de J. Guillemeau.

Habicot, qui n'avait pas répondu à Riolan, répondit à Guillemeau :

Réponse à un discours apologétique touchant la vérité des géans. Paris, 1615, in-4. Cette réponse fut l'occasion d'un nouvel écrit de Riolan : *Le jugement des ombres d'Héraclite et de Démocrite, sur la réponse d'Habicot*

au discours attribué à Guillemeau.
Paris, 1617, in-8. Cet écrit fut suivi
d'un libelle diffamatoire intitulé: *Cor-*
rection fraternelle sur la vie d'Habi-
cot, où l'on fait, en passant, la cri-
tique de ses ouvrages, et notamment
de sa gigantostéologie. Paris, 1618,
in-8. Enfin, Riolan mit au jour sa
Gigantologie, contre laquelle Habicot
écrivit son *Antigigantologie, ou*
contre-discours de la grandeur des
géans. Paris, 1618, in-8, et la dispute
fut finie.

Recueil de problêmes médicinaux
et chirurgicaux (au nombre de douze).
Paris, 1617, in-8.

Question chirurgicale dans laquelle
il est démontré que le chirurgien doit
absolument pratiquer l'opération de
la bronchotomie, autrement la per-
foration de la flûte ou tuyau du poul-
mon. Paris, 1620, in-8. — C'est le
meilleur ouvrage d'Habicot.

(*Recherches crit. et histor. sur l'ori-*
gine, sur les divers états et sur les
progr. de la chirurgie en France.)

HAEBERL (François-Xavier), né le 25 mars 1759 à OElkam
près de Holzkirchen dans le haut Palatinat, fit ses études médicales à Munich et à Ingolstaldt, alla à Vienne, en 1783, pour entendre les leçons de Stoll, commença à pratiquer dans la capitale
d'Autriche, et revint prendre le grade de docteur à Munich. Il
fut nommé médecin conseiller en chef, et directeur de l'hôpital civil
d'Ingolstald, médecin de l'hôpital des Frères de Miséricorde; il devint membre de l'académie royale et de plusieurs sociétés savantes,
chevalier de l'ordre du mérite civil, etc.

Haeberl est mort en 1832.

De febribus annuis et in specie de
febre æstivá, anno 1783 in nosocomio
S. S. Trinitatis vindobonensi observa-
ta descripta que. Munich, 1784, in-8,
126 pp. — On devine que ces fièvres,
observées en quelque sorte sous les
yeux de Stoll, devaient être des fièvres
bilieuses.

Ueber (*Kaiser*) *Leopolds* (2) *Kran-*
kheit und Tod. Germanien, 1792, in-8.

Entwurf von Verbesserungsanstal-
ten in dem Krankensaale zum Heil.
Maximilien bei den barmherzigen
Brüdern in München. Munich, 1794,
in-8, 45 pp.

Wünsche und Vorschlæge zur Er-
richtung eines allgemeinen Kranken-
hauses in München, nach den Grundsætzen des neuen Hospitals, zum Heil.
Maximilian bei den Barmherzigen
Brüdern alldort.* Munich, 1799, in-8,
47 pages.

Untersuchung der Mittel, die Hospi-
talschædlichkeit in ihren ganzen Um-
fange, selbst in den græssten allge-
meinen Krankenhæusern zu vermei-
den. Munich, 179., in-8.

Abhandlung über æffentliche Ar-
men und Krankenpflege, mit einer
umstændlichen Geschichte, der in dem
ehemaligen Krankenhause zu München
gemachten Anwendungen. Munich,
1813, in-4, 636 pp., atl. de 8 pl. grav.
et deux tableaux lithog.

HAEN (Antoine de), l'un des plus grands praticiens du dernier siècle, naquit à La Haye, en 1704. Il fit ses études à Leyde, sous Boerhaave, et sut se faire remarquer par ce grand maître parmi les disciples les plus distingués que sa célébrité, un goût prononcé et des dispositions heureuses pour la science appelaient dans cette école. Reçu docteur en médecine, de Haen se fixa à La Haye, où il pratiqua pendant vingt années avec beaucoup de réputation. Lorsque Van Swieten, profitant de la confiance et des vues libérales de l'impératrice reine Marie Thérèse, eut formé le plan et jeté les bases d'une réforme complète dans les études médicales et l'exercice de l'art de guérir en Autriche, il ne vit personne plus propre que de Haen à seconder ses grandes vues, et à faire entrer la médecine enseignée dans la voie du perfectionnement. Il appela, en 1754, à Vienne le médecin de La Haye, et l'y fixa par les conditions les plus avantageuses et les plus honorables. Ce fut avec de Haen que commença cette clinique célèbre ou brillèrent successivement Stoll, J.-Pierre Frank, Hildebrand, etc. De Haen enseigna dans la chaire et au lit du malade, déployant autant de science et d'érudition dans la première, qu'il montrait de sagacité et d'habileté pratique dans sa clinique. A la mort de Van Swieten, de Haen lui succéda comme premier médecin de l'impératrice; il lui succéda aussi dans la mission de continuer et d'accroître l'impulsion si avantageusement imprimée dans les états de la maison d'Autriche, à l'enseignement, à la pratique et aux progrès de l'art de guérir; double tâche dont il s'acquitta avec autant de zèle que de talent. De Haen mourut le 5 septembre 1776, après avoir publié un grand nombre d'ouvrages, dont plusieurs, fruit de l'observation sincère de la nature, conserveront long-temps le prix qu'y attachèrent les contemporains de l'auteur.

Historia anatomico-medica morbi miri incurabilis, medicos juxta probatas artis regulas exacte ratiocinantes, passim fallentis. La Haye, 1744, in-8.

De colica pictonum. La Haye, 1745, in-8.

De deglutitione vel deglutitorum in cavum ventriculi descensu impedito. La Haye, 1750, in-8.

Quæstiones sæpius motæ super methodo inoculandi variolas, ad quas directa eruditorum responsa hucusque desiderantur, indirecta minus satisfacere videntur. Vienne, 1757, in-8.

Lettre à un de ses amis au sujet de la lettre de M. Tissot à M. Hirzel. Vienne, 1763. in-8.

Ratio medendi in nosocomio practico, quod in gratiam medicinæ studiosorum condidit Maria-Theresia, etc. Vienne, 1758, *pars II et III,* ibid.; 1758; *pars IV,* ibid., 1759; *pars V,* ibid., 1760; *pars VI, ibid.*, 1761 ; *pars VII, ibid.*, 1762 ; *pars VIII; ibid.*, 1764; *pars IX et X, ibid.*, 1765, *pars XI, ibid.*, 1767 ; *pars XII, ibid.*, 1768 ; *pars XIII, ibid.*, 1769; *pars XIV, ibid.*, 1770 ; *pars XV, cum indice completissimo XV tomorum. Ib.*, 1773, in-8.—*Rationis medendi continuatæ in nosocomio practico. Tom. I*, ibid., 1771.—*Pars altera de ressuscitanda vita suffocatorum, suspensorum*, etc. Vienne, 1771.—*Tomus II*, ibid., 1774.— *Tomus III, seu operum posthumorum vol. I ; collegit ediditque Maxim. Stoll.*, etc. *Ibid.*, 1779, in-8. — *Ratio medendi*, etc. Leyde, 1761-1775, in-8, 4 vol.; Paris, 17 .

J'indiquerai les sujets très-variés qui sont traités dans cette précieuse collection : *De diæta ægrorum ; — de medicamentis in morbis acutis ; — de aere, decubitu, sessione, aliisque circa ægros moderandis ; — de diebus criticis et crisibus variis ;—de urinis; — de sanguine humano ; — quædam anatomica ; — de vi electricâ ; — de variis ; — de methodi Hippocraticæ, Sydenhamianæ ac Bœrhaavianæ præstantiâ ; — de generatione puris ; — de variolis ; — de herniis ; — nonnulla de tympanite et ileo morbo ; — de nonnullis infortuniis nostris ; — de polypo; — de singulari modo respirationis et motus cordis ; — quædam de pulmone innatante aut subsidente in aquâ ; — de supputando calore corporis humani ; — de vario tumorum genere ; — de mirâ variorum medicamentorum efficaciâ ; — de machinâ electricâ ; — de morbis malignis ; — de colicâ pictonum ; — de sanguine humano, ejusque calore ; — experimenta in calculosis, et de calculo varia ; — de virtute singulari quorumdam medicamentorum ;—de machinâ* electreâ ;—*de febribus malignis dictis; — de aneurysmate ; — de tympanitide et hydrope cystico varia ; — de coxario morbo ; — de apoplexiâ et nervorum morbis ; — de sanguine et calore humano ; — de singulari quorumdam medicamentorum virtute ; — de viribus electricis ; — de febribus cum exanthematibus, quæ petechiæ et miliaria vocari solent ; — de hydrope et tympanitide ; — de hydrope pectoris ; — de epilepsia et convulsionibus ; — de calculo, uva ursi, lithontripticis dictis ; — de aneurysmate ;— sistens anatomicus aliquot sectiones, una cum brevi prægressi morbi historia ;— sistens pathologicam prioris capitis discussionem ; — de miliaribus ; — de systemate Halleriano ; — de morbo ileo et prosecutio experimentorum cum machina adaptata ad eundem, etiam desperatum, solvendum ; — varia ;— nonnulla de insitione variolarum ; — de methodi Hippocraticæ præstantia in morbis acutis ; — de systemata Macbridii ; — de submersis ; — de improvisis in medicina ; — de situ viscerum in cadaveribus notando ;— de inflammatione ac dolore membranarum ; — de febre verminosa ; — de termino possibili inflammationis ; — de peste ; — historia auxiliorum, quæ submersis, suspensis, suffocatis, atque infantibus mortuis, ut videtur, in lucem missis, adhibenda sunt, quousque jam promota per Europam sit ; — an in criminalibus certissima signa extent, quibus instructus magistratus infallibiliter discernat vivusne quis, an mortuus, in undas præcipitatus sit; — historia, hujus disquisitionis origo, argumentorumque, ex eadem formatorum, examen ; — sextuplex anatoma corporum laqueo strangulatorum, quorum varia phænomena anatome describit, variumque experimentorum effectum ; — sextuplex hominum anatome, quorum, acutis chronicisve defunctorum morbis, pulmones aqua spumosa scatuerunt : sexies in nosocomio, semel in urbe ; — spuma pulmonum frequentissima ab aliorum anatomicorum experientia in iis, qui mersi non fuerint, demonstratur ; — de hydrope vero ipsius pulmonis ; — de Dæmoniacis.*

Réfutation de l'inoculation, servant de réponse à deux pièces de MM. de la Condamine et Tissot. Vienne, 1759, in-8.

Theses pathologicæ de hæmorrhoidibus. Vienne, 1759, in-8.

Theses sistentes febrium divisiones, natamque ea de caussa de miliaribus et petechiis, cæterisque febribus exanthematicis dissertationem. Vienne, 1760, in-8.

Difficultates circa modernorum systema de sensibilitate et irritabilitate humani corporis, orbi medico propositæ. Vienne, 1761, in-8; Leyde, 1761, in-8.

Vindiciæ difficultatum circa modernorum systema de sensibilitate et irritabilitate humani corporis contra Alberti de Haller apologiam. Vienne, 1762, in-8.

Diss. sistens examen proverbii : medicina turpis disciplina. Leyde, 1763, in-8.

Von den Fiebern. Copenhague, 1763, in-8. *Neue verbesserte Ausgabe,* Dresde et Warchau. 1777, in-8.

Ad perillustr. Balthasaris Ludovici Tralles, medici Vratisl., etc., epistolam apologeticam responsio. cujus pars prior circa variolarum inoculationem versatur, altera sanguinis missionem et opium in stadio variolarum suppuratorio laudat. Vienne, 1764, in-8.

Epistola de cicuta ad Cl. Balth. Lud. Tralles. Vienne, 1765, in-8.

De magia liber. Vienne, 1774, in-8; Venise, 1775, in-8.

De miraculis liber. Francfort et Leipzig, 1776, in-8.

On publia après la mort de de Haen :

Epitome operum omnium Antonii de Haen. In usum juniorum practicorum studentiumque accommodata per John. Mich. Schosulan. Vienne, 1778, in-8.

Antonii de Haen, Prælectiones in Hermanni Boerhaave institutiones patologicas ; collegit, recensuit, additamentis auxit, edidit Franc. Xav. de Wasserberg. Vienne, 1780-1782, in-8, 5 vol.; ed. Gilibert : Genève, in-4, 2 vol.

Opuscula omnia medico-physica in unum nunc primum collecta. Naples, 1780, in-8, 6 vol.

Quædam inedita ; accedunt historiæ morborum, a Stollio in collegio clinico Haenii 1770-1772 consignatæ. Editionem curavit et præfatus est Josephus Eyerel. Vienne, 1795, in-8, onze parties.

(Méusel, *Lexikon.* — Desgenettes.)

HAENEL (Albert-Frédéric), né à Leipzig, reçu docteur en médecine dans l'Université de cette ville, le 23 avril 1823, professeur particulier de médecine, est mort en 1833. Il s'était annoncé comme un médecin laborieux et instruit, et il rédigeait avec talent un journal utile. Il a publié les ouvrages suivans :

Diss. de variis indicationibus et contra indicationibus, de tempore et loco, quo membrorum amputatio instituenda est. Leipzig, 1821, in-4.

Diss. de spinâ ventosâ. Leipzig, 1823, in-4, 58 pp., 1 pl. — Quoique écrite en une semaine, au dire de l'auteur, cette dissertation n'est pas sans intérêt.

Hodegetice medica, seu de medicinâ studio liber, quem tironum causâ scripsit. Leipzig, 1831, in-8, 4-106 pp.

Collaborateur du *Summarium des neuesten aus der in-und auslændischen Medicin*, il devint, en 1832, le rédacteur principal de ce journal, dont l'objet est de résumer tous les autres.

HAFFENREFFER (SAMUEL), né en 1587 à Héremberg, dans le Wurtemberg, pratiqua l'art de guérir à Kirchheim et en d'autres villes, puis il devint professeur de médecine à Tubingue, et y mourut le 26 septembre 1660. Il avait publié les ouvrages suivans :

Raphael artem medicam feliciter tum inchoandi, tum absolvendi tractandique informans, rationes peregrinandi et pharmacopolia visitandi. Tubingue, 1622, in-12 ; Francfort, 1629, in-12 ; Ulm, 1642, in-8.

Unda Bethesdæ repullulans. Tubingue, 1629, in-8.

πχυδσγιτον ατελοδιρμον, *in quo cutis eique adhærentium partium affectus omnes, singulari methodo et cognoscendi et curandi fidelissimè traduntur ; quod etiam variis medicamentis galenicis, chymicis, cosmeticis, aliisque nobilibus selectioribus est illustratum. Opus tam medicis, quam chirurgis jucundum et utile. Ubi et sub calcem adjecti tubicines, lectorem arabica, græca, latina et germenica, contexta, indagare, succinctè informant.* Tubingue, 1630, in-8 ; Ulm, 1660, in-8.

Vexillum Raphaeliticum per medicam et vitam communem volans. Tubingue, 1631, in-8.

Monochordon symbolico-biomantium abstrusissimam pulsuum doctrinam ex harmoniis musicis dilucidè, figurisque oculariter demonstrans, de causis et prognosticis, indè promulgandis fideliter instruens et jucundè per praxim medicam resonans. Ulm, 1640, in-8.

Raphael θεῖος, de arte medica, velo temporis, litationibus. Ulm, 1641, in-8.

Officina iatrica, continens pharmaca selecta hippocratica galenica et hermetico-paracelsica, juxta morborum seriem, causarumque indicem disposita et condita. Ulm, 1653, in-8.

De corde ejusque affectu gravissimo syncope. Tubingue, 1658, in-4.

Dysenteria maligna epidemica. Tubingue, 1660, in-4.

(*Jœcher. — Lindenius renovatus. — Haller.*)

HAGEN (JEAN-PHILIPPE), célèbre accoucheur allemand, né le 24 janvier 1734 à Tunzenhauser, village de l'arrondissement de

Weissensée, dans la Thuringe, étudia la chirurgie à Francfort-sur-l'Oder depuis 1748. En 1753 il se mit en condition à Berlin pour se procurer les moyens de suivre les leçons du collége. Au bout de trois ans il entra au service militaire en qualité de chirurgien de compagnie dans le régiment de Langenis, alors en garnison. Il passa au bout de quelques mois dans le régiment de Golz, avec la même qualité, et, en 1758, dans celui de Zeunert. Il donna sa démission en 1764. Il se remit sur les bancs du collége médico-chirurgical, fut licencié chirurgien opérateur en 1765. Nommé premier chirurgien du prince héréditaire Pierre de Courlande, à Mittau, il se démit de cette charge en 1769, pratiqua, jusqu'en 1772, dans la ville qu'on vient de nommer, revint alors à Berlin, où il fut chirurgien, opérateur et accoucheur pensionné, assesseur en 1777 du collége supérieur médico-chirurgical, professeur pour les sages-femmes en 1779, enfin, en 1789, professeur d'accouchement dans le collége. Il mourut le 12 décembre 1792.

Hagen posséda à un haut degré les qualités de l'observateur; il fut un accoucheur fort habile; mais ses productions se ressentent, au jugement d'Osiander, de l'insuffisance de son éducation première.

Vahrnehmungen zum Behuf der Arzneykunst in Deutschland. Mittau, 1772, in-8.

Versuch eines neuen Lehrgebœudes der praktischen Geburtshulfe, durch viele Wahrnemungen erlæntert und bestœtigt. Erster Theil, die Hebammenkunst. Berlin, 1781.

Zweiter Theil, die Entbindungskunst. Mittau, 1782, in-8.

Versuch eines allgemeinen Hebammenkatechismus, oder Anweisung für Hebammen, Schwangere, Gebœhrende und Wöchnerinnen und zur Einsicht und Heilung der Krankheiten neugebohner Kinder. 2 Theile. Berlin, 1784, in-8. — *Deuxième édition améliorée.* Elbingen, 1785, in-8. — *Troisième édition. Ibid.,* 1787, in-8. — *Quatrième édition refondue. Ibid.,* 1791, in-8.

Einige neue Entdeckungen und Aufklœrungen in der Geburtshülfe; in einem Sendschreiben an Hrn Dr. Baldinger. Berlin, 1786, in-8.

Erlœuterungen seines Versuchs eines neuen Lehrgebœudes der Geburtshülfe, vorzüglich in Rüksicht der Wahrnehmungen zum ersten Theil gehörig. Berlin, 1790, in-8; *ibid.,* 1793, in-8.

Ausführliche und genaue Beschreibung zweyer höchst meskwürdiger und schwerer Geburtsfœlle, in einem Sendschreiben an den Hrn Hofrath. Dr. Stark in Iena. Berlin. 1791, in-8, et dans Stark's Archiv. tom. III, p. 782-791.

Wahrnehmnungen und Bemerkungen; in Schmuckers vermischten chirurgischen Schriften, tom. 1 (1776).

*Ueber die alte und neue Geburshülfe, vorzühlich in Rüksicht. der hœern oder wissenschaftlichen Ent-

bindung. In Starks Archiv., tom. I, part. 1, p. 56-92 (1787).

Merkwurdiger Fall einer Zangengeburt, wo heftige verblutungen vorausgingen, man den Muttermund durchaus nicht entdecken konnte, und dieser endlich mit einmal geœffnet erschien, nebst einigen Betrachtungen darüber und einem Versuch mit dem Mutterkuchen. Starks Archiv, tom. I, part. 4, p. 17-35 (1788).

Nachricht von einer hœchst seltenen schweren Zangen-und Hackengeburt; Stark's Archiv, tom. II, part. 1, p. 32-38 (1789). *Zeichenlehre für Geburtshelfer.* Stark's Archiv, t. II, pp. 39-48; tom. III, part. 1, pp. 48-60 (1791), et tom. IV, part. 2, pp. 197-264 (1792).

Beschreibung eines seltenen geburtsfalles. Stark's Archiv, tom. III, part. 2, pp. 371-380 (1791).

An ein unpartheyisches publikum in Berlin, nebst einer Tabelle der Seit 1772 bis. 1790 entbundenen Mütter und Kinder. Stark's Archiv, tom. III, part. 4, pp. 754-762.

Après la mort de Hagen, parut:

Biographie von ihm selbst aufgesetzt und beschrieben. Herausgegeben und mit Anmerkungen beigleitet vom Hofrath Stark. Iéna, 1794, in-8. — *Et dans* Stark's Archiv, tom. V, pp. 1-205-409-618.

(Meuzel, *Lexikon.* — Recke and Napiersky, *Allgemeines Schriftsteller-und Gelehrten Lexikon der Provinzen Liwland, Esthland und Kurland.*)